全国普通高等医学院校五年制临床医学专业"十三五"规划教材

（供五年制临床医学专业用）

U0746348

妇 产 科 学

主　编　吕杰强　罗晓红

副主编　王晓东　叶　元　余进进　岳梅红　张松英

编　者　（以姓氏笔画为序）

王晓东（四川大学华西医学中心）　　叶　元（桂林医学院）

吕杰强（温州医科大学）　　　　　　朱雪琼（温州医科大学）

刘建华（上海交通大学医学院）　　　时青云（首都医科大学）

余进进（江南大学附属医院）　　　　邹　丽（华中科技大学同济医学院附属协和医院）

张　弘（苏州大学附属第二医院）　　张　宏（承德医学院）

张松英（浙江大学医学院）　　　　　陈　捷（福建中医药大学）

陈敦金（广州医科大学）　　　　　　罗晓红（成都中医药大学）

岳梅红（山西医科大学汾阳学院）　　郑　燕（成都中医药大学）

赵　蕾（浙江中医药大学）　　　　　谢静燕（南京医科大学附属南京医院）

董述全（西南医科大学）

中国医药科技出版社

内容提要

  本教材为全国普通高等医学院校五年制临床医学专业"十三五"规划教材之一。系根据全国普通高等医学院校五年制临床医学专业"十三五"规划教材编写总体原则、要求和《妇产科学》课程教学大纲的基本要求及课程特点编写而成，其内容主要包括产科（生理产科、病理产科）、妇科（炎症、肿瘤、内分泌）、计划生育、不孕与辅助生殖技术、妇女保健、妇产科常用特殊检查等。并在各章设有"学习要求""知识链接""案例讨论""小结"及"思考题"等模块。同时配套有"爱慕课"在线学习平台（包括电子教材、教学大纲、教学指南、视频、课件、题库、图片等），从而使教材内容立体化、生动化，便教易学。本教材具有体现岗位胜任力导向的需求，注重理论与实践结合，力求促进学生诊疗逻辑思维能力的提升的特点。

  本教材主要供全国普通高等医学院校五年制临床医学专业师生教学使用。

图书在版编目（CIP）数据

妇产科学/吕杰强，罗晓红主编.—北京：中国医药科技出版社，2017.1

全国普通高等医学院校五年制临床医学专业"十三五"规划教材

ISBN 978-7-5067-8230-2

Ⅰ.①妇…　Ⅱ.①吕…②罗…　Ⅲ.①妇产科学-医学院校-教材　Ⅳ.①R71

中国版本图书馆 CIP 数据核字（2016）第 269994 号

美术编辑　陈君杞

版式设计　张　璐

出版　中国医药科技出版社

地址　北京市海淀区文慧园北路甲 22 号

邮编　100082

电话　发行：010-62227427　邮购：010-62236938

网址　www.cmstp.com

规格　889×1194mm $\frac{1}{16}$

印张　28¼

字数　636 千字

版次　2017 年 1 月第 1 版

印次　2017 年 1 月第 1 次印刷

印刷　北京市昌平百善印刷厂

经销　全国各地新华书店

书号　ISBN 978-7-5067-8230-2

定价　62.00 元

全国普通高等医学院校五年制临床医学专业"十三五"规划教材

出 版 说 明

为面向全国省属院校五年制临床医学专业教学实际编写出版一套切实满足培养应用型、复合型、技能型临床医学人才需求和"老师好教、学生好学及学后好用"的五年制临床医学专业教材，在教育部、国家卫生和计划生育委员会、国家食品药品监督管理总局的支持下，根据以"5+3"为主体的临床医学教育综合改革和国家医药卫生体制改革新精神，依据"强化医学生职业道德、医学人文素养教育""提升临床胜任力""培养学生临床思维能力和临床实践操作能力"等人才培养要求，在中国工程院副院长、第四军医大学原校长、中华医学会消化病学分会原主任委员樊代明院士等专家的悉心指导下，中国医药科技出版社组织全国近100所以省属高等医学院校为主体的具有丰富教学经验和较高学术水平的550余位专家教授历时1年余的编撰，全国普通高等医学院校五年制临床医学专业"十三五"规划教材即将付梓出版。

本套教材包括五年制临床医学专业理论课程主干教材共计40门。将于2016年8月由中国医药科技出版社出版发行。主要供全国普通高等医学院校五年制临床医学专业教学使用，基础课程教材也可供基础医学、预防医学、口腔医学等专业教学使用。

本套教材定位清晰、特色鲜明，主要体现在以下方面：

1. 切合院校教学实际，突显教材针对性和适应性

在编写本套教材过程中，编者们始终坚持从全国省属医学院校五年制临床医学专业教学实际出发，并根据培养应用型临床医学人才的需求和基层医疗机构对医学生临床实践操作能力等要求，结合国家执业医师资格考试和住院医师规范化培训新要求，同时适当吸收行业发展的新知识、新技术、新方法，从而保证教材内容具有针对性、适应性和权威性。

2. 提升临床胜任能力，满足应用型人才培养需求

本套教材的内容和体系构建以强化医学生职业道德、医学人文素养教育和临床实践能力培养为核心，以提升临床胜任力为导向，体现"早临床、多临床、反复临床"，推进医学基础课程与临床课程相结合，转变重理论而轻临床实践、重医学而轻职业道德、人文素养的传统观念，注重培养学生临床思维能力和临床实践操作能力，满足培养应用型、复合型、技能型临床医学人才的要求。

3. 体现整合医学理念，强化医德与人文情感教育

本套教材基础课程与临床课程教材通过临床问题或者典型的案例来实现双向渗透与重组，

各临床课程教材之间考虑了各专科之间的联系和融通，逐步形成立体式模块课程知识体系。基础课程注重临床实践环节的设置，以体现医学特色，医学专业课程注重体现人文关怀，强化学生的人文情感和人际沟通能力的培养。

4. 创新教材编写模式，增强内容的可读性实用性

在遵循教材"三基、五性、三特定"的建设规律基础上，创新编写模式，引入"临床讨论"（或"案例讨论"）内容，同时设计"学习要求""知识链接""本章小结"及"练习题"或"思考题"模块，以增强教材内容的可读性和实用性，更好地培养学生学习的自觉性和主动性以及理论联系实践的能力、创新思维能力和综合分析能力。

5. 搭建在线学习平台，立体化资源促进数字教学

在编写出版整套纸质教材的同时，编者与出版社为师生均免费搭建了与每门纸质教材相配套的"爱慕课"在线学习平台（含电子教材、教学课件、图片、微课、视频、动画及练习题等教学资源），使教学内容资源更加丰富和多样化、立体化，更好地满足在线教学信息发布、师生答疑互动及学生在线测试等教学需求，促进学生自主学习，为提高教育教学水平和质量，实现教学形成性评价等、提升教学管理手段和水平提供支撑。

编写出版本套高质量教材，得到了全国知名专家的精心指导和各有关院校领导与编者的大力支持，同时本套教材专门成立了评审委员会，十余位院士和专家教授对教材内容进行了认真审定并提出了宝贵意见，在此一并表示衷心感谢。出版发行本套教材，希望受到广大师生欢迎，并在教学中积极使用本套教材和提出宝贵意见，以便修订完善，共同打造精品教材，为促进我国五年制临床医学专业教育教学改革和人才培养作出积极贡献。

中国医药科技出版社

2016 年 7 月

全国普通高等医学院校五年制临床医学专业"十三五"规划教材

教材建设指导委员会

罗晓红（成都中医药大学）　　金子兵（温州医科大学）

金美玲（复旦大学附属中山医院）　郑　多（深圳大学医学院）

赵小菲（成都中医药大学）　　赵幸福（江南大学无锡医学院）

郝岗平（泰山医学院）　　　　柳雅玲（泰山医学院）

段　斐（河北大学医学院）　　费　舟（第四军医大学）

姚应水（皖南医学院）　　　　夏　寅（首都医科大学附属北京天坛医院）

夏超明（苏州大学医学部）　　钱睿哲（复旦大学基础医学院）

高凤敏（牡丹江医学院）　　　郭子健（江南大学无锡医学院）

郭艳芹（牡丹江医学院）　　　郭晓玲（承德医学院）

郭崇政（长治医学院）　　　　郭嘉泰（长治医学院）

席　彪（河北医科大学）　　　黄利华（江南大学无锡医学院）

曹颖平（福建医科大学）　　　彭鸿娟（南方医科大学）

韩光亮（新乡医学院）　　　　游言文（河南中医药大学）

强　华（福建医科大学）　　　路孝琴（首都医科大学）

窦晓兵（浙江中医药大学）

全国普通高等医学院校五年制临床医学专业"十三五"规划教材

教材评审委员会

全国普通高等医学院校五年制临床医学专业"十三五"规划教材

书　目

序号	教材名称	主编	ISBN
1	医用高等数学	吕　丹　张福良	978 – 7 – 5067 – 8193 – 0
2	医学统计学	吴学森	978 – 7 – 5067 – 8200 – 5
3	医用物理学	张　燕　郭嘉泰	978 – 7 – 5067 – 8195 – 4
4	有机化学	林友文　石秀梅	978 – 7 – 5067 – 8196 – 1
5	生物化学与分子生物学	郝岗平	978 – 7 – 5067 – 8194 – 7
6	系统解剖学	付升旗　游言文	978 – 7 – 5067 – 8198 – 5
7	局部解剖学	李建华　刘学敏	978 – 7 – 5067 – 8199 – 2
8	组织学与胚胎学	段　斐　任明姬	978 – 7 – 5067 – 8217 – 3
9	医学微生物学	王桂琴　强　华	978 – 7 – 5067 – 8219 – 7
10	医学免疫学	张荣波　邹义洲	978 – 7 – 5067 – 8221 – 0
11	医学生物学	张　闻　郑　多	978 – 7 – 5067 – 8197 – 8
12	医学细胞生物学	丰慧根　窦晓兵	978 – 7 – 5067 – 8201 – 2
13	人体寄生虫学	夏超明　彭鸿娟	978 – 7 – 5067 – 8220 – 3
14	生理学	叶本兰　明海霞	978 – 7 – 5067 – 8218 – 0
15	病理学	柳雅玲　王金胜	978 – 7 – 5067 – 8222 – 7
16	病理生理学	钱睿哲　何志巍	978 – 7 – 5067 – 8223 – 4
17	药理学	邱丽颖　张轩萍	978 – 7 – 5067 – 8224 – 1
18	临床医学导论	郑建中	978 – 7 – 5067 – 8215 – 9
19	诊断学	高凤敏　曹颖平	978 – 7 – 5067 – 8226 – 5
20	内科学	吴开春　金美玲	978 – 7 – 5067 – 8231 – 9
21	外科学	郭子健　费　舟	978 – 7 – 5067 – 8229 – 6
22	妇产科学	吕杰强　罗晓红	978 – 7 – 5067 – 8230 – 2
23	儿科学	孙钰玮　赵小菲	978 – 7 – 5067 – 8227 – 2
24	中医学	杨　柱	978 – 7 – 5067 – 8212 – 8
25	口腔科学	王旭霞　杨　征	978 – 7 – 5067 – 8205 – 0
26	耳鼻咽喉头颈外科学	夏　寅　林　昶	978 – 7 – 5067 – 8204 – 3
27	眼科学	卢　海　金子兵	978 – 7 – 5067 – 8203 – 6
28	神经病学	郭艳芹　郭晓玲	978 – 7 – 5067 – 8202 – 9
29	精神病学	赵幸福　张丽芳	978 – 7 – 5067 – 8207 – 4
30	传染病学	王勤英　黄利华	978 – 7 – 5067 – 8208 – 1
31	医学心理学	朱金富　林贤浩	978 – 7 – 5067 – 8225 – 8
32	医学影像学	邢　健　刘挨师	978 – 7 – 5067 – 8228 – 9
33	医学遗传学	李永芳	978 – 7 – 5067 – 8206 – 7
34	核医学	王雪梅	978 – 7 – 5067 – 8209 – 8
35	全科医学概论	路孝琴　席　彪	978 – 7 – 5067 – 8192 – 3
36	临床循证医学	韩光亮　郭崇政	978 – 7 – 5067 – 8213 – 5
37	流行病学	冯向先	978 – 7 – 5067 – 8210 – 4
38	预防医学	姚应水	978 – 7 – 5067 – 8211 – 1
39	康复医学	杨少华　张秀花	978 – 7 – 5067 – 8214 – 4
40	医学文献检索	孙思琴	978 – 7 – 5067 – 8216 – 6

注:40 门主干教材均配套有中国医药科技出版社"爱慕课"在线学习平台。

妇产科学是专门研究妇女特有的生理和病理的一门学科，包括产科学和妇科学两大部分。妇产科学是属于临床医学中的一门涉及面较广和整体性较强的学科。早期临床开始分科时，妇产科只是外科的一个组成部分。随着医学科学的整体发展，临床学科的分工逐渐细化，妇产科学形成独立的一门学科。如今，妇产科学课程已经是与内科学、外科学及儿科学并驾齐驱的医学生必读课程、主干课程。

为体现当前医学教育教学改革和医疗行业发展的要求，紧紧围绕五年制临床医学专业培养目标，突出满足培养应用型、复合型临床医学专业人才的需求，根据全国普通高等医学院校五年制临床医学专业"十三五"规划教材编写总体原则、要求和《妇产科学》课程教学大纲的基本要求及课程特点，我们编写了这本《妇产科学》教材。

本书的编写在实现上述编写思路和原则上进行了探索性工作，除遵循"三基"（基本理论、基本知识、基本技能）"五性"（思想性、科学性、先进性、启发性、适用性）外，在"新、深、精"的基础上，力求有所创新。在发病机制方面注重介绍国内外基础研究的最新进展；在临床诊断及治疗等基本技能方面突出实用性，不但介绍新的治疗理念和新技术的临床应用，同时也兼顾国内外和不同地区的实际情况，区分基本要求与有选择的内容。教材的编写力求体现出"顶层设计，精英教育，适合国情"的指导思想。

本书的编写结合现代妇产科的发展做了下列相应的凝练和整合：①深化了基础知识的内容，重点介绍新的进展；②增加了诊治的国际化内容，有利于和国际接轨；③将相关章节的内容适度合并，进行横向综合分析，便于理解和记忆。全书的编写始终遵循全国普通高等医学院校五年制临床医学专业"十三五"规划教材主编人会议的精神，力求处理好教材的基本性与特性的合理构成，以最简洁方式表达学科的发展过程和基本理论体系，有效引导学生掌握最新、最先进的科学内容，同时紧密结合医疗卫生行业要求和社会用人需求，注重与国家执业医师资格考试和职称考试相对接，与研究生入学考试相对接，与住院医师规范化培训相对接。

本书主要供全国普通高等医学院校五年制临床医学专业师生教学使用，也可满足国家执业医师资格考试及研究生入学考试的需要，亦可作为研究生、进修生和临床医生的参考用书。

本书的编写为了体现教材的代表性和广泛性，组织了来自全国 17 所医学高等院校的 19 位以中青年骨干教师为主的学者参加编写。所有编者均为在临床与教学一线工作、并具有高级职称的资深医师。同时，呈请国内著名的专家、教授对本书中的重点章节给予指导与审核。本教材编写过程中，浙江大学的石一复教授给予了精心指导和大力支持，卢晓声、张琼和程静博士及教学秘书韩妙妙女士在编审和文秘工作中付出了艰辛的努力，在此一并表示诚挚感谢。

尽管我们全体编写人员都竭尽所能，希望能为大家呈上一本符合现代妇产科发展的适宜教材，但由于能力有限，经验不足，书中定会有疏漏之处，恳请各校师生和妇产科同道们批评指正，以便今后修订完善和改进。

编　者

2016 年 10 月

目 录
CONTENTS

第一章　绪　论

妇产科学是医学科学的组成部分，是属于临床医学中的一门涉及面较广和整体性较强的学科。早期临床开始分科时仅有内科和外科，妇产科只是外科的一个组成部分。随着医学科学的整体发展，临床学科的分工（科）逐渐细化，妇产科学便形成独立的一门学科。如今，妇产科学课程已经是与内科学、外科学及儿科学并驾齐驱的医学生必修的主干课程之一。

一、妇产科学的范畴

妇产科学是专门研究妇女特有的生理和病理的一门学科，包括产科学和妇科学两大部分。

产科学（obstetrics）是一门关系到妇女妊娠、分娩、产褥全过程，并对该过程中所发生的一切生理、心理、病理改变进行诊断、处理的医学科学，是一门协助新生命诞生的医学科学。产科学通常包括产科学基础、生理产科学、病理产科学、胎儿及早期新生儿学四大部分。随着医学科学日新月异地不断发展，如今作为现代产科学重要组成部分的围生医学（perinatology），早已突破单一的监护模式，它以医用电子学、细胞遗传学、畸胎学、生物生理学、生物化学、药效学等相关学科飞速发展为依托，快速发展为包括基础学科与临床多学科有机结合并密切协作的完整体系，形成研究胚胎发育、胎儿生理与病理、早期新生儿和孕产妇疾病的诊断和防治的一门新兴学科。随着产科学以母亲为中心的理论体系逐渐被母胎统一管理的新理论体系所取代，又出现了母胎医学（maternal fetal medicine）的概念，以致力于降低孕产妇死亡率和围生儿死亡率及减少出生缺陷，达到保证母婴健康和提高出生人口素质的目的。

妇科学（gynecology）是一门研究妇女在非妊娠期生殖系统的一切生理和病理改变并对其进行诊断、处理的医学科学。妇科学通常包括妇科学基础、女性生殖器炎症、女性生殖器肿瘤、生殖内分泌疾病、女性生殖器损伤、女性生殖器畸形、女性其他生殖器疾病等。

我国的妇产科学还包括计划生育。计划生育是我国的一项基本国策，它不是孤立地控制生育、降低人口，而是密切与妇幼保健、妇女健康相结合，要求每对夫妇和个人实现其生育目标，对生育数量、间隔和时机，自由地、知情地和负责地做出选择。计划生育部分包括避孕、绝育、不孕不育的诊治、优生优育等内容。

二、妇产科学的特点

妇产科学与人的整体密不可分。妇产科学虽然已经成为一门独立学科，但女性生殖器官仅是整个人体的一部分。妇产科学虽然有女性独特的生理、心理和病理，但和人体其他脏器和系统均有密切的相关性。妇女月经来潮，绝不仅是子宫内膜发生变化，而是由大脑皮质－下丘脑－垂体－卵巢（轴）发生一系列神经内分泌调节的结果，其中任何一个环节的功能出现异常，均能导致月经失调，由此可见妇产科学是个整体，不可分割的学科体系。妇产科学虽然人为地分为产科学和妇科学两部分，但两者却有着共同基础，那就是均面对女性生殖系统的生理与病理，且两科疾病多有互为因果关系。不少妇科疾病常常是产科问题的延续，例如产时骨盆底软组织损伤可以导致子宫脱垂、产后大出血造成 Sheehan 综合征等。不少产科问题又是妇科疾病所造成，例如输卵管慢性炎症可以引起输卵管妊娠、盆腔肿瘤可以对妊娠及分娩造成不良影响等等，不胜枚举。

妇产科学的一个明显特征是：易诊断，治疗效果好。诊断上，综合妇检的双、三合诊，各种生化免疫检查，各种影像学检查，各种内镜检查及各种功能试验，大多妇产科疾病能够被确诊。治疗上结合药物、手术、放疗、化疗大多疾病能被治愈。体外受精/胚胎移植技术是解决不孕不育的最有效方法；妊娠滋养细胞肿瘤是第一个能通过化疗治愈的癌症；宫颈癌是第一个能通过疫苗预防的癌症。

妇产科学是临床医学，也是预防医学，教材中的例子比比皆是。如妇女保健专章，做好定期产前检查可以预防不少妊娠并发症；良好的产时处理，能预防难产和产伤；认真开展产前诊断可以及早发现遗传性疾病和先天畸形；开展妇女病普查可以发现早期宫颈癌……。这些预防措施均是妇产科学的重要组成部分。妇产科学的另一个特点是高风险，特别是产科，母儿要兼顾很难恰如其分，这是妇产科医生的难能之处！

三、妇产科学近代进展

随着基础学科及生物技术科学不断取得新进展，妇产科学近年也取得许多新进展，突出表现在以下几方面。

1. 产科学理论体系的转变　以往的产科学是以母亲为中心的理论体系，着重研究孕妇在妊娠期的生理变化、正常分娩的机制、妊娠合并症及并发症的防治、异常分娩的处理、产褥期的母体变化等，相比之下对胎儿、新生儿的研究明显不足，致使胎儿、新生儿死亡率降低速度不能让人满意。近年来产科学理论体系有着显著转变，代之以母子统一管理的理论体系，甚至有学者提出产科学应改为母子医学。这一新理论体系的出现，导致围生医学、新生儿学等分支学科诞生。目前国内已广泛开展围生期监护技术和使用电子仪器，产科医生与新生儿科医生合作，从而大大地降低了早期新生儿的死亡率。

2. 产前诊断技术不断创新　目前已经能够通过产前的一些特殊检查，在妊娠早、中期明确诊断出不少种遗传性疾病和先天畸形，减少了出生缺陷率，极大减轻家庭及社会的负担。由于遗传学新技术的应用，遗传咨询门诊应运而生，为开展遗传咨询、遗传筛查创造条件，到遗传病咨询中心接受指导，能够减少不良人口的出生，从而达到提高人口素质的总目标。

3. 辅助生殖技术日新月异　这种技术包括体外受精 – 胚胎移植（in vitro fertilization and embryo transfer, IVF – ET）技术、卵母细胞单精子显微注射（intra cytoplasmic sperm injection, ICSI）、种植前遗传学诊断（preimplantation genetic diagnosis, PGD）、种植前遗传学筛查（pre-implantation genetic screen, PGS）、配子输卵管内移植（gamete intrafallopian transfer, GIFT）、宫腔内配子移植（gamete intrauterine transfer, GIUT）、供胚移植等。在这些辅助生殖技术中，均需运用生殖生理新知识并开发各种新技术，如药物诱导定时排卵、控制性卵巢刺激获卵、监测并保证胚胎良好发育、未成熟卵子体外培育成熟、卵子及精子冷冻以及胚胎储存、选择优质胚胎、胚胎染色体核型研究等。由于辅助生殖技术的大力开展，也促进生殖生理学的迅速发展。

4. 女性生殖内分泌学的飞跃发展　新技术的问世使妇女月经和生殖功能失调的临床诊治水平进入一个崭新阶段，围绝经期的性激素补充治疗的推广应用，使女性生殖内分泌学已发展成为妇产科学中的一门亚专科。

5. 妇科肿瘤学的发展　妇科肿瘤学发展极快，取得不少优异成绩，成为发展较快的一门专科学科。妊娠滋养细胞肿瘤的化学药物治疗取得了近乎根治效果。20 世纪 80 ~ 90 年代，以德国学者 Hausen 为代表的科学家确立了人乳头瘤病毒与子宫颈癌之间的因果关系，使子宫颈癌成为第一个病因明确的恶性肿瘤，并直接导致了 2006 年人类第一个肿瘤疫苗的问世。妇科手术相当多的医院已普及开展在腹腔镜、宫腔镜下进行。

6. 妇女保健学的建立　妇女保健学是根据女性生殖生理特征，以保健为中心，以群体为对象的一门新兴学科，主要解决妇女一生各时期的生理、心理、病理、适应社会能力的保健要求。我国建立健全妇女保健三级网就是明显例证。

7. 祖国传统医学 传统的中医是世界上最古老的医学形式之一，在 19 世纪初西医传入我国前，中医学一直独立发展，为中华民族的繁衍昌盛做出了巨大贡献。

8. 再生医学的兴起 再生医学将使女性生殖器官结构和功能重建得到发展良机。生物医学工程的进步将把分子成像、干细胞移植、生物治疗、组织工程、器官克隆等新兴技术引入妇产科疾病的防治，从而在妇产科领域较好地实现疾病防治。

9. 疾病预防和健康维护 为实现疾病预防和健康维护，医学将进入"4P"时代，即个体化（personalized）、预测性（predictive）、预防性（preventive）及参与性（participative），从而实现从单纯疾病诊疗的"疾病医学"到集疾病预防和健康维护与促进于一体的"健康医学"的转变。随着诊疗技术的快速发展，结合妇产科的特点，"精准医学"的时代将首先在妇产科实现。

综上所述，妇产科学的进展，已经衍生了许多跨学科专科，必须和其他有关学科密切合作，才能取得更大成绩。

四、怎样学习妇产科学

妇产科学课程分为系统学习和毕业实习两个阶段。系统学习妇产科学课程应该按照教学大纲的要求，讲授妇产科学教材和临床见习。毕业实习是在上级医师具体指导下参加医学诊疗实践，培养实际工作能力，二者不可偏废，缺一不可。在学习妇产科学课程的过程中，最重要的问题仍然是为妇女健康服务的问题。学生必须深刻地认识到，将来作为一名医师，必须具备高尚医德和良好医风，发扬革命的人道主义精神，才能充分发挥自己的医术水平。要能真正做到这一点，在学习期间必须扎扎实实地掌握妇产科学的基础理论、基本知识和基本技能。再历经一年毕业实习的医疗实践，将会成为一名合格的医师。医师不仅为患者诊治疾病，更要重视患者心理状态，要时时刻刻以高度责任心、同情心和实事求是的工作作风，满腔热情地医治每一位孕产妇和妇科患者。在工作中必须贯彻我国"预防为主，依靠科学进步，动员全社会参与，中西医并重，为人民健康服务"的卫生工作方针，善于在为患者服务中学习，在服务过程中学好本领，再用学好的本领服务于患者，切不可粗心大意，需知若是医疗思想不够端正，工作不够认真负责，判断稍有考虑不周就有可能误诊，处理稍有疏忽就会给孕产妇、妇科患者带来不应有的痛苦。可见学生必须坚持为孕产妇、妇科患者服务的大方向，必须努力学好妇产科学理论知识，必须自觉地贯彻理论与实践相结合的原则，认真在毕业实习期间进行医疗实践，做一名合格的临床医师。但要成为一名妇产科医师还须经过三年的规范化培训！若要成为专科医师须再接受 3~5 年的专科培训！

（吕杰强）

第二章　女性生殖系统解剖

学习要求

1. **掌握**　女性骨盆的形态与分娩有关的解剖特点。
2. **熟悉**　女性外、内生殖器官解剖及邻近器官的关系。
3. **了解**　盆腔血管，淋巴及神经的分布；骨盆底的解剖。

第一节　外生殖器

女性外生殖器（external genitalia）又称外阴（vulva），指生殖器官的外露部分，包括两股内侧从耻骨联合到会阴之间的组织，前为耻骨联合，后为会阴，包括阴阜、大阴唇、小阴唇、阴蒂和阴道前庭。

一、阴阜（mons pubis）

即耻骨联合前方的皮肤隆起，皮下脂肪组织丰富。青春期该部皮肤开始生长阴毛，分布呈尖端向下的倒三角形。阴毛的密度和色泽存在种族和个体差异。

二、大阴唇（labium majus）

即邻近两股内侧一对纵长隆起的皮肤皱襞，起自阴阜，止于会阴。两侧大阴唇前端为子宫圆韧带终点，后端在会阴体前相融合，分别形成阴唇的前、后连合。大阴唇外侧面为皮肤，内含皮脂腺和汗腺，青春期长出阴毛；其内侧面湿润似黏膜。大阴唇皮下为疏松的结缔组织和脂肪组织，含有丰富的血管、淋巴管和神经，外伤后易出血形成血肿。

三、小阴唇（labium minus）

系位于大阴唇内侧的一对薄皮肤皱襞。表面湿润、色褐、无毛，富含神经末梢，故非常敏感。两侧小阴唇前端相互融合，并分为前后两叶包绕阴蒂，前叶形成阴蒂包皮，后叶形成阴蒂系带。大、小阴唇后端相会合，在正中线形成阴唇系带。

四、阴蒂（clitoris）

位于两小阴唇顶端的联合处，与男性阴茎同源，由海绵体组织构成，具有勃起性。阴蒂分为三部分，前端为阴蒂头，显露于外阴，富含神经末梢，为性反应器官，极敏感；中为阴蒂体；后为两阴蒂脚，附着于两侧耻骨支。

五、阴道前庭（vaginal vestibule）

为两侧小阴唇之间的菱形区域。前为阴蒂，后为阴唇系带。阴道口与阴唇系带之间有一浅窝，称舟状窝（又称阴道前庭窝）。在此区域内有以下结构：

1. 前庭球（vestibular bulb） 又称球海绵体，位于前庭两侧，由具有勃起性的静脉丛构成。其前端与阴蒂相接，后端膨大，与前庭大腺相邻，表面被球海绵体肌覆盖。

2. 前庭大腺（major vestibular gland） 又称巴多林腺（Bartholin gland），位于大阴唇后部，被球海绵体肌覆盖，如黄豆大，左右各一。腺管细长（1～2cm），向内侧开口于阴道前庭后方小阴唇与处女膜之间的沟内。性兴奋时分泌黏液起润滑作用。正常情况下不能触及此腺，若腺管口闭塞，可形成前庭大腺囊肿或脓肿。

3. 尿道口（urethral orifice） 位于阴蒂头后下方，略呈圆形。其后壁上有一对并列腺体称为尿道旁腺（paraurethral gland），其分泌物有润滑尿道口作用。尿道旁腺开口小，常有细菌潜伏。

4. 阴道口（vaginal orifice）及处女膜（hymen） 阴道口位于尿道口后方的前庭后部。其周缘覆有一层较薄的黏膜皱襞，称为处女膜。膜的两面均为鳞状上皮所覆盖，其间含有结缔组织、血管与神经末梢，有一孔，多在中央，孔的形状、大小及膜的厚薄因人而异。处女膜可因性交或剧烈运动而破裂，并受分娩影响，产后仅留有处女膜痕。

第二节 内生殖器

女性内生殖器（internal genitalia）位于真骨盆内，包括阴道、子宫、输卵管及卵巢，后二者合称子宫附件（uterine adnexa）。

一、阴道（vagina）

系性交器官，也是月经血排出及胎儿娩出的通道。

1. 位置和形态 位于真骨盆下部中央，呈上宽下窄的管道，前壁长 7～9cm，与膀胱和尿道相邻；后壁长 10～12cm，与直肠贴近。上端包绕宫颈，下端开口于阴道前庭后部。环绕宫颈周围的部分称阴道穹隆（vaginal fornix）。按其位置分为前、后、左、右 4 部分，其中后穹隆最深，与盆腔最低部位的直肠子宫陷凹紧密相邻，临床上可经此处穿刺或引流。

2. 组织结构 阴道壁自内向外由黏膜、肌层和纤维组织膜构成，有很多横纹皱襞，故有较大伸展性。阴道黏膜呈淡红色，由复层扁平上皮覆盖，无腺体，受性激素影响有周期性变化。肌层由外纵及内环形的两层平滑肌构成，肌层外覆纤维组织膜，其弹力纤维成分多于平滑肌纤维。阴道壁富有静脉丛，损伤后易出血或形成血肿。

二、子宫（uterus）

系孕育胚胎、胎儿和产生月经的器官。

（一）形态

子宫是有腔壁厚的肌性器官，呈前后略扁的倒置梨形，重约50g，长 7～8cm，宽 4～5cm，厚 2～3cm，容量约 5ml。子宫上部较宽称宫体（corpus uteri），宫体顶部称为宫底（fundus uteri），宫底两侧为宫角（cornua uteri），与输卵管相通。子宫下部较窄呈圆柱状称宫颈（cervix uteri）。宫体与宫颈的比例因年龄而异，女童期为1:2，成年妇女为2:1，老人为1:1。

宫腔（uterine cavity）为上宽下窄的三角形，两侧通输卵管，尖端朝下通宫颈管。在宫体与宫颈之间形成最狭窄的部分称为子宫峡部（isthmus uteri），在非孕期长约1cm，其上端因解剖上较狭窄，称解剖学内口；其下端因黏膜组织在此处由宫腔内膜转变为宫颈黏膜，称组织学内口。妊娠期子宫峡部逐渐伸展变长，妊娠末期可达 7～10cm，形成子宫下段，成为软产道的一部分。宫颈内腔呈梭形称宫颈管（cervical canal），成年妇女长 2.5～3.0cm，其下端称宫颈外口。宫颈下端伸入阴道内的部分称宫颈阴道部；在阴道以上的部分称宫颈阴道上部。未产妇的宫颈外口呈圆形；经产妇的宫颈外口受分娩影响形成横裂，将宫颈分为前唇和后唇。

（二）组织结构

宫体和宫颈的组织结构不同。

1. 宫体 宫体壁由 3 层组织构成，由内向外可分为子宫内膜、肌层和浆膜层。

（1）子宫内膜层 从青春期开始受卵巢激素影响，其表面 2/3 能发生周期性变化而脱落称功能层；靠近子宫肌层的 1/3 内膜不受卵巢性激素影响，无周期性变化称基底层。

（2）子宫肌层 较厚，非孕时厚度约 0.8cm。由大量平滑肌束及少量弹力纤维组成。分为 3 层：外层纵行，内层环行，中层交叉排列。肌层中含有血管，子宫收缩时压迫血管，可有效地控制子宫出血。

（3）子宫浆膜层 为覆盖子宫体底部及前后面的脏腹膜，在子宫前面近子宫峡部处的腹膜与子宫壁结合较疏松，向前反折覆盖膀胱，形成膀胱子宫陷凹。在子宫后面，腹膜沿子宫壁向下，至宫颈后方及阴道后穹隆再折向直肠，形成直肠子宫陷凹（rectouterine pouch），亦称道格拉斯陷凹（pouch of Douglas）。

2. 宫颈 主要由结缔组织构成，含少量平滑肌纤维、血管及弹力纤维。宫颈管黏膜为单层高柱状上皮，受性激素影响发生周期性变化。黏膜内腺体能分泌碱性黏液，形成黏液栓堵塞宫颈管。宫颈阴道部由复层鳞状上皮覆盖，表面光滑。宫颈外口柱状上皮与鳞状上皮交界处是宫颈癌的好发部位。

（三）位置

子宫位于盆腔中央，前为膀胱，后为直肠，下端接阴道，两侧有输卵管和卵巢。当膀胱空虚时，成人子宫的正常位置呈轻度前倾前屈位，主要靠子宫韧带及骨盆底肌和筋膜的支托作用。正常情况下宫颈下端处于坐骨棘水平稍上方。

（四）子宫韧带

共有 4 对。

1. 圆韧带（round ligament） 呈圆索状得名，由平滑肌和结缔组织组成。起于宫角的前面、输卵管近端的下方，在子宫阔韧带前叶的覆盖下向前外侧伸展达两侧骨盆壁，再穿过腹股沟管终于大阴唇前端，全长 10～12cm。有维持子宫呈前倾位置的作用。

2. 阔韧带（broad ligament） 位于子宫两侧呈翼状的双层腹膜皱襞，由覆盖子宫前后壁的腹膜自子宫侧缘向两侧延伸达盆壁而成，可限制子宫向两侧倾斜。阔韧带有前后两叶，其上缘游离，内 2/3 部包裹输卵管（伞部无腹膜遮盖），外 1/3 部移行为骨盆漏斗韧带（infundibulopelvic ligament）或称卵巢悬韧带（suspensory ligament of ovary），卵巢动静脉由此穿行。在输卵管以下、卵巢附着处以上的阔韧带称输卵管系膜，内含中肾管遗迹。卵巢与阔韧带后叶相接处称卵巢系膜。卵巢内侧与宫角之间的阔韧带稍增厚称卵巢固有韧带或卵巢韧带。在宫体两侧的阔韧带中有丰富的血管、神经、淋巴管及大量疏松结缔组织称宫旁组织。子宫动静脉和输尿管均从阔韧带基底部穿过。

3. 主韧带（cardinal ligament） 又称宫颈横韧带。在阔韧带的下部，横行于宫颈两侧和骨盆侧壁之间，为一对坚韧的平滑肌与结缔组织纤维束，是固定宫颈位置、防止子宫下垂的主要结构。

4. 宫骶韧带（uterosacral ligament） 起自宫颈后面的上侧方（相当于组织学内口水平），向两侧绕过直肠到达第 2、3 骶椎前面的筋膜。韧带含平滑肌和结缔组织，外覆腹膜，短厚有力，将宫颈向后向上牵引，维持子宫处于前倾位置。

上述韧带、盆底肌和筋膜薄弱或受损伤，可导致子宫脱垂。

三、输卵管（fallopian tube or oviduct）

为一对细长而弯曲的肌性管道，位于阔韧带的上缘内，内侧与宫角相连通，外端游离呈伞状，与卵巢接近。全长8～14cm，输卵管是精子与卵子相遇受精的场所，也是向宫腔运送受精卵的通道。根据输卵管的形态由内向外分为4部分：①间质部（interstitial portion）：为潜行于子宫壁内的部分，狭窄而短，长约1cm；②峡部（isthmic portion）：在间质部外侧，管腔较窄，长2～3cm；③壶腹部（ampulla）：在峡部外侧，管腔较宽大且弯曲，内含丰富皱襞，长5～8cm；④伞部（fimbrial portion）：为输卵管的末端，开口于腹腔，游离端呈漏斗状，有许多细长的指状突起。伞的长度不一，多为1～1.5cm，有"拾卵"作用。

输卵管壁由3层构成：外层为浆膜层，系腹膜的一部分；中层为平滑肌层，常有节律性地收缩，能引起输卵管由远端向近端蠕动，具有协助拾卵、运送受精卵及一定程度地阻止经血逆流和宫腔内感染向腹腔内扩散的作用；内层为黏膜层，由单层高柱状上皮覆盖。上皮细胞分为纤毛细胞、无纤毛细胞、楔状细胞及未分化细胞4种。纤毛细胞的纤毛摆动有助于运送卵子；无纤毛细胞有分泌作用（又称分泌细胞）；楔形细胞可能为无纤毛细胞的前身；未分化细胞亦称游走细胞，为其他上皮细胞的储备细胞。输卵管肌肉的收缩和黏膜上皮细胞的形态、分泌及纤毛摆动均受性激素的影响而有周期性变化。

四、卵巢（ovary）

为一对扁椭圆形的性腺，具有生殖和内分泌功能。卵巢位于输卵管的后下方，卵巢系膜连接于阔韧带后叶的部位有血管与神经出入卵巢称卵巢门。卵巢外侧以骨盆漏斗韧带连于骨盆壁，内侧以卵巢固有韧带与子宫相连。卵巢的大小、形状随年龄而有差异。青春期前，卵巢表面光滑；青春期开始排卵后，表面逐渐凹凸不平。成年妇女的卵巢约4cm×3cm×1cm，重5～6g，灰白色；绝经后卵巢萎缩变小变硬。

卵巢表面无腹膜，由单层立方上皮覆盖称生发上皮。上皮的深面有一层致密纤维组织称卵巢白膜。再往内为卵巢实质，又分为皮质与髓质。皮质在外层，内有数以万计的始基卵泡及致密结缔组织；髓质在中央，无卵泡，含有疏松结缔组织及丰富的血管、神经、淋巴管以及少量与卵巢悬韧带相连续、对卵巢运动有作用的平滑肌纤维。

第三节　血管、淋巴及神经

女性生殖器官的血管与淋巴管相伴行，各器官间静脉及淋巴管以丛、网状相吻合。

一、动脉

女性内外生殖器官的血液供应主要来自卵巢动脉、子宫动脉、阴道动脉及阴部内动脉。

1. 卵巢动脉　自腹主动脉发出。在腹膜后沿腰大肌前下行至骨盆腔，跨过输尿管与髂总动脉下段，经骨盆漏斗韧带向内横行，再向后穿过卵巢系膜，分支经卵巢门进入卵巢。卵巢动脉在输卵管系膜内进入卵巢门前分出若干支供应输卵管，其末梢在宫角附近与子宫动脉上行的卵巢支相吻合。

2. 子宫动脉　为髂内动脉前干分支，在腹膜后沿骨盆侧壁向下向前行，经阔韧带基底部、宫旁组织到达子宫外侧（相当于宫颈内口水平约2cm处），横跨输尿管至子宫侧缘，此后分为上、下两支：上支较粗，沿子宫侧缘迂曲上行称宫体支，至宫角处又分为宫底支（分布于宫底部）、卵巢支（与卵巢动脉末梢吻合）及输卵管支（分布于输卵管）；下支较细，分布于宫颈及阴道上段称宫颈－阴道支。

3. 阴道动脉 为髂内动脉前干分支，有许多小分支分布于阴道中下段的前后面及膀胱顶、膀胱颈。阴道动脉与子宫动脉阴道支和阴部内动脉分支相吻合。阴道上段由子宫动脉宫颈-阴道支供应，中段由阴道动脉供应，下段主要由阴部内动脉和痔中动脉供应。

4. 阴部内动脉 为髂内动脉前干终支，经坐骨大孔的梨状肌下孔穿出骨盆腔，绕过坐骨棘背面，再经坐骨小孔到达坐骨肛门窝，并分出 4 支：①痔下动脉：分布于直肠下段及肛门部；②会阴动脉：分布于会阴浅部；③阴唇动脉：分布于大、小阴唇；④阴蒂动脉：分布于阴蒂及前庭球。

二、静脉

盆腔静脉均与同名动脉伴行，并在相应器官及其周围形成静脉丛，并互相吻合，故盆腔静脉感染容易蔓延。卵巢静脉与同名动脉伴行，右侧汇入下腔静脉，左侧汇入左肾静脉，故左侧盆腔静脉曲张较多见。

三、淋巴

女性生殖器官和盆腔具有丰富的淋巴系统，淋巴结通常沿相应的血管排列，成群或成串分布，其数目、大小和位置变异大。分为外生殖器淋巴与盆腔淋巴两组。

1. 外生殖器淋巴 分为深浅两部分。

（1）腹股沟浅淋巴结 分上、下两组，上组沿腹股沟韧带排列，收纳外生殖器、会阴、阴道下段及肛门部的淋巴；下组位于大隐静脉末端周围，收纳会阴及下肢的淋巴。其输出管大部分汇入腹股沟深淋巴结，少部分汇入髂外淋巴结。

（2）腹股沟深淋巴结 位于股静脉内侧，收纳阴蒂、股静脉区及腹股沟浅淋巴，汇入闭孔、髂外等淋巴结。

2. 盆腔淋巴分为 3 组 ①髂淋巴组由髂内、髂外及髂总淋巴结组成；②骶前淋巴组位于骶骨前面；③腰淋巴组位于腹主动脉旁。

阴道下段淋巴主要汇入腹股沟浅淋巴结。阴道上段淋巴回流基本与宫颈淋巴回流相同，大部汇入闭孔淋巴结与髂内淋巴结，小部汇入髂外淋巴结，并经宫骶韧带汇入骶前淋巴结。宫体、宫底、输卵管、卵巢淋巴均汇入腰淋巴结。宫体两侧淋巴沿圆韧带汇入腹股沟浅淋巴结。当内、外生殖器官发生感染或癌瘤时，往往沿各部回流的淋巴管扩散，引起相应淋巴结肿大。

四、神经

女性内、外生殖器官由躯体神经和自主神经共同支配。

1. 外生殖器的神经支配 主要由阴部神经支配。由第Ⅱ、Ⅲ、Ⅳ骶神经分支组成，含感觉和运动神经纤维，走行与阴部内动脉相同途径，在坐骨结节内侧下方分成会阴神经、阴蒂背神经及肛门神经（又称痔下神经）3 支，分布于会阴、阴唇、阴蒂、肛门周围。

2. 内生殖器的神经支配 主要由交感神经与副交感神经所支配。交感神经纤维自腹主动脉前神经丛分出，进入盆腔后分为两部分：①卵巢神经丛：分布于卵巢和输卵管；②骶前神经丛：大部分在宫颈旁形成骨盆神经丛，分布于宫体、宫颈、膀胱上部等。骨盆神经丛中有来自第Ⅱ、Ⅲ、Ⅳ骶神经的副交感神经纤维，并含有向心传导的感觉神经纤维。子宫平滑肌有自律活动，完全切除其神经后仍能有节律性收缩，还能完成分娩活动。临床上可见低位截瘫产妇仍能自然分娩。

第四节　骨　盆

女性骨盆（pelvis）是躯干和下肢之间的骨性连接，既是支持躯干和保护盆腔脏器的重要器官，又是胎儿娩出时必经的骨性产道，其大小、形状直接影响分娩。通常女性骨盆较男性骨盆宽而浅，有利于胎儿娩出。

一、骨盆的组成

1. 骨盆的骨骼 骨盆由骶骨（os sacrum）、尾骨（os coccyx）及左右两块髋骨（os coxae）组成。每块髋骨又由髂骨（os ilium）、坐骨（os ischium）及耻骨（os pubis）融合而成；骶骨由5~6块骶椎融合而成，其前面呈凹形，上缘向前方突出，称为骶岬（promontory），骶岬为骨盆内测量对角径的重要据点；尾骨由4~5块尾椎合成。

2. 骨盆的关节 包括耻骨联合（pubic symphysis）、骶髂关节（sacroiliac joint）和骶尾关节（sacrococcygeal joint）。在骨盆的前方两耻骨之间由纤维软骨连接，称为耻骨联合。在骨盆后方，骶骨和髂骨相接形成骶髂关节。骶尾关节为骶骨与尾骨的联合处，有一定活动度。

3. 骨盆的韧带 连接骨盆各部之间的韧带中有两对重要的韧带，一对是骶、尾骨与坐骨结节之间的骶结节韧带（sacrotuberous ligament），另一对是骶、尾骨与坐骨棘之间的骶棘韧带（sacrospinous ligament），骶棘韧带宽度即坐骨切迹宽度，是判断中骨盆是否狭窄的重要指标。妊娠期受性激素影响，韧带较松弛，有利于分娩。

二、骨盆的分界

以耻骨联合上缘、髂耻缘及骶岬上缘的连线为界，将骨盆分为假骨盆和真骨盆两部分。假骨盆又称大骨盆，位于骨盆分界线之上，为腹腔的一部分，其前为腹壁下部，两侧为髂骨翼，其后为第5腰椎。假骨盆与产道无直接关系，但假骨盆某些径线的长短关系到真骨盆的大小，测量假骨盆的这些径线可作为了解真骨盆的参考。真骨盆又称小骨盆，位于骨盆分界线之下，是胎儿娩出的骨产道（bony birth canal）。真骨盆有上、下两口，即骨盆入口（pelvic inlet）与骨盆出口（pelvic outlet）。两口之间为骨盆腔（pelvic cavity）。骨盆腔的后壁是骶骨与尾骨，两侧为坐骨、坐骨棘、骶棘韧带，前壁为耻骨联合和耻骨支。坐骨棘位于真骨盆中部，肛诊或阴道诊可触及，两坐骨棘连线的长度是衡量中骨盆大小的重要径线，也是分娩过程中衡量胎先露部下降程度的重要标志。耻骨两降支的前部相连构成耻骨弓。骨盆腔呈前浅后深的形态，其中轴为骨盆轴，分娩时胎儿循此轴娩出。

三、骨盆的类型

根据骨盆形状（按Callwell与Moloy分类）分为4种类型。

1. 女型（gynecoid type） 骨盆入口呈横椭圆形，入口横径较前后径稍长，骨盆侧壁直，坐骨棘不突出，耻骨弓较宽，两侧坐骨棘间径≥10cm。最常见，为女性正常骨盆。我国妇女占52%~58.9%。

2. 扁平型（platypelloid type） 骨盆入口呈扁椭圆形，入口横径大于前后径。耻骨弓宽，骶骨失去正常弯度，变直向后翘或深弧形，故骨盆浅。较常见，我国妇女占23.2%~29%。

3. 类人猿型（anthropoid type） 骨盆入口呈长椭圆形，入口前后径大于横径。坐骨切迹较宽，骨盆两侧壁稍内聚，坐骨棘较突出，耻骨弓较窄，骶骨向后倾斜，故骨盆前部较窄而后部较宽。骶骨往往有6节且较直，故较其他型骨盆深。我国妇女占14.2%~18%。

4. 男型（android type） 骨盆入口略呈三角形，两侧壁内聚，坐骨棘突出，耻骨弓较窄，坐骨切迹窄呈高弓形，骶骨较直而前倾，致出口后矢状径较短。骨盆腔呈漏斗形，往往造成难产。少见，我国妇女仅占1%~3.7%。

上述四种基本类型只是理论上的归类，在临床上所见多是混合型骨盆。骨盆的形态、大小除种族差异外，其生长发育还受遗传、营养与性激素的影响。

第五节 骨盆底

骨盆底（pelvic floor）由多层肌肉和筋膜组成，封闭骨盆出口，承托盆腔脏器。若骨盆底结构和功能发生异常，可影响盆腔脏器位置与功能，甚至引起分娩障碍；分娩处理也可不同程度损伤骨盆底。

骨盆底的前方为耻骨联合和耻骨弓，后方为尾骨尖，两侧为耻骨降支、坐骨升支及坐骨结节。两侧坐骨结节前缘的连线将骨盆底分为前、后两部：前部为尿生殖三角，有尿道和阴道通过。后部为肛门三角，有肛管通过。骨盆底由外向内分为 3 层。

一、外层

位于外生殖器、会阴皮肤及皮下组织的下面，由会阴浅筋膜及其深面 3 对肌肉及一括约肌组成。此层肌肉的肌腱汇合于阴道外口与肛门之间，形成中心腱。

1. 球海绵体肌 位于阴道两侧，覆盖前庭球及前庭大腺，向前经阴道两侧附于阴蒂海绵体根部，向后与肛门外括约肌互相交织。此肌收缩时能紧缩阴道又称阴道括约肌。

2. 坐骨海绵体肌 从坐骨结节内侧沿坐骨升支内侧与耻骨降支向上，止于阴蒂海绵体（阴蒂脚处）。

3. 会阴浅横肌 自两侧坐骨结节内侧面中线汇合于中心腱。

4. 肛门外括约肌 为围绕肛门的环形肌束，前端汇合于中心腱。

二、中层

为泌尿生殖膈。由上、下两层坚韧筋膜及其间的一对会阴深横肌及尿道括约肌组成，覆盖于由耻骨弓与两坐骨结节所形成的骨盆出口前部三角形平面上，又称三角韧带。其中有尿道与阴道穿过。

三、内层

即盆膈（pelvic diaphragm）。为骨盆底最内层的坚韧层，由肛提肌及其内、外面各覆一层筋膜组成，自前向后有尿道、阴道及直肠穿过。

肛提肌（levator ani muscle）是位于骨盆底的成对扁肌，向下向内合成漏斗形。每侧肛提肌从前内向后外由 3 部分组成：①耻尾肌：为肛提肌的主要部分，位于最内侧，肌纤维从耻骨降支内面沿阴道、直肠向后，终止于尾骨，其中有小部分肌纤维终止于阴道和直肠周围，此层组织受损伤可导致膀胱、直肠脱垂；②髂尾肌：为居中部分，从腱弓（即闭孔内肌表面筋膜的增厚部分）后部开始，向中间及向后走行，与耻尾肌会合，再经肛门两侧至尾骨；③坐尾肌：为靠外后方的肌束，自两侧坐骨棘至尾骨与骶骨。肛提肌有加强盆底托力的作用。又因部分肌纤维在阴道及直肠周围密切交织，还有加强肛门与阴道括约肌的作用。

会阴（perineum）：广义的会阴是指封闭骨盆出口的所有软组织，前为耻骨联合下缘，后为尾骨尖，两侧为耻骨降支、坐骨支、坐骨结节和骶结节韧带。狭义的会阴是指阴道口与肛门之间的软组织，厚 3～4cm，由外向内逐渐变窄呈楔形，表面为皮肤及皮下脂肪，内层为会阴中心腱，又称会阴体（perineal body）。妊娠期会阴组织变软有利于分娩。分娩时保护会阴，可防止裂伤发生。

第六节 邻近器官

女性生殖器官与尿道、膀胱、输尿管、直肠及阑尾互相邻接，其血管、淋巴及神经有密切联系。女性生殖器官病变时，可累及其邻近器官。

一、尿道（urethra）

为一肌性管道，从膀胱三角尖端开始，穿过泌尿生殖膈，终于阴道前庭部的尿道外口。长 4~5cm，直径约 0.6cm。尿道内括约肌为不随意肌，尿道外括约肌为随意肌。由于女性尿道短而直，又邻近阴道，易引起泌尿系统感染。

二、膀胱（urinary bladder）

为一囊状肌性器官，排空的膀胱为锥体形，位于耻骨联合和子宫之间，空虚时膀胱全部位于盆腔内，膀胱充盈时可凸向盆腔甚至腹腔。膀胱分为顶、底、体和颈 4 部分。膀胱底部黏膜形成一三角区称膀胱三角，三角的尖向下为尿道内口，三角底的两侧为输尿管口，两口相距约 2.5cm。此部与宫颈及阴道前壁相邻，其间组织较疏松。膀胱壁由浆膜、肌层及黏膜 3 层构成，肌层由平滑肌纤维组成，外层和内层多为纵行，中层主要为环行，三层相互交织，对排尿起重要作用。

三、输尿管（ureter）

为一对肌性圆索状肌性管道，起自肾盂，开口于膀胱，长约 30cm，粗细不一，最细部分内径仅 3~4mm，最粗可达 7~8mm。女性输尿管自肾盂起始后在腹膜后沿腰大肌前面偏中线侧下行（腰段）；在骶髂关节处跨越髂外动脉起点的前方进入骨盆腔（盆段）；并继续在腹膜后沿髂内动脉下行，达阔韧带基底部向前内方行，在宫颈部外侧约 2cm 处，在子宫动脉下方与之交叉，再经阴道侧穹隆顶端绕向前内方，穿越主韧带前方的输尿管隧道，进入膀胱底，在膀胱肌壁内斜行 1.5~2.0cm（壁内段）开口于膀胱三角底的外侧角。在结扎子宫动脉及打开输尿管隧道时，应避免损伤输尿管。

输尿管壁厚约 1mm，分黏膜、肌层及外膜 3 层，由肾、卵巢、子宫及膀胱的血管分支在输尿管周围吻合成丰富的血管丛，而进入输尿管壁。

四、直肠（rectum）

位于盆腔后部，上接乙状结肠，下接肛管，前为子宫及阴道，后为骶骨。全长约 15~20cm。直肠上 1/3 段为腹膜间位器官，腹膜覆盖直肠前面及两侧面；中 1/3 段为腹膜外器官，仅前面被腹膜覆盖；直肠下 1/3 段全部位于腹膜外。直肠中段腹膜折向前上方，覆于宫颈及子宫后壁，形成直肠子宫陷凹。肛管长 2~3cm，在其周围有肛门内外括约肌及肛提肌，而肛门外括约肌为骨盆底浅层肌的一部分。妇科手术及分娩处理时应注意避免损伤肛管、直肠。

五、阑尾（vermiform appendix）

通常位于右髂窝内，阑尾根部开口于盲肠游离端的后内侧壁，远端游离，长 7~9cm。其位置、长短、粗细变化较大，有的下端可达右侧输卵管及卵巢部位，因此，妇女患阑尾炎时有可能累及子宫附件，应注意鉴别诊断。妊娠期阑尾位置可随妊娠月份增加而逐渐向上外方移位。

📖 本章小结

女性生殖系统解剖包括内、外生殖器，骨盆及其相关组织与邻近器官。外生殖器又称外阴，由阴阜、大阴唇、小阴唇、阴蒂组成，大阴唇皮下脂肪层含丰富血管、淋巴和神经，局部受伤易形成血肿。内生殖器包括阴道、子宫、输卵管及卵巢。卵巢具有产生卵子和分泌雌激素的功能。卵巢排出的卵子经腹膜腔进入输卵管，若与精子相遇而受精，受精卵可移至子宫，在子宫内着床，发育成胎儿。分娩时胎儿从子宫经阴道娩出。骨盆亦为胎儿娩出时必经通路，其大小、形状对分娩有直接影响。女性生殖器官与骨盆腔其他器官不仅在位置上互相邻接，而且血管、淋巴及神经系统也相互有密切联系，当某一器官病变时可以影响、累及邻近器官，故在妇产科诊断和治疗上互有影响。妇科手术及分娩处理时均应注意避免损伤直肠、输尿管、膀胱等。

思考题

1. 试述女性内、外生殖器官的血液供应。
2. 骨盆底有哪 3 层组织？
3. 妇科手术在处理哪些组织时最易损伤输尿管？

（张　宏）

第三章　女性生殖系统生理

第一节　女性一生各阶段的生理特点

女性从胎儿形成到衰老是一个渐进的生理过程，也是下丘脑－垂体－卵巢轴功能发育、成熟和衰退的过程。根据女性的生理特点，可将其一生分为 7 个阶段，即胎儿期、新生儿期、儿童期、青春期、性成熟期、绝经过渡期、绝经后期，各个体间可因遗传、环境、营养等因素影响而有差异。

一、胎儿期（fetal period）

受精卵是由父系和母系来源的 23 对染色体组成的新个体，其中性染色体 X 与 Y 决定着胎儿的性别，即 XX 合子发育为女性，XY 合子发育为男性。胚胎 6 周后原始性腺开始分化。若胚胎细胞不含 Y 染色体时，性腺分化缓慢，至胚胎 8～10 周性腺组织才出现卵巢结构。原始的生殖细胞将分化为初级卵母细胞，卵母细胞与包围它的性索皮质的扁平细胞一起构成原始卵泡。卵巢形成后，因无雄激素及副中肾管抑制因子，中肾管退化，两条副中肾管发育成为女性生殖道。

二、新生儿期（neonatal period）

从出生至生后 4 周内称新生儿期。出生时卵巢直径约 1cm，重约 250～350mg；因出生前卵母细胞大量丢失，此时卵巢内约有 100 万～200 万个生殖细胞。受胎盘及母体卵巢所产生的女性激素影响，出生时新生儿外阴较丰满，乳房略隆起或少许泌乳。出生后新生儿血中女性激素水平迅速下降，可出现阴道流血现象。这些生理变化短期内均能自然消退。

三、儿童期（childhood）

从出生 4 周到 12 岁左右称儿童期。儿童期早期（8 岁以前）下丘脑－垂体－卵巢轴的功能尚处于抑制状态，卵泡无雌激素分泌。生殖器表现为幼稚型。阴道狭长，无皱襞，上皮薄且细胞内缺乏糖原，致阴道酸度低，抗感染力弱，容易发生炎症；子宫小，宫颈约占子宫全长的 2/3，子宫肌层很薄；输卵管弯曲且很细；卵巢长而窄，卵泡可大量自主生长，但仅发育到窦前卵泡期即萎缩、退化。此时，子宫、输卵管及卵巢位于腹腔内。在儿童期后期（8 岁以后），卵巢形态逐步变为扁卵圆形，下丘脑促性腺激素释放激素（gonadotropin - releasing hormone，GnRH）抑制状态解除，卵巢内的卵泡有一定发育并分泌性激素，但仍不能达到成熟阶段。子宫、输卵管及卵巢逐渐向骨盆腔内下降。女性特征开始显现，乳房开始发育，皮下脂肪在胸、肩部、髋部及耻骨前面堆积。

四、青春期（adolescenceorpuberty）

此期是儿童到成人的转变期，是女性生殖器官、内分泌、体格逐渐发育到成熟的阶段。世界卫生组织（WHO）规定青春期为 10 ~ 19 岁。这一时期体格发育迅速，在形态发育的同时各器官的生理功能也逐渐发育成熟。青春期发动通常始于 8 ~ 10 岁，起始时间主要取决于遗传因素，此外也与居住地地理位置、个体体质、营养状况及心理因素等有关。

1. **第一性征（primary sex characteristics）发育** 由于促性腺激素作用，卵巢增大，卵泡开始发育并分泌雌激素，内、外生殖器逐步发育，生殖器从幼稚型变为成人型。阴阜隆起，大、小阴唇变肥厚且有色素沉着；阴道长度及宽度增加，阴道黏膜变厚并出现皱襞；子宫增大，尤以宫体明显增大，使宫体占子宫全长的 2/3；输卵管变粗，弯曲度减小，黏膜出现皱襞与纤毛；卵巢增大，皮质内生长有不同发育阶段的卵泡，使卵巢表面稍凹凸不平。此时期虽已初步具有生育能力，但整个生殖系统的功能尚未完善。

2. **第二性征（secondary sexual characteristics）发育** 除生殖器官以外，女性乳房发育、阴毛及腋毛生长、骨盆发育其横径大于前后径、胸部及肩部皮下脂肪增多、音调变高等，均显现出女性特有体征。

3. **月经初潮（menarche）** 女性第一次月经来潮称为月经初潮，是青春期的重要标志。月经初潮年龄一般较乳房发育晚 2.5 年左右。卵巢产生的雌激素使子宫内膜增殖，当雌激素达到一定水平且有明显波动时，可引起子宫内膜脱落即出现月经。此时中枢对雌激素的正反馈机制尚未成熟，即使卵泡发育成熟也不能排卵，故月经周期常不规律，可表现为无排卵性月经。约经历 5 ~ 7 年建立规律的周期性排卵后，月经逐渐正常。

五、性成熟期（sexualmaturity）

一般从 18 岁左右开始，历时 30 年左右，此时期女性性功能旺盛，卵巢建立规律的周期性排卵并分泌性激素，生殖器官各部及乳房在卵巢激素作用下发生周期性变化。此期又称生育期，是卵巢生殖与内分泌功能最旺盛的时期，整个性成熟期卵巢约排出 400 个成熟卵子。

六、绝经过渡期（menopausal transitional period）

指从开始出现绝经趋势至最后一次月经的时期。一般开始于 40 岁，可短至 1 ~ 2 年，也可长至 10 ~ 20 年。此时期卵巢功能逐渐衰退，卵巢内卵泡逐渐耗竭及对垂体促性腺激素反应性下降甚至失去反应，因而绝经前一段时间月经常不规律，多表现为无排卵性月经。最终因卵巢功能衰竭，月经永久性停止，称为绝经（menopause）。我国女性平均绝经年龄约为 49.5 岁，WHO 将卵巢功能开始衰退直至绝经后 1 年内的时期定义为围绝经期（perimenopausal period）。此时期因卵巢功能衰退雌激素水平降低，可表现为潮热、出汗、情绪不稳定、抑郁或烦躁、失眠等血管舒缩障碍和神经精神症状，称为绝经综合征。

七、绝经后期（postmenopausal period）

指绝经后的生命时期。在早期阶段，女性体内尚有少量循环的雌激素，主要为卵巢间质细胞分泌的少量雄激素在外周转化的雌酮。一般在 60 岁后女性机体逐渐衰老进入老年期（senility），此期卵巢功能已完全衰竭，雌激素水平低下，不足以维持女性第二性征，易发生萎缩性阴道炎，生殖器官进一步萎缩老化。骨代谢失常引起骨质疏松，易发生骨折。

第二节　月经及月经期的临床表现

一、月经（menstruation）

是指伴随卵巢周期性变化而出现的子宫内膜周期性脱落及出血。规律的月经出现是生殖功能成熟的标志之一。月经初潮（menarche）是指女性第一次月经来潮。月经初潮年龄多在13~14岁之间，也可早在11岁或迟至15岁，其早晚受遗传、营养及体重等因素影响，近年月经初潮年龄有提前趋势。若15岁后月经尚未来潮者临床应当引起重视。

二、经血的特征

月经血多呈暗红色，其内除血液外，还含有子宫内膜碎片、宫颈黏液、脱落的阴道上皮细胞、前列腺素及来自子宫内膜的大量纤维蛋白溶酶。因纤维蛋白溶酶的溶解作用，月经血不凝，在出血量多时可出现血凝块。

三、正常月经的临床表现

正常月经具有周期性。月经出血第一日为月经周期的开始，两次月经第一日的间隔时间为一个月经周期（menstrual cycle），周期长短因人而异，一般为21~35日，平均为28日。每次月经持续的天数为经期，一般为2~8日，多为4~6日。一次月经的总失血量为经量，正常月经量约为20~60ml，一般认为每月失血量超过80ml为月经过多。月经期一般无特殊症状，但因经期前列腺素的作用以及盆腔充血的原因，有些女性可出现子宫收缩痛或下腹及腰骶部下坠不适感，并可出现腹泻等胃肠功能紊乱症状。少数女性还可能出现头痛及轻度神经系统不稳定症状。

第三节　卵巢功能及其周期性变化

一、卵巢功能

卵巢为女性的性腺，主要有两种功能，分别为产生并排出卵子的生殖功能和分泌女性激素的内分泌功能。

二、卵巢周期性变化

从青春期开始到绝经前，卵巢在形态和功能上发生周期性变化称为卵巢周期（ovarian cycle），其主要变化如下。

1. 卵泡的发育及成熟　始基卵泡是卵巢的基本生殖单位，从胚胎形成后卵泡即进入自主发育与闭锁的轨道。胚胎在20周时，双侧卵巢的始基卵泡数量最多，可达700万个。新生儿出生时卵巢大约有200万个卵泡。儿童期多数卵泡退化，近青春期时剩下约30万个卵泡。根据卵泡生长过程的变化将此分为四个阶段：始基卵泡、窦前卵泡、窦状卵泡和排卵前卵泡。进入青春期后，卵泡自主发育至成熟的过程依赖于促性腺激素的刺激。生育期每月有一批卵泡发育，经过募集、选择后一般只有一个优势卵泡可完全发育成熟并排卵，称为成熟卵泡，直径约18~20mm，其结构由外向内依次为卵泡外膜、卵泡内膜、颗粒细胞、卵泡腔、卵丘、放射冠、透明带；成熟卵泡排出卵子，而其余的卵泡发育到一定程度则自行退化，称卵泡闭锁。女性一生中一般只有400~500个卵泡发育成熟并排卵，仅占总数量的0.1%左右。

2. 排卵（ovulation） 卵细胞及包绕它周围的卵丘颗粒细胞一起被排出的过程，称为排卵。排卵过程包括卵母细胞完成第一次减数分裂和卵泡壁胶原层的分解及小孔形成后卵子的排出活动。引起排卵的内分泌调节是排卵前 LH/FSH 高峰的出现，在 LH 作用下排卵前卵泡黄素化，颗粒细胞产生的孕酮协同作用于雌二醇的中枢正反馈作用。卵子的排出不是卵泡壁压力改变所致，而是由于卵泡壁的溶解引起。LH 峰是即将排卵的可靠指标，出现于卵泡破裂前 36 小时。排卵多发生在下次月经来潮前 14 日左右。一般双侧卵巢交替排卵，但也可由一侧卵巢连续排出。

3. 黄体形成及退化 排卵后卵泡液流出，卵泡腔内压力下降，卵泡壁塌陷，形成许多皱襞，卵泡壁的卵泡颗粒细胞和卵泡内膜细胞向内侵入，周围由卵泡外膜包围，形成黄体（corpus luteum）。排卵后 7～8 日（相当于月经周期第 22 日左右）黄体体积和功能达到高峰，直径 1～2cm，外观色黄，可分泌大量雌孕激素。若卵子受精，黄体则在胚胎滋养细胞分泌的人绒毛膜促性腺激素（human chorionic gonadotropin，hCG）作用下继续发育形成妊娠黄体；此后胎盘形成并分泌甾体激素以维持妊娠。若卵子未受精，黄体在排卵后 9～10 日开始萎缩退化，周围的成纤维细胞和纤维结缔组织侵入黄体，组织纤维化，外观色白，称为白体。黄体衰退后月经来潮，此时卵巢中新的卵泡发育，新的周期开始。

三、卵巢性激素的合成及分泌

主要为雌激素（estrogen）、孕激素（progesterone）及少量雄激素（androgen），均为甾体激素（steroid hormone）。除卵巢外，肾上腺也分泌少量雌激素。目前认为在排卵前卵泡内膜细胞分泌雌激素，排卵后黄体细胞分泌孕激素和雌激素，而雄激素由卵巢门细胞分泌。

（一）卵巢性激素分泌的周期性变化

1. 雌激素 卵泡开始发育时，分泌量很少，至月经第 7 日雌激素分泌量迅速增加，于排卵前形成第一个高峰；排卵后循环中的雌激素暂时下降，排卵后 1～2 日，黄体开始分泌雌激素，循环中雌激素又逐渐上升，约在排卵后 7～8 日黄体成熟时，形成又一高峰；后一高峰较第一高峰平坦。黄体萎缩时，雌激素水平急剧下降，在月经期达最低水平。

2. 孕激素 卵泡期卵泡不分泌孕激素，排卵前成熟卵泡的颗粒细胞开始分泌少量孕酮，排卵后黄体分泌孕激素；排卵后 7～8 日黄体成熟时分泌量达最高峰，以后逐渐下降，至月经来潮时降到卵泡期水平。

3. 雄激素 女性的雄激素主要来自肾上腺，少量由卵泡膜和卵巢间质合成。排卵前血液循环中雄激素升高，可促进非优势卵泡闭锁及提高性欲。

（二）卵巢性激素的生理作用

1. 雌激素的生理作用

（1）宫颈　使宫颈口松弛，宫颈黏液分泌增加、变稀薄，富有弹性易拉成丝状。

（2）子宫肌　可促进子宫肌细胞增生肥大，肌层增厚；血运增加，促使和维持子宫发育；增加子宫平滑肌对缩宫素的敏感性。

（3）子宫内膜　使子宫内膜发生增生期变化。

（4）输卵管　促进输卵管肌层发育，加强输卵管肌节律性收缩的振幅。

（5）卵巢　协同 FSH 作用促卵泡发育。

（6）阴道上皮　使阴道上皮细胞增生角化，细胞内糖原含量增加，维持阴道弱酸性环境。

（7）外生殖器　促进阴唇发育、变丰满、色素加深。

（8）乳房　促使乳腺腺管增生，乳头、乳晕着色；同时促进其他第二性征的发育。

（9）下丘脑、垂体　对下丘脑、垂体产生正负反馈调节，控制促性腺激素的分泌。

（10）代谢作用　促进水钠潴留；抑制低密度脂蛋白合成，促进高密度脂蛋白合成，降低胆固醇水平；促进钙磷在骨质中的沉积，维持正常骨质。

2. 孕激素的生理作用　通常孕激素在雌激素基础上发挥作用。

（1）宫颈　使宫口闭合，宫颈黏液分泌减少、变黏稠。

（2）子宫肌　降低子宫平滑肌兴奋性，降低妊娠子宫对缩宫素的敏感性，抑制子宫收缩，利于胚胎及胎儿在宫内的生长发育。

（3）子宫内膜　使增生期子宫内膜转化为分泌期内膜，为受精卵着床做准备。

（4）输卵管　抑制输卵管肌节律性收缩振幅。

（5）阴道上皮　加快阴道上皮细胞的脱落；角化细胞减少，中层细胞增多。

（6）乳房　促进乳腺小叶及腺泡发育。

（7）下丘脑、垂体　孕激素对下丘脑、垂体有负反馈作用，抑制促性腺激素分泌。

（8）体温　可兴奋下丘脑体温调节中枢，使排卵后基础体温升高 0.3～0.5℃。临床上可以此作为判定是否排卵、排卵日期及黄体功能的标志之一。

（9）代谢作用　促进水钠排泄。

3. 孕激素与雌激素的协同和拮抗作用

（1）协同作用　在雌激素作用的基础上，孕激素进一步促进女性生殖器和乳房的发育，为妊娠做准备。

（2）拮抗作用　雌激素促进子宫内膜增生及修复，孕激素限制子宫内膜增生，使增生的子宫内膜转化为分泌期；其他如子宫收缩、输卵管蠕动、宫颈黏液变化、阴道上皮细胞角化和脱落以及钠水潴留与排泄等方面也表现为拮抗作用。

4. 雄激素的生理作用　雄激素是雌激素合成的前体，可促使阴蒂、阴唇和阴阜的发育，促进阴毛、腋毛的生长；促进蛋白合成、肌肉生长、骨骼发育、刺激红细胞增生；促进 Na^+、Cl^- 的重吸收引起水肿；增加基础代谢率。过多的雄激素可拮抗雌激素，抑制子宫及其内膜的生长增殖，抑制阴道上皮的增生角化。

四、卵巢分泌的多肽激素

卵巢除分泌甾体激素外，还分泌一些多肽激素和生长因子。如抑制素（inhibin）、激活素（activin）、卵泡抑制素（follistatin）等多肽激素及白细胞介素 - 1、胰岛素样生长因子（insulin - like growth factor，IGF）、表皮生长因子（epidermal growth factor，EGF）、血管内皮生长因子（vascular endothelial growth factor，VEGF）、转化生长因子（transforming growth factor，TGF）、成纤维细胞生长因子（fibroblast growth factor，FGF）、血小板衍生生长因子（platelet - derived growth factor，PDGF）等。

第四节　子宫内膜及生殖器其他部位的周期性变化

女性生殖器随着卵巢周期发生一系列周期性变化，尤以子宫内膜的变化最显著。

一、子宫内膜的周期性变化

（一）子宫内膜的组织学变化

从形态学上将子宫内膜分为功能层和基底层。功能层受卵巢激素变化调节而发生周期性增殖、分泌和脱落；基底层不受卵巢激素变化的影响，在月经期后再生并修复子宫内膜创面，重新形成子宫内膜功能层。以一个正常月经周期 28 天为例，其组织形态的周期性改变可分为以下 3 期。

1. 增殖期（proliferative phase） 月经周期的第 5~14 天，对应于卵巢周期中的卵泡期。在雌激素作用下，子宫内膜增厚、腺体增多、间质致密水肿，血管增生，逐渐呈螺旋状。增殖期又可分为早、中、晚期。

（1）增殖早期，月经周期第 5~7 天。此时期内膜薄，仅 1~2mm；腺体短、直、细而稀疏，内衬低柱状上皮，间质细胞梭形，排列疏松，胞质少，螺旋小动脉位于内膜深层。

（2）增殖中期，月经周期第 8~10 天。此时期内膜腺体数量增多、伸长并稍有弯曲；腺上皮被挤压成高柱状，开始有分裂现象；螺旋小动脉逐渐发育，管壁变厚；间质水肿在此期间最为明显。

（3）增殖晚期，月经周期第 11~14 天。此期间内膜进一步增厚，达 3~5mm，表面高低不平呈波浪形；腺体更加弯曲，细胞核不在同一平面而成假复层，核分裂象明显；间质细胞呈星状，相互结合呈网状；组织水肿明显，螺旋小动脉增生，管腔增大呈弯曲状。

2. 分泌期（secretory phase） 月经周期的第 15~28 天，对应于卵巢周期中的黄体期。排卵后，黄体分泌雌孕激素，使内膜继续增厚，腺体进一步扩大弯曲，出现分泌现象；间质高度水肿、疏松，螺旋小动脉增生、卷曲。此时内膜厚且松软，含有丰富的营养物质，有利于受精卵的着床发育。分泌期亦可分为早、中、晚期。

（1）分泌早期，月经周期第 15~19 天。此期间内膜腺体更长，弯曲更明显，腺上皮细胞开始出现含糖原的核下空泡，是分泌早期的组织学特征；间质水肿，螺旋小动脉继续增生、弯曲。

（2）分泌中期，月经周期第 20~23 天。此期间子宫内膜较前更厚并呈锯齿状。腺体内的分泌上皮细胞顶端包膜破裂，细胞内糖原溢入腺体，称顶浆分泌。内膜的分泌活动在月经中期 LH 峰后的第 7 天左右达到高峰，与囊胚植入时间同步。此期突出的特点是子宫内膜更加疏松、水肿，该变化主要是雌孕激素作用于子宫内膜使前列腺素产生增加，毛细血管通透性增加，螺旋小动脉进一步增生并弯曲。

（3）分泌晚期，月经周期第 24~28 天。此期为月经来潮前期，相当于黄体退化阶段。该期子宫内膜呈海绵状，厚达 10mm。内膜腺体开口面向宫腔，有糖原等分泌物溢出，间质稀少，基质水肿，使子宫内膜呈海绵状。表面上皮细胞下的间质分化为肥大的蜕膜样细胞和小圆形的有分叶核的内膜颗粒细胞。此期螺旋小动脉迅速增长超出内膜厚度，血管管腔扩张且更加弯曲。

3. 月经期 月经周期的第 1~4 天。雌、孕激素水平迅速下降，内膜功能层的螺旋小动脉持续痉挛、血流减少，组织变性、坏死、剥脱，并与血液相混而排出，形成月经血。

（二）子宫内膜的生物学变化

增殖期子宫内膜细胞富含雌、孕激素受体。其中雌激素受体在增殖期子宫内膜含量最高，至排卵后减少；孕激素受体在排卵时达高峰，随后逐渐减少。子宫内膜的螺旋小动脉平滑肌也含有雌、孕激素受体，且呈周期性变化。子宫内膜上皮和腺体存在 HCG/LH 受体的表达，目前功能尚不清楚；生长激素受体/生长激素结合蛋白也在子宫内膜中有表达，可对子宫内膜发育有一定影响。

排卵后若卵子未受精，黄体经过一定时间后萎缩，雌、孕激素下降，溶酶体膜通透性增加，多种水解酶释放进入组织，影响子宫内膜代谢，破坏组织结构，造成内膜的剥脱、出血。

月经来潮前 24 小时子宫内膜缺血、坏死，释放前列腺素和内皮素等，使月经期血管收缩因子达最高水平。由血小板聚集产生的血栓素 A_2 也具有收缩血管作用，使子宫血管和肌层节律性收缩；在经期血管收缩进行性增强，导致内膜功能层迅速缺血、坏死、崩解、脱落。

二、生殖器其他部位的周期性变化

1. 阴道黏膜的周期性变化 在卵巢激素影响下，阴道黏膜呈现周期性改变，这种改变在阴道上段最明显。排卵前，在雌激素作用下阴道上皮细胞增生，表层细胞角化。角化细胞内富有糖原，经寄生在阴道内的阴道杆菌分解成乳酸，保持阴道酸性环境，可防止致病菌的繁殖。排卵后，在孕激素作用下，主要为表层细胞脱落。临床上可借助阴道脱落细胞的变化了解体内雌激素水平及有无排卵。

2. 宫颈黏液的周期性变化 宫颈腺细胞分泌的黏液在卵巢性激素的影响下有明显的周期性改变。排卵前，随着雌激素水平升高，黏液分泌量增加，稀薄透明，拉丝度可达 10cm 以上。显微镜下可见羊齿植物叶状结晶，至排卵期最典型。排卵后，受孕激素影响，黏液分泌量逐渐减少，黏稠而浑浊，拉丝度差，易断裂。宫颈黏液涂片结晶逐步模糊，至月经周期第 22 日完全消失，代之以排列成行的椭圆体。临床上可根据宫颈黏液检查了解卵巢功能。

宫颈黏液为含有糖蛋白、血浆蛋白、氯化钠及水分的水凝胶。排卵期的宫颈黏液稀薄而量多，最易精子通过。

3. 输卵管的周期性变化 受雌孕激素影响，输卵管在形态和功能上也发生周期性变化。排卵前，在雌激素作用下，输卵管黏膜上皮纤毛细胞生长，体积增大；非纤毛细胞分泌增加，为卵子提供运输和种植前的营养物质。雌激素还促进输卵管发育及输卵管肌层的节律性收缩。孕激素则能增加输卵管的收缩速度，减少输卵管的收缩频率。

第五节 月经周期的调节

月经周期的调节是一个复杂的过程，主要涉及下丘脑、垂体和卵巢，三者间相互调节、相互影响，构成一个完整而协调的神经内分泌系统，称为下丘脑 - 垂体 - 卵巢轴（hypothalamic - pituitary - ovarian axis，HPO，图 3 - 1）。

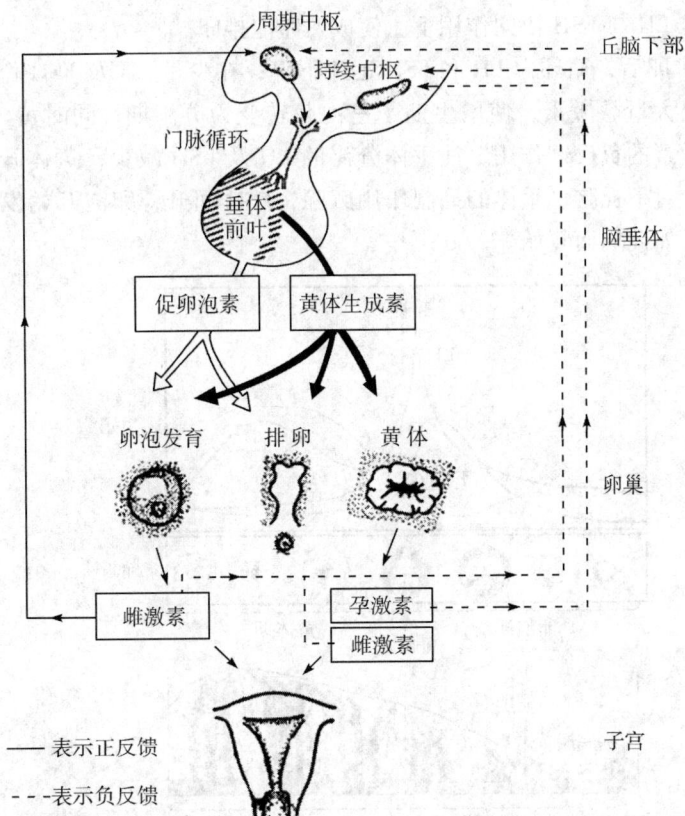

图 3 - 1 下丘脑 - 垂体 - 卵巢轴之间的相互关系示意图

一、下丘脑

下丘脑神经细胞以脉冲方式分泌促性腺激素释放激素（gonadotrophin releasing hormone，GnRH），其功能主要为调节垂促性腺激素的合成与释放。GnRH 的分泌受垂体促性腺激素和卵巢性激素的反馈调节（包括起促进作用的正反馈和起抑制作用的负反馈），也受神经递质的调节。

二、垂体

在下丘脑 GnRH 的调控下，腺垂体分泌卵泡刺激素（follicle stimulating hormone，FSH）、黄体生成素（luteinizing hormone，LH）及催乳激素（prolactin，PRL）。FSH 和 LH 均是糖蛋白，调控卵巢产生性激素；PRL 则有促进乳汁合成的功能。

三、卵巢激素

卵巢性激素对下丘脑 GnRH 和垂体促性腺激素的合成与分泌具有反馈作用。小剂量雌激素对下丘脑产生负反馈，通过抑制 GnRH 的分泌，从而减少垂体促性腺激素分泌；大剂量雌激素既可产生正反馈又可产生负反馈作；而大量孕激素对 GnRH 呈负反馈作用。

四、月经周期的调节机制

卵巢在促性腺激素的调控下发生周期性排卵和周期性激素分泌的变化，卵巢产生的性激素又具有反馈调节，使 FSH 和 LH 呈周期性变化（图 3-2）。

1. 卵泡期 随卵泡发育，雌激素水平逐渐增加，子宫内膜发生增生期变化，雌激素分泌增加对下丘脑负反馈作用增强，抑制 GnRH 的分泌，同时使垂体 FSH 分泌减少。排卵前雌激素水平达高峰，对下丘脑产生正反馈作用，促使垂体释放大量 LH，出现 LH 高峰，FSH 呈现一个较低的峰。在 LH 与 FSH 协同作用下，使成熟卵泡排卵。

2. 黄体期 排卵后，循环中 LH 和 FSH 迅速下降；在少量 LH 及 FSH 作用下，黄体形成并发育成熟，分泌大量孕激素，使增生期子宫内膜转变为分泌期；同时黄体也分泌雌激素。大量孕激素、雌激素的负反馈作用，使垂体分泌的 LH 及 FSH 减少，黄体开始萎缩，随之雌孕激素分泌减少，对下丘脑、垂体的抑制作用解除，FSH 回升，卵泡开始发育，下一个月经周期又重新开始，如此周而复始。

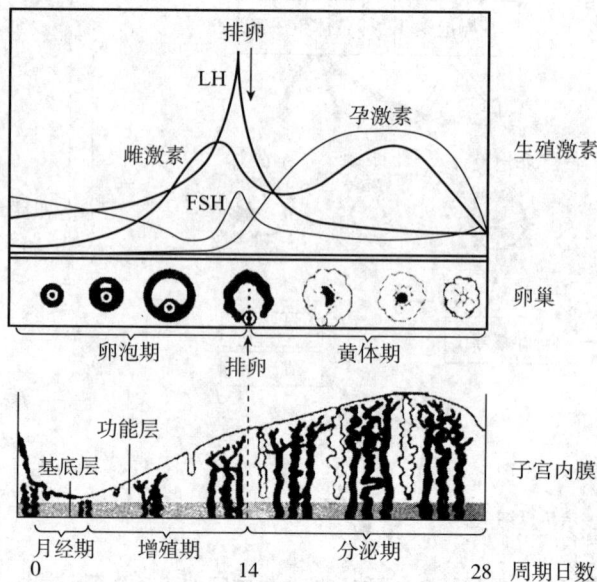

图 3-2　卵巢及子宫内膜周期性变化和激素水平关系示意图

第六节　其他内分泌腺功能对月经周期的影响

机体其他内分泌腺也对月经周期产生影响，尤其是甲状腺、肾上腺和胰腺较明显。

一、甲状腺

甲状腺分泌的甲状腺素 T4 和三碘甲状腺原氨酸 T3 不仅参与机体各种物质的新陈代谢，也能促进性腺的发育成熟、维持正常月经和生殖功能。甲状腺功能轻度亢进时子宫内膜过度增生，可表现为月经过多、过频，甚至发生功能失调性子宫出血；当甲状腺功能亢进加重时，则可表现为月经稀发、月经减少，甚至闭经。甲状腺功能减退者可有性发育障碍、青春期延迟、月经过少、稀发，甚至闭经，患者多合并不孕，自然流产和畸胎发生率增加。

二、肾上腺

肾上腺皮质是女性雄激素的主要来源。少量雄激素可促进正常女性阴毛、腋毛、肌肉和全身发育。若雄激素分泌过多，可抑制卵巢功能而出现闭经，甚至男性化表现。

三、胰腺

胰岛素能维持正常的卵巢功能。胰岛素依赖型糖尿病患者常伴有卵巢功能低下。高胰岛素血症患者过多的胰岛素可使卵巢产生过多雄激素，从而发生高雄激素血症，导致月经失调，甚至闭经。

本章小结

女性的一生由新生到成熟直至衰老，其心理、生理包括脏器的特点在不同年龄阶段有不同的特点，了解这些特点对妇女保健和疾病控制都有重要意义。女性月经周期主要受下丘脑－垂体－卵巢轴的神经内分泌调节。卵巢具有生殖和内分泌功能；卵巢的周期性变化使子宫内膜、宫颈黏液及阴道黏膜等发生周期性变化；雌孕激素的生理作用既有协同又有拮抗。

思考题

1. 试述卵巢功能测定方法。
2. 简述雌、孕激素的生理作用有哪些？
3. 简述卵巢的周期性变化。

（郑　燕）

第四章　妊娠生理

胚胎（embryo）和胎儿（fetus）在母体内发育成长的过程称为妊娠（pregnancy）。成熟的卵子受精（fertilization）是妊娠的开始，胎儿及其附属物自母体排出是妊娠的终止。妊娠全过程约需经过 40 周，是一个变化非常复杂而又极为协调的生理过程。

第一节　受精及着床

一、受精卵形成

成熟的男性精子与成熟的女性卵子结合的过程称为受精。受精的部位常发生在输卵管壶腹部，时机在排卵后的 12 小时内，整个受精过程约需 24 小时。

当精液射入阴道内，精子离开精液经宫颈管进入宫腔与子宫内膜接触后，精子顶体表面的糖蛋白被 α、β 淀粉酶溶解，此时精子具有了受精能力，即精子获能（capacitation）。人类精子获能的主要部位在子宫和输卵管。

当精子与卵子相遇，精子顶体外膜释放出顶体酶，溶解卵子外围的放射冠和透明带，称顶体反应（acrosome reaction）。在酶的作用下，精子穿透放射冠和透明带，精子头部与卵子表面接触开始受精。卵原核与精原核融合完成受精过程，受精卵形成标志着新生命的诞生。

受精 30 小时后，受精卵借助输卵管蠕动和上皮纤毛推动向宫腔方向移动，同时开始进行有丝分裂。受精后 50 小时分裂为 8 细胞阶段；72 小时后分裂为 16 个细胞的实心细胞团，称桑葚胚（morula），也称早期囊胚。受精后第 4 日早期囊胚进入宫腔，继续分裂发育成晚期囊胚。

二、受精卵着床

在受精后第 6~7 日，经过定位（apposition）、黏附（adhesion）和侵入（invasion）3 个阶段，晚期囊胚透明带消失且被子宫内膜所覆盖的过程，称为受精卵着床（nidation），也称植入（imbed）。受精卵着床必须具备下列 4 个条件：①透明带消失；②囊胚细胞滋养细胞分化出合体滋养细胞；③囊胚和子宫内膜同步发育并互相配合；④孕妇体内分泌足够量的孕酮。子宫有一个极短的敏感窗口期允许受精卵着床。

三、蜕膜的形成

受精卵着床后，子宫内膜迅速发生蜕膜变，致密层蜕膜样细胞增大变成蜕膜细胞。按蜕膜与囊胚的部位关系，将蜕膜（decidua）分为 3 部分：①底蜕膜（basal decidua）是指与囊胚极滋养层接触的子宫肌层之间的蜕膜，以后发育成胎盘的母体部分。②包蜕膜（capsular decidua）是指覆盖在囊胚表面的蜕膜，随囊胚发育而逐渐突往宫腔，这部分蜕膜高度伸展，缺乏营养而逐渐退化，在妊娠 14～16 周因羊膜腔明显增大，使包蜕膜和真蜕膜相贴近，包蜕膜与真蜕膜逐渐融合，于分娩时这两层已无法分开，宫腔功能消失。③真蜕膜（true decidua）是指底蜕膜及包蜕膜以外覆盖子宫腔其他部分的蜕膜。

第二节 胚胎、胎儿发育特征及胎儿生理特点

一、胚胎、胎儿发育特征

受精后 8 周内的人胚称胚胎（embryo），此期是主要器官分化形成的时期。受精后 9 周起称胎儿（fetus），是各器官生长且成熟的时期。全过程约 280 天，即 40 周。多以 4 周（一个妊娠月）为一个孕龄（gestational age）单位，描述胚胎及胎儿的生长发育特征。

4 周末：可以辨认出胚胎的胚盘与体蒂。

8 周末：胚胎初具人形，能分辨出眼、耳、鼻、口，手指及足趾。B 型超声可见心脏形成并有搏动。

12 周末：胎儿身长约 9cm，顶臀长（crown-rump length，CRL）6～7cm，体重约 14g。外生殖器可部分辨出胎儿性别。胎儿四肢可轻微活动。

16 周末：胎儿身长约 16cm，顶臀长 12cm，体重约 110g。可从外生殖器判断胎儿性别。胎儿皮肤菲薄，颜色深红，无皮下脂肪。胎儿头皮长出毛发，开始出现呼吸运动。部分孕妇能感觉胎动。

20 周末：胎儿身长约 25cm，顶臀长 16cm，体重约 320g。全身覆盖毳毛，可见少许头发，皮肤颜色暗红。开始出现吞咽及排尿功能。

24 周末：胎儿身长约 30cm，顶臀长 21cm，体重约 630g。各脏器均已发育，皮下脂肪开始沉积，皮肤仍呈皱缩状，出现眉毛和睫毛。

28 周末：胎儿身长约 35cm，顶臀长 25cm，体重约 1000g。皮下脂肪少，皮肤粉红，表面覆盖胎脂，眼睛半张开。有呼吸运动，但因肺泡表面活性物质含量少，生后易患特发性呼吸窘迫综合征。

32 周末：胎儿身长约 40cm，顶臀长 28cm，体重约 1700g。皮肤深红，面部毳毛已脱落，睾丸下降，生活力尚可。出生后精心护理可以存活。

36 周末：胎儿身长约 45cm，顶臀长 32cm，体重约 2500g。面部皱褶消失，毳毛明显减少，皮下脂肪较多，身体圆润。指（趾）甲已超出指（趾）端。出生后能啼哭及吸吮，生活力良好，出生后基本能够存活。

40 周末：胎儿身长约 50cm，顶臀长 36cm，体重约 3400g。胎儿发育成熟，皮肤粉红色，皮下脂肪多，外观体形丰满，足底皮肤有纹理。男性睾丸已降至阴囊内，女性大小阴唇发育良好。出生后哭声响亮，吸吮能力强，能很好存活。

临床上常采用以下方法估算胎儿身长，妊娠前 20 周（即前 5 个妊娠月）的胎儿身长（cm）= 妊娠月份的平方，如妊娠 4 个月时胎儿身长 = 4^2 = 16cm。妊娠后 20 周（即后 5 个妊娠月）的胎儿身长（cm）= 妊娠月数 ×5，如妊娠 7 个月 = 7×5 = 35cm。

二、胎儿生理特点

1. 循环系统 胎儿的营养供给和代谢产物的排出均需经胎盘传输后由母体来完成。

（1）解剖学特点 一条脐静脉，生后闭锁为肝圆韧带；两条脐动脉，生后闭锁为腹下韧带；动脉导管生后闭锁为动脉韧带；卵圆孔于生后数分钟开始关闭，多在生后6月完全闭锁。

（2）血循环特点 胎儿体内无纯动脉血，而是动静脉混合血。进入头部、心脏、肝脏及上肢的血液含氧量较高，营养较丰富，以适应胎儿的需要。而注入胎儿肺及身体下半部份的血液含氧量及营养较少。

2. 血液系统

（1）红细胞生成 胎儿血循环约在受精后3周末建立，此时主要是卵黄囊生成红细胞。妊娠10周时肝脏是红细胞的主要生成器官；此后脾脏、骨髓逐渐出现造血功能。妊娠足月时骨髓可产生90%的红细胞。妊娠32周以后出生的新生儿红细胞数增多，约为6.0×10^{12}/L。胎儿红细胞的生命周期短，仅为成人的2/3，故需不断的生成红细胞。

（2）血红蛋白生成 妊娠前半期均为胎儿血红蛋白，含胎儿血红蛋白的红细胞对氧有较高亲和力。妊娠的最后4~6周，成人血红蛋白增多，胎儿血红蛋白减少，至临产时胎儿血红蛋白仅占25%。

（3）白细胞生成 妊娠8周后，胎儿血循环中可出现粒细胞。妊娠12周时，脾脏、胸腺产生的淋巴细胞成为体内抗体的主要来源，可防止病原菌感染及对抗外来抗原侵入。至妊娠足月时白细胞计数可高达（15~20）$\times 10^9$/L。

3. 呼吸系统 胎儿期母儿血液在胎盘进行气体交换。妊娠11周时B型超声可见胎儿胸壁运动，妊娠16周时出现呼吸运动，可使羊水进出呼吸道，具有使肺泡扩张及生长的作用，频率为30~70次/分。胎儿窘迫时，可出现大喘息样呼吸运动。

4. 消化系统

（1）胃肠道 从妊娠11周开始胎儿出现小肠蠕动，至妊娠16周胃肠功能基本建立，胎儿吞咽羊水，吸收葡萄糖、氨基酸、水分及其他可溶性营养物质，同时排出胎尿，参与羊水循环。

（2）肝脏 胎儿肝内多种酶缺乏，不能结合因红细胞破坏而产生的游离胆红素，其大部分被母体肝脏代谢后排出，少部分在肝内结合经胆道排入小肠氧化成胆绿素。而胆绿素的降解产物可导致胎粪呈黑绿色。

5. 泌尿系统 妊娠11~14周胎儿肾脏已有排尿功能，至妊娠14周胎儿膀胱内已有尿液。妊娠30周时胎儿尿液平均每小时10ml，妊娠足月时可达每小时27ml。自妊娠中期起，胎儿尿液是羊水的重要来源。

6. 内分泌系统 甲状腺是胎儿最早发育的内分泌腺，妊娠第6周开始发育，妊娠12周已能合成甲状腺激素。甲状腺素对胎儿各组织器官的正常发育均有作用，尤其是大脑的发育。胎儿的肾上腺发育良好，主要由胎儿带组成，能产生大量甾体激素，与胎儿肝脏、胎盘、母体共同完成雌三醇的合成。妊娠12周时胎儿胰腺开始分泌胰岛素。

7. 生殖系统及性腺分化发育 胎儿的性别由染色体决定，胎儿性腺的发育对性别表型起到重要的辅助作用。男性胎儿睾丸发育较早，约妊娠第9周开始分化发育，至妊娠14~18周形成细精管。睾丸于临产前降至阴囊内。女性胎儿卵巢约在妊娠11~12周开始分化发育，因缺乏副中肾管抑制物质，致使副中肾管系统发育，形成阴道、子宫、输卵管。男女胎之比约为106:100。

第三节 胎儿附属物的形成及功能

胎儿附属物是指胎儿以外的组织，对维持胎儿宫内的生命及生长发育起到重要作用，包括胎盘、胎膜、脐带和羊水。

一、胎盘

胎盘（placenta）由羊膜、叶状绒毛膜和底蜕膜构成，由胎儿和母体组织共同组成，是胎儿和母体间进行物质交换的重要器官。

（一）胎盘的结构

1. 羊膜（amniotic membrane） 位于胎盘最内层，构成胎盘的胎儿部分。羊膜附着在绒毛膜板表面，是无血管、神经及淋巴，具有一定弹性的光滑的半透明薄膜。

2. 叶状绒毛膜（chorion frondosum） 为胎盘的主要结构，构成胎盘的胎儿部分。受精卵着床后，滋养层细胞迅速分裂增殖，内层为分裂生长的细胞滋养细胞；外层为执行功能的合体滋养细胞。胚胎发育至 13～21 日时，为绒毛膜分化发育最旺盛的时期。绒毛的形成历经3 个阶段：①一级绒毛：指绒毛膜周围长出不规则突起的合体滋养细胞小梁，逐渐呈放射状排列，形成合体滋养细胞小梁的细胞中心索，初具绒毛形态。②二级绒毛：指细胞中心索伸展至合体滋养细胞的内层，形成间质中心索。③三级绒毛：指胚胎血管长入间质中心索，胎盘循环建立，胎儿－胎盘循环在胚胎血管与绒毛血管连接之后完成。

与底蜕膜相接触的绒毛，因营养丰富发育良好，称为叶状绒毛膜，组成胎盘的胎儿部分；与包脱膜相接触的绒毛因血供少，逐渐退化，称为平滑绒毛膜，是形成胎膜的一部分。

绒毛滋养层合体细胞溶解周围的蜕膜形成绒毛间隙，胎儿血液经脐动脉至绒毛毛细血管与绒毛间隙中的母血进行物质交换，胎儿血和母血不相通，隔有绒毛毛细血管壁、绒毛间质及绒毛表面细胞层，靠渗透、扩散和细胞选择力，再经脐静脉返回胎儿体内。滋养层内层为基底膜，有胎盘屏障（placental barrier）作用。（图 4－1）

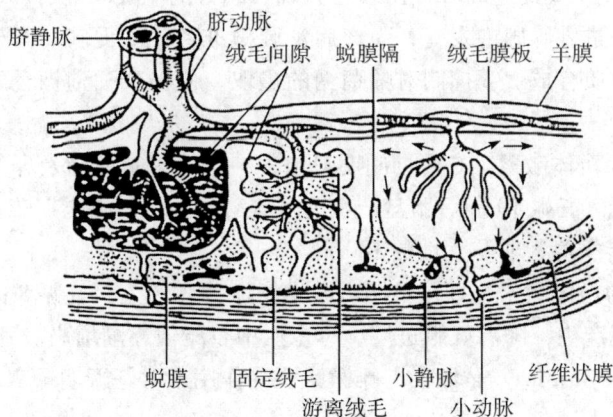

图 4－1 胎儿－胎盘循环模式图

3. 底蜕膜（basal deciduas） 占胎盘很小部分，构成胎盘的母体部分。相邻绒毛间隙之间残留楔形的底脱膜形成胎盘隔，这种隔是不完全的，相邻绒毛间隙的血液可以相互沟通。胎盘隔将胎盘的母体面分隔成表面凹凸不平、暗红色的 15～20 个胎盘母体叶。

足月妊娠胎盘呈盘状，多为圆形或椭圆形；重 450～650g，平均约 500g；直径约 16～20cm，厚约 1～3cm，中央厚，边缘薄；分为胎盘胎儿面和胎盘母体面。母体面呈暗红色，蜕膜间隔形成浅沟分成若干母体小叶。胎儿面覆盖灰白色、光滑半透明的羊膜，脐带动静脉从附着处分支向四周呈放射状分布直达胎盘边缘。

（二）胎盘的功能

胎盘介于胎儿和母体之间，具有代谢、合成、防御以及免疫功能，是维持胎儿在子宫内营养、发育的重要器官。

1. 代谢功能 包括气体交换、营养物质供应及排出废物。

（1）气体交换 母儿间氧气和二氧化碳以简单扩散方式在胎盘中进行交换，相当于胎儿呼吸系统的功能。

（2）营养物质供应 葡萄糖是胎儿代谢所需的主要能源，均来自母体，以易化扩散方式通过胎盘。氨基酸、电解质及维生素以主动运输方式通过胎盘。脂肪酸以简单扩散方式通过胎盘。

（3）排出胎儿代谢产物 胎盘替代胎儿的泌尿系统功能，排出胎儿代谢产物，如肌酐、尿素、尿酸、肌酸等，经胎盘输入母血后由母体排出体外。

2. 合成功能 胎盘合体滋养细胞能合成多种激素、酶和细胞因子，对维持正常妊娠具有重要作用。如人绒毛膜促性腺激素、人胎盘生乳素、雌激素、孕激素、缩宫素酶、耐热性碱性磷酸酶等；此外还能合成前列腺素、多种神经递质和多种细胞因子、生长因子。

（1）人绒毛膜促性腺激素（human chorionic gonadotropin，HCG） 是由合体滋养细胞分泌的糖蛋白激素，在受精后第 6 日开始微量分泌。于妊娠早期分泌量增加很快，约 2 日即增长一倍，至妊娠 8～10 周血清中浓度达最高峰，持续 10 日左右迅速下降，于分娩后 2 周消失。

在受精后 10 日用放免法（RIA）自母体血清检测 HCG 成为诊断早孕的最敏感方法。HCG 的生理功能有：①维持月经黄体的寿命，使月经黄体增大成为妊娠黄体。②促进雄激素芳香化酶转化为雌激素，刺激孕酮的形成；③与尿促性素（HMG）合用可诱发排卵。④抑制淋巴细胞的免疫性，保护滋养层不受母体免疫攻击。

（2）人胎盘生乳素（human placental lactogen，HPL） 由合体滋养细胞分泌的单链多肽激素，于妊娠 5～6 周用放免法可在母体血浆中测出 HPL，随妊娠进展和胎盘逐渐增大其分泌量持续增加，至妊娠 34～36 周达高峰并持续至分娩。HPL 的主要功能有：①与胰岛素、肾上腺皮质激素协同作用促进乳腺腺泡发育，为产后泌乳做准备。②促胰岛素生成，使母血中胰岛素值增高，增加蛋白质合成。③抑制对葡萄糖的摄取，使多余葡萄糖运送给胎儿，成为胎儿的主要能源。

（3）雌激素 为甾体激素，妊娠期间明显增多，主要来自胎盘及卵巢。在妊娠早期由黄体产生雌二醇和雌酮。妊娠 10 周后胎盘产生更多雌激素，至妊娠末期雌三醇值为非孕女性的 1000 倍，雌二醇及雌酮值为非孕女性的 100 倍。

（4）孕激素 为甾体激素，妊娠早期由卵巢妊娠黄体产生，妊娠 8～10 周后的主要来源为胎盘合体滋养细胞产生。随着妊娠进展，母亲血中孕酮值逐渐增高。其代谢产物为孕二醇，24 小时尿排出值为 35～45mg。孕激素与雌激素协同作用，对妊娠期子宫内膜、子宫肌层、乳腺的变化起重要作用。

（5）缩宫素酶（oxytocinase） 为糖蛋白，由合体滋养细胞产生，随妊娠进展逐渐增多，至妊娠末期达高值。其生物学意义主要是使缩宫素分子灭活，维持妊娠。胎盘功能不良时，如死胎、妊娠期高血压疾病、胎儿生长受限时血中缩宫素酶呈低值。

（6）耐热性碱性磷酸酶（heat stable alkaline phosphatase，HSAP） 由合体滋养细胞分泌，于妊娠 16～20 周母亲血清中可测出。随妊娠进展而增多，至胎盘娩出后下降，产后 3～6 日内消失。HSAP 的动态监测可作为检查胎盘功能的一项指标。

3. 防御功能 胎儿血与母体血之间由胎盘屏障隔开，能阻止母血中某些有害物质进入胎儿血中，对胎儿具有一定保护作用，但其屏障作用极为有限。母血中的免疫抗体如 IgG 能通过胎盘，使胎儿在生后获得短暂的被动免疫力。各种分子量较小的病毒（如风疹病毒、巨细胞病毒、流感病毒等）可通过胎盘使胎儿致畸甚至死亡。细菌、衣原体、螺旋体、弓形虫等虽不能通过胎盘屏障，但可先在胎盘部位形成病灶，破坏绒毛结构，再进入胎体感染胚胎及胎儿。

4. 免疫功能 胎儿及胎盘是同种异体移植物，正常妊娠时母体能容受且不排斥胎儿，其具体机制尚不清楚，可能与早期胚胎组织无抗原性、妊娠期母体免疫力低下等有关。

二、胎膜

胎膜（fetal membranes）是由外层的绒毛膜（chorion）和内层的羊膜（amnion）组成，对胎儿起着一定的保护作用。囊胚表面非着床部位的绒毛膜在发育过程中缺乏营养逐渐退化萎缩成为平滑绒毛膜（chorion leave）。羊膜为无血管膜，能转运溶质和水以维持羊水平衡，产生血管活性肽、生长因子和细胞因子参与血管张力的调解。胎膜和甾体激素代谢有关，含多量花生四烯酸（前列腺素前身物质）的磷脂及催化磷脂生成游离花生四烯酸的溶酶体，在分娩发动中起一定作用。

三、脐带

脐带（umbilical cord）是连接胎儿与胎盘间的条索状组织，一端连于胎儿腹壁脐轮，另一端附着于胎盘胎儿面，胎儿借脐带悬浮于羊水中。足月妊娠的脐带长 30~100cm，平均约为55cm，直径0.8~2.0cm。脐带表面被羊膜覆盖呈灰白色，脐带中央为一条管腔较大、管壁较薄的脐静脉；两侧为管腔较小、管壁较厚的两条脐动脉。血管周围为胶样胚胎结缔组织称华通胶（Wharton jelly），对脐血管有保护作用。脐带是胎儿及母体间营养物质供应、气体交换和代谢产物排出的重要通道。脐带受压血流受阻时，可导致胎儿缺氧，甚至危及胎儿生命。

四、羊水

充满于羊膜腔内的液体称为羊水（amniotic fluid）。

1. 羊水的来源

（1）孕早期的羊水，主要来自母体血清经胎膜进入羊膜腔的透析液。

（2）孕16~18周后，胎儿尿液成为羊水的重要来源，使羊水的渗透压逐渐降低，肌酐、尿素、尿酸值逐渐增高。

（3）孕晚期胎肺参与到羊水循环，每日约有600~800ml液体从胎儿的肺分泌到羊膜腔；同时胎儿通过吞咽羊水使之趋于平衡。

2. 羊水的吸收

（1）胎膜可吸收约50%的羊水，尤其是与子宫蜕膜接近的部分其吸收功能较强。

（2）消化道也是吸收羊水的重要途径。妊娠足月胎儿每日可吞咽500~700ml羊水，经消化道进入胎儿血循环并形成尿液排至羊膜腔。

（3）脐带每小时能吸收40~50ml羊水。

（4）孕20周前胎儿角化前皮肤可吸收少量羊水。

3. 胎儿、母体、羊水三者间的液体平衡 羊水在羊膜腔内不断进行液体交换，以保持羊水量相对恒定。

（1）胎儿和母体间的液体交换，主要通过胎盘进行，约为每小时3600ml。

（2）羊水与母体间的交换，主要通过胎膜进行，约为每小时400ml。

（3）胎儿与羊水间的交换量较少，主要通过胎儿呼吸道、消化管、泌尿道及角化前皮肤等。

4. 羊水量、性状及成分

（1）羊水量 羊水量随孕周逐渐增加，至孕38周时约为1000ml，此后羊水量逐渐减少，足月时约为800ml。过期妊娠时羊水量则明显减少，可至300ml以下。

（2）羊水性状及成分　孕早期羊水为无色澄清液体，孕足月时羊水略混浊、不透明，可见胎脂、毳毛、毛发、少量白细胞、胎儿脱落上皮细胞、白蛋白等小片状物悬于羊水内。羊水中含雌三醇、孕酮、皮质醇、前列腺素、HPL 等大量激素和溶菌酶、乳酸脱氢酶、淀粉酶等数十种酶类。足月孕时羊水比重为 1.007~1.025，pH 值约为 7.20，其中 98%~99% 为水分，1%~2% 为无机盐及有机物质。

5. 羊水的功能

（1）保护胎儿　羊膜腔内温度恒定；胎儿在羊水中能自由活动，可防止胎体畸形及胎肢粘连；胎儿排出胎尿至羊水，有利于胎儿体液平衡；适量的羊水可避免子宫肌壁或胎儿对脐带直接压迫所致的胎儿窘迫；临产宫缩时，羊水可均匀传递宫缩压力，避免胎儿局部受压。

（2）保护母体　羊水可减少妊娠期胎动所致的母体不适感；临产后，前羊水囊有助于扩张宫口及阴道；破膜后，羊水的流出可冲洗阴道减少感染。

第四节　妊娠期母体变化

妊娠是正常的生理过程，为适应胚胎、胎儿生长发育需要，母体各器官、系统将发生一系列改变，主要是由于胎盘产生的激素及神经内分泌的影响。当分娩时胎盘娩出后，母体激素急剧减少并消失，妊娠期间相应的母体变化于产后六周逐渐恢复至孕前状态。

一、生殖系统的变化

1. 子宫

（1）子宫大小　随妊娠进展子宫体逐渐增大变软，其体积由非孕时的 (7~8)cm×(4~5)cm×(2~3)cm 增大至妊娠足月时的 35cm×25cm×22cm；宫腔容量由非孕时的 5ml 左右增大至妊娠足月时的 5000ml 左右，增加约 1000 倍；由于子宫肌细胞肥大，子宫重量由非孕时的 70g 左右增加至妊娠足月时的 1100g 左右，增加约 20 倍。妊娠早期的子宫略呈球形且不对称，受精卵着床部位的子宫壁明显突出。于妊娠 12 周后子宫逐渐增大变得对称均匀并超出盆腔，此时在耻骨联合上方可触及。由于乙状结肠及直肠占据盆腔左侧，妊娠晚期子宫常表现为不同程度的右旋。

宫底于妊娠后期增长速度最快；肌纤维数目宫体含量最多，子宫下段次之，宫颈部最少，以适应临产后子宫阵缩特点，利于胎儿娩出。妊娠 12~14 周起，子宫出现稀发的不规律、不对称、无痛性收缩，随妊娠进展其幅度及频率可逐渐增加，但宫缩时宫腔内压力通常在 5~25mmHg，持续时间不足 30 秒，不伴有宫颈管的扩张，这种生理性的无痛性宫缩称为 Braxton Hicks 收缩。

（2）子宫血流量　为适应胎儿-胎盘循环的需要，妊娠期子宫血管扩张、增粗，至足月时子宫动脉变直，子宫血流量增加。孕早期时子宫血流量约为 50ml/min，主要供应脱膜及子宫肌层，妊娠足月时子宫血流量约为 450~650ml/min。当宫缩时子宫血流量明显减少，有效的子宫收缩是产后胎盘剥离面迅速止血的主要原因。

（3）子宫峡部　是宫体与宫颈之间最狭窄的部位，妊娠后变软，非孕时长约 1cm，妊娠 12 周后，子宫峡部逐渐伸展拉长变薄，至临产后伸展为 7~10cm，成为产道的一部分，称为子宫下段，是产科手术学中的重要解剖结构。

（4）子宫颈　妊娠期在激素作用下，宫颈黏膜充血、水肿，致使其肥大、变软、呈紫蓝色。宫颈管内腺体肥大、黏液增多，形成黏稠的黏液栓，富含免疫球蛋白及细胞因子，可保护宫腔免受外来感染侵袭。

2. 卵巢　妊娠期卵巢略增大，停止排卵和新卵泡发育。妊娠 6~7 周前卵巢产生雌激素及孕激素,以维持妊娠继续。约妊娠 10 周时黄体功能完全由胎盘取代,黄体开始萎缩。

3. 输卵管 妊娠期输卵管变长,血管增多,肌层并不水肿、增厚。黏膜层上皮细胞稍扁平,有时黏膜呈蜕膜样改变。

4. 阴道 妊娠期阴道黏膜变软、增厚,水肿充血呈紫蓝色(Chadwick 征)。阴道的皱襞增多,肌细胞肥大,周围结缔组织变疏松,伸展性增加以利于胎儿娩出时通过。阴道上皮细胞内糖原增加,使乳酸含量增多,pH 值降低,减少致病菌生长,防止感染。阴道脱落细胞及分泌物增多呈白色糊状。

5. 外阴 妊娠期外阴、大阴唇肌肉及血管增加,结缔组织疏松变软,故伸展性增加,以利于胎儿娩出。外阴部充血、皮肤增厚,大小阴唇色素沉着呈褐色。妊娠时增大的子宫压迫盆腔及下腔静脉至血液回流障碍,部分孕妇可出现外阴及下肢静脉曲张,多于产后自行消失。

二、乳房的变化

妊娠期间,乳房受垂体催乳激素、人胎盘生乳素、雌激素、孕激素以及胰岛素、皮质醇、甲状腺激素等的影响,乳腺腺管及腺泡增生,脂肪沉积,孕妇自觉乳房发胀或偶有触痛。乳头增大、变黑,易勃起;乳晕颜色变深,周围皮脂腺肥大形成散在的结节状小隆起,称为蒙氏结节(Montgomery's tubercles)。妊娠末期,接近分娩时挤压乳房,可有少量淡黄色稀薄的液体溢出称为初乳(colostrum)。产后胎盘娩出,雌孕激素迅速下降,新生儿吸吮乳头,乳汁开始分泌。

三、循环系统的变化

1. 心脏 妊娠期因子宫增大,膈肌升高,使心脏向左、上、前方移位,心尖搏动左移约 1～2cm,心浊音界稍扩大。心脏血流量增加、血流速度加快及移位使大血管轻度扭曲,部分孕妇心尖区可闻及 I～II 级柔和的吹风样收缩期杂音,产后逐渐消失。心脏容量于妊娠末期约增加 10%,心率每分钟增加约 10～15 次。

2. 心排出量 为维持胎儿生长发育需要,心排出量自妊娠 10 周逐渐增加,至妊娠 32～34 周达高峰,每次心排出量平均约为 80ml,持续此水平直至分娩。心排出量增加是孕期循环系统最重要的改变;临产后第二产程心排出量显著增加。

3. 血压 孕期因血液稀释、血管扩张、胎盘形成的动静脉短路使血压在妊娠早中期偏低,妊娠晚期轻度升高。一般收缩压无变化,舒张压轻度降低,使脉压稍增大。血压亦受孕妇体位影响,若长时间处于仰卧位,使回心血量减少,心排出量随之减少,迷走神经兴奋,血压下降,形成仰卧位低血压综合征(supine hypotensive syndrome)。侧卧位可改善血流,减轻子宫压迫,减少仰卧位低血压综合征的发生。

四、血液的改变

1. 血容量 从孕 6～8 周循环血容量开始增加,至妊娠 32～34 周达高峰,增加 40%～45%,平均约为 1450ml,此水平维持至分娩。血浆增加多于红细胞的增加,血浆平均增加 1000ml,红细胞平均增加 450ml,出现生理性血液稀释。

2. 血液成分

(1)白细胞 从妊娠 7～8 周开始白细胞计数轻度增加,至孕 30 周达高峰,为(5～12)× 10^9/L,有时可达 15×10^9/L,其中主要为中性粒细胞增多,淋巴细胞增加不明显,单核细胞和嗜酸性粒细胞几乎无改变。

(2)红细胞 妊娠期骨髓造血功能增加,能不断产生红细胞,网织红细胞轻度增多。红细胞计数约为 3.6×10^{12}/L,血红蛋白约为 110g/L,由于血液稀释,血细胞比容从未孕时的

0.38~0.47 降至 0.31~0.34。

（3）凝血因子　妊娠期血液处于高凝状态，产后胎盘剥离面血管内能迅速形成血栓，此为预防产后出血的重要机制。除凝血因子 XI、XIII 降低外，其余的 II、V、VII、VIII、IX、X 因子增加；妊娠期血小板数无明显改变。妊娠晚期凝血酶原时间（prothrombin time，PT）及活化部分凝血活酶时间（activated partial thromboplastin time，APTT）轻度缩短，凝血时间无明显改变。

（4）血浆蛋白　因血液稀释，血浆蛋白从妊娠早期开始降低，至妊娠中期血浆蛋白为 60~65g/L，主要是白蛋白减少到 35g/L 左右，持续此水平直至分娩。

五、泌尿系统的变化

妊娠期肾脏血容量增加，孕妇及胎儿代谢产物增多，肾脏负担加重，肾脏略增大。肾血浆流量（renal plasmaflow，RPF）比非孕时约增加 35%，肾小球滤过率（glomerular filtration rate，GFR）约增加 50%，整个妊娠期维持高水平状态。孕妇体位影响 RPF 与 GFR，仰卧位尿量增加，故夜尿量多于日尿量，尿中代谢产物尿素、肌酐等排泄增多。孕妇 GFR 增加，而肾小管对葡萄糖再吸收能力不能相应增加，故 15% 左右的孕妇饭后可出现糖尿。

在孕激素影响下泌尿系统平滑肌张力降低，蠕动减弱，尿流缓慢，输尿管增粗，同时因右旋妊娠子宫压迫输尿管及尿液逆流，孕妇易患急性肾盂肾炎或肾盂积水，以右侧居多。

六、呼吸系统的变化

孕妇在妊娠中期耗氧量可增加 10%~20%，肺通气量约增加 40%，可出现过度通气现象，这有利于供给孕妇及胎儿所需的氧，排出胎儿血中的二氧化碳。妊娠晚期以胸式呼吸为主，膈肌活动幅度减少，胸廓活动加大，气体交换保持不减。呼吸较深，呼吸次数变化不大，不超过每分钟 20 次。肺活量无明显改变，每分钟肺通气量及潮气量增加，肺泡换气量约增加 65%；上呼吸道（鼻、咽、气管）轻度充血、水肿，局部抵抗力降低，易发生上呼吸道感染。

七、消化系统的变化

妊娠期受大量雌激素影响，牙龈肥厚，易充血、水肿，致牙齿松动及龋齿。妊娠期胃肠平滑肌张力降低，胃内酸性内容物逆流至食管下部产生烧灼感；胃排空时间延长和肠蠕动减弱，易出现上腹部饱满感和便秘。因胆囊排空时间延长、胆道平滑肌松弛，胆汁黏稠致胆汁淤积，容易诱发胆囊炎和胆石病。

八、内分泌系统的变化

1. 垂体　妊娠期垂体增大肥大，血流丰富，尤其在妊娠末期，腺垂体增生肥大明显。由妊娠黄体及胎盘分泌大量雌、孕激素，对下丘脑及腺垂体形成负反馈，使 FSH 及 LH 分泌减少，卵巢内的卵泡不再发育成熟，也无排卵。从妊娠 7 周开始催乳激素（prolactin，PRL）增多，且随孕周逐渐增量；催乳激素可促进乳腺发育，为产后泌乳做准备，哺乳者多于产后 3~4 个月降至非孕时水平，不哺乳者产后 3 周内催乳激素降至非孕时水平。

2. 肾上腺　妊娠期雌激素大量增加，使皮质醇分泌增多 3 倍，起活性作用的游离皮质醇仅为 10%，孕妇无肾上腺皮质功能亢进表现；醛固酮于妊娠期增加 4 倍，起活性作用的游离醛固酮仅为 30%~40%，不致引起水钠潴留；睾酮分泌增加，孕妇阴毛腋毛增多增粗。

3. 甲状腺　妊娠期甲状腺约比非孕时增大 65%，血中甲状腺激素增多，但游离 T3、T4 减少，故孕妇无甲状腺功能亢进表现。孕妇与胎儿体内促甲状腺激素（TSH）均不能通过胎盘，所以妊娠期母儿的甲状腺激素互不干扰，各尽其责。

4. 甲状旁腺 甲状旁腺在妊娠期增生肥大，孕 24 周在雌激素的作用下，孕妇血浆中甲状旁腺素增高，可为胎儿提供足够钙的供应。

九、新陈代谢的变化

1. 基础代谢率（basal metabolic rate，BMR） 于妊娠早期稍下降，妊娠中期逐渐增高，到妊娠晚期可增高 15% ~20%。

2. 体重 妊娠前 3 个月体重无明显变化，以后平均每周增加约 350g，至妊娠足月时体重平均增加 12.5kg，包括子宫、乳房、胎儿、胎盘、羊水、血液、组织间液及脂肪沉积等。

3. 碳水化合物代谢 妊娠期胰腺分泌胰岛素增多，使孕妇空腹血糖值稍低，加之孕妇对胰岛素的敏感度减低，可出现生理性糖尿，产后可恢复正常。妊娠期糖代谢的特点及变化可导致妊娠期糖尿病的发生。

4. 脂肪代谢 妊娠期能量消耗增多，母体脂肪积存多，血脂增高，糖原储备减少。如遇能量消耗过多时，体内动用大量脂肪来补充，可发生酮血症。

5. 蛋白质代谢 妊娠期孕妇对蛋白质的需要量增加，呈正氮平衡状态。孕妇体内储备足够的蛋白质，除供给胎儿生长发育及子宫、乳房增大的需要外，同时也为分娩期消耗做准备。

6. 矿物质代谢 胎儿生长发育需要大量钙、铁、磷。妊娠中晚期应注意加强饮食中钙的摄入，必要时补充钙剂。妊娠中晚期多数孕妇铁的促存量不能满足自身及胎儿生长发育所需，故应注意补充铁剂，防止缺铁性贫血的发生。

十、皮肤的变化

孕妇腺垂体分泌促黑素细胞刺激激素（melanocyte – stimulating hormone，MSH）增加，同时大量的雌孕激素使黑色素增加，孕妇乳头、乳晕、腹白线、外阴等处出现色素沉着。当色素沉着于颧颊部并累及眶周、前额、上唇和鼻部，边缘较明显，呈蝶状褐色斑，习称妊娠黄褐斑，可于产后逐渐消退。随妊娠子宫的逐渐增大及腹壁皮肤张力加大，弹力纤维变性、断裂，多呈紫色或淡红色不规律条纹，称为妊娠纹，多见于初产妇。经产妇的旧妊娠纹则呈银白色。

十一、骨骼、关节及韧带的变化

孕期骨质通常无改变，仅在妊娠次数过多、过密又不注意补充钙及维生素 D 时，可引起骨质疏松症。部分孕妇可因骨盆韧带及椎骨间的关节、韧带松弛等而自觉腰骶部及肢体疼痛不适，产后多可消失。骶尾关节及骶髂关节松弛，有一定的活动性，有利于分娩。为保持身体平衡，孕妇在孕晚期重心前移，头部与肩部向后仰，腰部前挺，从而形成典型的孕妇姿势。

本章小结

妊娠是胚胎和胎儿在母体内生长发育的过程。成熟的卵子受精是妊娠的开始，胎儿及其附属物自母体排出是妊娠的终止。妊娠全过程约需经过 40 周，是一个变化非常复杂而又极为协调的生理过程。胎儿附属物包括胎盘、胎膜、脐带和羊水；胎盘具有代谢、合成、防御、免疫等功能。妊娠后期宫底部增长最快，宫体部含肌纤维最多，以适应临产后的子宫收缩特点，促进胎儿娩出。循环血容量于妊娠 32 ~34 周达高峰，血浆增加多于红细胞增加，出现血液稀释。妊娠期的血液高凝状态，有利于防止产后出血的发生。

思考题

1. 试述卵子受精、受精卵的输送、发育、着床的过程。
2. 试述胎盘的构成和它的生理功能?
3. 试述妊娠期母体发生了哪些变化?

（郑　燕）

第五章 妊娠诊断

临床上将妊娠期全过程（从末次月经的第 1 日开始计算，平均孕期为 280 日，即 40 周）分为 3 个时期：第 13 周末之前称为早期妊娠（first trimester），第 14～27 周末称为中期妊娠（second trimester），第 28 周及以后称晚期妊娠（third trimester）。

第一节 早期妊娠的诊断

一、病史、症状与体征

1. 停经（amenorrhea） 孕龄期有性生活史的健康妇女，平时月经周期规律，一旦出现月经过期 10 日以上应怀疑妊娠。若停经达两个月，妊娠的可能性更大。停经是妊娠最早也是最重要的症状，但并不是妊娠的特有症状。产后、哺乳期以及药物、精神等的作用也可有停经现象。

2. 早孕反应（morning sickness） 孕妇在妊娠早期常伴有畏寒、头晕、乏力、嗜睡、流涎、食欲不振、喜食酸物或厌恶油腻、恶心、晨起呕吐等一系列症状，称早孕反应。早孕反应一般不重，停经后 4～6 周出现，第 8～10 周达高峰，妊娠 12 周后自然消失。偶有延至妊娠 20～22 周者。

3. 尿频 由于妊娠早期增大的子宫在盆腔内压迫膀胱所致，当子宫逐渐增大超出盆腔后，尿频症状自然消失。

4. 乳房变化 乳房变得丰满而温柔。乳晕变黑，乳房皮肤下的血管变得更清晰可见。由于皮脂腺增生，乳晕周围出现深褐色结节——蒙氏结节（Montgomery's tubercles）。哺乳妇女妊娠后乳汁明显减少。

5. 妇科检查 子宫增大呈球形，在妊娠 4 周后子宫每周增大约 1cm。妊娠 6～7 周，双合诊检查子宫峡部极软，感觉宫颈与宫体之间似不相连，称黑加征（Hegar sign），是早期妊娠特有的变化。妊娠 8～12 周时，阴道黏膜和宫颈充血呈紫蓝色。在妊娠 12 周前子宫位于盆腔内，在妊娠 12 周时，可在耻骨联合上方触及。

二、辅助检查

1. 妊娠试验（pregnancy test） 在血或尿液中检测人绒毛膜促性腺激素（HCG）水平是基本的妊娠试验。排卵受孕后 6～12 天，HCG 就进入母体血液。在宫内妊娠的早期，

HCG 水平成倍的增长。在妊娠 8～10 周 HCG 水平达到峰值，妊娠 10 周开始下降并维持在稳定水平。

2. 超声检查 早期 B 型超声的主要目的是确定宫内妊娠，排除异位妊娠和滋养细胞疾病。若为多胎可判断绒毛膜性。妊娠 5 周时可以看到妊娠囊（gestational sac，GS），妊娠 6 周时，可以看到胎芽和原始胎心搏动。妊娠 11～14 周，B 型超声测量胎儿颈项透明层厚度（nuchal translucency，NT）和胎儿鼻骨等，可作为孕早期染色体疾病筛查的指标。测量孕囊大小、顶臀长、双顶径、股骨长度可用来推算估算孕周，矫正预产期。在增大的子宫区内，用超声多普勒仪能听到有节律、单一高调的胎心音，可确诊为早期妊娠、活胎。

3. 宫颈黏液检查 量少黏稠，涂片干燥后光镜下见到排列成行的椭圆体而未见羊齿植物叶状结晶，则妊娠的可能性很大。

4. 基础体温（basal body temperature，BBT） 测定双相型体温的已婚妇女，如出现高温相持续 18 日不见下降，早孕的可能性大。高温相持续 3 周以上，早期妊娠的可能性更大，但基础体温不能反映胚胎的发育情况。

第二节　中、晚期妊娠的诊断

一、病史与症状

停经并感到腹部逐渐增大，妊娠 18～20 周孕妇自觉胎动（quickening），经产妇感觉胎动略早于初产妇，诊断并不困难。胎动随妊娠进展逐渐增强，至妊娠 32～34 周达高峰，38 周后逐渐减少，正常胎动每小时约 3～5 次。主要诊断目的是判断胎儿宫内的发育状况和排除胎儿畸形。

二、体征与检查

1. 子宫增大 腹部检查时可见隆起的子宫，宫底随妊娠进展逐渐增高。在 20 周到 34 周内，宫底的高度与孕周密切相关。临床上测量宫高可以初步判定胎儿发育的情况（表 5–1）。宫底高度因孕妇的脐耻间距离、胎儿发育情况、羊水量、单胎、多胎、孕妇肥胖等而有差异，测量时应排空膀胱。不能仅仅根据宫高来判定胎儿是否有宫内发育迟缓。妊娠 20～24 周时增长速度较快，平均每周增加 1.6cm，而至妊娠 36～40 周时增长速度较慢，每周平均增加 0.25cm。

表 5–1　不同妊娠周期的子宫底高度及耻上子宫长度

妊娠周数	手测宫底高度	尺测耻上子宫长度（cm）
12 周末	耻骨联合上 2～3 横指	
16 周末	脐耻之间	
20 周末	脐下 1 横指	18（15.3～21.4）
24 周末	脐上 1 横指	24（22.0～25.1）
28 周末	脐上 3 横指	26（22.4～29.0）
32 周末	脐与剑突之间	29（25.3～32.0）
36 周末	剑突下 2 横指	32（29.8～34.5）
40 周末	脐与剑突之间或略高	33（30.0～35.3）

2. 胎动（fetal movement，FM） 胎儿的躯体活动。初产妇在妊娠 20 周而经产妇可能在 20 周前感觉到胎动。有时在腹部检查时可以看见胎动或触到胎动。

3. 胎体 妊娠 20 周后可经腹壁触到子宫内的胎体。于妊娠 24 周后触诊可区分胎头、胎背、胎臀和胎儿肢体。胎头圆而硬，有浮球感（ballottement），也称浮沉胎动感。胎背宽而平坦，胎臀宽而软，形状不规则，胎儿肢体小且有不规则活动。随妊娠进展胎体各部分日益明确，可通过四步触诊查清胎儿在子宫内的位置。

4. 胎心音 妊娠 12 周后可用 Doppler 胎心听诊器在腹壁听到胎心音。胎儿心音正常时每分钟 110～160 次。胎心音应与子宫杂音、腹主动脉音、脐带杂音相鉴别。

三、辅助检查

B 型超声检查不仅能显示胎儿数目、胎产式、胎先露、胎方位、有无胎心搏动以及胎盘位置及分级、羊水量、胎儿有无畸形，还能测量胎头双顶径、股骨长等多条径线，了解胎儿生长发育情况。在妊娠 20～24 周，应用超声进行胎儿系统检查、筛查胎儿结构异常。

第三节　胎姿势、胎产式、胎先露、胎方位

在分娩发动时，相对于产道的胎儿的姿势和位置与分娩密切相关，因此，在分娩前应检查胎儿的姿势和位置。胎儿相对于母体盆腔的位置被描述为胎姿势、胎产式、胎先露、胎方位。

1. 胎姿势（fetal attitude） 胎儿在子宫内的姿势称胎姿势。正常胎姿势为胎头俯屈，颏部贴近胸壁，脊柱略前弯，四肢屈曲交叉于胸腹前，其体积及体表面积均明显缩小，整个胎体成为头端小，臀端大的椭圆形。这种胎姿势使得胎儿适应盆腔，利于胎儿的生长发育模式。不正常的胎姿势可以表现为面先露等。

2. 胎产式（fetal lie） 胎体纵轴与母体纵轴的关系称胎产式。两纵轴平行者称纵产式（longitudinal lie），占足月妊娠分娩总数的 99.75%；两纵轴垂直者称横产式（transverse lie），仅占足月分娩总数的 0.25%；两纵轴交叉者称斜产式。斜产式属暂时的，在分娩过程中大多转为纵产式，偶尔转成横产式。横产式的发生多与多胎、胎盘因素、子宫畸形以及羊水过多有关。（图 5 - 1）

3. 胎先露（fetal presentation） 最先进入骨盆入口的胎儿部分称胎先露。纵产式有头先露和臀先露，横产式为肩先露。头先露根据胎头屈伸程度分为枕先露、前囟先露、额先露及面先露。臀先露分为混合臀先露、单臀先露、单足先露、双足先露。横产式时最先进入骨盆的是胎儿肩部，为肩先露。偶见胎儿头先露或臀先露与胎手或胎足同时入盆称复合先露。（图 5 - 2～图 5 - 4）

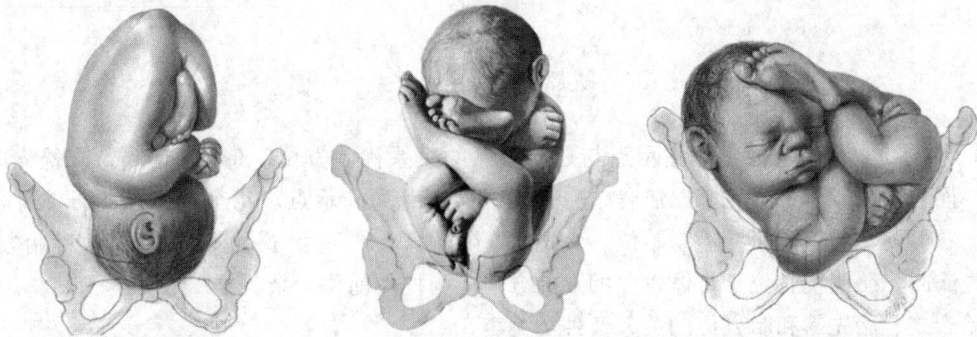

（1）纵产式 - 头先露　　　　（2）纵产式 - 臀先露　　　　（3）横产式 - 肩先露

图 5 - 1　胎产式

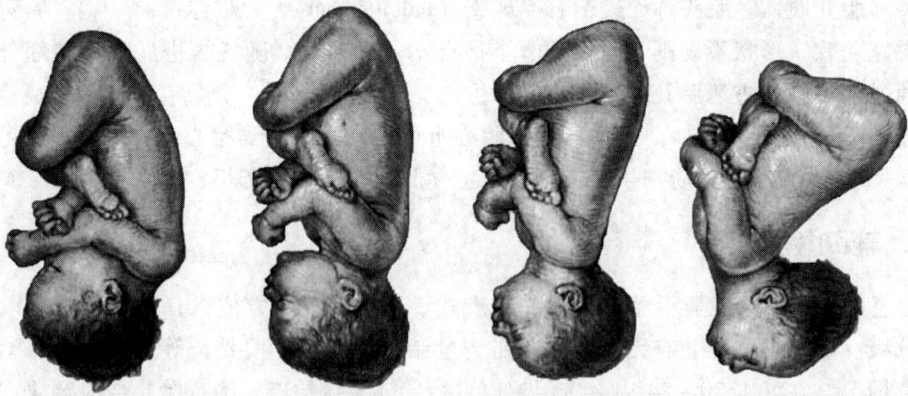

（1）枕先露　　（2）前囟先露　　（3）额先露　　（4）面先露

图 5-2　头先露种类

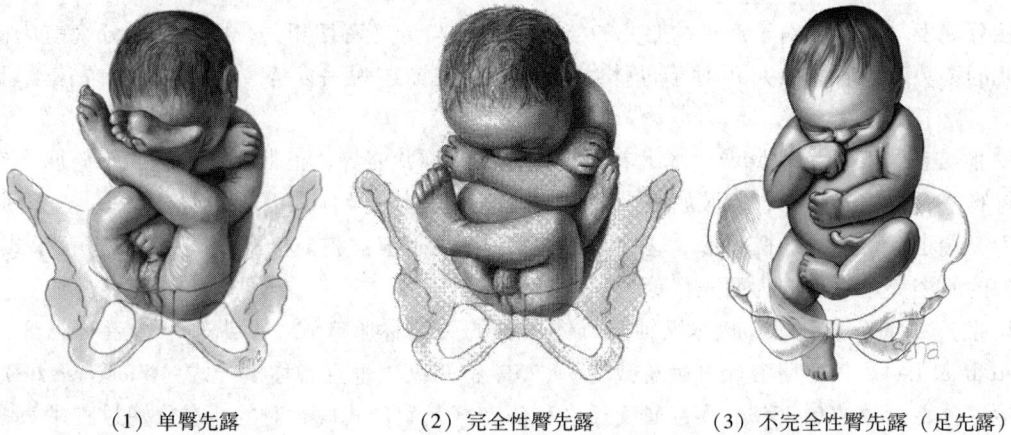

（1）单臀先露　　（2）完全性臀先露　　（3）不完全性臀先露（足先露）

图 5-3　臀先露种类

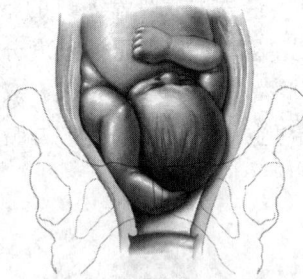

图 5-4　复合先露

4. 胎方位　胎儿先露部的指示点与母体骨盆的关系称胎方位（fetal position）。枕先露以枕骨、面先露以颏骨、臀先露以骶骨、肩先露以肩胛骨为指示点。每个指示点与母体骨盆入口左、右、前、后、横而有不同胎位。头先露、臀先露有 6 种胎方位，肩先露有 4 种胎方位。如枕先露时，胎头枕骨位于母体骨盆的左前方，应为枕左前位，余类推。

胎产式、胎先露和胎方位的关系及种类见表 5-2。

表 5 – 2　胎产式、胎先露和胎方位的关系及种类

纵产式 (99.75%) (RMP)	头先露 (95.75% ~97.75%)	枕先露 (95.55% ~ 97.55%)	枕左前（LOA）枕左横（LOT）枕左后（LOP） 枕右前（ROA）枕右横（ROT）枕右后（ROP）
		面先露 (0.2%)	颏左前（LMA）颏左横（LMT）颏左后（LMP） 颏右前（RMA）颏右横（RMT）颏右后（RMP）
	臀先露（2% ~4%）		骶左前（LSA）骶左横（LST）骶左后（LSP） 骶右前（RSA）骶右横（RST）骶右后（RSP）
横产式 (0.25%)	肩先露 (0.25%)		肩左前（LScA）肩左后（LScP） 肩右后（RScP）肩右前（RScA）

本章小结

生育年龄有性生活的妇女，一旦出现停经就应考虑妊娠的可能性。通过检查血或尿中 HCG 水平，同时应用 B 型超声来确定早期妊娠。中晚期妊娠临床上表现有子宫增大、胎动出现、腹壁触及胎儿胎体、多普勒听到胎心音等。中晚期是胎儿发育的重要时期，应通过检查和 B 超判断胎儿宫内发育情况，进行产前检查。在孕期应通过检查确定胎儿的胎姿势、胎方位、胎先露、胎产式，了解胎儿与骨盆关系，确定能否试产。

思考题

1. 早期妊娠的诊断？
2. 胎姿势、胎方位、胎先露、胎产式的定义？

（时青云）

第六章　异常妊娠

学习要求

1. 掌握　各型流产的临床表现、诊断及处理；异位妊娠的定义，输卵管妊娠早期诊断的方法及处理原则。

2. 熟悉　流产的定义、病理生理及流产的鉴别诊断；输卵管妊娠的临床特点及各种辅助诊断方法。

3. 了解　流产发生的病因；卵管妊娠的病因及病理特点；其他部位妊娠。

第一节　自然流产

妊娠不足 28 周、胎儿体重不足 1000g 而终止者称流产（abortion）。流产发生在妊娠 12 周前者称早期流产，发生在妊娠 12 周至不足 28 周者称晚期流产。流产分为自然流产和人工流产，自然流产的发病率占全部妊娠的 15% ~ 31%，其中 80% 为早期流产。

一、病因

自然流产的原因较多，包括胚胎因素、母体因素、父亲因素及环境因素等。

1. 胚胎因素　夫妇任何一方有染色体异常可传至子代，50% ~ 60% 早期流产为染色体异常所致。包括染色体数目及结构的异常；数目异常以三倍体最多，其次为 X 单体，多倍体少见；结构异常多为染色体断裂、倒置、缺失、重叠及嵌合体等，但由结构异常引起的自然流产并不多见。

2. 母体因素

（1）内分泌失调　黄体功能不全、多囊卵巢综合征、甲状腺功能减退、未经控制的胰岛素依赖型糖尿病等可导致流产。

（2）生殖道异常　单角子宫、双角子宫、双子宫等子宫畸形、黏膜下肌瘤、宫腔粘连等均可影响胚胎着床和发育而导致流产。

（3）全身性疾病　妊娠期患全身感染性疾病，如高热引起子宫收缩导致流产；细菌毒素和病毒使胎儿死亡导致流产；严重贫血、高血压等缺血缺氧性疾病可致胎儿、胎盘缺氧引起流产。

（4）免疫功能异常　自体免疫功能和同种免疫功能异常均可致流产。前者如调节性 T 细胞功能减退、母胎血型抗原不合、抗精子抗体存在等而致流产；后者如夫妇的人白细胞抗原（HLA）相容性过大，封闭性抗体不足等有可能导致不明原因的复发性流产。

（5）不良行为与创伤　不健康生活方式，如吸烟、酗酒、吸食海洛因等；手术，腹部受到直接撞击，焦虑、恐惧等不良的心理刺激均有导致流产的可能。

3. 父亲因素　虽然精子畸形率异常增高与自然流产是否有关，目前还没有明确的依据，但精子的染色体异常导致自然流产已见报道。

4. 环境因素　过多接触放射线及甲醛、苯、氯丁二烯、氧化乙烯、砷、铅等化学物质，均可引起流产。

二、病理

早期流产和晚期流产的病理生理有所不同。

1. 早期流产　孕 8 周前的流产，因胚胎发育异常，胚胎多先死亡，随后底蜕膜发生出血，底蜕膜与胚胎绒毛分离、出血，已分离的胚胎组织如同异物，引起子宫收缩而使妊娠物被排出。此时胎盘绒毛发育不成熟，与子宫蜕膜联系还不牢固，故大多数妊娠物可以完全排出，出血不多。孕 8～12 周时胎盘绒毛发育茂盛，与底蜕膜联系较牢固，流产的妊娠物通常不易完全排出而部分滞留在宫腔内影响子宫收缩，致使出血量多。

2. 晚期流产　孕 12 周后的流产，胎盘已完全形成，流产时其过程与分娩相似，先因子宫收缩出现腹痛，然后排出胎儿、胎盘。有时由于底蜕膜反复出血，凝固血块包绕胎块，形成血样胎块稽留于宫腔内引起出血不止，血红蛋白因逐渐被吸收，形成肉样胎块，或纤维化与子宫壁粘连，或胎儿钙化后形成石胎。

三、临床表现

主要症状为停经后出现阴道流血和腹痛。

1. 早期流产　早期自然流产为先有阴道流血，后有腹痛。开始时绒毛与蜕膜剥离，血窦开放，出现阴道流血；剥离的胚胎及血液刺激子宫收缩，排出胚胎，产生下腹阵发性疼痛。当胚胎完全排出后，子宫收缩，血窦闭合，出血停止。

2. 晚期流产　晚期流产为先有腹痛，后有阴道流血。其临床过程与早产及足月产相似，阵发性子宫收缩导致腹痛，然后宫口开大，胎儿、胎盘相继娩出，通常出血不多。

自然流产根据其妊娠周数及流产过程不同，在妇科检查时子宫大小、宫颈口扩张及胎膜破膜情况表现不同。

四、临床类型

1. 先兆流产　指妊娠 28 周前先出现少量阴道流血，继之出现阵发性下腹痛或腰背痛。妇科检查宫颈口未开大，胎膜未破裂，子宫大小与停经周数相符。经休息及治疗后症状消失，可继续妊娠；若阴道流血量增多或下腹痛加剧，可发展为难免流产。

2. 难免流产　指流产已不可避免。在先兆流产基础上，阴道流血量增多，阵发性下腹痛加剧，或出现阴道流液（胎膜破裂）。妇科检查宫颈口已开大，有时可见胚胎组织或胎囊堵塞于宫颈口内，子宫大小与停经周数相符或略小。此时宫缩逐渐加剧，继续进展妊娠组织可能部分或全部排出，成为不完全流产或完全流产。

3. 不全流产　妊娠产物已部分排出体外，尚有部分残留于宫腔内，由难免流产发展而来。由于宫腔内残留部分妊娠产物影响子宫收缩，致使子宫出血持续不止，甚至因流血过多而导致失血性休克。妇科检查宫颈口已开大，宫颈口有妊娠物堵塞及持续性血液流出，一般子宫小于停经周数。

4. 完全流产　妊娠物已全部排出体外，阴道流血逐渐停止，腹痛逐渐消失。妇科检查宫颈口已关闭，子宫接近正常大小。

5. 过期流产　指胚胎或胎儿死亡后滞留在宫腔内而未及时自然排出者。常表现为早孕反应消失，有先兆流产症状或无任何症状，子宫不再继续增大反而缩小；若已到妊娠中期，孕妇腹部不见增大，胎动消失。妇科检查宫颈口未开大，子宫小于停经周数，质地不软，未闻及胎心。

6. 复发性流产 指同一性伴侣连续 3 次及 3 次以上发生自然流产，以往称之为习惯性流产。复发性流产大多数为早期流产，少数为晚期流产。每次流产多发生于同一停经周数。复发性流产发生的原因与偶发性相似，其临床经过也与一般流产相同。

7. 流产合并感染 指流产过程中，因长时间阴道流血，宫腔内组织残留等引起宫腔感染，严重时感染可扩展到盆腔、腹腔甚至全身。常为厌氧菌及需氧菌混合感染。

五、诊断

一般情况下诊断自然流产并不困难。临床上多数患者根据其病史及临床表现可确诊，少数患者需结合辅助检查才能确诊。

1. 病史询问 了解患者有无停经史、有无早孕反应、早孕反应出现的时间、阴道流血量及持续时间，有无腹痛，腹痛部位、性质、程度及与阴道出血的关系，有无阴道排液及妊娠组织排出。了解有无发热、阴道分泌物有无臭味对流产合并感染的诊断有帮助。询问反复流产史有助于诊断复发性流产。

2. 体格检查 有无贫血貌，测量生命体征，腹部查体时注意腹部有无压痛、反跳痛及肌紧张，移动性浊音等情况。妇科检查，了解宫颈口是否扩张，羊膜囊是否有膨出，宫颈口内有无妊娠组织堵塞；子宫大小与停经周数是否相符，有无压痛等；双侧附件有无增厚或包块，是否压痛。疑为先兆流产者，操作应轻柔。

3. 辅助检查

（1）B 型超声检查 可以了解子宫的情况，妊娠囊的大小、形态、有无胎心搏动及胎动，以确定胚胎或胎儿是否存活，宫腔内有无组织残留等。

（2）妊娠试验 对诊断妊娠有价值。为进一步了解流产的预后，可连续进行血 β – HCG 的定量测定，正常妊娠 6~8 周时，如果 48 小时增长小于 66%，提示流产可能性较大。

（3）血清激素测定 血黄体酮水平测定对评估先兆流产的预后有参考价值。

六、鉴别诊断

1. 各型流产之间的鉴别 各型流产可通过病史及妇科检查进行鉴别，如出血量多少、下腹疼痛情况、有无组织样物质排出、宫颈口是否开大、子宫大小与停经月份是否相符。

2. 流产与其他疾病的鉴别 早期自然流产应与异位妊娠及葡萄胎、功能失调性子宫出血、子宫肌瘤及盆腔炎等鉴别。

七、处理

确诊流产后，应依据自然流产的临床类型的不同给予不同的处理。

1. 先兆流产 ①卧床休息，禁忌性生活，必要时给予镇静剂；②黄体酮治疗，适用于黄体功能不足者，黄体酮 10~20mg，每日或隔日肌注一次；③甲状腺功能减退者可口服小剂量甲状腺片；④心理治疗，确保其情绪稳定。经过 2 周治疗，若阴道流血停止，B 型超声提示胚胎存活，继续妊娠。若临床症状加重，B 型超声发现胚胎发育不良，β – HCG 持续不升或下降表明流产不可避免，考虑终止妊娠。

2. 难免流产 确诊后应尽早排出胚胎及胎盘组织。早期流产应及时行负压吸宫术，认真检查吸出物并送病理检查。晚期流产时，先促进子宫收缩，缩宫素 10~20U 加入 5% 葡萄糖液 500ml 中静脉滴注，当胎儿及胎盘排出后，检查胎儿及胎盘是否完全，必要时行清宫术以清除宫腔内残留的妊娠组织，同时给抗生素预防感染。

3. 不全流产 确诊后应尽快行清宫术，以清除宫腔内残留组织。出血多有休克的患者，在清宫时应给予输血输液，同时用抗生素预防感染。

4. 完全流产 如没有感染征象，一般不需要特殊处理。可行超声检查，明确宫腔内有无妊娠组织残留。

5. 稽留流产 处理较困难。其原因为：①因胚胎停止发育时间较长，胎盘组织机化，与子宫壁紧密粘连，造成刮宫困难；②由于稽留时间过长，可能发生凝血功能障碍，导致 DIC，造成严重出血。因此，在手术前应检查血常规、血小板计数及凝血功能检查并做好输液、输血准备。若凝血功能正常，先口服炔雌醇 1mg，每日 2 次，连用 5 日，或肌注苯甲酸雌二醇 2mg，每日 2 次，连用 3 日，提高子宫肌对缩宫素的敏感性，随后行清宫术。当子宫小于 12 孕周时，行刮宫术，术中肌注缩宫素，防止子宫穿孔，一次不能刮净者，可于 5~7 日后行二次刮宫；当子宫大于 12 孕周时，先静脉滴注缩宫素或口服米非司酮加米索前列醇，待胎儿、胎盘排出后行清宫术。如凝血功能障碍，应尽早使用肝素、纤维蛋白原及输新鲜血等纠正凝血功能障碍后，再行刮宫或引产。

6. 复发性流产 ①对能查找到原因的复发性流产患者，寻找原因，下次妊娠前纠正。如孕前遗传咨询、丈夫的精液检查等确定可否妊娠；女方生殖道检查，了解子宫有无畸形、宫颈内口有无松弛等。宫颈内口松弛者应在妊娠前做宫颈内口修补术，或于孕 14~18 周行宫颈内口环扎术，术后定期随访。②对原因不明的复发性流产妇女，当有怀孕征兆时，可按黄体功能不足给予黄体酮治疗，或 HCG 3000U，隔日肌注一次。确诊妊娠后继续给药直至妊娠 10 周或超过以往发生流产的停经周数，并嘱其卧床休息，禁忌性生活，补充维生素 E 及心理疗法，安定情绪。有报道，淋巴细胞主动免疫治疗对不明原因的习惯性流产有一定效果。

7. 流产合并感染 积极控制感染，尽快清除宫内残留物。感染不重阴道流血不多时，应用广谱抗生素 3 日，待控制感染后行清宫术。若阴道流血量多，在静脉滴注抗生素同时行钳夹术，夹出宫腔内残留组织，使出血减少，避免用刮匙全面搔刮宫腔，以免造成感染扩散，术后应继续给予广谱抗生素，待感染控制后再行彻底刮宫。若已合并感染性休克者，应积极抢救休克。若感染严重或腹盆腔有脓肿形成，应行手术引流，必要时切除子宫。

第二节　异位妊娠

案例讨论

临床案例 患者，女性，29 岁。停经 55 天，阴道流血 14 天，下腹隐痛 1 天就诊。既往月经规律，5/35 天，量中等，无血块，无痛经。末次月经 2014 年 1 月 24 日，量色同既往。患者于停经 37 天自测尿 HCG 阴性，停经 41 天出现无诱因阴道少量流血，无下腹痛，自认为月经，后因阴道流血持续 10 天到当地医院就诊，B 型超声检查显示左侧附件包裹性无回声（建议复查），血 β-HCG 661.30IU/L。为进一步明确诊断来我院就诊，阴道超声检查提示：①右侧附件混合性包块（宫外孕？大小 2.3cm×2.2cm），②左侧卵巢囊肿。故急诊以"异位妊娠待排"收入院。

问题 请制定该患者入院后的诊疗计划。

受精卵在子宫体腔以外的部位着床发育的妊娠称异位妊娠，习称宫外孕。根据受精卵种植部位的不同分为：输卵管妊娠（壶腹部、伞部、峡部、间质部均可）、卵巢妊娠、腹腔妊娠、阔韧带妊娠、宫颈妊娠，其中以输卵管妊娠最常见，占异位妊娠的 95%。异位妊娠是妇产科常见的急腹症之一。

一、输卵管妊娠

输卵管妊娠中，壶腹部妊娠最多见，约占 78%，峡部约 20%~25%，漏斗部及伞部约 17%，间质部约 2%~4%。

（一）发病病因

1. 慢性输卵管炎症 可分为输卵管黏膜炎和输卵管周围炎，两者均为输卵管妊娠的常见病因。输卵管黏膜炎严重者可引起管腔完全阻塞而致不孕，轻者输卵管黏膜粘连和纤毛缺损，使受精卵的运行受阻而在该处着床。输卵管周围炎常造成输卵管与周围组织粘连，从而使输卵管扭曲，管腔变窄，蠕动减弱，影响受精卵运行。

2. 输卵管妊娠史及手术史 曾有输卵管妊娠史，不管是经过保守治疗后自然吸收，还是接受输卵管保守性手术，再次妊娠复发的几率达 10%。输卵管绝育术后若形成输卵管再通或瘘管，输卵管吻合术、输卵管开口术等均可能导致输卵管妊娠。

3. 输卵管发育异常或功能异常 输卵管过长、肌层发育差、黏膜纤毛缺乏可造成输卵管妊娠；输卵管功能（包括蠕动、纤毛活动以及上皮细胞的分泌）受雌、孕激素调节和精神因素的影响，若激素分泌失调、精神紧张等可引起输卵管痉挛和蠕动异常，干扰受精卵的正常运行。

4. 辅助生殖技术 近年来随着辅助生育技术的应用，使输卵管妊娠的发生率增加，有文献报道，体外受精－胚胎移植后异位妊娠发生率在 4%~11%。

5. 避孕失败 避孕药可影响输卵管的蠕动，受精卵运行受影响，宫内节育器避孕失败，发生异位妊娠的机会较大。

6. 其他 子宫肌瘤或卵巢肿瘤压迫输卵管，使受精卵运行受阻。子宫内膜异位症盆腔粘连可增加受精卵着床于输卵管的可能性。受精卵的游走，即一侧卵巢排卵，受精卵经宫腔或腹腔向对侧移行，进入对侧输卵管，称为孕卵的游走，如游走时间过长，孕卵发育长大，不能通过输卵管，则在该处着床。

（二）病理变化

1. 输卵管的变化 受精卵在输卵管种植后开始生长，输卵管壁即出现蜕膜反应，由于输卵管管腔狭窄、管壁薄、黏膜下组织缺乏，故胚胎着床后不能形成完好的蜕膜，胚胎的生长发育不良，出现以下结局。

（1）输卵管妊娠流产 多见于 8~12 周的输卵管壶腹部妊娠。受精卵在输卵管黏膜皱襞内种植，由于蜕膜形成不完整，发育中的囊胚常向管腔突出，最终突破包膜而出血，囊胚与管壁分离。①如整个囊胚剥离落入管腔刺激输卵管逆蠕动经伞端排出到腹腔，形成输卵管妊娠完全流产，出血一般不多；②如囊胚剥离不完整，妊娠产物部分排出到腹腔，部分尚附着于输卵管壁，形成输卵管妊娠不全流产。滋养细胞继续侵蚀输卵管壁，导致反复出血，形成输卵管血肿、盆腔积血和血肿，量多时甚至流入腹腔。

（2）输卵管妊娠破裂 多见于 6 周左右的输卵管峡部妊娠。受精卵在输卵管黏膜皱襞间着床，囊胚生长发育时绒毛侵蚀管壁的肌层及浆膜，最终穿破浆膜，使输卵管妊娠破裂。由于输卵管肌层血管丰富，短期内可发生大量腹腔内出血使患者出现休克，出血远较输卵管妊娠流产剧烈，也可反复出血，在盆腔与腹腔内形成血肿。

输卵管间质部妊娠少见，其结局几乎均为输卵管妊娠破裂，破裂常发生于孕 12~16 周。由于输卵管间质部管腔周围肌层较厚，血运丰富，破裂后症状极为严重，在短时间内出现急性失血性休克的症状。

（3）继发性腹腔妊娠 无论输卵管妊娠流产或破裂，胚胎从输卵管排入腹腔内或阔韧带内，多数死亡，但偶有存活者，存活胚胎的绒毛组织附着于原位或排至腹腔后重新种植而获得营养，继续生长发育形成腹腔妊娠。

（4）陈旧性宫外孕　输卵管妊娠流产或破裂，反复长期内出血形成的盆腔血肿，血肿由大网膜、肠管包绕，日久后血肿逐渐机化与周围组织粘连，临床上称其为陈旧性宫外孕。

2. 子宫的变化　输卵管妊娠具有与宫内妊娠时相同的内分泌变化，滋养细胞产生的 HCG 维持黄体生长，使甾体激素分泌增加，子宫增大变软，子宫内膜出现蜕膜反应，月经停止来潮。

（三）临床表现

输卵管妊娠的临床表现，与受精卵着床部位、是否发生流产或破裂、腹腔内出血量多少及出血时间的长短等有关。典型的症状为腹痛与阴道流血。

1. 症状

（1）停经　除输卵管间质部妊娠停经时间较长外，典型的患者多有 6～10 周左右停经史。约 20%～30% 患者无明显停经史，或月经仅过两三日即出现不规则阴道流血被误认为月经，而不认为是停经。

（2）腹痛　患者就诊时的主要症状，95% 输卵管患者有腹痛。早期未发生输卵管妊娠流产或破裂之前，由于胚胎在输卵管内逐渐增大，此时多为下腹部一侧隐痛或酸胀感。当输卵管妊娠发生流产或破裂时，突感一侧下腹部刺痛或撕裂样疼痛，呈持续性或间歇性，常伴有恶心、呕吐。若血液局限于病变部位，主要表现为下腹部疼痛，当出血积聚于直肠-子宫陷凹处时，可出现肛门坠胀感。出血多时血液由下腹部流向全腹，刺激膈肌引起肩胛部放射性疼痛、胸痛及全腹痛。

（3）阴道流血　阴道流血可能与胚胎坏死、流产、雌孕激素撤退有关，60%～80% 出现不规则点滴状阴道流血，色暗红或深褐，出血量一般不超过月经量，少数患者阴道流血量较多，类似月经，阴道流血可伴有蜕膜管型或蜕膜碎片排除。出血多数在病灶去除后方可停止。

（4）晕厥与休克　因腹腔内急性出血所致血容量减少及剧烈腹痛，轻者出现晕厥，重者出现失血性休克。晕厥与休克的严重程度与腹腔内出血速度和出血量成正比，与阴道出血量不成正比。

（5）腹部包块　如输卵管妊娠流产或破裂时所形成的血肿时间较长，由于血液凝固并与周围组织或器官发生粘连形成腹部包块，较大或位置较高者，可在腹部扪及。

2. 体征

（1）一般情况　根据腹腔内出血量的多少患者可表现出不同程度的贫血貌。大出血时可出现面色苍白、四肢湿冷、脉搏细数、血压下降等休克前及休克表现。体温多正常，休克时略低，腹腔内血液吸收时略升高，但一般不超过 38℃。

（2）腹部检查　下腹压痛、反跳痛，患侧比较明显，腹肌紧张轻微。出血较多时，叩诊移动性浊音可呈阳性。部分患者可触及下腹部包块，若反复出血并积聚，包块可逐渐增大变硬。

（3）盆腔检查　窥阴检查见少许血液从宫颈口流出。输卵管妊娠未流产或破裂时，表现为子宫略增大变软，仔细检查可有一侧输卵管增粗及轻压痛。输卵管妊娠流产或破裂时，表现为阴道后穹隆饱满、触痛、宫颈举痛或摇摆痛。内出血多时，子宫有漂浮感。约 1/2 的患者，患侧附件区或子宫后方可触及包块，边界不清，触痛明显，其大小、形状、质地常有变化，病变持续较久时，肿块机化变硬，边界亦渐清楚。

（四）诊断

输卵管妊娠未发生流产或破裂时，因症状、体征不明显，诊断较困难。输卵管妊娠流产或破裂后，临床表现典型，容易诊断。对于诊断困难者，应密切关注其病情变化，阴道流血淋漓不断，腹痛加剧，盆腔包块增大以及血红蛋白下降等有助于确诊。及时、正确的应用相关的辅助检查方法，有助于尽早明确诊断。

1. 血 β - HCG 测定　血 β - HCG 测定是早期诊断异位妊娠的重要方法。由于异位妊娠患者体内 HCG 水平较宫内妊娠低，尿妊娠试验的敏感性不如血 HCG 测定高，故放射免疫法测定血 β - HCG 更为准确和更有意义。

2. 黄体酮测定　血清黄体酮测定对判断正常妊娠胚胎发育有帮助。输卵管妊娠时，血清黄体酮水平较正常的宫腔内妊娠偏低，多在 10～25ng/ml 之间。当血清黄体酮 < 5ng/ml 时，应考虑为异常妊娠。

3. B 型超声检查　是异位妊娠诊断过程中必不可少的辅助检查手段。经阴道超声检查较腹部超声检查准确性高。异位妊娠的声像特点为宫腔内空虚，宫旁出现低回声区，其内探及胚芽及原始心管搏动，可确诊异位妊娠。约 10%～20% 的患者可有假孕囊样变（蜕膜管形与血液形成），有时被误诊为宫内妊娠。

4. 超声检查结合血 HCG 测定　对早期异位妊娠的确诊有很大帮助。当血 β - HCG 值 > 2500IU/L 时，宫内仍未见孕囊，则多为异位妊娠或宫内孕流产。

5. 阴道后穹隆穿刺　是一种简单可靠的诊断腹腔内出血的方法，适用于疑有腹腔内出血的患者。阴道后穹隆穿刺抽出暗红色不凝血液，说明有腹腔积血存在。早期未破裂型异位妊娠可不作后穹隆穿刺。

6. 腹腔镜检查　目前为诊断异位妊娠的金标准，而且可在确诊时行手术治疗。适用于原因不明的急腹症鉴别及早期输卵管妊娠未破裂或流产的患者，腹腔镜下见一侧输卵管肿大，表面紫蓝色，腹腔内无出血或有少量出血。大量腹腔内出血或伴有休克者，禁做腹腔镜检查。

7. 诊断性刮宫　目前少用，目的在于排除同时合并宫内妊娠流产。适用于停经 > 38 天、血 β - HCG > 2500IU/L、血清黄体酮 < 5ng/ml、阴道超声宫腔内未见孕囊者。将宫腔排出物或刮出物做病理检查：①若有绒毛，基本可排除宫外孕；②若无绒毛，仅见蜕膜有助于异位妊娠诊断。

（五）鉴别诊断

输卵管妊娠需与自然流产、急性输卵管炎、黄体破裂、卵巢囊肿扭转及急性阑尾炎等鉴别。主要依据有无停经史，阴道有无出血，腹痛情况，有无晕厥与休克，体温是否有异常，妇科检查子宫增大情况，有无宫颈举痛，附件有无包块及 B 型超声检查特征进行鉴别。

（六）处理

1. 非手术治疗　异位妊娠的早期诊断为非手术治疗创造了机会和条件。

（1）期待疗法　少数早期异位妊娠患者可以通过输卵管妊娠流产或退化自然吸收消退，不用治疗，症状较轻而无须手术或药物治疗。适应证：①无临床症状或症状轻微；②随诊可靠；③异位妊娠包块直径 < 3cm；④血 β - HCG < 1000IU/L 并持续下降；⑤腹腔内无游离液体。观察期间，应密切注意生命体征、腹痛的变化，连续测定血 β - HCG、血细胞比容，并行超声检查。血 β - HCG 是监测滋养细胞消退的一个很好指标，如连续 2 次血 β - HCG 不降或升高，不宜观察等待，可用药物或手术治疗。临床上适合期待疗法的患者约占 15%～20%。

（2）药物治疗　包括化药治疗和中药治疗，主要适用于早期输卵管妊娠，需要保留生育能力的年轻患者。适应证：①输卵管妊娠未发生破裂或流产（患者无明显疼痛）；②输卵管妊娠包块直径 ≤4cm；③血 β - HCG < 2000IU/L；④生命体征平稳，无明显内出血；⑤无严重肝肾疾患或凝血机制障碍。

化药治疗给药途径包括：①全身给药：经全身静脉、肌注或口服给药；②局部给药：经腹腔镜、超声引导下将药物直接注入输卵管的妊娠囊内。常用药物：甲氨蝶呤（MTX）、前列腺素（PG）、米非司酮（RU486）等。MTX 为最常用、最有效的药物，其治疗机制是抑制滋养细胞增生，破坏绒毛，使胚胎组织坏死、脱落、吸收而免于手术。

中医学认为本病主要是血瘀少腹的实证。以活血化瘀、消癥杀胚为治则。

2. 手术治疗 分为保守手术和根治手术。保守手术为保留患侧输卵管，根治手术为切除患侧输卵管。适应证：①生命体征不稳定或有腹腔内出血征象者；②诊断不明确者；③异位妊娠有进展者（如血 β – HCG 处于高水平，附件区大包块等）；④随诊不可靠者；⑤期待疗法或药物治疗禁忌证者。

手术方式包括：①根治手术：适用于内出血并发休克的急症患者。应在积极纠正休克，补充血容量的同时，迅速打开腹腔，提出病变输卵管，用卵圆钳钳夹出血部位，暂时控制出血，并加快输血、输液，待血压上升后继续手术切除输卵管。②保守手术：适用于年轻需要保留生育功能者，特别是对侧输卵管已切除或有明显病变者。根据患者的全身情况、孕卵着床部位及输卵管病变程度选择术式，如伞端妊娠时行孕卵压出术，壶腹部及峡部妊娠行切开或造口术取出孕卵，峡部妊娠还可行病灶切除及断端吻合术，采用显微外科技术可提高妊娠率。③腹腔镜手术：近年来治疗异位妊娠的主要方法。腹腔镜手术创伤小，术后粘连少，病人恢复快，尤其对术前可疑异位妊娠的患者，腹腔镜还有诊断意义。

二、其他部位妊娠

（一）卵巢妊娠

卵巢妊娠是指受精卵在卵巢内着床和发育，是一种罕见的异位妊娠，发生率占异位妊娠的 0.36% ~ 2.74%，并有逐年上升的趋势。主要症状为停经、腹痛及阴道流血。破裂后可引起腹腔内大量出血，甚至休克。但临床特点缺乏特异性，且由于卵巢妊娠极少见，常常容易误诊为输卵管妊娠、卵巢囊肿、黄体破裂、急性阑尾炎等而贻误治疗，给患者带来严重后果。另一方面卵巢血管丰富、组织脆、容易早期发生破裂，内出血较多，严重威胁患者生命，应当引起高度重视。诊断依据经典的 Spieyelbery 标准为：①患侧输卵管完整，并与卵巢无粘连；②胚囊必须位于卵巢组织内；③卵巢与胚囊是以子宫韧带与子宫相连；④胚囊上有卵巢组织，甚至胚囊上的多处有卵巢组织，因卵巢妊娠的临床表现与输卵管妊娠极为相似，术前难以确诊。术中经仔细探查方能明确诊断，因此对于切除组织必须常规进行病理检查。根据患者有腹痛、短暂停经史或无停经史，妇科检查时一侧附件处可扪及边界清楚的包块，结合血 HCG 升高应高度警惕卵巢妊娠可能。超声检查特别是阴道超声对诊断卵巢妊娠具有一定价值，但当异位妊娠破裂形成混合性包块时则难以鉴别其类型，腹腔镜是术前诊断卵巢妊娠的良好手段，能早期发现卵巢破裂口并及早进行手术治疗。

（二）腹腔妊娠

腹腔妊娠指妊娠位于输卵管、卵巢及阔韧带以外的腹腔内，分原发性和继发性两类。原发性腹腔妊娠指孕卵直接种植于腹膜、肠系膜、大网膜等处，极少见。诊断标准为：①两侧输卵管、卵巢必须正常，无近期妊娠（宫内妊娠及异位妊娠）的证据；②无子宫与腹腔瘘形成；③妊娠仅存在于腹腔内，无输卵管妊娠可能性。继发性腹腔妊娠往往发生于输卵管妊娠流产或破裂后，胚胎落入腹腔，部分绒毛组织仍附着于原着床部位，并继续向外生长，附着于盆腔腹膜及邻近脏器表面。由于腹腔妊娠的胎盘附着异常，血液供应不足，胎儿不易存活至足月，能存活至足月者仅 5% ~ 10%。患者有停经及早孕反应，且病史中多有输卵管妊娠流产或破裂症状，即停经后腹痛及阴道流血。随后阴道流血停止，腹部逐渐增大。胎动时，孕妇常感腹部疼痛，随着胎儿长大，症状逐渐加重。腹部检查发现子宫轮廓不清，但胎儿肢体极易触及，胎位异常，肩先露或臀先露，胎先露部高浮，胎心异常清晰，胎盘杂音响亮。盆腔检查发现宫颈位置上移，子宫比妊娠月份小并偏于一侧，但有时不易触及，胎儿位于子宫另一侧。腹腔妊娠确诊后，应剖腹取出胎儿，胎盘的处理要特别慎重，因胎盘种植于肠管或肠系膜等处，任意剥离将引起大量出血。

（三）宫颈妊娠

受精卵着床和发育在宫颈管内者称宫颈妊娠，是临床上罕见而又容易被漏诊的异位妊娠。近年辅助生殖技术的大量应用，宫颈妊娠的发病率有所增高。子宫内手术操作是导致宫颈妊娠的重要因素之一，多见于经产妇，由于受精卵着床于以纤维组织为主的宫颈部，故妊娠一般很少维持至20周。宫颈妊娠的诊断标准：①妇科检查发现在膨大的宫颈上方为正常大小的子宫（子宫呈葫芦状）；②妊娠产物完全在宫颈管内；③宫腔空虚，分段刮宫，宫腔内未发现任何妊娠产物。最后确诊必须根据病理检查，其病理诊断必须符合下列标准：①胎盘种植处对面的组织内一定要有宫颈腺体；②胎盘与宫颈应紧密接触；③全部或部分胎盘组织必须位于子宫血管进入子宫的水平以下，或者在子宫前后腹膜反折水平以下；④宫腔内无妊娠产物。本病易误诊为难免流产，若能提高警惕，发现宫颈特异改变，有可能明确诊断。治疗包括手术治疗或药物治疗。①手术治疗：主要行搔刮宫颈管术或行吸刮宫颈管术，术前应做好输血准备或于术前行子宫动脉栓堵术以减少术中出血；术后用纱布条填塞宫颈管创面以止血，若流血不止，可行双侧髂内动脉结扎。②药物治疗：包括局部用药和全身用药，局部用药适用于孕龄、胎囊较大，血 β - HCG 较高者。超声引导下羊膜囊内注射 MTX 可直接杀死胚胎组织。其优点：浓度高，作用强；剂量小，疗程短，副反应轻；穿刺针通过宫颈壁进入妊娠囊，代替了原来的通过宫颈管进针的方法，这样既可保持妊娠囊的完整又避免了对周围结缔组织的直接损伤。局部治疗一周后 HCG 不降，改用全身治疗。MTX 治疗宫颈妊娠的临床适应证是：①血 β - HCG 值 < 10U/ml；②妊娠 < 9 周；③胎体长（胎头至胎臀长度）< 10mm。

本章小结

自然流产属妊娠时限性疾病。临床上早期自然流产多见，阴道流血和腹痛为主要临床特征。B 型超声和妊娠免疫试验是主要辅助检查。依据其发展的阶段不同临床上分为先兆流产、难免流产、不全流产、完全流产等。临床上将分型作为选择相应的治疗措施的依据。异位妊娠是妇产科常见的急腹症之一，为孕产妇的死亡主要原因，按孕卵着床部位不同分为输卵管妊娠、卵巢妊娠、腹腔妊娠、阔韧带妊娠、宫颈妊娠，其中输卵管妊娠为最常见。停经、腹痛、异常阴道流血和腹部包块为主要临床特征。B 型超声检查和血 β - HCG 测定是主要辅助检查；后穹隆穿刺是一种传统的诊断腹腔内出血简易、快速的方法。妊娠部位、是否发生流产和破裂、是否需要保留生育功能是选择相应的治疗措施的依据。

思考题

1. 不同类型的流产的鉴别诊断及处理原则？复发性流产的治疗方案？
2. 输卵管妊娠的诊断及鉴别诊断？手术治疗、非手术治疗的适应证？

（罗晓红）

第七章 妊娠特有疾病

学习要求

1. 掌握 妊娠期高血压疾病的定义、分类、临床表现、治疗原则；妊娠肝内胆汁淤积症的定义、临床表现、治疗原则；妊娠期糖尿病的临床表现、诊断要点及处理原则；妊娠剧吐的临床表现、治疗原则。

2. 熟悉 妊娠期高血压疾病的病理生理、对母儿影响、诊断、鉴别诊断；妊娠肝内胆汁淤积症对母儿影响；鉴别诊断；妊娠期糖尿病的病理生理、对母儿影响、诊断、鉴别诊断；妊娠剧吐对母儿影响及鉴别诊断。

3. 了解 妊娠期高血压疾病的高危因素、病因、预防；妊娠肝内胆汁淤积症的病因和预防；妊娠期糖尿病的高危因素、病因和预防；妊娠剧吐发生的病因。

第一节 妊娠期高血压疾病

案例讨论

临床案例 患者32岁，初孕妇，因"停经36周，头疼、头晕2天，加重1小时"就诊。患者月经规律，孕40天有早孕反应，孕2个月早孕反应自然消失。孕4个月有胎动感。孕28周产前检查发现血压升高，达到140/90mmHg，尿蛋白（－），2天前开始出现头痛、头晕，无眼花、耳鸣。未就诊。1小时前出现头痛、头晕加重，并感下腹胀痛，无阴道流血、流液，门诊急查血压170/110mmHg，尿蛋白（＋＋＋）。

问题 1. 根据上述资料，该患者的初步诊断及诊断依据是什么？

2. 针对该患者目前情况，应进行哪些检查及处理？

一、高危因素与病因

1. 高危因素 流行病学调查发现如下高危因素：孕妇年龄小于18岁或大于40岁、子痫前期病史及家族史、抗磷脂抗体阳性、慢性高血压、慢性肾炎、糖尿病；本次妊娠多胎妊娠、首次怀孕、营养不良、低社会经济状况以及孕早期收缩压≥130mmHg或舒张压≥80mmHg等均与妊娠期高血压疾病发病风险增加密切相关。母亲的体重与子痫前期的发生率密切相关。初次产检时 BMI<20kg/m²时，发生率为4.3%，而 BMI≥35kg/m²时，发生率高达13.3%。

2. 病因 病因不明，目前认为是母体、胎盘、胎儿等众多因素作用的结果。主要包括：胎盘血管滋养细胞的异常侵入，母体、胎盘和胎儿间不良免疫耐受、母体对正常妊娠时血管和免疫因素改变的不耐受以及基因的影响。

（1）滋养细胞的异常浸润 正常妊娠时，当子宫螺旋小动脉深达子宫壁的浅肌层时，通过绒毛外滋养细胞的作用进行充分的螺旋小动脉重铸，使得血管管径扩大，形成子宫胎盘低阻力循环。妊娠期高血压疾病患者子宫螺旋小动脉生理重铸过程障碍，胎盘灌注减少，滋养细胞缺血，当其表面黏附分子表型转换障碍时可致滋养细胞浸润能力受损，只有蜕膜层没有肌层血管重铸，"俗称胎盘浅着床"；胎盘生长因子和胎盘血管内皮生长因子基因表达下降，可能也是影响胎盘浅着床的因素。螺旋动脉的重铸越差，高血压疾病越严重。螺旋小动脉重铸不足使胎盘血流量减少，含氧量低下，最终导致胎盘因子释放，引发子痫前期的一系列反应。

（2）免疫因素 母体免疫系统对父系来源的胎盘抗原和胎儿抗原耐受的缺失或是失调是解释妊娠期高血压疾病的另一理论。

妊娠被认为是成功的自然同种异体移植。胎儿在妊娠期内不受排斥是因胎盘的免疫屏障作用、胎膜细胞可抑制自然杀伤细胞（NK 细胞）对胎儿的损伤、母体内免疫抑制细胞及免疫抑制物的作用，其中以胎盘的免疫屏障作用最重要。母胎免疫平衡失调、封闭抗体（blocking antibodies，Ab - Ⅰ）、HLA - G 产生不足，使胎盘局部免疫反应与滋养细胞表达的抗原形成的保护性作用减弱。研究发现 Toll 样受体家族、蜕膜自然杀伤细胞（dNK）、巨噬细胞等的数量、表型和功能异常均可影响子宫螺旋小动脉重铸，造成胎盘浅着床。特异性免疫研究集中在 T 细胞，在正常妊娠时母体 Th1/Th2 免疫状态向 Th2 漂移，但子痫前期患者蜕膜局部 T 淋巴细胞向 Th1 型漂移，Th1 活性增加，Th1/Th2 比率改变，使母体对胚胎免疫耐受降低，引发子痫前期。

（3）血管内皮细胞受损 血管内皮细胞损伤是子痫前期的基本病理变化。细胞毒性物质和炎性介质如氧自由基、过氧化脂质、肿瘤坏死因子（TNF - a）、白细胞介素 - 6、极低密度脂蛋白等可能引起血管内皮损伤。当血管内皮细胞受损时血管内皮源性舒张因子（endothelium derived relaxing factor，EDRF）、一氧化氮（nitric oxide，NO）及血管舒张因子前列环素（prostacyclin，PGI_2）分泌减少，血管内皮收缩因子血栓素 A_2（thromboxane A_2，TXA_2）产生增加，导致收缩因子和舒张因子比例失调，致使血压升高，从而导致一系列病理变化。

（4）营养因素 已发现营养物质的缺乏如钙、镁、锌、硒的缺乏可能与子痫前期的发生有关。

（5）遗传因素 妊娠期高血压疾病的家族多发性提示该病可能存在遗传因素。子痫前期是一种受多因素，多基因影响的疾病。这种遗传易感性可能是来自父母双方的成百上千的基因相互作用的结果。这些基因可以控制身体所有器官系统的各种酶促反应和代谢作用。遗传学和环境因素的相互作用产生了复杂的表型。基因型类似，表型可以不同，因为环境因素不同，环境与基因的相互作用是极重要的。

（6）胰岛素抵抗 临床观察发现部分妊娠期高血压疾病患者存在胰岛素抵抗，而高胰岛素血症可导致脂质代谢紊乱，增加外周血管的阻力，升高血压。因此认为胰岛素抵抗与妊娠期高血压疾病的发生相关，但尚需进一步研究。

二、发病机制

本病的发病机制尚未完全阐明。由于存在母体、父系及胎儿之间的不良耐受可能导致子痫前期，有学者提出了子痫前期发病机制的"两阶段"学说。第一阶段为临床前期，子宫螺旋动脉滋养细胞重铸障碍，导致胎盘缺血、缺氧，释放多种胎盘因子。第二阶段胎盘因子释放到母体血循环中，促进系统性炎症反应的激活及血管内皮损伤，引起子痫前期、子痫各种临床症状。第二阶段更容易受到母体之前已经存在的疾病（如心脏、肾脏疾病、糖尿病、肥胖症或遗传因素）的影响。这两个阶段是一个连续的过程。

三、病理生理变化及对母儿的影响

本病基本病理生理变化是全身小血管痉挛，全身各系统各脏器灌流减少，对母儿造成危害，甚至导致母儿死亡。

1. 脑　头痛和视物模糊是重度子痫前期常见的症状。大脑病理改变为脑血管痉挛，通透性增加，脑水肿、充血、局部缺血、血栓形成及出血等。影像学检查发现脑皮质呈现低密度区，并有局部缺血和点状出血，提示脑梗死，并与昏迷及视力下降、失明相关。大范围脑水肿所致中枢神经系统症状主要表现为感觉迟钝、思维混乱。病情严重者可出现昏迷，甚至发生脑疝。子痫前期脑血管阻力和脑灌注压均增加可致明显头痛。

2. 肾脏　正常妊娠时肾血流量及肾小球滤过量增加，而子痫前期时由于血管痉挛，肾血流量及肾小球滤过量下降，同时由于纤维素沉积于内皮细胞下或肾小球间质，内皮增生阻塞滤过屏障，导致血浆尿酸浓度升高，血浆肌酐上升约为正常的 2 倍。血浆蛋白自肾小球漏出形成蛋白尿，蛋白尿的多少标志着妊娠期高血压疾病的严重程度。蛋白尿可能发展很慢，一些孕妇甚至已经分娩了或已经子痫抽搐了，蛋白尿才出现。单纯由于子痫前期引起的急性肾脏功能衰竭较少见，但病情严重时由于肾实质损害，血浆肌酐可达到正常妊娠的数倍，甚至超过 $177 \sim 265 \mu mol/L$，若伴肾皮质坏死，肾功能损伤将无法逆转。尿钠、尿渗透压、尿与血肌酐比率以及钠排泄率均发生改变。

3. 肝脏　右上腹部的疼痛或压痛往往与疾病的严重程度有关。子痫前期可出现肝功能异常，如各种转氨酶、血浆碱性磷酸酶升高。肝脏的特征性损伤是门静脉周围出血，严重时门静脉周围坏死。肝包膜下血肿形成，甚至发生破裂危及母儿生命。

4. 心血管　血管痉挛，血压升高，导致心脏后负荷增加。心室功能处于高动力状态，加之内皮细胞活化使血管通透性增加，血管内液流入细胞间质，导致心肌缺血、间质水肿、心肌点状出血或坏死、肺水肿，严重时导致心力衰竭。心脏前负荷受病理性的妊娠期高血容量状态或医源性静脉输注晶体液或胶体液导致的血容量增加影响。

5. 血液

（1）容量　由于全身小动脉痉挛，血管壁通透性增加，血液浓缩，血细胞比容上升。当血细胞比容下降时，多合并贫血或红细胞受损或溶血。血液浓缩是子痫的标志。子痫前期患者，血液浓缩不是很显著。单纯妊娠期高血压，血容量通常正常。

（2）凝血　高凝血状态是妊娠期高血压疾病患者凝血系统的主要表现，同时伴有一定量的凝血因子缺乏如凝血Ⅷ因子消耗增多、血小板减少。特别是重症患者可发生微血管病性溶血，肝酶升高。

6. 内分泌及代谢　肾素、血管紧张素Ⅱ、血管紧张素 1～7 以及醛固酮在子痫前期中均有改变，由于血浆孕激素转换酶增加，去氧皮质酮水平升高、以蛋白尿为特征的上皮受损降低了血浆胶体渗透压、细胞外液的容量大于正常妊娠妇女，临床上表现为水肿。电解质与正常妊娠无明显差异。子痫抽搐后，血清 pH 和碳酸盐浓度降低，患者酸中毒的严重程度与乳酸产生的量及其代谢率以及呼出的二氧化碳有关。

7. 子宫胎盘血流灌注　子宫螺旋小动脉重铸不足、血管痉挛、螺旋动脉管腔狭窄，加之伴有内皮损害，导致胎盘灌流下降、血流阻力增加和胎盘功能下降，引起胎儿生长受限、胎儿窘迫。若胎盘床血管破裂可致胎盘早剥，严重时母儿死亡。

四、分类与临床表现

妊娠期高血压疾病分类与临床表现见表 7-1。

表 7 - 1　妊娠期高血压疾病分类与临床表现

分类		临床表现
妊娠期高血压		妊娠 20 周后首次出现高血压，收缩压≥140mmHg 和（或）舒张压≥90mmHg，于产后 12 周内恢复正常；蛋白尿（－）；产后方可确诊。当收缩压≥160mmHg 和（或）舒张压≥110mmHg 为重度高血压。有些患者会有子痫前期的症状或体征，例如：上腹部不适或血小板减少
子痫前期	轻度	在妊娠 20 周后出现血压≥140/mmHg 和（或）舒张压≥90/mmHg 伴蛋白尿≥0.3g/24h，或尿蛋白/肌酐比值≥0.3 或随机尿蛋白（＋）
	重度	出现下述任一不良情况可诊断为重度子痫前期：①血压≥160/110mmHg；②蛋白尿 2.0g/24h 或随机尿蛋白≥（＋＋）；③肾功能异常：少尿（24 小时尿量＜400ml 或每小时尿量＜17ml）或血肌酐＞106μmol/L（除外之前就有升高）；④血液系统异常：血小板呈持续性下降并低于 100×10^9/L；血管内溶血、贫血、黄疸或血 LDH 升高；⑤肝功能异常：血清转氨酶升高（ALT 或 AST）；⑥持续性头痛或其他脑神经症状或视觉障碍；⑦持续性上腹痛；⑧心力衰竭、肺水肿；⑨胎儿生长受限或羊水过少、胎死宫内、胎盘早剥等；⑩低蛋白血症伴腹水、胸水或心包积液；早发型即妊娠 34 周以前发病
子痫		子痫前期基础上发生不能用其他原因解释的抽搐 子痫发生前可有不断加重的重度子痫前期症状，但也发生于血压升高不显著、无蛋白尿病例。通常产前子痫较多，发生于产后 48 小时者约 25%。子痫抽搐进展迅速，前驱症状短暂，表现为抽搐、面部充血、口吐白沫、深昏迷；随之深部肌肉僵硬，很快发展成典型的全身高张阵挛惊厥、有节律的肌肉收缩，持续约 1 分钟，其间患者无呼吸运动；此后抽搐停止，呼吸恢复，但患者仍昏迷，最后意识恢复，但困惑、易激惹、烦躁
慢性高血压并发子痫前期		慢性高血压孕妇在妊娠 20 周前无蛋白尿，妊娠后出现的蛋白尿≥300mg/24h，或妊娠前有蛋白尿，妊娠后蛋白尿明显增加或血压进一步升高或出现血小板减少＜100×10^9/L
妊娠合并慢性高血压		在妊娠前或在妊娠 20 周前血压≥140/90mmHg（除外滋养细胞疾病），妊娠期无明显加重；妊娠 20 周后首次诊断高血压并持续到产后 12 周以后

五、诊断

1. 病史　询问患者妊娠前有无高血压、肾病、糖尿病及自身免疫性疾病等病史或表现，有无妊娠期高血压疾病史，了解此次妊娠后高血压情况，特别注意有无头痛、视力改变、上腹不适等。

2. 高血压　通常测量同一手臂至少 2 次以上，袖带应与心脏处于同一水平。收缩压≥140mmHg 或舒张压≥90mmHg，对首次发现血压升高者，应间隔 4 小时或以上复测血压。对严重高血压孕妇收缩压≥160mmHg 或舒张压≥110mmHg 时，间隔数分钟重复测定后即可诊断。若血压较基础血压升高 30/15mmHg，但低于 140/90mmHg 时，不作为诊断依据，但应密切观察。

3. 尿蛋白　尿蛋白的定义是 24 小时内尿液中的蛋白≥0.3g/24h，尿蛋白/肌酐比值≥0.3 或随机尿蛋白≥3.0g/L，或尿蛋白定性≥（＋）。高危孕妇每次产检均应检测尿蛋白。尿蛋白检测应选中段尿，避免阴道分泌物污染尿液，造成误诊。

4. 辅助检查

（1）妊娠期高血压应进行以下常规检查　血常规、尿常规、肝功能、血脂；肾功能、尿酸、凝血功能、心电图、胎心监测、B 型超声检查胎儿、胎盘、羊水。

（2）子痫前期、子痫　视病情发展、诊治需要应酌情增加以下有关检查项目　①眼底检查；②凝血功能系列；③B 型超声等影像学检查肝胆胰脾双肾；④电解质；⑤动脉血气分析；⑥心脏彩超及心功能测定；⑦脐动脉血流指数、子宫动脉血流变化、头颅 CT 或 MRI 检查；⑧超声检查胎儿生长发育指标。

六、鉴别诊断

妊娠期高血压疾病应与慢性肾炎合并妊娠相鉴别，子痫应与癫痫、脑炎、脑肿瘤、脑血管畸形破裂出血、糖尿病高渗性昏迷、低血糖昏迷、妊娠期急性脂肪肝等鉴别。

七、预测

首次产科检查进行早期预测，做到早预防早防治，降低母婴死亡率。

1. 高危因素 高龄孕妇、肥胖、多胎、前次妊娠高血压病史、肾炎等内科疾病。

2. 平均动脉血压（mean arterial pressure，MAP） 计算公式为 MAP =（收缩压 + 2 × 舒张压）÷ 3。当 MAP ≥ 85mmHg 表示有发生子痫前期的倾向，当 MAP ≥ 140mmHg 时，易发生脑血管意外，导致孕妇昏迷或死亡。

3. 子宫动脉或胎儿经颅多普勒速度测量法 其中子宫动脉血流波动指数（pulsatile index，PI）的预测价值较肯定。妊娠早期子宫 PI > 95th%，妊娠中期 PI > 95th%，预测子痫前期的敏感度高。

4. 胎儿胎盘单位内分泌失调 hCG、AFP、雌三醇，妊娠相关蛋白 A、抑制素 A、激活素 A，胎盘蛋白 13 及胎盘生长因子在妊娠中后期均升高，特别是胎盘生长因子和胎盘蛋白 13（placental protein 13，PP13）可作为早发型子痫前期危险评估指标。

5. 肾功能异常相关试验 妊娠期监测血清尿酸，微白蛋白尿，尿钙或激肽释放酶，微量转铁蛋白尿，N - 乙酰 - β - 氨基葡糖苷酶，对判定肾功能异常具有一定帮助。

6. 内皮异常/氧化应激相关试验 相关的检测指标包括血小板计数和活化，纤连蛋白，内皮粘连分子，前列腺素、脂质，抗磷脂抗体、P - 选择蛋白、sFlt - 1。

7. 其他 研究发现检测抗凝血酶 III、心房钠尿肽、β_2 - 微球蛋白、基因标志物、游离胎儿 DNA 的检测等均有一定的预测作用。

八、预防

做好预防工作，对降低妊娠期高血压疾病的发生和发展有重要作用。

（1）加强围产期保健工作，建立三级医疗网。

（2）应在孕前、孕早期和对任何时期首诊的孕妇进行高危因素的筛查、评估和预防。

（3）合理饮食与休息。孕妇应进食富含蛋白质、维生素、铁、钙、镁、硒、锌等微量元素的食物及新鲜蔬果，减少动物脂肪及过量盐的摄入，但不限制盐和液体摄入。保持足够的休息和愉快心情，左侧卧位增加胎盘绒毛的血供。

（4）补钙预防妊娠期高血压疾病。对有妊娠期高血压疾病高危因素者，补钙可预防妊娠期高血压病的发生、发展。国内外研究表明，每日补钙 1 ~ 2g 可有效降低妊娠期高血压疾病的发生。

（5）控制血压，对有高血压的患者在孕期应用降压药控制血压。

（6）阿司匹林的应用。推荐对存在子痫前期复发风险如存在子痫前期史（尤其是较早发生子痫前期史或重度子痫前期史）的孕妇，可以在妊娠早期（12 ~ 16 周）开始服用小剂量阿司匹林（50 ~ 100mg/d）。对有胎盘疾病史如胎儿生长受限、胎盘早剥病史，存在肾脏疾病及高凝状况等子痫前期高危因素者，在应用阿司匹林的同时加用低分子肝素。

九、治疗

治疗基本原则是：休息，镇静，解痉，有指征地降压、利尿，密切监测母胎情况，适时终止妊娠，子痫应控制抽搐，病情稳定后终止妊娠。妊娠期高血压孕妇根据病情严重情况、妊娠年龄和是否有子痫前期来治疗。即使子痫前期诊断仅仅是怀疑，也应该增加产前检查次数。

（一）评估和监测

当首次出现高血压，尤其是有持续性或恶化性高血压、进展性蛋白尿表现时需考虑住院治疗。系统性评估的建立包括以下内容。

（1）每日监测临床表现，包括头痛、视力障碍、上腹部疼痛，胎心、胎动，并仔细查体。

（2）每日监测体重。

（3）分析入院时的蛋白尿，此后至少两天检测一次。

（4）每 4 小时测量坐位血压。

（5）监测血清或血浆肌酐、转氨酶和血常规（包含量化血小板）。检测的频率依据高血压的严重程度。必要时同时监测血清尿酸、乳酸脱氢酶水平、电解质、凝血情况及眼底检查。

（6）胎儿的特殊检查，包括胎儿电子监护、超声检测胎儿生长发育、羊水量，B 型超声检测脐动脉和大脑中动脉血流阻力等。

（二）一般治疗

妊娠期高血压孕妇根据病情可在家或住院治疗，轻度子痫前期评估后决定是否住院治疗；重度妊娠期高血压、重度子痫前期及子痫孕妇均应住院监测和治疗。

（1）休息　子痫前期孕妇减少每日的体力劳动是有益的，但是绝对的卧床休息是没有必要的，还会增加血栓形成风险。

（2）饮食　应包括充足的蛋白质、热量，不限盐和液体，但对于全身水肿者应适当限制盐的摄入。

（3）镇静　一般不需要药物治疗，对于精神紧张、焦虑或睡眠欠佳者可给予镇静剂，如地西泮 2.5 ~ 5mg，睡前口服。

（4）密切监护母儿状态　应询问孕妇是否出现头痛、视力改变、上腹不适等症状。嘱患者每日测体重及血压，每 2 日复查尿蛋白。定期监测血液、胎儿发育状况和胎盘功能。

（三）降压治疗

降压治疗的目的：预防子痫、心脑血管意外和胎盘早剥等严重母胎并发症。对于收缩压 ≥160mmHg 或舒张压 ≥110mmHg 的高血压孕妇必须降压治疗，收缩压 ≥140mmHg 和（或）舒张压 ≥90mmHg 的高血压孕妇可以使用降压治疗。

孕期一般不使用利尿剂降压，以防止血液浓缩、有效循环血量减少和高凝倾向。不推荐使用阿替洛尔和哌唑嗪。硫酸镁不作为降压药使用。中晚期禁止使用血管紧张素转换酶抑制剂（ACEI）和血管紧张素 Ⅱ 受体拮抗剂（ARB）。

（1）拉贝洛尔　α、β 能肾上腺素受体阻断剂，能降低血压但不影响肾及胎盘血流量，并可对抗血小板凝集，促进胎儿肺成熟。该药显效快，不引起血压过低或反射性心动过速。用法：50 ~ 150mg 口服，3 ~ 4 次/天。静脉注射：初始剂量 20mg，10 分钟后如未有效降压则给予 40mg，最大单次剂量 80mg，直至血压被控制，每日最大总剂量 220mg。静脉滴注：50 ~ 100mg 加入 5% 葡萄糖溶液 250 ~ 500ml，根据血压调整滴速，血压稳定后改口服。

（2）硝苯地平　钙离子通道阻滞剂用法：5 ~ 10mg 口服，3 ~ 4 次/天，24 小时总量不超过 60mg。紧急时舌下含服 10mg，起效快，但不推荐常规使用。缓释片 20mg 口服，1 ~ 2 次/天。

（3）尼莫地平　钙离子通道阻滞剂，其优点在于可选择性的扩张脑血管。用法：20 ~ 60mg 口服，2 ~ 3 次/天。静脉滴注：20 ~ 40mg 加入 5% 葡萄糖溶液 250ml，每天总量不超过 360mg。

（4）尼卡地平　为二氢吡啶类钙离子通道阻滞剂。用法：口服初始剂量 20 ~ 40mg，3 次/天。静脉滴注：每小时 1mg 为起始剂量，根据压变化每 10 分钟调整用量。

（5）酚妥拉明　为 α 肾上腺素能受体阻滞剂。用法：10 ~ 20mg 溶于 5% 葡萄糖溶液 100 ~ 200ml，以 10μg/min 的速度开始静脉滴注，应根据降压效果调整滴注剂量。

（6）甲基多巴　可兴奋血管运动中枢的 α 受体，抑制外周交感神经而降低血压，妊娠期使用效果较好。用法：250mg 口服，每日 3 次。其副作用为嗜睡、便秘、口干、心动过缓。

（7）硝酸甘油　作用于氧化亚氮合酶，可同时扩张静脉和动脉，降低心脏前、后负荷，主要用于干预合并急性心功能衰竭和急性冠状动脉综合征时的高血压急症的降压治疗。起始剂量 5～10μg/min 静脉滴注，每 5～10 分钟增加滴速至维持剂量 20～50μg/min。

（8）硝普钠　强有力的速效血管扩张剂用法：50mg 加入 5% 葡萄糖溶液 500ml 按 0.5～0.8μg/（kg·min）缓慢静脉滴注。孕期仅适用于其他降压药物无效的高血压危象孕妇。产前应用时间不宜超过 4 小时。

（四）硫酸镁防治子痫

硫酸镁是子痫治疗的一线药物，也是重度子痫前期预防子痫发作的预防用药。硫酸镁控制子痫再次发作的效果优于地西泮、苯巴比妥和冬眠合剂等镇静药物。对于非重度子痫前期的患者也可酌情考虑应用硫酸镁。

1. 作用机制　①镁离子抑制运动神经末梢释放乙酰胆碱，阻断神经肌肉接头间的信息传导，使骨骼肌松弛；②镁离子刺激血管内皮细胞合成前列环素，抑制内皮素合成，降低机体对血管紧张素 II 的反应，从而缓解血管痉挛状态；③镁离子使平滑肌细胞内钙离子水平下降，从而解除血管痉挛、减少血管内皮损伤；④镁离子可提高孕妇和胎儿血红蛋白的亲和力，改善氧代谢。

2. 用药指征　①控制子痫抽搐及防止再抽搐；②预防重度子痫前期发展成为子痫；③子痫前期临产前用药预防抽搐。

3. 用药方案　静脉给药结合肌内注射。

（1）控制子痫抽搐　静脉给药：首次负荷剂量硫酸镁 4～6g 溶于 10% 葡萄糖 20ml 中，缓慢静脉注入，5～10 分钟推完；或者 5% 葡萄糖 100ml 快速静滴，继之 1～2g/h 静滴维持。或者夜间睡前停用静脉给药，改用肌内注射，用法为 25% 硫酸镁 20ml 加 2% 利多卡因 2ml，臀肌深部注射，每日 1～2 次。24 小时硫酸镁每日总量为 25～30g。

（2）预防子痫发作　负荷剂量 2.5～5g。维持剂量与控制子痫抽搐相同。一般每日静滴 6～12 小时，24 小时总量不超过 25g。引产和产时可以继续使用硫酸镁，剖宫产术中应用硫酸镁应注意产妇心脏功能。

4. 注意事项　正常孕妇血清镁离子浓度为 0.75～1mmol/L，治疗有效浓度为 1.8～3.0mmol/L，若血清镁离子浓度超过 3.5mmol/L 即可发生镁中毒。使用硫酸镁必备条件：膝腱反射存在；呼吸不少于 16 次/分；尿量每小时不少于 25ml 或每 24 小时不少于 600ml；硫酸镁治疗时需备钙剂，一旦出现中毒反应，立即静脉注射 10% 葡萄糖酸钙 10ml。如患者同时合并肾功能不全、心肌病、重症肌无力等，则硫酸镁应慎用或减量使用。产后 24 小时停药。为避免长期应用对胎儿（婴儿）钙水平和骨质的影响，应及时评估病情，病情稳定者在使用 5～7 天后停用硫酸镁，在重度子痫前期期待治疗中，必要时间歇性应用。

（五）镇静

适当镇静可消除患者的焦虑和精神紧张，达到降低血压，缓解症状及预防子痫发作的作用。

（1）地西泮（diazepam）　2.5～5mg 口服，每日 2～3 次，或 10mg 肌内注射或静脉缓慢推入（>2 分钟）。1 小时内用药超过 30mg 可能发生呼吸抑制，24 小时总量不超过 100mg。

（2）冬眠药物　冬眠合剂由哌替啶 100mg、氯丙嗪 50mg、异丙嗪 50mg 组成，通常以 1/3 或 1/2 量肌内注射，或加入 5% 葡萄糖 250ml 内静脉滴注。由于氯丙嗪可使血压急骤下降，导致肾及子宫胎盘血供减少，导致胎儿缺氧且对母儿肝脏有一定的损害作用，现仅应用于硫酸镁治疗效果不佳者。

（3）其他镇静药物　苯巴比妥、异戊巴比妥、吗啡等具有较好的抗惊厥、抗抽搐作用，可用于子痫发作时控制抽搐及产后预防或控制子痫发作。由于该药可致胎儿呼吸抑制，分娩6小时前宜慎重。

（六）利尿药物

一般不主张常规应用利尿剂，当出现全身性水肿、急性心力衰竭、肺水肿、血容量过多且伴有肺水肿时可以应用。常用利尿剂有呋塞米、甘露醇等。甘露醇主要用于脑水肿，患者心衰或潜在心衰时禁用。严重低蛋白血症有腹腔积液者补充白蛋白后再应用利尿剂效果较好。

（七）纠正低蛋白血症

严重的低蛋白血症、贫血，可选用人血白蛋白、血浆、全血等。

（八）促胎肺成熟

孕周＜34周并预计在1周内分娩的子痫前期孕妇，均应接受糖皮质激素促胎肺成熟治疗。用法：地塞米松6mg肌内注射，每12小时1次，连续4次；或倍他米松12mg，肌内注射，每天1次，连续2天。不建议反复、多疗程产前给药。

（九）分娩时机和方式

终止妊娠是治疗妊娠期高血压疾病的有效措施。

1. 终止妊娠时机

（1）妊娠期高血压、轻度子痫前期的孕妇可期待至37周。

（2）重度子痫前期患者　重度子痫前期发生母儿严重并发症，需要稳定母体状况后尽早在24小时内或48小时内终止妊娠，不考虑是否完成促胎肺成熟。妊娠不足26周孕妇经治疗病情危重者建议终止妊娠。妊娠26~28周孕妇根据母胎情况及当地母儿诊治能力决定是否可以行期待治疗。妊娠28~34周，如病情不稳定，经积极治疗24~48小时病情仍加重，促胎肺成熟后终止妊娠；如病情稳定，可考虑期待治疗，并建议转至具备早产儿救治能力的医疗机构。妊娠≥34周，胎儿成熟后可考虑终止妊娠。

（3）子痫　控制病情后即可考虑终止妊娠。

2. 终止妊娠方式

（1）引产　适用于病情控制后，宫颈条件成熟者。第一产程应密切观察产程进展状况，保持产妇安静和充分休息。第二产程应行胎头吸引或低位产钳助产缩短产程。第三产程应预防产后出血。产程中应加强母儿安危状况及血压监测。

（2）剖宫产　适用于有产科指征者，宫颈条件不成熟、不能在短时间内经阴道分娩、引产失败、病情加重或已有胎儿窘迫征象者。

3. 早发型重度子痫前期治疗　妊娠34周之前发病者成为早发型（early onset）；妊娠34周之后发病者为晚发型（late onset）。

早发型重度子痫前期终止妊娠的指征为：①持续性头痛或视力改变、子痫、肺水肿；②经治疗后血压仍不能控制；③少尿或血清肌酐≥1.5mg/dl；④血小板＜100×10^9/L；⑤可疑胎盘早剥、胎膜早破；⑥胎儿生长受限、羊水过少、脐动脉血流舒张期消失或反流。

4. 分娩期间的注意事项　①密切观察自觉症状。②监测血压。③监测胎心率变化。④积极预防产后出血。

（十）子痫的处理

子痫处理原则：控制抽搐，纠正缺氧和酸中毒，控制血压，抽搐控制后终止妊娠。子痫处理中应注意：预防患者坠地外伤、唇舌咬伤，须保持气道通畅，维持呼吸、循环功能稳定。

应用硫酸镁控制抽搐：25% 硫酸镁 20ml 加入 25% 葡萄糖液 20ml 静脉推注（>5 分钟），继之用以 2g/h 静脉滴注，维持血药浓度，同时应用有效镇静药物，控制抽搐。20% 甘露醇 250ml 快速静脉滴注降低颅压；控制血压；纠正缺氧和酸中毒；抽搐控制后 2 小时可考虑终止妊娠。

（十一）产后处理

重度子痫前期患者产后应继续使用硫酸镁 24~48 小时预防产后子痫。哺乳期可继续应用产前使用的降压药，禁用 ACEI 和 ARB 类（卡托普利、依那普利除外）。

产后 6 周患者血压仍未恢复正常时应于产后 12 周再次复查血压，以排除慢性高血压。

【附】HELLP 综合征

HELLP 综合征（hemolysis, elevated liver enzymes, and low platelets syndrome, HELLP syndrome）以溶血、肝酶升高及血小板减少为特点。可以是妊娠高血压疾病的严重并发症，但两者之间确切的关系不明。约有 15%~20% HELLP 综合征患者没有高血压或蛋白尿，因此有学者认为 HELLP 综合征是一个独立疾病，常危及母儿健康。HELLP 综合征发病率约为 0.1%~0.8%，而在重度子痫患者中发病率为 10%~20%。

（一）病因与发病机制

HELLP 综合征病因不明。如果 HELLP 综合征是重度子痫前期的并发症，其病因与子痫前期相一致，均与胎盘的不良侵入与发育相关。即使作为一个独立的疾病，目前也认为病因与胎盘的不良侵入、子宫螺旋小动脉重铸不足有关，但比子痫前期表现出更强的肝脏炎性及凝血系统的活化。HELLP 综合征的发生也可能与自身免疫系统有关，是一种全身性炎症反应。研究发现该病患者中补体激活。补体复合物水平升高，可刺激巨噬细胞、白细胞及血小板合成血管活性物质，使血管痉挛性收缩，内皮细胞损伤引起血小板聚集、消耗，导致血小板减少、溶血及肝酶升高。研究还发现 HELLP 综合征的发病可能也有胎儿长链 – 3 – 羟酰辅酶 A 脱氢酶（LCHAD）缺乏有关。

（二）临床表现

常见的表现为右上腹疼痛或压痛、恶心、呕吐、全身不适等。较不常见的体征和症状包括头痛、视力模糊、黄疸和腹水。凝血功能障碍时可出现尿血、消化道出血。85% 的患者表现有高血压和蛋白尿，但约有 15% 的患者既无高血压也可没有蛋白尿。

HELLP 综合征典型的症状常出现在妊娠 28~36 周，70% 以上发生在产前，30% 发生在产后，常常在分娩后 48 小时内出现。严重的临床表现还包括弥漫性血管内凝血（DIC），胎盘早期剥离，急性肾功能衰竭，肺水肿，包膜下或肝实质内血肿。

（三）诊断

本病的诊断主要依靠实验室检查。

1. 血管内溶血 外周血涂片见破碎红细胞、球形红细胞；胆红素 ≥20.5mol/L；血红蛋白轻度下降；血乳酸脱氢酶（LDH）水平升高。

2. 肝酶升高 ALT≥40U/L 或 AST≥70U/L。

3. 血小板计数减少 血小板计数 $<100 \times 10^9$/L。根据血小板减少程度将 HELLP 综合征分 3 级：Ⅰ级：血小板计数 $\leqslant 50 \times 10^9$/L；Ⅱ级：血小板计数 $>50 \times 10^9$/L，$<100 \times 10^9$/L；Ⅲ级：血小板计数 $>100 \times 10^9$/L，$<150 \times 10^9$/L。

妊娠或产后的患者具有部分典型的不正常实验室指标，但没有全部达到以上的指标，诊断为部分 HELLP 综合征。血小板计数和 LDH 水平与该病的严重程度密切相关。LDH 升高是诊断 HELLP 综合征微血管内溶血的敏感指标。

（四）鉴别诊断

HELLP 综合征与重度子痫前期、子痫、溶血性尿毒症综合征、血小板减少性紫癜、妊娠期急性脂肪肝有极相似的临床表现和实验室结果，应予鉴别（表 7 - 2）。右上腹的症状和体征尚需和胆囊炎、肝炎、胃肠炎、胰腺炎等疾病相鉴别。

表 7 - 2 HELLP 综合征的鉴别诊断

	血栓性血小板减少性紫癜	溶血性尿毒症综合征	HELLP 综合征	妊娠急性脂肪肝
腹部疼痛	+ +	+ +	+ +	+ +
低 ADAMST13 活性	+ / + +	-	- / +	?
贫血	+ +	+ +	+	+
乳酸脱氢酶	+ +	+ +	+ +	+ / + +
转氨酶	- / +	- / +	+ +	+ +
发热				
头痛或视物不清	+ +		+ +	- / +
高血压	+ / + +	+ +	+ +	
黄疸	-		+	+
恶心呕吐	+ +	+ +	+ +	+ +
蛋白尿	+	+ +	+ +	
血小板减少	+ +	+ +	+ +	
血管性血友病因子	+ +	+ +	-	?
低血糖	-		- / +	+ +

（五）对母儿的影响

1. 对孕产妇影响 DIC、胎盘早剥、急性肾功能衰竭、肺水肿、肝被膜下出血、肝破裂的发生率较高，孕产妇的死亡率明显增加。再次妊娠时复发率较高。

2. 对胎儿的影响 早产、宫内生长受限、死胎、死产的发生率升高。

（六）治疗

HELLP 综合征必须住院治疗。

1. 肾上腺皮质激素的应用 当血小板 $< 50 \times 10^9 / L$ 可考虑肾上腺皮质激素治疗，妊娠期每 12 小时静滴地塞米松 10mg，产后可以继续应用。

2. 控制出血、输注血小板 当血小板 $> 50 \times 10^9 / L$，血小板功能正常，不建议预防性输注血小板或剖宫产术前输注血小板。血小板 $< 50 \times 10^9 / L$ 且血小板计数下降，存在凝血功能障碍时应考虑备血，包括血小板。血小板 $< 20 \times 10^9 / L$ 时阴道分娩前、剖宫产前应输注血小板。

3. 血浆析出疗法 用新鲜冷冻血浆置换患者血浆，去除毒素、免疫复合物、血小板聚集抑制因子的危害，降低血液黏稠度，补充缺乏的血浆因子等。可用于产后持续性 HELLP 者。

4. 终止妊娠 终止妊娠是有效的治疗手段。分娩时机：妊娠≥32 周、胎儿宫内窘迫、存在严重母体疾病、多器官功能障碍、弥漫性血管内出血、肝出血或坏死、肺水肿、肾功能衰竭或胎盘早剥。HELLP 综合征一般不主张期待治疗，当胎龄较小时应进行相应处理，治疗48 小时后终止妊娠。

（1）分娩方式 HELLP 综合征不是剖宫产指征，但可酌情放宽剖宫产指征，分娩方式依产科因素而定。

（2）麻醉选择 血小板 $> 75 \times 10^9 / L$，如无凝血功能障碍和进行性血小板下降，可选用区域麻醉。

第二节　妊娠期肝内胆汁淤积症

妊娠期肝内胆汁淤积症（intrahepatic cholestasis of pregnancy，ICP）是妊娠期特有的并发症，临床上以皮肤瘙痒和血清胆汁酸升高为特征，导致围生儿发病率和死亡率增高。ICP 发生有明显地域和种族差异，以南美智利的发病率最高，我国长江流域地区是发病率较高的地区，发病率为 1%～5.5%。

一、病因

ICP 确切的发病原因及机制不清，多因素共同作用，目前认为可能与以下因素有关。

1. 女性激素　ICP 常常发生在妊娠的中晚期，而雌激素的合成在此阶段达到高峰；双胎妊娠比单胎妊娠 ICP 发病率高，而前者雌激素水平较高，由此提出雌激素诱导 ICP 的学说。雌激素引起胆汁淤积的作用机制包括：雌激素使胆管的通透性增加；使 Na^+－K^+－ATP 酶活性下降，胆盐流动的驱动力量减少；膜脂质流动性降低，研究认为雌激素引起的膜脂质流动性减少是使胆汁流、Na^+－K^+－ATP 酶活性、牛黄胆酸转运减少的主要原因；雌激素代谢的障碍，ICP 患者由于雌激素代谢障碍，造成胆酸在肝肠循环中的紊乱而引起胆汁淤积；雌激素作用于肝细胞表面的雌激素受体，改变肝细胞蛋白质的合成，导致胆汁回流增加。但临床研究还发现，孕激素代谢障碍可能也与 ICP 的发生有关。

2. 遗传因素　ICP 具有明显的种族聚集性和家族倾向性，复发率高。在智利和波兰的不同种族中进行的流行病学的研究也支持遗传的观点。最近的研究发现，编码胆汁转运蛋白相关的基因（ABCB4 基因、ATP8B1 基因、ABCB11 基因）的变异可能与 ICP 的发生存在一定关联。

3. 环境因素　流行病学研究发现 ICP 发生与季节有关，冬季高于夏季。研究发现硒元素缺乏的地区 ICP 发生率较高。

4. 免疫因素　有学者研究发现 ICP 妇女 T 细胞亚群发生变化，因此提出免疫因素可能也与 ICP 发生有关，该观点还需进一步研究证实。

二、病理

目前发现 ICP 病理改变主要表现在肝脏和胎盘。肝小叶结构完整，肝索排列整齐，肝小叶中央区毛细胆管内轻度胆汁淤积及胆栓形成，淤胆明显处少量肝细胞成点状淤胆性变性或坏死，但无明显灶片状炎性浸润、变形及坏死改变。胎盘绒毛纤维素样坏死、绒毛合体细胞结节增多、细胞滋养层细胞增生肿胀、绒毛间质水肿有空泡形成，表现为绒毛水肿、血管合体膜增厚、绒毛间腔狭窄。

三、对母儿影响

1. 对孕妇的影响　瘙痒影响睡眠。由于脂溶性维生素 K 消化吸收不良，凝血因子Ⅱ、Ⅶ、Ⅸ、Ⅹ减少，产后出血增加。胎儿缺氧导致剖宫产率升高。再次妊娠时复发率达到 70%，且发病时更严重。

2. 对胎儿影响　围生儿病死率可高达 22.5‰。临床上常见的并发症有胎膜早破、胎儿宫内窘迫、自发性早产或孕期羊水胎粪污染。此外，尚有胎儿生长受限，不能预测的胎儿突然死亡，新生儿颅内出血，新生儿神经系统后遗症等。

四、临床表现

1. 妊娠期皮肤瘙痒　妊娠期皮肤瘙痒为 ICP 的首发症状，多发生于妊娠中晚期，典型瘙痒首发于手脚掌，逐渐向四肢发展，波及前胸后背、乳房及腹壁等，严重者可出现耳心及阴道瘙痒。皮肤瘙痒是绝大多数 ICP 患者就诊的直接原因，是早期发现 ICP 最重要的临床线索。妊娠瘙痒于产后数小时至 1~2 天内消失。

2. 黄疸 约 10%~20% 患者出现轻度梗阻性黄疸表现。黄疸常在皮肤瘙痒症状后出现。黄疸的出现与胎儿的预后密切相关，有黄疸者羊水粪染、新生儿窒息及围生儿死亡率均明显增加。

3. 其他 肝内胆汁淤积导致胆盐分泌不足，影响脂肪及脂溶性物质的消化和吸收，可致食欲不振、便溏、脂肪泄等，但无明显的恶心、呕吐、厌油、乏力等消化道症状，也无明显肝病体征。少数孕妇出现体质下降及维生素相关凝血因子缺乏，增加产后出血的风险。

五、诊断

妊娠期皮肤瘙痒症状、胆汁酸和血清转氨酶水平升高是诊断 ICP 的基本要点。但需排除其他导致肝功能异常或皮肤瘙痒的疾病。

1. 临床表现 妊娠中晚期出现以皮肤瘙痒为主的症状，伴或不伴有黄疸。妊娠是皮肤瘙痒的唯一原因。皮肤瘙痒在产后 24~48 小时消退。

2. 实验室检查

（1）血清总胆汁酸（total bile acid，TBA）测定是诊断 ICP 的最主要实验室指标。无诱因的皮肤瘙痒及血清 TBA > 10mol/L 可诊断 ICP。TBA 水平正常不能排除 ICP 诊断。在 ICP 发病早期血清转氨酶水平升高时，仍有近 20% 的病例 TBA 还处于正常水平。因此即使胆汁酸水平正常，如无其他原因导致的肝功能异常，血清 ALT 和 AST 水平轻、中度升高同时伴有皮肤瘙痒应高度怀疑 ICP 的发生。

（2）肝功能测定 大多数 ICP 患者的 AST、ALT 轻至中度升高，为正常水平的 2~10 倍，ALT 较 AST 更敏感；部分患者血清胆红素轻至中度升高，很少超过 85.5μmol/L。肝功能异常在分娩后 4~6 周恢复正常。

（3）超声检查 应常规行 B 超检查排除肝胆系统疾病。

六、鉴别诊断

诊断 ICP 需排除其他能引起瘙痒、黄疸和肝功能异常的疾病。ICP 患者无发热、急性上腹痛等肝炎表现。当患者出现剧烈呕吐、精神症状或高血压时，应考虑妊娠急性脂肪肝和先兆子痫，最重要的是 ICP 患者症状和实验室检查异常在分娩后很快消失，否则应考虑其他原因引起的胆汁淤积症。

七、治疗

ICP 的主要危害是引起急性胎儿缺氧、死胎、死产、早产等不良围生儿结局，因此治疗及管理的目标是延长孕周，加强宫内状况监测，改善围生儿结局。

1. 一般处理 适当休息、左侧卧位为主，以增加胎盘血流量。监测病情变化，包括症状、体征、血清胆汁酸、转氨酶、胆红素及白/球蛋白水平等，凝血功能；1~2 周评价 1 次病情，评价肝脏损害的严重程度监测胎动及胎心率电子监护，加强胎儿监护。

2. 药物治疗

（1）熊去氧胆酸（ursodeoxycholic acid，UDCA） 目前是治疗 ICP 的一线药物，在缓解皮肤瘙痒、降低血清学指标、延长孕周、改善母儿预后方面具有优势。用量 15mg/（kg·d）分 3 次口服，如疗效不佳，可加大剂量为 1.5~2.0g/d。

（2）S-腺苷蛋氨酸（S-adenosylmethionine，SAMe） 为 ICP 二线药物，停药后存在反

跳现象。用量为每日 1g，静脉滴注，或 500mg 每日 2 次口服。

（3）地塞米松　可缓解瘙痒症状，但长期应用增加母儿感染的风险，不能作为治疗 ICP 的常用药物。仅用于妊娠 34 周前，预防早产儿呼吸窘迫的发生。一般用量为每日 12mg，连用 2 日。

（4）对于严重、难治性 ICP 患者可考虑联合应用熊去氧胆酸和 S - 腺苷蛋氨酸。用法是 UDCA 250mg，每天 3 次口服；SAMe 500mg，每天 2 次静脉滴注。

（5）产前使用维生素 K 减少产后出血风险，应用护肝药物降低转氨酶。

3. 产科处理　ICP 孕妇常会发生无任何临床先兆的胎儿死亡，因此，加强产前监测、选择最佳的分娩时机和方式，获得良好的围生结局是对 ICP 孕期管理的最终目的。

（1）从孕 34 周开始每周行无刺激胎心监护（NST）试验，必要时行胎儿生物物理评分，以便及早发现隐性胎儿缺氧。病情严重者，提前入院治疗。但 NST 对 ICP 患者预测胎死宫内的价值有限。

（2）适时终止妊娠　应根据患者具体情况、有无妊娠合并症以及孕周和胎儿情况等综合评估。产前总胆汁酸水平 ≥40mol/L 是预测围生儿结局不良的良好指标。轻度 ICP 在妊娠38 ~ 39 周左右终止妊娠。重度 ICP 在妊娠 34 ~ 36 周终止妊娠。

（3）阴道分娩　轻度 ICP、无其他产科剖宫产指征者、孕周 <40 周可选择阴道分娩。

（4）剖宫产　重度 ICP，既往有 ICP 病史并存在与之相关的死胎、死产、新生儿窒息或死亡史、高度怀疑胎儿宫内窘迫、合并多胎及子痫前期等。

第三节　妊娠期糖尿病

案例讨论

　　临床案例　孕妇，年龄 36 岁，孕 3 产 0，自然流产 2 次。母亲有高血压、糖尿病。孕妇孕前检查血压和血糖均正常。首次产前检查孕周为孕 8 周，血压正常范围，空腹血糖 4.3mmol/L，糖化血红蛋白 5.9%。孕 22 周时行 OGTT 试验结果为：空腹及餐后 1 小时、2 小时三项血糖值应分别为 5.5mmol/L、11.3mmol/L、8.7mmol/L。

　　问题　1. 根据上述资料，该患者的初步诊断及诊断依据是什么？

　　　　　　2. 针对该患者目前情况，应进行哪些检查？

　　　　　　3. 如何进行患者孕期的监护和治疗？

　　妊娠合并糖尿病包括两种情况，妊娠前已有糖尿病（diabetes mellitus，DM），另一种为妊娠后才发生或首次出现的糖尿病，称为妊娠期糖尿病（gestational diabetes mellitus，GDM）。GDM 发生率由于受到地区、种族以及筛查方式等影响，差异较大。各国报道发生率差异较大，在 1% ~14% 左右。我国 GDM 的发生率在 1% ~5%。近年来由于筛查手段的普及，发生率有增高的趋势。GDM 患者糖代谢多数于产后能恢复正常，但将来患糖尿病的机会增加。

一、妊娠期糖代谢的特点及发病机制

　　妊娠期由胎盘产生的激素包括生长激素、促肾上腺皮质激素、胎盘生乳素、胎盘胰岛素酶和孕酮等的影响，使得孕妇出现了胰岛素抵抗，孕妇对胰岛素的敏感性随孕周增加而降低，而胰岛素的需求相应增加。但对于胰岛素分泌受限的孕妇，妊娠期不能维持这种生理代偿变化而引起血糖升高，使原有的糖尿病加重或出现 GDM。这种代谢变化的根本目的是为了确保胎儿有充足的营养供应，通过胎盘从母体获取葡萄糖是胎儿的主要来源。孕妇血浆葡萄糖水平随妊娠进展而降低，系因：①胎儿从母体摄取葡萄糖增加；②孕期肾血流量及肾小球滤过率均增加，但肾小管对糖的再吸收不能相应增加，导致部分孕妇排糖量增加；③雌激素和孕激素增加母体对葡萄糖的利用。所以孕妇空腹血糖低于非孕妇，这也是孕妇长时间空腹易发生低血糖及酮症酸中毒的病理基础。

二、妊娠对糖尿病的影响

1. 妊娠导致糖尿病发病率增加，由于孕妇体内拮抗胰岛素样物质增加，为维持正常糖代谢水平，胰岛素需求量必须相应增加。如果胰岛素功能有缺陷、胰岛素分泌潜力不足，则难以维持正常糖代谢，导致 GDM 发生。

2. 妊娠使原有糖尿病加重，妊娠早期出现的早孕反应，妊娠中晚期胰岛素抵抗增强，分娩时期的应激状态，使得糖代谢变化更加复杂，应用胰岛素治疗的糖尿病孕妇若未及时调整胰岛素用量，可能会出现血糖过低或过高，严重者甚至导致低血糖昏迷及酮症酸中毒。

3. 妊娠使糖尿病肾损害加重，妊娠期肾血流量及肾小球率过滤均增加，肾小球毛细血管壁滤过压和通透性增加、负荷加重，最终导致肾功能下降。

4. 妊娠使糖尿病视网膜病变进展风险增加，视网膜病变的进展与血糖控制情况以及是否并发高血压密切相关，而伴有增殖性视网膜病变的孕妇分娩期则可能出现急性视网膜出血。

三、糖尿病对妊娠的影响

1. 对孕妇的影响

（1）子痫前期 妊娠期糖尿病的孕妇发展为子痫前期的危险性比没有糖尿病的孕妇高 2~4 倍。GDM 并发子痫前期可能与胰岛素抵抗有关。糖尿病可导致孕妇微血管病变，使小血管内皮细胞增厚及宫腔狭窄，引起供血不足。糖尿病并发肾脏病变时，妊娠期高血压疾病的发生率高达 50% 以上。

（2）羊水过多 妊娠期糖尿病孕妇发生羊水过多较非糖尿病孕妇多 10 倍，可能与胎儿高血糖、高渗透性利尿导致排尿增加有关。

（3）感染 感染是各种类型糖尿病的主要并发症，所有类型的感染疾病在妊娠期均易发生。常见的感染有念珠菌性外阴阴道炎、泌尿系统的感染、无症状性菌尿症、呼吸系统的感染、产后盆腔感染及乳腺炎。

（4）巨大儿的发生明显增加，从而导致了难产、剖宫产以及产道损伤的几率升高。同时由于产程的延长导致产后出血的几率升高。

（5）再次妊娠时复发率较高，远期患 2 型糖尿病几率增加 17%~63%。

同时发生心血管疾病、糖尿病肾病的几率增加。

（6）易发生糖尿病酮症酸中毒 由于妊娠导致机体代谢发生改变，妊娠后胰岛素相对或绝对不足，脂肪分解加速，血清酮体急剧升高成为酮血症，进一步引发代谢性酸中毒时成为酮症酸重度。在孕早期血糖下降，应用胰岛素没有及时调整剂量时，也可以导致饥饿性酮症。妊娠期空腹血中游离脂肪酸水平升高是发生酮症酸中毒的病理学基础。糖尿病酮症酸中毒对母儿危害大，不仅是孕产妇死亡的主要原因，还可导致胎儿畸形的发生率升高，酮症酸中毒可使胎儿的丢失率达到 20%。

（7）易引起孕妇肾脏和视网膜病变 这与糖尿病导致血管病变有关。

2. 对胎儿的影响

（1）流产 妊娠早期如血糖没有得到良好的控制，流产发生率达到 15%~30%。糖尿病孕妇应在血糖控制正常后再考虑妊娠。

（2）巨大胎儿 发生率高达 25%~42%。尤其当空腹血糖水平超过 130mg/dl 时，巨大儿的发生率增加。其原因与孕妇血糖高，血糖通过胎盘转运，而胰岛素不能通过胎盘，使胎儿长期处于高血糖状态，刺激胎儿胰岛 β 细胞增生，产生大量胰岛素，活化氨基酸转移系统，促进蛋白、脂肪合成和抑制脂解作用所致。

（3）胎儿畸形 发生率为 6%~8% 左右，孕早期高血糖环境是发生胎儿畸形的高危因素。酮症酸中毒、低血糖、缺氧及糖尿病治疗药物等也与胎儿畸形有关。胎儿畸形是造成糖尿病患者围生儿死亡的主要原因。

（4）死胎 糖尿病孕妇具有较高的胎儿宫内死亡的风险。孕妇高血糖可降低胎盘对胎儿血氧供应，严重引起胎儿宫内死亡。

（5）胎儿生长受限 发生率约为 21%，主要与糖尿病引起血管病变，导致胎盘功能不良有关，部分生长受限也与先天畸形有关。

（6）早产 发生率为 10% 左右。早产原因有羊水过多、妊娠期高血压疾病、感染、胎膜早破、胎儿宫内不良状况以及其他严重并发症等有关。

3. 对新生儿的影响

（1）新生儿呼吸窘迫综合征发生率高 呼吸窘迫是新生儿常见的并发症，发生率高达 34%。主要原因一是早产的发生率高；另一方面是由于母体高血糖，刺激胎儿形成高胰岛素血症，干扰糖皮质激素促进肺泡 II 型细胞表面活性物质合成及释放，使胎儿肺表面活性物质产生及分泌减少，致使胎儿肺成熟延迟。

（2）代谢系统并发症 新生儿低血糖和低血钙是常见的并发症。新生儿脱离母体后高胰岛素血症仍存在，若不及时补充糖，容易发生新生儿低血糖。新生儿出生后 24~72 小时血钙水平最低。

（3）血液系统并发症 包括红细胞增多症、高黏血症、高胆红素血症等发生率升高。

（4）心肌病 肥厚性心肌病的发生风险增加，主要是由于胎儿的高胰岛素血症，增加了心肌细胞的脂肪和糖原的合成和沉积。

（5）新生儿成年后发生肥胖、糖耐量异常和代谢综合征的风险增加。

（6）其他 易发生低铁和低镁血症。

四、诊断

（一）妊娠期糖尿病的诊断

高危因素：孕妇具有以下任何一条高危因素的都有发展为妊娠期糖尿病的可能：家族性糖尿病病史、既往有妊娠期糖尿病、孕期体重 >90kg、孕期体重增加过多、既往分娩有体重大于 4000g 的婴儿，不明原因流产、死胎或畸形儿分娩史、首次产前检查出现尿糖、孕妇有多囊卵巢综合征、高血压以及目前使用糖皮质激素。本次妊娠胎儿偏大、羊水过多者。

（1）糖筛查试验 有条件的医疗机构应在妊娠 24~28 周以及 28 周后首次就诊时行口服葡萄糖耐量试验（oral glucose tolerance test，OGTT）。目前我国采用 75g OGTT 方法。

75g OGTT 方法：OGTT 前禁食至少 8 小时，试验前连续 3 天正常饮食，即每日进食碳水化合物不少于 150g，检查期间静坐、禁烟。检查时，5 分钟内口服含 75g 葡萄糖的液体 300ml，分别抽取孕妇服糖前及服糖后 1、2 小时的静脉血（从开始饮用葡萄糖水计算时间）测定血糖水平。

75g OGTT 的诊断标准：服糖前及服糖后 1、2 小时血糖值应分别低于 5.1、10.0、8.5mmol/L（92、180、153mg/dl）。任何一项血糖值达到或超过上述标准即诊断为 GDM。

（2）孕妇具有 GDM 高危因素或者医疗资源缺乏地区，建议妊娠 24~28 周首先检查空腹血糖（fasting plasma glucose，FPG）。FPG ≥5.1mmol/L，可以直接诊断 GDM，不必行 OGTT；

FPG <4.4mmol/L（80mg/dl），发生 GDM 可能性极小，可以暂时不行 OGTT。FPG≥4.4mmol/L 且 <5.1mmol/L 时，应尽早行 OGTT。

（3）孕妇具有 GDM 高危因素，首次 OGTT 结果正常，必要时可在妊娠晚期重复 OGTT。

（4）妊娠早、中期随孕周增加 FPG 水平逐渐下降，尤以妊娠早期下降明显，因而，妊娠早期 FPG 水平不能作为 GDM 的诊断依据。

（二）糖尿病合并妊娠的诊断

符合以下 2 项中任意一项者，可确诊。

1. 妊娠前已确诊为糖尿病的患者。

2. 妊娠前未进行过血糖检查的孕妇，尤其存在糖尿病高危因素者，首次产前检查时需明确是否存在糖尿病，妊娠期血糖升高达到以下任何一项标准应诊断。

（1）FPG≥7.0mmol/L（126mg/dl）。

（2）75g OGTT，服糖后 2 小时血糖≥11.1mmol/L（200mg/dl）。

（3）有典型的高血糖症状或高血糖危象，同时随机血糖≥11.1mmol/L（200mg/dl）。

（4）糖化血红蛋白（glycohemoglobin，HbA1c）≥6.5%。

五、妊娠合并糖尿病的分期

依据患者发生糖尿病的年龄、病程以及是否存在血管并发症等进行分期（White 分类法），有助于判断疾病的严重程度及预后。

A 级：妊娠期出现或发现的糖尿病。

B 级：显性糖尿病，20 岁以后发病，病程 <10 年。

C 级：发病年龄在 10～19 岁，或病程达 10～19 年。

D 级：10 岁以前发病，或病程≥20 年，或合并单纯性视网膜病。

F 级：糖尿病肾病。

R 级：眼底有增生性视网膜病变或玻璃体出血。

H 级：冠状动脉粥样硬化性心脏病。

T 级：有肾移植史。

六、处理

为了减少妊娠早期胎儿的丢失和胎儿畸形的发生率，糖尿病、糖耐量受损或空腹血糖受损的妇女，妊娠前应进行妊娠前教育及孕前评估。

（一）糖尿病患者可否妊娠的指标

（1）糖尿病妇女于妊娠前即应确定糖尿病的严重程度，如糖尿病视网膜病变、糖尿病肾病、神经病变和心血管病变，妊娠可加重这些病变，需在妊娠前或妊娠早期重新评估。

（2）糖尿病视网膜病变者评价是否存在加重病情的危险因素，妊娠前及妊娠期血糖控制良好者，可避免病情的进一步发展。肾功能不全能对胎儿发育产生不良影响，妊娠可能对严重的肾功能不全造成永久性损害，不建议妊娠。糖尿病肾病者，如肾功能正常，妊娠期积极控制血糖良好者，对肾功能影响较小，密切监护下可继续妊娠。

（3）在妊娠前应检查心血管疾病。计划妊娠的糖尿病妇女心功能应达到耐受运动试验的水平。

（二）糖尿病孕妇的管理

1. 妊娠期血糖控制标准　妊娠期糖尿病患者血糖应控制在餐前≤5.3mmol/L（95mg/dl），餐后 2 小时血糖值 6.7mmol/L（120mg/dl），夜间血糖不低于 3.3mmol/L（60mg/dl）。妊娠期

HbA1c 宜 <5.5%。

糖尿病合并妊娠患者妊娠期血糖控制应达到下述目标：妊娠期餐前、夜间血糖及 FPG 宜控制在 3.3～5.6mmol/L（100～129mg/dl），HbA1c<6.1%。无论何种类型糖尿病，经过饮食和运动管理，妊娠期血糖达不到上述标准时，应及时加用胰岛素或口服降糖药物进一步控制血糖。

2. 医学营养疗法 妊娠期饮食控制对于血糖水平的控制非常关键。医学营养治疗的目的是使糖尿病孕妇的血糖控制在正常范围，保证孕妇和胎儿的合理营养摄入，减少母儿并发症的发生。GDM 确诊后，给予患者医学营养治疗和运动指导，并进行如何监测血糖的教育等，大多数患者均能控制血糖在理想的范围内。能量供应妊娠早期应保证不低于 1500kcal/d（1kcal＝4.184kJ），妊娠晚期不低于 1800kcal/d。碳水化合物摄入不足可能导致酮症的发生，对孕妇和胎儿都会产生不利影响。少量多餐、定时定量进餐对血糖控制非常重要。早、中、晚三餐的能量应控制在每日摄入总能量的 10%～15%、30%、30%，每次加餐的能量可以占5%～10%，有助于防止餐前过度饥饿。其中碳水化合物占 50%～60%、蛋白质 15%～20%、脂肪 25%～30%。妊娠期维生素和矿物质的需求相应增加，建议妊娠期有计划地增加富含维生素和矿物质的食物。

3. 药物治疗 糖尿病合并妊娠的妇女在妊娠前应停用妊娠期禁用药。因磺脲类及双胍类降糖药均能通过胎盘，因此孕妇不建议口服降糖类药物治疗。首先推荐应用胰岛素治疗来控制血糖。

（1）胰岛素应用时机 糖尿病孕妇经饮食治疗 3～5 天后，测定 24 小的末梢血糖（血糖轮廓试验），包括夜间血糖、三餐前 30 分钟及三餐后 2 小时血糖及尿酮体。如果空腹或餐前血糖≥5.3mmol/L（95mg/dl），或餐后 2 小时血糖≥6.7mmol/L（120mg/dl），或调整饮食后出现饥饿性酮症，增加热量摄入后血糖又超过妊娠期标准者，应及时加用胰岛素治疗。

（2）胰岛素治疗方案 目前临床上常用基础胰岛素联和餐前超短效或短效胰岛素。应根据血糖监测结果，选择个体化的胰岛素治疗方案。

（3）妊娠期胰岛素应用的注意事项 ①胰岛素初始使用应从小剂量开始，0.3～0.8U/（kg·d）。每次调整剂量后观察 2～3 天判断疗效，每次以增减 2～4U 或不超过胰岛素每天用量的 20% 为宜，直至达到血糖控制目标。②夜间胰岛素作用不足、黎明现象和 Somogyi 现象（午夜后发生低血糖现象）均可导致清晨或空腹高血糖的发生。前 2 种情况必须在睡前增加中效胰岛素用量，而出现 Somogyi 现象时应减少睡前中效胰岛素的用量，以防低血糖的发生。③随孕周增加，体内抗胰岛素物质增多，胰岛素用量应不断增加，在妊娠 32～36 周胰岛素需要量达高峰，妊娠 36 周后稍下降，应根据个体血糖监测结果，不断调整胰岛素用量。产褥期随着胎盘的排出，体内抗胰岛素物质减少，胰岛素用量下降，胰岛素用量应减少至分娩前的1/3～1/2，大多数在产后 1～2 周恢复正常。

4. 妊娠期糖尿病酮症酸中毒的处理

治疗原则：在监测血气、血糖、电解质的同时给予胰岛素降低血糖，纠正代谢和电解质紊乱，改善循环，去除诱因。①血糖过高者（>16.6mmol/L）先予胰岛素 0.2～0.4U/kg 一次性静脉注射。②胰岛素持续静脉滴注：0.9% 氯化钠注射液＋胰岛素，按胰岛素 0.1U/（kg·h）或4～6U/h 的速度输入。③监测血糖：从使用胰岛素开始每小时监测 1 次血糖，根据血糖下降情况进行调整。④当血糖降至 13.9mmol/L，将 0.9% 氯化钠注射液改为 5% 葡萄糖液或葡萄糖盐水，每 2～4g 葡萄糖加入 1U 胰岛素，直至血糖降至 11.1mmol/L 以下、尿酮体阴性，并可平稳过渡到餐前皮下注射治疗时停止补液。

（三）孕期监护

（1）孕期孕妇的监测 血糖控制是糖尿病管理的基石。孕期应密切监测血糖变化，及时调整胰岛素用量。营养指导、锻炼运动。每月测定糖化血红蛋白含量，同时进行眼底检查，注意血压、水肿、尿蛋白情况，监测有无子痫前期的发生。定期行尿常规检查，监测感染的情况。必要时行甲状腺功能的检测，了解孕妇的甲状腺功能。

（2）胎儿监测　妊娠中期进行产前筛查。应用超声检查胎儿神经系统和心脏发育，有条件的医疗机构应行胎儿超声心动图检查。妊娠晚期应每4周（28周、32周、36周）进行超声检查，监测胎儿发育，判定胎儿的生长速度，是否有巨大儿或生长受限的发生。

（四）终止妊娠

1. 终止妊娠时间　无需胰岛素治疗而血糖控制在正常范围的孕妇，严密监测到预产期开始引产。需要胰岛素治疗的孕妇，如血糖控制良好，严密监测下到妊娠39周后终止妊娠；血糖控制不满意者入院治疗，评估后决定终止妊娠时机。糖尿病伴发微血管病变、有母儿合并症情况的适时终止妊娠。

2. 分娩方式　妊娠合并糖尿病本身不是剖宫产指证。评估后决定阴道分娩者，在产程中监测孕妇的血糖情况，控制孕妇的高血糖水平从而降低新生儿低血糖的发生率。严密观察产程，避免孕妇过度消耗、产程乏力，减少产后出血以及酮症酸中毒的发生。如考虑巨大胎儿、胎盘功能不良、胎位异常、母体伴发微血管病变及其他产科指证者，可选择剖宫产分娩。妊娠期血糖控制不好、胎儿偏大或既往有死胎、死产史者可放宽剖宫产指证。

3. 分娩期处理

（1）一般处理　注意休息、镇静、适当饮食、严密观察血糖、尿糖及酮体变化、调整胰岛素用量，加强胎儿监护。

（2）阴道分娩　产程中应控制血糖水平，调整饮食，满足基础代谢需要和保持电解质代谢平衡。产程中应停用皮下胰岛素改用胰岛素静脉滴注。妊娠期应用胰岛素控制血糖者计划分娩时，引产前1天睡前正常使用中效胰岛素，引产当日停用早餐前胰岛素，并给予0.9%氯化钠注射液加胰岛素静脉内滴注，根据血糖值调整液体速度。如血糖水平 >5.6mmol/L 则采用5% 葡萄糖液加短效胰岛素，按 1~4U/h 的速度静脉滴注。每小时监测 1 次血糖。阴道分娩时应加强监护，尽量缩短产程，如产程过长容易增加感染、酮症酸中毒、胎儿缺氧的危险。

（3）剖宫产　除了常规监测血糖、尿酮体外还需检查电解质、血气分析和肝肾功能。手术前停用皮下胰岛素，改用胰岛素静脉应用。一般按 3~4g 葡糖糖加 1U 胰岛素比例配置葡糖糖液体，每 2~3 小时监测血糖。术后继续监测血糖。

4. 产后处理　胎盘排出后，抗胰岛素物质迅速减少，大部分 GDM 患者分娩后血糖水平恢复到孕前状态，不再需要使用胰岛素治疗。但有一部分 GDM 患者可能有未确认的 2 型糖尿病，因此建议产后24~72 小时内继续监测血糖水平。对仍需应用胰岛素的产妇，恢复正常饮食后，监测血糖，调整胰岛素的用量。胰岛素用量应减少至分娩前的1/2。对 GDM 患者于产后6~12 周进行随访。鼓励母乳喂养。

5. 新生儿处理　GDM 患者分娩的新生儿均应视为高危新生儿，提供常规的新生儿护理，并根据胎龄、新生儿体重、母体孕期血糖的控制水平、感染与否综合评判加强新生儿的监护。尽早进行母乳喂养。出生后进行血糖、胰岛素、胆红素、血红蛋白及电解质的监测。重点预防新生儿低血糖，必要时服用葡萄糖。

第四节　妊娠剧吐

通常认为孕期前3个月的轻度恶心呕吐症状是正常妊娠的生理反应。然而，部分孕妇出现严重的恶心呕吐，不能进食，导致体液失衡、电解质及代谢障碍甚至威胁生命的情况称为妊娠剧吐（hyperemesis gravidarum），发生率为 0.3%~3%。

一、高危因素与病因

1. 高危因素 未孕女性曾经有过雌激素治疗、偏头痛或运动后恶心呕吐的经历，则出现妊娠剧吐的可能性增加。其他高危因素包括多胎妊娠、葡萄胎、孕前未服用复合维生素等。

2. 病因 病因至今不清，目前有以下几种理论。

（1）心理因素 目前有两种学说，一种认为剧吐反映了孕妇转化或躯体化障碍，另一种认为剧吐是对应激的反应。此外，对妊娠的矛盾心理也被提出是一种可能的致病因素。虽然没有研究证实发生妊娠剧吐孕妇的心理状态不同于其他孕妇，但是对持续恶心呕吐的心理反应有可能会导致条件反射从而使其症状加重。

（2）激素变化 没有任何一种激素的变化能够准确预测妊娠剧吐的发生，有研究发现性激素尤其是雌激素可能与发病有关。血HCG值上升与下降的时间与早孕反应出现与消失的时间一致，此外多胎妊娠、葡萄胎孕妇血HCG值明显升高，剧吐发生率也增加，提示HCG可能是病因之一。然而，高水平的HCG并不一定会引起恶心和呕吐，可能与HCG亚型或受体的突变有关。

（3）胃肠动力异常 孕期雌激素水平升高导致平滑肌松弛、贲门括约肌功能下降，食管、胃和小肠运动受损，导致胃食管反流的发生，出现恶心、呕吐和烧心感。但仍缺乏明确的证据证明其与妊娠剧吐的关系。

（4）幽门螺旋杆菌感染及其他 幽门螺旋杆菌感染在某些孕妇的发病机制中发挥作用，但很少发展为严重的恶心呕吐。其他可能的病因还包括：营养元素缺乏、遗传因素、免疫失调等。

二、临床表现

早孕反应多于妊娠第5、6周出现，第9周达到高峰，孕16～20周时症状缓解。呕吐呈持续状态，并伴有体重较妊娠前减轻≥5%及除外其他原因的尿酮。严重时引起失水及电解质紊乱，导致代谢性酸中毒，表现为面色苍白，皮肤干燥，脉搏细数，尿量减少甚至血压下降。一些孕妇会出现短暂的肝功能异常。

三、诊断及鉴别诊断

妊娠剧吐是临床诊断，没有统一的标准，诊断至少应包括每日呕吐≥3次，体重较妊娠前减轻≥5%，尿酮体阳性。此外需要与多胎妊娠、葡萄胎及其他可能导致呕吐的疾病相鉴别，如子痫、HELLP综合征、急性脂肪肝、肝炎、胃肠炎等。

妊娠剧吐的患者还需进行以下实验室检查协助了解病情。

1. 血液检查 测定血红细胞、血红蛋白、血细胞比容、凝血、血电解质、肝肾功及甲状腺功能。行动脉血气分析，了解酸碱失衡情况。

2. 尿液检查 测尿量、尿比重、尿酮体、尿蛋白。

3. 必要时行眼底检查及神经系统检查。

四、治疗

妊娠剧吐的治疗原则为：减少因饮食、环境及用药改变引发的症状；纠正并发症，如失水、低钾及代谢性酸碱失衡等；减小因呕吐和治疗对胎儿产生的影响。

1. 一般治疗 包括少量缓慢进食避免饱腹，避免触发因素如过热、过湿、气味、噪音、视觉或躯体运动，针灸治疗，心理治疗等。症状无明显缓解时可以考虑使用维生素B_6或维生素B_6-多拉西敏复合制剂治疗。

2. 治疗 当孕妇出现脱水、电解质紊乱及酸解失衡时需入院治疗。禁食，根据化验结果，纠正并发症，3~5 小时内静脉输注 2000ml 乳酸林格液，并补充适量的电解质及维生素（如氯化钾、维生素 C、维生素 B_1 和 B_6），尿量维持在 1000ml 以上。若患者不能进食，可选择鼻饲管或中心静脉全胃肠外营养。恢复进食时，可试食少量流食，以碳水化合物为主，同时调整补液量。

妊娠剧吐患者经积极治疗 3~4 周，仍有下列情况危及孕妇生命时，需考虑终止妊娠：①症状未见好转，尿蛋白强阳性；②伴有发热，体温 38℃ 以上，脉率增快，大于 120 次/分；③出现黄疸、肝肾功能受损；④长期低血钾、酸中毒不能纠正；⑤并发妊娠期 Wernicke 脑病。

本章小结

妊娠期高血压疾病包括妊娠期高血压、子痫前期、子痫、慢性高血压并发子痫前期和慢性高血压合并妊娠。临床上主要表现为高血压、蛋白尿以及水肿，严重者发生子痫以及多器官损害。妊娠期高血压疾病治疗基本原则是：休息、镇静、解痉，有指征地降压、利尿，密切监测母胎情况，适时终止妊娠。发生子痫应控制抽搐，待病情稳定后终止妊娠。妊娠期肝内胆汁淤积症（ICP）以皮肤瘙痒和血清中胆汁酸水平升高为特点，主要导致围生儿发病率和死亡率增高。妊娠期应加强监护，药物治疗以降胆酸药物为主，尽量延长孕周，综合评估后适时终止妊娠。妊娠合并糖尿病包括孕前糖尿病和妊娠期糖尿病。多数妊娠期糖尿病患者产后血糖能恢复到正常，但有部分发展为 2 型糖尿病。妊娠期糖尿病增加了母儿不良并发症以及成年后代谢疾病发生的风险，对母儿均有较大的危险。做好妊娠期糖尿病的筛查诊断、孕期母胎的监护与治疗、产时的处理、产后的随访、新生儿的监护从而减少母儿并发症的发生是妊娠期糖尿病管理的重点。

思考题

1. 简述妊娠高血压疾病的分类及临床表现？
2. 子痫前期终止妊娠的指征？
3. 子痫前期孕产妇应用硫酸镁时的观察指标是什么？
4. ICP 对孕妇及胎儿的影响是什么？
5. ICP 患者治疗目标是什么？
6. 妊娠合并糖尿病的 White 分类？
7. 论述妊娠期糖尿病对孕妇和胎儿的影响？
8. 妊娠期糖尿病的孕期监护和分娩期处理原则？
9. 妊娠期糖尿病酮症酸中毒的临床处理？
10. 妊娠剧吐的诊断和鉴别诊断？
11. 妊娠剧吐临床检测有哪些？

（时青云）

第八章　妊娠合并内外科疾病

1. 掌握　妊娠合并心脏病的诊断、心功能分级及早期心衰的诊断；妊娠合并病毒性肝炎的分类、临床表现及处理原则；妊娠合并贫血的诊断标准；妊娠合并特发性血小板减少性紫癜的诊断及处理；妊娠合并急性阑尾炎的特点、诊断和治疗原则；妊娠合并急性胰腺炎的特点、诊断和治疗原则。

2. 熟悉　妊娠合并心脏病的常见并发症及防治措施；妊娠合并病毒性肝炎的诊断及鉴别诊断；妊娠合并贫血的类型、发病机制与治疗；妊娠合并特发性血小板减少性紫癜的鉴别诊断。

3. 了解　妊娠合并心脏病的种类及母儿危害；妊娠合并病毒性肝炎的母儿危害；妊娠合并贫血的流行病学情况及贫血诊断标准更新的意义；妊娠合并特发性血小板减少性紫癜的病因及发病机制。

第一节　心脏病

案例讨论

临床案例　某孕妇，33 岁，停经 34 周，呼吸困难、紫绀 2 周。平素月经规律，妊娠早期无特殊，妊娠过程顺利，偶尔略感疲乏，定期产检无异常。2 周前，出现四肢末端发绀，呼吸困难，夜间不能平卧休息，活动后明显加重。1 天前，外院行心脏超声提示：先天性心脏病（室间隔缺损，双向分流），肺动脉明显增宽，心功能指标为临界值。追溯病史，该孕妇出生时即发现患有"先天性心脏病"，未予治疗。顺产 1 次，生育一子 10 岁，当时孕期无异常，生育后人工流产 2 次。

　　问题　1. 根据上述资料，该患者的初步诊断及诊断依据是什么？
　　　　　　　2. 针对该患者目前情况，应进行哪些检查及处理？

　　妊娠、分娩及产褥期均可能使心脏病患者的心脏负担加重而诱发心力衰竭，是孕产妇死亡的重要原因之一。妊娠合并心脏疾病在我国孕产妇死因顺位中高居第二位，为非直接产科死因的第一位。我国妊娠合并心脏病的发病率为 0.5% ~ 0.9%，在经济较发达地区，诊疗水平较高，人们的自我保健意识较强，能够主动进行孕期保健，住院分娩率高，使妊娠合并心脏病患者能被及时准确诊断，误诊和漏诊少；而经济落后地区，医疗保健机构设备不完善，医务人员业务能力及识别水平不足，不能早期筛查和诊断轻症病例，造成漏诊、漏治或误诊、误治，发展至较严重的状态而得不到及时的救治，危重患者比例增高，往往失去抢救机会导致孕产妇死亡及围生儿死亡。

一、妊娠分娩对循环系统的影响

1. 妊娠期　妊娠期血容量增加，心脏负担加重，始于妊娠第 6 周，妊娠 32 ~ 34 周达高峰，较妊娠前增加 30% ~ 45%，产后 2 ~ 6 周逐渐恢复正常。妊娠早期主要引起心排出量的增加，妊娠中晚期需增加心率以适应血容量的增多。妊娠晚期子宫增大、膈肌上升使心脏向左向上移位，由于心排出量增加和心率加快，心脏负荷增大，导致心肌轻度肥大，心尖部第一心音和肺动脉瓣第二心音增强，并可有轻度收缩期杂音。这种妊娠期心脏改变有时与器质性的心脏病不易区别，增加了妊娠期心脏病诊断的难度。

2. 分娩期　为心脏负担最重的时期。第一产程，因子宫收缩，每次宫缩时约有 250 ~ 500ml 的血液被挤入体循环，因此全身血容量增加，同时有血压升高、脉压增大以及中心静脉压升高。第二产程，除宫缩外，产妇屏气可使周围循环阻力和肺循环阻力均增加，腹压增加，内脏血液回流心脏增多。第三产程，胎儿胎盘娩出，胎盘循环停止，子宫血窦内约有 500ml 血突然进入体循环。另外，腹腔内压骤减，大量血液向内脏灌注，造成血流动力学急剧变化，极易发生心力衰竭。

3. 产褥期　产后 3 日内仍是心脏负担较重的时期。除子宫收缩使一部分血液进入体循环以外，孕期组织间潴留的液体也开始回到体循环。妊娠期出现的一系列心血管系统变化在产褥期尚不能立即恢复到孕前状态。心脏病产妇此时仍应警惕心力衰竭的发生。

妊娠 32 ~ 34 周后、分娩期（第一产程末、第二产程）、产后 3 日内心脏负担最重，是心脏病孕妇的危险时期，极易发生心力衰竭。

二、妊娠合并心脏病种类及表现

近 20 年来由于有效抗生素的使用，使风湿热得到很好控制，妊娠合并心脏病的种类由风湿性心脏病居首位转为先天性心脏病占首位，约占 35% ~ 50%，风湿性心脏病其次，同时由于年轻高血压患者增多，以及诊疗技术的发展和对疾病认识的提高，高血压性心脏病、心肌炎、围生期心肌病、心律失常等合并妊娠比例也相应有所上升。

（一）妊娠合并先天性心脏病

1. 左向右分流型先天性心脏病

（1）房间隔缺损　是最常见的先天性心脏病。一般缺损面积 <1cm^2 者多无症状，仅在体检时被发现，可很好地耐受妊娠；缺损较大者症状明显，表现为劳累后心悸、气喘、乏力、咳嗽与咯血，如出现肺动脉高压则表现为发绀。缺损面积 >2cm^2 者，建议妊娠前手术矫治后再妊娠，如伴有二尖瓣病变，则妊娠风险增加。出现艾森曼格综合征时，孕产妇病死率达 44%。

（2）室间隔缺损　可单独存在，或与其他心脏畸形合并存在。一般无发绀，分流量取决于缺损大小、右心室的顺应性和肺循环阻力。缺损面积 <1.25cm^2，既往无心衰史及其他并发症者，能承受轻 ~ 中度左向右分流，较少发生肺动脉高压和心衰，一般能顺利度过妊娠及分娩期。缺损面积 >1.25cm^2，未经手术矫治者，劳累后心悸、气喘、乏力，易发生肺部感染、心衰和肺动脉高压，且细菌性心内膜炎发生率较高，预后较差，常由于心力衰竭等并发症引起死亡。

（3）动脉导管未闭　动脉导管未闭引起的血流动力学改变主要取决于导管的粗细及肺循环的阻力，未闭动脉导管口径较小，肺动脉压正常者，可无症状，能耐受妊娠。较大分流而未修补者可出现劳累后心悸、气喘、胸闷、咳嗽及咯血，易发展为肺动脉高压、心力衰竭。如体循环血压下降，可发生肺动脉到主动脉的血流逆流，导致发绀。

2. 右向左分流型先心病

（1）法洛四联症 指大的室间隔缺损、肺动脉口狭窄、右心室肥大和主动脉骑跨。由于右心室排出和血液大部分经由心室缺损进入骑跨的主动脉，造成血氧饱和度降低，组织器官缺氧，发生酸中毒及发绀等。分流的量与体循环血管阻力成反比，主要症状为发绀、呼吸困难，部分患者有头晕、阵发性昏厥、脑血管意外、感染性心内膜炎及肺部感染。多数患者在早年做过手术矫正，未行手术的患者寿命较短，生育受到损害，很少发生妊娠。手术治疗后的患者仍存在心律失常，但不是影响预后的主要因素。胎儿多受影响发生宫内生长受限。未经手术者不宜妊娠，手术矫治后妊娠仍有危险，应密切观察。

（2）艾森曼格综合征 广义的艾森曼格综合征是指任何类型心脏病当继发肺动脉高压，导致右向左分流时，即为艾森曼格综合征。最常见的为较大的房间隔和室间隔缺损，以及持续存在的动脉导管未闭。肺动脉高压是指平均肺动脉压力超过 3.33kPa（25mmHg）时，血容量增加和系统血管阻力下降，导致右心室衰竭、心排出量下降和孕产妇突然死亡。孕产妇病死率高达41%~60%，不宜妊娠；如已妊娠，应尽早终止妊娠。

3. 无分流型先心病 包括单纯肺动脉口狭窄、主动脉缩窄及马方综合征。前两者主要的血流动力学改变为心室流出道狭窄，心脏后负荷加大，严重者可发生右心衰竭。马方综合征是结缔组织遗传性缺陷导致主动脉中层囊性退变，孕产妇病死率为4%~50%，死因多为血管破裂，不宜妊娠。

（二）妊娠合并风湿性心脏病

风湿性心脏病是人体感染风湿热后在心脏瓣膜所遗留的病变，在发达国家和我国经济发达地区已很少见，而在发展中国家，以及我国相对贫困落后的地区，仍是青少年罹患心脏病的主要原因。风湿性心脏病最常累及二尖瓣，而以二尖瓣狭窄最为多见，占风湿性心脏病2/3左右。正常二尖瓣面积为4~6cm^2，轻度狭窄是 <2cm^2，中度狭窄 <1.5cm^2，重度狭窄 <1.0cm^2。患者存在血流从左房流入左室时受阻，因此可发生肺淤血和肺水肿。无明显血流动力学改变的轻度二尖瓣狭窄者可以耐受妊娠。中度狭窄即有肺水肿、心衰、心律失常和胎儿生长受限的风险。二尖瓣狭窄越严重，血流动力学改变越明显，妊娠的危险性越大，肺水肿和心力衰竭的发生率越高，母儿的死亡率越高。伴有肺动脉高压者，应在妊娠前纠正二尖瓣狭窄，已妊娠者应尽早终止妊娠。而二尖瓣关闭不全的患者孕期后负荷降低而心室功能改善，孕妇可耐受二尖瓣反流，心衰罕见，多能耐受妊娠。

风湿性心脏瓣膜病除主要侵犯二尖瓣以外，还常累及主动脉及三尖瓣形成联合瓣膜病变。主动脉瓣轻中度狭窄，妊娠多能耐受；重度狭窄者（<0.8cm^2）往往由于瓣叶增厚变形钙化同时合并关闭不全，致收缩期排血受阻，舒张期血液反流，左心室容量负荷增加，心脏代偿性扩大和心肌肥厚，当前负荷降低时有生命危险，当体循环及冠状动脉供血不足时，可发生室颤和猝死。

（三）妊娠合并心律失常

妊娠时心率增加，心电图也会发生相应的变化，一些妇女会发生早搏等心律失常，大多数为短暂变化，不需要特殊治疗，如较常见的房性期前收缩，阵发性室上性心动过速，室性期前收缩等。没有器质性病变的心律失常，往往是由于情绪紧张，精神压力大，疲劳、感染、喝茶、咖啡等引起，如有器质性心脏病，后果会比较严重，需要及时药物治疗。严重的心律失常易致心衰甚至猝死，不宜妊娠。

（四）围生期心肌病

指既往无心脏病史，于妊娠最后3个月至产后6个月内的扩张性心肌病，出现心肌收缩功能障碍和充血性心力衰竭。随着对本病认识的提高和诊疗技术的改进，其发病率有增高趋势。确切病因不清，可能与病毒感染、免疫、高血压、肥胖、营养不良及遗传等因素有关。围生期心肌病在妊娠期首次出现，在妊娠末期或产后无明显诱因突然出现呼吸困难、咯血痰、肝脾肿大、水肿等心力衰竭症状，发生体循环或肺循环栓塞。病情轻者仅有心电图 T 波改变而无症状。胸部 X 线摄片见心脏普遍增大、肺淤血。心电图示左室肥大、ST 段及 T 波异常改变，可伴有各种心律失常，B 型超声心动图显示心腔扩大，以左室、左房大为主，室壁运动普遍减弱，射血分数减少。部分患者可因发生心力衰竭、肺梗死或心律失常而死亡。初次心力衰竭经早期治疗后，1/3～1/2 患者可以完全康复，再次妊娠可能复发。

（五）妊娠合并高血压性心脏病

无论是原发性高血压患者，或妊娠期高血压患者，既往无心脏病病史及体征，妊娠期突发以左心衰竭为主的全心衰竭，系因冠状动脉痉挛、心肌缺血、周围小动脉阻力增加、水钠潴留及血黏度增加等因素加重心脏负担而诱发急性心力衰竭。常伴头痛头晕、耳鸣等，长期高血压增加了左心室负担，左心室代偿而逐渐肥厚扩张，形成高血压性心脏病。这种心脏病在发生心力衰竭之前，常有干咳，夜间明显，易误认为上呼吸道感染或支气管炎而延误诊疗时机。合并中、重度贫血时，更易发生心肌受累。诊断及时，治疗得当，常能度过妊娠及分娩期，产后病因消除，病情会逐渐缓解，多不遗留器质性心脏病变。

三、妊娠合并心脏病对围生儿的影响

由于妊娠合并心脏病孕妇携氧功能不足，在妊娠早期易致流产，长期慢性缺氧可致死胎、早产、胎儿宫内发育不良和胎儿窘迫，分娩期血流动力学变化急骤，易致死产、新生儿死亡、低体重儿、呼吸窘迫综合征、早产及颅内出血，围生儿发病率及死亡率增高。

多数先天性心脏病为多基因遗传，在子代中有 2%～16% 的遗传性，尤其是室间隔缺损、肥厚型心肌病、马方综合征等具有较高的遗传性。

四、临床表现

由于正常妊娠的生理性变化，可以表现一些酷似心脏病的症状和体征，如心悸、气短、踝部水肿、乏力、心动过速等。心脏检查可有轻度扩大、心脏杂音。妊娠可使原有心脏病的某些体征发生变化，增加心脏病诊断难度。

除围生期心肌病、妊娠高血压疾病引起的心脏病以及少数的心律失常外，绝大多数患者在妊娠前均有轻重程度不一的心脏病临床表现。

（1）代偿期，则症状轻微，妊娠期偶会出现心悸、胸闷、气短等症状。

（2）劳力性呼吸困难，经常性夜间坐起呼吸、咯血，胸闷胸痛等临床症状，要考虑继发心衰。如有心力衰竭史，或有风湿热病史，应高度警惕。

（3）较严重时表现为咳嗽、咯血及粉红色泡沫样痰。

（4）最严重时表现为端坐呼吸、口周颜面发绀更重、心动过速。

（5）体征表现为脉搏增快，呼吸加快。唇面发绀、颈静脉怒张、下肢明显水肿、静卧休息时呼吸脉搏仍快。肺底部可听到少量持续性湿啰音，肝脾肿大、压痛等。

五、辅助检查

1. 心电图 有体表心电图、动态心电图、频谱心电图和立体心电图，诊断妊娠合并心律失常敏感，表现有严重心律失常，如心房颤动、心房扑动、三度房室传导阻滞、ST 段及 T 波异常改变等。对房室肥厚的诊断逊于超声心动图。应注意：正常妊娠可致电轴平均左偏15°，

在下导联可见轻度的 ST 段改变，并不改变心电压。

2. 超声心动图　能够观察心脏各瓣膜结构、运动情况，探测心脏的结构形态，呈现血流动力学改变，是目前最佳的无创检查方法。应注意：正常妊娠可致超声心动图生理性改变包括三尖瓣反流、左心房明显扩大和左心室流出道横断面积增加。

知识链接

超声心动图在心脏疾病中的诊断原理及应用价值

超声心动图（echocardiography）是利用超声原理诊断心血管疾病的一种技术，已成为无创诊断心血管疾病的重要手段，它包括 M 型、二维、频谱和彩色多普勒等项技术。将超声探头置于胸壁上，顺序扫描心脏结构，从而获取心脏各个部位的切面回声，可以观察不同断面上的心脏解剖轮廓、结构形态、空间方位、连续关系、房室大小及室壁和瓣膜的运动，以及直观快速地显示血流动力学的变化。彩色多普勒技术能瞬时地观察某一扫描线上众多部位的血流方向，将各个取样容积内的多普勒频移信号用自相关和移动目标跟踪技术进行彩色编码，颜色与血流方向有关，矢量方向对着探头表现为红色，反之则为蓝色，色彩的亮度与血流速度的快慢有关，血流速度快则色彩明亮，如血流图呈多色混杂、五彩缤纷时表示从狭窄孔至较大腔，呈湍流。

超声心动图对于风湿性瓣膜病、先天性心脏病如房间隔缺损、室间隔缺损、动脉导管未闭等超声图像上有特征性改变的疾病有确诊价值，并且可以进行量化诊断，如测量瓣口面积、房室间隔缺损大小等判断疾病严重程度；通过各种功能参数测定评估心脏各房室收缩功能、舒张功能，并且可以协助诊断心肌病、心肌梗死等心脏病变。

3. 磁共振（MRI）　能从任何方向切面成像，无需使用造影剂即可清楚显示心血管系统结构，相比 X 线及 CT，无电离辐射损伤。妊娠期可选择使用。

4. 心导管检查　可进行血流动力学及血氧含量的测定，或用造影剂进行选择性左室、主动脉根部及冠状动脉右心造影，一般妊娠期不作为常规检查，可用于孕妇重症监护。

六、诊断

1. 妊娠合并心脏病的诊断

（1）妊娠前有心悸、气短、心力衰竭史，或有风湿热病史，体检、X 线、心电图检查曾被诊断有器质性心脏病史。

（2）有劳力性呼吸困难，经常性夜间端坐呼吸、咯血，经常性胸闷胸痛等临床症状。

（3）心脏听诊有舒张期 2 级以上或粗糙的全收缩期 3 级以上杂音。有心包摩擦音、舒张期奔马律和交替脉等。

（4）心电图有严重心律失常，如心房颤动、心房扑动、三度房室传导阻滞、ST 段及 T 波异常改变等。

（5）X 线检查或 MRI 显示心脏显著扩大，尤其个别心腔扩大。

（6）超声心动图示心肌肥厚、瓣膜运动异常、心内结构畸形。

2. 妊娠合并心脏病心功能分级　纽约心脏病协会（NYHA）依患者生活能力状况，将心脏病孕妇心功能分为 4 级：

Ⅰ级：一般体力活动不受限制。

Ⅱ级：一般体力活动轻度受限制，活动后心悸、轻度气短，休息时无症状。

Ⅲ级：一般体力活动明显受限制，休息时无不适，轻微日常工作即感不适、心悸、呼吸困难,或既往有心力衰竭史者。

Ⅳ级:一般体力活动严重受限,不能进行任何体力活动,休息时有心悸、呼吸困难等心力衰竭表现。

3. 心力衰竭的诊断 妊娠合并任何种类的心脏病患者,严重时均可发展至心力衰竭,严重的二尖瓣狭窄或主动脉病变可导致左心衰竭,严重的肺动脉高压使右心负荷增加或合并三尖瓣病变可导致右心衰竭。若出现下述症状与体征,应考虑为早期心力衰竭。

(1)轻微活动后即有胸闷、气急、疲劳和心悸。

(2)夜间常因胸闷而坐起呼吸。

(3)休息时心率 >100 次/分,呼吸 >20 次/分。

(4)肺底部出现少量持续性湿啰音。

若病情进一步加重,可出现心悸及呼吸困难加重、食欲不振、恶心、腹胀、咯血或血性泡沫痰,并出现以下体征。

(1)心界明显扩大,心率增快,肺动脉瓣区心音亢进,出现奔马律或心律失常。

(2)颈静脉怒张,肝大,肝颈静脉回流征阳性,肝区压痛。

(3)肺底部有持续性湿啰音。

(4)出现胸水、腹水及心包积液等。

七、常见并发症

1. 心力衰竭 由于妊娠子宫增大,血容量增多,分娩时子宫及全身骨骼肌收缩使大量血液涌向心脏,产后循环血量的增加,这些血流动力学变化均会加重心脏负担,若原有心功能受损,妊娠期可加重心功能不全,出现心房颤动、心动过速、急性肺水肿、心力衰竭。心力衰竭最容易发生在妊娠 32~34 周、分娩期及产褥早期。

2. 亚急性感染性心内膜炎 妊娠期、分娩期及产褥期易发生菌血症,如泌尿生殖道感染,已有缺损或病变的心脏易发生感染性心内膜炎。若不及时控制,可诱发心力衰竭。

3. 静脉栓塞和肺栓塞 妊娠时血液呈高凝状态,若合并心脏病伴静脉压增高及静脉淤滞者,可发生深部静脉血栓,虽不常见,一旦栓子脱落可诱发肺栓塞,是孕产妇的重要死亡原因之一。

八、防治

(一)孕前咨询

心脏病患者进行孕前咨询十分必要。根据心脏病种类、病变程度、是否需手术矫治、心功能级别及医疗条件等,综合判断耐受妊娠的能力。若孕前发现患者有心脏病,尤其是较大的室间隔缺损、房间隔缺损,以及比较严重的风湿性心脏病患者,都应尽早手术,手术后 1 年,经综合评估后,再决定是否可以妊娠。

(1)**可以妊娠** 心脏病变较轻,心功能Ⅰ~Ⅱ级,既往无心力衰竭史,亦无其他并发症者可以妊娠。手术后,如无发绀,心功能良好者可以妊娠。

(2)**不宜妊娠** 心脏病变较重、心功能Ⅲ~Ⅳ级、既往有心力衰竭史、有肺动脉高压、右向左分流型先天性心脏病、严重心律失常、风湿热活动期、心脏病并发细菌性心内膜炎、急性心肌炎等,妊娠期极易发生心力衰竭,不宜妊娠。年龄在 35 岁以上,心脏病病程较长者,发生心力衰竭的可能性极大,不宜妊娠。

(二)已妊娠者决定能否继续妊娠

未进行孕前咨询,就诊时已妊娠者,或经咨询可妊娠者在妊娠后均需评估,根据患者心脏病种类、心功能级别、年龄、心脏病病程、既往孕产史、对生育的渴望程度综合判断是否继续妊娠。凡不宜妊娠的心脏病孕妇，应在妊娠 12 周前行治疗性人工流产，超过 12 周行引产术。妊娠超过 20 周时，应慎重考虑，其危险性不亚于继续妊娠和分娩。因此应密切监护，积极防治心力衰竭，使之度过妊娠与分娩期。对顽固性心力衰竭的患者，无论其孕周，为减轻心脏负荷，应与内科医师配合，在严密监护下行剖宫取胎术。

（三）妊娠期

1. 定期产前检查 能及早发现心衰的早期征象。在妊娠 20 周前，应每 2 周行产前检查 1 次。在妊娠 20 周后，尤其是 32 周后，发生心力衰竭的几率增加，产前检查应每周 1 次。发现早期心力衰竭征象，应立即住院。孕期经过顺利者，亦应在 36 ~ 38 周提前住院待产。

2. 防治心力衰竭

（1）休息 限制活动，保证充分休息，每日至少 10 小时睡眠，避免过劳及情绪激动。避免仰卧位造成下腔静脉受压，回心血量受阻而发生仰卧位综合征。

（2）饮食 要限制过度加强营养而导致体重过度增长。以体重每月增长不超过 0.5kg，整个妊娠期不超过 12kg 为宜。保证合理的高蛋白、高维生素和铁剂的补充，20 周后预防性应用铁剂防止贫血。适当限制食盐量，一般每日食盐量不超过 4 ~ 5g。

（3）预防和治疗引起心力衰竭的诱因 预防上呼吸道感染，纠正贫血，治疗心律失常。孕妇心律失常发生率较高，对频繁的室性期前收缩或快速室性心律，给予镇静剂、β 受体阻滞剂或钙通道阻滞剂治疗。对于房颤、心率 > 100 次/分的孕妇可予地高辛 0.25mg 每日 1 ~ 2 次口服，心率 < 70 次/分可停用。

（4）动态观察心脏功能 定期进行 B 型超声心动图检查，测定心脏射血分数、每分心排出量、心脏排血指数及室壁运动状态，判断随妊娠进展的心功能变化。

（5）心力衰竭的治疗与未妊娠者基本相同，但应用强心药时应注意，孕妇血液稀释、血容量增加及肾小球滤过率增强，同样剂量药物在孕妇血中浓度相对偏低。不主张预防性应用洋地黄类药物。早期心力衰竭者，可给予作用和排泄较快的制剂，以防止药物在体内蓄积引起毒性反应。围生期心肌病有栓塞征象可以同时应用低分子肝素抗凝。

急性心衰的处理流程：①吸氧：尽早给氧，使动脉氧饱和度 > 95%；②吗啡：镇静，降低心率，减轻肺水肿，减轻心脏负荷。2.5 ~ 5mg 静脉推注，必要时可重复使用；③利尿：起始剂量呋塞米 20 ~ 40mg 静推，于 2 分钟内推完，10 分钟内起效。起初的 6 小时内呋塞米总量 < 100mg，24 小时内 < 240mg；④洋地黄类药物对心瓣膜病、先天性心脏病、高血压心脏病引起的充血性心脏病疗效较好，对阵发性室上速和心房颤动并发心衰时疗效好，而高排血量型心衰、肺心病等疗效差；⑤高血压心脏病并发心衰时应给予扩血管药物，首选苄胺唑啉，酌情选用硝普钠或硝酸甘油；⑥增强心肌收缩力：多巴胺 3 ~ 5μg/（kg·min）时有正性肌力作用，多巴胺 > 5μg/（kg·min）时有升压作用；⑦氨茶碱：可解除支气管痉挛，并有一定的正性肌力、扩血管、利尿作用，可起辅助作用；⑧对心肌病患者还应酌情应用激素，有血栓形成者加用抗凝剂。妊娠晚期发生心力衰竭，原则是待心力衰竭控制后再行产科处理，应适当放宽剖宫产指征。若为严重心力衰竭，经内科治疗未见明显改善，可一边控制心力衰竭一边紧急剖宫产，娩出胎儿后可减轻心脏负担，抢救孕妇生命。

（四）分娩期处理

妊娠晚期，应提前选择好适宜的分娩方式。

1. 经阴道分娩及分娩期处理 心功能 Ⅰ ~ Ⅱ级、胎儿不大、胎位正常、宫颈条件良好者，可考虑在严密监护下经阴道分娩。分娩前复查心电图、血电解质、凝血功能、血气分析、心肌酶谱及脑钠肽（BNP）。

（1）第一产程　安慰及鼓励产妇，消除紧张情绪，适当使用地西泮、哌替啶等镇静剂。密切注意血压、脉搏、呼吸、心率，一旦发现心力衰竭征象，应取半卧位，高浓度面罩吸氧，根据情况予毛花苷丙 0.4mg 加于 25% 葡萄糖注射液 20ml 内缓慢静脉注射，必要时 4～6 小时重复给药一次。分娩时应严密监测孕妇出入量、血流动力学变化、氧饱和度、生命体征以及胎心变化。吸氧同时适当镇痛，产程开始后即应给予抗生素预防感染。

（2）第二产程　避免用力屏气加腹压，应行会阴侧切术、胎头吸引术或产钳助产术，尽可能缩短第二产程。

产程中最严重的并发症为突发心源性猝死，突发性室上速或室速可导致血压下降危及母儿，必须立即应用抗心律失常药物或电复律。产程中一旦出现心脏停搏，需立即将子宫推向左侧，心肺复苏，争取 4 分钟内复苏达到自主循环，呼叫麻醉医师到场，手术终止妊娠。

（3）第三产程　胎儿娩出后，产妇腹部放置沙袋，以防腹压骤降而诱发心力衰竭；产后立即注射吗啡或哌替啶；禁用麦角新碱，以防静脉压增高；产后出血过多时，应及时输血、输液，输液速度不可过快。

2. 剖宫产　对有产科指征及心功能Ⅲ～Ⅳ级者，均应择期剖宫产。主张对心脏病产妇放宽剖宫产术指征，减少产妇因长时间宫缩所引起的血流动力学改变，减轻心脏负担。妊娠晚期发生心力衰竭，原则是待心力衰竭控制后再行产科处理，放宽剖宫产手术指征。若为严重心力衰竭，经内科各种治疗措施均未能奏效，可一边控制心力衰竭一边紧急剖宫产，取出胎儿，减轻心脏负担，以挽救孕妇生命。可选择连续硬膜外阻滞麻醉，麻醉剂中不应加用肾上腺素，麻醉平面不宜过高。术中、术后应严格限制输液量。不宜再妊娠者，可同时行输卵管结扎术。

（五）产褥期

产后 3 日内，尤其产后 24 小时内仍是发生心力衰竭的危险时期，产妇须充分休息并密切监护。重点预防产后出血、感染和血栓栓塞等严重的并发症，可预防性应用抗生素。心功能Ⅲ级及以上者，不宜哺乳。

第二节　病毒性肝炎

案例讨论

临床案例　某孕妇，停经 35 周，纳差、乏力、尿色加深 4 天。于 4 天前患者无明显诱因出现乏力，进食后恶心、腹胀。无呕吐、腹痛、腹泻。同时发现尿色加深，呈浓茶水色，不伴发热，无皮肤黄染。停经 3 个月时围生期登记建卡检查：血常规正常、肝肾功能正常、乙肝表面抗原（HBsAg）阴性、抗丙肝（BCV）抗体阴性。孕期产检无异常，孕 30 周复查肝功能正常。实验室检查：尿常规示：尿胆红素（－），尿胆原（＋）。肝功能检查：总胆红素（TBIL）179.6μmol/L，直接胆红素（DBIL）120.4μmol/L，丙氨酸氨基转移酶（ALT）213U/L，门冬氨酸氨基转移酶（AST）179U/L，谷氨酰转肽酶（GGT）151U/L，碱性磷酸酶（ALP）109U/L。抗甲肝抗体、抗丙肝抗体、抗戊肝抗体、乙肝五项均阴性，肝胆彩超示：肝脏体积增大。立即行剖宫产终止妊娠。术后黄疸仍持续加重，乏力、畏食、恶心、腹胀亦进一步加重，于 3 天后再次复查肝功：ALB 30.4g/L，TBIL 321.5μmol/L，DBIL 201.7μmol/L，ALT 882U/L，AST 937U/L，GGT 491U/L，ALP 486U/L。PT 19.6 秒，PA 50.5%。复查抗甲肝抗体－IgM 阳性，乙肝五项均阴性，抗丙肝抗体阴性，抗戊肝抗体阴性。

问题 1. 根据上述资料，该患者的初步诊断及诊断依据是什么？
2. 妊娠未足月，为什么要剖宫产终止妊娠？
3. 为什么入院第一次检查过各型肝炎病毒抗体，术后还要再复查？如果患者或家属提出疑问，应该如何沟通？

病毒性肝炎有甲、乙、丙、丁、戊型。目前已经确定的肝炎病毒有 7 种：甲型肝炎病毒（HAV）、乙型肝炎病毒（HBV）、丙型肝炎病毒（HCV）、丁型肝炎病毒（HDV）、戊型肝炎病毒（HEV）、己型肝炎病毒和庚型肝炎病毒。妊娠的任何时期都有被肝炎病毒感染的可能，其中乙型肝炎病毒感染最常见。由于地域差异、传播途径、生活习惯及卫生防护、流行病学开展的迥异，国内外报告孕妇病毒性肝炎的发病率较为悬殊，从 0.8% ~ 17.8%。在妊娠这一特殊的生理时期，肝炎不仅使病情复杂化，也对母胎产生危害。妊娠合并病毒性肝炎可致流产、早产、胎儿窘迫及死胎，易发生孕产妇产时产后大出血、感染等并发症，重症肝炎仍是我国孕产妇死亡的主要原因之一。由于病毒垂直传播的特点，乙型、丙型肝炎均存在子代传播感染的可能。

一、各种肝炎病毒病原体特点及流行病史

各型肝炎传播途径并不完全相同，应详细了解家族史、密切接触史、注射史、肝炎病毒携带和既往肝病史，以及生食贝壳类食品史。

1. 甲型肝炎（HA） 甲型肝炎是由甲型肝炎病毒（HAV）引起的急性肝脏疾病，甲型肝炎病毒（HAV）主要经消化道传播，感染后可获持久免疫力，母婴传播罕见，潜伏期约 30 日。HAV 是一种微小核糖核酸（RNA）病毒，病毒存在于受感染的人或动物的肝细胞胞质、血清、胆汁和粪便内，增殖部位主要在肝细胞的胞质内，通过胆汁从粪便排出体外。甲型肝炎经粪–口途径传播，患者或亚临床感染者的粪便污染食物、饮水、用具等均可引起传播。人类对 HAV 普遍易感，感染后可获得持久的特异性免疫力，防止再感染，但不能防止其他肝炎病毒的侵袭。

2. 乙型肝炎（HB） 乙型肝炎病毒（HBV）主要经血液传播，母婴传播亦是重要传播途径，在全世界 3.5 亿无症状乙肝携带者中，中国占 1.3 亿，我国孕妇产前检查 HBsAg 阳性率约为 11.2% ~ 12.5%，其中 HBeAg 同时阳性者达 20% ~ 30%，而在 20 ~ 25 岁的妊娠妇女中阳性率超过 30%。我国高达 50% 的慢性 HBV 感染者是经母婴传播造成的。乙型肝炎病毒（HBV）又称 Dane 颗粒，主要包含三种抗原、HBsAg、HBcAg 及 HBeAg。HBV 的表面抗原（HBsAg）位于乙型肝炎病毒的表面，存在于感染者血清中；HBV 的核心抗原（HBcAg）位于 Dane 颗粒的核心结构，仅存在于感染的肝细胞核内，不易在血清中检测到；e 抗原（HBeAg）为可溶性蛋白质，游离存在于血中，HBeAg 被认为是 HBV 复制和具有强感染性的一个标志。HBV 主要存在于血液中，同时也存在与唾液、乳汁、胆汁、粪尿、精液、羊水、汗液、宫颈及阴道分泌物中。

3. 丙型肝炎（HC） 妊娠合并丙型肝炎发病率逐渐升高，大约 1% 孕妇合并有慢性丙肝，其中 4% ~ 7% 可能引起丙型肝炎病毒的母婴传播。丙型肝炎病程长，易慢性化，慢性率高达 50% 以上，部分发展为肝硬化和肝癌，危害极大。丙型肝炎病毒（HCV）主要通过输血、血制品、母婴传播等途径传播，重型肝炎少见，潜伏期约 50 日。病原是丙型肝炎病毒（HCV），有包膜，单股正链 RNA 病毒。HCV 主要通过输血、输血制品、注射、母婴传播等途径传播。家庭生活接触及异性接触，并非 HCV 常见的传播途径。

4. 丁型肝炎（HD） 丁型肝炎病毒（HDV）需伴随 HBV 存在。丁型肝炎病毒（HDV）

是一种缺陷性 RNA 病毒，必须依赖 HBV 重叠感染引起肝炎。传播途径与 HBV 相同，经体液、血液或注射途径传播。与 HBV 相比，母婴传播较少见。

5. 戊型肝炎（HE） 戊型肝炎病毒（HEV）主要经消化道传播，妊娠期感染 HEV，易发生重型肝炎。潜伏期约 40 日。病原为戊型肝炎病毒（HEV），本病毒不稳定，在 4℃下保存易裂解，pH 呈碱性的环境中较稳定。主要通过人类肠道途径感染。

二、妊娠期肝脏的生理变化

妊娠期肝脏组织学无明显异常，大小形态亦无改变。但由于妊娠需要，肝脏担负的代谢功能、解毒功能以及蛋白合成、凝血因子合成能力等相应增加。肝功能检查：血清总蛋白值因血液稀释有所降低，白蛋白降低，球蛋白轻度增加，白蛋白/球蛋白比值下降。血清丙氨酸氨基转移酶（ALT）和门冬氨酸氨基转移酶（AST）多在正常范围，碱性磷酸酶（ALP）升高，其升高可能主要来自胎盘。凝血因子 Ⅱ、Ⅴ、Ⅶ、Ⅷ、Ⅸ、Ⅹ 均增加，纤维蛋白原约增加 50%。血清胆固醇、甘油三酯、总脂质、磷脂及 α 和 β 脂蛋白均有增加。妊娠期胎盘分泌的激素水平升高。

三、妊娠与病毒性肝炎的相互影响

1. 妊娠对病毒性肝炎的影响 目前认为妊娠本身并不增加对肝炎病毒的易感性，但妊娠的生理变化增加肝脏负担。妊娠期新陈代谢率高，营养物质消耗多，孕期所产生的大量甾体激素需在肝脏代谢灭活，另胎儿的代谢和解毒作用也需要依靠母体肝脏来完成，故妊娠期易使原有的肝病加重，妊娠期罹患的肝炎病情较非孕时为重，易发生重症肝炎，预后差。

2. 病毒性肝炎对妊娠的影响

（1）对孕产妇的影响 妊娠早期合并病毒性肝炎，可使妊娠反应加重。发生于妊娠晚期，醛固酮的灭活能力下降，妊娠期高血压疾病发病率增高。分娩时凝血因子合成功能减退，易发生产后出血。妊娠晚期发生重症肝炎率及死亡率较非孕妇女高，若为重症肝炎，常并发 DIC，直接威胁母婴安全。

（2）对胎儿、新生儿的影响 妊娠早期合并急性肝炎易发生流产，胎儿畸形发病率增加，妊娠晚期易出现胎儿窘迫、早产、死胎；新生儿肝炎病毒感染，死亡率高。

（3）母婴传播 一般认为 HAV、HDV 不会通过母婴传播，HBV、HCV 均可通过母婴垂直传播，并且母婴传播是 HBV 传播的主要途径之一，晚期妊娠 HCV 感染约 2/3 发生母婴传播。HBV 母婴传播有 3 种途径。①宫内传播：经胎盘传播为主，已经证实胎盘组织中蜕膜细胞、滋养细胞、绒毛间质细胞、绒毛毛细血管内皮细胞中 HBV - DNA 依此递减，可能因绒毛间隙血中 HBV 感染蜕膜细胞或经阴道内 HBV 上行感染胎膜、羊水，从而胎盘及胎儿受染。②产时传播：分娩期感染是 HBV 母婴传播的主要途径，占 40% ~ 60%。产时通过产道胎儿吸入或吞咽含 HBV 的母血、羊水、阴道分泌物而感染。只要有 10^{-8} ml 母血进入胎儿体内即可使乙肝传播。③产后传播：与接触母亲唾液及母亲喂养有关。虽然《乙型肝炎病毒母婴传播预防临床指南（2013 年）》认为，只要正规预防后，不管孕妇 HBeAg 阳性还是阴性，其新生儿都可以母乳喂养，但同内外专家在指南制订的证据方面仍有争议。

四、诊断

妊娠期病毒性肝炎诊断比非孕期困难。尤其在妊娠晚期，因可伴有其他因素引起的肝功能异常，不能单凭转氨酶升高做出诊断，而应根据流行病学详细询问病史，结合临床症状、体征及实验室检查进行综合判断。

1. 病史　有与病毒性肝炎患者密切接触史，或有输血、注射血制品史。

2. 临床表现

（1）甲型肝炎　甲型肝炎病毒感染潜伏期约2～6周，前驱症状可不明显，或感畏寒、发热、乏力、食欲不振等，常误以为感冒，继而腹胀、腹泻、右上腹疼痛，2～3天后尿色加深如浓茶色，继而出现黄疸。体征常可触及肿大的肝脾。

（2）乙型肝炎　HBV感染潜伏期1～6个月，常较隐匿，无明显症状，或出现皮疹、血管炎、关节痛等，继而出现乏力、皮肤瘙痒、黄疸等。我国的慢性乙型肝炎多为新生儿或婴幼儿时期感染，在成人期出现症状，可表现为面色灰黑、肝脾肿大、皮肤黏膜出血倾向、肝掌、蜘蛛痣等，慢性肝炎可转为活动期甚至发展为重型肝炎。若出现肝硬化，肝脏往往缩小。另有无症状HBsAg携带者，HBsAg持续阳性，肝功能正常，多无特殊表现。

（3）丙型肝炎　HCV感染潜伏期为2～26周，输血后感染者较短，临床表现与乙肝无明显差别，但症状轻微，黄疸不明显。

（4）丁型肝炎　仅在HBV感染者才发生，症状类似于急性HBV感染。

（5）戊型肝炎　临床表现与甲型肝炎类似。

3. 实验室检查

（1）血常规　急性期白细胞常稍低或正常，慢性肝炎白细胞减少，血小板计数下降。

（2）血清胆红素可 >17.7μmol/L。

（3）ALT和AST增高。

（4）出凝血时间、凝血酶原时间延长、纤维蛋白原降低，凝血酶原时间百分活度下降。

（5）血清病原学检测及意义

①甲型肝炎：在潜伏期后期和急性早期可使用免疫电镜检测粪便中HAV颗粒，或用cDNA - RNA分子杂交技术和聚合酶链反应（PCR）技术检测HAV - RNA。用放射免疫分析法（RIA）和酶免疫分析（EIA）检测血清中抗HAV抗体。抗HAV - IgM提示HAV近期感染，是早期诊断甲型肝炎简便可靠的血清学标志。抗HAV - IgG在急性期后期和恢复期早期出现，持续数年或以上，主要用于了解既往感染情况及人群免疫水平，对流行病学调查更有意义。

②乙型肝炎：人体感染HBV后，血液中可出现一系列有关的血清学标志物，可作为临床诊断和流行病学调查的指标。常用的标志物有：①HBsAg：阳性是HBV感染的特异性标志，其滴定度随病情恢复而下降；②HBsAb是为感染HBV后产生的保护性抗体；③HBeAg：其阳性和滴度反映HBV的复制及判断传染性的强弱；④HBeAb：是与HBeAg相对的抗体；⑤HBcAg：为乙肝病毒的核心抗原，其相应的抗体为抗 - HBc抗体。一般血清中无游离的HBcAg，但可在病毒颗粒中检测到。其检测意义见表8 - 1。

应用DNA分子杂交和PCR技术检测HBV - DNA和DNA多聚酶，阳性表示体内病毒在复制。

表8 - 1　HBV血清学检测的临床意义

HBsAg	抗 - HBs	HBeAg	抗 - HBe	抗 - HBc	临床意义
-	-	-	-	-	过去和现在均未感染HBV
-	-	-	-	+	曾感染HBV，急性感染恢复期
-	-	-	+	+	过去和现在均已感染过HBV
-	+	-	-	-	预防注射疫苗；或HBV感染已康复
-	+	-	+	+	既往感染；急性HBV感染恢复期

HBsAg	抗-HBs	HBeAg	抗-HBe	抗-HBc	临床意义
−	+	−	−	+	既往感染；急性 HBV 感染已恢复
+	−	−	−	+	急性 HBV 感染；慢性 HBsAg 携带者
+	−	−	+	+	急性 HBV 感染趋向恢复；慢性 HBsAg 携带者；传染性弱，俗称"小三阳"
+	−	+	−	+	急性或慢性乙肝，传染性极强，俗称"大三阳"
+	−	+	−	−	急性 HBV 感染早期，HBsAg 携带者
+	−	+	−	+	急性 HBV 感染早期，传染性强
−	−	−	−	+	急性感染中期
−	−	+	+	+	急性感染趋向恢复；慢性携带者
+	−	−	+	−	急性感染趋向恢复
+	−	−	+	−	急性感染趋向恢复
−	+	−	+	−	HBV 感染已恢复

4. 影像学检查 超声检查了解肝脾、门静脉及腹水等情况，必要时可行磁共振成像检查。

5. 其他辅助检查 肝脏穿刺活检对于肯定诊断及鉴别诊断有较大意义。

6. 重型肝炎的诊断 妊娠合并病毒性肝炎以乙型、乙型重叠丁型或戊型易发生重型肝炎，必须密切结合病史、临床表现及实验室检查，若出现以下三点即可临床诊断为重型肝炎：出现乏力、纳差、恶心呕吐等症状；凝血酶原时间百分活度（PTA）<40%；血清总胆红素>171μmol/L。有下列一项者应警惕发生重型肝炎。

（1）极度乏力，消化道症状明显，黄疸迅速加深。

（2）出现肝性脑病。

（3）出现肝肾综合征。

（4）肝浊音界进行性缩小，出现肝臭气味，肝功能明显异常。

（5）血清总胆红素>171μmol/L 或黄疸迅速加深，每天上升>17.1μmol/L。胆红素持续上升而转氨酶下降，称为"胆酶分离"，提示重型肝炎肝细胞坏死严重，预后不良。

（6）凝血功能障碍，全身出血倾向，PTA<40%。

五、鉴别诊断

1. 妊娠期急性脂肪肝（AFLP） 病因尚不明确，是妊娠晚期特发的严重并发症，发病急骤、病情凶险，母婴死亡率可高达85%。其诊断主要根据下述特征：①好发于孕晚期，初产妇多见，既往无肝病史。②起病急，出现明显消化道症状如恶心、呕吐、上腹疼痛和黄疸。③肝、肾功能异常：ALT 增高、胆红素升高并且以结合胆红素为主、低蛋白血症、白球比倒置等，并排除各种肝炎；尿胆红素阴性；尿酸、肌酐、尿素氮均升高。④持续低血糖。⑤白细胞计数升高，血小板计数减少。⑥凝血功能障碍。⑦B 超提示肝区弥散的密集光点，呈雪花状，强弱不均，典型时呈强回声的"亮肝"。⑧病理变化为：肝细胞肿胀，肝细胞胞质内充满细小的脂肪，表现为弥漫性微滴性脂肪变性，但肝小叶的结构仍然存在，炎症、坏死不明显。肝脏活检为其诊断的金标准。

2. 妊娠期胆汁淤积症 由肝内胆汁淤积所致，是妊娠中、晚期特有的并发症。皮肤瘙痒为其首发症状，病情严重时可出现黄疸，一般为轻度升高。消化道症状较少发生。肝脏肿大但无脾脏肿大。血清总胆汁酸升高明显，肝功能正常或 ALT、AST 轻度升高，凝血功能大多正常。肝脏病理学检查：肝小叶结构完整，肝细胞无炎症及变性坏死表现。肝小叶中央区胆小管内可见胆汁淤积或胆栓形成，胆小管直径正常或轻度扩张。

3. 溶血肝酶升高血小板下降（HELLP）综合征　发病机制不完全清楚，目前认为与先兆子痫相似，主要是由于内源性凝血系统被激活，血管紧张度增加，血小板凝集，血栓素和前列环素比率改变，导致全身微血管受损引起微血管性溶血性贫血，门静脉周围肝细胞坏死，血小板减少。主要症状为上腹疼痛伴恶心、呕吐，也可有先兆子痫的表现如血压升高、蛋白尿。由于妊娠期肝脏负担加重造成肝脏疾病的发生发展与非孕期有很大差别，临床不易诊断，将妊娠重型肝炎、妊娠急性脂肪肝及 HELLP 综合征的鉴别要点列于表 8 - 2。

表 8 - 2　妊娠重型肝炎、妊娠急性脂肪肝及 HELLP 综合征的鉴别要点

	妊娠重型肝炎	妊娠急性脂肪肝	HELLP 并发黄疸
起病	急剧	急剧	较急
发病时间	妊娠各期以孕后期多见	妊娠 36～40 周较多	妊娠后期
胎次	初产或经产	多为初产妇	多为初产妇
临床表现	黄疸、反复呕吐、嗜睡谵妄、肝昏迷、肝臭	黄疸，上腹疼痛，呕吐咖啡样物，神志不清，昏迷	黄疸较前者轻，上腹隐痛
妊高征症状	无	常有	有
实验室结果	ALT 极高或突然降低，SB 常 > 256.5μmol/L，PT 明显延长，尿三胆阳性	ALT 及 SB 均升高，淀粉酶升高，白蛋白降低，尿三胆阴性	ALP 及 SB 均轻度或中度升高，尿酸升高，尿胆素阳性或阴性
病理	肝细胞广泛坏死，肝重量明显减少	肝细胞大量脂肪变性，胞质呈蜂窝状、细胞核不移位，仅个别肝细胞坏死	门静脉周围出血、肝血窦纤维蛋白栓塞，肝细胞坏死
分娩后	病情可缓解	病情可望改善	病情迅速好转
预后	险恶	凶险，发病早期终止妊娠预后尚可	较差

4. 药物性肝损害　孕妇因服药发生肝损害或黄疸较非孕期多见。可能与孕期肝脏负担较重有关。易引起肝损害的药物有氯丙嗪、苯巴比妥类镇静药、氟烷等麻醉药、红霉素、异烟肼、利福平等。药物性肝损害均有服药史而无病毒性肝炎史，服药后迅速出现黄疸及 ALT 升高，可伴有皮疹、皮肤瘙痒、嗜酸粒细胞增多。停药后多可恢复。

六、治疗

1. 妊娠非重型肝炎

（1）对症、支持疗法　休息及低脂饮食，补充优质蛋白质。

（2）治疗期间严密监测肝功能、凝血功能等指标。

（3）必要时补充白蛋白、新鲜冰冻血浆、冷沉淀等血制品。

（4）护肝　常用药物有葡醛内酯、多烯磷脂酰胆碱、腺苷蛋氨酸、还原型谷胱甘肽注射液、门冬氨酸钾镁等。主要作用在于减轻免疫反应损伤，协助转化有害代谢产物，改善肝脏循环，有助于肝功能恢复。

（5）患者经治疗后病情好转，可继续妊娠。治疗效果不好、肝功能及凝血功能指标继续恶化的孕妇，应考虑终止妊娠。

2. 重型肝炎　重型肝炎是肝细胞在短期内大量坏死或严重变性所致的肝功能衰竭。该病发展迅速、病情严重、症状复杂、并发症多、病死率高。妊娠合并重型肝炎可引起全身代谢功能障碍，导致孕产妇肝和肾功能衰竭、肺水肿、产后出血、弥散性血管内凝血、胎儿窘迫、早产、围生儿死亡等。很多学者认为只有去除妊娠这个巨大负担，妊娠合并重型肝炎才有可能救治成功。但分娩本身是一种创伤，妊娠合并重型肝炎患者病情危重，终止妊娠可能导致患者病情迅速加重、急剧恶化。故治疗中应密切观察病情变化以判断终止妊

娠利弊。严密监测病情变化：包括肝功能、凝血功能、生化、血常规等指标，尤其是注意凝血酶原时间百分活度、总胆红素、转氨酶、白蛋白、纤维蛋白原、肌酐等指标。监测中心静脉压、每小时尿量、24 小时出入量、电解质变化、酸碱平衡、胎儿宫内情况。治疗措施如下。

（1）低脂肪、低蛋白、高碳水化合物饮食。

（2）对症支持治疗　可采用新鲜冰冻血浆与冷沉淀改善凝血功能，注意维持水和电解质平衡。必要时可以考虑短期使用肾上腺皮质激素。

（3）护肝治疗　选用葡醛内酯、多烯磷脂酰胆碱、腺苷蛋氨酸为主的两种以上护肝药物。人血白蛋白、肝细胞生长因子、胰高血糖素加胰岛素疗法可促进肝细胞再生。

（4）预防感染　可选用头孢类第二、三代抗生素；使用广谱抗生素 2 周以上可经验性使用抗真菌药物。

（5）DIC 早期可以给予低分子肝素治疗。

（6）防治并发症　防治多种并发症如凝血功能障碍、肝性脑病、肝肾综合征、感染等，肝肾综合征、肝性脑病、高钾血症、肺水肿时可考虑血液透析；在临床救治中常需多学科协作，如内科治疗无效，有条件和适应证者可考虑人工肝支持系统，或及时行肝脏移植手术。

3. 产科处理

（1）妊娠早期　妊娠早期患急性肝炎如为轻症，肝功能正常或轻度异常，应积极治疗，可继续妊娠。慢性活动性肝炎及重型肝炎，对母儿均有威胁，故适当治疗后应行人工流产。

（2）妊娠中、晚期　尽量避免终止妊娠，避免手术或药物对肝脏的影响。加强孕产妇围产检查，严密随访全身情况，肝功能及凝血功能。首次检测肝功能正常者，如无肝炎临床症状，定期复查肝功能，每 1~2 个月复查 1 次；如 ALT 升高但不超过正常值 2 倍（<80U/L），且无胆红素水平升高时，无需用药治疗，但仍需休息，间隔 1~2 周复查；如 ALT 水平升高超过正常值 2 倍（>80U/L），或胆红素水平升高，需请相关专业医师会诊，必要时住院治疗。同时作好胎儿监护，防治妊娠期高血压疾病及其他妊娠并发症。若病情加重，发展为重型肝炎，应立即终止妊娠。

（3）分娩期　妊娠合并肝炎不是剖宫产指征，经产科评估后可行阴道试产。分娩前肌注维生素 K_1，每日 20~40mg。准备好新鲜血液，做好抢救休克和新生儿窒息的准备。

第一产程：严密观察宫缩及产程进展，胎心变化，注意凝血功能。

第二产程：缩短第二产程，可行胎头吸引术或产钳术助产。胎肩娩出后给予肌内注射缩宫素，预防产后出血。

第三产程：注意检查产道，防止遗漏损伤和胎盘残留，观察产后出血量和子宫收缩情况，必要时复查凝血功能。

（4）产褥期　①观察阴道出血量、子宫缩复情况。②抗生素预防感染，选用对肝脏损害小的抗生素如青霉素类及头孢菌素类药物。③不哺乳者应尽早退奶，不使用雌激素退奶，可应用生麦芽或乳腺外敷发酵生面团、芒硝等。

对重症肝炎，经积极控制 24 小时后迅速终止妊娠。因母儿耐受能力较差，过度的体力消耗可增加肝脏负担，分娩方式以剖宫产为宜。妊娠合并重型肝炎常发生产时或产后出血，术中及术后应采取足够措施减少及预防出血，如子宫动脉结扎、B－lynch 缝合、促子宫收缩药物应用等，必要时剖宫产同时行子宫动脉栓塞术。

七、母婴阻断

1. 新生儿预防接种　已证实是预防母婴传播的非常有效的措施。

（1）孕妇产前都需要检测乙型肝炎血清学标志物　孕妇 HBsAg 阴性时，新生儿按 0、1、6 个月 3 针方案接种乙型肝炎疫苗，即出生 24 小时内、1 个月和 6 个月分别接种 1 针；不必再注射乙肝免疫球蛋白（HBIG）。当孕妇 HBsAg 阳性，新生儿出生 12 小时内，肌内注射 1 针 HBIG；同时按 0、1、6 个月 3 针方案接种乙型肝炎疫苗。

（2）新生儿为早产儿的预防接种方案　①孕妇 HBsAg 阴性，早产儿出生体重 ≥2000g 时，即可按 0、1、6 个月 3 针方案接种，最好在 I～2 岁再加强 1 针；②体重 <2000g 时，待体重达到 2000g 后注射第一针疫苗，然后间隔 1～2 个月后再按 0、1、6 个月 3 针方案执行；③孕妇 HBsAg 阳性，无论早产儿身体状况如何，12 小时内肌内注射 1 针 HBIG，间隔 3～4 周后需再注射 1 次；出生 24 小时内、3～4 周、2～3 个月、6～7 个月分别行疫苗注射，并随访。

（3）如果 HBsAg 阳性的家庭成员需要密切接触新生儿的，新生儿就必须注射 HBIG；不密切接触，不必注射。

（4）HBsAg 阳性孕妇的新生儿随访　7～12 个月时，检测乙型肝炎血清学标志物。若 HBsAg 阴性，抗－HBs 阳性，预防成功，有抵抗力；若 HBsAg 阴性，抗－HBs 阴性，预防成功，但需再接种 3 针疫苗方案；若 HBsAg 阳性，预防失败，成慢性感染者。

2. 孕期抗病毒治疗的问题　孕妇体内高水平 HBV 是发生母婴传播的主要危险因素，降低病毒量可减少母婴传播。孕妇 HBsAg 阳性但 HBeAg 阴性时，其新生儿经正规预防后，保护率已达 98%～100%。因此，对 HBeAg 阴性的感染孕妇，无需使用抗病毒治疗以预防母婴传播。HBeAg 阳性孕妇的新生儿经正规预防后，仍有 5%～15% 发生慢性 HBV 感染。虽然，有报道在妊娠中、晚期用拉米夫定或替比夫定治疗可减少母婴传播，研究有的病例数很少，有的对照组新生儿可能没有正规预防，也有经治疗后仍发生母婴传播的情况。因此，目前尚不能将孕妇 HBeAg 阳性进行常规抗病毒治疗手段以作为减少母婴传播的适应证。

3. 孕晚期应用 HBIG 无预防母婴传播的作用　我国《乙型肝炎病毒母婴传播预防临床指南（第 1 版）》明确指出：对 HBV 感染孕妇在孕晚期不必应用 HBIG。

4. 剖宫产是否能减少母婴垂直传播　慢性感染孕妇的新生儿经正规预防后，剖宫产与自然分娩的新生儿 HBV 感染率比较，差异无统计学意义（$P > 0.05$），说明剖宫产并不能降低 HBV 的母婴传播。因此，不能以阻断 HBV 母婴传播为目的而选择剖宫产分娩。

5. 哺乳的问题　《乙型肝炎病毒母婴传播预防临床指南（第 1 版）》指出，无论产妇乙肝 e 抗原是否阳性，都可以纯母乳喂养。但对于这一推荐国内外专家还是存在比较激烈的争议。有学者提出制订该指南采信的研究依据都不是前瞻性的，而且是小样本研究，建议乙肝 e 抗原阳性者不要母乳喂养，乙肝表面抗原阳性者则可以母乳喂养。

第三节　贫　血

贫血是妊娠期最常见的合并症，是由多种原因引起的循环血液中红细胞血红蛋白下降或红细胞数量减少而引起的一种病理状态。由于妊娠期血容量增加，红细胞生成增加的程度不及血容量的增加，因此血液稀释，呈现"生理性贫血"。妊娠合并贫血由于诊断标准不同，其发病率差异较大，目前我国采纳世界卫生组织 WHO 推荐的标准，即妊娠期血红蛋白（hemoglobin，Hb）浓度 <110g/L 诊断为妊娠合并贫血。应用这一标准，约有 50% 的孕妇妊娠合并贫血，在经济极不发达地区，妊娠合并重度贫血情况严重，是导致孕产妇死亡及死胎、围产儿窘迫及死亡的主要原因。每年全世界因妊娠贫血造成数十万孕产妇死亡。贫血以缺铁性贫血最常见，另外有巨幼细胞性贫血和再生障碍性贫血等。

1. 贫血对妊娠的影响

（1）对孕妇的影响　孕妇重度贫血可由于心肌缺氧导致贫血性心脏病；胎盘缺氧易发生

妊娠期高血压疾病；贫血降低产妇抵抗力，易并发产褥感染和产后抑郁。

（2）对胎儿的影响　孕妇患重症贫血时，经过胎盘供氧和营养物质不足以补充胎儿生长所需，容易造成胎儿生长受限、胎儿窘迫、早产或死胎、新生儿窒息、新生儿缺血缺氧性脑病等。

2. 妊娠合并贫血的诊断标准及分度　世界卫生组织推荐，妊娠期血红蛋白浓度<110g/L及血细胞比容<0.33可诊断为妊娠合并贫血。根据 Hb 水平分为轻度贫血（100~109g/L）、中度贫血（70~99g/L）、重度贫血（40~69g/L）和极重度贫血（<40g/L）。

一、缺铁性贫血

缺铁性贫血（iron deficiency anemia，IDA）是妊娠期最常见的贫血，指妊娠期因铁缺乏（iron deficiency，ID）所致的贫血，Hb 浓度<110g/L。我国孕妇缺铁性贫血患病率为19.1%。

（一）妊娠期铁需求与铁储备

在血红蛋白下降达到贫血诊断标准之前，孕妇体内铁储备已开始下降。妊娠期为了平衡血容量增加所引起的血液稀释状态以及胎儿生长发育，约需增加铁储备约1000mg，仅靠饮食中所含铁不能满足需求，因而孕妇普遍存在储存铁不足，首先表现为转铁蛋白饱和度下降，继而血清铁蛋白下降，最终才出现血红蛋白下降。

（二）诊断

1. 病史　孕前即有月经过多、贫血等病史；有长期偏食、孕早期呕吐、胃肠功能紊乱导致的营养不良等病史。

2. 临床表现　与贫血程度相关。疲劳是最常见的症状，贫血严重者有脸色苍白、乏力、心悸、头晕、呼吸困难和烦躁等表现。Hb 下降之前储存铁即可耗尽，故尚未发生贫血时也可出现疲劳、易怒、注意力下降及脱发等铁缺乏的症状。

3. 实验室检查

（1）血常规　IDA 患者的 Hb、平均红细胞体积（MCV）、平均红细胞血红蛋白含量（MCH）和平均红细胞血红蛋白浓度（MCHC）均降低。血涂片表现为低色素小红细胞以及典型的"铅笔细胞"。

（2）血清铁蛋白　血清铁蛋白是评估铁缺乏最有效和最容易获得的指标。患血红蛋白病的孕妇，也应检测血清铁蛋白。建议有条件的医疗机构对所有孕妇检测血清铁蛋白。贫血患者血清铁蛋白<20μg/L 时应考虑 IDA。血清铁蛋白<30μg/L 即提示铁耗尽的早期，需及时治疗。我国《妊娠期铁缺乏和缺铁性贫血诊治指南》推荐，缺铁性贫血根据储存铁水平分为3期：①铁减少期：体内储存铁下降，血清铁蛋白<20μg/L，转铁蛋白饱和度及 Hb 正常；②缺铁性红细胞生成期：红细胞摄入铁降低，血清铁蛋白<20μg/L，转铁蛋白饱和度<15%，Hb 水平正常；③IDA 期：红细胞内 Hb 明显减少，血清铁蛋白<20μg/L，转铁蛋白饱和度<15%，Hb<110g/L。

（3）血清铁、总铁结合力（total iron blinding capacity，TIBC）和转铁蛋白饱和度　血清铁和 TIBC 易受近期铁摄入、昼夜变化以及感染等因素影响，转铁蛋白饱和度受昼夜变化和营养等因素影响，均属不可靠的铁储存指标。

（4）血清锌原卟啉（zinc protoporphyrin，ZnPP）　当组织铁储存减少时，血清 ZnPP 水平升高。血清 ZnPP 不受血液稀释影响，受炎症和感染的影响也较小。

（5）可溶性转铁蛋白受体（soluble transferringreceptor，sTfR）　sTfR 是一种跨膜蛋白，可以将铁运输入细胞内。在铁储存耗尽早期，血液中 sTfR 几乎无变化，一旦出现铁缺乏，sTfR浓度增加。

（6）网织红细胞 Hb 含量和网织红细胞计数　铁缺乏导致网织红细胞 Hb 含量下降、计数减少。

（7）骨髓铁　骨髓铁染色是评估铁储存量的金标准。该方法为有创性检查，仅适用于难以诊断贫血原因的复杂案例。

4. 铁剂治疗　小细胞低色素的贫血患者，铁剂治疗试验同时具有诊断和治疗意义。如果铁剂治疗 2 周后 Hb 水平升高，提示为 IDA。

知识链接

铁元素、叶酸及维生素 B_{12} 红细胞生成中的作用

血红蛋白由珠蛋白和血红素组成，合成血红素的基本原料是甘氨酸、琥珀酸辅酶 A 和 Fe^{2+}。食物中的铁大多以二价铁（Fe^{2+}）经小肠（主要是十二指肠及空肠上段）吸收入血，吸收入血的 Fe^{2+} 经铜蓝蛋白氧化成三价铁（Fe^{3+}），与转铁蛋白结合后转运到组织或通过幼红细胞膜转铁蛋白受体胞饮入细胞内，再与转铁蛋白分离并还原成 Fe^{2+}，进而参与血红蛋白的合成。另一部分至肝、脾、骨髓等器官的单核吞噬细胞系统储存起来。铁主要储存于循环红细胞的血红蛋白中，占体内总铁含量的 2/3，另 1/3 大多数以血浆铁蛋白和含铁血黄素形式存在。叶酸（以四氢叶酸的形式，作为一碳单位的载体）和维生素 B_{12}（影响四氢叶酸的生成）参与嘌呤核苷酸和胸腺嘧啶核苷酸的合成，叶酸或维生素 B_{12} 缺乏时，红细胞中 DNA 合成受阻，细胞分裂增殖速度下降，细胞体积增大，核内染色质疏松，导致巨幼细胞性贫血。

（三）鉴别诊断

铁剂治疗无效者，应进一步检查是否存在吸收障碍、依从性差、失血及叶酸缺乏症等情况，并转诊至上一级医疗机构。广东、广西、海南、湖南、湖北、四川及重庆等地中海贫血高发地区，应在首次产前检查时常规筛查地中海贫血。

（四）治疗

1. 一般治疗　通过饮食指导可增加铁摄入和铁吸收。妊娠中晚期需要摄入元素铁 30mg/d。血红素铁比非血红素铁更容易吸收。膳食铁中 95% 为非血红素铁。含血红素铁的食物有红色肉类、鱼类及禽类等。水果、土豆、绿叶蔬菜、菜花、胡萝卜和白菜等含维生素 C 的食物可促进铁吸收。牛奶及奶制品可抑制铁吸收。其他抑制铁吸收的食物还包括谷物麸皮、谷物、高精面粉、豆类、坚果、茶、咖啡、可可等。

2. 补充铁剂　以口服给药为主。诊断明确的 IDA 孕妇应补充元素铁 100～200mg/d，治疗 2 周后复查 Hb 评估疗效，通常 2 周后 Hb 水平增加 10g/L，3～4 周后增加 20g/L。非贫血的孕妇如果血清铁蛋白 <30μg/L，应摄入元素铁 60mg/d，治疗 8 周后评估疗效。治疗效果取决于补铁开始时的 Hb 水平、铁储存状态、持续丢失量和铁吸收量。如果存在营养素缺乏、感染、慢性肾炎等情况，也影响疗效。

当不能耐受口服铁剂、依从性不确定或口服铁剂无效者可选择注射铁剂。注射铁剂可更快地恢复铁储存，升高 Hb 水平。目前认为蔗糖铁较安全，100～200mg/次，2～3 次/周，静脉滴注。注射铁剂的主要不良反应为注射部位疼痛，还可有头痛和头晕等症状，偶有致命性过敏反应。注射铁剂的禁忌证包括注射铁过敏史、妊娠早期、急慢性感染和慢性肝病。

3. 输血　输注浓缩红细胞是治疗重度贫血的重要方法之一。Hb <70g/L 者建议输血，输血应注意要少量多次，避免加重心脏负担诱发急性左心衰竭。由于贫血孕妇对失血耐受性低，

如产时出现明显失血应尽早输血。有出血高危因素者应在产前备血。

4. 产时及产后的处理 妊娠合并 IDA 的孕妇需要终止妊娠或临产时，应采取积极措施，最大限度地减少分娩过程中失血。中、重度贫血及有出血高危因素者应在产前备血，并酌情给维生素 K_1、维生素 C 等。严密监护产程，防止产程过长，可阴道助产缩短第二产程，避免产伤的发生。在胎儿娩出后应用缩宫素、前列腺素、米索前列醇等药物可减少产后失血。产后出血或在产前未纠正贫血者，在产后 48 小时复查 Hb。Hb < 100g/L 的无症状产妇，产后补充元素铁 100 ~ 200mg/d，持续 3 个月，治疗结束时复查 Hb 和血清铁蛋白。储存铁减少的孕妇分娩时，延迟 60 ~ 120 秒钳夹脐带，可提高新生儿储存铁，有助于降低婴儿期和儿童期铁减少相关后遗症的风险。早产儿延迟 30 ~ 120 秒钳夹脐带，可降低输血和颅内出血的风险。

（五）预防

妊娠前积极治疗失血性疾病如月经过多等，以增加铁的储备。

孕期加强营养，鼓励进食含铁丰富的食物，如猪肝、鸡血、豆类等。

所有孕妇在首次产前检查时检查外周血血常规，每 8 ~ 12 周重复检查血常规。

有条件者可检测血清铁蛋白。建议血清铁蛋白 < 30μg/L 的孕妇口服补铁。不能检测血清铁蛋白的医疗机构，根据孕妇所在地区 IDA 的患病率高低，确定妊娠期和产后补铁剂的剂量和时间。

二、巨幼细胞性贫血

巨幼细胞性贫血（megaloblastic anemia）是叶酸或维生素 B_{12} 缺乏引起 DNA 合成障碍所致的贫血。外周血呈大细胞高血红蛋白性贫血。在临床上较为少见，约占所有贫血的 7% ~ 8%，多发生在经济不发达的贫困地区。严重贫血时，贫血性心脏病、妊娠期高血压疾病、胎盘早剥、早产、产褥感染等的发病率明显增多。叶酸缺乏可致胎儿神经管缺陷等多种畸形，胎儿生长受限、死胎等的发生率也大大增加。

（一）病因

妊娠期本病 95% 是叶酸缺乏所致，少数孕妇因缺乏维生素 B_{12} 而发病。叶酸和维生素 B_{12} 是细胞核 DNA 合成过程中的重要辅酶，当其缺乏或代谢障碍，导致 DNA 合成受阻，特别是红系细胞，核成熟延缓，核分裂受阻，核的发育落后于胞质，出现异常的巨幼细胞。人体需要维生素 B_{12} 量很少，贮存量较多，单纯因维生素 B_{12} 缺乏而发病者较少。引起叶酸与维生素 B_{12} 缺乏的原因如下。

1. 来源缺乏或吸收不良 叶酸和维生素 B_{12} 广泛存在于植物或动物性食物中，如果长期偏食、挑食致营养不良则可引起本病。食物烹调后也可损失 50% 的叶酸。胃壁细胞分泌内因子，与维生素 B_{12} 形成复合物，防止维生素 B_{12} 被肠内水解酶破坏，促进维生素 B_{12} 在回肠内的吸收，孕妇有慢性胃炎时胃壁细胞分泌内因子缺乏，可引起维生素 B_{12} 吸收障碍。

2. 妊娠期需要量增加 妊娠期叶酸的需要量比非孕期增加 5 ~ 10 倍，多胎孕妇需要量更多，易造成孕期发病或病情加重。

3. 叶酸或维生素 B_{12} 拮抗剂的应用 如甲氨蝶呤、苯妥英钠等，均可影响叶酸的吸收和利用。临床上甲氨蝶呤常用于异位妊娠病情稳定患者的保守治疗，一般建议在异位妊娠治愈后补充叶酸，备孕前检测红细胞叶酸、血清叶酸水平后，适宜妊娠。

（二）临床表现与诊断

本病多发生于妊娠中、晚期，叶酸和（或）维生素 B_{12} 缺乏的临床症状、骨髓象及血象的改变均相似，但维生素 B_{12} 缺乏常有神经系统症状，而叶酸缺乏无神经系统症状。

1. 贫血 起病较急，贫血多为中度、重度。表现为乏力、头晕、心悸、气短、皮肤黏膜苍白等。

2. 消化道症状 食欲不振、恶心、呕吐、腹泻、腹胀、舌炎、舌乳头萎缩等。舌部有灼痛感，味觉异常，尤其在进食后可有舌尖和舌边缘疼痛明显，整个舌面呈鲜红色，即所谓牛肉舌样。病情迁延见舌乳头萎缩光滑，呈现所谓的镜面舌。

3. 周围神经炎症状 因维生素 B_{12} 缺乏而发生，表现为手足麻木、针刺、冰冷等感觉异常以及行走困难等，部分患者可有精神症状，如妄想、忧郁等。

4. 其他 低热、水肿、脾肿大，严重者可出现腹腔积液。

5. 实验室检查

（1）外周血象 红细胞呈大细胞性贫血，血细胞比容降低，红细胞平均体积（MCV）>100fl，红细胞平均血红蛋白含量（MCH）>32pg，大卵圆形红细胞增多、中性粒细胞核分叶过多，网织红细胞大多减少。血小板通常减少。

（2）骨髓象 红细胞系统呈巨幼细胞增生，不同成熟期的巨幼红细胞系列占骨髓细胞总数的30%～50%，核染色质疏松，可见核分裂。

（3）叶酸 血清叶酸值 <6.8mmol/L（3ng/ml）、红细胞叶酸值 <227nmol/L（100ng/ml）提示叶酸缺乏。若叶酸值正常，应测孕妇血清维生素 B_{12} 值，若 <74pmol/L 提示维生素 B_{12} 缺乏。

6. 试验性治疗 可用于判断巨幼细胞性贫血是因叶酸缺乏还是维生素 B_{12} 引起的。

（三）治疗

（1）叶酸 10～20mg 口服，每日 3 次，或每日肌注叶酸 10～30mg，直至症状消失、贫血纠正为止。再改用预防性治疗量维持疗效。若治疗效果不显著，应检查有无缺铁，应同时补给铁剂。有神经系统症状者，单独用叶酸有可能使神经系统症状加重，应及时补充维生素 B_{12}。

（2）维生素 B_{12} 100μg 每日 1 次肌注，连续 14 天后改为每周 2 次，直至血红蛋白恢复正常。

（3）血红蛋白 <60g/L 时，可少量间断输新鲜血或浓缩红细胞。

（4）分娩时避免产程延长，预防产后出血，预防感染。

（四）预防

加强孕期营养指导，多食新鲜蔬菜、水果、瓜豆类、肉类、动物肝脏及肾脏等食物。
对有高危因素的孕妇，应从妊娠 3 个月开始每日口服叶酸 0.5～1mg，连续 8～12 周。

三、再生障碍性贫血

再生障碍性贫血（aplastic anemia，AA），简称再障，是由多种病因、多种发病机制引起的一种骨髓造血功能衰竭症，造成的全血细胞（红细胞、白细胞、血小板）减少为主要表现的一组综合征。国内报道，妊娠合并再障占分娩总数的 0.03%～0.08%。

（一）病因

再障的病因较复杂，半数为原因不明的原发性再障，少数女性在妊娠期发病，分娩后缓解，再次妊娠时复发。但是多数学者认为妊娠和再障两者之间并无必然的联系，可能与生活工作的接触物、感染等有关。

（二）再障与妊娠的相互影响

目前认为妊娠不是再障的原因，但妊娠可能使原有病情加剧。孕妇血液相对稀释，使贫血加重，易发生贫血性心脏病，甚至造成心力衰竭。再障孕妇妊娠期高血压疾病、感染或败血症、出血概率增加。

当血红蛋白≤60g/L，可导致流产、早产、胎儿生长受限、死胎及死产。

（三）临床表现

1. 贫血 一般为进行性贫血，主要是骨髓造血功能衰竭所致。

2. 出血 主要因血小板生成障碍所致，可发生皮肤及内脏出血、颅内出血。

3. 感染 主要因粒细胞和单核细胞减少，机体的防御功能下降所致，产后感染是造成再障孕产妇死亡的主要原因。

（四）诊断标准

1. 血常规检查 全血细胞减少，校正后的网织红细胞比例 <1%，淋巴细胞比例增高。至少符合以下三项中两项：Hb < 100g/L；血小板 < 50×10^9/L；中性粒细胞绝对值（ANC） < 1.5 × 10^9/L。

2. 骨髓穿刺 多部位（不同平面）骨髓增生减低或重度减低；小粒空虚，非造血细胞（淋巴细胞、网状细胞、浆细胞、肥大细胞等）比例增高；巨核细胞明显减少或缺如；红系、粒系细胞均明显减少。

3. 骨髓活检（髂骨） 全切片增生减低，造血组织减少，脂肪组织和（或）非造血细胞增多，无异常细胞。

（五）治疗

应由产科医生及血液科医生共同管理。主要以支持治疗为主，而一般的抗贫血治疗对再障患者无益。

1. 妊娠期

（1）确定是否继续妊娠 再障患者在病情未缓解之前应避孕，若已妊娠，在妊娠早期应做好输血准备的同时行人工流产。妊娠中、晚期患者，因终止妊娠有较大危险，应加强支持治疗，在严密监护下继续妊娠直至足月分娩。但是对于急性再障治疗效果不佳，尤其是造血细胞严重减少，出现母儿并发症，威胁母儿生命者，需终止妊娠。

（2）支持疗法 除休息、加强营养、间断吸氧外，成分输血治疗是重要手段，少量、间断、多次输入新鲜血，提高全血细胞。或间断成分输血，可输入白细胞、血小板及浓缩红细胞。

（3）有明显出血倾向者，给予肾上腺皮质激素治疗，如泼尼松 10mg，每日 3 次口服，但皮质激素抑制免疫功能，易致感染，不宜久用。也可用蛋白合成激素，如羟甲烯龙 5mg，每日 2 次口服，有刺激红细胞生成的作用。

2. 分娩期 妊娠足月后，如无产科指征，尽量经阴道分娩。经过输血，血红蛋白达到 80g/L 左右，血小板达到 20×10^9/L，在准备足充足新鲜血的情况下计划分娩，缩短第二产程，防止第二产程用力过度，造成脑出血或重要脏器出血或胎儿颅内出血。可适当助产，但要防止产道损伤。产后及时使用宫缩剂，加速胎盘剥离和排出，促进子宫收缩，减少产后出血。

3. 产褥期 继续支持疗法，应用宫缩剂加强宫缩，预防产后出血及广谱抗生素预防感染。

第四节　特发性血小板减少性紫癜

特发性血小板减少性紫癜（idiopathic thrombocytopenic purpura，ITP）是指外周血血小板计数减少的良性血液系统疾患，是一种自身免疫性疾病，属于免疫性血小板减少性紫癜，其特点为外周血中血小板减少，骨髓巨核细胞数正常或偏多并伴有成熟障碍，无明显脾脏肿大，临床伴有皮肤黏膜等出血为特征的一种疾病。本病好发于 20 ~ 40 岁育龄期女性，妊娠期的发病率为 1‰ ~ 3‰，常致妊娠期中重度的血小板减少，如果诊断不及时或处理不当，可能导致产时、产后大出血和新生儿颅内出血等并发症。妊娠可导致 ITP 病情恶化，或使处于缓解期的患者病情加重。

一、病因

ITP 即自身免疫性血小板减少性紫癜，主要是脾脏产生一种抗血小板的特异性抗体（PAIgG），与血小板膜糖蛋白上的血小板抗体的 Fc 片段结合后被巨噬细胞识别，而发生血小板被吞噬，脾脏是破坏血小板的主要场所。有学者认为妊娠期升高的雌激素水平能够刺激这种巨噬细胞对血小板的清除能力，并且抑制血小板的生成，因此妊娠期病情加重，并随孕周增加血小板呈进行性下降的趋势，存在着潜在出血倾向。

二、临床表现

主要表现是皮肤黏膜出血和贫血。轻者仅有四肢及躯干皮肤的出血点、紫癜及瘀斑、鼻出血、牙龈出血，严重者可出现消化道、生殖道、视网膜及颅内出血。脾脏不大或轻度增大。

妊娠合并 ITP 一般有 3 类表现。

（1）原有 ITP 病史，妊娠期有加重，广泛的皮肤黏膜出血。

（2）妊娠期偶然发现血小板计数 $<100 \times 10^9/L$，反复检查仍低于正常。

（3）妊娠期突发出血症状，急性发病者往往由上呼吸道或其他系统感染诱发。

三、辅助检查

1. 血小板计数 孕期反复出现血小板计数 $<100 \times 10^9/L$，如不治疗，多数会随孕周进行性降低。一般血小板低于 $50 \times 10^9/L$ 时才有临床症状。

2. 血小板形态及功能 外周血小板形态可有改变，如体积增大，形态特殊，颗粒减少，染色过深。

3. 骨髓穿刺 巨核细胞正常或增多，伴成熟障碍。

4. 血小板抗体 约80%的患者可测到血小板相关免疫球蛋白（PAIgG）阳性。但免疫性和非免疫性血小板减少性紫癜均有 PAIgG 升高，不具有特异性，因此不能凭此诊断 ITP，也不根据该抗体判断妊娠结局。

四、诊断

诊断要点如下。

（1）广泛出血累及皮肤黏膜及内脏。

（2）多次检验血小板计数减少。

（3）脾不大或轻度肿大。

（4）骨髓巨核细胞增多或正常，有成熟障碍。

（5）具备下列五项中任意一项：①泼尼松治疗有效；②脾切除治疗有效；③PAIgG 阳性；④血小板相关补体（PAC3）阳性；⑤血小板生存时间缩短。

（6）排除其他继发性血小板减少症。

其确诊主要靠实验室检查，如反复的血小板计数、骨髓象检查、血小板相关免疫球蛋白（PAIgG，抗 GP 抗体）的测定等，但应除其他引起血小板减少的疾病。母体 PAIgG 阳性的意义在于其增高值与血小板计数和血小板寿命呈负相关关系，当血小板计数低于 $50 \times 10^9/L$ 时，90%的患者 PAIgG 检测结果阳性。PAIgG 有助于鉴别免疫性与非免疫性血小板减少。骨髓穿刺对于妊娠合并 ITP 的确诊有意义。

妊娠期首次发现血小板减少时，推荐行以下检查：①外周血全血细胞常规分析及血涂片：可了解血小板凝集情况，有无破碎红细胞，白细胞有无形态及数目异常；②肝、肾功能检查；

③监测血压；④尿常规（蛋白、潜血、沉渣）。目前尚无确切的检查可明确妊娠首发的血小板减少的病因，故妊娠期 ITP 的诊断为排除诊断。当鉴别存在困难时，血小板计数 $< 50 \times 10^9/L$ 者应按 ITP 处理。

五、鉴别诊断

1. 妊娠血小板减少症 也称妊娠期偶发性血小板减少症，发生率约 3.7%，为正常妊娠的一种现象。其特点为血小板减少的程度较轻，血小板计数超过 $70 \times 10^9/L$，无任何症状和体征，无出血危险，也不会引起胎儿、新生儿血小板减少和出血。

2. 妊娠高血压疾病 一些重度妊高征患者，如 HELLP 综合征可出现血小板减少。但 HELLP 有子痫前期的基本特征，如高血压、蛋白尿，并且伴有肝酶升高及溶血等。

3. 血液病性血小板减少性紫癜 血液病引起的血小板减少性紫癜较常见，尤其是急性白血病、再生障碍性贫血、脾功能亢进、恶性组织细胞病等。ITP 患者无白血病细胞浸润组织器官的表现（如淋巴结肿大、肝脾肿大等），外周血白细胞分类比例正常，未见原始细胞，骨髓检查亦不支持白血病的诊断。再生障碍性贫血主要表现为全血细胞减少，感染、出血、贫血的症状相对明显。

4. 药物性血小板减少性紫癜 主要由于药物抑制骨髓造血所致。文献报道引起血小板减少的药物有碘化物、奎尼丁、异烟肼、氯霉素、青霉素和磺胺等。发病前有用药史，停药后症状可缓解。

5. 感染性血小板减少性紫癜 引起血小板减少的感染性疾病常见的有伤寒、结核病、疟疾、传染性单核细胞增多症、病毒性肝炎等。

六、ITP 与妊娠的相互关系

1. 妊娠对 ITP 的影响 妊娠可能是一部分 ITP 患者的诱发因素，表现为妊娠前无 ITP 病史，在妊娠期初发，并且多数有 ITP 病史的患者在妊娠期病情加重，出血程度严重。

2. ITP 对妊娠的影响 ITP 患者未经治疗，早期可导致自然流产，妊娠期主要的危害即出血，特别是血小板 $< 50 \times 10^9/L$ 可导致胎盘早剥、胎死宫内、产程中诱发颅内出血、产后出血、产道损伤部位出血和血肿、剖宫产切口出血和血肿等，其产后出血率较正常产妇高 5 倍。有学者认为妊娠时 ITP 的加重与用药是否及时有关，未治疗者病死率可高达 7% ~ 11%。

3. ITP 对新生儿的影响 由于部分抗血小板抗体可以通过胎盘进入胎儿血循环引起胎儿血小板破坏，导致胎儿新生儿血小板减少，严重者可致新生儿颅内出血，但这种抗体滴度会逐渐下降，新生儿血小板将恢复正常。

七、治疗

1. 妊娠期治疗 ITP 合并妊娠后一般不必终止妊娠，只有当血小板严重减少或进行性下降，在妊娠 12 周前就需要肾上腺皮质激素冲击治疗者，考虑终止妊娠。妊娠期间严密监测病情变化，复查血小板变化，选用药物尽量减少胎儿毒性，除支持治疗、输血等措施外，根据病情可经予以下治疗。

（1）肾上腺皮质激素 是治疗 ITP 的首选药物，治疗方案应结合患者孕周及其他合并症综合考虑。有出血倾向者推荐以下治疗方案。

轻微出血倾向的同妊娠前治疗，使用激素者维持妊娠前用量。

明显出血倾向的起始剂量为泼尼松 10 ~ 20mg/d，起效后逐渐减至维持量 5 ~ 10mg。

妊娠前首次诊断者出现明显血小板减少及出血倾向 起始剂量为泼尼松 0.5 ~ 1mg/（kg·d），血小板计数维持（20 ~ 30）$\times 10^9/L$ 以上且出血倾向改善后 2 周可逐渐减量。

严重出血倾向且期待快速起效时，可考虑大剂量的丙球 0.4g/（kg·d）持续 3~5 天，或甲泼尼龙 1g/d，持续 3 天，同时可输注血小板。

（2）输入丙种球蛋白　可竞争性抑制单核巨噬细胞系统的 Fc 受体与血小板结合，减少血小板的破坏，大剂量丙种球蛋白 400mg/（kg·d），5~7 天一疗程。肾上腺皮质激素可以与丙种球蛋白一起使用。

（3）脾切除　一般不首先考虑脾切除，但出现以下情况可考虑脾切除。

ITP 患者血小板计数 <（20~30）×10^9/L，且对糖皮质激素或大剂量丙种球蛋白治疗无效，或肾上腺皮质激素治疗存在严重不良反应时，可考虑在妊娠前行脾切除。

对于大剂量丙种球蛋白治疗有效，但预计妊娠期需要反复使用者，亦可以考虑在妊娠前行脾切除。

孕期激素治疗血小板无改善，有严重出血倾向，血小板 <10×10^9/L，可考虑脾切除，最好在妊娠 3~6 个月进行。

（4）输血小板　输入血小板会刺激体内产生抗血小板抗体，加快血小板破坏，只有在血小板 <10×10^9/L、有出血倾向、为防止重要器官出血时或手术、分娩时应用。可输血或血小板。

2. ITP 患者的分娩时机及分娩方式

（1）妊娠合并 ITP 的患者，原则上以阴道分娩为主，但应结合宫颈成熟度，在足月后考虑计划分娩。血小板计数控制正常的情况下，可等待自然临产。如果超过预产期、具有产科引产指征、胎膜早破无宫缩，可考虑人工引产。

（2）随着孕周增大，多数患者血小板计数进一步降低，尤其在妊娠晚期可能会显著下降，故在妊娠 37 周后结合宫颈成熟度可考虑计划分娩。

（3）ITP 孕妇有一部分胎儿血小板减少，经阴道分娩时有发生新生儿颅内出血的危险，故剖宫产的适应证可适当放宽。

如果患者对标准治疗无效，血小板进行性下降或存在出血倾向时，可遵循以下原则计划分娩：妊娠不足 34 周者，尽可能保守治疗，延长孕周；妊娠 34 周后，则考虑终止妊娠。

根据产科指征选择分娩方式。经阴道分娩者建议血小板计数 >50×10^9/L；椎管内麻醉下剖宫产者建议血小板计数 >80×10^9/L。可在分娩前使用肾上腺皮质激素或大剂量丙种球蛋白治疗。为达到上述血小板计数安全阈值，计划分娩前输入丙种球蛋白 400mg/（kg·d）持续 5 天。分娩前备红细胞悬液和血小板。

3. 新生儿的处理　ITP 患者分娩的新生儿，应注意以下几点。

（1）新生儿血小板计数 <50×10^9/L 的发生率约为 10%，颅内出血的发生率约为 1%。

（2）无论新生儿是否存在出血症状，推荐通过分娩时脐血或新生儿外周血测定血小板计数。

（3）新生儿出生时血小板计数 <50×10^9/L 应重复测定，通常最低值发生于生后 2~5 天，但也可在生后更长时间发生。

（4）血小板计数 <30×10^9/L 的新生儿，应使用大剂量丙种球蛋白或肾上腺皮质激素治疗，同时输入血小板，维持血小板计数 >50×10^9/L。

推荐丙种球蛋白为新生儿 ITP 的一线治疗方案，肾上腺皮质激素为二线治疗方案。丙种球蛋白使用剂量为每次 1g/kg，根据使用后出血症状以及血小板计数的变化决定是否反复使用。值得注意的是，治疗后即使血小板计数上升，仍有再次下降的可能，应严密观察。肾上腺皮质激素的剂量为泼尼松 2mg/（kg·d），2 周后根据血小板计数的变化逐渐减量。

4. 产后处理　妊娠期使用肾上腺皮质激素治疗者，产后应继续应用；肾上腺皮质激素或丙种球蛋白治疗对哺乳影响较小，产后不需要限制哺乳。但母乳中含抗血小板抗体，是否母乳喂养视母亲病情及新生儿血小板情况而定。

第五节 急性阑尾炎

案例讨论

临床案例 某孕妇，30岁，孕1产0，因"停经5个月余，腹痛2天，加重1天"急诊入院。患者平素月经规律，停经40天左右出现恶心、呕吐等早孕反应，持续约半个月后自行消失。停经4个月余感胎动。2天前无明显诱因出现腹痛，以右脐周为主，呈阵发性，休息或改变体位有所缓解，伴腹泻，便后腹痛无明显缓解。当地诊所诊断急性胃肠炎，予山莨菪碱（654-2）、蒙脱石散（思密达）对症治疗，腹泻症状有好转，但腹痛未缓解。今自觉腹痛加剧，程度难忍，持续性疼痛，伴恶心，来院急诊。体检：体温38.5℃，脉搏110次/分，血压100/70mmHg。急性面容，宫高25cm，腹围92cm，右侧髂棘水平有压痛及反跳痛，胎方位欠清，胎心140次/分，律齐，双肾区无叩击痛。血常规：Hb 115g/L，WBC 20×10^9/L，N 0.89，PLT 150×10^9/L。尿常规正常。

问题 1. 该患者的初步诊断和诊断依据是什么？

2. 该患者还需要进行哪些检查以明确诊断及鉴别诊断？

3. 该患者应如何治疗？可能发生的并发症有哪些？

急性阑尾炎（acute appendicitis）是妊娠期最常见的外科合并症。妊娠期急性阑尾炎的发病率与非妊娠期相同，国内资料为0.5‰~1‰。妊娠各期均可发生急性阑尾炎，妊娠早中期多见、分娩期及产褥期少见。妊娠期阑尾炎临床表现不典型，早期诊断较困难，病情发展快，母胎并发症多，造成的不良妊娠结局也往往容易引起患者不理解和医患纠纷。

一、妊娠与急性阑尾炎的相互影响

妊娠并不诱发阑尾炎，但妊娠期阑尾炎的体征不典型，炎症容易扩散，病情发展快，易发生坏死、穿孔及腹膜炎，发生穿孔及继发弥漫性腹膜炎者较非孕期增加1.5~3.5倍。

妊娠期阑尾炎不易早期诊断，原因于：①妊娠期的急腹痛，易首先考虑妊娠并发症，如早孕反应、先兆流产等。②妊娠期，阑尾位置发生变化，疼痛位置及发病过程均不典型。早孕期阑尾的位置与非妊娠期相似，随妊娠周数增加，盲肠和阑尾的位置向上、向外、向后移位，妊娠3个月末位于髂嵴下2横指，妊娠5个月末达髂嵴水平，妊娠8个月末上升至髂嵴上2横指，妊娠足月可达胆囊区。盲肠和阑尾在向上移位的同时，阑尾呈逆时针方向旋转，一部分被增大子宫覆盖。③由于阑尾位置的变化及增大的子宫的影响，体征不典型，压痛、反跳痛及肌紧张均不明显；④正常妊娠时白细胞及中性粒细胞会生理性升高，在鉴别诊断时不易区分。

妊娠期急性阑尾炎容易扩散：①妊娠期盆腔血液及淋巴循环旺盛，毛细血管通透性及组织蛋白溶解能力增强；②增大子宫将腹壁与发炎阑尾分开，使腹壁防卫能力减弱；③子宫妨碍大网膜游走，使大网膜不能抵达感染部位发挥防卫作用；④妊娠期类固醇激素分泌增多，抑制孕妇的免疫机制，促进炎症发展；⑤炎症波及子宫可诱发宫缩，宫缩又促使炎症扩散，易导致弥漫性腹膜炎；⑥妊娠期阑尾位置上移及增大子宫的掩盖，急性阑尾炎并发局限性腹膜炎时腹肌紧张及腹膜刺激征不明显，体征与实际病变程度不符，容易漏诊而延误治疗时机。

急性阑尾炎对妊娠的影响：由于发热、炎性渗出、腹痛刺激子宫收缩等容易引起宫内感染、早产、流产，如果由于炎症未得到及时控制发展为阑尾坏疽及化脓性腹膜炎，甚至败血症，易对母胎造成极大的威胁，严重者造成胎儿宫内窘迫或死胎。

二、临床表现及诊断

1. 症状

（1）腹痛 急性阑尾炎时几乎所有的孕妇都有腹痛，但仅有不足半数的患者有典型的转移性右下腹疼痛。起病时常觉上腹部或右侧脐周胀痛，腹痛的演变及腹痛的程度与阑尾的位置及阑尾炎的类型有关，单纯性阑尾炎表现轻度隐痛，化脓性阑尾炎呈阵发性胀痛剧烈，坏疽性阑尾炎呈持续性剧烈腹痛，穿孔后腹痛可暂时减轻。但总体而言，妊娠期阑尾炎腹痛程度轻，但其实际炎症重，易被掩盖。

（2）消化道症状 往往伴有恶心、呕吐及腹泻等症状，早期易误诊为妊娠反应，伴有里急后重感，排便后并不缓解，易误诊为胃肠炎。

（3）发热 大多数孕妇伴发热，乏力等。

2. 体征

（1）发热 体温多为38℃左右，若有明显体温升高 >39℃ 或脉率增快，提示有阑尾穿孔或合并腹膜炎。

（2）右下腹压痛 妊娠早期右下腹麦氏点或稍高处有明显压痛或肌紧张。妊娠晚期因增大的子宫使阑尾移位，压痛点常偏高。

（3）腹膜刺激征 有反跳痛或肌紧张，听诊肠鸣音减弱或消失。

3. 实验室检查 血常规白细胞计数升高。正常妊娠期有生理性白细胞增加，故白细胞计数轻度升高对诊断帮助不大，但白细胞计数持续 $> 18 \times 10^9/L$ 时有诊断意义。亦有白细胞升高不明显者。

4. 超声检查 超声检查可以发现肿大的阑尾或阑尾周脓肿，但此项检查并非必须。在诊断不确定时可应用以作鉴别诊断时参考。

三、鉴别诊断

1. 妊娠早期 若临床表现典型，诊断多无困难，但需与右侧卵巢囊肿蒂扭转、妊娠黄体破裂、右侧输卵管妊娠破裂相鉴别。

2. 妊娠中期 患急性阑尾炎较多见，应与右侧卵巢囊肿蒂扭转、右侧肾盂积水、右侧急性肾盂肾炎、右侧输尿管结石、急性胆囊炎及急性胰腺炎相鉴别。

3. 妊娠晚期 疼痛位于右上腹，应与分娩先兆、胎盘早剥、妊娠期急性脂肪肝、子宫肌瘤红色变性相鉴别。

4. 分娩期 急性阑尾炎应与子宫破裂相鉴别。

5. 产褥期 与产褥感染不易区别。

四、治疗

妊娠期急性阑尾炎不主张保守治疗。一旦确诊，应在积极抗感染治疗的同时，立即手术治疗，尤其在妊娠中、晚期。如一时难以明确诊断，又高度怀疑急性阑尾炎时，应放宽手术指征，以免延误病情。在临床处理时，要做好与患者及家属的沟通，多数患者认为在妊娠期手术对孕妇及胎儿均不利，需告知手术的目的，以及延误治疗时机所造成的严重后果，同时也要告知即使及时手术，仍有 9% ~ 15% 的患者发生死胎、流产或早产，充分做好沟通，以免造成医患矛盾。

1. 开腹手术 在妊娠早期，手术要求与未孕时阑尾切除术相同。妊娠中、晚期按以下要求进行。

（1）麻醉 以连续硬膜外麻醉为宜。病情危重合并休克者，以全麻安全。

（2）体位　右侧臀部垫高30°～45°或采取左侧卧位，使子宫坠向左侧，便于暴露阑尾，减少术中对子宫的牵拉，并有利于防止仰卧位低血压综合征的发生。

（3）切口选择　妊娠早期可取麦氏切口，当诊断不能肯定时，可行正中或旁正中切口，利于术中操作和探查。妊娠中、晚期采取右侧腹直肌旁切口，高度相当于宫体上1/3部位。

（4）术中操作　妊娠期的阑尾手术难度大，应安排有经验的医生，轻柔操作，以减少对子宫的刺激。

2. 腹腔镜手术　随着腹腔镜技术的迅速发展，妊娠早、中期可应用腹腔镜诊断和治疗。由于妊娠子宫增大，传统手术视野受限，须扩大手术切口，同时牵扯干扰子宫，由于牵拉肠袢引起粘连及延迟了术后肠道功能的恢复。而腹腔镜手术则明显扩大了手术视野，腹壁小切口以及直视下手术减小了手术创伤，手术时间短，避免或较少的触及妊娠子宫，减少了对胎儿的影响，减轻了孕妇的全身应激反应和局部刺激，术后感染率较开腹手术明显降低，腹腔粘连明显减少，肠道功能恢复时间缩短，均有利于妊娠的继续进行。

建立气腹、腹壁穿刺点的选择：穿刺点一般在脐与剑突之间选择，通常妊娠5个月内子宫底不超过脐水平，故选择脐缘作为常规穿刺点；妊娠5个月以上者根据宫底位置于宫底上方2～3cm处作为穿刺点；CO_2气腹压力大于12mmHg易引起母体心排出量降低、回心血量降低、子宫灌注不足、母体$PaCO_2$升高、母体与胎盘CO_2交换异常导致胎儿酸中毒，一般控制<12mmHg压力。亦可使用无气腹悬吊式腹腔镜手术，但由于空间受限，如果子宫超过妊娠20周，暴露效果不佳增加手术难度。

妊娠期患者腹腔镜阑尾切除术的相对禁忌证是：①大于7个月的晚期妊娠；②有流产史及相关产科疾病，如习惯性流产、胎盘早剥、前置胎盘等；③有严重的心肺脑疾病。

3. 临床有争议的问题

（1）手术是否放置引流的问题　以往认为阑尾切除后最好不放置腹腔引流，以免刺激子宫引起流产、早产，但手术后往往仍有炎性渗出物，局部积聚亦会刺激子宫，且吸收不全易导致包裹性积液或盆腔粘连加重。如腹腔炎症严重，建议放置引流管，充分引流对术后炎症的控制及恢复利大于弊。

（2）手术同时剖宫产的问题　原则上阑尾手术尽量不与剖宫产同时进行，但遇到以下情况可同时行剖宫产术。

近预产期或胎儿基本成熟，已具体外生存能力，可先行剖宫产，最好以腹膜外剖宫产为宜，再行阑尾切除术。

阑尾穿孔并发弥漫性腹膜炎，盆腔感染严重，子宫及胎盘已有感染征象，胎儿宫内窘迫且出生后有生存机会者，可同时剖宫产；如胎儿已死亡，仅做阑尾切除术，充分抗炎，尽量引产阴道娩出胎儿。

4. 术后处理

（1）继续抗炎治疗　需继续妊娠者，应选择对胎儿影响小、敏感的广谱抗生素。建议用头孢类或青霉素类药物。阑尾炎时厌氧菌感染占75%～90%，应选择针对厌氧菌的抗生素。甲硝唑在妊娠各期对胎儿影响较小，可以应用。

（2）保胎治疗　若继续妊娠，术后3～4日内应给予抑制宫缩药及镇静药保胎治疗。根据妊娠不同时期，可给予肌注黄体酮、口服维生素E、静脉滴注小剂量硫酸镁及利托君等抑制宫缩。

第六节　急性胰腺炎

妊娠合并急性胰腺炎较少见，发生率为0.1‰～1‰，多发生于妊娠末期或产褥期，妊娠早、中、晚期及产褥期分别占9%、21%、50%和20%。急性胰腺炎根据病理特点分为急性水肿性胰腺炎及急性坏死出血性胰腺炎，前者为轻型，后者多为重症胰腺炎。妊娠合并急性胰腺炎以轻型多见，重症约占 10%～20%，但其病情凶险，不仅是胰腺的局部炎症病变，而是涉及多个脏器的全身性疾病，孕产妇死率为 8.3%～31%，围生儿病死率为 20%～50%，严重威胁着孕产妇及胎儿、新生儿的生命安全。

一、妊娠期急性胰腺炎的特点

1. 妊娠期的生理改变对胰腺炎发病的影响

（1）妊娠期雌激素的作用，使胆汁稀释降低了对胆固醇的溶解率，增加了胆固醇结晶并形成结石的风险，增加了诱发胰腺炎的胆源性因素。

（2）增大的子宫机械性压迫了胆管及胰管而使胆汁及胰液排出受阻，胰液逆流可激活胰蛋白酶原变成胰蛋白酶，使胰腺自溶，胰管内压力增高，胰腺组织充血、水肿、渗出。

（3）妊娠期高脂血症亦可能与胰腺炎发病有关。

2. 妊娠期胰腺炎的特点

（1）血栓及 DIC 的风险增加　胰酶激活凝血因子Ⅷ、Ⅵ，使血小板凝集，损害血管内膜，妊娠期高凝状态会加重这种血管内膜的损伤，增加血栓及 DIC 的风险。

（2）易致急性呼吸窘迫综合征（ARDS）　急性胰腺炎时释放卵磷脂酶，可分解肺泡表面活性物质，使气体交换明显下降。肺微循环障碍，致肺间质水肿、出血、肺泡塌陷融合，妊娠期膈肌升高加重肺部改变，易致 ARDS，并成为该病致死的主要原因之一。

（3）肾功能损害加重　胰酶产生的蛋白分解产物，加重了肾脏的负担。妊娠期血液高凝状态，增大的子宫压迫肾脏，使肾灌注进一步减少，导致肾功能的衰竭。

二、临床表现与诊断

1. 症状

（1）上腹疼痛，多伴有恶心、呕吐，多数患者表现为上腹部疼痛，进食后加重，弯腰时减轻。疼痛多位于中上腹部偏左，腰背部有放射痛。妊娠期子宫增大，胰腺位置较深，腹痛症状不典型，易被掩盖。

（2）可伴有发热、黄疸和消化道出血　伴有这些症状强烈预示有出血坏死性胰腺炎存在。

2. 体征

（1）轻型者仅有腹部膨隆，中上腹压痛。

（2）当胰液外溢累及腹膜、肠系膜可发生急性局限性或弥漫性腹膜炎，有反跳痛、肌紧张，少数患者有板状腹，移动性浊音阳性。听诊肠鸣音减弱或消失。

（3）两侧肋缘下部皮肤呈暗灰蓝色，脐周围皮肤呈青紫色。

3. 实验室检查

（1）淀粉酶测定　血、尿淀粉酶测定是诊断胰腺炎的重要依据，但其特异性差。血清淀粉酶增高超过正常的 3 倍即可确诊为本病。一般发病后 2～12 小时开始升高，24 小时达高峰，48～72 小时后开始下降，持续 3～5 天。动态监测对于诊断更有帮助。尿淀粉酶在发病后 12～24 小时开始升高，血清淀粉酶出现早、维持时间短，尿淀粉酶出现稍晚、维持时间长，尿淀粉酶值还可受患者尿量的影响。淀粉酶升高的程度虽然和胰腺的损伤程度不一定相关，但其升高的程度越大，则患胰腺炎的可能性就越大。当血清淀粉酶 >1000U/L 时，强烈提示急性胰腺炎。但是血清淀粉酶正常时并不能排除急性胰腺炎的诊断，因为胰腺广泛坏死时，淀粉酶也可不增高。

（2）脂肪酶测定　脂肪酶的测定有助于诊断，脂肪酶常在起病后 4～8 小时内活性升高，

24 小时达峰值，持续 10 ~ 15 天，脂肪酶持续时间长，对发病后就诊较晚的急性胰腺炎患者有诊断价值，其灵敏度和特异性均优于淀粉酶。血清脂肪酶升高还可见于慢性胰腺炎，多在胰管阻塞时。淀粉酶与脂肪酶联合测定，使妊娠合并急性胰腺炎诊断的敏感性和特异性、诊断准确率大大提高。

（3）其他检查　白细胞计数、C 反应蛋白、血细胞比容、血糖、血清胆红素、碱性磷酸酶、血脂、乳酸脱氢酶等均可升高。

4. 影像学检查

（1）超声检查　显示胰腺弥漫性增大，胰内均匀低回声布；出血坏死时可出现强大粗回声；胰周围渗液积聚呈无声带区。超声还可除外胆囊炎、胰腺囊肿及脓肿。

（2）CT 增强扫描　产后急性胰腺炎还可使用 CT 判断有无胰腺坏死或脓肿，有无渗出。

三、鉴别诊断

妊娠期急性胰腺炎的诊断较非孕期困难。有 1/3 能及时确诊，而另 1/3 常误诊。妊娠早期发病时腹痛及恶心、呕吐症状难以与妊娠反应鉴别，易误诊为妊娠剧吐。此外，还需与急性胃肠炎、消化性溃疡穿孔、胆囊炎、肝炎、肠梗阻及妊娠期高血压疾病相鉴别。急性阑尾炎、肠梗阻、胰腺、胆石症、溃疡病穿孔等血淀粉酶亦可升高，一般不超过正常值的 2 倍。

四、对母儿的危害

1. 对孕产妇的危害　急性水肿性胰腺炎多预后良好，但重症出血坏死性胰腺炎病情进展急骤，凶险危重，严重威胁母儿生命。

重症出血坏死性胰腺炎因组织坏死及内毒素造成全身中毒性损害，出现下列并发症：①休克及 DIC；②水电解质及酸碱平衡的紊乱；③急性肺损伤及急性呼吸窘迫综合征；④心功能不全、心律失常、中毒性心肌炎、心包炎、心肌梗死等；⑤肝细胞呈水样变性、毛玻璃样变性、不同程度的脂肪变性；⑥肾功能衰竭；⑦胰性脑病；⑧多器官功能衰竭；⑨应激性溃疡等等。

2. 对胎儿、新生儿的危害

（1）流产　急性胰腺炎释放的炎性介质反应，机体出现休克、DIC 和多器官功能衰竭，在妊娠早期时易导致胚胎发育不良或死亡，发生流产。

（2）胎儿致畸　急性胰腺炎治疗过程中使用大量的抗生素、抑制胰酶活性的药物、止酸剂和解痉药等的影响，妊娠早期使用时可能对胎儿有潜在的致畸作用。

（3）早产　在妊娠晚期，腹腔炎性渗出液刺激子宫诱发宫缩，导致晚期流产和早产的发生，有时由于宫缩而掩盖了胰腺炎的临床症状和腹部体征，可延误诊断。有时为抢救母亲的生命，需要终止妊娠，胎儿需要提早娩出。

（4）胎儿窘迫和死胎　急性胰腺炎情况严重，发生休克、多器官功能受损等，特别是发生 ARDS 时，容易导致严重的缺血、缺氧，使胎儿窘迫，危及胎儿的生命，预后不良。

（5）胎儿生长受限　在发病及治疗期间需要较长时间的禁食和胃肠减压，不能达到正常胎儿生长发育需要的能量，胎儿的正常发育易受到影响，导致生长受限。

五、治疗

妊娠期急性胰腺炎多数为轻型，以保守治疗为主，多可获得较好临床效果。

1. 非手术治疗

（1）胃肠减压　保持胃内空虚、减轻腹胀、减少胃酸分泌，给全胃肠动力药可减轻腹胀。

（2）补充液体防止休克　全部经静脉补充液体、电解质和热量（依靠完全肠外营养），以维持循环稳定和电解质平衡，改善微循环保证胰腺血流灌注，提供需要的基本能量，减少对胎儿的不良影响。

（3）解痉止痛　首选哌替啶，禁用吗啡，以免引起 Oddi 括约肌痉挛。

（4）广谱抗生素应用　在不明确感染病原体之前，宜采用广谱抗生素控制感染，再进一步通过细菌培养、药敏选用敏感抗生素。

（5）抑制胰酶分泌　如生长抑素，H_2受体拮抗剂等。

2. 手术治疗　适用于保守治疗无效、虽经合理支持治疗而临床症状继续恶化者。重症胆源性胰腺炎伴壶腹部嵌顿结石，合并胆道梗阻感染者，应急诊手术或早期手术解除梗阻；急性反应期腹腔内大量液体渗出，腹内压增高，迅速出现多脏器功能受损者应尽早手术，清除坏死组织，充分引流。少数严重病例合并呼吸功能障碍、低血压、低血钙时或胰腺穿刺有暗血，则死亡率高，需转重症监护病房抢救。

3. 产科处理　妊娠合并急性胰腺炎并不是引产、分娩的指征，但如保守治疗未见好转，应考虑终止妊娠，并以保全孕妇的生命为首要目标，终止妊娠的方法应选择对母体影响最小者。

早中期妊娠合并轻型者经适当保胎治疗常能顺利维持妊娠；妊娠晚期轻型胰腺炎可在保守治疗下自然分娩，但需加强胎儿监护，出现胎儿窘迫现象时应尽早行剖宫产术，术中放置腹腔引流，而不扰动胰腺。

对于重症胰腺炎患者，应把孕妇的生命安全作为选择治疗方式的依据。如保守治疗有效可维持妊娠，否则在外科治疗的同时终止妊娠。如估计胎儿不能存活或已胎死宫内，病情允许可予引产，对病情较重或估计胎儿有存活希望的，应尽早剖宫产。

本章小结

本章主要介绍了妊娠期常见的合并内外科疾病，包括心脏病、病毒性肝炎、贫血、特发性血小板减少性紫癜、急性阑尾炎及急性胰腺炎等疾病。

思考题

1. 如果一位有心脏病病史的妇女咨询是否可以妊娠，如何评价与沟通？

2. 各型肝炎病毒中哪些是可能经母婴垂直传播的？传播的机制是什么？

3. 妊娠期间患者出现黄疸、肝酶升高等要考虑哪些疾病？如何鉴别？

4. 妊娠合并乙型肝炎的母婴阻断包括哪些措施？

5. 小细胞低色素性贫血和巨幼细胞性贫血分别是什么原因导致的？并结合原因阐述红细胞生成过程中的关键步骤。

6. 如何诊断铁储备不足？

7. ITP 在孕期加重的可能机制是什么？

8. 妊娠期间 ITP 随访的重点和治疗措施有哪些？

9. 妊娠期阑尾炎需要手术治疗，患者与家属不接受，如何就手术的必要性和可能发生的并发症与他们沟通？

（张　弘　倪　婕）

第九章 妊娠合并性传播疾病

学习要求

1. **掌握** 淋病、梅毒、尖锐湿疣、生殖器疱疹、生殖道沙眼衣原体感染、支原体感染、获得性免疫缺陷综合征的传播途径及诊断。
2. **熟悉** 淋病、梅毒、尖锐湿疣、生殖器疱疹、生殖道沙眼衣原体感染、支原体感染、获得性免疫缺陷综合征的临床表现及治疗。
3. **了解** 淋病、梅毒、尖锐湿疣、生殖器疱疹、生殖道沙眼衣原体感染、支原体感染、获得性免疫缺陷综合征对胎儿、新生儿、婴幼儿的相互影响及预防。

性传播疾病（sexually transmitted diseases，STD）是一组以性行为为主要传播途径的传染病，近年在我国发病率明显上升。目前我国重点监测的 STD 有梅毒、淋病、艾滋病、生殖道衣原体感染、尖锐湿疣和生殖器疱疹等，其中前三种疾病被列为乙类传染病。

当孕妇感染 STD 后，可通过垂直传播（母婴传播）使胎儿感染，严重影响下一代的健康，还影响患者的身心健康及家庭关系，已成为严重的社会问题。

第一节 淋 病

淋病（gonorrhea）是由淋病奈瑟菌（简称淋菌）引起的以泌尿、生殖系统化脓性感染为主要表现的 STD。淋病是目前我国乃至世界上最常见的 STD。淋菌为革兰阴性双球菌，对柱状上皮及移行上皮黏膜有亲和力，常隐匿于泌尿生殖道引起感染。离开人体不易生存，一般消毒剂易将其杀死。

一、传播途径

1. **性接触感染** 是主要的感染途径，约占成人淋病的 99% ~ 100%。
2. **间接接触感染** 通过淋菌分泌物污染的衣物、便盆、浴盆等感染，是儿童感染的主要方式。
3. **产道感染** 新生儿多在分娩通过软产道时接触污染的阴道分泌物被传染。

二、对母儿的影响

妊娠期任何阶段的淋菌感染，对母儿均有不良影响。

1. **对母亲的影响** 妊娠早期淋菌性宫颈管炎，可导致感染性流产与人工流产后感染；妊娠晚期孕妇胎膜早破、绒毛膜羊膜炎发生率增高。妊娠期、分娩期易发生淋病播散，引起子宫内膜炎、输卵管炎，严重者可致播散性淋病。

2. **对胎儿的影响** 可导致早产和胎儿宫内感染。胎儿感染易引起胎儿宫内生长受限、胎儿窘迫，甚至导致死胎、死产。

3. **对新生儿的影响** 若胎儿经感染淋病孕妇的产道娩出时，易患淋菌性结膜炎或败血症，使围生儿死亡率明显增加。

三、诊断

1. 临床表现 50%～70%妇女感染淋菌后无临床症状，易被忽略，但仍具传染性。主要症状有阴道脓性分泌物增多，外阴瘙痒或灼热，偶有下腹痛。妇科检查可见宫颈水肿、充血等宫颈炎表现，上行感染可引起输卵管炎、子宫内膜炎、宫外孕和不孕症等。也可有尿道炎和前庭大腺炎等症状。

2. 诊断 有不洁性交史，阴道分泌物呈脓性者高度怀疑本病。对有高危因素（包括未婚先孕、多个性伴侣、吸毒、卖淫及伴有其他 STD）的孕妇，在初次产前检查及妊娠末期应做宫颈分泌物的淋菌涂片及培养。①分泌物涂片检查见中性粒细胞内有革兰阴性双球菌，可做初步诊断；②淋菌培养是诊断淋病的金标准；有条件应同时检测沙眼衣原体。③核酸扩增试验。应注意与生殖道衣原体感染、滴虫性阴道炎、外阴阴道假丝酵母菌病及细菌性阴道病等疾病鉴别。

四、治疗

以抗生素治疗为主，原则是及时、足量、规范、彻底，同时治疗性伴侣。注意复查，也应接受其他有关 STD 的检查及治疗。

目前首选药物以第三代头孢菌素为主。头孢曲松 125mg，单次肌内注射。合并有衣原体感染的孕妇应加用阿奇霉素 1g 顿服或阿莫西林进行治疗。禁用喹诺酮类药物。

淋病产妇娩出的新生儿，应尽快使用 0.5% 红霉素眼膏预防淋菌性眼炎，并预防性使用头孢曲松 25～50mg/kg（最大剂量不超过 125mg）单次肌内注射或静脉注射。应注意新生儿播散性淋病的发生，治疗不及时可导致新生儿死亡。

第二节 梅 毒

案例讨论

临床案例 患者，女性，25 岁，服务员。因停经 41 周，无产兆入院待产。患者本次妊娠经过顺利。追问病史，孕 3 产 0，患者否认梅毒病史，亦从未有过不适症状及全身皮肤、黏膜及生殖器的异常表现。2 年前曾有吸毒史、不洁性生活史。查体未发现阳性体征。腹部检查：宫高、腹围、胎心、胎位等未见异常。辅助检查：RPR（＋），滴度 1∶2，TPPA（＋）。现任丈夫 RPR、TPPA 均阴性（－）。

问题 1. 根据上述资料，该患者的临床诊断及诊断依据是什么？

2. 该患者分娩的新生儿需如何处理？

梅毒（syphilis）是由梅毒螺旋体引起的慢性全身性 STD。近年来随着人群梅毒患病率增加，妊娠期梅毒也明显增加，可能与吸毒、卖淫、人免疫缺陷病毒（HIV）感染有关。梅毒螺旋体在体外不易生存，煮沸、肥皂水、一般消毒剂即能将其杀灭。耐寒力强，4℃存活3 日，－78℃可存活数年，仍具有传染性。

一、传播途径

1. 性接触直接传播 为最主要的传播途径，占 95%。未经治疗的患者在感染后 1 年内最具传染性。随着病程延长，传染性越来越小，病程超过 4 年者基本无传染性。

2. 非性接触传播 少数患者可因接吻、哺乳或医源性途径等直接接触患者的皮肤黏膜而感染；个别患者可通过输入有传染性梅毒患者的血液而感染。

3. 垂直传播 患梅毒的孕妇，即使病程超过 4 年，其梅毒螺旋体仍可通过胎盘感染胎儿，引起先天梅毒。新生儿也可在分娩通过软产道时受传染，但不属于先天梅毒。

二、分期

根据传播途径不同，梅毒分为后天梅毒（获得性梅毒）和先天梅毒（胎传梅毒）。前者指由性接触或非性接触传播而感染的梅毒；后者指在宫内垂直传播而感染的梅毒。

1. 后天梅毒 根据病程分为早期梅毒和晚期梅毒。

（1）早期梅毒 包括一期梅毒、二期梅毒及早期潜伏梅毒，病程在 2 年以内。

（2）晚期梅毒 包括三期梅毒、晚期潜伏梅毒，病程在 2 年以上。

潜伏期梅毒系指梅毒未经治疗或用药量不足，无临床症状，梅毒血清反应阳性且没有其他可以引起梅毒血清反应阳性的疾病存在，脑脊液正常者。

2. 先天梅毒

（1）早期先天梅毒年龄小于 2 岁。

（2）晚期先天梅毒年龄大于 2 岁。

三、对母儿的影响

梅毒螺旋体可通过胎盘感染胎儿引起流产、早产、死胎、死产或胎儿生长受限。梅毒感染的胎盘大而苍白，胎盘重量与胎儿之比达 1∶4。

孕期梅毒感染发现、治疗越晚，先天梅毒发生率越高。先天梅毒儿占死胎 30% 左右，即使幸存，病情也较重。

四、诊断

诊断主要依据病史、临床表现及实验室检查。对所有孕妇均应在首次产前检查时做梅毒血清学筛查。在梅毒高发地区或有高危因素（贫困、无业、吸毒、患 STD、无系统的产前保健或虽做产前保健却未做梅毒血清学筛查）者，均应在妊娠晚期和分娩期再次筛查。

（一）临床表现

以潜伏梅毒多见，一期梅毒、二期梅毒较少见。早期主要表现为硬下疳、硬化性淋巴结炎、全身皮肤黏膜损害（梅毒疹、扁平湿疣、脱发及口、舌、咽喉或生殖器黏膜红斑、水肿和糜烂等）；晚期表现为永久性皮肤黏膜损害，可侵犯心血管、神经系统等多种组织器官而危及生命。

（二）实验室检查

1. 病原体检查 在早期病损处取分泌物涂片，用暗视野显微镜检查或直接荧光抗体检查梅毒螺旋体确诊。

2. 血清学检查

（1）非梅毒螺旋体抗原血清试验 有性病研究实验室试验（VDRL）、快速血浆反应素试验（RPR）等。可行定性和定量检测，用于筛查和疗效判断。此类检查操作简便，敏感性高而特异性低，确诊需进一步做螺旋体试验。

（2）梅毒螺旋体试验 ①荧光螺旋体抗体吸附试验（FTA－ABS），因方法复杂已很少用。②梅毒螺旋体颗粒凝集试验（TP PA）和梅毒螺旋体血凝试验（TPHA），测定血清特异性 IgG 抗体。具有快速、敏感、特异性强的特点，用于证实试验。由于抗体存在时间长，抗体滴度与疾病活动无关，不适用于疗效观察。

近年已开展用 PCR 技术，取羊水检测梅毒螺旋体 DNA 诊断先天梅毒。

五、治疗

1. 治疗目的　治疗孕妇梅毒；可预防或减少先天梅毒的发生。

2. 治疗原则　早期明确诊断、及时治疗、用药足量、疗程规则。首选青霉素，规范治疗，但须注意以下几点。

（1）青霉素过敏孕妇，首选脱敏和脱敏后青霉素治疗。

（2）应同时检查并治疗性伴侣，许多孕妇治疗失败与再感染有关。

（3）所有梅毒感染孕妇应同时检查有无 HIV 感染，因二者常同时存在。当合并有 HIV 感染时，梅毒的临床表现常有所改变，如侵犯中枢神经系统者增多。

（4）治愈标准及随访　血清反应阴性，治疗后数次复查均为阴性，无症状复发，为治愈。如临床及血清检查证实为复发，应重复治疗，同时做脑脊液检查，除外神经梅毒。梅毒经充分治疗后，必须定期复查。前 3 个月每月查 1 次非梅毒螺旋体抗原血清试验，如 RPR。第 1 年每 3 个月随访 1 次，以后每半年随访 1 次，应随访 2～3 年，随访期间不宜妊娠。

（5）预防　对高危人群进行宣传教育，并注意婚前、孕前及产前进行梅毒筛查，以避免或减轻梅毒对母儿的危害。

第三节　尖锐湿疣

尖锐湿疣（condyloma acuminata）是由人乳头瘤病毒（human papilloma virus，HPV）感染引起的鳞状上皮疣状增生病变。常与多种 STD 同时存在，是国内外最常见的 STD 之一。HPV 属环状双链 DNA 病毒，目前共发现近 200 种型别，其中有 30～40 种 HPV 可导致临床病变，但大部分 HPV 感染无临床症状。生殖道尖锐湿疣主要与低危型 HPV6、11 感染相关。过早性交、多个性伴侣、免疫力低下、吸烟及高性激素水平等为发病的高危因素。

一、传播途径

主要经性接触直接传播，不排除间接传播可能。孕妇感染 HPV 可传染给新生儿，一般认为是胎儿通过产妇软产道时感染。

二、对母儿影响

妊娠期易患尖锐湿疣。疣体过大可使产道梗阻，阴道分娩时容易导致大出血，需剖宫产。孕妇患尖锐湿疣，有垂直传播的危险。胎儿宫内感染极罕见。少数情况下可引起婴幼儿呼吸道乳头状瘤。

三、诊断

临床症状常不明显，可有外阴瘙痒、灼痛或性交后疼痛不适。尖锐湿疣生长迅速，数目多，体积大，多区域，多形态。病灶初为散在或呈簇状增生粉色或白色小乳头状疣，柔软而细的指样突起。病灶增大后互相融合呈鸡冠状或菜花状或桑葚状。病变多发生在性交时易受损之部位如阴唇后联合、小阴唇内侧、阴道前庭、尿道口等部位。

根据临床表现和实验室检查，找到挖空细胞可确诊；采用 PCR 技术及 DNA 探针杂交行核酸检测可用于确诊及分型。

四、治疗

无症状 HPV 感染可不予处理。若母体病变严重，急需治疗，应选择对胎儿危害最小的治疗方法。位于外阴的较小病灶，可选三氯醋酸局部应用。若病灶大且有蒂，可行物理及手术治疗，如激光、微波、冷冻、电灼等。在巨大病灶阻塞产道或可能导致分娩时大出血，应行剖宫产术终止妊娠。

第四节　生殖器疱疹

生殖器疱疹（genital herpes）是单纯疱疹病毒（herpes simplex virus，HSV）感染引起的STD。主要引起生殖器及肛门皮肤溃疡，易复发，造成患者思想负担过重，进而出现性功能障碍、心理障碍。HSV 属双链 DNA 病毒，分 HSV－1 和 HSV－2 两型。70%～90% 的原发性生殖器疱疹系 HSV－2 引起。近年来，口－生殖器性行为导致 HSV－1 引起的生殖器疱疹的比例逐渐增加 10%～30%。复发性生殖器疱疹主要由 HSV－2 引起。

一、传播途径

HSV－2 存在于皮损渗液、宫颈和阴道分泌物、精液和前列腺液中，主要通过性接触传播。其次是母婴垂直传播，妊娠期生殖器疱疹使新生儿感染者，85% 通过感染的产道引起胎儿感染，10% 为产后感染，只有 5% 为宫内感染。

二、对母儿影响

妊娠期生殖器疱疹致胎儿感染的风险与生殖道 HSV 感染状况、HSV 型别、损伤性产科操作及孕妇感染时的孕周有关。

妊娠早期患生殖器疱疹或有复发性疱疹病史的孕妇，母儿传播率小于 1%。一旦感染则后果严重，如自然流产、先天畸形、死胎等。妊娠 20 周后感染胎儿，以低体重儿居多，也可发生早产。新生儿感染者，35% 感染局限在眼部或口腔；30% 发生脑炎等中枢神经系统疾病；如未及时诊治，25% 可能发展为全身播散型 HSV 感染，危及生命。

三、诊断

1. 临床表现　主要为生殖器、肛门皮肤出现散在或簇集小水疱，破溃后形成糜烂或溃疡，之后结痂，皮损消退，自觉疼痛，常伴腹股沟淋巴结肿痛、发热、头痛、乏力等全身症状。需要注意的是，有部分患者在感染 HSV 后，不出现任何临床症状，而处于亚临床的潜伏感染状态。

2. 实验室检查

（1）病毒培养　取皮损处标本行病毒培养、分型和药物敏感试验。能确诊但敏感性低，所需时间长。

（2）抗原检测　用直接免疫荧光试验或酶联免疫试验检测皮损标本中 HSV 抗原，是临床常用的快速诊断方法。

（3）核酸扩增试验　目前推荐采用 PCR 技术检测病灶组织中的 HSV DNA。

四、治疗

1. 治疗原则　减轻症状，缩短病程，减少 HSV 排放，控制其传染性。

妊娠期原发性生殖道疱疹是否需要抗病毒治疗主要根据母体病变情况，在妊娠的任何时期都可以用阿昔洛韦。经阴道分娩时避免有创干预措施如人工破膜、胎头吸引器或产钳助产术等，以减少新生儿暴露于 HSV 的机会。所有 HSV 感染孕妇所分娩的新生儿均应密切随访，及早发现并治疗 HSV 感染。

2. 剖宫产指征　无论是原发感染还是继发感染，若临近分娩时出现 HSV 感染的前驱症状或发现 HSV 病灶,宜采用剖宫产终止妊娠;对合并胎膜早破的 HSV 感染者,应在破膜后 4 小时内行剖宫产。软产道活动性疱疹病变者,排除胎儿畸形后,应在未破膜或破膜 4 小时内行剖宫产术;病变已治愈,但初次感染发病不足 1 个月者,仍应以剖宫产结束分娩为宜。

五、预防

在孕前体检时,应仔细询问既往是否有生殖器疱疹病史,并常规检测 HSV 抗体。研发 HSV 疫苗可能是预防 HSV 感染的最有效策略。

第五节　生殖道沙眼衣原体感染

沙眼衣原体(chlamydia trachomatis,CT)引起的泌尿生殖系统感染,是常见的 STD 之一。CT 感染多发生在性活跃人群,近年来在很多发达国家居性传播性疾病首位,我国 CT 感染率也在上升。CT 主要感染柱状上皮及移行上皮而不向深层侵犯。

一、传播途径

成人主要经性接触直接传播,间接传播少见。孕妇有 CT 感染时,可通过宫内、产道及产后感染新生儿,其中经产道感染最为多见。

二、对母儿影响

孕妇 CT 感染者可出现胎膜早破、早产、低体重儿等。胎儿经污染产道而感染 CT,主要引起新生儿肺炎、眼结膜炎。

三、诊断

1. 临床表现　孕妇感染 CT 后多无症状或症状轻微,以子宫颈管炎、尿道炎和前庭大腺感染多见。子宫内膜炎、输卵管炎、腹膜炎及反应性关节炎等较少见。

2. 实验室检查　应对所有高危孕妇在妊娠晚期及分娩期进行 CT 的筛查。

(1)CT 培养　为诊断 CT 感染的金标准。

(2)抗原检测　为目前临床最常用的方法,包括直接免疫荧光法和酶联免疫吸附法。

(3)核酸扩增试验　应用 PCR 检测技术检测 CT DNA,敏感性、特异性均高但易有假阳性。

(4)血清学检测　用补体结合试验、ELISA 或免疫荧光法检测血清特异抗体。

四、治疗

妊娠期 CT 感染首选阿奇霉素 1g,单次顿服,或阿莫西林 500mg,口服,每日 3 次,连用 7 日,不推荐使用红霉素。孕妇禁用多西环素、喹诺酮类和四环素。

应同时治疗性伴侣,治疗期间应禁止性生活。治疗 3~4 周后复查 CT。

对可能感染的新生儿,应密切观察、及时治疗。可用红霉素 50mg/(kg·d),分 4 次口服,连用 10~14 日,可预防 CT 肺炎的发生。若有 CT 结膜炎可用 1% 硝酸银液滴眼。

第六节　支原体感染

支原体(mycoplasma)是介于细菌和病毒之间,能独立生存的最小微生物。感染人类的支原体有十余种,以女性生殖道分离出的人型支原体(mycoplasma hominis,MH)及解脲支原体(ureaplasma urealyticum,UU)最常见。近来发现肺炎支原体(MP)、生殖支原体

（MG）等也可引起母儿感染。

一、传播途径

支原体可存在于阴道、尿道口周围、宫颈外口或男性尿道口、精液及尿液中，主要通过性接触传播。孕妇感染后，可经生殖道上行扩散引起宫内感染；也可通过胎盘垂直传播、污染的产道感染胎儿。

二、对母儿影响

孕妇感染 UU 或 MH 后，可导致晚期流产、胎膜早破、早产、死胎、低体重儿或先天畸形等。MH 可导致产后盆腔炎、产后支原体血症及新生儿支原体感染。产后哺乳或空气传播感染 MH 可引起新生儿肺炎。

三、诊断

1. 临床表现　寄居于妇女生殖道的支原体，多不表现感染症状，仅在某些条件下引起机会性感染，常合并其他病原体共同致病。MH 感染多引起阴道炎、子宫颈管炎和输卵管炎，UU 感染多引起非淋菌性尿道炎。

2. 实验室检查

（1）支原体培养　取阴道和尿道分泌物联合培养，阳性率较高。

（2）血清学检查　无症状妇女血清 MH 及 UU 特异性抗体水平低，再次感染后血清抗体可显著升高。

（3）PCR 检测　较培养法更敏感、特异、快速，对临床诊断有价值。

四、治疗

MH 或 UU 对多种抗生素均敏感。孕妇首选阿奇霉素 1g 顿服，也可用红霉素 0.5g 口服，每日 2 次，连服 14 日。应同时检查、治疗性伴侣，治疗期间应禁止性生活。

新生儿感染可用红霉素 25～40mg/（kg·d），分 4 次静脉滴注或口服红霉素，连用 7～14 日。

第七节　获得性免疫缺陷综合征

案例讨论

临床案例　患者，女性，25 岁，无业。主因停经 34 周，咳嗽、咳痰、胸痛伴发热及盗汗 1 个月余入院。本次妊娠期间一直食欲欠佳，乏力，近 1 个月来咳嗽、咳痰、胸痛伴发热及盗汗，阴道有脓性白带，无心慌、气促及阴道流血。孕 3 产 1，有多个性伴侣，既往有肺结核病史。查体：贫血貌，T 38～39℃，BP 120/80mmHg，P 87 次/分。双肺可闻及持续性湿啰音，子宫底位于脐上四横指，软，压痛（－），未触及肝脾肿大。妇科检查：尿道口、阴道中量脓性分泌物，子宫相当于孕 7^+ 个月大小，胎心无异常。实验室检查：HIV 抗体阳性，Hb 82g/L，WBC 23×10^9/L；阴道分泌物培养淋球菌阳性；胸部 X 片提示：肺结核。

问题　1. 该患者的初步诊断是什么？

2. 请给该患者拟定治疗原则？

获得性免疫缺陷综合征（acquired immunodeficiency syndrome，AIDS），又称艾滋病，是由人免疫缺陷病毒（human immunodeficiency virus，HIV）感染引起的一种 STD。HIV 引起 T 淋巴细胞损害，导致持续性免疫缺陷，多个器官出现机会性感染及罕见恶性肿瘤，最终导致死亡。HIV 属反转录 RNA 病毒，有 HIV－1、HIV－2 两个型别。

一、传播途径

HIV 可存在于感染者的血液、精液、阴道分泌物、泪液、尿液、乳汁、脑脊液中，艾滋病患者及 HIV 携带者均具有传染性。

1. 性接触直接传播　是主要的传播途径，包括同性、异性及双性接触。

2. 血液传播　多见于吸毒者共用注射器；接受 HIV 感染的血液或血制品；接触 HIV 感染者的血液、黏液等。

3. 母婴传播　孕妇感染 HIV 可通过胎盘传染给胎儿；或分娩时经软产道感染；出生后也可经母乳喂养感染新生儿。

二、对母儿的影响

妊娠期 HIV 感染可加速孕妇从无症状期发展为艾滋病，并加重其病情。约 45%～75% 无症状孕妇在产后 28～30 个月后出现症状。经母婴传播感染艾滋病的儿童预后极差，病率、死亡率极高。

三、诊断

根据流行病学史、临床表现及实验室检查综合分析，慎重做出诊断。应对所有孕产妇进行 HIV 抗体检测。

1. 高危人群　①不安全性生活史：同性恋或异性恋者有多个性伴侣史，或性伴侣抗 HIV 抗体阳性；②静脉吸毒史；③使用过未经 HIV 抗体检测的血液或血制品；④患有多种 STD，尤其有溃疡型病灶；⑤HIV 抗体阳性者所生的子女。

2. 临床表现　孕妇感染 HIV 约 82% 无临床症状，12% 有 HIV 相关症状，仅 6% 为艾滋病。从感染 HIV 到发展为艾滋病的潜伏期长短不一，临床表现多样。艾滋病期的主要表现有发热、体重下降及全身浅表淋巴结肿大，常合并各种条件性感染（如口腔假丝酵母菌感染、卡氏肺囊虫肺炎、巨细胞病毒感染、疱疹病毒感染、弓形虫病、隐球菌脑膜炎及活动性肺结核等）和肿瘤（如卡波西肉瘤、淋巴瘤等）。

3. 实验室检查　包括抗 HIV 抗体检测、病毒载量、CD4$^+$T 淋巴细胞总数、P24 抗原检测等。HIV 抗体检测是 HIV 感染诊断的金标准，病毒载量测定和 CD4$^+$T 淋巴细胞计数是判断疾病进展、治疗时机、评价疗效和预后的重要指标。

四、治疗

目前尚无治愈方法，主要采用抗病毒药物治疗及一般支持对症治处理。HIV 感染的孕产妇若在产前、产时或产后正确应用抗病毒药物治疗，其新生儿 HIV 感染率有可能显著下降（<8%）。

1. 抗病毒药物　妊娠期应用核苷类反转录酶抑制剂齐多夫定（Zidovudine，ZDV）可降低 HIV 的母婴传播率。产前：500mg/d 口服，从 14 周到 34 周直至分娩。产时：首次 2mg/kg 静脉注射后 1mg/（kg·h）持续静脉滴注直至分娩。产后：产后 8～12 小时开始，2mg/kg，每 6 小时一次，至产后 6 周。

2. 其他免疫调节药物　α 干扰素、IL－2 及中药香菇糖片等。

3. 支持、对症治疗 加强营养，治疗机会性感染及恶性肿瘤。

4. 产科处理 对 HIV 感染合并早期妊娠者可建议终止妊娠。临产后缩短产程，尤其是破膜后尽快使产妇分娩；尽量避免使胎儿暴露于血液和体液危险增加的操作，如会阴侧切术、人工破膜、胎头吸引术或产钳助产术、宫内胎儿头皮血检测等；建议在妊娠 38 周时行择期剖宫产以降低 HIV 母婴传播。HIV 感染者应避免母乳喂养。对于产后出血建议用催产素和前列腺素类药物，不主张用麦角生物碱类药物。

五、预防

AIDS 无治愈方法，重在预防。①利用各种形式进行宣传教育，提倡性道德；②对 HIV 感染的高危人群进行有效的 HIV 监测，对 HIV 阳性者进行教育及随访，并采取有效干预措施以防止继续播散，并对其配偶及性伴侣检测 HIV 抗体；③打击并取缔娼妓活动，严禁吸毒；④献血人员献血前检测抗 HIV 抗体；⑤防止医源性感染；⑥广泛宣传阴茎套的预防 AIDS 传播的作用；⑦及时治疗 HIV 感染的孕产妇。

【附】TORCH 综合征

TORCH 是由一组病原种微生物英文名称的首字母组合而成，其中 T 指弓形虫（toxoplasma，Tomo），O 指其他（others），主要指梅毒螺旋体（treponema pallidum）等，R 指风疹病毒（rubella virus，RV），C 指巨细胞病毒（cytomegalovirus，CMV），H 主要指 HIV。

TORCH 综合征即 TORCH 感染。主要特点是孕妇感染后无症状或症状轻微，但可垂直传播给胎儿，引起宫内感染，导致流产、死胎、早产和先天畸形等，甚至可影响到出生后婴幼儿的智力发育。其中梅毒螺旋体、HIV 已在本章讨论，本节主要对 Tomo、RV、CMV 进行阐述。

（一）传播途径

1. 孕妇感染 Tomo 多为食用含有包囊的生肉或未煮熟的肉类、蛋类、未洗涤的蔬菜、水果等或接触了含有虫卵的猫等动物排泄物而感染；RV 主要是直接传播或经呼吸道飞沫传播；CMV 主要通过性接触及飞沫、唾液、尿液等感染，也可通过输血、人工透析及器官移植感染。

2. 胎儿及新生儿感染 孕妇感染 TORCH 中任何一种病原体后均可导致胎儿感染，具体传播途径如下。

（1）宫内感染 ①病原体可进入孕妇血循环经胎盘感染胚胎或胎儿；②经生殖道上行进入羊膜腔感染胎儿；③病原体上行沿胎膜外再经胎盘感染胎儿。

（2）产道感染 胎儿在分娩时通过被病原体感染的软产道而感染。

（3）出生后感染 通过母乳、母亲唾液及母血等感染新生儿。

（二）对母儿影响

1. 对孕妇的影响 孕妇感染后大多无明显症状或症状轻微，部分孕妇可表现为不典型的感冒症状，如低热、乏力、关节肌肉酸痛、局部淋巴结肿大、阴道分泌物增多等。

2. 对胎儿、新生儿的影响 原发感染孕妇通过胎盘或生殖道感染胎儿，感染时胎龄越小，胎儿畸形发生率越高，畸形越严重。

（1）弓形虫病 妊娠 20 周前感染 Tomo，11% 发生宫内感染；妊娠 20 周后感染者宫内感染率为 45%。妊娠早期感染对胎儿影响更严重。孕妇弓形虫感染不管有无临床症状，均可通过胎盘导致流产、早产、死胎、胎儿多发畸形或新生儿出现眼部病变为主的严重症状并遗留中枢神经系统障碍。

（2）风疹病毒感染　妊娠 12 周前感染 RV，80% 发生宫内感染；妊娠 13~14 周感染者，宫内感染率为 54%；妊娠中期末感染者，宫内感染率为 25%。RV 宫内感染可发生先天性风疹综合征，称 Gregg 三联症——白内障、先天性心脏病和耳聋。远期后遗症有糖尿病、性早熟和进行性全脑炎等。

（3）巨细胞病毒感染　CMV 原发感染的孕妇中有 30%~40% 发生宫内感染，继发感染者宫内感染发生率仅为 0.5%~1%。CMV 宫内感染的婴儿中仅 10%~15% 有症状，如胎儿生长受限、小头畸形、颅内钙化、肝脾肿大、皮肤瘀点、黄疸等，其中 20%~30% 将死亡。85%~90% 出生时无症状，但其中 5%~15% 远期会发生以神经系统病变及耳聋为主的后遗症。

（三）诊断

1. 病史与临床表现

曾有 TORCH 感染史、反复流产和不明原因的出生缺陷或死胎史等；有哺乳类动物喂养史或接触史，有食用生肉或未熟肉类等的生活习惯；有上述感染症状，也可无任何临床症状。

2. 实验室检查

（1）病原学检查　采集孕妇血液、尿液、乳汁、羊水、脐血、胎盘和胎儿血液、尿液等进行病原学检查，方法有循环抗原检测（Tomo）、细胞学检查（CMV 包涵体）、病毒分离（RV、CMV）以及核酸扩增试验。

（2）血清学检查　检测血清中特异性抗体 IgM、IgG，结合 IgG 亲和力指数确定孕妇感染状况。

（四）治疗

1. 弓形虫病　首选乙酰螺旋霉素 0.5g，每日 4 次，连用 2 周，间歇 2 周可再重复 1 疗程。妊娠中、晚期的孕妇还可选用乙胺嘧啶，同时注意补充叶酸。对弓形虫感染孕妇分娩的新生儿，即使外观正常，也应给予乙酰螺旋霉素治疗，30mg 每日 4 次，连用 1 周，该药可减少宫内感染的风险，但并不能治疗已感染的胎儿。

2. 风疹病毒、巨细胞病毒感染　目前尚无特效的治疗方法。妊娠早期一经确诊为原发感染，应向孕妇及家属交待 RV 或 CMV 感染对胎儿和新生儿的可能影响，以决定胎儿的取舍。若继续妊娠，应做相关检测以明确有无 RV 或 CMV 宫内感染。并通过动态 B 型超声监测、胎儿磁共振检查（尤其怀疑脑部异常时），以及羊水中 RV RNA 或 CMV DNA 负荷量来预测胎儿结局。产妇乳汁中检测出 CMV，应停止哺乳，改为人工喂养。

（五）预防

对 TORCH 感染，重点在于预防。

（1）对易感人群应早检查、早诊断，及时治疗。

（2）妊娠期应吃熟食，削皮或洗净蔬菜和水果，避免与宠物接触。

（3）对 RV 抗体阴性的育龄妇女主张接种 RV 疫苗，孕前 1 个月和妊娠期禁止接种。

（4）妊娠早期确诊为原发感染或发现宫内感染时，应向孕妇及家属交待感染对胎儿和新生儿的可能影响，以决定胎儿的取舍。若在妊娠中期发生感染或再感染者，可在严密监测下继续妊娠。

本章小结

本章主要介绍了妊娠期常见的合并性传播疾病，包括淋病、梅毒、尖锐湿疣、生殖器疱疹、生殖道沙眼衣原体感染、支原体感染、获得性免疫缺陷综合征等疾病。

思考题

1. 简述淋病孕妇及新生儿的治疗原则。
2. 简述梅毒的诊断方法及首选治疗药物。
3. 简述尖锐湿疣的病原体、传播途径及孕期患病特征。
4. 简述妊娠期生殖道衣原体感染的诊断方法和处理原则。
5. 孕妇患艾滋病（AIDS），如何进行产科处理？

（岳梅红　郭彩虹）

第十章　胎儿异常与多胎妊娠

第一节　胎儿先天畸形

案例讨论

　　临床案例　患者，女性，36岁，无业。主因停经20周尚未感觉胎动，腹部明显膨隆伴胀痛十余天就诊。停经40+天出现严重的恶心、呕吐、食欲不振，持续一个月余后逐渐好转。尿妊娠试验阳性。否认孕早期接触不良环境因素，无病毒感染及服药史，至今停经20周，未感觉胎动，近十余天腹部明显膨隆伴胀痛就诊。患者平素月经规律，5~6天/28~30天，量中等，无痛经。夫妇双方身体健康，均为初婚，孕1产0。否认遗传性疾病或先天畸形家族史。腹部检查：宫底脐上三横指，胎位不清，未闻及胎心。化验血AFP呈高值，尿E_3呈低值。B超探查见不到圆形颅骨光环，头端有不规则"瘤结"，未见胎心及胎动。

　　问题　1. 根据上述资料，该患者的诊断是什么？
　　　　　　2. 简述其处理原则？

　　胎儿先天畸形是出生缺陷的一种，指胎儿在宫内发生的结构异常。发生原因主要为遗传、环境、食品、药物、病毒感染等。发生胎儿畸形的孕妇多无不适，诊断的关键在于孕妇及家属应有警惕胎儿畸形的意识，在妊娠期间进行必要的B型超声检查。

　　我国出生缺陷总的发生率为13.07‰，男性为13.1‰，女性为12.5‰，其缺陷发生顺序为无脑儿、脑积水、开放性脊柱裂、脑脊膜膨出、腭裂、先天性心脏病、21-三体综合征、腹裂、脑膨出。胎儿先天畸形在围生儿死亡中居第一位，不仅影响人口素质，同时给家庭和社会造成沉重负担，因对此类疾病应给予关注。

一、无脑儿

　　无脑儿（anencephalus）是先天畸形胎儿中最常见的一种，系前神经孔闭合失败所致，是神经管缺陷中最严重的一种类型。女胎比男胎多4倍，由于缺少头盖骨，双眼突出呈"蛙样"面容，颈项短，脑部发育极原始，脑髓暴露，不可能存活（图10-1）。若伴羊水过多常早产，不伴羊水过多常过期产。无脑儿分两种类型，一种是脑组织变性坏死突出颅外，另一种是脑组织未发育。

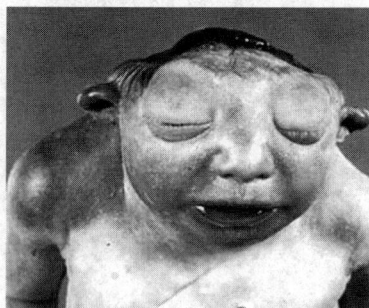

图10-1 无脑儿

（一）诊断

腹部扪诊时，胎头较小。肛门检查和阴道检查时，可扪及凹凸不平的颅底部。无脑儿脑膜直接暴露在羊水中，使羊水甲胎蛋白（AFP）呈高值。无脑儿垂体、肾上腺发育不良，孕妇尿E_3常呈低值。由于B型超声诊断准确率提高，基本能早期诊断。孕14周后，B型超声探查见不到圆形颅骨光环，头端有不规则"瘤结"。无脑儿应与面先露、小头畸形、脑脊膜膨出相区别。

（二）处理

无脑儿一经确诊应引产。因头小不能扩张软产道而致胎肩娩出困难，需耐心等待。伴脑脊膜膨出造成分娩困难者，可行毁胎术或穿刺脑膨出部位放出其内容物后再娩出。

二、脊柱裂

脊柱裂（spinabifida）属脊椎管部分未完全闭合的状态（图10-2），多发生在胸腰段。是神经管缺陷中最常见的一种，发生率有明显的地域和种族差别。

（一）诊断

隐形脊柱裂在产前B型超声检查时较难发现。较大的脊柱裂产前B型超声较易发现，妊娠18~20周是发现的最佳时机。B型超声探及某段脊柱两行强回声的间距变宽或形成角度呈V或W形，脊柱短小、不完整、不规则弯曲，或伴有不规则的囊性膨出物。开放性脊柱裂胎儿的母血及羊水甲胎蛋白均高于正常。

（二）处理

脊柱裂患儿的死亡率、病残率均较高，在有生机儿前诊断为脊柱裂者建议引产。

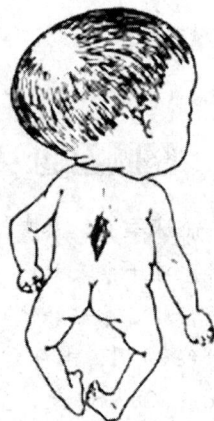

图10-2 脊柱裂

三、脑积水

脑积水（hydrocephalus）是指大量脑脊液（500~3000ml）蓄积于脑室系统内，致脑室系统扩张和压力升高，常压迫正常脑组织。脑积水常伴有脊柱裂、足内翻等畸形。严重脑积水可致梗阻性难产、子宫破裂、生殖道瘘等，对母亲危害严重。

（一）诊断

在耻骨联合上方触到宽大、骨质薄软、有弹性的胎头，高浮，跨耻征阳性。阴道检查盆腔空虚，胎先露部过高，颅缝宽，颅骨软而薄，囟门大而紧张，胎头有如乒乓球样感觉。严重的脑积水产前B型超声易被发现：妊娠20周后，颅腔内大部分被液性暗区占据，中线漂动，脑组织受压变薄，胎头周径明显大于腹周径，应考虑为脑积水。

（二）处理

有生机儿前诊断为严重脑积水者建议引产，处理时应以产妇免受伤害为原则。头先露，宫口开大 3cm 时行颅内穿刺放液，或临产前 B 型超声监视下经腹行脑室穿刺放液使胎头缩小而娩出胎儿。

第二节　胎儿生长受限

胎儿生长受限（fetal growth restriction，FGR）是指胎儿的生长没有达到其遗传的全部潜能，临床上常定义为：由于病理原因造成的出生体重低于同孕龄、同性别胎儿平均体重的两个标准差或第 10 百分位数，或孕 37 周后胎儿出生体重小于 2500g。国内发病率 3% ~ 7%，发病率的高低与所采用的诊断标准、经济及社会状况有关。FGR 围生儿死亡率为正常胎儿的 4 ~ 6 倍，其新生儿的近期和远期并发症均明显升高。

一、病因

影响胎儿生长的病因复杂，有些仍不明确。主要的危险因素如下。

1. 孕妇因素　最常见，占 50% ~ 60%。

（1）营养因素　孕妇偏食、妊娠剧吐及摄入蛋白质、维生素及微量元素不足，胎儿出生体重与母体血糖水平呈正相关。

（2）妊娠并发症与合并症　妊娠并发症如妊娠期高血压疾病、多胎妊娠、胎盘早剥、过期妊娠、妊娠期肝内胆汁淤积症等；妊娠合并症如严重心脏病、严重贫血、肾炎，免疫性、内分泌、感染性疾病等，均可使子宫胎盘血流量减少，影响胎儿生长。

（3）其他　孕妇子宫病变如子宫肌瘤、畸形子宫等也可影响胎儿生长。孕妇年龄、地区、体重、身高、吸烟、吸毒、酗酒及滥用药物等不良嗜好，母体接触放射线或有毒物质及社会状况、经济条件较差时，FGR 发生机会也增多。

2. 胎儿因素　研究证实生长激素、胰岛素样生长因子、瘦素等调节胎儿生长的物质在脐血中降低，可能会影响胎儿内分泌和代谢。胎儿基因或染色体异常、先天发育异常时常伴有 FGR。胎儿生长发育与种族、性别有关。

3. 胎盘、脐带因素　各种胎盘病变、脐带异常可导致胎盘供血不足或影响胎儿获得营养。

二、分类及临床表现

FGR 根据其发生时间、胎儿体重及病因等分为 3 类（表 10 - 1）。

表 10 - 1　胎儿生长受限的分类及临床表现

	内因性均称型	外因性不均称型	外因性均称型
属于	原发性胎儿生长受限	继发性胎儿生长受限	两型的混合型
作用阶段	在受精卵或妊娠早期，抑制生长因素即发生作用	胚胎早期发育正常，至孕晚期才受到有害因素影响	整个妊娠期间均产生影响
原因	基因或染色体异常、病毒感染、环境有毒有害物质	合并妊娠期高血压疾病、糖尿病等所致的慢性胎盘功能不全	母儿双方因素，多为缺乏重要生长因素如叶酸、氨基酸、微量元素或有害药物影响所致
发育指标	身长、体重、头径相称，但均小于该孕龄正常值；外表无营养不良表现	身长、头径与孕龄相符而体重偏低，发育不均称；外表呈营养不良或过熟儿状态	身长、体重、头径均小于该孕龄正常值，但相称；外表有营养不良表现
器官发育	器官分化或成熟度与孕龄相符	各器官细胞数量正常，但细胞体积缩小，以肝脏为著	各器官细胞数目减少，体积小，肝、脾严重受累
脑发育	脑重量轻，常有脑神经发育障碍	胎儿宫内缺氧，新生儿脑神经受损	脑细胞数明显减少

续表

	内因性均称型	外因性不均称型	外因性均称型
胎盘	胎盘小，但组织结构无异常	胎盘体积正常，但功能下降	胎盘小，外观正常
胎儿	胎儿无明显缺氧；多伴有智力障碍	胎儿宫内缺氧严重，生后躯体发育正常，易发生低血糖	少有宫内缺氧，但存在代谢不良；常伴有智力障碍

三、诊断

妊娠期准确诊断 FGR 有一定难度，往往在分娩后才能确诊。密切关注胎儿发育情况是提高 FGR 诊断率、准确率的关键。

1. 病史 ①准确判断胎龄。②注意本次妊娠过程中是否存在引起 FGR 的危险因素。③询问是否有 FGR、出生缺陷儿、死胎等不良分娩史等。

2. 临床指标 连续测量宫高、腹围及孕妇体重以判断胎儿宫内发育情况。宫高明显小于相应孕周是 FGR 最明显、最容易识别的体征，宫高测定是筛选 FGR 的基本方法。

（1）宫高、腹围值连续 3 周测量均在第 10 百分位数以下者，为筛选 FGR 的指标，预测准确率达 85% 以上。

（2）计算胎儿发育指数，胎儿发育指数 = 宫高（cm）- 3 ×（月份 + 1），指数在 - 3 和 + 3 之间为正常，小于 - 3 提示可能为 FGR。

（3）妊娠晚期孕妇每周体重增加约 0.5kg，若体重增长停滞或增长缓慢时，可能为 FGR。

3. 辅助检查

（1）B 型超声测量 ①胎儿腹围与头围比值（AC/HC）：若 AC/HC 比值小于同孕周平均值的第 10 百分位数，即有 FGR 的可能，同时可判断 FGR 的类型；②胎儿双顶径（BPD）：连续测定动态观察其变化，以期及早发现 FGR；③羊水量与胎盘成熟度：多数 FGR 出现羊水过少、胎盘老化的 B 型超声图像；④多普勒超声：多普勒超声测定子宫动脉、脐动脉及胎儿大脑中动脉 S/D 和阻力指数（RI），若妊娠晚期 S/D、RI 升高提示可能有 FGR。

（2）实验室检查 研究表明抗心磷脂抗体（ACA）与 FGR 的发生有关。

四、治疗

治疗原则：积极寻找病因，补充营养，改善胎盘循环，加强胎儿监测，适时终止妊娠。对临床疑为 FGR 的处理首先是排除胎儿先天畸形，尽可能找出可能的致病原因。治疗越早效果越好。妊娠 32 周前开始疗效佳，妊娠 36 周后疗效差。

1. 一般治疗 卧床休息，均衡膳食，吸氧、左侧卧位，改善子宫胎盘血液循环。

2. 并发症治疗 积极治疗孕妇各种合并症、并发症。

3. 妊娠期治疗

（1）改善子宫胎盘血供，维持胎盘功能。可用低分子右旋糖酐和丹参注射液静脉滴注。丹参注射液 4~6ml 加于 500ml 低分子右旋糖酐溶液，每日 1 次，7~10 日为一疗程。

（2）补充锌、铁、钙、维生素 E 及叶酸，静脉点滴复方氨基酸，改善胎儿营养。宜在 38 周前及早治疗。

（3）口服小剂量阿司匹林可扩张血管，促进子宫胎盘循环，对轻度胎盘功能不良者可能有益，但不能提高胎儿出生体重。近期研究认为低分子肝素联合小剂量阿司匹林可改善 FGR 的结局。

4. 产科处理 由于妊娠期治疗的方法及疗效有限，故选择分娩时机很重要。

（1）继续妊娠指征 胎儿状况良好，胎盘功能正常，妊娠未足月，孕妇无合并症及并发症，可在严密监护下妊娠至足月，但不应超过预产期。

（2）终止妊娠指征 ①治疗后 FGR 毫无改善，胎儿停止生长 3 周以上；②NST、胎儿生物物理评分及胎儿血流测定等提示有胎儿宫内缺氧；③胎盘老化，伴有羊水过少等胎盘功能低下表现；④妊娠合并症、并发症病情加重，妊娠继续将危害母婴健康或生命者。

一般在妊娠 34 周左右考虑终止妊娠，若孕周未达 34 周者，应促胎肺成熟后再终止妊娠。

（3）分娩方式选择 ①阴道产：经治疗，胎儿宫内情况良好，胎盘功能正常，胎儿成熟，Bishop 宫颈成熟度评分 ≥7 分，羊水量及胎位正常，无其他禁忌者可经阴道分娩；若胎儿难以存活，无剖宫产指征时予以引产。②剖宫产：胎儿病情危重，产道条件欠佳，阴道分娩对胎儿不利，应行剖宫产结束分娩。FGR 胎儿对缺氧耐受力差，应适当放宽剖宫产指征。

第三节 巨大胎儿

巨大胎儿（fetal macrosomia）指胎儿体重达到或超过 4000g 者。近年因孕妇营养过剩及糖尿病发生率增加，巨大儿发生率增加较快，国内发生率为 7%，国外发生率为 15.1%，男胎多于女胎。

一、高危因素

孕妇肥胖、合并糖尿病是导致巨大胎儿最主要的危险因素。此外还包括遗传因素、过期妊娠、产次、高龄产妇、种族因素、环境因素、羊水过多及既往巨大儿分娩史等。

二、对母儿影响

1. 对母体影响 手术助产率、剖宫产率高，阴道试产过程中易发生肩难产。易发生产后出血、尿瘘或粪瘘。

2. 对胎儿的影响 可引起胎儿臂丛神经损伤、锁骨骨折，新生儿窒息、颅内出血甚至死亡。

三、诊断

目前尚无方法可准确估计胎儿在宫内的体重。通过病史、临床表现及辅助检查可以初步判断，待出生后方能确诊。

1. 病史及临床表现 孕妇多存在上述高危因素，妊娠期体重增加迅速，常在妊娠晚期出现呼吸困难、腹部沉重及两肋胀痛等症状。

2. 腹部检查 腹部明显膨隆，宫高 >35cm。触诊胎体大，先露部高浮，若为头先露，多数胎头跨耻征阳性。听诊胎心清晰但位置较高。

3. B 型超声检查 测量胎儿双顶径、股骨长、腹围及头围等指标，可监测胎儿的生长发育情况。巨大儿的双顶径往往 >10cm，此时需进一步测量胎儿肩径及胸径，当肩径及胸径大于头径时，需警惕发生肩难产。近年来，有学者提出测量股骨皮下组织厚度（FSTT）预测胎儿体重，该方法简便且准确率高。当 FSTT 为 20mm 时，诊断巨大儿的敏感性、特异性均超过 90%。

巨大胎儿的诊断需与双胎妊娠、羊水过多、胎儿畸形、妊娠合并腹部肿物等相鉴别。

四、治疗

1. 妊娠期 对于妊娠期疑为巨大儿或有巨大儿分娩史者，应监测血糖，排除糖尿病。若确诊为糖尿病应积极治疗，控制血糖。于妊娠 36 周后，根据胎盘功能及糖尿病控制情况等综合评估，择期终止妊娠。

2. 分娩期 ①估计非糖尿病孕妇胎儿体重≥4500g，糖尿病孕妇胎儿体重≥4000g，宜行剖宫产结束分娩。②估计胎儿体重≥4000g而无糖尿病者，可阴道试产。但需放宽剖宫产指征。产时应充分评估，必要时产钳助产，同时做好处理肩难产的准备工作。分娩后应行宫颈及阴道检查，了解有无软产道损伤，并预防产后出血。

3. 新生儿处理 为预防新生儿低血糖，应于出生后30分钟监测血糖；出生后1~2小时开始喂糖水，及早开奶。新生儿易发生低钙血症，应补充钙剂，多用10%葡萄糖酸钙1ml/kg加入葡萄糖液中静脉滴注。

【附】肩难产

胎头娩出后，胎儿前肩被嵌顿在耻骨联合上方，用常规助产方法不能娩出胎儿双肩，称肩难产（shoulder dystocia）。肩难产发生突然，情况紧急，若处理不当，将导致母婴严重并发症。肩难产的发生率因胎儿体重而异，胎儿体重≥4000~4500g时发生率为3%~12%，≥4500g为8.4%~14.6%。

（一）高危因素

①有巨大儿或肩难产的分娩史；②妊娠期糖尿病；③产妇出现第一产程活跃期延长或第二产程延长；④骨盆狭窄，特别是扁平骨盆；⑤过期妊娠；⑥可能与骨盆倾斜度过大、耻骨联合位置过低有关。

（二）对母儿影响

1. 对母体影响 产后出血和会阴裂伤是最常见的并发症。其他包括继发性宫缩乏力、产褥感染及日后的生殖道瘘等严重并发症。

2. 对胎儿及新生儿影响 肩难产处理不当可造成臂丛神经损伤、锁骨骨折、股骨骨折、胎儿窘迫、新生儿窒息，严重时可导致颅内出血、神经系统异常，甚至死亡。

（三）诊断

当较大胎头娩出后，胎颈回缩，使胎儿颏部紧压会阴，胎肩娩出受阻，除外胎儿畸形即可诊断为肩难产。

（四）治疗

临床上肩难产很难预测，一旦发生应迅速采取有效的助产方法，尽快娩出胎肩，缩短胎头胎肩娩出的间隔是新生儿能否存活的关键。同时做好抢救新生儿的准备。

首先快速清理胎儿口鼻内的黏液及羊水，立即请求有经验的产科医师、新生儿科医师、麻醉科医师到场援助。并行足够大的会阴侧切或加大切口，以利操作。通常采用以下方法助产。

1. 屈大腿法（McRobert法） 让产妇双腿极度屈曲贴近腹部，双手抱膝，减小骨盆倾斜度，使腰骶部前凹变直，骶骨位置相对后移，骶尾关节稍增宽，使嵌顿在耻骨联合上方的前肩自然松解，同时适当用力向下牵引胎儿而娩出前肩。

2. 压前肩法 助手在产妇耻骨联合上方触到胎儿前肩部位并向后下加压，使双肩径缩小，同时助产者牵拉胎头，二者相互配合持续加压与牵引，有助于嵌顿的前肩娩出。此法多与屈大腿法合用。

3. 旋肩法（Wood法） 当后肩已入盆时，助产者以食、中指伸入阴道，紧贴胎儿后肩的背面，将后肩向侧上旋转，助手协同将胎头向同侧旋转，当后肩逐渐旋转至前肩位置时娩出。操作时胎背在母体右侧用左手，胎背在母体左侧用右手。

4. 牵后臂娩后肩法 助产者的手沿骶骨伸入阴道，握住胎儿后上肢，使其肘关节屈曲于胸前，以洗脸的方式娩出后臂，从而协助后肩娩出。切忌抓胎儿的上臂，以免肱骨骨折。

5. 四肢着地法 产妇翻转至双手和双膝着地，依靠重力作用帮助后肩下降到骶岬的下方。这种方法有其局限性，可以在以上助产手法失败时使用。

6. 断锁骨法 胎儿已死亡时，可剪断胎儿锁骨缩小双肩径，使胎儿易于娩出。

第四节 胎儿窘迫

案例讨论

临床案例 患者，女性，25 岁，工人。主因停经 39⁺ 周，阵发性腹痛 1 小时入院。整个妊娠经过顺利，定期产前检查未见异常。夫妇双方身体健康，孕 1 产 0。否认异常妊娠家族史。入院体检未见异常。临产 6 小时，宫口开大 3cm，宫缩 40 秒/4 ~ 5 分，弱，自然破膜 1 小时，胎心 140 次/分。予静点缩宫素加强宫缩，宫缩 50 秒/1 ~ 2 分，胎心 100 次/分。胎儿心电监护提示：频繁晚期减速。

问题 1. 该产妇的初步诊断是什么？
2. 请给该产妇拟定恰当的处理方案？

胎儿窘迫（fetal distress）是指胎儿在子宫内因急性或慢性缺氧危及其健康和生命的综合症状。其发病率为 2.7% ~ 38.5%，是围生儿死亡、新生儿患病的重要原因。胎儿窘迫分急性及慢性两种：急性多发生在分娩期；慢性常发生在妊娠晚期，但可延续至分娩期并加重。

一、病因

母体血液含氧量不足、母胎间血氧运输和交换障碍及胎儿自身因素异常均可导致胎儿窘迫。

1. 胎儿急性缺氧 因子宫胎盘血循环障碍、气体交换受阻或脐带血循环障碍所致。常见因素有：①前置胎盘、胎盘早剥；②脐带异常，如脐带绕颈、脐带打结、脐带扭转、脐带脱垂等；③各种原因引起的休克与急性感染发热；④缩宫素使用不当，引起过强及不协调宫缩；⑤孕妇应用麻醉药及镇静剂过量，抑制呼吸。

2. 胎儿慢性缺氧 ①母体血液含氧量不足，如合并严重的心、肺疾病，或伴心、肺功能不全、哮喘反复发作及重度贫血等；②子宫胎盘血管硬化、狭窄、梗死，使绒毛间隙血液灌注不足，如妊娠期高血压疾病、慢性肾炎、糖尿病、过期妊娠等；③胎儿严重的心血管疾病、呼吸系统疾病，胎儿畸形，母儿血型不合，胎儿宫内感染、颅内出血及颅脑损伤等，致胎儿运输及利用氧能力下降等。

二、病理生理变化

当胎儿轻度缺氧时，由于二氧化碳蓄积致呼吸性酸中毒，使交感神经兴奋，肾上腺儿茶酚胺及肾上腺素分泌增多，代偿性血压升高及心率加快。重度缺氧时，转为迷走神经兴奋，心功能失代偿，胎心率由快变慢。无氧糖酵解增加，丙酮酸及乳酸堆积，转为代谢性酸中毒。细胞膜通透性增大，胎儿血 pH 值下降，胎儿在宫内呼吸运动加深，肠蠕动亢进，肛门括约肌松弛，胎粪入羊水，易发生宫内羊水吸入。

三、诊断

诊断胎儿窘迫时不能单凭 1 次胎心听诊的结果，而应综合其他因素一并考虑。有条件者可采用胎儿电子监护仪监护，了解胎心率基线及其变异、周期变化。

1. 急性胎儿窘迫　多发生在分娩期。常因脐带异常、胎盘早剥、宫缩过强、产程延长及产妇休克等引起。

（1）胎心率异常　产时胎心率变化是急性胎儿窘迫的重要征象。缺氧早期，胎儿处于代偿期，胎心率于无宫缩时加快，>160 次/分。缺氧严重时胎儿失代偿，胎心率<110 次/分；胎儿电子监护 CST 可出现晚期减速、变异减速。当胎心率<100 次/分，基线变异≤5 次/分，伴频繁晚期减速或重度变异减速时提示胎儿缺氧严重，可随时胎死宫内。

（2）羊水胎粪污染　胎儿可在宫内排出胎粪，影响胎粪排出最主要的因素是孕周，孕周越大，羊水胎粪污染的概率越高。羊水胎粪污染不是胎儿窘迫的征象。出现羊水胎粪污染时，如果胎心监护正常，不需要进行特殊处理；如果胎心监护异常，存在宫内缺氧，会引起胎粪吸入综合征，造成不良胎儿结局。

（3）胎动异常　缺氧初期胎动频繁，继而减少甚至消失。

（4）酸中毒　取胎儿头皮血进行血气分析，pH<7.20（正常值7.25~7.35），PO_2<10mmHg（正常值15~30mmHg）及 PCO_2>60mmHg（正常值35~55mmHg），可诊断为胎儿酸中毒。

2. 慢性胎儿窘迫　常发生在妊娠晚期，多因妊娠期高血压疾病、慢性肾炎、糖尿病、严重贫血及过期妊娠等所致。

（1）胎动减少或消失　胎动<10 次/12 小时为胎动减少，是胎儿缺氧的重要表现之一。临床上常见胎动消失 24 小时后胎心消失，应予警惕。监测胎动的方法详见第十三章第二节"胎儿健康状况评估"。

（2）胎儿电子监护异常　胎心率异常提示有胎儿缺氧可能。详见第十三章第二节"胎儿健康状况评估"。

（3）胎儿生物物理评分低　≤3 分提示胎儿窘迫，4~7 分为胎儿可疑缺氧。

（4）胎儿脉搏血氧定量（fetal pulse oxymetry）异常　其原理是通过测定胎儿血氧饱和度了解血氧分压情况。

四、治疗

1. 急性胎儿窘迫　应采取果断措施，改善胎儿缺氧状态。

（1）一般处理　左侧卧位，吸氧，纠正脱水、酸中毒、低血压及电解质紊乱。

（2）病因治疗　若为不协调性子宫收缩过强，或缩宫素使用不当引起的强直性子宫收缩，应停用缩宫素，进行宫内复苏。如羊水过少，有脐带受压征象，可经腹羊膜腔输液。

（3）尽快终止妊娠　根据产程进展，决定分娩方式。无论剖宫产或阴道分娩，均需做好新生儿抢救准备。

1）宫口未开全或预计短时间内无法阴道分娩者，应立即行剖宫产，指征有：①胎心基线变异消失伴胎心基线持续低于110 次/分；②出现频繁晚期减速或重度变异减速；③胎儿头皮血 pH<7.20。

2）宫口开全，胎头双顶径已达坐骨棘平面以下，应尽快经阴道助娩。

2. 慢性胎儿窘迫　应针对病因，结合孕周、胎儿成熟度及胎儿缺氧程度综合判断，拟定处理方案。

（1）一般处理　左侧卧位，吸氧。积极治疗妊娠合并症及并发症。加强胎儿监护，注意胎动变化。

（2）期待疗法　孕周小，估计胎儿娩出后存活可能性小，尽量保守治疗延长胎龄，同时促胎儿成熟，争取胎儿成熟后终止妊娠。并向家属说明，期待过程中胎儿可能随时胎死宫内；胎盘功能低下可影响胎儿发育，预后不良。

（3）终止妊娠　妊娠近足月或胎儿已成熟，胎动减少，胎盘功能进行性减退或 OCT 出现频繁的晚期减速或重度变异减速，或胎儿生物物理评分≤3分者，均应行剖宫产术终止妊娠。

第五节　死　胎

妊娠20周后胎儿在子宫内死亡，称为死胎（fetal death）。胎儿在分娩过程中死亡，称死产（stillbirth），是死胎的一种。

一、病因

1. 胎盘及脐带因素　如前置胎盘、胎盘早剥、脐带帆状附着、血管前置、急性绒毛膜羊膜炎，脐带打结、脐带脱垂、脐带绕颈缠体等，胎盘大量出血或脐带异常，导致胎儿宫内缺氧。

2. 胎儿因素　如胎儿严重畸形、胎儿生长受限、双胎输血综合征、胎儿感染、严重的遗传性疾病、母儿血型不合等。

3. 孕妇因素　严重的妊娠合并症、并发症，如妊娠期高血压疾病、糖尿病、心血管疾病、慢性肾炎、各种原因引起的休克等。子宫局部因素有如子宫张力过大或收缩力过强、子宫肌瘤、子宫畸形、子宫破裂等致局部缺血而影响胎盘、胎儿。

二、诊断

胎儿死亡后约80%在2～3周内自然娩出，死胎在宫腔内停留过久，能引起母体凝血功能障碍。胎死宫内4周以上，发生弥散性血管内凝血（DIC）的机会明显增多，可引起分娩时的严重出血。

（1）孕妇自觉胎动消失，腹部不再继续增大，乳房松软变小。

（2）腹部检查发现子宫底高度小于停经月份，无胎动、胎心音。

（3）B型超声检查是诊断死胎最常用、最方便、最准确的方法。可显示胎心搏动和胎动消失；若胎儿死亡过久可见颅板塌陷，颅骨重叠，颅内结构不清，胎儿轮廓不清，胎盘肿胀。

三、治疗

死胎一经确诊，应尽早引产。建议产后对胎儿行尸体解剖及胎盘胎膜脐带病理检查及染色体检查，尽力寻找死胎病因，做好产后咨询。

引产方法有多种，包括米非司酮配伍米索前列醇引产，经羊膜腔注入依沙吖啶引产及缩宫素引产等。应根据孕周及子宫有无瘢痕，结合孕妇意愿，知情同意下选择。原则是尽量经阴道分娩，剖宫产仅限于特殊情况下使用。

胎儿死亡4周尚未排出者，应行凝血功能检查，并备新鲜血，注意预防产后出血和感染。

第六节　多胎妊娠

一次妊娠宫腔内同时有两个或两个以上胎儿时称为多胎妊娠（multiple pregnancy），以双胎妊娠（twin pregnancy）多见。近年来由于促排卵药物的应用，特别是辅助生殖技术的广泛开展，多胎妊娠的发生率明显上升。多胎妊娠属高危妊娠，孕产妇、围生儿病率与死亡率均高，故应特别重视孕期保健和分娩期处理。本节主要讨论双胎妊娠。

一、分类

1. 双卵双胎　两个卵子分别受精形成的两个受精卵，约占双胎妊娠的70%，与应用促排卵药物、多胚胎宫腔内移植及遗传因素有关。两个胎儿的遗传基因不完全相同，性别、血型可以相同也可以不同，而外貌、指纹等表型不同。胎盘多为两个，也可融合成一个，但血液循环各自独立。胎盘胎儿面有两个羊膜腔，中间隔有两层羊膜、两层绒毛膜。（图10－3）

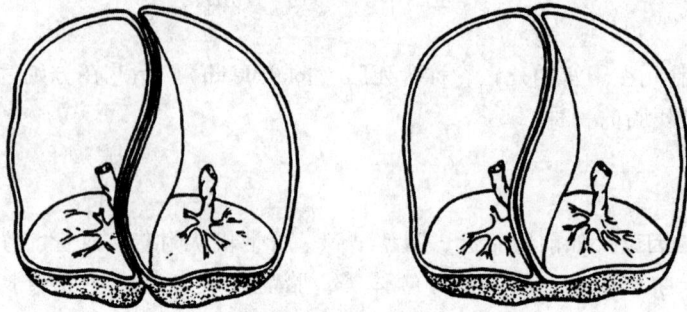

图10－3　双卵双胎的胎盘胎膜示意图

2. 单卵双胎　一个卵子受精后分裂形成两个胎儿，约占双胎妊娠的30%。形成原因不明，不受种族、遗传、年龄、胎次、医源性原因的影响。单卵双胎的遗传基因完全相同，两个胎儿性别、血型及外貌等各种表型完全相同。由于受精卵在早期发育阶段发生分裂的时间不同，可形成下述4种类型（图10－4）。

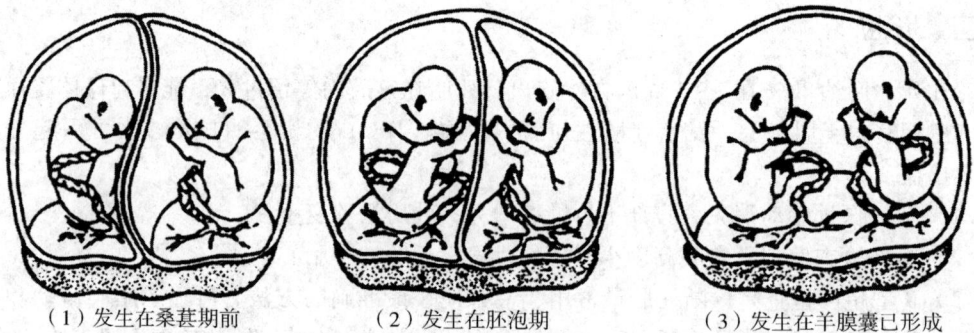

（1）发生在桑葚期前　　　　　（2）发生在胚泡期　　　　（3）发生在羊膜囊已形成

图10－4　受精卵在不同阶段形成单卵双胎的胎膜类型

（1）双羊膜囊双绒毛膜　单卵双胎分裂发生在桑葚期，相当于受精后3日内，形成两个独立的受精卵、两个羊膜囊。两个羊膜囊之间隔有两层绒毛膜、两层羊膜，胎盘为两个或一个。此种类型约占单卵双胎的30%左右。

（2）双羊膜囊单绒毛膜　单卵双胎分裂发生在受精后第4～8日，胚胎发育处于胚泡期，已分化出滋养细胞，羊膜囊尚未形成。胎盘为一个，两个羊膜囊间仅隔有两层羊膜。此种类型约占单卵双胎的68%。

（3）单羊膜囊单绒毛膜　单卵双胎分裂发生在受精后第9～13日，此时羊膜囊已形成，两个胎儿共存于一个羊膜腔内，共有一个胎盘。此种类型占单卵双胎的1%～2%。

（4）联体双胎　分裂发生在受精第13日后，此时原始胚盘已形成，机体不能完全分裂成两个，形成不同形式的联体儿，如两个胎儿共有一个胸腔或共有一个头部等，极罕见。联体双胎的发生率为单卵双胎的1/1500。

二、诊断

1. 病史及临床表现　双卵双胎多有家族史，孕前曾用促排卵药或体外受精多个胚胎移植。双卵双胎通常恶心、呕吐等早孕反应重；中期妊娠后体重增加迅速，腹部增大明显，下肢水肿、静脉曲张等压迫症状出现早而明显；妊娠晚期常出现呼吸困难，活动不便。

2. 产科检查 子宫大于停经月份，妊娠中晚期腹部可触及多个小肢体或 3 个以上胎极；胎头较小，与子宫大小不成比例；不同部位可听到两个胎心，其间隔有无音区，或同时听诊 1 分钟，两个胎心率相差 10 次以上。双胎妊娠时胎位多为纵产式，以两个头位或一头一臀常见（图 10 - 5）。产后检查胎盘、胎膜有助于判断双胎类型。

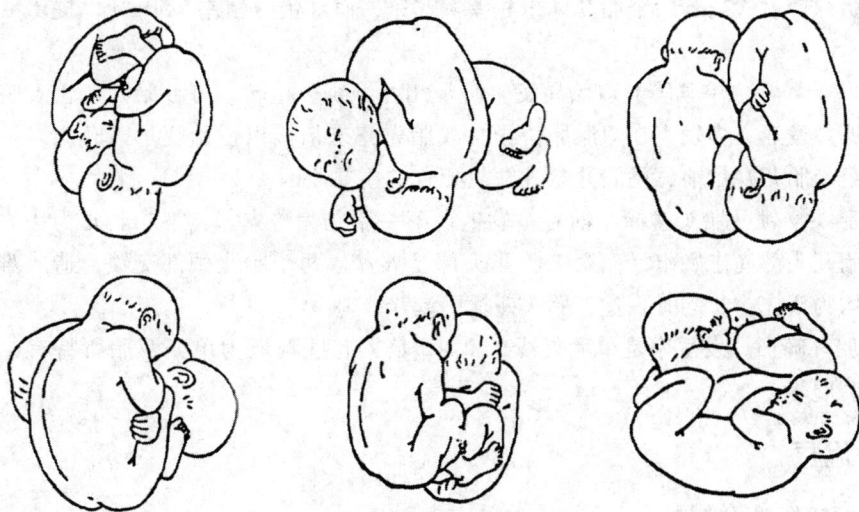

图 10 - 5 双胎胎位

3. B 型超声检查 对双胎的诊断、监护有较大帮助。孕 6 ~ 7 周时可见两个妊娠囊，孕 9 周时可见到两个原始心管搏动；可筛查胎儿结构畸形，如开放性神经管缺损、联体双胎等；还可帮助判断双胎类型、确定胎位。

三、并发症

1. 孕产妇并发症

（1）贫血 双胎合并贫血是单胎的 2 ~ 3 倍，与铁及叶酸缺乏有关。

（2）妊娠期高血压疾病 发生率高达 40%，比单胎妊娠高 3 ~ 4 倍，且发病早、程度重，容易出现心肺并发症及子痫。

（3）羊水过多 发生率约 12%，单卵双胎常在妊娠中期发生急性羊水过多，与双胎输血综合征及胎儿畸形有关。

（4）胎膜早破 发生率约 14%，可能与宫腔压力增高有关。

（5）胎盘早剥 是双胎妊娠产前出血的主要原因，可能与妊娠期高血压疾病发病率增高有关。第一个胎儿娩出后，宫腔容积骤然缩小，是胎盘早剥的另一常见原因。

（6）宫缩乏力 子宫肌纤维过度伸展，常发生原发性子宫收缩乏力，致产程延长。

（7）产后出血 经阴道分娩的双胎，平均产后出血量 ≥500ml，与子宫肌纤维过度伸展致子宫收缩乏力及胎盘附着面积增大有关。

2. 围生儿并发症

（1）早产 约 50% 双胎妊娠并发早产，其风险约为单胎妊娠的 7 ~ 10 倍，多因胎膜早破或宫腔内压力过高及严重母儿并发症所致。

（2）胎儿生长受限 是多胎妊娠最常见的并发症，可能与胎儿拥挤、胎盘占蜕膜面积相对小有关。此外，两个胎儿间生长不协调，与双胎输血综合征、一胎畸形或一胎盘功能严重不良有关。

（3）双胎输血综合征（twin to twin transfusion syndrome，TTTS） 是双羊膜囊单绒毛膜单

卵双胎的严重并发症。通过胎盘间的动－静脉吻合支，血液从动脉向静脉单向分流，使一个胎儿成为供血儿，另一个胎儿成为受血儿。造成供血儿贫血、血容量减少，致使生长受限、肾灌注不足、羊水过少，甚至因营养不良而死亡；受血儿血容量增多，动脉压增高，各器官体积增大，胎儿体重增加，可发生充血性心力衰竭，胎儿水肿，羊水过多。双羊膜囊单绒毛膜单卵双胎，产后检查若两个胎儿体重相差≥20%，血红蛋白相差>50g/L，提示双胎输血综合征。

（4）脐带异常 单羊膜囊双胎易发生脐带相互缠绕、扭转，可致胎儿死亡。脐带脱垂也是双胎常见并发症，多发生在双胎胎位异常或胎先露未衔接出现胎膜早破时，以及第一胎儿娩出后，第二胎儿娩出前，是胎儿急性缺氧死亡的主要原因。

（5）胎头交锁及胎头碰撞 前者多发生在第一胎儿为臀先露，第二胎儿为头先露者，分娩时第一胎儿头部尚未娩出，而第二胎儿头部已入盆，两个胎儿颈部交锁，造成难产；后者两个胎儿均为头先露，同时入盆，胎头碰撞引起难产。

（6）胎儿畸形 发生率是单胎妊娠的 2～3 倍，有些畸形为单卵双胎所特有，如联体双胎、无心畸形等。

四、治疗

1. 妊娠期处理及监护

（1）补充足够营养 进食含高蛋白质、高维生素以及必需脂肪酸的食物，注意补充铁剂、叶酸及钙剂，预防贫血和妊娠期高血压疾病。

（2）防治早产 是双胎产前监护的重点。双胎孕妇应增加每日卧床时间，减少活动量。产兆若发生在 34 周以前，应给予宫缩抑制剂。一旦出现宫缩或阴道流液，应住院治疗。

（3）及时防治妊娠期并发症 发现妊娠期高血压疾病、妊娠期肝内胆汁淤积症等应及早治疗。

（4）监护胎儿生长发育情况及胎位变化 发现胎儿畸形，应及早终止妊娠，尤其是联体双胎。如无明显畸形，则定期（每3～6周一次）B 型超声监测胎儿生长情况。B 型超声发现胎位异常，一般不予纠正。但妊娠晚期确定胎位对于选择分娩方式有帮助。

2. 终止妊娠指征 ①合并急性羊水过多，压迫症状明显，孕妇腹部过度膨胀，呼吸困难，严重不适；②胎儿畸形；③母亲有严重并发症，如子痫前期或子痫，不能继续妊娠时；④已到预产期尚未临产，胎盘功能减退者。

3. 分娩期处理

（1）阴道分娩 多数双胎能经阴道分娩。

（2）剖宫产指征 ①异常胎先露如第一胎儿为肩先露、臀先露；②宫缩乏力致产程延长，经保守治疗效果不佳；③胎儿窘迫，短时间内不能经阴道结束分娩；④严重妊娠并发症需尽快终止妊娠，如重度子痫前期、胎盘早剥等；⑤联体双胎孕周>26 周。

无论阴道分娩还是剖宫产，均需积极防治产后出血：①临产时应备血；②胎儿娩出前需建立静脉通路；③第二胎儿娩出后立即使用宫缩剂，并使其作用维持到产后 2 小时以上。

📖 **本章小结**

本章介绍的胎位异常包括胎儿先天畸形、胎儿生长受限、巨大胎儿、肩难产、胎儿窘迫及死胎。多胎妊娠常见为双胎妊娠，分为双卵双胎、单卵双胎。多数双胎能经阴道分娩。

思考题

1. 简述无脑儿、脊柱裂、脑积水的诊断方法。
2. 如何诊断胎儿生长受限？简述其治疗原则。
3. 简述巨大儿的诊断及处理。
4. 简述胎儿窘迫的临床表现。
5. 试述双胎妊娠的分类、特点及并发症。

（岳梅红　杨桂花）

第十一章 胎盘与胎膜异常

第一节 前置胎盘

案例讨论

临床案例 某孕妇，停经 37 周，B 型超声检查发现前置胎盘 3 个月余就诊。患者平时月经规律，4/30 天，量中等，无痛经，末次月经 2014 年 6 月 29 日，预产期：2015 年 4 月 6 日。停经 40 天左右出现早孕反应，反应轻微，持续至孕 3 月末消失，孕 4$^+$ 个月时自觉有胎动至今。孕 3 个月到医院进行围生保健建卡并行定期检查，孕 21^{+4} 周前检查 B 超提示"胎盘前置状态"。孕 35^{+4} 周产前检查 B 超提示"中央性前置胎盘"收入院。孕期无头晕、头痛及视物模糊，无阴道出血、阴道流液。入院时体温 36.5℃、脉搏 83 次/分、呼吸 20 次/分、血压 100/65mmg，一般情况良好，心肺检查无异常，腹部膨隆，下腹无压痛及反跳痛，肝脾未触及。产科检查：宫高 37cm，腹围 105cm，头位，胎心 133～145 次/分，无宫缩，未做阴道检查。辅助检查：B 型超声检查显示单胎头位，双顶径 9.6cm，股骨长 7.3cm，羊水指数 22.8cm，胎盘 Ⅱ～Ⅲ 级，胎盘面积大，主体位于前壁，回声不均，下缘将宫颈内口完全覆盖，并向后壁延伸，脐带绕颈 1 周。

问题 该患者的诊断及诊断依据是什么？为该孕妇制定处理方案。

正常胎盘附着于子宫体部的后壁、前壁或侧壁。妊娠 28 周后，胎盘仍附着于子宫下段，甚至胎盘下缘达到或覆盖宫颈内口，其位置低于胎先露部，称为前置胎盘。前置胎盘是妊娠晚期出血最主要的原因之一，也是妊娠晚期的严重并发症。其发生率国内报道为 0.24%～1.57%，国外报道为 1.0%。前置胎盘患者中 85%～90% 为经产妇，尤其是多产妇，其发生率可高达 5%。

一、病因

1. 子宫内膜病变或损伤 产褥感染、多次刮宫、分娩、剖宫产、子宫手术史等可损伤子宫内膜，引起子宫内膜炎或萎缩性病变，再次受孕时使子宫蜕膜血管生长不良，当受精卵植入时，血供不足，为了摄取足够的营养，刺激胎盘面积增大而延伸到子宫下段。手术瘢痕可妨碍胎盘在妊娠晚期向上迁移，易发生前置胎盘。

2. 胎盘异常 双胎妊娠时胎盘面积较单胎胎盘大而达到子宫下段。双胎妊娠前置胎盘的发生率较单胎妊娠高 1 倍；双胎妊娠时主胎盘位置正常而副胎盘位于子宫下段接近宫颈内口；膜状胎盘大而薄，可扩展到子宫下段。

3. 受精卵滋养层发育迟缓 受精卵到达宫腔后，滋养层尚未发育到可以着床的阶段，继续向下游走到达子宫下段，并在该处着床而发育成前置胎盘。

4. 不良生活习惯 吸烟及吸食毒品可影响子宫胎盘供血，胎盘为获取更多的氧供应而扩大面积，有可能覆盖子宫颈内口，形成前置胎盘。

二、分类

根据胎盘下缘与宫颈内口的关系，将前置胎盘分为 3 类（表 11-1）。

表 11-1　前置胎盘分类的模式图及定义

分类	完全性（中央性）前置胎盘	部分性前置胎盘	边缘性前置胎盘
模式图			
定义	宫颈内口完全被胎盘组织覆盖	宫颈内口部分被胎盘组织覆盖	胎盘附着于子宫下段，下缘到达宫颈内口，其边缘与宫颈内口边缘重叠，宫颈内口未被胎盘组织覆盖

胎盘位于子宫下段，胎盘边缘极为接近但未到达宫颈内口者，称为低置胎盘。胎盘下缘与宫颈内口的位置关系，可随着子宫下段的逐渐形成而改变。故前置胎盘类型可因诊断时期的不同而改变。如临产前的完全性前置胎盘，临产后可因宫口扩张而成为部分性前置胎盘。目前临床上均依据处理前最后一次的检查结果来确定其分类。

三、临床表现

1. 症状 妊娠晚期或临产时无诱因、无痛性反复阴道流血是前置胎盘的典型临床表现。出血是由于妊娠晚期或临产后子宫下段逐渐伸展，宫颈管消失，或宫颈扩张时，而附着于子宫下段或宫颈内口的胎盘不能相应地伸展，导致前置部分的胎盘从附着处剥离，血窦破裂而出血。前置胎盘出血前无明显诱因，初次出血量一般不多，剥离处血液凝固后，出血可暂时自然停止；偶尔也有初次即发生致命性大出血而导致休克的病例。随着子宫下段的不断伸展，出血常反复发生，且出血量也越来越多。阴道流血发生早晚、反复发生次数、出血量多少与前置胎盘类型有关。完全性前置胎盘初次出血时间较早，多在妊娠 28 周左右，称为"警戒性出血"，反复出血的次数频繁，量较多，有时一次大量出血即可使患者陷入休克状态；边缘性前置胎盘出血多发生在妊娠晚期或临产后，出血量较少；部分性前置胎盘的初次出血时间、出血量及反复出血次数介于两者之间。部分性或边缘性前置胎盘患者，破膜有利于胎先露对胎盘的压迫，破膜后胎先露若能迅速下降，直接压迫胎盘，流血可以停止。由于反复多次或大量阴道流血，患者可出现贫血，贫血程度与出血量成正比，严重者可发生休克，胎儿发生缺氧、窘迫，甚至死亡。

2. 体征 患者一般情况与出血量相关，大量出血时可有面色苍白、脉搏增快微弱、血压下降等休克表现。腹部检查：子宫软，无压痛，大小与妊娠周数相符。由于子宫下段有胎盘占据，影响胎先露部入盆，故先露部高浮，易并发胎位异常。反复出血或一次出血量过多可致胎儿宫内缺氧出现胎动、胎心音异常。当前置胎盘附着于子宫前壁时，可在耻骨联合上方听到胎盘杂音。临产时检查其宫缩为阵发性，在间歇期子宫可完全松弛。

四、诊断

1. 病史 对既往患者有多次刮宫、分娩史，子宫手术史，吸烟或滥用麻醉药物史，或高龄孕妇、双胎等病史，妊娠晚期出现无痛性阴道出血的临床表现，本次妊娠中期超声诊断胎盘覆盖宫颈内口，查体检查同上，基本可以初步做出前置胎盘诊断。诊断前置胎盘避免做阴道检查或肛查，尤其不应行颈管内指诊，以免引起大出血。如果必须行阴道检查或肛查需在输液、备血或输血条件下小心进行。

2. 辅助检查 B 型超声检查对子宫壁、胎盘、胎先露部及宫颈的位置显示较好，还可依据胎盘下缘与宫颈内口的位置关系确定前置胎盘的类型，准确率高达 95% 以上，可重复检查。经阴道 B 型超声能够更准确地明确胎盘边缘和宫颈内口的关系。B 型超声诊断前置胎盘时必须考虑妊娠周数，妊娠中期胎盘占据宫壁 1/2 面积，因此胎盘贴近或覆盖宫颈内口的机会较多；妊娠晚期胎盘占据宫壁面积减少到 1/3 或 1/4。子宫下段形成及伸展增加了宫颈内口与胎盘边缘之间的距离，故原可能在子宫下段的胎盘随宫体上移而变成正常位置胎盘。所以很多学者认为，若无阴道流血症状，一般在妊娠 34 周前不作前置胎盘的诊断。如果在妊娠中期 B 型超声检查发现胎盘前置者，称胎盘前置状态。

3. 产后检查胎盘和胎膜 对产前有出血的患者，在产后仔细检查胎盘胎儿面边缘有无血管断裂，可提示是否有副胎盘；若怀疑部位的胎盘母体面有黑紫色陈旧血块或胎膜破口距胎盘边缘距离 <7cm，则考虑为前置胎盘。

五、鉴别诊断

前置胎盘主要应与轻型胎盘早剥、脐带帆状附着、前置血管破裂、胎盘边缘血窦破裂、宫颈病变等产前出血相鉴别。结合病史，通过 B 型超声检查及分娩后检查胎盘，一般不难鉴别。

六、对母儿的影响

1. 对母亲的影响 ①产后出血：分娩后由于子宫下段肌组织菲薄，收缩力较差，既不能使附着于此处的胎盘完全剥离，又不能有效收缩压迫血窦而止血，故常发生产后出血，量多且难于控制。②胎盘植入：因子宫下段蜕膜发育不良，胎盘绒毛可穿透底蜕膜侵入子宫肌层形成植入性胎盘，使胎盘剥离不全而发生产后出血。③产褥感染：前置胎盘的胎盘剥离面接近宫颈外口，细菌容易经阴道上行侵入胎盘剥离面，同时多数产妇因反复失血而致贫血、体质虚弱，于产褥期容易发生感染。

2. 对胎婴儿的影响 因胎盘与子宫壁分离出血，导致胎儿缺血缺氧致胎儿窘迫，甚至胎死宫内；为挽救孕妇或胎儿生命而提前终止妊娠导致早产机会增加，围生儿病率及死亡率增高。

七、处理

抑制宫缩、止血、纠正贫血和预防感染是前置胎盘的处理原则。根据阴道流血量多少、是否存在休克、孕周、产次、胎位、胎儿存活否、有无临产征象及其类型等综合确定处理方案。

（一）期待疗法

目的是在确保孕妇安全的情况下尽可能延长孕周，从而提高围生儿存活率。适用于妊娠 <34 周、胎儿体重 <2000g、胎儿存活、孕妇一般情况良好，阴道流血量不多的患者。具体措施包括：①一般处理：多取左侧卧位，绝对卧床休息，止血后方可轻微活动，适当给予镇静剂保持心态平静，如地西泮 5mg，口服 3 次/日等，禁止性生活、阴道检查及肛查。②密切病情观察：密切注意阴道流血情况的变化，经阴道 B 型超声检查时操作应轻柔，胎儿电子监护胎儿的胎心率、胎动计数、无应激试验等。③提高胎儿血氧供应：定时间断吸氧每日3 次，每次 1 小时，提高胎儿血氧供应；纠正孕妇贫血状况，维持正常血容量，血红蛋白低于 70g/L 时，适当输血，使血红蛋白存 100g/L，血细胞比容应 >0.30。④抑制宫缩：在期待治疗过程中应用宫缩抑制剂可赢得时间，常用的药物有利托君、硫酸镁、沙丁胺醇等。⑤促进胎儿肺成熟：估计孕妇近日需终止妊娠者，若胎龄 <34 周，需促进胎儿肺成熟。地塞米松 5~10mg/次，每日 2 次，连用 2~3 日，有利于减少产后新生儿呼吸窘迫综合征的发生。情况紧急时，可考虑羊膜腔内注入地塞米松 10mg。⑥预防感染：青霉素等广谱抗生素预防感染。

妊娠 35 周以后，子宫生理性收缩频率增加，前置胎盘的出血机会随之增加，因此期待治疗至 36 周，各项指标均提示胎儿已成熟者，可适时终止妊娠。有资料报道，36 周以后主动终止妊娠的围生儿结局要明显好于等待至 36 周以上自然临产者。

（二）紧急转运

如患者大量阴道流血而当地没有条件处理，应建立静脉通道，输血输液，抑制宫缩，在消毒条件下用无菌纱布进行阴道填塞、腹部加压包扎以暂时压迫止血，由有经验的医师护送，迅速转诊到上级医疗机构处理。

（三）终止妊娠

1. 终止妊娠指征　孕妇反复发生大量出血甚至休克者，无论胎儿成熟与否，为确保母亲安全应及时终止妊娠；胎龄达 36 周以上；胎儿成熟度检查提示胎儿肺成熟者；胎龄未达 36 周，出现胎儿窘迫征象或胎儿电子监护发现胎心异常者。

2. 终止妊娠方式　剖宫产术为首选。

（1）剖宫产术指征　完全性前置胎盘，持续大量阴道流血；部分性和边缘性前置胎盘出血量较多，先露高浮，短时间内不能结束分娩；胎心异常。术前积极纠正贫血，预防感染等，备血，做好处理产后出血和抢救新生儿的准备。

子宫切口的选择原则上应尽可能避开胎盘，可参考产前 B 型超声胎盘定位。若胎盘附着于子宫后壁，选子宫下段横切口；附着于侧壁，可选择偏向对侧的子宫下段横切口；附着于前壁，则根据胎盘边缘所在，选择子宫体部纵切口、子宫下段纵切口娩出胎儿。剖宫产术中开腹后注意检查子宫下段处，若有局限性怒张血管，应高度怀疑植入性胎盘，此时不应急于切开宫壁，应备好大量血液和液体，做好一切抢救产妇和新生儿的准备，再次向家属交代病情。选子宫体部纵切口取出胎儿，仔细检查胎盘是否植入。若为部分性植入可行梭形切口切除部分子宫肌组织，用可吸收线缝合止血；若大部分植入，活动性出血无法纠正时应行子宫次全或全切术。

胎儿娩出后立即子宫肌壁注射宫缩剂如麦角新碱（0.2~0.4mg）、缩宫素（10~20U），迅速徒手剥离胎盘，并配以按摩子宫，以减少子宫出血。宫缩剂不能奏效时可选用前列腺素 F_{2a}600mg 子宫肌壁注射。亦可采用以下方法：在明胶海绵上放凝血酶或巴曲酶，快速置胎盘附着部位再加湿热纱布垫压迫，持续 10 分钟；用可吸收线局部"8"字缝合开放血窦；宫腔及下段填纱条压迫，24 小时后阴道取出。上述方法无效时，可结扎双侧子宫动脉、髂内动

123

脉；经上述处理胎盘剥离面仍出血不止，应考虑子宫切除术。术后应纠正贫血、抗感染及加强新生儿护理。

（2）阴道分娩 阴道分娩只是用于低置胎盘或边缘性前置胎盘、胎位正常、宫缩好、临产后阴道出血不多、估计在短时间内结束分娩者予以试产。决定阴道分娩后，行人工破膜，破膜后胎头下降压迫胎盘前置部位而止血，并可促进子宫收缩加快产程。若破膜后胎先露部下降不理想，仍有出血或分娩进展不顺利，应立即改行剖宫产术。

八、预防

做好计划生育，推广避孕，避免多产、多次刮宫、引产或宫内感染，减少子宫内膜损伤和子宫内膜炎的发生；计划受孕的妇女应戒烟、戒毒，避免被动吸烟；加强孕妇管理，强调适时、必要的产前检查及正确的孕期指导，做到对前置胎盘的早期诊断，正确处理。

第二节 胎盘早剥

妊娠 20 周后或分娩期，正常位置的胎盘在胎儿娩出前，部分或全部从子宫壁剥离者，称胎盘早剥。胎盘早剥是妊娠晚期严重并发症，通常起病急，进展快，如果不及时处理，可危及母儿生命。国内报道其发病率为 0.46% ~ 2.1%，国外为 1% ~ 2%，围生儿死亡率 15 倍于无胎盘早剥者。

一、病因

胎盘早剥确切的病因与发病机制尚不完全清楚，可能与以下因素有关。

1. 孕妇的血管病变 当孕妇患有严重妊娠高血压疾病、慢性高血压、慢性肾脏疾病、全身血管病变时，胎盘早剥发生率增加。妊娠合并上述病变时，底蜕膜螺旋小动脉痉挛或硬化，引起远端毛细血管缺血坏死甚至破裂出血，血液积聚在底蜕膜层与胎盘之间，形成血肿，血肿使胎盘从子宫壁上分离。

2. 子宫静脉压升高 妊娠晚期或临产后，长时间仰卧位，妊娠子宫压迫静脉，回心血量减少，静脉淤血，静脉压突然升高，蜕膜静脉床淤血或破裂，形成胎盘后血肿导致胎盘部分或全部剥离。

3. 机械性因素 外伤特别是腹部直接受撞击或受到挤压、脐带过短（<30cm）或脐带绕颈（绕体）、在分娩过程中胎儿下降、胎位异常行外转胎位术等均可引起胎盘早剥。前壁胎盘行羊膜腔穿刺时，刺破附着处血管，胎盘后血肿形成引起胎盘剥离。

4. 宫腔内压力骤减 双胎妊娠分娩时第一胎儿娩出过快；羊水过多破膜时羊水流出过快等可使宫腔内压力骤减；子宫突然收缩，胎盘与子宫错位而剥离。

5. 其他危险因素 近年来有研究证实吸烟使胎盘早剥发生危险增加 90%；胎膜早破孕妇发生胎盘早剥的危险性较无胎膜早破者增加 3 倍；在妊娠期间滥用可卡因发生胎盘早剥者约为 13%；孕妇年龄、产次均可增加胎盘早剥的发生率，随着产次的增加，发生胎盘早剥的危险性呈几何级数增加。

二、病理及病理生理改变

1. 主要病理变化及病理分型 底蜕膜出血，形成血肿，使胎盘从附着处剥离。若剥离面积小，出血停止血液很快凝固，临床多无症状，仅在产后检查胎盘时发现胎盘母体面有压迹。若剥离面积逐渐增大，根据有无胎盘后血肿及有无阴道流血，其病理分型分为显性出血、隐性出血及混合性出血 3 种（表 11 - 2）。

表 11 - 2　胎盘早剥病理分型的模式图及定义

分型	显性出血（外出血）	隐性出血（内出血）	混合型出血
模式图			
定义	随着底蜕膜出血时间延长、胎盘后血肿增大，剥离面积不断扩大，当血液冲开胎盘边缘，血液沿胎膜与子宫壁之间经宫颈管、阴道向外流出者，称为显性出血或外出血	虽底蜕膜继续出血，胎盘后血肿增大，但胎盘边缘（胎膜）未与子宫壁分离而仍附着于子宫壁上，使血液积聚在胎盘与子宫壁之间而不能外流者，称为隐性出血或内出血	由于内出血血液不能流出，胎盘后血液越积越多，当出血达到一定程度，血肿内压力增加，最终血液冲开胎盘边缘及胎膜而经宫颈、阴道流出者，称为混合型出血

2. 子宫胎盘卒中　胎盘早剥发生内出血时，血液积聚于胎盘与子宫壁之间，随着出血增多，胎盘后血肿的压力逐渐增大，血液渗入子宫肌层，使子宫肌纤维分离，甚至断裂、变性，当血液浸透至子宫浆膜层时，子宫表面呈现紫色瘀斑，尤其胎盘附着处明显，称子宫胎盘卒中。此时肌纤维受血液浸渍，收缩力减弱。

3. 病理生理变化　严重的胎盘早剥可以发生一系列的病理生理变化。剥离处的胎盘绒毛和蜕膜可以释放出大量组织凝血活酶，组织凝血活酶进入母体血循环，激活凝血系统导致弥散性血管内凝血（DIC），肺、肾等脏器的毛细血管内有微血栓形成，造成脏器损害。胎盘早剥持续时间越长，促凝物质不断进入母血，DIC 继续发展，激活纤维蛋白溶解系统，产生大量的纤维蛋白原降解产物（FDP），引起继发性纤溶亢进。发生胎盘早剥后，大量消耗凝血因子，并产生高浓度的 FDP，最终导致凝血功能障碍。

三、临床表现与分类

胎盘早剥依据其病情严重程度，采用 Sher 分度标准将其分为 Ⅰ、Ⅱ、Ⅲ度。

Ⅰ度　多见于分娩期，以外出血为主，胎盘剥离面积小，常无腹痛或腹痛轻微，贫血体征不明显。腹部检查：子宫软，大小与妊娠周数相符，胎位清楚，胎心率多正常，若出血量多胎心可有改变。产后检查见胎盘母体面有凝血块及压迹即可确诊。

Ⅱ度　胎盘剥离面占胎盘面积 1/3 左右，常有突发性持续性腹痛、腰酸、腰背痛，疼痛程度与胎盘后积血多少呈正相关。无阴道流血或少量流血，贫血程度与阴道流血量不成比例。腹部检查：子宫大于妊娠周数，宫底随胎盘后血肿增大而升高。胎盘附着处压痛明显（胎盘位于后壁则不明显），宫缩有间歇，胎位可扪及，胎儿存活。

Ⅲ度　胎盘剥离面超过胎盘面积的 1/2，临床表现较Ⅱ度加重。可出现恶心、呕吐、面色苍白、出汗、脉弱、血压下降等休克症状，且休克程度大多与母血丢失成比例。腹部检查：子宫硬如板状，子宫收缩间歇期不能放松，胎位触不清楚，胎心消失。如无凝血功能障碍属Ⅲa，有凝血功能障碍属Ⅲb。

四、辅助检查

1. B 型超声检查　可以协助了解胎盘附着位置，估计剥离面积的大小，明确胎儿的大小及是否存活。正常情况下胎盘 B 型超声图像胎盘应紧贴子宫体部后壁、前壁或侧壁；若有胎盘后血肿，胎盘与子宫壁之间出现边缘不清楚的低回声液性暗区，暗区常不止一个，并见胎盘异常增厚或胎盘边缘"圆形"裂开。同时可以了解胎动、胎心率等胎儿在宫腔内情况，并排除前置胎盘。值得提出的是当胎盘边缘已与子宫壁分离时，未形成胎盘后血肿，见不到上述图像，故B型超声诊断胎盘早剥有一定的局限性，故超声检查阴性结果不能完全排除胎盘早剥。

2. 实验室检查 全血细胞计数了解贫血程度；Ⅱ、Ⅲ度胎盘早剥患者应检查肾功能与二氧化碳结合力；若怀疑并发 DIC 时进行筛选试验，包括血小板计数、凝血酶原时间、纤维蛋白原测定，结果可疑者做纤溶确诊试验，包括凝血酶时间、优球蛋白溶解时间、血浆鱼精蛋白副凝试验。

五、诊断与鉴别诊断

依据病史、症状、体征，结合辅助检查结果做出临床诊断并不困难。Ⅰ度胎盘早剥由于症状与体征不典型，诊断往往有一定困难，应仔细观察与分析，并与前置胎盘相鉴别（表11-3），B型超声检查有助于鉴别诊断。Ⅱ度、Ⅲ度胎盘早剥的症状、体征典型，诊断多不难，但需借助实验室检查对其严重程度进行评估，确定其有无凝血功能障碍及肾功能衰竭，并与先兆子宫破裂相鉴别（表11-3）。附着在子宫后壁的胎盘早剥不易诊断，其特点为原因不明的子宫张力增高并非羊水过多，且未临产，伴妊娠期高血压疾病者更应怀疑胎盘早剥。

表 11-3 胎盘早剥的鉴别诊断

| | Ⅰ度胎盘早剥鉴别诊断 | | Ⅱ度、Ⅲ度胎盘早剥鉴别诊断 | |
	Ⅰ度胎盘早剥	前置胎盘	Ⅱ度、Ⅲ度胎盘早剥	先兆子宫破裂
高危因素	多有妊娠期高血压疾病、外伤史	常有多次妊娠史	常有妊娠期高血压疾病、肾脏疾病及外伤史	有头盆不称、分娩梗阻史
腹痛	无腹痛或腹痛轻	多无腹痛	疼痛剧烈	疼痛难忍
阴道出血	以外出血为主，出血量常较多，色暗红，贫血体征不显著	外出血，反复发生，全身失血症状与外出量成相符	内外出血，以内出血为主。可无阴道流血或仅有少量阴道流血，全身失血症状与外出血量不相符	少量阴道流血，可出现血尿
腹部检查	子宫软，大小与孕周数相符，压痛不明显或仅有胎盘早剥处轻压痛、胎位清楚	子宫软，无压痛，大小与孕周相符，胎位清楚	硬如板状，有压痛，子宫比孕周大，胎位不清	可见病理性缩复环，下段有压痛，胎位尚清楚
B型超声检查	胎盘后血肿或胎盘边缘"圆形"裂开	胎盘部分或全部覆盖宫颈内口	胎盘后血肿或胎盘边缘"圆形"裂开	无特殊变化
产后检查胎盘	胎盘母体面有凝血块及压迹	胎膜破口距胎盘边缘 <7cm	胎盘母体面有凝血块及压迹	无特殊变化

六、对母儿的影响

1. 对母亲的危害 胎盘早剥对母儿影响极大。剖宫产率、贫血、产后出血率、DIC 等并发症的发生率均增高。

（1）弥散性血管内凝血（DIC） Ⅲ度胎盘早剥特别是胎死宫内患者可能发生 DIC，出现皮下、黏膜、注射部位出血，子宫出血不凝或较软凝血块，另有血尿、咯血及呕血现象。

（2）产后出血 胎盘早剥可致子宫肌层发生病理改变影响收缩而易出血，一旦发生 DIC，产后出血难以纠正，引起休克，多脏器功能衰竭，脑垂体及肾上腺皮质坏死，导致希恩综合征发生。

（3）急性肾衰竭 伴妊娠期高血压疾病的胎盘早剥，失血过多及 DIC 等均严重影响肾血流量，造成双侧肾小管或肾皮质缺血坏死，出现急性肾衰竭。

（4）羊水栓塞 胎盘早剥时羊水可经剥离面开放的子宫血管进入母血循环，羊水中的有形成分栓塞肺血管，引起肺动脉高压。

2. 对胎儿的危害 由于胎盘早剥出血引起胎儿急性缺氧发生胎儿宫内窘迫，新生儿窒息率、早产率、胎儿宫内死亡率明显升高，围生儿死亡率约 11.9%，是无胎盘早剥者的 25 倍。尤其重要的是，胎盘早剥新生儿还可遗留神经系统发育缺陷、脑性麻痹等严重后遗症。

七、处理

处理原则为早期识别，积极处理休克，及时终止妊娠，控制、减少并发症。

1. 积极处理休克 对于情况危重、处于休克的患者，尽快开放静脉通路，补充血容量，改善血液循环。根据血红蛋白的多少，输红细胞、血浆、血小板或全血等，最好输新鲜血，既可补充血容量又能补充凝血因子，应使血细胞比容提高到 0.3 以上，尿量 >30ml/h；若发生 DIC，应测中心静脉压以指导补液量。

2. 及时终止妊娠 胎儿娩出前胎盘剥离有可能继续加重，出血难以控制，且持续时间越长，病情越严重，并发 DIC 可能性也越大。因此，一旦确诊为 Ⅱ、Ⅲ 度胎盘早剥，应及时终止妊娠。根据孕妇病情轻重、胎儿宫内情况、产程进展、胎产式等选择终止妊娠的方式。

（1）阴道分娩 适用于 Ⅰ 度患者，一般情况较好，以外出血为主，宫口已开大，估计短时间内能结束分娩者可考虑阴道分娩，分娩过程中一旦发现异常情况及时改行剖宫产。

（2）剖宫产 适用于：①Ⅰ 度胎盘早剥，出现胎儿窘迫征象者，需要抢救胎儿；②Ⅱ 度胎盘早剥，特别是初产妇，不能在短时间内结束分娩者；③Ⅲ 度胎盘早剥，产妇病情恶化，胎儿已死，不能立即分娩者；④破膜后产程无进展者。剖宫产取出胎儿与胎盘后，应及时注射宫缩剂并按摩子宫促进宫缩。如果发现有子宫胎盘卒中，子宫肌层注射宫缩剂、按摩子宫、同时用热盐水纱垫湿热敷子宫，多数子宫收缩好转而出血得到控制，若上述处理效果欠佳，在快速输入新鲜血、新鲜冰冻血浆及血小板的同时行子宫次全切除术。

3. 并发症的处理

（1）凝血功能障碍 迅速终止妊娠、阻断促凝物质继续入母血循环是凝血功能障碍得到有效纠正的前提。①补充血容量和凝血因子：及时、足量输入新鲜血及血小板是补充血容量和凝血因子的有效措施。同时输入冷沉淀补充纤维蛋白原效果更佳。②肝素的应用：适用于DIC 高凝阶段及不能直接去除病因者，及早应用肝素可阻断 DIC 的发展。但在有显著出血倾向或纤溶亢进阶段禁止使用。③抗纤溶治疗：适用于病因已去除，DIC 处于纤溶亢进阶段，在肝素化和补充凝血因子的基础上使用抗纤溶药物。常用的药物有氨基己酸、抑肽酶等。

（2）产后出血 胎儿娩出后立即用缩宫素、马来酸麦角新碱等子宫收缩药，人工剥离胎盘并持续按摩子宫；如果大量出血且无凝血块，应考虑凝血功能障碍，按凝血功能障碍处理；经各种措施处理仍不能有效控制出血，须及时行子宫次全切除术。

（3）肾功能衰竭 患者尿量 <30ml/h，提示血容量不足，应及时补充血容量；在血容量已补足的情况下，尿量 <17ml/h，提示肾功能衰竭可能性较大，给予呋塞米 20~40mg 静脉推注，必要时重复，通常 1~2 日可以恢复。如果短期内不见尿量增加，且血尿素氮、肌酐、血钾进行性增高，CO_2 结合力下降，提示肾功能衰竭情况严重，应及时进行血液透析治疗，以抢救产妇生命。

八、预防

加强对妊娠期高血压疾病、慢性高血压、肾脏疾病孕妇的管理，孕中晚期一旦出现高血压、水肿和蛋白尿等症状，应及早治疗；妊娠晚期避免长时间仰卧位与外伤；行外转胎位术纠正胎位时操作必须轻柔，不能强行倒转；对羊水过多与多胎妊娠分娩时，避免宫内压骤减；行羊膜腔穿刺前做胎盘定位，穿刺时避开胎盘；人工破膜时，应选宫缩间歇期高位穿刺，缓慢放出羊水。

第三节　胎膜早破

在临产前胎膜自然破裂者，称为胎膜早破。妊娠≥37周后的胎膜早破发生率约为10%；胎膜早破发生在妊娠20周后，不满37孕周者为未足月胎膜早破，发生率为2.0%~3.5%。胎膜早破是围生期最常见的并发症，可致早产率、围生儿病死率、宫内感染率及产褥感染率升高。有报道30%~40%的早产与胎膜早破有关。

一、病因

导致胎膜早破的因素很多，往往是多种因素相互作用的结果。

1. 胎膜发育不良　胎膜弹性和张力的维持主要依靠分布于胎膜各层组织中的胶原纤维和弹力纤维。孕早期孕妇缺乏维生素C、铜以及孕妇吸烟等因素可致胎膜发育不良，使得胎膜抗张能力下降，当宫腔压力增加或有感染时，发生胎膜破裂。

2. 生殖道感染　感染和胎膜早破互为因果，是引起胎膜早破最重要原因，生殖道病原微生物上行性感染引起胎膜炎，使胎膜脆性增加而致胎膜局部张力下降而破裂。

3. 宫腔压力异常　双胎妊娠、羊水过多、胎位异常、剧烈咳嗽、排便困难等使宫腔压力增高或压力不均而使胎膜发生破裂。

4. 宫颈功能不全　由先天性或手术创伤使宫颈内口松弛，受压不均及胎膜发育不良，致使胎膜早破。宫颈过短（<25mm）或宫颈锥形切除，胎膜接近阴道，缺乏宫颈黏液保护，易受病原微生物感染，导致胎膜早破。

5. 细胞因子　IL-1、IL-6、IL-8、TNF-α升高，可激活溶酶体酶，破坏羊膜组织，导致胎膜早破。

6. 其他　羊水穿刺不当，妊娠晚期性生活频繁，反复阴道检查等可导致胎膜早破。

二、临床表现

1. 症状　患者突然感觉有液体自阴道流出，排液通常为持续性，持续时间不等，开始量多，然后为间歇性排液，有时可混有胎脂或胎粪，咳嗽、打喷嚏、负重腹压增加时羊水即流出。

2. 体征　可见有液体从阴道口流出，或肛诊上推胎先露部时阴道流液增加。阴道窥器检查见阴道后穹隆有羊水积聚或有羊水自宫口流出，可能混有胎粪或胎脂。伴羊膜腔感染时，阴道流液有臭味，并有发热、母儿心率增快、子宫压痛。隐匿性羊膜腔感染时，无明显发热，但常出现母儿心率增快，流液后，常很快出现宫缩及宫口扩张。

三、诊断

1. 临床表现　孕妇突感有尿样液体从阴道流出，可混有胎脂及胎粪，少数患者仅感外阴湿润，孕妇腹压增加、活动或体位改变时排液量发生增加。肛诊将胎先露部上推时见阴道流液量增加，阴道窥器检查见阴道后穹隆有羊水积聚或有羊水自宫口流出，可能混有胎粪或胎脂。羊膜腔感染时，母儿心率增快，子宫压痛，白细胞计数增高，C-反应蛋白阳性。流液后，常很快出现宫缩及宫口扩张。

2. 辅助检查

（1）阴道液酸碱度检查　试纸法测定，若pH值≥6.5提示胎膜早破。因正常阴道液pH值为4.5~5.5，羊水pH值为7.0~7.5。需注意血液、尿液、宫颈黏液及细菌污染可出现假阳性。

（2）阴道液涂片检查　阴道液置于载玻片上，干燥后镜检可见羊齿植物叶状结晶为羊水。用 0.5% 硫酸尼罗蓝染色于镜下见橘黄色胎儿上皮细胞，用苏丹Ⅲ染色见黄色脂肪小粒，均可确定为羊水。结果比试纸测定 pH 可靠。

（3）羊膜镜检查　可直视胎先露部，看不到前羊膜囊，即可诊断胎膜早破。

（4）胎儿纤维结合蛋白（fetal fibronectin，fFN）测定　fFN 是胎膜分泌的细胞外基质蛋白。当宫颈及阴道分泌物内 fFN > 0.05mg 时，胎膜张力下降，易发生胎膜早破，该方法是胎膜早破的最佳检测方法。

（5）胎膜早破合并羊膜腔感染的检查　羊水细菌培养或涂片革兰染色检查细菌阳性、羊水白细胞介素 6（IL - 6）≥17μg/L、血 C - 反应蛋白 > 8mg/L 均提示羊膜腔感染。

四、对母儿的影响

1. 对母体影响　破膜后阴道内的病原微生物易上行感染，感染程度与破膜时间有关，若破膜超过 24 小时以上，感染率增加 5 ~ 10 倍。若突然破膜，有时可引起胎盘早剥。羊膜腔感染易发生产后出血。有时常合并胎位异常和头盆不称。

2. 对胎儿影响　胎膜早破时常诱发早产，早产儿易发生呼吸窘迫综合征。出生后易发生新生儿吸入性肺炎。脐带脱垂、胎儿窘迫、胎儿及新生儿颅内出血及感染，严重者可导致败血症危及胎儿和新生儿生命。

五、处理

1. 期待疗法　适用于妊娠 28 ~ 35 周、胎膜早破不伴感染、羊水池深度 ≥3cm 者。

（1）一般处理　绝对卧床，避免不必要的肛诊与阴道检查，密切观察体温、心率、宫缩及血白细胞计数。

（2）预防性使用抗生素　破膜 12 小时以上者应预防性应用抗生素。

（3）子宫收缩抑制剂的应用　常用沙丁胺醇、利托君及硫酸镁等抑制宫缩。

（4）促进胎肺成熟　妊娠 < 35 孕周，应给予地塞米松 10mg，静脉滴注，每日 1 次，共 2 次，或倍他米松 12mg 静脉滴注，每日 1 次，共 2 次。

（5）纠正羊水过少　羊水池深度 ≤2cm，< 35 孕周，可行经腹羊膜腔输液，减轻脐带受压。

2. 终止妊娠

（1）经阴道分娩　妊娠 > 35 孕周，胎儿肺成熟，宫颈成熟，可引产。

（2）剖宫产　有胎头高浮、胎位异常、宫颈不成熟、胎儿肺成熟、明显羊膜腔感染及胎儿宫内窘迫等情况时，在抗感染的同时行剖宫产术终止妊娠，作好新生儿复苏的准备。

六、预防

加强围生期卫生宣教与指导，妊娠后期减少性生活次数，积极治疗与预防下生殖道感染；避免突然腹压增加；补充足量的维生素、钙、锌及铜等营养素；宫颈内口松弛者于妊娠 14 ~ 16 周行宫颈环扎术并卧床休息；破膜 12 小时以上，可考虑预防性应用抗生素。

本章小结

本章介绍了前置胎盘、胎盘早剥及胎膜早破等疾病的病因、分类、临床表现、诊断与鉴别诊断、处理原则及预防等方面内容。

思考题

1. 前置胎盘产妇具备哪些条件应行剖宫产术结束分娩？剖宫产术前、术中、术后的注意事项？

2. 胎盘早剥产妇具备哪些条件应行剖宫产术结束分娩？如发生胎盘卒中应如何处理？

3. 如何预防胎膜早破？胎膜早破对母儿的影响是什么？

（罗晓红）

第十二章　羊水量与脐带异常

学习要求

1. **掌握**　羊水过多、羊水过少的临床表现、诊断要点。
2. **熟悉**　羊水过多、羊水过少的病因、对母儿的危害性；脐带长度异常、脐带缠绕、前置血管。
3. **了解**　羊水过多、羊水过少的处理原则；脐带打结、脐带扭转、脐带附着异常、脐带血管数目异常。

第一节　羊水过多

妊娠任何时期羊水量超过2000ml称羊水过多（polyhydramnios）。羊水过多时羊水的外观、性状与正常者并无异样。大多数患者羊水量缓慢增加，称为慢性羊水过多，常发生在妊娠晚期；少数患者羊水量在数天内急剧增加，称为急性羊水过多，常出现较早，有明显的压迫症状。文献报道羊水过多的发病率为0.5%～1%，合并妊娠期糖尿病时发生率高达20%。双胎妊娠时也可能发生一胎羊水过多。

一、病因

羊水过多病因尚不清楚，临床见于以下几种情况。

1. 孕妇患病　如糖尿病、ABO或Rh血型不合、妊娠期高血压疾病、急性肝炎、孕妇严重贫血。妊娠期糖尿病时胎儿血糖也增高，渗透性利尿作用导致羊水产生过多。母儿血型不合时，胎盘水肿增加，绒毛水肿影响液体交换，文献报道胎盘重量超过800g时，40%合并羊水过多。

2. 胎儿畸形　羊水过多孕妇中约18%～40%合并胎儿畸形，以中枢神经系统和消化系统畸形最为常见。其中50%为神经管缺陷，多为无脑儿与脊柱裂。无脑儿及严重脑积水儿，脑脊膜裸露，脉络膜组织增殖，渗出液增加，导致羊水过多；由于缺乏中枢吞咽功能，无吞咽反射，同时缺乏抗利尿激素致尿量增多，使羊水量增加。食管或小肠高位闭锁、肺发育不全时，因胎儿不能吸入及吞咽羊水，导致羊水积聚而发生羊水过多。

3. 多胎妊娠及巨大儿　多胎妊娠羊水过多的发生率为单胎妊娠的10倍，以单卵双胎居多。此时两个胎儿间血液循环相互沟通，占优势胎儿，循环血量多，尿量增加，致使羊水过多，多发生在其中体重较大的胎儿。巨大儿也容易合并羊水过多。

4. 胎盘、脐带病变　如巨大胎盘、胎盘绒毛血管瘤、脐带帆状附着也能导致羊水过多。

5. 特发性羊水过多　约占30%，至今原因不明，未见孕妇、胎儿或胎盘异常。

二、诊断

1. 临床表现

（1）急性羊水过多　较少见。多发生在妊娠20～24周，由于羊水急速增多，数日内子宫急剧增大，似双胎妊娠或足月妊娠大小，并产生一系列压迫症状，腹腔脏器向上推移，横膈上举，孕妇出现呼吸困难，甚至发绀。腹壁皮肤因张力过大感到疼痛，严重者皮肤变薄，皮下静脉清晰可见。孕妇进食减少，发生便秘。巨大的子宫压迫下腔静脉，影响静脉回流，出现下肢及外阴部水肿及静脉曲张，孕妇行走不便，不能平卧仅能端坐，表情痛苦。

（2）慢性羊水过多　较多见，多数发生在妊娠晚期。数周内羊水缓慢增多，多数孕妇无自觉不适，仅在产前检查时，见腹部膨隆，测量宫高及腹围大于同期孕妇，腹壁皮肤发亮、变薄，触诊时感到皮肤张力大，有液体震颤感，胎位不清，有时扪及胎儿部分有浮沉胎动感，胎心遥远或听不清。

2. 辅助检查

（1）B型超声检查　是羊水过多的重要辅助检查方法：①羊水最大暗区垂直深度测定（羊水池）（amniotic fluid volume，AFV）≥8cm诊断为羊水过多。②羊水指数（amniotic fluid index，AFI），即孕妇平卧，头高30°，将腹部经脐横线与腹白线作为标志点，分为4个区，测定各区最大羊水池深度相加而得。羊水指数≥25cm诊断为羊水过多。

（2）胎儿染色体检查　可采取羊水细胞培养或无创产前基因检测。

（3）羊膜囊造影　了解胎儿有无消化道畸形。应注意造影剂对胎儿有一定损害，还可能引起早产和宫腔内感染，应慎用。

（4）甲胎蛋白（AFP）的检测　神经管缺损胎儿畸形易合并羊水过多，羊水AFP平均值超过同期正常妊娠平均值3个标准差以上，母血清AFP平均值超过同期正常妊娠平均值2个标准差以上，有助于临床的诊断。

在诊断羊水过多时，应注意与葡萄胎、双胎妊娠、巨大儿等相鉴别。还应除外糖尿病、母婴血型不合溶血所致的胎儿水肿、胎儿染色体异常。

三、对母儿的影响

一般来说，羊水过多的程度越重，母婴结局越差。羊水过多子宫高张，孕妇易并发妊娠期高血压疾病、早产。破膜后因子宫骤然缩小，可引起胎盘早剥。产后易引起子宫收缩乏力而导致产后出血。羊水过多容易引发胎位异常，破膜时脐带可随羊水滑出造成脐带脱垂、胎儿窘迫及早产可能性增加。

四、处理

处理主要取决于胎儿有无畸形和孕妇自觉症状的严重程度。轻度羊水过多、排除胎儿畸形后通常无需处理。

1. 孕妇自觉症状严重且无法忍受时应当治疗。

（1）胎龄＜37周时，羊膜腔穿刺放羊水　通过使子宫减压来缓解孕妇的不适。以15～18号腰椎穿刺针经腹羊膜腔缓慢穿刺放羊水，3～4周后可重复，以降低宫腔内压力。

（2）前列腺素合成酶抑制剂的应用　吲哚美辛有抗利尿的作用。妊娠晚期羊水主要由胎尿形成，抑制胎儿排尿可使羊水减少。用量2.2～2.4mg/（kg·d），分三次口服。用药后一周胎尿减少最明显，羊水可减少。若羊水再增多，可重复应用。有报道吲哚美辛可致动脉导管闭合，不宜长期应用。用药期间，每周做一次B型超声监测羊水量，孕32周后慎用。

（3）病因治疗　积极治疗糖尿病等合并症。

2. 确诊合并胎儿畸形，处理原则为及时终止妊娠。

（1）孕妇无明显心肺压迫症状，一般情况尚好，可经腹羊膜腔穿刺放出适量羊水后，注入依沙吖啶50～100mg引产。

（2）人工破膜引产。高位破膜后，使羊水缓慢流出。破膜后12～24小时未临产，可用缩宫素、前列腺素等引产。亦可先经腹羊膜腔穿刺放出部分羊水后，再行人工破膜。

3. 注意事项

（1）在破膜放羊水过程中应当注意血压、脉搏及阴道流血情况。严格消毒防止感染，放羊水后，腹部放置沙袋或加腹带包扎以防血压骤降甚至发生休克，同时应当给予抗感染的药物。酌情用镇静保胎药以防早产。

（2）注意放羊水的速度和量，不宜过快过多，以免宫腔内压力骤减导致胎盘早剥或早产，一次放出羊水量不超过 1500ml。

（3）放羊水应在 B 型超声指导下进行，防止造成胎盘及胎儿的损伤。

（4）放羊水时应从腹部固定胎儿为纵产式，严密观察宫缩，重视患者的症状，监测胎心。

第二节　羊水过少

羊水过少可发生在妊娠各期，但以晚期妊娠为常见。妊娠晚期羊水量少于 300ml 者，称羊水过少（oligohydramnios）。随着 B 型超声的广泛应用，羊水过少的检出率增高，近年报告发病率为 0.4% ~4%。羊水过少约 1/3 有胎儿畸形，严重影响围生儿的预后，也可使剖宫产率增加，应当受到重视。

一、病因

羊水过少原因不明，临床多见下列情况。

1. 胎儿畸形　以泌尿系畸形为主，如胎儿先天肾缺如、肾发育不全、输尿管或尿道狭窄或梗阻所致的尿少或无尿。

2. 胎盘功能异常　过期妊娠、胎儿生长受限、妊娠期高血压疾病、胎盘退行性变、均可导致胎盘功能的异常。胎儿脱水，宫内慢性缺氧引起胎儿血液循环重新分配，保障脑和心脏的血供，而肾血流量下降，以及胎儿成熟过度，其肾小管对抗利尿激素的敏感性增高，胎尿减少致羊水过少。

3. 羊膜病变　某些原因不明的羊水过少可能与羊膜本身病变有关。

4. 母亲因素　孕妇脱水、血容量不足时，孕妇血浆渗透压增高，使胎儿血浆渗透压相应增高，胎尿减少。孕妇服用某些药物，如利尿剂、布洛芬、卡托普利等。

二、临床表现

孕妇于胎动时感腹痛，检查见腹围、宫高比同期正常妊娠小，子宫敏感性高，轻微刺激即可引发宫缩，临产后阵痛剧烈，宫缩多不协调，宫口扩张缓慢，产程延长。胎儿臀先露多见。若羊水过少发生在妊娠早期，胎膜可与胎体粘连，造成胎儿畸形，甚至肢体短缺。若发生在妊娠中、晚期，子宫周围的压力直接作用于胎儿，容易引起胎儿肌肉骨骼畸形，如斜颈、曲背、手足畸形。现已证实，妊娠时吸入羊水有助于胎肺的膨胀发育，羊水过少可导致肺发育不全。羊水过少容易发生胎儿窘迫与新生儿窒息，增加围生儿死亡率。

三、诊断

（1）症状和体征　根据孕妇的症状及宫高、腹围增长较慢的情况初步判断是否有羊水过少。

（2）B 型超声检查　对诊断羊水过少的敏感性为 77%，特异性为 95%，但其诊断标准意见尚不统一。羊水最大暗区垂直深度测定法（AFV）：最大羊水池 ≤2cm 为羊水过少；≤1cm

为严重羊水过少。羊水指数法（AFI）：AFI≤5cm 诊断为羊水过少，以≤8cm 诊断为羊水偏少。国外荟萃分析结果显示，使用 AFV 法诊断羊水过少，能降低不必要的干预，且不增加围生儿不良预后的发生。除羊水池外，B 型超声还可同时发现胎儿的畸形，羊水和胎儿交界不清，胎儿肢体挤压卷曲，胎盘胎儿面与胎体明显接触等。

（3）羊水直接测量　破膜时羊水少于 300ml 即可诊断。其性质黏稠、混浊、暗绿色。直接测量法最大的缺点是不能早期诊断。

（4）胎心电子监护仪　子宫收缩时可以出现胎心的晚期减速，结合以上结果可诊断羊水过少。

四、处理

1. 终止妊娠　羊水过少是胎儿危险的重要信号。若妊娠已足月，胎儿可存活者，应及时终止妊娠。破膜时，若羊水少且黏稠，有严重胎粪污染，同时出现其他胎儿窘迫的表现，估计短时间内不能结束分娩，在除外胎儿畸形后，应选择剖宫产结束分娩，可明显降低围生儿死亡率。

2. 保守期待　若妊娠未足月，且辅助检查未发现有胎儿畸形，可行增加羊水量保守期待治疗。可采用母体补液疗法以及羊膜腔灌注疗法。母体补液疗法分为饮水疗法及静脉补液两种方式。对患有妊娠合并症者，短时间内输入较多液体容易使患者心、肺功能负荷增加，因此需慎用母体补液疗法。

第三节　脐带异常

脐带的一端连于胎儿脐轮，另一端连于胎盘胎儿面，是连接胎儿与母体的桥梁，通过脐带向胎儿输送营养物质、气体及代谢产物。

一、脐带先露及脱垂

胎膜未破时脐带位于胎先露部前方或一侧，称为脐带先露（presentation of umbilical cord）或隐性脐带脱垂。胎膜破裂脐带脱出于宫颈口外，降至阴道内甚至于外阴部，称为脐带脱垂（prolapse of umbilical cord）。

（一）病因

临产前先露衔接不良致胎先露与骨盆入口之间存在较多空隙，脐带过长，羊膜腔内压力高均可引起脐带脱垂。

（1）头盆不称、骨盆狭窄、低置胎盘、胎头入盆困难等。
（2）胎位异常，如臀位、横位、枕后位等。
（3）脐带过长。
（4）胎儿过小或羊水过多。

（二）临床表现及诊断

宫缩时胎心率减慢，间歇时恢复缓慢或不规则，改变体位后，胎心率明显好转，应可疑脐带先露。可行超声多普勒检查，如在胎头旁侧或先露部找到脐血流声像图，诊断可确定。破膜后，胎心率突然变慢，脐带脱垂的可能性很大，应立即作肛指和（或）阴道检查，如发现宫口内有搏动的粗如手指的索状物即为脐带先露。如脐带脱出于宫颈口之外，脐带脱垂即可确诊。

（三）处理

早期发现，正确处理，是围生儿能否存活的关键。

1. 脐带先露 产妇应卧床休息，取臀高头低位，如为头位、宫缩良好、先露入盆而胎心率正常、宫口逐渐扩张者，可经阴道分娩。否则以剖宫产较为安全。

2. 脐带脱垂 胎心尚好，胎儿存活者，争取尽快娩出胎儿。据宫口扩张程度及胎儿情况进行处理。

（1）宫口开全、胎心存在、头盆相称者，行产钳术；臀先露行臀牵引术。

（2）宫口尚未开全，估计短期内不能娩出者，取臀高头低位，上推胎先露部，应用宫缩抑制剂，并应尽快行剖宫产。

（四）预防

做好孕期保健，有胎位异常者及时纠正，如纠正有困难，或骨盆狭窄者应提前住院，及早确定分娩方式。

临产后先露未入盆或胎位异常者，应卧床休息，少作肛查或阴道检查，检查的动作要轻，以防胎膜破裂。一旦胎膜破裂，应立即听胎心，如有改变，立即做阴道检查。

胎头未入盆而须人工破膜者，应在宫缩间歇时行高位羊膜囊穿刺，缓慢放出羊水以防脐带被羊水冲出，破膜前后要听胎心。

二、脐带长度异常

正常脐带长度30～100cm之间，超过100cm为脐带过长，小于30cm为脐带过短。脐带过长可能会导致绕颈、打结、脱垂、脐带受压等。脐带过短，临产后因胎先露部下降，脐带被牵拉过紧，胎儿血循环受阻，可导致胎心率异常；严重者因牵拉可导致胎盘早剥或分娩后子宫外翻。

三、脐带缠绕

脐带围绕胎儿颈部、四肢或躯干者，以缠绕胎儿颈部最为多见，占分娩总数的20%左右。脐带绕颈对胎儿影响与脐带缠绕松紧程度及周数有关。脐带缠绕使脐带相对变短，影响先露下降，使产程延长或停滞。缠绕周数多、过紧、宫缩时脐带受压，致胎儿血循环受阻，导致胎儿缺氧。

四、脐带打结

脐带打结可分为真结和假结两种。脐带真结较为少见，为妊娠早期因脐带过长，脐带在宫腔内形成环套，胎儿活动穿越环套所致。真结形成后如未拉紧则无症状，拉紧后胎儿血循环受阻而致胎儿发育不全或胎死宫内。脐带假结通常对胎儿无大危害。

五、脐带扭转

为脐带异常的一种，较少见，但其预后凶险。脐带扭转可能与脐带发育不良，局部华通胶薄弱有关。胎儿活动可以使正常的脐带呈螺旋状，即脐带顺其纵轴扭转，生理性扭转可达6～11周。脐带过分扭转在近胎儿脐轮部变细呈索状坏死，引起血管闭塞或伴血栓形成，胎儿可因血液运输中断而死亡。脐带扭转所致胎儿死亡通常发生在孕晚期，大部分存在胎儿宫内生长受限。若孕晚期发生无原因可循的胎儿生长受限需考虑脐带扭转，定期监测胎儿和脐血流，不可盲目保胎。

六、脐带附着异常

正常脐带附着于胎盘胎儿面近中央处。脐带附着于胎盘边缘上，状似球拍，称为球拍状胎盘（battledore placenta），对母儿无大影响，多在产后检查胎盘时发现。

脐带帆状附着（cord velamentous insertion）系指脐带附着于胎膜上，脐带血管通过羊膜与绒毛膜之间进入胎盘。当胎盘血管穿过子宫下段或胎膜跨过子宫颈内口时则成为前置血管（vasa previa）。前置血管破裂时导致胎儿失血，胎儿死亡率极高，早期诊断与正确的处理可大大降低围产儿死亡率。

前置血管产前可无任何临床表现，或表现为孕晚期无痛性阴道出血伴胎心异常。阴道出血多发生在胎膜破裂时，色鲜红，出血量往往不大。临产后，胎儿先露部压迫前置的血管会影响胎儿血供瞬间导致胎儿窘迫，胎儿死亡率极高。孕妇一般没有生命危险。产前诊断有一定困难。超声检查是诊断前置血管的主要手段。产时阴道检查扪及索状、搏动的血管可诊断。

产前发现前置血管，妊娠达 34~36 周，促胎肺成熟后以剖宫产方式终止妊娠。若产时发现前置血管，并发生前置血管破裂，胎儿存活，应立刻剖宫产终止妊娠。胎儿已死亡，则选择阴道分娩。

七、脐带血管数目异常

脐带只有一条动脉时，为单脐动脉（single umbilical artery）。大多数在产前可经 B 型超声确诊。如果 B 型超声只发现单脐动脉这一因素，而没有其他结构异常，新生儿预后良好。如同时合并其他超声结构异常，非整倍体及其他畸形的风险增高，如肾脏发育不良、无肛门、心脏结构异常、椎骨缺陷等。

本章小结

羊水过多与胎儿畸形、多胎妊娠、妊娠期糖尿病等因素有关。B 型超声检查 AFV≥8cm 或 AFI≥25cm 可作出诊断。处理主要取决于胎儿有无畸形和孕妇自觉症状的严重程度。羊水过少与胎儿畸形、胎盘功能减退等因素有关。B 型超声检查 AFV≤2cm 或 AFI≤5cm 可作出诊断。羊水过少是胎儿危险的重要信号。脐带异常可引起胎儿急性或慢性缺氧，甚至胎死宫内。一旦发生脐带脱垂，应迅速改变体位后尽快终止妊娠。

思考题

1. 简述羊水过多的临床表现、诊断要点。
2. 简述羊水过少的临床表现、诊断要点。
3. 简述脐带脱垂的处理原则。

（邹　丽　王　芳）

第十三章 产前检查与孕期保健

学习要求

1. **掌握** 孕妇的监护和管理、评估胎儿健康状况的常见技术。
2. **了解** 孕期营养和合理用药。

围生医学（perinatology）是研究在围生期内加强对围生儿及孕产妇卫生保健的一门科学，对降低围生期母儿死亡率和病残儿发生率、保障母儿健康具有重要意义。围生期是指从妊娠满 28 周（即胎儿体重 ≥1000g 或身长 ≥35cm）至产后 1 周。

第一节 产前检查

一、产前检查的次数与孕周

孕妇监护主要是通过产前检查（antenatal care）来实现。首次产前检查的时间应从确诊早孕时开始。应行双合诊并测量基础血压，检查心肺，测尿蛋白及尿糖。具体产前检查孕周分别是：妊娠 $6 \sim 13^{+6}$ 周，$14 \sim 19^{+6}$ 周，$20 \sim 24$ 周，$24 \sim 28$ 周，$30 \sim 32$ 周，$33 \sim 36$ 周，$37 \sim 41$ 周。有高危因素者，酌情增加次数。

二、产前检查的内容

1. 首次产前检查（妊娠 $6 \sim 13^{+6}$ 周）

（1）推算预产期 仔细询问末次月经日期（last menstrual period，LMP），推算预产期（expected date of confinement，EDC）。按末次月经第一日算起，月份减 3 或加 9，日数加 7。如末次月经第一日是公历 2003 年 10 月 21 日，预产期应为 2004 年 7 月 28 日。若孕妇仅知农历日期，医师应为其换算成公历再推算预产期。实际分娩日期与推算的预产期有可能相差 1~2 周。若孕妇记不清末次月经日期或于哺乳期尚无月经来潮而受孕者，可根据早孕反应开始时间、胎动开始时间、子宫底高度、B 超等推算。

（2）月经史及孕产史 月经周期延长者的预产期需相应推迟。询问孕产史，特别是不良孕产史如流产、早产、死胎、死产史，生殖道手术史，有无胎儿的畸形或幼儿智力低下，孕前准备情况，本人及配偶家族史和遗传病史。注意有无妊娠合并症。不宜继续妊娠者应告知并及时终止妊娠。

（3）既往史、手术史 着重了解有无高血压、心脏病、糖尿病、结核病、血液病、肝肾疾病、骨软化症等和作过何种手术。询问家族有无高血压、双胎妊娠及其他遗传性疾病。对有遗传病家族史或分娩史者，可以在妊娠早期行绒毛活检，也可在妊娠中期抽取羊水行染色体核型分析，以降低先天缺陷儿及遗传病儿的出生率。

（4）必查项目　血常规、尿常规、血型（ABO 和 Rh）、肝功能、肾功能、空腹血糖、HbsAg、梅毒螺旋体、HIV 筛查（注：孕前 6 个月已查的项目，可以不重复检查）。

（5）健康教育及指导　流产的认识和预防；营养和生活方式的指导（卫生、性生活、运动锻炼、旅行、工作）；继续补充叶酸 0.4 ~ 0.8mg/d 至孕 3 个月，有条件者可继续服用含叶酸的复合维生素；避免接触有毒有害物质（如放射线、高温、铅、汞、苯、砷、农药等），避免密切接触宠物；慎用药物，避免使用可能影响胎儿正常发育的药物；改变不良的生活习惯（如吸烟、酗酒、吸毒等）及生活方式；避免高强度的工作、高噪音环境和家庭暴力；保持心理健康，解除精神压力，预防孕期及产后心理问题的发生。

2. 妊娠 14 ~ 19⁺⁶ 周产前检查

（1）分析首次产前检查的结果。

（2）询问阴道出血、饮食、运动情况。

（3）身体检查，包括血压、体质量，宫底高度和腹围，胎心率。

（4）必要时行中孕期母体血清学筛查及羊膜腔穿刺检查（针对预产期时孕妇年龄≥35 岁或高危人群）。

（5）健康教育及指导　妊娠生理知识；营养和生活方式的指导；中孕期筛查；血红蛋白 < 105g/L，血清铁蛋白 < 12μg/L，补充元素铁 60 ~ 100mg/d；开始补充钙剂，600mg/d。

3. 妊娠 20 ~ 24 周产前检查

（1）询问胎动、阴道出血、饮食、运动情况。

（2）身体检查同妊娠 14 ~ 19⁺⁶ 周产前检查。

（3）必查项目　胎儿系统超声筛查（妊娠 18 ~ 24 周）、血常规、尿常规。

（4）必要时行宫颈评估（超声测量宫颈长度）。

（5）健康教育及指导　早产的认识和预防；营养和生活方式的指导；胎儿系统超声筛查的意义。

4. 妊娠 24 ~ 28 周产前检查

（1）询问胎动、阴道出血、宫缩、饮食、运动情况。

（2）身体检查同妊娠 14 ~ 19⁺⁶ 周产前检查。

（3）必查项目　GDM 筛查、尿常规。

（4）必要时行抗 D 滴度检查（Rh 阴性者）。

（5）健康教育及指导　早产的认识和预防；妊娠期糖尿病（GDM）筛查的意义。

5. 妊娠 30 ~ 32 周产前检查

（1）询问胎动、阴道出血、宫缩、饮食、运动情况。

（2）身体检查；胎位检查。

（3）必查项目　血常规、尿常规、超声检查（胎儿生长发育情况、羊水量、胎位、胎盘位置）。

（4）早产高危者，超声测量宫颈长度。

（5）健康教育及指导　分娩方式指导；开始注意胎动；母乳喂养指导；新生儿护理指导。

6. 妊娠 33 ~ 36 周产前检查

（1）询问胎动、阴道出血、宫缩、皮肤瘙痒、饮食、运动、分娩前准备情况。

（2）身体检查。

（3）必查项目　尿常规。

（4）健康教育及指导　分娩前生活方式的指导；分娩相关知识；新生儿疾病筛查；抑郁症的预防。

对于高危孕妇，必要时可查以下几项。

（1）妊娠 35～37 周 B 族链球菌（GBS）筛查，取肛周与阴道下 1/3 的分泌物培养。

（2）妊娠 32～34 周肝功能、血清胆汁酸检测。

（3）妊娠 34 周开始电子胎心监护（无负荷试验，NST）检查（高危孕妇）。

（4）心电图复查（高危孕妇）。

7. 妊娠 37～41 周产前检查

（1）询问胎动、宫缩、见红等。

（2）身体检查同妊娠 30～32 周产前检查；行宫颈检查及 Bishop 评分。

（3）必查项目　超声检查：评估胎儿大小、羊水量、胎盘成熟度、胎位和脐动脉收缩期峰值和舒张末期流速之比（S/D 比值）等；NST 检查（每周 1 次）。

（4）健康教育及指导　分娩相关知识；新生儿免疫接种指导；产褥期指导；胎儿宫内情况的监护；妊娠≥41 周，住院并引产。

三、产前检查的方法

（一）全身检查

观察孕妇的发育、营养及精神状态；注意步态及身高，身材矮小（＜145cm）者常伴有骨盆狭窄；注意心脏有无病变，一年内未做过胸透者，必要时应在妊娠 20 周以后行胸部 X 线透视；检查脊柱及下肢有无畸形；检查乳房发育状况、乳头大小及有无乳头凹陷；测量血压，孕妇正常血压不应超过 140/90mmHg，超过者应属病理状态。注意有无水肿，孕妇于妊娠晚期仅踝部或小腿下部水肿经休息后消退，不属于异常；测量体重，于妊娠晚期体重每周增加不应超过 500g，超过者多有水肿或隐性水肿。

（二）产科检查

包括腹部检查、骨盆测量、阴道检查、肛门指诊。

1. 腹部检查　孕妇排尿后仰卧在检查床上，头部稍垫高，露出腹部，双腿略屈曲稍分开，使腹肌放松。检查者站在孕妇右侧进行检查。

（1）视诊　注意腹形及大小。腹部过大、宫底过高应想到双胎妊娠、巨大胎儿、羊水过多的可能；腹部过小、宫底过低应想到胎儿生长受限（fetal growth restriction，FGR）、孕周推算错误等；腹部两侧向外膨出、宫底位置较低应想到肩先露；尖腹（多见于初产妇）或悬垂腹（多见于经产妇），应想到可能伴有骨盆狭窄。

（2）触诊　用手测宫底高度，用软尺测子宫长度及腹围值。四步触诊法（four maneuvers of Leopold）检查子宫大小、胎产式、胎先露、胎方位以及胎先露部是否衔接（图 13-1）。在做前 3 步手法时，检查者面向孕妇；做第 4 步手法时，检查者则应面向孕妇足端。

第一步手法：检查者两手置于宫底部，测得宫底高度，估计胎儿大小与妊娠周数是否相符。然后以两手指腹相对交替轻推，判断在宫底部的胎儿部分。若为胎头则硬而圆且有浮球感，若为胎臀则软而宽且形状略不规则。

第二步手法：检查者两手分别置于腹部左右侧，一手固定，另手轻轻深按检查，两手交替，触到平坦饱满部分为胎背，并确定胎背向前、向侧方或向后。触到可变形的高低不平部分为胎儿肢体，有时感到胎儿肢体在活动。

第三步手法：检查者右手拇指与其余 4 指分开，置于耻骨联合上方握住胎先露部，进一步查清是胎头或胎臀，左右推动以确定是否衔接。若胎先露部仍可以左右移动，表示尚未衔接入盆。若已衔接，则胎先露部不能被推动。

第四步手法：检查者左右手分别置于胎先露部的两侧，沿骨盆入口向下深按，进一步核对胎先露部的诊断是否正确，并确定胎先露部入盆的程度。先露为胎头时，一手能顺利进入

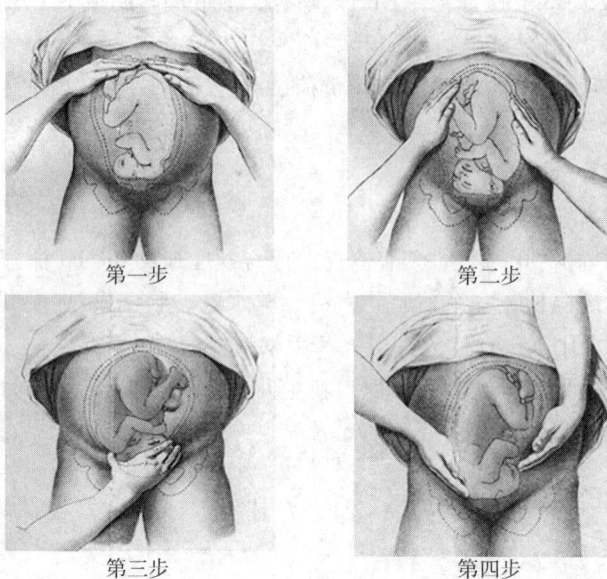

第一步　　　　　　　　第二步

第三步　　　　　　　　第四步

图 13 - 1　腹部检查的四步触诊法

骨盆入口，另手则被胎头隆起部阻挡，该隆起部称胎头隆突。枕先露时，胎头隆突为额骨，与胎儿肢体同侧；面先露时，胎头隆突为枕骨，与胎背同侧。

（3）听诊　胎心在靠近胎背上方的孕妇腹壁上听得最清楚。枕先露时，胎心在脐右（左）下方；臀先露时，胎心在脐右（左）上方；肩先露时，胎心在靠近脐部下方听得最清楚。

2. 骨盆测量　国外研究证实骨盆测量结果与分娩方式之间无必然联系，故临床上不宜继续进行常规的骨盆测量。国内目前还没有较好的对照研究对此加以澄清。由于骨盆的径线是固定的，与其他影响分娩的因素相比是相对固定的因素，所以在国内，产科及助产技术较发达的地区，不建议常规行骨盆测量；而在助产技术不发达的地区，特别是对于在试产过程中没有条件进行急诊剖宫产的医疗机构，骨盆测量可能仍然是一种重要的评估手段。测量骨盆有外测量和内测量两种。

（1）骨盆外测量（external pelvimetry）　间接判断骨盆大小及其形状，操作简便，临床仍广泛应用骨盆测量器测量以下径线。

髂棘间径（interspinal diameter，IS）：孕妇取伸腿仰卧位。测量两髂前上棘外缘的距离，正常值为 23 ~ 26cm。

髂嵴间径（intercristal diameter，IC）：孕妇取伸腿仰卧位，测量两髂嵴外缘最宽的距离，正常值为 25 ~ 28cm。

骶耻外径（external conjugate，EC）：孕妇取左侧卧位，右腿伸直，左腿屈曲，测量第 5 腰椎棘突下至耻骨联合上缘中点的距离，正常值为 18 ~ 20cm。第 5 腰椎棘突下相当于米氏菱形窝（Michaelis rhomboid）的上角。此径线间接推测骨盆入口前后径长度，是骨盆外测量中最重要的径线。骶耻外径与骨质厚薄相关，EC 值减去 1/2 尺桡周径（围绕右侧尺骨茎突及桡骨茎突测得的前臂下端周径）值，即相当于骨盆入口前后径值。

坐骨结节间径（intertuberal diameter，IT）或称出口横径（transverse outlet，TO）：孕妇取仰卧位，两腿向腹部弯曲，双手抱双膝。测量两坐骨结节内侧缘的距离，正常值为 8.5 ~ 9.5cm。也可用检查者的手拳概测，能容纳成人横置手拳则属正常。此径线直接测出骨盆出口横径长度。若此径值 <8cm 应加测出口后矢状径。

出口后矢状径（posterior sagittal diameter of outlet）：为坐骨结节间径中点至骶骨尖端的长度。检查者戴指套的右手示指伸入孕妇肛门向骶骨方向，拇指置于孕妇体外骶尾部，两指共同找到骶骨尖端，用尺放于坐骨结节径线上。用骨盆出口测量器一端放于坐骨结节间径中点，另一端放于骶骨尖端处，即可测得出口后矢状径值，正常值为 8 ~ 9cm。此值不小能弥补坐骨结节间径值稍小。出口后矢状径值与坐骨结节间径值之和 > 15cm 时表明骨盆出口狭窄不明显。

耻骨弓角度（angle of pubic arch）：两手拇指指尖斜着对拢放置在耻骨联合下缘，左右两拇指平放在耻骨降支上，测量两拇指间角度，为耻骨弓角度，正常值为 90°，小于 80° 为不正常。此角度反映骨盆出口横径的宽度。

（2）骨盆内测量（internal pelvimetry） 测量时孕妇取仰卧截石位。

对角径（diagonal conjugate，DC）：为耻骨联合下缘至骶岬上缘中点的距离，正常值为 12.5 ~ 13cm，此值减去 1.5 ~ 2cm 为骨盆入口前后径长度，又称真结合径（conjugate vera）。检查者将一手示、中指伸入阴道，用中指尖触到骶岬上缘中点，示指上缘紧贴耻骨联合下缘，另手示指标记此接触点，抽出阴道内的手指，测量其中指尖至此接触点的距离为对角径，减 1.5 ~ 2cm 为真结合径值，正常值约为 11cm。测量时中指尖触不到骶岬上缘表示对角径值 > 12.5cm。妊娠 24 ~ 36 周、阴道松软时测量为宜；过早测量阴道较紧，近预产期测量易引起感染。

坐骨棘间径（biischial diameter）：测量两坐骨棘间的距离，正常值为 10cm。方法为一手示、中指放入阴道内，触及两侧坐骨棘，估计其间的距离。也可用中骨盆测量器，所得数值较准确。

坐骨切迹（incisura ischiadica）宽度：代表中骨盆后矢状径，其宽度为坐骨棘与骶骨下部间的距离，即骶棘韧带宽度。将阴道内的示指置于韧带上移动。能容纳 3 横指（5.5 ~ 6cm）为正常，否则属中骨盆狭窄。

3. 阴道检查 孕妇于妊娠早期初诊时，应行双合诊。妊娠 24 周以后首次检查应测量对角径。

4. 肛门指诊 可以了解胎先露部、骶骨前面弯曲度、坐骨棘间径及坐骨切迹宽度以及骶尾关节活动度，并测量出口后矢状径。

第二节 胎儿健康状况评估

一、胎儿宫内情况的监护

胎儿宫内情况的监护，包括确定是否为高危儿和胎儿宫内情况的监护。

（一）确定是否为高危儿

高危儿包括：①孕龄 < 37 周或 ≥42 周；②出生体重 < 2500g；③巨大儿（≥4000g）；④生后 1 分钟内 Apgar 评分 ≤4 分；⑤产时感染；⑥高危产妇的新生儿；⑦手术产儿；⑧新生儿的兄姐有新生儿期死亡；⑨双胎或多胎儿。

（二）胎儿宫内情况的监护

1. 妊娠早期 行妇科检查确定子宫大小及是否与孕周相符；B 型超声检查最早在妊娠第 5 周见到妊娠囊；超声多普勒法最早在妊娠第 7 周能探测到胎心音；妊娠 9 ~ 13^{+6} 周 B 型超声测量胎儿颈项透明层和胎儿发育情况。

2. 妊娠中期 借助手测宫底高度或尺测子宫长度和腹围，判断胎儿大小及是否与孕周相符；胎头双顶径值从妊娠 22 周起每周增加 0.22cm；监测胎心率；应用 B 型超声检测胎儿发育、结构异常的筛查和诊断；胎儿染色体异常的筛查与诊断。

3. 妊娠晚期

（1）定期产前检查　手测宫底高度或尺测耻上子宫长度，测量腹围值，胎动计数，胎心监测。

（2）胎动计数　胎动通过自测或 B 型超声检查监测。胎动计数＞30 次/12 小时为正常；＜10 次/12 小时，提示胎儿缺氧。

（3）B 型超声检查　B 型超声检查不仅能测得胎头双顶径、腹围、股骨长等、羊水量等值，且能判定胎位（fetal position）、胎盘位置、胎盘成熟度及进行胎儿畸形筛查。

（4）胎儿心电图监测　多用经腹壁外监护法，对母儿无损伤，可多次监测。

（5）电子胎心监护　胎儿监护仪在临床广泛应用，其优点是不受宫缩影响。能连续观察并记录胎心率（fetal heart rate，FHR）的动态变化。因有子宫收缩描记、胎动记录，故能反映三者间的关系。通过监护仪描记的胎心率图是一条波动起伏的带状曲线，曲线中央的一条假想线，就是胎心率基线水平，也即是胎心率基线。胎心率基线大体分为过速、正常、过缓 3 大类。具有正常变异的胎心率基线是交感神经和副交感神经互相调节的结果。

1）胎心率的监测　用胎儿监护仪记录的胎心率有两种基本变化——胎心率基线（FHR－base－line）及胎心率一过性变化。

胎心率基线：指在无胎动、无宫缩影响时，10 分钟以上的胎心率的平均值，称为胎心率基线。可从每分钟心搏次数（beat per minute，bpm）及 FHR 变异（FHR variability）两方面对胎心率基线加以估计。FHR＞160 次/分或＜110 次/分，历时 10 分钟称心动过速（tachycardia）或心动过缓（bradycardia）。FHR 变异是指 FHR 有小的周期性波动。胎心率基线细变异（FHR－base－line variability）即基线摆动（baseline oscillation），包括胎心率的摆动幅度和摆动频率，摆动幅度（os－cillation amplitude）指胎心率上下摆动波的高度，以次/分表示；振幅变动范围正常为 6～25 次/分，摆动频率（oscillation frequency）指计算 1 分钟内波动的次数，正常为≥6 次。基线波动活跃则频率增高，基线平直则频率降低或消失，基线摆动表示胎儿有一定的储备能力，是胎儿健康的表现。FHR 基线变平即变异消失或静止型（silent oscillation），提示胎儿储备能力的丧失。

胎心率一过性变化：受胎动、宫缩、触诊及声响等刺激，胎心率发生暂时性加快或减慢，持续十余秒或数十秒后又恢复到基线水平，称为胎心率一过性变化。是判断胎儿安危的重要指标。

加速（acceleration）指子宫收缩后胎心率基线暂时增加 15 次/分以上、持续时间＞15 秒，是胎儿良好的表现。加速原因是胎儿躯干局部或脐静脉暂时受压。散发的、短暂的胎心率加速无害。脐静脉持续受压则发展为减速。

减速（deceleration）指随宫缩出现的短暂性胎心率减慢，分 3 种类型：①早期减速（early deceleration，ED）：特点是胎心率曲线下降与宫缩曲线上升同时发生。胎心率曲线最低点（波谷）与宫缩曲线顶点（波峰）相一致，子宫收缩后迅即恢复正常，下降幅度＜50 次/分，时间短，恢复快。早期减速是宫缩时胎头受压，脑血流量一时性减少（无伤害性）的表现，一般发生在第一产程后期，不受孕妇体位或吸氧而改变。②变异减速（variable deceleration，VD）：特点是胎心率减速与宫缩无固定关系。一旦出现 VD，下降迅速且下降幅度大（＞70 次/分），持续时间长短不一，恢复也迅速。变异减速一般认为系因子宫收缩时脐带受压兴奋迷走神经所致。③晚期减速（late deceleration，LD）：特点是胎心率下降的起点常落后于宫缩曲线上升的起点，多在宫缩波峰处开始，胎心率曲线减速的波谷落后于宫缩曲线的波峰，时间差多在 30～60 秒，下降幅度＜50 次/分，胎心率恢复水平所需时间较长。晚期减速一般认为是胎儿缺氧的表现，应予以高度注意。

2）预测胎儿宫内储备能力　无应激试验（non－stress test，NST）是指在无宫缩、无外界负荷刺激情况下，对胎儿进行胎心率宫缩图的观察和记录。本试验是以胎动时伴有一过性胎心率加快为基础，又称胎儿加速试验（fetal acceleration test，FAT）。通过本试验观察胎动时胎心率的变化，以了解胎儿的储备能力。试验时，孕妇取半卧位，腹部（胎心音区）放置涂有耦合剂的多普勒探头，在描记胎心率的同时，孕妇凭自觉有胎动时，手按机钮在描记胎心率的纸上做出记号，至少连续记录20分钟为一单位，如20分钟内无胎动再延长20分钟监护时间，以等待睡眠中的胎儿醒来。一般认为20分钟至少有2次以上胎动伴胎心率加速 > 15次/分，持续时间 > 15秒为正常，称为反应型（reaction pattern）；超过40分钟没有足够的胎心加速，称为无反应型（non reaction pattern），应寻找原因。此试验方法简单、安全，可在门诊进行，并可作为缩宫素激惹试验前的筛选试验。

缩宫素激惹试验（oxytocin challenge test，OCT）又称宫缩应激试验（contraction stress test，CST），其原理为在宫缩的应激下，子宫动脉血流减少，可促发胎儿一过性缺氧表现。对已处于亚缺氧状态的胎儿，在宫缩的刺激下缺氧逐渐加重将诱导出现晚期减速。宫缩的刺激还可引起脐带受压，从而出现变异减速。若多次宫缩后连续重复出现晚期减速，胎心率基线变异减少，胎动后无 FHR 增快，为 OCT 阳性。提示胎盘功能减退，因假阳性多，意义不如阴性大。若胎心率基线有变异或胎动后 FHR 加快，无晚期减速，为 OCT 阴性，提示胎盘功能良好，1周内无胎儿死亡的危险，可在1周后重复本试验。OCT 的相对禁忌证即阴道分娩的禁忌证。当 NST 严重异常，如出现正弦波形时，胎儿宫内缺氧状态已非常明确，不需要进行OCT，以免加重胎儿缺氧状态，并延误抢救胎儿的时机。

3）胎儿生物物理评分　无应激试验联合实时超声检查的4项观察指标，共有5部分。包括无应激试验 NST、胎儿呼吸运动、胎儿运动、胎儿张力和羊水深度。每一项评分2分或0分，8分或10分为正常，6分是可疑，4分以下异常。无论总分多少，羊水过少（羊水最深直径小于2cm）应该进一步评估。

二、胎盘功能检查

胎盘功能检查包括胎盘功能和胎儿胎盘单位功能检查，能间接判断胎儿状态，对胎儿进行孕期宫内监护，以便能早期发现隐性胎儿窘迫，及时采取相应措施，使胎儿能在良好情况下生长发育，直至具有在宫外生活能力时娩出。

1. 胎动　与胎盘血管状态关系密切，12小时 > 10次为正常。

2. 测定孕妇尿中雌三醇值　24h 尿 > 15mg 为正常值，10 ~ 15mg 为警戒值，< 10mg 为危险值。于妊娠晚期多次测得尿中 E_3 值 < 10mg，表示胎盘功能低下。也可测尿雌激素/肌酐比值，估计胎儿胎盘单位功能，> 15 为正常值，10 ~ 15 为警戒值，< 10 为危险值。

3. 测定孕妇血清人胎盘生乳素（human placental lactogen，HPL）值　采用放射免疫法。妊娠足月 HPL 值为 4 ~ 11mg/L，若该值于妊娠足月 < 4mg/L 或突然降低50%，提示胎盘功能低下。

4. 缩宫素激惹试验（OCT）　无应激试验无反应型需作 OCT。OCT 阳性提示胎盘功能减退。

5. 阴道脱落细胞检查　舟状细胞成堆，无表层细胞，嗜伊红细胞指数（eosinophilic index，EI）< 10%、致密核少者，提示胎盘功能良好；舟状细胞极少或消失，有外底层细胞出现，EI > 10%、致密核多者，提示胎盘功能减退。

6. B型超声　行胎儿生物物理监测，也有实用价值。

三、胎儿成熟度检查

1. 正确推算妊娠周数　必须问清末次月经第一日的确切日期，并问明月经周期是否正常，有无延长或缩短。

2. 尺测耻上子宫长度及腹围　以估算胎儿大小。简单易记的胎儿体重（g）估算方法为子宫长度（cm）×腹围（cm）+200。

3. B 型超声　测胎头双顶径值>8.5cm，提示胎儿成熟。

4. 检测羊水卵磷脂/鞘磷脂（lecithin/sphingomyelin，L/S）比值　该值>2，提示胎儿肺成熟。能测出磷酸酰甘油，提示胎儿肺成熟，此值更可靠。行羊水泡沫试验（foam stability test），两管液面均有完整泡沫环，提示胎儿肺成熟。

四、胎儿先天畸形及遗传性疾病的宫内诊断

（1）妊娠早期取绒毛或妊娠中期（16～20周）抽取羊水行染色体核型分析，了解染色体数目及结构改变。

（2）B 型超声检查无脑儿、脊柱裂及脑积水儿等畸形胎儿。测定羊水中甲胎蛋白（AFP），诊断开放性神经管缺陷畸形。

（3）抽出羊水测定酶诊断胎儿代谢缺陷病。

（4）抽取孕妇外周血提取胎儿细胞行遗传学检查。

（5）行羊膜腔内胎儿造影，诊断胎儿体表畸形及泌尿系统、消化系统畸形。

第三节　孕妇管理

我国近年来的孕产妇系统保健事业发展很快，各地均先后建立健全了孕产妇系统保健与孕妇管理，其目标为降低孕产妇及围生儿患病率，并提高母儿生活质量。根据卫生部的要求，国内已普遍实行孕产期系统保健的三级管理，推广使用孕产妇系统保健手册，着重对高危妊娠（在妊娠期有某种并发症、合并症或致病因素可能危害孕妇、胎儿及新生儿或导致难产者）进行筛查、监护和管理。

一、实行孕产期系统保健的三级管理

对孕产妇开展系统管理，认真做到医疗与预防能够紧密结合，加强产科工作的系统性以保证质量，并使有限的人力物力发挥更大的社会效益和经济效益。城市开展医院三级分工（市、区、街道）和妇幼保健机构三级分工（市、区、基层卫生院），实行孕产妇划片分级分工，并健全相互间挂钩、转诊等制度。农村也开展三级分工（县医院和县妇幼保健站、乡卫生院、村妇幼保健人员）。通过三级分工，一级机构（基层医院或保健站）对全体孕产妇负责，定期检查，一旦发现异常，及早将高危孕妇（指具有高危妊娠因素的孕妇）或高危胎儿转至上级医院进行监护处理。有条件的地区，可以利用仪器及实验检测手段，对高危妊娠、胎儿胎盘单位功能以及胎儿成熟度进行监测，以降低孕产妇的并发症，特别是危害胎儿的并发症。实行分级管理，做到对所有孕产妇均能得到一般保健服务的基础上，对高危孕妇给予更充分的照顾。

二、使用孕产妇系统保健手册

建立孕产妇系统保健手册制度，加强对孕产妇的系统管理，提高产科防治质量，降低"三率"（孕产妇死亡率、围生儿死亡率和病残儿出生率）。使用保健手册需从确诊早孕时开始建册，系统管理直至产褥期结束（产后满6周）。手册应记录孕妇主要病史、体征及处理情况，是孕期全过程的病历摘要，包括开始时建立手册，填写在孕产妇的登记册上，凭保健手册在一、二、三级医疗保健机构定期作产前检查。每次作产前检查时均应将结果填写在

手册中,去医院住院分娩时必须交出保健手册,出院时需将住院分娩及产后母婴情况填写完整后将手册交给产妇本人,由产妇家属交至居住的基层医疗保健组织,街道卫生院收到手册后进行产后访视(共3次,第1次于产妇出院3日内,第2次于产后14日,第3次于产后28日),产后访视结束后将保健手册汇总送至县、区妇幼保健所进行详细的统计分析。使用保健手册的优点在于能够使各级医疗机构和保健机构相互沟通信息,加强协作,做到防治结合,效果满意。实践证明在孕产期使用保健手册制度是可行的。

三、对高危妊娠的筛查、监护和管理

通过确诊早孕时系统检查第一步的初步筛查以及每次产前检查,均能及时筛查出具有中危或高危因素的孕妇。常见的高危因素有孕妇的基本情况(如年龄、身高、体质、不孕史等)、不良孕产史、内外科合并症和产科并发症等4方面,又分为固定因素和动态因素两大类。为及早识别和预防高危因素的发生与发展,可以用评分方法提示其对母婴危害的严重程度,同时还要考虑有关社会因素,如经济、文化、交通、医疗卫生设施等。对高危孕妇,基层医疗保健机构要专册登记,并在手册上做出特殊标记。对高危因素复杂或病情严重孕妇,应及早转送至上一级医疗单位诊治。上级医疗单位应全面衡量高危因素对孕产妇影响的严重程度,结合胎儿胎盘单位功能的检测和胎儿成熟度的预测,选择对母儿均最有利的分娩方式,决定有计划地适时分娩。有妊娠禁忌证者,经会诊后尽早动员终止妊娠。想方设法不断提高高危妊娠管理的"三率"(高危妊娠检出率、高危妊娠随诊率、高危妊娠住院分娩率),是降低孕产妇死亡率、围生儿死亡率、病残儿出生率的重要手段。

第四节　孕期营养

孕妇为适应妊娠期间子宫、乳房增大和胎盘、胎儿生长发育的需要,孕期所需的营养必定要高于非孕期。若孕妇在孕期出现营养不良,会直接影响胎儿生长和智力发育,导致器官发育不全、胎儿生长受限(fetal growth restriction,FGR)及低出生体重,容易造成流产、早产、胎儿畸形、胎死宫内。加强孕期的营养指导,首先要让孕妇有加强营养的意识,其次是所进食物应保持高能量,含丰富的蛋白质、脂肪、碳水化合物、微量元素和各种维生素。因此,加强孕期营养指导是产前保健的重要内容。

一、热量

蛋白质、脂肪、碳水化合物在人体内氧化后均能产生热量。孕妇热量供给按营养素来源,应有适当比例,蛋白质占15%,脂肪占20%,碳水化合物占65%。根据我国汉族饮食习惯,热量主要来源于粮食占65%,其余35%热量来自食用油、动物性食品、豆类及蔬菜。孕妇热量于妊娠中、晚期每日至少应增加840kJ(200kcal)。

二、蛋白质

进食的蛋白质仅20%经消化吸收后能储备在组织内,故进食蛋白质的数量应为所需蛋白质的5倍。我国营养学会(1988年)提出在孕4~6个月期间,孕妇每日应增加进食蛋白质15g;在孕7~9个月期间,孕妇每日应增加进食蛋白质25g。根据我国实际生活水平,孕妇每日多吃鸡蛋2个可补充蛋白质15g。孕妇若在孕期摄取蛋白质不足,会造成胎儿脑细胞分化缓慢,导致脑细胞总数减少。如今已知人脑细胞是在胎儿期和生后1年内婴儿期分化完成,为了优生必须保证孕妇的蛋白质需求。

三、碳水化合物

是机体主要的供给热量食物。孕妇主食中的碳水化合物主要是淀粉，经淀粉酶作用后，葡萄糖迅速经小肠上段黏膜吸收，果糖吸收较缓慢，却是形成糖原的主要原料，以糖原形式储存在肌肉和肝内，以后逐渐释放至血液中，经氧化产生热量，孕妇自孕中期以后，每日进主食 $0.4 \sim 0.5 kg$ 可以满足需要。

四、微量元素

1. 铁　主要构成血红蛋白，也是许多酶（如细胞色素氧化酶等）的组成部分，在组织呼吸和生物氧化过程中起重要作用。孕妇在孕期和分娩期共需铁约 $1g$，我国营养学会建议孕妇每日膳食中铁的供给量为 $28 mg$，比非孕妇女 $18 mg$ 增加 $10 mg$，因很难从膳食中得到补充，故主张自孕 $4 \sim 5$ 个月开始口服硫酸亚铁（ferrous sulfate） $0.3g$ 或富马酸亚铁（ferrous fumarate） $0.2g$，每日 1 次。

2. 钙　于孕期需增加储存 $30g$，主要供应胎儿骨骼、牙齿的发育。孕期需增加钙的摄入以保证孕妇骨骼中的钙不致因满足胎儿对钙的需要而被大量消耗，我国营养学会建议自孕 16 周起每日摄入钙 $1000 mg$，于孕晚期增至 $1500 mg$，以服用枸橼酸钙（calcium citrate）为佳。牛奶及奶制品中含有较多的钙且容易被吸收，建议孕妇多饮用牛奶和奶制品。

3. 锌　也是蛋白质和酶的组成部分，参与蛋白质积累，对胎儿生长发育很重要。若孕妇于妊娠后 3 个月摄入锌不足，使胎儿处于低锌状态，可导致胎儿生长受限（FGR）、流产、先天畸形、胎死宫内等。妊娠期锌的总需求量增至 $375 mg$，推荐孕妇每日从饮食中补锌 $20 mg$。若孕妇血锌低于 $7.7 \mu mol/L$（正常值 $7.7 \sim 23.0 \mu mol/L$），是胎儿在宫内缺锌的危险指标，需迅速补锌。

4. 碘　孕期碘的需要量增加，若孕妇膳食中碘的供给量不足，可发生单纯性甲状腺肿。我国营养学会推荐孕妇每日膳食中碘的供给量为 $175 \mu g$，比非孕妇女 $150 \mu g$ 多 $25 ug$，提倡在整个孕期必须用含碘食盐。

5. 维生素　是一类复杂的有机化合物，参与机体重要的生理过程，是生命活动不可缺少的物质，主要需从食物提供，分为水溶性（维生素 B 族、C）和脂溶性（维生素 A、D、E、K）两大类。

（1）维生素 A　又称视黄醇。维生素 A 的活性用视黄醇当量表示。我国推荐每日膳食中维生素 A 的供给量，孕妇视黄醇当量为 $1000 \mu g$，比非孕妇女多 $200 \mu g$。维生素 A 主要存在于动物性食物，如牛奶、肝等。若孕妇体内缺乏维生素 A，胎儿有致畸（如唇裂、腭裂、小头畸形等）的可能。

（2）维生素 D　主要是 D_2（钙化醇）和 D_3（胆钙醇），其主要生理功能是促进钙、磷在肠道吸收，促使骨骼硬化。我国推荐孕妇每日膳食中维生素 D 的供给量为 $10 \mu g$，比非孕妇女 $5 \mu g$ 多一倍。鱼肝油含量最多，肝、蛋黄、鱼等含量也较多。若孕妇缺乏维生素 D 可致胎儿低血钙，影响胎儿骨骼发育。

（3）维生素 B 族　维生素 B_1、B_2、B_6（叶酸）的供给量，我国推荐孕妇每日膳食中分别为 $1.8 mg$、$1.8 mg$、$0.8 mg$，均比非孕妇女需要量增多。尤其是叶酸，特别需在妊娠前 3 个月期间补充，孕早期叶酸缺乏，易发生胎儿神经管缺陷畸形。叶酸的主要来源是动物肝、酵母和绿色蔬菜，妊娠前 3 个月最好口服叶酸（folic acid） $0.4 mg$，每日一次。

（4）维生素 C　为形成骨骼、牙齿、结缔组织及一切非上皮组织间黏结物所必需。我国推荐孕妇每日膳食中维生素 C 的供给量为 $80 mg$，比非孕妇女 $60 mg$ 多 $20 mg$。建议口服维生素 C $200 mg$，每日 3 次，并多吃水果和新鲜蔬菜。

第五节　产科合理用药

药物具有二重性。用药恰当可以治愈疾病，用药不当可以带来危害。孕产妇患病用药，既要对孕产妇本人无明显不良反应，还必须保证对胚胎、胎儿和出生的新生儿无不良影响。孕产妇若用药不当，不仅给本人造成痛苦，还会危及胚胎、胎儿，甚至导致胎儿畸形，造成下一代终生残疾。可见产科用药要将母婴安全放在首位，要合理用药。

产科合理用药是指在给孕产妇用药之前，充分考虑在妊娠期、分娩期或产褥期出现的异常情况，或发生的妊娠合并症、分娩并发症，做到兼顾孕产妇和胎儿两方面，正确选择对胚胎、胎儿无损害又对孕产妇所患疾病最有效的药物。制定给药方案时重视产科特点，避免千篇一律，要因人而异，特别强调随病情变化及时更换药物，用药时必须考虑药物对胚胎、胎儿的影响。必须强调产科医师应掌握药物在孕产妇体内的代谢动力学改变、药物的理化性质、药理、毒理以及对胚胎、胎儿有无致畸作用等。孕产妇用药原则是，能用一种药物就避免联合用药，能用疗效肯定的老药就避免用尚难确定对胎儿有无不良影响的新药，能用小剂量药物就避免用大剂量药物。若病情必需，在妊娠早期孕妇必须应用对胚胎、胎儿有害甚至可能致畸的药物，则应该先终止妊娠，然后再用药。

孕产妇患病能危及胚胎、胎儿，应用药物治疗能尽早使疾病痊愈，又有利于胚胎、胎儿的生长发育，但所用药物对胚胎、胎儿确实有不良影响，这种影响的程度又与用药时胎儿胎龄密切相关。卵子受精至受精卵着床于子宫内膜前的这段时期为着床前期。此期的受精卵与母体组织尚未直接接触，还在输卵管腔或官腔的分泌液中，故着床前期孕妇用药对其影响不大，药物影响囊胚的必备条件是药物必须进入分泌液中一定数量才能起作用，若药物对囊胚的毒性极强，可以造成极早期流产。晚期囊胚着床后至 12 周左右，是胚胎、胎儿各器官处于高度分化、迅速发育、不断形成的阶段，此时孕妇用药，其毒性能干扰胚胎、胎儿组织细胞的正常分化，任何部位的细胞受到药物毒性的影响，均可能造成某一部位的组织或器官发生畸形。可见妊娠 12 周内是药物致畸最敏感的时期。妊娠 4 个月以后，胎儿各器官已形成，药物致畸的敏感性明显减弱，已不再能够造成大范围的畸形，对有些尚未分化完全的器官，如生殖系统仍有可能受到不同程度的影响，神经系统因在整个妊娠期间持续分化发育，故药物对神经系统的影响可以一直存在。分娩期用药还要考虑对即将出生的新生儿有无影响。因此孕妇在妊娠中、晚期和产妇在分娩期用药，也应持谨慎态度。

美国食品和药物管理局（Food and Drug Administration，FDA）根据药物对胎儿的致畸情况，将药物对胎儿的危害等级分为 A、B、C、D、X 5 个级别。A 级药物对孕妇安全，对胚胎、胎儿无危害，如适量维生素 A、B_1、B_2、C、D、E 等；B 级药物对孕妇比较安全，对胎儿基本无危害，如青霉素、红霉素、地高辛、胰岛素等；C 级药物仅在动物实验研究时证明对胎儿致畸或可杀死胚胎，未在人类研究证实，孕妇用药需权衡利弊，确认利大于弊时方能应用，如庆大霉素、异丙嗪、异烟肼等；D 级药物对胎儿危害有确切证据，除非孕妇用药后有绝对效果，否则不考虑应用，如硫酸链霉素（使胎儿第 8 对脑神经受损、听力减退等）、盐酸四环素（使胎儿发生腭裂、无脑儿等）等是在万不得已时才使用；X 级药物可使胎儿异常，在妊娠期间禁止使用，如甲氨蝶呤（可致胎儿唇裂、腭裂、无脑儿、脑积水、脑膜膨出等）、己烯雌酚（可致阴道腺病、阴道透明细胞癌）等。在妊娠前 3 个月，以不用 C、D、X 级药物为好。孕产妇出现紧急情况必须用药时，也应尽量选用确经临床多年验证无致畸作用的 A、B 级药物。

综上所述，应该强调孕产期合理用药，必须考虑孕产妇和胎儿两方面因素，认真权衡利弊，做到用药合理，确保母婴安全，进一步降低孕产妇死亡率和围生儿死亡率。

第六节 孕期常见症状及其处理

一、消化系统症状

于妊娠早期出现胃灼热、恶心、晨起呕吐者，给予维生素 B_6 10~20mg，每日 3 次口服；消化不良者，给予维生素 B_1 20mg、干酵母（dried yeast）3 片及胃蛋白酶（pepsin）0.3g，饭时与稀盐酸（acid hydrochloric dilute）1ml 同服，每日 3 次；若已属妊娠剧吐，则按该病处理。

二、贫血

孕妇对铁的生理需求量比月经期高 3 倍，且随妊娠进展增加，妊娠中晚期需要摄入元素铁 30mg/d。母体铁储存耗尽时，胎儿铁储存也随之减少。一旦储存铁耗尽，仅通过食物难以补充足够的铁。应自妊娠 4~5 个月开始补充铁剂，如富马酸亚铁（ferrous fumarate）0.2g 或硫酸亚铁（ferrous sulfate）0.3g，每日 1 次口服预防贫血。若已发生贫血，应查明原因，以缺铁性贫血最常见。治疗时应加大剂量，可给予富马酸亚铁 0.4g 或硫酸亚铁 0.6g。为了避免食物抑制非血红素铁的吸收，建议进食前 1 小时口服铁剂，与维生素 C 共同服用，以增加吸收率。

三、腰背痛

妊娠期间由于关节韧带松弛，增大的子宫向前突使躯体重心后移，腰椎向前突使背伸肌处于持续紧张状态，孕妇常出现轻微腰背痛。若腰背痛明显者，应及时查找原因，按病因治疗。必要时卧床休息、局部热敷及服止痛药物。

四、下肢及外阴静脉曲张

静脉曲张因妊娠次数增多逐渐加重。于妊娠末期应尽量避免长时间站立，下肢绑以弹性绷带，晚间睡眠时应适当垫高下肢以利静脉回流。分娩时应防止外阴部曲张的静脉破裂。

五、下肢肌肉痉挛

是孕妇缺钙表现，肌肉痉挛发生在小腿腓肠肌，于妊娠后期多见，常在夜间发作。发作时应将痉挛下肢伸直使腓肠肌紧张，并行局部按摩，痉挛多能迅速缓解。已出现下肢肌肉痉挛的孕妇，应尽早补充钙剂，可给予乳酸钙 1g、维生素 AD 丸 1 丸，每日 3 次；维生素 E 100mg，每日 1~2 次口服。

六、下肢水肿

孕妇于妊娠后期常有踝部及小腿下半部轻度水肿，经休息后消退，属正常现象。若下肢水肿明显，经休息后不消退，应想到妊娠期高血压疾病、合并肾脏疾病或其他合并症，查明病因后给予及时治疗。此外，睡眠取左侧卧位，下肢垫高 15°使下肢血液回流改善，水肿多可减轻。

七、痔

增大妊娠子宫压迫和腹压增高，使痔静脉回流受阻和压力增高导致痔静脉曲张。应多吃蔬菜，少吃辛辣食物，必要时服缓泻剂软化大便，纠正便秘。痔已脱出用手法还纳。

八、便秘

于妊娠期间肠蠕动及肠张力减弱，排空时间延长，水分被肠壁吸收，加之孕妇运动量减少，易发生便秘。由于巨大子宫及胎先露部的压迫，常会感到排便困难，每日清晨饮开水一杯，应养成每日按时排便的良好习惯，并多吃含纤维素多的新鲜蔬菜和水果，必要时口服缓泻剂，如口服比沙可啶（bisacodyl）5～10mg，整片吞服，每日1次。或用开塞露（含山梨醇、硫酸镁或含甘油）、甘油栓（由硬脂酸钠为硬化剂，吸收甘油制成），使大便滑润容易排出，但禁用峻泻剂，如硫酸镁（magnesium sulate），也不应灌肠，以免引起流产或早产。

九、仰卧位低血压

于妊娠末期，孕妇若较长时间取仰卧姿势，由于增大的妊娠子宫压迫下腔静脉，使回心血量及心排出量骤然减少，出现低血压。此时若立即改为侧卧姿势，使下腔静脉血流通畅，血压迅即恢复正常。

本章小结

产前检查与孕期保健包括对孕妇的定期产前检查，指导孕期营养和用药，出现异常情况及时处理，使孕妇正确认识妊娠，消除不必要的顾虑；对胎儿宫内情况的监护等，是贯彻预防为主、及早发现高危妊娠、保证孕妇和胎儿健康和安全分娩的必要措施。

思考题

1. 简述高危儿的定义。
2. 预测胎儿宫内储备能力的方法有哪些？
3. 胎心减速有哪几种类型？

（邹　丽　王　芳）

第十四章　遗传咨询、产前筛查、产前诊断与胎儿干预

第一节　遗传咨询

遗传咨询（genetic counselling），或称遗传商谈，是指由从事医学遗传的专业人员或咨询医师应用遗传学和临床医学的基本原理，对咨询者提出的家庭中遗传性疾病的发病原因、遗传方式、疾病诊断、预后、复发风险率和防治等问题予以解答，并就咨询者提出的婚育问题提出建议和具体指导。遗传咨询是做好优生优育工作、预防遗传性疾病发生的重要环节。

一、遗传咨询的目的

遗传性疾病已成为人类常见病、多发病，病情严重者可导致终生残疾，不但给患者带来痛苦，也给家庭和社会造成沉重的精神和经济负担。遗传咨询是在临床遗传学、细胞遗传学、分子生物学、分子遗传学迅猛发展的基础上，与临床医学紧密结合产生的，其目的是及时确定遗传性疾病患者或携带者，并预测其后代患病风险率，商讨应该采取的预防措施，从而减少遗传病患儿出生，降低遗传病发生率，提高人群遗传素质和人口质量，达到优生优育目的。

二、遗传咨询的对象

遗传咨询的对象为遗传病高风险人群：①夫妇双方或家系成员中患有某些遗传病或先天畸形者，或曾生育过遗传病患儿的夫妇；②生育过不明原因智力低下或先天畸形儿的父母；③有不明原因反复流产或死胎、死产史的夫妇；④孕期接触过不良环境以及患有某些慢性病的孕妇；⑤常规检查或常见遗传病筛查发现异常者，如唐氏筛查高风险、超声检查发现胎儿结构异常；⑥婚后多年不育的夫妇及35岁以上的高龄孕妇，近亲结婚的夫妇及后代。

三、遗传咨询的步骤

1. 明确诊断　首先应通过详细的家系调查、家谱分析、临床表现和实验室检查，如皮纹检查、染色体检查、生化检查及基因诊断等方法，明确是否为遗传性疾病。

（1）要确认为遗传性疾病，必须正确认识遗传性疾病与先天性疾病、家族性疾病的区别和联系。遗传性疾病是指由个体生殖细胞或受精卵的遗传物质发生突变引起的疾病，具有垂直传递和终生性特征。先天性疾病或称先天缺陷，是指个体出生后即表现出来的疾病，如先

天梅毒、先天性白内障等，若伴有形态结构异常则称为先天畸形。家族性疾病是指表现出家族聚集现象的疾病，即在一个家庭中有多个成员患相同疾病，如血友病、进行性肌营养不良等。

（2）要依靠收集详细的病史资料，了解夫妻双方直系血亲和三代以内旁系血亲相关疾病状况。若咨询者为近亲结婚，对其遗传性疾病的影响应做出正确评估。

（3）根据临床表现进行系统的体格检查和实验室检查来明确诊断。

2. 确定遗传方式 预测遗传性疾病患者子代再发风险率，可以根据遗传性疾病类型和遗传方式做出评估。至于宫内胚胎或胎儿接触致畸因素，则应根据致畸因子的毒性、接触方式、剂量、持续时间以及胎龄等因素，综合分析其对胚胎、胎儿的影响做出评估。

3. 近亲结婚对遗传性疾病影响 近亲结婚是指夫妇有共同祖先，有血缘关系，具有共同的特定基因，包括致病基因。近亲结婚增加父母双方相同的有害隐性基因传给下一代的几率，当一方是某种致病基因的携带者时，另一方很可能也是携带者，婚后所生的子女中常染色体隐性遗传病发生率将会明显升高。

4. 推算子代患病风险率 人类遗传性疾病可分为 5 类：①单基因遗传病；②多基因遗传病；③染色体疾病；④体细胞遗传病；⑤线粒体遗传病。目前体细胞遗传病和线粒体遗传病尚无确切的产前诊断方法，本节重点介绍另外 3 种遗传病的子代患病风险。

（1）单基因遗传病预期风险率的推算 ①常染色体显性遗传病：夫妻一方患病，子女预期风险率为 1/2，未发病的子女，其后代通常不发病，如脊髓小脑性共济失调。②常染色体隐性遗传病：夫妻为表型正常的携带者，生育过一个患儿，再生育子女预期风险率均为 1/4，如白化病。夫妻一方患病，另一方正常，且非近亲结婚，其子女一般不发病，均为致病基因携带者。若另一方正常，为近亲结婚，其子女的发病风险明显增高。③X 连锁显性遗传病：夫为患者，妻正常，其女儿均发病，儿子均正常。妻为患者，夫正常，其子女各有 1/2 发病。如抗维生素 D 佝偻病，女性中的发病率高于男性，但症状较轻。④X 连锁隐性遗传病：妻是携带者，夫正常，其儿子预期风险率为 1/2，如进行性肌营养不良。夫为患者，其儿子通常不发病。妻为患者，夫正常，其儿子均发病，女儿均为携带者。

（2）多基因遗传病发生风险率的推算 在多基因遗传病中，易患性受遗传基因和环境因素的共同影响，约 40% 先天畸形是由多基因和环境因素相互作用引起，约 2.3‰ 新生儿受累，如唇腭裂、脑积水等。家庭中患多基因遗传病的患者越多，病情越严重，其子代再发风险越高。对再发风险的估计比较复杂，一般根据该病的群体发病率、遗传度、亲缘关系、亲属中已发病人数及病变严重程度来估算再发风险度。

（3）染色体病预期风险率的推算 染色体病绝大多数由亲代的生殖细胞染色体畸变引起，极少部分由父母一方染色体平衡易位携带者引起，此时的再发风险率应依照患者及其父母的核型分析来判断。举例：患儿为 21 - 三体综合征，核型为 47，XX，+21，若双亲核型正常，则为新发生的畸变，常与母亲年龄关系密切。

四、遗传咨询类别及对策

遗传咨询常分为婚前咨询、产前咨询和一般遗传咨询。

1. 婚前咨询 婚前医学检查，通过询问病史、家系调查、家谱分析，再借助全面的医学检查，确诊遗传缺陷，并根据其遗传规律，推算出影响下一代患病的风险度，提出对结婚、生育的具体指导意见，从而减少甚至避免遗传病儿的出生。婚前医学检查是防止遗传性疾病延续的第一次监督。婚前咨询涉及的问题是婚前医学检查，发现男女一方或双方以及家属中有遗传性疾病能否结婚、能否生育等具体问题。发现影响婚育的先天畸形或遗传性疾病时，按暂缓结婚、可以结婚但禁止生育、限制生育、不能结婚等 4 类情况掌握标准。这种指令性规定带有强制性，应认真执行。

（1）暂缓结婚　可以矫正的生殖器畸形，在矫正之前暂缓结婚，畸形矫正后再结婚；传染病在急性传染期、精神病发病期均应暂缓结婚。

（2）可以结婚，但禁止生育　①男女一方患严重的常染色体显性遗传病，如强直性肌营养不良、先天性成骨发育不全等，目前尚无有效的治疗方法，子女发病几率高，可以结婚，但不能生育。②男女双方均患严重的相同的常染色体隐性遗传病，如男女均患白化病，其子女发病概率几乎是100%。再如遗传性耳聋，属遗传性通婚，其子女发病概率也极高。③男女一方患严重的多基因遗传病，如精神分裂症、躁狂抑郁型精神病、原发性癫痫等，属于该病的高发家系，后代再发风险率高，若病情稳定，可以结婚，但不能生育。

（3）限制生育　对于能够做出准确产前诊断或胚胎植入前诊断的遗传病可在获取确诊报告后对健康胎儿行选择性生育。对不能做出产前诊断的X连锁隐性遗传可在做出性别产前诊断后选择性生育。如已知女方为X连锁隐性遗传病（如血友病）基因携带者，与正常男性婚配，应作产前诊断判断胎儿性别，可生育女孩，生育男孩则有1/2患病。

（4）不能结婚　①直系血亲和三代以内旁系血亲。②男女双方均患有相同的遗传性疾病或男女双方家系中患相同的遗传性疾病。③严重智力低下者，常有各种畸形，生活不能自理。男女双方均患病无法承担家庭义务及养育子女，其子女智力低下概率也大，故不能结婚。

2. 产前咨询　主要的遗传咨询问题为：①夫妻一方或家属曾育有遗传病儿或先天畸形儿，生育下一代患病几率有多大？能否预测出来？②已生育过患儿的夫妻再生育同病患儿的几率是多少？③妊娠期间，尤其是妊娠前3个月接触过放射线、化学物质或服用过药物，会不会导致胎儿畸形？

3. 一般遗传咨询　主要咨询的问题为：①有遗传病家族史，该病能否累及本人及其子女？②生育过畸形儿是否为遗传性疾病，能否影响下一代？③夫妻多年不孕或习惯性流产，希望获得生育指导。④夫妻一方已确诊为遗传病，询问治疗方法及疗效。⑤夫妻一方接受放射线、化学物质或有害生物因素，是否会影响下一代等。

五、遗传咨询的注意事项

1. 要坚守"亲切、畅言、守密"的咨询原则　要有同情心、责任心，充分取得咨询者及其家属的信任与合作，使其能够主动详尽地提供一切可能提供的病症和家系资料，方可使诊断和再发风险率的估计能更加接近实际。

2. 要充分尊重患者　在谈话及解答问题时要实事求是，避免使用带有刺激性语言来形容患者特征，或损伤咨询者的自尊。要鼓励患者树立信心，积极防治遗传性疾病。

3. 尊重科学的原则　按照遗传病类型和遗传方式估计再发风险率，只能表示下一代发病几率，事实上下个孩子是否发病，咨询医师不能够也不应该做出肯定或否定的保证，应该科学地说明婚育与优生优育的道理，与咨询者坦率地交换意见。

4. 尽可能完善病历资料　为保证咨询质量，应建立完善详尽的专科病历，以便统一管理，利于咨询者再次就诊时参考。

第二节　产前筛查

遗传筛查（genetic screen），包括对成年人、胎儿及新生儿遗传性疾病筛查三部分，对胎儿的遗传筛查又称产前筛查（prenatal screen），为本节主要内容。产前遗传筛查的目标是检出其子代患遗传性疾病风险性高的个体或夫妇，或对发病率高、严重遗传性疾病（如唐氏综合征）和先天畸形（如神经管畸形）等采用简便、可行、无创检查方法进行产前筛查，筛查出可疑者再进一步行产前诊断，是预防遗传性疾病发生的重要步骤。

产前筛查是减少残疾儿出生，提高人口素质的一个重要方面。理论上讲，要防止患病胎儿出生，可对每一位孕妇所孕育的胎儿行遗传病或先天畸形的产前诊断，但这样需要投入大量人力、物力和财力，而且造成不必要的有创性检查和胎儿丢失。因此要在总体上减少残疾儿出生比例，国际上通常采用经济、简便、安全、无创伤的生化指标进行产前筛查。产前筛查方案应符合以下标准：①所筛查疾病在被筛查人群中发病率高，严重影响健康，筛查出来后有治疗或预防的方法；②筛查方法应是非创伤性的、容易实施、且经济实用；③筛查方法应统一，易于推广，易于被筛查者接受，自愿参与，并为被筛查者提供全部相关医学信息和咨询服务。虽然筛查方法简便、易行，但是存在一定的敏感性与特异性问题。要使被筛查者充分理解筛查中的假阳性与假阴性，以及它们之间的内在联系，签署知情同意书。

产前筛查病种的选择除了要符合以上条件外，一般还应具备能在孕早、中期发现，并有提供处理方案的条件。若延迟发现会给孕妇及其家庭造成巨大痛苦和负担。由于唐氏综合征占整个新生儿染色体病的90%，且符合上述诸条件，故在国际上作为产前筛查的重点。唐氏综合征患儿的出生率随孕妇年龄的增加迅速上升，30 岁时，出生率为3‰；大于 35 岁时上升至 6‰；过了 40 岁可达 16‰以上。因此一般对 35 岁以上孕妇都建议做羊水染色体核型分析。然而由于大多数妇女怀孕分娩都在 35 岁以下，真正 35 岁以上的妇女所分娩唐氏综合征患儿只占总数的 20%。因此对 35 岁以下孕妇采用筛查的方法能达到尽可能减少患儿出生的目的。当然，筛查不等于确诊，对高危孕妇最后确诊还需行羊水穿刺染色体检查。

孕早期唐氏综合征的产前筛查常用的生化标记物是妊娠相关血浆蛋白 A（PAPP－A）和游离人绒毛膜促性腺激素（β－hCG），结合超声波检测胎儿颈项透明层（nuchal translucency, NT）的厚度（一般在妊娠 $11 \sim 13^{+6}$ 周，胎儿头臀长为 $45 \sim 84mm$ 之间时进行），再和中孕期唐氏筛查结果比较，可以得到较高的检测效率。

孕中期唐氏综合征产前筛查技术通常采用三联法，即甲胎蛋白（AFP）、β－hCG 与游离雌三醇（uE_3）的检测。根据孕妇血清中这三种物质的异常升高或降低，结合孕妇的年龄、体重与孕周等情况，经计算机软件分析得出胎儿患唐氏综合征的风险度。

超声波检查在胎儿畸形产前筛查中占有重要地位。它可以检查出许多胎儿先天畸形和一些罕见的胎儿畸形，而高分辨超声波图像可进一步提供胎儿更多解剖学信息，所以超声波检查是筛查胎儿先天畸形的主要手段之一。不仅如此，通过超声波检查还可矫正孕周、了解是否多胎妊娠、多胎妊娠的绒毛膜性、是否死胎等。

第三节　产前诊断

产前诊断（prenatal diagnosis），又称宫内诊断（intrauterine diagnosis）或出生前诊断（antenatal diagnosis），是指在胎儿出生之前应用各种先进的检测手段，如影像学、生物化学、细胞遗传学及分子生物学等技术，了解胎儿在宫内的发育状况，例如观察胎儿有无畸形，分析胎儿染色体核型有无异常，检测胎儿细胞的生化指标和基因等，对先天性和遗传性疾病做出诊断，为胎儿宫内治疗（手术、药物、基因治疗等）及选择性流产创造条件。

一、产前诊断的对象

（1）年龄大于 35 岁的高龄孕妇，因卵细胞减数分裂时染色体不分离机会增加，胎儿染色体畸变部率增高，例如 21－三体综合征（唐氏综合征）发生率可达 1%。

（2）生育过染色体异常儿的孕妇，再生育染色体异常儿（如 21、18、13 三体综合征）

的机会比正常孕妇高 10 倍，达 1.7%。

（3）夫妇一方有染色体平衡易位者，其子代发生染色体畸变率升高。

（4）生育过无脑儿、脑积水、脊柱裂、唇腭裂、先天性心脏病等多基因遗传病患儿者，其子代再发风险升高。

（5）X 连锁隐性遗传病基因携带者，携带致病基因的男性必定发病，携带致病基因的女性表型正常。

（6）夫妇一方有先天性代谢疾病，或已生育过患儿的孕妇。

（7）在妊娠早期接受过较大剂量化学毒物、辐射或严重病毒感染的孕妇。

（8）有遗传性疾病家族史或近亲婚配的孕妇。

（9）原因不明的流产、死产、畸胎和有新生儿死亡史的孕妇。

（10）本次妊娠羊水过多、羊水过少、胎儿生长受限、胎儿结构异常的孕妇。

二、产前诊断常用方法

1. 观察胎儿结构　利用超声、X 线、核磁共振、胎儿镜等方法观察胎儿解剖结构。

2. 染色体核型分析　利用绒毛、羊水和胎儿细胞，检测胎儿染色体疾病。

3. 基因检测　利用基因芯片、DNA 分子杂交、限制性内切酶、聚合酶链反应（PCR）等技术检测胎儿目标基因的核苷酸序列，诊断胎儿基因疾病。

4. 检测基因产物　利用羊水、羊水细胞、绒毛细胞或胎儿血液，进行蛋白质、酶和代谢产物检测，诊断胎儿神经管缺陷、先天性代谢疾病等。

三、产前诊断的疾病

1. 染色体病　包括染色体数目异常和结构异常导致的疾病。常染色体数目异常较常见，常表现为某对常染色体多一条额外的染色体，以 21 - 三体综合征、18 - 三体综合征和 13 - 三体综合征多见。胎儿出生后表现为智力低下、发育障碍、多发畸形等。常染色体结构异常以缺失、重复、倒位、易位较常见。性染色体数目异常，常见有先天性卵巢发育不全综合征（45，XO）。染色体病胎儿容易出现流产或胎死宫内，在早期自然流产中胚胎或胎儿染色体异常约占 60%，而新生儿中仅占 0.5%。

2. 性连锁遗传病　以 X 连锁隐性遗传病居多，如红绿色盲、血友病、进行性肌营养不良症（DMD）等。致病基因在 X 染色体上，携带致病基因的男性必定发病，携带致病基因的女性为携带者，生育的男孩可能一半是病人，一半为健康者；生育的女孩表型均正常，但可能有一半为携带者，对于 DMD 携带者的孕妇可于孕 11～13^{+6} 周行绒毛活检术检测 DMD 基因。患 X 连锁隐性遗传病的男性与正常女性婚配，生育的男孩不会患病，生育的女孩均为致病基因携带者。

3. 遗传性代谢缺陷病　多为常染色体隐性遗传病。因基因突变导致某种酶缺失，引起代谢抑制、代谢中间产物累积而出现一系列临床症状。除极少数疾病在早期用饮食控制法（如苯丙酮尿症）、药物治疗（如肝豆状核变性）外，至今尚无有效治疗方法，故开展遗传性代谢缺陷病的产前诊断极为重要。

4. 非染色体性先天畸形　特点是有明显的结构改变，如神经管畸形、先天性心脏病、唇腭裂等结构异常，因此孕 20～24 周需进行详细的超声检查，以排查胎儿异常结构。

四、染色体病的产前诊断

染色体病的产前诊断，主要依靠细胞遗传学方法。近年随着分子细胞遗传学的发展，基因芯片、原位杂交技术和引物原位 DNA 合成技术，均具有诊断准确、快速而且分辨率高的优点。

1. 羊水细胞制备染色体　孕16周后羊膜腔穿刺抽出羊水细胞，培养9～12日后行染色体核型分析，也可用荧光原位杂交技术或引物原位DNA合成技术获得结果。

2. 绒毛细胞制备染色体　孕11～13^{+6}周行绒毛取样，需7～14日获得结果。应注意避免母体细胞及其他细胞污染，该方法具有早期产前诊断的优越性，已经在发展较好的产前诊断中心广泛开展。

3. 胎儿血细胞培养制备染色体　经腹穿刺胎儿脐血，培养48～72小时后制片，此法能排除羊水细胞、绒毛细胞培养出现的假嵌合体，结果准确可靠，但引起胎儿丢失的风险较羊膜腔穿刺术高。

五、性连锁遗传病的产前诊断

传统观念认为性连锁遗传病需确定胎儿性别，以便决定取舍。常用Y染色体特异性探针进行原位杂交，或Y染色体特异性DNA序列的PCR扩增，结果准确。中孕期超声检查也可获得诊断，但具有一定的误诊率。对于能进行产前诊断的性连锁遗传性疾病，如DMD，可以直接进行产前诊断，而不必进行性别鉴定。

六、遗传性代谢缺陷病的产前诊断

由于基因突变导致某种酶或结构蛋白的缺失，引起代谢过程受阻，代谢中间产物累积而出现症状。测定培养的羊水细胞或绒毛细胞特异酶活性是产前诊断的经典方法，但是有些遗传性代谢缺陷病的酶缺陷并不在羊水细胞和绒毛细胞中表达，不能用此技术行产前诊断。对此可行基因诊断，利用分子生物学技术在DNA分子水平上对待测的基因进行分析，对有关的遗传性代谢缺陷病做出诊断。常用的产前基因诊断技术有：快速DNA斑点杂交法、限制性内切酶酶谱分析、寡核苷酸探针杂交法、DNA限制性片段长度多态性分析、PCR等。

七、结构畸形的产前诊断

各种因素导致的出生缺陷表现为结构畸形或功能异常，其中结构异常可通过影像学获得诊断，从最初的X光、B超、MRI等检查，到胎儿镜直接观察胎儿体表情况，结构畸形的产前诊断方法正在不断完善。而超声已经成为产科领域不可或缺的影像学诊断工具，对人类优生优育和围生保健具有重要意义，超声诊断不仅可以用来显示正常胎儿的形态结构，实时地观察到胎儿在宫内的运动、行为以及血流动力学变化，而且还能对胎儿的主要形态结构畸形进行筛查。现在很多中心已开展早孕期胎儿结构畸形筛查，孕11～13^{+6}周行NT检查时，可以发现淋巴水囊瘤、无脑儿、全前脑、内脏反位等畸形，并对双胎妊娠的绒毛膜性和羊膜性做出诊断，发现并及早干预双胎妊娠相关并发症。而孕20～24周中孕期结构畸形筛查是目前排查胎儿结构畸形的最常用方法。

八、遗传性疾病产前诊断的发展趋势

传统的产前诊断是通过侵入性方法获取胎儿遗传物质，如羊水、绒毛、脐血提取胎儿细胞或DNA，对其进行染色体或基因分析，获得产前诊断结果，判断胎儿预后。随着分子细胞遗传学的迅速发展及新技术的应用，产前诊断技术不断朝着早期、快速、准确、无创的方向发展，使得越来越多的出生缺陷能够在胚胎发育的较早期，安全、准确地诊断出来。

1. 胚胎植入前遗传学诊断（preimplantation genetic diagnosis, PGD）　是指在胚胎植入前对配子或胚胎进行遗传学检测，将诊断为无遗传性疾病表型的胚胎移植入子宫，从而防止遗传病患儿的妊娠和出生。对获得的单个或数个细胞的遗传学诊断技术主要包括PCR、荧光原位杂交（FISH）、基因芯片等，主要针对夫妻一方染色体核型异常、地中海贫血、DMD等

疾病。由于植入后的胚胎在发育过程中可能受到有害的外环境影响，仍可能发生染色体异常或基因异常，故仍需对 PGD 成功的胚胎进行产前诊断。PGD 技术还有待发展，但其在优生优育方面所蕴含的巨大潜力是不可低估的，PGD 的应用将更加广泛。

2. 无创性产前诊断（non – invasive prenatal diagnosis，NIPD） 近年来随着分子生物学和遗传学技术的迅猛发展和科学家们的不懈努力，NIPD 这种简便安全且容易为孕妇接受的非创伤性方法正在应用于临床。目前多采用新一代高通量测序技术，从孕妇外周血中提取游离的胎儿 DNA，筛查胎儿 21、18、13 三种最常见的染色体非整倍体异常，准确率达到 99% 以上。然而由于有诸多局限性，NIPD 目前虽然是准确性较高的筛查手段，但仍不能取代传统的产前诊断方法，并且由于目前价格昂贵，不能作为普遍筛查方法取代传统的唐氏筛查。

第四节　胎儿干预

一、胎儿干预概述

产前诊断仅仅完成了出生缺陷二级预防的第一步，出生缺陷在诊断后如何及时地进行有效干预，即胎儿干预更为重要。根据胎儿医学发展趋势，胎儿干预主要有以下几种方法。

1. 选择性终止妊娠 对于诊断明确的致死性畸形，如无脑儿、严重脑积水、严重开放性脊柱裂、婴儿型多囊肾等；染色体非整倍体畸形；预后严重不良的遗传疾病，如进行性肌营养不良、严重的遗传代谢性疾病等，建议选择性流产或引产，放弃胎儿，必要时进行尸体解剖。

2. 胎儿内科治疗 如胎儿严重贫血、室上性心动过速等疾病，如果处理及时、经胎儿输血、药物治疗可以明显改善围生儿预后。

知识链接

地中海贫血的基因疗法

自从人类基因组计划完成之后，人们一直希望有一天可以通过编辑修饰患者的致病基因从根本上治愈疾病。随着科学家们的不断努力，这一梦想正在逐步转为现实。2015年2月4日美国 BLUEBIRD 公司正式宣布，他们的 LentiGlobinBB305 被美国食品和药品监督管理局（FDA）授予突破性疗法认定，用于地中海贫血病的基因治疗。

地中海贫血是一组遗传性溶血性贫血症。由于遗传基因的缺陷致使血红蛋白中一种或一种以上珠蛋白链合成缺少或不足，从而导致不同程度的贫血。缘于基因缺陷的复杂性与多样性，使缺乏的珠蛋白链类型、数量及临床症状变异性较大。

β 地中海贫血是一种常见的常染色体单基因隐性遗传病，致使 β 珠蛋白合成减少或完全不能合成，从而导致过剩的不稳定的 α 链增多。大多数重型 β 地中海贫血患者都要靠输血维持生命，不但给家庭和社会带来巨大的经济负担，也不能根本治愈患者，并造成一系列与输血相关的疾病，最终威胁患者的生命，因此长久以来，人们寄希望于基因治疗能治愈本病。

LentiGlobinBB305 是利用慢病毒载体将修正后的 β-球蛋白基因导入由患者体内分离出来的造血干细胞中，然后体外扩增这些基因重组的造血干细胞后再回输至患者体内，以恢复患者合成正常血红蛋白的能力。这一疗法能够使地中海贫血患者彻底摆脱依靠输血维持生命的局面。目前已有 4 名患者接受这种疗法，并在未输血治疗的情况下正常生活了 1 年多。由此表明这种基因治疗具有可行性和安全性。

3. 胎儿外科干预 胎儿外科手术治疗必须符合以下几点：①诊断明确；②对母体的损害和危险性小；③如果不及时干预，胎儿缺陷会继续加重，而危及胎儿生命。对单绒毛膜双羊膜囊（MCDA）双胎妊娠中双胎输血综合征（TTTS）、选择性胎儿生长受限（sIUGR）等进行胎儿镜下胎盘血管吻合支激光凝固手术或射频消融手术成为目前国内开展最多的相对较成熟的胎儿外科手术。胎儿镜下膈疝球囊封堵术、胎儿脑积水引流术、大量胸腹水引流等手术也在国外多家中心开展。

4. 产时子宫外治疗（ex－utero intrapartum treatment，EXIT） 对于一些主要影响胎儿通气功能的先天畸形，可以在剖宫产过程中暂时保持胎儿胎盘循环的同时，进行胎儿手术以解除气道阻塞，如先天性膈疝、颈部巨大肿块、先天性高气道阻塞综合征等。

二、存在的问题及解决方案

虽然出生缺陷的产前干预，特别是胎儿宫内治疗方面，在国外早已开展并取得了较为显著的成果和丰富经验，但是在国内目前还处于临床研究的起步阶段。主要存在以下问题。

（1）在获得诊断后，缺乏判别病情严重程度的方式。

（2）缺乏分析各种常见出生缺陷患儿的预后判别方式。

（3）尚未建立各种可能的产前、产时、产后的干预模式的效果判定模式。

（4）十分缺乏胎儿宫内治疗的专业人才和技术。

问题的解决需要我们大力发展以出生缺陷胎儿的产前干预为主题的胎儿医学，规范以疾病为单位的产前干预策略及效果、预后判断模式，依托相应的学术组织制定相关指南，培训胎儿宫内治疗的专业人才，完善胎儿医学技术的管理制度和规范，以利于胎儿医学的持续发展。

本章小结

遗传疾病是人类常见病、多发病，严重影响患者的生活和健康，也给家庭和国家造成沉重的精神和经济负担。通过遗传咨询使咨询者了解相关疾病的性质及其遗传方式，以便采取对应措施，减少遗传病儿的出生，提高人群遗传素质和人口质量，是预防遗传性疾病的重要环节。对于已经妊娠的妇女采用经济、简便、安全、无创的生化检测进行产前筛查，辨别出子代患有遗传性疾病高风险的可疑人群，再对这部分人群进一步行产前诊断，为选择性流产或胎儿宫内治疗提供依据，是预防遗传病患儿出生的重要步骤。随着胎儿医学的发展，部分胎儿疾病的发病机制和病理生理得到逐步阐明，使胎儿干预正成为一种挽救胎儿生命和减少出生缺陷的重要措施。

思考题

1. 遗传咨询的对象有哪些？

2. 产前诊断的对象有哪些？

3. 婚前咨询类别中哪些情况可以结婚，但禁止生育？

（陈敦金）

第十五章 正常分娩

学习要求

1. **掌握** 影响分娩的四要素：产力、产道、胎儿及精神心理因素及其之间的关系。
2. **熟悉** 分娩的临床经过及处理要点。
3. **了解** 产程图的分期和临床意义及分娩机制；胎盘早剥的预防。

妊娠满 28 周（196 日）及以后的胎儿及其附属物，从临产开始至从母体全部娩出的过程，称为分娩（delivery）。妊娠满 28 周至不满 37 足周（196～258 日）期间分娩称为早产（premature delivery）；妊娠满 37 周至不满 42 足周（259～293 日）期间分娩称为足月产（term delivery）；妊娠满 42 周及其后（≥294 日）期间分娩称为过期产（postterm delivery）。

第一节 分娩动因

分娩发动是多因素综合作用的结果，不同分娩启动学说，如炎症反应学说、子宫下段形成及宫颈成熟学说、神经介质理论、免疫学说、机械性理论以及内分泌控制理论等等，可能从不同的侧面反映了参与分娩启动的因素及其路径，但分娩的核心动因及其启动路径仍无统一结论。目前认为，妊娠子宫功能性改变和胎儿成熟是分娩启动的必要条件，子宫静息稳态失衡、缩宫素诱导、胎儿成熟或其他应激激活下丘脑－垂体－肾上腺（HPA）轴可能是分娩启动的重要环节。

一、妊娠子宫功能性改变

临产前，子宫肌层与宫颈的形态结构与功能改变，子宫静息稳态结束。其特点为：①子宫肌层缩宫素受体剧增；②子宫肌细胞间隙连接增加；③子宫肌细胞内钙离子浓度增加；④子宫肌层白细胞募集；⑤宫颈软化成熟及子宫下段形成良好。至分娩期，子宫平滑肌对缩宫素敏感性增强；子宫规律收缩，宫颈消退扩张。妊娠子宫功能性改变受母体内分泌调节控制。

1. 前列腺素（prostaglandin，PG） 增加子宫敏感性，诱发宫缩，促进宫颈成熟，对分娩发动起主导作用，但其合成与调节步骤尚不确切了解。孕妇体内各器官几乎均能合成 PG，PG 只能在合成组织中及其附近发挥作用，PG 进入血循环中迅即灭活，能够引起宫缩的 PG 必定产生于子宫本身。妊娠期子宫蜕膜、子宫肌层、宫颈黏膜、羊膜、绒毛膜、脐带、胎盘，以及胎儿 HPA 轴均能产生 PG。妊娠期间，子宫蜕膜主要产生 PGF2α，羊膜主要产生 PGE2，在妊娠末期临产前，孕妇血浆及羊水中 PGE2 及 PGF2α 值均显著增多，系因游离花生四烯酸明显增加，在前列腺素合成酶等的作用下形成 PG，PG 值逐渐增多，直接作用于子宫平滑肌细胞受体使子宫收缩，导致分娩发动。

2. 雌激素 通过增加子宫肌细胞间隙连接蛋白及缩宫素受体合成、刺激蜕膜及羊膜合成释放前列腺素、促进钙离子内流，增加子宫敏感性，促进宫颈成熟，兴奋子宫肌层，产生宫缩。

但无足够证据证实雌激素能发动分娩，雌激素对分娩发动的影响可能与前列腺素增多有关。

3. 孕激素 既往研究认为，孕酮抑制子宫收缩，是子宫静息的重要稳态因子。妊娠末期血浆孕酮值下降，"孕酮阻滞"消失，促使子宫收缩，但分娩前检测母血中孕酮值并未见显著下降。

4. 缩宫素 子宫下段及宫颈因宫腔内机械压力而被动扩张，通过交感神经传至下丘脑，使神经垂体释放缩宫素。缩宫素促进蜕膜和羊膜合成释放前列腺素、子宫肌细胞间隙连接蛋白及缩宫素受体合成，增强子宫敏感性，进一步促进子宫下段形成和宫颈成熟。

二、胎儿成熟后的内分泌调节

胎儿成熟后，胎儿 HPA 轴及胎盘、羊膜和蜕膜的内分泌活动与分娩发动有关。胎儿腺垂体分泌 ACTH，刺激肾上腺皮质产生大量皮质醇，皮质醇经胎儿胎盘单位合成雌三醇。雌三醇在孕妇体内经水解使未结合型雌激素增加，促使蜕膜内 PGF2α 合成增加，从而激发宫缩，但临床给未足月孕妇注射皮质醇并不导致早产。（图 15 - 1）

妊娠末期内分泌变化、神经介质释放、机械性刺激使妊娠稳态失衡，均能促使子宫下段形成和宫颈逐渐软化成熟，子宫下段及成熟宫颈因宫腔内压力而被动扩张，继发前列腺素及缩宫素释放，子宫肌细胞内钙离子浓度增加和子宫肌细胞间的间隙连接的形成，使子宫由妊娠期的稳定状态转变为分娩时的兴奋状态。分娩发动是一个复杂的综合体系，妊娠子宫功能性改变和胎儿成熟是分娩启动的必要条件。

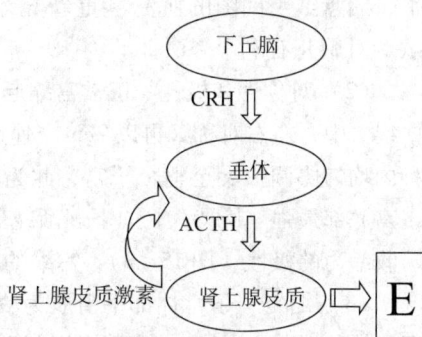

图 15 - 1 胎儿成熟后内分泌调节

第二节 决定分娩的因素

决定分娩的四因素是产力、产道、胎儿及精神心理因素。若各因素均正常并能相互适应，胎儿顺利经阴道自然娩出，为正常分娩。产力是分娩的动力，受胎儿大小、胎位及其与产道关系的影响；胎儿大小及胎位是决定分娩的核心要素，在产力推动下，与胎儿大小及胎位相适应的骨产道和能相应充分扩张的软产道是胎儿下降娩出的首要条件。分娩的核心是头盆适应性及产力适应性，尚不可忽视精神心理因素对分娩的影响。

一、产力

将胎儿及其附属物从子宫内逼出的力量称为产力，包括子宫收缩力（简称宫缩）、腹肌及膈肌收缩力（称腹压）和肛提肌收缩力。

1. 子宫收缩力 是临产后的主要产力，贯穿于分娩全过程。临产后的宫缩能使宫颈管消退、宫口扩张、胎先露下降和胎盘娩出。其特点如下。

（1）节律性 宫缩的节律性是临产和宫缩协调性的重要标志。正常宫缩是宫体肌不随意、阵发性、有规律的收缩并伴有疼痛，故有阵痛之称。每次宫缩由弱渐强（进行期），维持一定时间（极期），随后由强渐弱（退行期），直至消失（间歇期）（图 15 - 2）。间歇期子宫肌松弛。宫缩如此反复，直至分娩结束。

临产开始时，宫缩持续约 30 秒，间歇期 5～6 分钟。随产程进展宫缩持续时间渐长，间歇期渐短。当宫口开全后，宫缩持续时间长达 60 秒，间歇期短至 1～2 分钟。宫缩强度也随产程进展逐渐增加，阵痛加重，宫腔压力于临产初期升至 25～30mmHg，于第一产程末增至

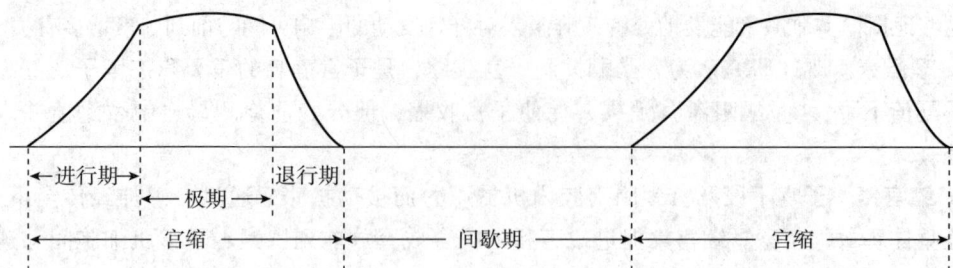

图 15 - 2　宫缩节律性

40～60mmHg，于第二产程高达 100～150mmHg，而间歇期宫腔
压力仅为 6～12mmHg。宫缩时，子宫肌壁血管及胎盘受压，致
使子宫血流量减少；宫缩间歇时，子宫血流量又恢复到原来水
平，胎盘绒毛间隙的血流量重新充盈更新。宫缩的节律性及间
歇期对胎儿有利。

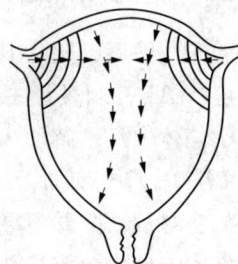

图 15 - 3　宫缩对称性和极性

（2）对称性和极性　正常宫缩起自两侧宫角部，迅速向宫底
中线集中，左右对称，再以 2cm/s 速度向子宫下段扩散，约在 15
秒内均匀协调扩展至整个子宫，此为子宫收缩力的对称性。宫缩
以宫底部最强、最持久，向下逐渐减弱，宫底部收缩力的强度几乎是子宫下段的 2 倍，此为子
宫收缩力的极性（图 15 - 3）。宫缩的对称性和极性保证产力传导方向。

（3）缩复　子宫体部平滑肌为收缩段。每当收缩时，子宫体部肌纤维缩短变宽，间歇期
肌纤维松弛变长变细，但不能恢复到原来长度，经过反复收缩，肌纤维越来越短，称缩复
（retraction）。子宫体部肌纤维的缩复作用能使宫腔内容积逐渐缩小，迫使胎先露部下降，宫
颈管逐渐消退及宫口扩张。

2. 腹肌及膈肌收缩力（腹压）　是第二产程胎儿娩出的重要辅助力量。当宫口开全后的
第二产程后期，胎先露部降至盆底，每当宫缩时，前羊膜囊或胎先露部压迫骨盆底组织及直
肠，反射性引起排便动作。产妇喉头紧闭屏气向下用力，腹肌及膈肌强力收缩使腹内压增高，
促使胎儿娩出。在第二产程后期宫缩极期配合运用腹压最有效，过早运用腹压易使产妇疲劳
和造成宫颈水肿，致使产程延长。腹压在第三产程可促使已剥离的胎盘娩出。

3. 肛提肌收缩力　协助胎先露部在骨盆腔进行内旋转；当胎头枕部下位于耻骨弓下时协
助胎头仰伸娩出；当胎盘降至阴道时，能协助胎盘娩出。

产力是胎头下降通过骨盆各平面的动力，与胎头下降程度和分娩阻力相适应、与头盆关
系相适应、与母胎分娩负荷耐受相适应。与胎头下降通过骨盆各平面相适应的协调产力是分
娩动力，是完成分娩的基本保障，不相适应的不协调产力是异常分娩表现。宫缩张弛有度，
循序渐进，有利于母胎对分娩负荷应激逐步适应。

二、产道

产道是胎儿娩出的通道，分为骨产道与软产道两部分。

（一）骨产道

骨产道指真骨盆，其大小、形态、轴线与分娩密切相关。骨盆腔分 3 个平面。

1. 骨盆入口平面（plane of pelvic inlet）　为骨盆腔上口，是骨盆腔最大平面，呈横椭圆
形。其前方为耻骨联合上缘，两侧为髂耻缘，后方为骶岬上缘。有 4 条径线（图 15 - 4）。

（1）入口前后径　又称真结合径。耻骨联合上缘中点至骶岬上缘正中间的距离，正常平
均值 11cm，其长短与分娩机制密切相关。

（2）入口横径　两侧髂耻缘间的最大距离，正常平均值 13cm。

（3）入口斜径　左右各一。左侧骶髂关节至右侧髂耻隆突间的距离为左斜径；右骶髂关节至左髂耻隆突间的距离为右斜径，正常平均值12.75cm。

2. 中骨盆平面（plane of pelvic mid）　为骨盆腔最小平面，最狭窄，呈纵椭圆形。其前方为耻骨联合下缘，两侧为坐骨棘，后方为骶骨下端。有2条径线（图15-5）。

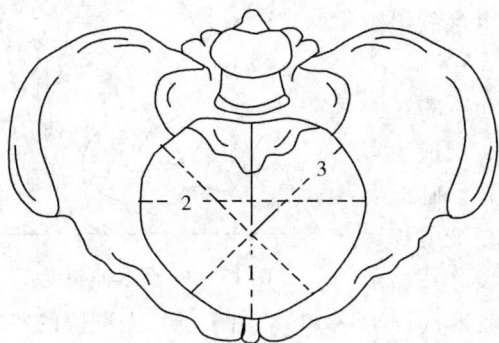

1. 前后径　2. 横径　3. 斜径
图15-4　骨盆入口平面

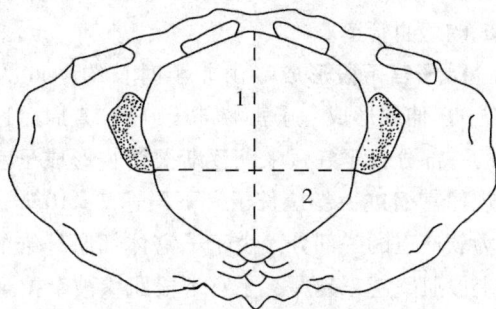

1. 前后径　2. 横径
图15-5　中骨盆平面

（1）中骨盆前后径　耻骨联合下缘中点通过两侧坐骨棘连线中点至骶骨下端间的距离，正常平均值11.5cm。

（2）中骨盆横径　也称坐骨棘间径，为两侧坐骨棘间的距离，正常平均值10cm。是胎先露部通过中骨盆的重要径线，其长短与分娩机制密切相关。

3. 骨盆出口平面（plane of pelvic outlet）　为骨盆腔下口，由两个不在同一平面的三角形组成，坐骨结节间径为两个三角形的共同底边。前三角顶端为耻骨联合下缘，两侧为耻骨降支；后三角顶端为骶尾关节，两侧为骶结节韧带。有3条径线（图15-6）。

（1）出口前后径　耻骨联合下缘至骶尾关节间的距离，正常平均值11.5cm。

（2）出口横径　也称坐骨结节间径，为两侧坐骨结节内缘的距离，正常平均值9cm。是胎先露部通过骨盆出口的重要径线，其长短与分娩机制密切相关。

（3）出口后矢状径　骶尾关节至坐骨结节间径中点间的距离，正常平均值8.5cm。若出口横径稍短，但与出口后矢状径之和＞15cm时，中等大小胎儿可通过慎重试产经后三角娩出。

4. 骨盆轴与骨盆倾斜度

（1）骨盆轴（pelvic axis）　连接骨盆各平面中点的假想曲线称为骨盆轴。此轴上段向下稍向后，中段向下，下段向下向前（图15-7）。分娩时，胎儿沿此轴按分娩机制娩出，助产时也应按骨盆轴方向协助胎儿娩出。

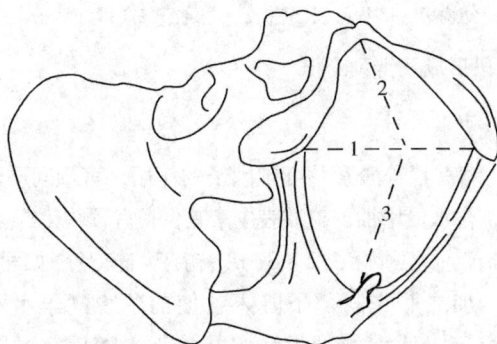

1. 出口横径　2. 出口前矢状径　3. 出口后矢状径
图15-6　骨盆出口平面

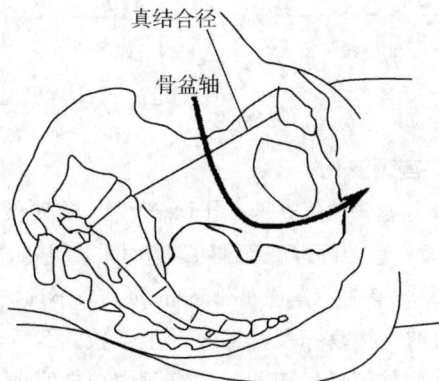

图15-7　骨盆轴

（2）骨盆倾斜度（inclination of pelvis） 女性站立时，骨盆入口平面与地平面所形成的角度，一般为60°（图15-8）。若骨盆倾斜度过大，影响胎头衔接和娩出。

（二）软产道

软产道由子宫下段、宫颈、阴道、外阴及骨盆底软组织构成的弯曲管道。

1. 子宫下段形成 由非孕时长约1cm的子宫峡部（图15-9）伸展形成。子宫峡部于妊娠12周后逐渐扩展成为宫腔的一部分，至妊娠末期逐渐被拉长形成子宫下段。临产后的规律宫缩进一步拉长子宫下段达7～10cm，肌壁变薄扩展成为软产道的一部分。由于子宫体部肌纤维的缩复作用，子

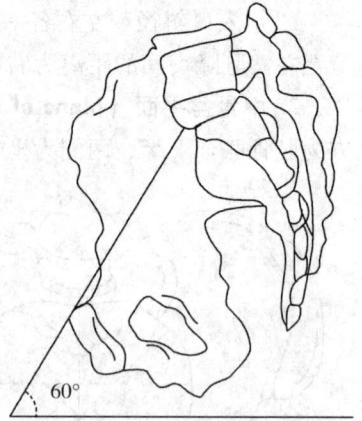

图15-8 骨盆倾斜度

宫上段肌壁越来越厚，子宫下段肌壁被牵拉越来越薄（图15-10）。由于子宫上下段的肌壁厚薄不同，在子宫内面两者间形成一环状隆起，称为生理缩复环（physiologic retraction ring）（图15-11）。正常情况下，子宫体外见不到此环。

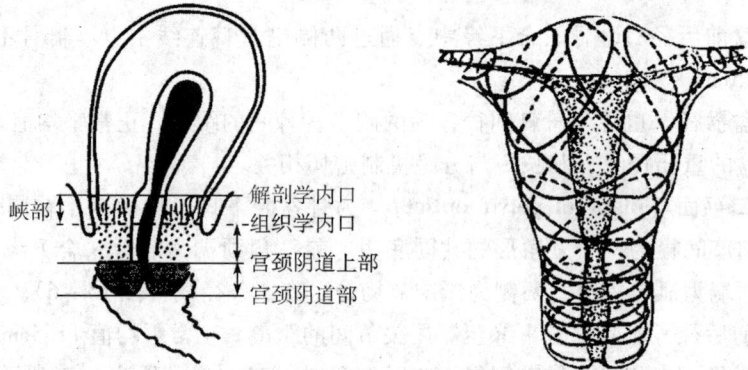

图15-9 非妊娠子宫峡部及肌纤维

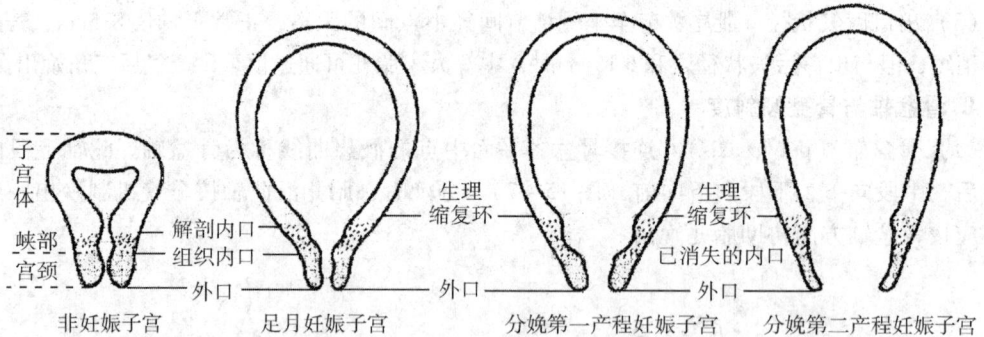

图15-10 子宫下段形成及宫颈变化

2. 宫颈变化

（1）宫颈软化成熟 由于雌激素、前列腺素、缩宫素等激素及细胞因子的作用，宫颈间质胶原蛋白分解、胶原纤维重新排列，透明质酸明显增加，含水量增加，硫酸表皮素减少，宫颈软化成熟。

（2）宫颈管消退（effacement of cervix） 临产前宫颈管长2～3cm，初产妇较经产妇稍长。临产后的规律宫缩及其缩复向上牵拉宫颈内口，加之胎先露部下降入盆使前羊膜囊羊水不再回流，前羊膜囊呈楔状通过宫颈内口向宫颈管突出，使宫颈管呈漏斗状扩张，随后宫颈管逐渐短缩直至消失。初产妇多是宫颈管先短缩消失，宫口后扩张；经产妇多是宫颈管短缩消失与宫口扩张同时进行（图15-12）。

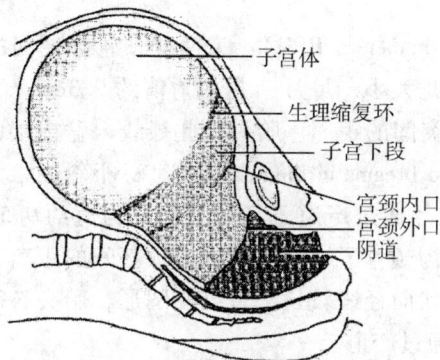

图 15 - 11　软产道在临产后的变化

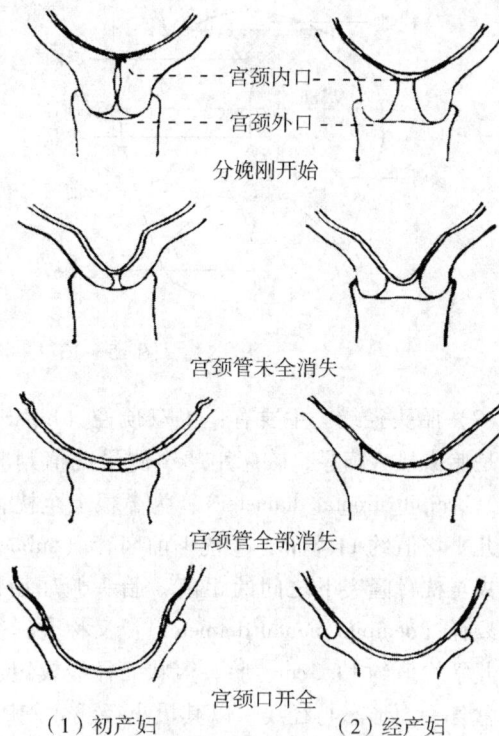

图 15 - 12　宫颈管消退与宫口扩张

（3）宫口扩张（dilatation of cervix）　临产后，宫口扩张主要是子宫收缩及缩复向上牵拉的结果。楔状前羊膜囊通过宫颈内口向宫颈管突出协助扩张宫口。胎膜多在宫口近开全时自然破裂。破膜后，胎先露部直接压迫宫颈，扩张宫口的作用更明显。宫口逐渐扩张至宫颈外口边缘及阴道穹隆消失即开全时（10cm），足月胎头能通过。

3. 阴道、会阴及骨盆底软组织伸展扩张　前羊膜囊及胎先露部先将阴道上部扩张撑开，破膜后胎先露部下降直接压迫骨盆底，阴道自上而下逐渐扩张，盆底软组织及会阴受压逐渐变薄膨隆，使软产道下段形成一个向前弯的长筒，前壁短后壁长，阴道外口开向前上方，阴道黏膜皱襞展平充分扩张。肛提肌向下及向两侧扩展，肌束分开，肌纤维拉长，使约5cm厚的会阴体变成2～4mm，以利胎儿通过。阴道及骨盆底的结缔组织和肌纤维于妊娠期增生肥大，血管变粗，血运丰富。会阴体虽有一定韧性能承受一定压力，但分娩时若不能掌握接产要领，易造成裂伤。

三、胎儿

胎儿能否顺利通过产道，还取决于胎儿大小、胎位及有无畸形。胎儿大小及胎位是决定分娩的核心要素。

1. 胎儿大小　胎儿过大致胎头径线过长，尽管骨盆正常，也可引起相对骨盆狭窄或相对头盆不称，导致难产。

（1）胎头颅骨　由两块顶骨、额骨、颞骨及一块枕骨构成。颅骨间膜状缝隙为颅缝，两顶骨之间为矢状缝，顶骨与额骨之间为冠状缝，枕骨与顶骨之间为人字缝，颞骨与顶骨之间为颞缝，两额骨之间为额缝。两颅缝交界较大空隙处为囟门，位于两顶骨与额骨之间、胎头前方呈菱形为前囟（大囟门），位于两顶骨与枕骨之间、胎头后方呈三角形为后囟（小囟门）（图15-13）。颅缝和囟门使颅骨骨板有一定活动余地和胎头有一定可塑性。胎头通过产道过程中，通过颅骨骨板轻度移位重叠使头颅变形、头颅拉长周径变小以适应产道，有利于胎头娩出。过期产胎儿颅骨较硬，胎头可塑性差，容易发生头盆不称。

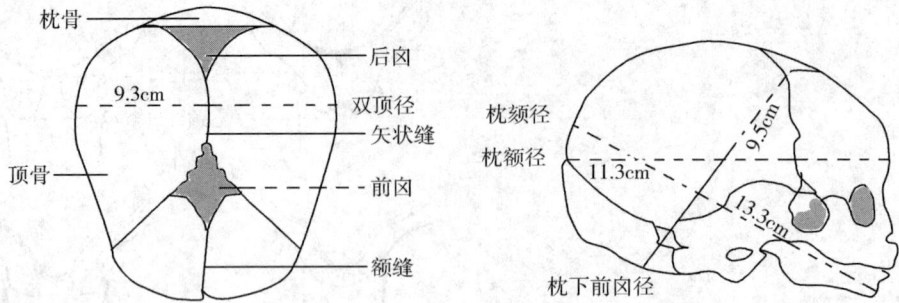

图 15 – 13　胎头颅骨及径线

（2）胎头径线　主要有：①双顶径（biparietal diameter，BPD）：为两侧顶骨隆突间的距离，是胎头最大横径，临床用超声测量此值判断胎儿大小，足月胎儿平均值约9.3cm；②枕额径（occipito frontal diameter）：为鼻根上至枕骨隆突间的距离，胎头以此径线入盆衔接，足月胎儿平均值约11.3cm；③枕下前囟径（suboccipito bregmatic diameter）：又称小斜径，为前囟中央至枕骨隆突下之间的距离，胎头俯屈后以此径通过产道，足月胎儿平均值约9.5cm；④枕颏径（occipito mental diameter）：又称大斜径，为颏骨下缘中央至后囟顶部间的距离，足月胎儿平均值约13.3cm。胎头冠状面径线较短、矢状面径线较长，呈纵椭圆形，胎头必须适应骨盆各平面形态与径线，以其最小径线才能顺利通过产道。

2. 胎位　产道为一纵行管道，若胎体纵轴与骨盆轴相一致，即为纵产式（头先露或臀先露），容易通过产道。头先露时，胎头通过产道过程中，通过颅骨骨板轻度移位重叠使头颅变形、头颅拉长周径变小以适应产道，有利于胎头娩出。矢状缝和囟门是确定胎位的重要标志，胎头通过产道过程中，需触清矢状缝及前后囟，以确定胎位。臀先露时，较胎头周径小且软的胎臀先娩出，产道未得到充分扩张，加之后出胎头无明显变形、俯屈有限，往往使胎头娩出困难。肩先露时，胎体纵轴与骨盆轴垂直，足月活胎不可能经阴道娩出。

3. 胎儿畸形　胎儿某一部分发育异常，如脑积水、联体双胎（conjoined twins）等，由于胎头或胎体过大，通过产道常发生困难。

四、精神心理因素

分娩虽是生理现象，但分娩阵痛对于产妇确实是一种持久而强烈的刺激源。分娩应激既可以产生生理上的应激，也可以产生精神心理上的应激。产妇精神心理因素影响产力和产程进展。相当数量的初产妇从多种渠道获得有关分娩的负面碎片信息，害怕和恐惧分娩，怕疼痛、怕出血、怕发生难产、怕胎儿性别不理想、怕胎儿有畸形、怕有生命危险，致使临产后情绪紧张，常常处于焦虑、不安和恐惧的精神心理状态，在分娩早期容易出现宫缩乏力，甚至导致胎儿缺血缺氧。

通过产前教育向孕妇传递正确的妊娠分娩保健知识和分娩时必要的呼吸技术和躯体放松技术。提倡陪伴、康乐/导乐（doula）、家庭化待产分娩，对孕产妇进行持续的精神及体力支持，减少产科干预，允许待产自由活动、允许自由体位分娩，提供分娩镇痛。让产妇保持良好的精神体力状态，顺利度过分娩全过程。

第三节　先兆临产与临产

一、先兆临产

分娩发动前出现的系列预示不久即将临产的症状称为先兆临产（threatened labor），包括以下表现。

1. 不规律宫缩 又称假临产（false labor）。分娩发动前，子宫敏感性增强，出现不规律宫缩。不规律宫缩的特点：宫缩频率不一致无规律，持续时间短（不超过30秒）、间歇时间长且均无规律，宫缩强度不增加，宫缩时不适主要在下腹部，常在夜间出现、清晨消失，不伴有宫颈管消退和宫口扩张。给予镇静药物能抑制假临产。

2. 胎儿下降感（lightening） 由于胎先露部下降入盆使宫底位置降低，孕妇感上腹部较前轻松舒适，呼吸较前轻快，进食量较前增多。胎先露部下降入盆可能压迫膀胱致尿频。

3. 见红（show） 分娩发动前24～48小时内，成熟的宫颈管在宫腔压力及胎先露压迫作用下，宫颈内口逐步扩张、宫颈管逐渐缩短，宫颈内口附着的胎膜错位剥离，毛细血管破裂少量出血，与宫颈管黏液栓相混经阴道排出，称为见红，是即将临产的比较可靠征象。若阴道流血量较多，超过月经量，应考虑到妊娠晚期出血如前置胎盘等。

二、临产

临产（labor）的标志为有规律且逐渐增强的子宫收缩，持续30秒以上，间歇5～6分钟，同时伴随进行性宫颈管消退、宫口扩张和胎先露部下降，用镇静药物不能抑制临产。

确定是否临产还需进行阴道检查了解宫颈成熟度，包括宫颈软硬度、长度、宫口位置及扩张情况、先露位置等指标。目前采用Bishop评分判断宫颈成熟度（表15–1）。引产或试产前也常通过宫颈Bishop评分预测成功率，>9分均成功，7～9分成功率80%，4～6分成功率50%，≤3分均失败。

表15–1 宫颈Bishop评分

指标	分数			
	0	1	2	3
宫口开大（cm）	0	1～2	3～4	≥5
宫颈管消退（%） （未消退为2～3cm）	0～30	40～50	60～70	≥80
先露位置 （坐骨棘水平＝0）	−3	−2	−1～0	+1～+2
宫颈硬度	硬	中	软	
宫口位置	朝后	居中	朝前	

第四节 枕先露的分娩机制

分娩机制（mechanism of labor）是指胎儿先露部随骨盆各平面的不同形态与径线，被动进行一连串适应性转动，以其最小径线通过产道的全过程。临床上枕先露占95.55%～97.55%，以枕左前位最多见，故以枕左前位为例说明分娩机制（图15–14），包括衔接、下降、俯屈、内旋转、仰伸、复位、外旋转等一系列连续性动作。

一、衔接

胎头入盆，双顶径进入骨盆入口平面，胎头颅骨的最低点接近或达到坐骨棘平面，称为衔接（engagement）（图15–15）。胎头呈半俯屈状态以枕额径进入骨盆入口，由于枕额径大于骨盆入口前后径，胎头矢状缝坐落在骨盆入口右斜径上，胎头枕骨在骨盆左前方。胎头于潜伏期通过入口平面完成衔接。

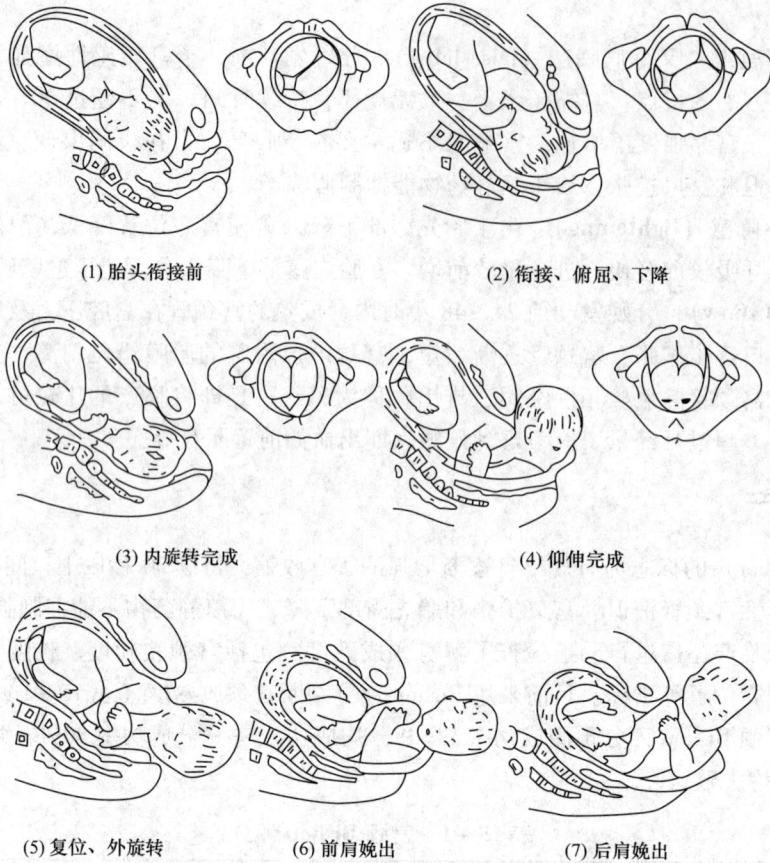

(1) 胎头衔接前 　　　　　　　　(2) 衔接、俯屈、下降

(3) 内旋转完成 　　　　　　　　(4) 仰伸完成

(5) 复位、外旋转 　　　(6) 前肩娩出 　　　(7) 后肩娩出

图 15-14　枕左前位分娩机制

二、下降

胎头沿骨盆轴前进通过骨盆各平面的动作称为下降（descent），是胎儿娩出的首要条件。下降动作贯穿于分娩全过程，与其他动作相伴随。下降动作呈间歇性，宫缩时胎头下降，间歇时胎头又稍退缩，因此胎头与骨盆之间的相互挤压也呈间歇性，这样对母胎均有利。促使胎头下降的动力主要包括宫缩时宫底直接压迫胎臀并通过羊水传导压力经胎轴传至胎头，以及第二产程后期腹肌收缩使腹压增加。观察胎头下降程度是判断产程进展的重要标志，尤其在活跃期后期及第二产程。

胎头下降情况以胎头颅骨最低点与坐骨棘平面关系标明。坐骨棘平面是判断胎头高低的标志。胎头颅骨最低点平坐骨棘平面时，以"0"表达；在坐骨棘平面上 1cm 时，以"-1"表达；在坐骨棘平面下 1cm 时，以"+1"表达，余依此类推（图 15-16）。

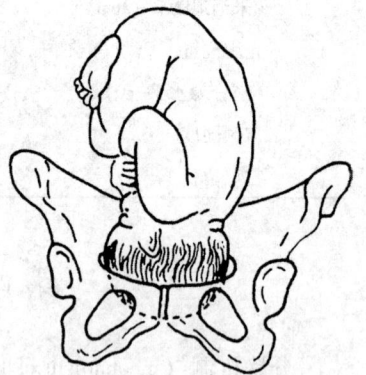

图 15-15　胎头衔接

三、俯屈

胎头下降过程中遇到的产道阻力，使胎头由入盆时枕额径（11.3cm），逐步俯屈（flexion），下降至骨盆底时，胎头枕部遇肛提肌阻力，借杠杆作用进一步俯屈，使下颏贴近胸部，最终变为枕下前囟径（9.5cm），使胎头由衔接时的枕额周径（平均 34.8cm）逐步变为枕下前囟周径（平均 32.6cm），以适应产道骨盆平面径线变化，利于胎头进一步下降（图 15-17）。

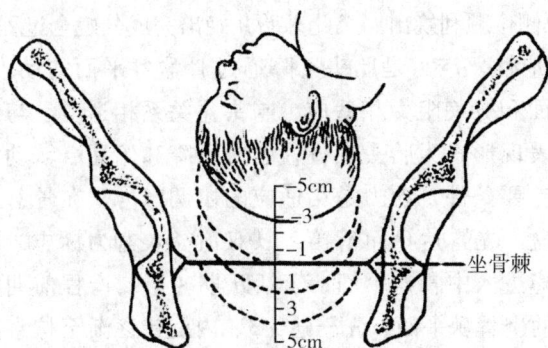

图 15 - 16　胎头下降

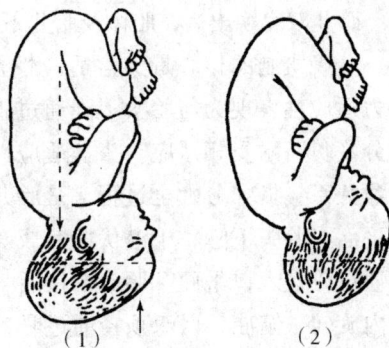

图 15 - 17　胎头俯屈

四、内旋转

　　胎头在产道下降过程中，为适应中骨盆及骨盆出口前后径大于横径的特点，胎头枕部围绕骨盆纵轴向母体中线方向旋转 45°达耻骨联合后方，使胎头矢状缝与骨盆前后径相一致。内旋转于胎头通过中骨盆及骨盆出口平面，于第一产程末及第二产程前期完成。枕先露时，胎头枕部到达骨盆底位置最低，肛提肌收缩力将胎头枕部推向阻力小、部位宽的前方，枕左前位的胎头向前向中线旋转 45°，后囟转至耻骨弓下（图 15 - 18）。

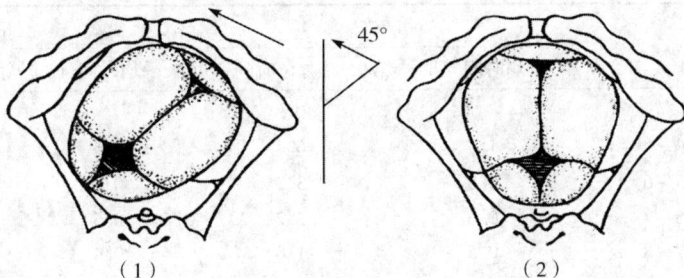

图 15 - 18　胎头内旋转

五、仰伸

　　完成内旋转后，完全俯屈的胎头下降达阴道外口时，宫缩和腹压继续迫使胎头下降，而肛提肌收缩力又将胎头向前推进。两者共同作用的合力使胎头沿骨盆轴下段向下前的方向转向前，当胎头枕骨下部出耻骨联合下缘时，以耻骨弓为支点，合力推进使胎头逐渐仰伸（extention），胎头的顶、额、鼻、口、颏由会阴前缘相继娩出骨盆出口。当胎头仰伸娩出时，胎儿双肩径沿左斜径进入骨盆入口。

六、复位及外旋转

　　胎头以枕直前位娩出时，胎儿双肩径沿骨盆入口左斜径下降。胎头娩出后，为使胎头与胎肩恢复正常关系，胎头向左旋转 45°自动复位（restitution），恢复与胎肩正常解剖关系。胎头复位后，胎肩仍位于骨盆斜径上继续下降，胎头继续向外旋转 45°，使前肩向前中线旋转 45°，胎儿双肩径转成与中骨盆及骨盆出口前后径相一致的方向，这一过程称为胎头外旋转（external rotation）。

七、胎肩及胎儿娩出

　　胎头完成外旋转后，胎儿前（右）肩在耻骨弓下先娩出，随即后（左）肩从会阴体前缘娩出。胎儿双肩娩出后，胎体及胎儿下肢随之取侧位顺利娩出。至此，胎儿娩出完成分娩全过程。

分娩机制的核心是头盆适应性及产力适应性。产力是胎头下降通过骨盆各平面的动力，产力适应性表现为与胎头下降通过骨盆各平面和分娩阻力相适应、与头盆关系相适应、与母胎分娩负荷耐受相适应。头盆适应性的基本表现形式为胎头在骨盆腔内下降和俯屈、转动等头盆关系，贯穿分娩全过程，是胎儿娩出的首要条件，动力是相适应的协调产力。在骨盆入口平面，胎头下降，于潜伏期完成双顶径入盆、先露达 0 而衔接，以双顶径入盆为标志，胎头通过骨盆入口平面。胎头衔接后，继续下降进入中骨盆平面，于活跃期~第二产程前期完成内旋转、俯屈，以双顶径通过骨盆最狭窄的坐骨棘平面、先露达 +3、内旋转逐渐至枕直前位为表现，以双顶径通过坐骨棘平面为标志，胎头通过中骨盆平面。胎头双顶径通过坐骨棘平面、先露达 +3 后，于第二产程后期快速下降，继续内旋转至枕直前位，进一步俯屈，通过骨盆出口平面，胎儿娩出。

第五节　正常产程和分娩

总产程（total stage of labor）是指从规律宫缩开始至胎儿胎盘娩出为止的分娩全过程。包括 3 个阶段，即分为 3 个产程（表 15 - 2）。

表 15 - 2　第一产程及第二产程时间

类别		初产妇		经产妇	
		平均时间（h）	第 95 百分位时间（h）	平均时间（h）	第 95 百分位时间（h）
第一产程					
	4 ~ 5	1.3	6.4	1.4	7.3
	5 ~ 6	0.8	3.2	0.8	3.4
宫口扩张程	6 ~ 7	0.6	2.2	0.5	1.9
度（cm）	7 ~ 8	0.5	1.6	0.4	1.3
	8 ~ 9	0.5	1.4	0.3	1.0
	9 ~ 10	0.5	1.8	0.3	0.9
第二产程	分娩镇痛	1.1	3.6	0.4	2.0
	（应用硬脊膜外阻滞）				
	未进行分娩镇痛	0.6	2.8	0.2	1.3

一、第一产程

第一产程（first stage of labor）又称宫颈扩张期，从规律宫缩开始到子宫颈口开全。初产妇需 11 ~ 12 小时，不超过 22 小时；经产妇需 6 ~ 8 小时，不超过 16 小时。根据宫口扩张及胎先露下降通过骨盆各平面的程度，将第一产程分为潜伏期和活跃期。

（一）临床表现

1. 规律宫缩　临产后出现伴有疼痛的子宫收缩，常用"阵痛"一词描述。产程开始时宫缩持续时间较短（约 30 秒）且弱，间歇期较长（5 ~ 6 分钟），常描写为宫缩 30s/5 ~ 6min。随产程进展，持续时间渐长（40 ~ 50 ~ 60 秒）且强度增加，间歇期渐短（4 ~ 3 ~ 2 分钟）。当宫口开全以后，宫缩持续时间可逐步长达 1 分钟以上，间歇期逐渐缩短至 1 ~ 2 分钟。在潜伏期及进入活跃期阶段，与推进胎头通过骨盆入口平面相适应的宫缩常表现为 30 ~ 40 ~ 50s/5 ~ 4 ~ 3min；在活跃期及第二产程前期，与推进胎头通过中骨盆平面相适应的宫缩常表现为 50 ~ 60s/3 ~ 2min；在第二产程后期，进一步增强的宫缩及腹压推动胎头快速下降通过骨盆出口平面，宫缩表现为 60^{+}s/1 ~ 2min。

2. 宫口扩张（dilatation of cervix）   表现为宫颈管软化、消退展平和宫颈口逐渐扩张，可通过肛诊或阴道检查判断。潜伏期宫口扩张缓慢，进入活跃期后速度加快。当宫口逐渐扩张至宫颈外口边缘及阴道穹隆消失即开全时（10cm），足月胎头能通过。

3. 胎头下降   是决定能否经阴道分娩的重要指标。肛查或阴道检查能明确胎头颅骨最低点所处骨盆平面位置，并能协助判断胎位。

4. 胎膜破裂（rupture of membranes）   简称破膜。胎儿先露部衔接后，将羊膜囊阻断为前后两部，胎先露部前面的羊水约100ml称为前羊水。当宫缩时羊膜腔内压力增加到一定程度时胎膜自然破裂。破膜多发生在宫口近开全时。

（二）产程观察及处理

阴道分娩多是一个自然进展的生理过程，是分娩各因素相互适应的动态变化过程。产程以观察为主，既要观察产程进展，又要观察母胎对进一步分娩的耐受性，尽早发现异常，及时处理。

1. 子宫收缩   常用子宫收缩观察方法包括手感法及仪器监测。手感法是最简单实用的方法，助产人员将手掌放于产妇腹壁上，宫缩时感知宫体部隆起变硬，间歇期松弛变软。定时连续观察宫缩持续时间、强度、规律性以及间歇期时间，并及时记录。仪器监测可用电子胎儿监护仪描记宫缩曲线，观察宫缩起始、峰值、结束及频率、强度、持续时间，是反映宫缩的客观指标，包括外监护（external electronic monitoring）和内监护（internal electronic monitoring）。外监护临床上最常用，将宫缩压力探头固定在产妇腹壁宫体近宫底部，连续描记40分钟。内监护可用于胎膜已破、宫口至少扩张1cm的产妇。将充水塑料导管通过宫口置入羊膜腔内，外端连接压力探头，宫腔压力通过液体传导至压力探头，记录宫腔静止压力及宫缩时压力；所得结果较准确，但有引起宫腔内感染的缺点，临床较少使用。

2. 宫口扩张及胎头下降   这是反映产程进展的重要指标，并能指导产程处理。根据宫口扩张及胎先露下降通过骨盆各平面的程度，将第一产程分为潜伏期和活跃期。

（1）潜伏期（latent phase）   指从规律宫缩开始，至宫口扩张6cm。宫口扩张速度较慢，从4cm到5cm可超过6小时，从5cm至6cm可超过3小时。潜伏期初产妇不超过20小时，经产妇不超过14小时。胎头于潜伏期下降不明显。

（2）活跃期   指宫口扩张6cm至开全。宫口扩张速度显著加快，约需1.5~2小时。胎头于活跃期下降加快，平均每小时下降0.86cm。

宫口扩张及胎头下降是产程进展指标，可于宫缩时通过阴道检查或肛门检查观察，阴道检查需消毒后进行。检查可了解宫颈情况，内骨盆情况，胎先露及有无脐带先露，产程进展，与各骨盆各平面相适应的胎方位、胎头受压、产瘤、颅缝重叠、胎头拉长变形、头盆间隙紧、宫缩时先露下降程度等。

3. 胎膜破裂   胎膜多在宫口近开全时自然破裂，前羊水流出。一旦胎膜破裂，应立即听胎心，阴道检查排除脐带脱垂，并观察羊水性状、颜色和流出量，同时记录破膜时间。破膜后可行电子胎儿监护。

4. 胎心

（1）听胎心   宫缩后即听胎心，每次听诊1分钟。潜伏期每隔1~2小时听胎心1次，活跃期每15~30分钟听胎心1次。听诊能获得每分钟胎心率，不能分辨瞬间变化、胎心率变异及其与宫缩、胎动的关系。

（2）电子胎儿监护   多用外监护，能连续观察胎心率变异及其与宫缩、胎动、胎头刺激等的关系。每次监护时间20~40分钟。

5. 母体情况观察处理

（1）对孕产妇进行持续的精神及体力支持   提倡陪伴、康乐/导乐（doula）、家庭化待产分娩，减少产科干预，允许待产自由活动、允许自由体位分娩。

（2）生命体征　第一产程期间宫缩时血压常升高 5～10mmHg，间歇期复原。每隔 4～6 小时测量血压 1 次。发现血压升高应增加测量次数并给予相应处理。

（3）饮食　鼓励产妇少量多次进食高热量易消化食物，摄入足够水分，以证充沛精力和体力。

（4）活动与休息　宫缩不强且未破膜，产妇可在室内活动，有助于加速产程进展。初产妇宫口近开全或经产妇宫口扩张 6cm 时，应取左侧卧位。在宫缩时指导做深呼吸，双手轻揉腰骶部。

（5）排尿与排便　鼓励产妇每 2～4 小时排尿一次，以免膀胱充盈影响宫缩及胎头下降。因胎头压迫引起排尿困难者，必要时导尿。不常规灌肠。

二、第二产程

第二产程（second stage of labor）又称胎儿娩出期，从宫口开全到胎儿娩出。初产妇需 40 分钟至 3 小时，经产妇通常数分钟即可完成，但也有长达 2 小时者。

（一）临床表现

1. 宫口开全　胎膜多已自然破裂。若仍未破膜，影响胎头下降，应行人工破膜。破膜后，宫缩常暂时停止，产妇略感舒适，随后重现宫缩且较前增强，每次持续 1 分钟或更长，间歇 1～2 分钟。

2. 胎头压迫盆底　当胎头于第二产程后期降至骨盆出口压迫骨盆底组织时，产妇有排便感，不自主地向下屏气。随着产程进展胎先露下降，会阴渐膨隆和变薄，肛门括约肌松弛。

3. 胎头拨露、着冠及胎儿娩出　随着产程进展胎先露下降，于宫缩时胎头露出于阴道口，在宫缩间歇期胎头又缩回阴道内，称为胎头拨露（head visible on vulval gapping）；直至胎头双顶径通过骨盆出口坐骨结节，宫缩间歇时胎头也不再回缩，称为胎头着冠（crowning of head）。此时会阴极度扩张，协助胎头进一步俯屈、枕骨下部露出耻骨弓下，胎头仰伸，额、鼻、口、颏部相继娩出，接着胎头复位及外旋转，前肩和后肩也相继娩出，胎体顺利娩出，后羊水涌出。经产妇第二产程短，有时仅需几次宫缩即可完成胎头娩出。

（二）产程观察及处理

1. 密切监测胎心　第二产程宫缩频而强，尤其是第二产程后期，需密切监测胎儿有无急性缺氧，应勤听胎心，每 5～10 分钟听胎心 1 次，最好进行持续电子胎儿监护。若发现胎心减慢在宫缩间隙期不能恢复，应立即行阴道检查，尽快结束分娩。

2. 指导产妇屏气，使用腹压　于第二产程后期，产妇双足蹬在产床，两手握产床把手，宫缩时深呼吸气屏住，然后如解大便样屏气向下用力以增加腹压。于宫缩间歇期，产妇自由呼吸并使全身肌肉放松。宫缩时再作屏气动作，以加速产程进展。

3. 接产准备　初产妇宫口开全、经产妇宫口扩张 6cm 且宫缩规律有力时，应将产妇送至分娩室，作好接产准备。让产妇仰卧于产床上（或坐于特制产椅上行坐位分娩），两腿屈曲分开露出外阴部，顺次消毒大阴唇、小阴唇、阴阜、大腿内上 1/3、会阴及肛门周围。准备接产。

4. 接产

（1）接产要领　在会阴后联合紧张变薄时，保护会阴并协助胎头俯屈，使胎头以最小径线（枕下前囟径）在宫缩间歇期缓慢通过阴道口，是预防会阴撕裂的关键，产妇必须与接产者合作才能做到。胎肩娩出时也要注意保护好会阴。

（2）接产步骤　接产者站在产妇右侧，当胎头拨露使阴唇后联合紧张时，开始保护会阴。方法：在会阴部盖消毒巾，接产者右手拇指与其余四指分开，利用手掌大鱼际肌顶住会阴部。每当宫缩时应向内上方托压，同时左手应下压胎头枕部，协助胎头俯屈。宫缩间歇期保护会阴的右手放松，以免压迫过久引起会阴水肿。当胎头枕骨下部露出耻骨弓下，左手按分娩机制协助胎头仰伸。此时若宫缩强，应嘱产妇哈气消除腹压，让产妇在宫缩间歇时稍向下屏气，使胎头缓慢仰伸娩出。当胎头娩出见有脐带绕颈一周且较松时，可用手将脐带顺胎肩推上或从胎头退下。若脐带绕颈过紧或绕颈2周或2周以上，用两把血管钳将其一段夹住从中间剪断脐带，注意勿伤及胎儿。

胎头娩出后，右手仍应注意保护会阴，不要急于娩出胎肩，以左手自鼻根向下颏挤压，挤出口鼻内的黏液和羊水，待胎头自然复位后协助外旋转，使胎儿双肩径与骨盆前后径相一致。接产者左手向前下拉胎头胎颈，使前肩从耻骨弓下娩出，再向前上托拉胎头胎颈，使后肩从会阴前缘缓慢娩出。双肩娩出后，保护会阴的右手即可放松，双手协助胎体及下肢相继以侧位娩出。

（3）会阴撕裂的诱因　会阴水肿、会阴过紧缺乏弹力、耻骨弓过低、胎儿过大、胎儿娩出过快等，均易造成会阴撕裂，接产者在接产前应做出正确判断。

（4）会阴切开术（episiotomy）　不常规行会阴切开术。

1）指征：会阴过紧或胎儿过大估计分娩时会阴撕裂不可避免者，或母儿有病理情况急需结束分娩者，或阴道助产。

2）时机：会阴高度扩张变薄后于宫缩时切开，估计经1~2次宫缩胎头即娩出；阴道助产时。

3）会阴切开缝合术：包括会阴后侧切开术（postero-lateral episiotomy）和会阴正中切开术（median episiotomy）。阴部神经阻滞及局部浸润麻醉生效后，术者于宫缩时以左手示、中两指伸入阴道内撑起左侧阴道壁，右手用钝头直剪自会阴后联合中线剪开会阴。会阴正中切开术剪开组织少，出血不多、术后组织肿胀及疼痛轻微，但切口有自然延长撕裂肛门括约肌的危险，胎儿大、接产技术不熟练者不宜采用。会阴切开后用纱布压迫止血，胎儿胎盘娩出后缝合，注意彻底止血，恢复解剖结构。

三、第三产程

第三产程（third stage of labor）又称胎盘娩出期。从胎儿娩出开始到胎盘胎膜娩出，需5~15分钟，不超过30分钟。

（一）临床表现

胎儿娩出后，宫底降至脐平，宫缩暂停数分钟后再现。宫腔容积突然缩小，胎盘不能相应缩小与子宫壁发生错位而剥离。胎盘剥离面出血形成胎盘后血肿；子宫继续收缩，增加剥离面积，直至胎盘完全剥离而排出。胎盘剥离征象有：①宫体变硬呈球形，胎盘剥离后降至子宫下段，下段被扩张，宫体呈狭长形被推向上，宫底升高达脐上（图15-19）；②阴道口外露脐带自行延长；③阴道少量流血；④用手掌尺侧在产妇耻骨联合上方轻压子宫下段时，宫体上升，而外露的脐带不再回缩。

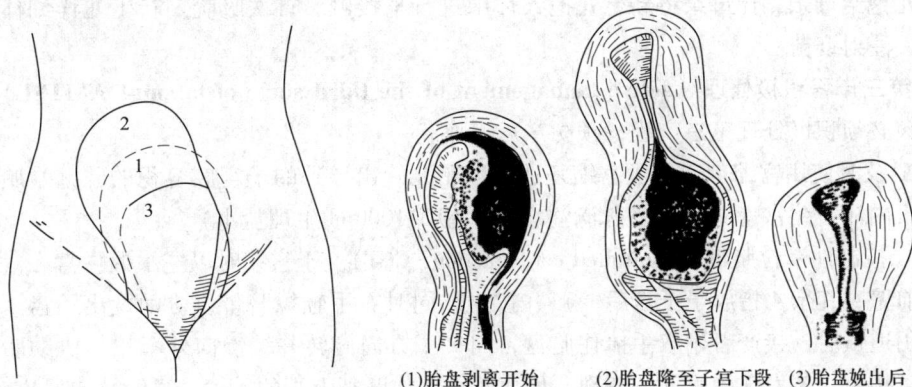

(1)胎盘剥离开始　　(2)胎盘降至子宫下段　　(3)胎盘娩出后

图15-19　胎盘剥离征象

胎盘剥离及排出方式有两种：①胎儿面娩出式（Schultze mechanism）：胎盘胎儿面先排出。胎盘从中央开始剥离，而后向周围剥离，其特点是胎盘先排出，随后见少量阴道流血，多见。②母体面娩出式（Duncan mechanism）：胎盘母体面先排出。胎盘从边缘开始剥离，血液沿剥离面流出，其特点是先有较多量阴道流血，胎盘后排出，少见。

（二）观察处理

1. 新生儿处理　将新生儿置于复苏台，注意保暖。

（1）清理呼吸道　胎儿娩出后继续清除呼吸道黏液和羊水，断脐后将新生儿置于新生儿辐射台上擦干、保暖，用吸球或新生儿吸痰导管轻轻吸除鼻腔及口咽黏液和羊水。当确认呼吸道通畅而仍未啼哭时，可用手抚触新生儿背部或轻拍弹击新生儿足底。新生儿大声啼哭后即可处理脐带。

（2）新生儿阿普加评分（Apgar score）　判断有无新生儿窒息及窒息严重程度，并指导新生儿复苏。以出生后一分钟内的心率、呼吸、肌张力、弹足底或导管插鼻反应或喉反射、皮肤颜色5项体征为依据，每项0~2分（表15-3）。满分为10分，8~10分属正常新生儿；4~7分为新生儿轻度窒息，需清理呼吸道、人工呼吸、吸氧、用药等措施才能恢复；0~3分为新生儿重度窒息，需紧急抢救，正压给氧或喉镜直视下气管插管并给氧。评分低的新生儿，应在出生后5分钟、10分钟时再次评分，直至连续两次评分均≥8分。一分钟评分是出生时状况，反映宫内情况；5分钟及以后评分则反映新生儿复苏效果，与预后关系密切。阿普加评分以呼吸为基础，皮肤颜色最灵敏，心率是最终消失的指标，肌张力恢复越快预后越好。

表15-3　新生儿阿普加评分

体征	生后1分钟内应得的分数		
	0分	1分	2分
每分钟心率	0	<100次	≥100次
呼吸	0	浅慢而不规则	佳
肌张力	松弛	四肢稍屈曲	四肢活动好
对刺激反应（弹足底或导管插鼻）	无反应	有些动作如皱眉	哭、咳嗽、恶心、喷嚏
皮肤颜色	全身苍白	躯干红，四肢青紫	全身红润

（3）结扎脐带　新生儿复苏后即可处理脐带。消毒脐周、脐轮及脐带，血管钳钳夹脐带并剪断，距脐根0.5~1cm丝线双重结扎，或用脐带夹、脐带圈取代双重结扎脐带法。消毒烧灼脐带断面，以无菌纱布包扎。

新生儿复苏、结扎脐带后，初步体格检查；擦净新生儿足底胎脂，取新生儿足印及母亲拇指印于新生儿病历上，新生儿手腕带标明母亲姓名、新生儿性别、出生体重及时间等信息。将新生儿抱给母亲，让母亲将新生儿抱入怀中进行早接触、首次吸吮。新生儿详细体格检查及洗浴，注射疫苗。

2. 第三产程积极处理（active management of the third stage of labour，AMTSL）　胎儿娩出后，必须积极处理第三产程，预防产后出血。

（1）及时使用宫缩剂　使子宫缩复适应因胎儿娩出导致的子宫腔容积的骤减。胎儿前肩娩出时肌内注射缩宫素10U或静脉滴注（20~40U/1000ml生理盐水）。

（2）控制性牵拉脐带（controlled cord traction，CCT）　于宫缩时以左手握住宫底（拇指置于子宫前壁，其余4指放于子宫后壁）并按压，同时右手轻拉脐带，协助娩出胎盘。当胎盘娩出至阴道口时，接产者用双手捧住胎盘，向一个方向旋转并缓慢向外牵拉，协助胎盘胎膜完整剥离排出。若发现胎膜部分断裂，用血管钳夹住断裂上端的胎膜，再继续向原方向旋转，直至胎膜完全排出。接产者切忌在胎盘尚未完全剥离时粗暴按揉、下压宫底或牵拉脐带，以免引起胎盘部分剥离而出血或拉断脐带，甚至造成子宫内翻（inversion of uterus）。

（3）**胎盘娩出后按摩宫底**（massage of the uterine fundus after delivery of the placenta）　协助子宫缩复并排出宫腔积血。

3. 检查胎盘胎膜　将胎盘铺平，先检查胎盘母体面胎盘小叶有无缺损。然后将胎盘提起，检查胎膜是否完整，再检查胎盘胎儿面边缘有无血管断裂，及时发现副胎盘（succenturiate placenta）。

4. 检查软产道　胎盘娩出后，应仔细检查会阴、小阴唇内侧、尿道口周围、阴道及宫颈有无裂伤。若有裂伤应立即缝合。

5. 观察产后出血　产后 2 小时是产后出血高危期。应在待产室观察产妇一般情况、脉搏、血压，子宫收缩、宫底高度、阴道流血量，膀胱充盈，会阴及阴道血肿等，一旦发现异常情况及时处理。产后 2 小时，产妇排空膀胱后和新生儿返回病房，母婴同室。

本章小结

分娩是指妊娠满 28 周（196 日）及以后的胎儿及其附属物，从临产开始至从母体全部娩出的过程。分娩发动是炎性细胞因子、机械刺激等多种因素综合作用的结果，宫颈成熟是分娩发动的必备条件，缩宫素与前列腺素是促进宫缩最直接因素。影响分娩的四大因素分别是产力、产道、胎儿及精神心理因素。分娩机制是指胎儿通过衔接、下降、俯屈、内旋转、仰伸、复位、外旋转、肩娩出等一连串适应性转动，以最小径线通过产道。分娩分为三个产程，初产妇第一产程需要 11～12 小时，第二产程不超过 2 小时，均较经产妇长。指导产妇正确使用腹压是缩短第二产程的关键，应密观宫缩、胎心、先露下降，适时接产。新生儿娩出后应准确处理并立即进行阿普加评分，胎盘娩出后应仔细检查是否完整，分娩结束后应检查软产道是否有损伤，并积极预防产后出血。

思考题

1. 什么叫正常分娩？影响分娩的因素有哪些？
2. 什么叫分娩机制？
3. 各个产程关注的重点是什么？若出现异常如何处理？

（王晓东）

第十六章　异常分娩

分娩取决于胎儿、产道、产力和精神心理四大要素及其相互动态适应性，同时受母亲、胎儿对继续妊娠或分娩耐受性的制约。胎儿、产道、产力和精神心理因素任何一个或多个发生异常，或者四个因素间不相协调适应，使分娩过程受阻，称异常分娩，又称难产（dystocia）。

第一节　概　论

分娩过程是胎头下降通过骨盆入口平面、中骨盆平面和骨盆出口平面，其间为适应内骨盆各个平面的不同形态和径线变化，被动地进行一系列适应性转动，以最小径线通过产道的全过程。核心是胎头下降，本质是头盆适应性，动力是与其相适应的协调产力。分娩进程观察指标包括胎头下降和宫口扩张，临床应用产程图来直观描述。胎头下降是产程进展观察的核心指标，宫口扩张主要是子宫缩复及胎头下降的结果，产程进入活跃期后，应该更多关注胎头下降曲线而非宫口扩张曲线。产程图是监控产程识别难产简单而价廉的工具。难产常表现为产力异常、产程异常、头盆不称和胎儿不能耐受继续分娩。

一、原因

1. 产力异常　包括子宫收缩力异常、腹肌及膈肌异常和肛提肌收缩力异常，其中子宫收缩力异常最主要。子宫收缩力异常又分为子宫收缩乏力（协调性子宫收缩乏力、不协调性子宫收缩乏力）及子宫收缩过强（协调性子宫收缩过强、不协调性子宫收缩过强）。子宫收缩乏力可导致产程延长或停滞；子宫收缩过强可引起急产等严重并发症。

2. 产道异常　有骨产道异常及软产道异常，临床以骨产道狭窄多见。骨产道狭窄可导致产力异常或胎位异常。骨产道过度狭窄，即使胎儿正常大小也难以通过（头盆不称），导致分娩异常。

3. 胎儿异常　包括胎位异常（头先露异常、臀先露及肩先露等）及胎儿相对过大。

二、临床表现及诊断

1. 产力异常　产力是胎头下降通过骨盆各平面的动力。与胎头下降程度和分娩阻力相适应、与头盆关系相适应、与母胎分娩负荷耐受相适应，是完成分娩机制的基本保障，宫缩是最主要的产力。张弛有度、循序渐进的宫缩,是母胎对分娩负荷应激逐步适应的基本条件。与胎头通过骨盆入口平面相适应的宫缩为 30 ~ 40 ~ 50s/5 ~ 4 ~ 3min(潜伏期~进入活跃期),宫缩压力达 25 ~ 30mmHg,宫缩时绒毛间腔血液回流受阻。与胎头通过中骨盆平面相适应的宫缩为 50 ~ 60s/3 ~ 2min(活跃期~第二产程前期或被动期),宫缩压力达 40 ~ 60mmHg,宫缩时绒毛间腔血液回流受阻,螺旋动脉血流逐渐阻断。与胎头通过骨盆出口平面相适应的宫缩为 60$^+$s/1 ~ 2min(第二产程后期或活动期),宫缩压力达 60 ~ 100mmHg,宫缩时螺旋动脉血流阻断(母胎生理隔绝 <1 分钟,恢复期 >1 分钟)。

与胎头下降通过骨盆各平面相适应的协调产力是分娩动力,不相适应的不协调产力是异常分娩表现。包括子宫收缩乏力和过强。

2. 产程异常 1954 年 Friedman 首先介绍宫颈扩张曲线,1955 年及 1965 年先后发表宫颈扩张曲线和胎头下降曲线及其关系研究结果,1981 年正式被称为 Friedman 分娩曲线(图 16 - 1)。以 Friedman 分娩曲线为基础,1994 年 WHO 发布第 1 版合成产程图,以宫口扩张为重点,第一产程包含潜伏期和活跃期,是产程管理的基础。

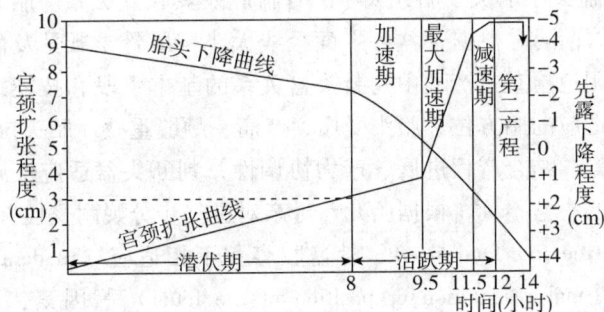

图 16 - 1 Friedman 分娩曲线

2010 年 Zhang J 提出了自然分娩现代产程模式:活跃期起点为宫口扩张至 6cm;潜伏期初产妇不超过 20 小时,经产妇不超过 14 小时;活跃期约需 1.5 ~ 2 小时,胎头下降速度平均 0.86cm/h;第二产程时限尚未确定。在宫口扩张至 6cm 以前,允许给予足够的时间充分试产(表 16 - 1)。自然分娩现代产程模式先后获得美国妇产科医师协会(ACOG)、美国母胎医学会(SMFM)和中华医学会妇产科学分会产科学组的认同。

表 16 - 1 自然分娩现代产程模式 [初产妇与经产妇第一产程宫口扩张及第二产程平均时间和第 95 百分位时间(h)]

类别	初产妇		经产妇	
	平均时间	第 95 百分位时间	平均时间	第 95 百分位时间
第一产程				
宫口扩张程度(cm)				
4 ~ 5	1.3	6.4	1.4	7.3
5 ~ 6	0.8	3.2	0.8	3.4
6 ~ 7	0.6	2.2	0.5	1.9
7 ~ 8	0.5	1.6	0.4	1.3
8 ~ 9	0.5	1.4	0.3	1.0
9 ~ 10	0.5	1.8	0.3	0.9
第二产程				
分娩镇痛(应用硬脊膜外阻滞)	1.1	3.6	0.4	2.0
未行分娩镇痛	0.6	2.8	0.2	1.3

产程异常常用产程延缓（protracted labor）和产程停滞（arrested labor）来描述。低于正常进度称产程延缓，进展完全停止称产程停滞。常见产程异常如下。

（1）潜伏期延长（prolonged latent phase） 初产妇 > 20 小时，经产妇 > 14 小时。

（2）活跃期停滞（arrested active phase） 破膜后，宫口扩张 ≥6cm，宫缩良好但宫口停止扩张 ≥4 小时；如宫缩乏力，宫口停止扩张 ≥6 小时。

（3）胎头下降延缓（protracted descent） 第二产程胎头下降初产妇 < 1.0cm/h，经产妇 < 2.0cm/h。

（4）胎头下降停滞（arrested descent） 第二产程胎头下降停止 > 1 小时。

（5）第二产程延缓（protracted second stage） 初产妇 ≥3 小时（硬膜外阻滞 ≥4 小时），经产妇 ≥2 小时（硬膜外阻滞 ≥3 小时）；产程进展缓慢（胎头下降、旋转）。

（6）滞产（prolonged labor） 总产程 ≥24 小时。

出现产程异常，在加强胎儿监护基础上，积极阴道检查评价头盆关系，寻找原因并做出恰当处理，尤其是第二产程。

3. 头盆不称 头盆关系取决于胎儿大小、骨盆腔及其相互关系。胎儿大小可依据产科检查、B超检查综合评估；同时根据骨盆各平面径线大小，尾骨、骶骨及骶岬、韧带、坐骨棘等情况评价骨盆腔。阴道检查是产程中判断头盆关系的基本手段和技能，检查的基本内容包括：与各骨盆平面相适应的胎方位、胎头受压、产瘤、颅缝重叠、胎头拉长变形、头盆间隙、宫缩时先露下降程度等。结合产程进展、产力协调性，判断头盆适应性属于头盆相称、相对头盆不称或难以克服的头盆不称，根据胎儿、母亲对进一步分娩耐受性，确定产程处理措施。

由于胎儿过大（excessive fetal size）、骨盆腔容积不相适应（inadequate pelvic capacity）、胎先露或胎位异常（malpresentation or position of the fetus）等因素，可能导致头盆不称（cephalopelvic disproportion，CPD）。难以克服的头盆不称临床表现为持续的产程进展异常、阴道检查异常、产力不协调等，在不同的骨盆平面表现形式不同。

（1）骨盆入口平面的头盆不称常可能表现为悬垂腹、胎头浮动、胎膜早破、胎头跨耻征阳性、胎头位置异常、潜伏期延长，最终表现为胎头衔接受阻。

临产后胎头仍未入盆，则应充分估计骨盆入口平面头盆关系，具体方法：孕妇排空膀胱，取两腿屈曲半卧位，检查者一手置于子宫底、一手置于耻骨联合上方下压胎头，将浮动的胎头向骨盆腔方向推压。若胎头低于耻骨联合前表面，表示胎头可以入盆，头盆相称，称胎头跨耻征阴性；若胎头与耻骨联合前表面在同一平面，表示可疑头盆不称，称胎头跨耻征可疑阳性；若胎头高于耻骨联合前表面，表示头盆明显不称，称胎头跨耻征阳性。

由于胎头俯屈不良入盆，可表现为胎头不同程度仰伸的面先露、高直位。骨盆入口平面胎头仰伸度及面先露主要通过超声检查进行判断，阴道检查也有所发现。

胎头以枕横位入盆（胎头矢状缝坐落于骨盆入口平面横径），若胎头发生侧屈（尤其是悬垂腹易发生），前顶骨先入盆、矢状缝靠近骶岬，骨盆后方骶前空虚，称前不均倾。可通过潜伏期阴道检查有所发现。

（2）中骨盆平面头盆不称常表现为活跃期停滞、胎头下降延缓甚至停滞、第二产程延缓；阴道检查可能发现尾骨、骶骨及骶岬、韧带、坐骨棘等骨盆腔情况异常，与中骨盆平面不相适应的胎方位（枕横位及枕后位等非枕前位）、胎头受压、产瘤、颅缝重叠、胎头拉长变形、头盆间隙紧、宫缩时先露下降程度等头盆不称及胎头下降梗阻表现，甚至发生胎儿颅内出血。

三、处理

预测头盆不称及相应的产程管理仍然是产科工作者面临的难题。临产前不能判断产力因素异常。若产道、胎儿、精神心理因素正常，可经阴道分娩；因绝对产道异常或胎儿异常、母亲安全等因素需行择期剖宫产；其余临界异常应给予经阴道试产机会。试产包括骨产道异常的头位试产、臀位试产、瘢痕子宫主要是剖宫产后试产（trial of labor after cesarean delivery, TOLAC）。头位分娩机制的核心是头盆适应性及产力适应性，胎头才是最好的骨盆测量器，待产或试产无疑是判断头盆适应性最好的方法。临产前预判的分娩方式，必须通过待产或试产过程去考验头盆适应性。

产程以观察和评价为主，应避免过多人为干预。在加强胎儿、产妇对分娩耐受性监护的基础上，积极评价产力适应性及头盆适应性，把握待产、试产程度，适时以剖宫产、阴道助产结束分娩。尤其在胎头通过中骨盆平面的第二产程，应把握剖宫产结束分娩的时机，一次恰当、慎重的剖宫产术，远比一次困难的阴道分娩对母儿有利，未及时发现的梗阻性分娩是导致胎儿缺氧、子宫破裂的重要原因。

1. 骨盆入口平面 胎头在潜伏期下降、俯屈入盆，双顶径入盆、先露达到 0 而衔接，通过骨盆入口平面。若出现潜伏期延长等产程异常，宜加强胎儿监护，四步触诊以判断胎头入盆情况，胎头跨耻征、阴道检查判断头盆关系，在排除胎儿窘迫及明显头盆不称基础上，必要时给予如下处理。

（1）镇静治疗性休息 哌替啶 100mg 肌内注射。

（2）人工破膜，缩宫素催产 12～18 小时产程无进展，试产失败。胎膜早破、胎头高浮者，经 4～6 小时规律宫缩产程无进展宜以剖宫产结束分娩。

单纯潜伏期延长不应作为剖宫产指征。

2. 中骨盆及骨盆出口平面 胎头衔接后，继续下降、内旋转、俯屈，双顶径通过骨盆最狭窄的坐骨棘平面、先露达 +3，逐渐内旋转至枕直前位，胎头在活跃期及第二产程被动期（前期）通过中骨盆平面。胎头快速下降、内旋转至枕直前位、进一步俯屈，在第二产程主动期（后期）通过不在同一平面有共同底边的前后两个三角形组成的出口平面，胎儿娩出。

中骨盆及出口平面头盆不适应（胎儿过大、骨盆狭窄、胎位异常等）使胎头下降、俯屈、内旋转受阻，双顶径可能被阻于中骨盆平面。常出现继发性宫缩乏力，产程表现为活跃期停滞、胎头下降延缓甚至停滞、第二产程延缓，加强胎儿监护、人工破膜可能发现胎儿窘迫。积极阴道检查可能发现头盆不称及胎头下降梗阻表现。

（1）活跃期停滞 宜积极以剖宫产结束分娩。

（2）胎头下降延缓甚至停滞、第二产程延缓 双顶径阻于坐骨棘以上（骨先露 S< +3）不下降或下降不明显，出现头盆不称、胎头下降梗阻表现，积极以剖宫产结束分娩；宫口开全，双顶径已通过坐骨棘（骨先露 S≥ +3），无明显头盆不称及胎头下降梗阻表现，可静脉点滴缩宫素加强产力，积极进行阴道助产。

3. 剖宫产 产程中发现面先露、前不均倾、高直后位等严重异常胎位，应积极行剖宫产结束分娩。产力异常出现病理缩复环、胎儿窘迫，应积极抑制宫缩行剖宫产。

第二节 产力异常

产力受胎儿、产道和产妇精神心理因素的影响。产力以子宫收缩力为主，子宫收缩力贯穿于分娩全过程。具有节律性、对称性和极性以及缩复作用的循序渐进的子宫收缩，推动胎先露下降，促进子宫颈口扩张。分娩过程中，子宫收缩的节律性、对称性和极性以及缩复作用不正常（不协调性宫缩），或强度、频率有改变，与胎头下降程度（胎头通过骨盆各平面）和分娩阻力不相适应、与头盆关系不相适应、与母胎分娩负荷耐受不相适应，称子宫收缩力异常，简称产力异常（abnormal uterine action）。子宫收缩力异常包括子宫收缩乏力（简称宫缩乏力）和子宫收缩过强（简称宫缩过强），每类又分为协调性子宫收缩和不协调性子宫收缩。

子宫发育不良、子宫畸形、子宫肌瘤等，均能引起宫缩异常。子宫壁过度膨胀，大剂量使用镇静剂、镇痛剂及麻醉药，可以使宫缩受到抑制。产妇精神心理因素可以直接影响产力，对分娩有顾虑的产妇，往往在分娩早期即出现产力异常为原发性宫缩乏力；头盆不称和胎位异常的产妇常出现继发性宫缩乏力。不协调性宫缩，以及与胎头下降程度不相适应的过强、过频宫缩，影响子宫－胎盘－胎儿单位血液供应，使胎儿乏氧甚至缺氧，导致胎儿窘迫或新生儿窒息。

一、子宫收缩乏力

（一）原因

子宫收缩功能取决于子宫肌源性、精神源性及激素调节体系中的同步化程度，三者之中任何一方功能异常均可直接导致产力异常。

1. 头盆不称或胎位异常 胎儿先露部不能紧贴子宫下段及宫颈内口，影响内源性缩宫素的释放及反射性子宫收缩，其为继发性子宫收缩乏力最常见的原因。

2. 精神源性因素 产妇对分娩有恐惧心理，精神过度紧张，或对妊娠及分娩生理认识不足等，均可导致原发性子宫收缩乏力。

3. 子宫肌源性因素 子宫畸形、子宫肌纤维过度伸展（如巨大胎儿、双胎妊娠、羊水过多等）、变性及结缔组织增生或子宫肌瘤、高龄产妇、经产妇等，均可影响子宫收缩的对称性及极性，引起子宫收缩乏力。

4. 内分泌失调 临产后产妇体内缩宫素、前列腺素合成及释放不足，或雌激素不足使缩宫素受体量少，均可直接导致子宫收缩乏力。胎儿肾上腺系统发育不成熟，胎儿－胎盘单位合成与分泌硫酸脱氢表雄酮量少，致宫颈成熟欠佳，也可引起原发性宫缩乏力。

5. 其他 在产程早期使用大剂量解痉、镇静、镇痛剂可直接抑制子宫收缩。行硬膜外麻醉无痛分娩或产妇衰竭时，亦影响子宫收缩力使产程延长。

（二）临床表现及诊断

1. 协调性宫缩乏力即低张性宫缩乏力（hypotonic uterine inertia） 子宫收缩具有正常的节律性、对称性和极性以及缩复作用，但收缩力弱，对胎儿影响不大，常导致产程延缓甚至停滞。可为原发性或继发性协调性宫缩乏力。

2. 不协调性宫缩乏力即高张性宫缩乏力（hypertonic uterine inertia） 子宫收缩失去正常的节律性、对称性和极性以及缩复作用，不能使胎先露下降和宫口扩张，属无效宫缩，并且宫缩间歇期子宫壁也不完全松弛。多为骨盆入口平面头盆不称导致的原发性不协调性宫缩乏力。导致产妇持续性腹痛、烦躁不安、过度消耗、精神疲乏；影响子宫－胎盘－胎儿单位血液供应，使胎儿乏氧甚至缺氧，导致胎儿窘迫或新生儿窒息。

产程中子宫收缩乏力增加产后出血风险。

（三）处理

1. 原发性宫缩乏力 在胎头通过骨盆入口平面过程中，进入产程或潜伏期发生原发性宫缩乏力，通过加强胎儿监护、四步触诊判断胎头入盆情况及胎头跨耻征、阴道检查判断头盆关系，在排除胎儿窘迫及明显头盆不称基础上，必要时给予如下处理。

（1）镇静治疗性休息 哌替啶100mg肌内注射。3～4小时以后，可用地西泮10mg缓慢静脉注射（2～3分钟），软化宫颈、缓解宫颈水肿，促进宫口扩张。

（2）人工破膜，缩宫素催产 宫口扩张≥3cm，可于宫缩间隙期人工破膜，观察羊水性状，检查排除脐带脱垂，听胎心，平卧或侧卧待产；排除胎儿窘迫及明显头盆不称后，给予缩宫素催产。12～18小时产程无进展，试产失败。胎膜早破、胎头高浮者，经4～6小时规律宫缩产程无进展宜以剖宫产结束分娩。

2. 继发性宫缩乏力 临产后出现继发性宫缩乏力，加强胎儿监护排除胎儿窘迫同时，积极行阴道检查排除头盆不称及胎头下降梗阻。

（1）在胎头通过骨盆入口平面过程中及宫口开全双顶径通过坐骨棘平面后，无头盆不称及胎头下降梗阻表现，若出现继发宫缩乏力，可静脉点滴缩宫素加强产力，尤其需要阴道助产时。

（2）胎头在通过中骨盆平面过程中出现继发性宫缩乏力，加强胎儿监护排除胎儿窘迫同时，积极行阴道检查排除头盆不称及胎头下降梗阻。观察产程进展，出现活跃期停滞积极以剖宫产结束分娩；胎头下降延缓甚至停滞、第二产程延缓，双顶径阻于坐骨棘以上（骨先露S＜+3）不下降或下降不明显，出现头盆不称、胎头下降梗阻表现，积极以剖宫产结束分娩。

二、子宫收缩过强

（一）临床表现及诊断

1. 协调性子宫收缩过强 子宫收缩具有正常的节律性、对称性和极性以及缩复作用，但收缩力过强。若无头盆不称，可导致产程缩短，甚至出现急产（总产程＜3小时），可能造成宫颈、阴道以及会阴撕裂伤，来不及接产可致感染、新生儿坠落伤；若伴头盆不称、胎位异常或瘢痕子宫，可发生病理缩复环、血尿，甚至发生子宫破裂。

2. 不协调性子宫收缩过强

（1）子宫痉挛性狭窄环（constriction ring of uterus） 常因产妇紧张疲劳，不恰当阴道操作，以及胎膜早破并胎头高浮、头盆不称等不适当使用宫缩剂，导致子宫壁局部肌肉呈痉挛性不协调性收缩形成环状狭窄，持续不放松，称为子宫痉挛性狭窄环。狭窄环可发生在宫体任何部分、宫颈，常见于子宫体与下段交界处、胎体狭窄部如胎颈部。产妇出现持续性腹痛、烦躁不安，宫颈扩张缓慢、胎先露下降停滞，胎盘嵌顿，阴道检查可能触及较硬而无弹性的狭窄环。子宫痉挛性狭窄环与病理缩复环不同，特点是不随宫缩上升。

（2）强直性子宫收缩（tetanic contraction of uterus） 由于不适当应用缩宫素，导致子宫持续性强直性收缩，宫缩间歇期短或无间歇。可出现病理缩复环、血尿等先兆子宫破裂征象。产妇烦躁不安，持续性腹痛、高张拒按，胎位触不清，甚至胎心听不清。

宫缩过强、过频影响子宫－胎盘－胎儿单位血液循环，易发生胎儿窘迫甚至胎死宫内、新生儿窒息甚至死亡、新生儿颅内出血。

（二）处理

1. 有急产史的孕妇，分娩前产前检查应注意胎头入盆情况，提前住院待产；临产后提前做好接产及新生儿复苏准备。若属未消毒的接产，应给予抗生素预防感染；若急产来不及消毒及新生儿坠地，应及时请新生儿专业医师给予相应处理，预防颅内出血，必要时尽早预防破伤风。

2. 临产后慎用宫缩药物及其他促进宫缩的产科处理，避免不必要的阴道操作，产后仔细检查宫颈、阴道、外阴，若有撕裂应及时缝合。

3. 一旦发生持续性子宫收缩过强，停止阴道操作及停用缩宫素等；吸氧；给予宫缩抑制剂，如25%硫酸镁20ml加入25%葡萄糖液20ml内缓慢静脉注射（不少于5分钟）；若无胎儿窘迫征象，给予镇静剂如哌替啶100mg肌内注射（4小时内胎儿不娩出者）。若持续性子宫收缩过强不缓解，宫口未开全、胎先露高，或梗阻性分娩，或伴有胎儿窘迫征象，均应立即行剖宫产术；若异常宫缩缓解，正常宫缩恢复，在加强胎儿监护基础上，可等待自然分娩或适时行阴道助产。若胎死宫内，可用乙醚吸入麻醉，待宫口已开全，行阴道分娩，必要时毁胎；若仍不能缓解强直性宫缩，为避免子宫破裂，可行剖宫产术。

第三节　产道异常

产道包括骨产道及软产道（子宫下段、宫颈、阴道、外阴及骨盆底软组织），是胎儿自然娩出的通道。产道异常可使胎儿娩出受阻，临床上以骨产道异常多见。

一、骨产道异常

（一）概述

骨产道即真骨盆，其大小、形态、轴线与分娩密切相关。骨盆腔上大下小，根据大小变化理论上划分为三个界面，即骨盆入口平面、中骨盆平面及骨盆出口平面。骨盆入口平面是骨盆腔最大平面，呈横椭圆形；中骨盆平面是骨盆腔最狭窄平面，呈纵椭圆形；不在同一平面有共同底边的前后两个三角形组成的骨盆出口平面是骨盆腔的最低部分。

骨产道异常包括骨盆腔径线过短或形态异常。丧失正常形态及对称性的骨盆称为畸形骨盆。盆腔径线过短或形态异常，致使骨盆腔容积小于胎先露能够通过的限度，阻碍胎先露下降，影响产程正常进度，称为狭窄骨盆（pelvic contraction）。可以是一条径线过短或多个径线同时过短，也可以是一个平面狭窄或多个平面同时狭窄，需结合整个骨盆腔大小与形态进行综合分析，做出正确判断。

（二）分类

1. 骨盆入口平面狭窄（contracted pelvic inlet）　扁平骨盆最常见，表现为入口平面前后径过短，内骨盆检查常表现为骶岬前突，也可表现为骶骨平直。临床分3级：Ⅰ级为临界性狭窄，骶耻外径18cm，入口前后径10cm，绝大多数可以经阴道分娩；Ⅱ级为相对性狭窄，骶耻外径16.5~17.5cm，入口前后径8.5~9.5cm，需经头位试产判断胎头能否衔接；Ⅲ级为绝对性狭窄，骶耻外径≤16.0cm，入口前后径≤8.0cm，胎头不能入盆，必须以剖宫产终止妊娠或结束分娩。

根据形态变异将扁平骨盆分为两种。

（1）单纯扁平骨盆（simple flat pelvis）　骨盆入口呈横扁圆形，骶岬向前下突出，使骨盆入口前后径缩短而横径正常，骶凹存在，髂棘间径与髂嵴间径比例正常。

（2）佝偻病性扁平骨盆（rachitic flat pelvis）　骨盆入口呈横的肾形，骶岬向前突出，骨盆入口前后径明显缩短，骶凹消失，骶骨下段变直后移，尾骨前翘，髂骨外展使髂棘间径≥髂嵴间径，坐骨结节外翻使耻骨弓角度及坐骨结节间径增大。（图16-2）

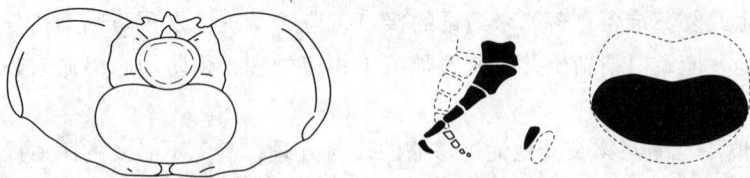

图16-2　佝偻病性扁平骨盆

2. 中骨盆平面狭窄（contracted midpelvis）　中骨盆平面临床测量比较困难，中骨盆平面狭窄常延续至骨盆出口平面，与骨盆出口平面狭窄相伴行，常表现为漏斗骨盆（funnel shaped pelvis）。主要见于男型骨盆及类人猿型骨盆，以坐骨棘间径及中骨盆后矢状径狭窄为主。临床上分为3级：Ⅰ级为临界性狭窄，坐骨棘间径10.0cm，坐骨棘间径加后矢状径

13.5cm；Ⅱ级为相对性狭窄，坐骨棘间径 8.5～9.5cm，坐骨棘间径加后矢状径 12.0～13.0cm；Ⅲ级为绝对性狭窄，坐骨棘间径 ≤8.0cm，坐骨棘间径加后矢状径 ≤11.5cm。类人猿型骨盆，又称横径狭窄骨盆（transversely contracted pelvis），以骨盆各平面横径狭窄为主，入口平面呈纵椭圆形，常因中骨盆及出口平面横径狭窄影响分娩。

3. 骨盆出口平面狭窄（contracted pelvic outlet）常与中骨盆平面狭窄相伴行，多见于男型骨盆，其入口呈前窄后宽的鸡心形，骨盆入口各径线值正常。由于骨盆侧壁内收及骶骨直下使坐骨切迹＜2横指、耻骨弓角度＜90°，呈漏斗型骨盆（funnel shaped pelvis）（图16-3）。临床分3级：Ⅰ级临界性狭窄，坐骨棘间径10cm，坐骨结节间径 7.5cm，坐骨结节间径与出口后矢状径之和 ≥15cm；Ⅱ级相对性狭窄，坐骨棘间径 8.5～

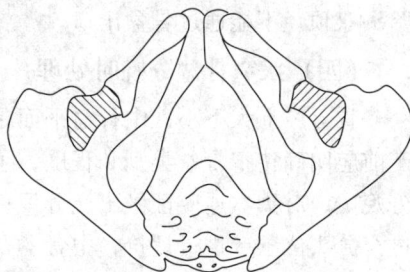
图 16-3 漏斗型骨盆

9.5cm，坐骨结节间径6.0～7.0cm，坐骨结节间径与出口后矢状径之和12～14cm；Ⅲ级绝对性狭窄，坐骨棘间径≤8.0cm，坐骨结节间径≤5.5cm，坐骨结节间径与出口后矢状径之和≤11cm。

4. 骨盆三个平面狭窄 骨盆外形属女型骨盆，但骨盆入口、中骨盆及骨盆出口平面均狭窄，每个平面径线均小于正常值2cm或更多，称为均小骨盆（generally contracted pelvis）。多见于身材矮小、体形匀称的妇女。孕妇身高＜145cm应警惕均小骨盆。（图16-4）

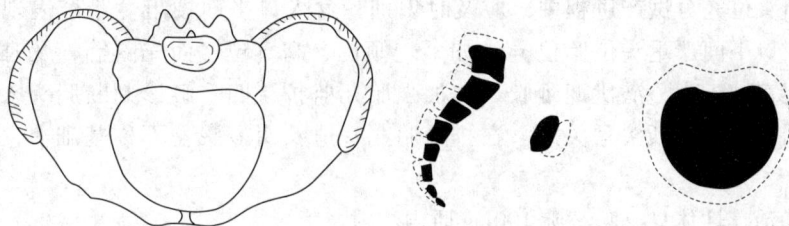
图 16-4 均小骨盆

5. 畸形骨盆 骨盆失去正常形态及对称性称畸形骨盆，如骨软化症骨盆、偏斜骨盆、骨盆损伤等。可表现孕妇体形、步态异常，脊柱及髋关节畸形等。偏斜骨盆的共性特征是骨盆两侧的侧斜径（一侧髂后上棘与对侧髂前上棘间径）或侧直径（同侧髂后上棘与髂前上棘间径）之差＞1cm（图16-5）。骨盆骨折常见尾骨骨折使尾骨尖前翘或骶尾关节融合使骨盆出口前后径明显变短，导致骨盆出口平面狭窄而影响分娩。

（三）临床表现及诊断

1. 骨盆入口平面狭窄 骨盆入口平面狭窄临床表现

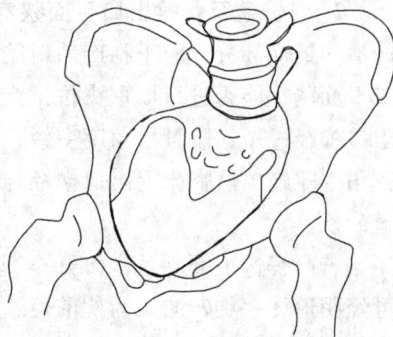
图 16-5 偏斜骨盆

常为悬垂腹、胎先露异常、胎头浮动、胎膜早破甚至脐带脱垂、胎头跨耻征阳性；头位试产可能出现头位胎位异常、宫缩乏力、潜伏期延长，最终表现为胎头衔接受阻；骨盆入口平面狭窄头位试产过程中应及时识别骨盆入口平面梗阻性难产表现，如病理缩复环、血尿，入口平面严重头位胎位异常如不均倾位、高直位、面先露等。

2. 中骨盆平面狭窄 中骨盆平面狭窄，胎头下降至中骨盆，胎头下降、内旋转受阻，形成持续性枕横位或枕后位，双顶径可能被阻于坐骨棘平面。常出现继发性宫缩乏力；产程表现为活跃期停滞及第二产程胎头下降延缓甚至停滞，第二产程延缓；胎心监护、人工破膜可能发现胎儿窘迫；阴道检查发现胎方位异常（非枕前位）、胎头受压、产瘤、颅缝重叠、胎头拉长变形、头盆间隙紧、宫缩时胎头无明显下降等头盆不称甚至胎头下降梗阻表现，严重时发生胎儿颅内出血。

3. 骨盆出口平面狭窄　骨盆出口平面狭窄常与中骨盆平面狭窄并存。若为单纯骨盆出口平面狭窄，第一产程进展顺利，而胎头达盆底后受阻，导致继发性宫缩乏力及第二产程停滞，胎头双顶径不能通过骨盆出口。

（四）狭窄骨盆分娩时处理

骨盆腔上大下小，中骨盆平面是骨盆最狭窄平面，骨盆出口平面是产道的最低部分。临产前应明确狭窄骨盆类别和程度，了解胎位、胎儿大小、破膜与否，结合年龄、产次、既往分娩史，对头盆适应性做出充分评价，决定能否进行头位试产。入口平面头盆适应性允许通过充分头位试产进行评价，中骨盆及出口平面头盆适应性可通过慎重试产进行评价，中骨盆及骨盆出口平面狭窄以剖宫产较为安全。

1. 骨盆入口平面狭窄的处理　临产前胎头仍未入盆，除常规测量骨盆出口径线及骨盆内测量外，应作骨盆各平面外测量。若骨盆入口平面绝对狭窄，骨盆入口平面狭窄合并严重头位胎位异常如胎头过度仰伸（面先露）、非头位胎先露如臀先露及肩先露，宜以剖宫产终止妊娠；骨盆入口平面相对狭窄，若无明显骨盆入口平面头盆不称表现（如悬垂腹、胎头浮动、胎膜早破、胎头跨耻征阳性等），正常足月胎儿允许通过充分头位试产评价入口平面头盆适应性，在一定试产时限内，评价胎头能否下降入盆衔接、头盆关系是否良好。

入口平面头位充分试产过程中，应及时识别骨盆入口平面梗阻性难产表现如病理缩复环、血尿，入口平面严重头位胎位异常如不均倾位、高直位、面先露等，及时以剖宫产结束分娩。出现宫缩乏力、潜伏期延长，宜加强胎儿监护，四步触诊判断胎头入盆情况，胎头跨耻征及阴道检查判断头盆关系。在排除胎儿窘迫及明显头盆不称基础上，必要时给予如下处理。

（1）镇静治疗性休息　哌替啶100mg肌内注射。

（2）人工破膜，缩宫素催产　12~18小时产程无进展，试产失败。胎膜早破、胎头高浮者，经4~6小时规律宫缩产程无进展宜以剖宫产结束分娩。

2. 中骨盆及骨盆出口平面狭窄的处理　中骨盆平面是骨盆最狭窄平面，骨盆出口平面是产道的最低部分，应于临产前对胎儿大小、头盆适应性做出充分评价，决定中骨盆及骨盆出口平面狭窄能否进行慎重头位试产来评价中骨盆及出口平面头盆适应性。中骨盆平面狭窄，出口横径过短，耻骨弓角度变锐，耻骨弓下三角空隙不能利用，胎头向后移，可利用出口后三角空隙娩出。临床上出口横径与出口后矢状径之和≥15cm，足月胎儿<3000g，多数可经阴道分娩。

若产程进展顺利，宫口开全，无胎头下降梗阻表现，胎头双顶径达坐骨棘水平或更低，可经阴道徒手旋转胎头为枕前位，等待自然分娩，或行产钳或胎头吸引术助产，可用缩宫素催产，应做较大的会阴切开，以免会阴严重撕裂。

若产程进展延缓，通过胎儿监护、必要时人工破膜及阴道检查，在排除胎儿窘迫及明显头盆不称基础上，可继续试产；若出现继发性宫缩乏力，活跃期停滞及第二产程胎头下降延缓甚至停滞、第二产程延缓，或阴检发现胎方位异常（非枕前位）、胎头受压、产瘤、颅缝重叠、胎头拉长变形、头盆间隙紧、宫缩时胎头无明显下降等头盆不称甚至胎头下降梗阻表现，若胎头双顶径未达坐骨棘水平，或出现胎儿窘迫征象，应及时行剖宫产结束分娩。

若骨盆出口横径与出口后矢状径之和<15cm，足月胎儿不易经阴道分娩，应行剖宫产终止妊娠。中骨盆及骨盆出口平面狭窄头位试产中应慎重，中骨盆及骨盆出口平面狭窄以剖宫产较为安全。

3. 骨盆三个平面狭窄的处理　主要是均小骨盆，参照骨盆入口平面狭窄、中骨盆及出口平面狭窄处理原则。若估计胎儿较大，有明显头盆不称表现，应及时以剖宫产术终止妊娠或结束分娩。若估计胎儿不大，胎位正常，头盆相称，可以头位试产。

4. 畸形骨盆的处理 根据畸形骨盆种类、狭窄程度，胎儿大小等情况具体分析。畸形严重、明显头盆不称者，应及时以剖宫产终止妊娠。

二、软产道异常

软产道是由子宫下段、宫颈、阴道、外阴及骨盆底软组织构成的弯曲管道。软产道异常包括先天发育异常及后天疾病引起。应于第一次产前检查和分娩前，详细了解病史和体格检查，了解软产道异常情况，判断其对妊娠和分娩的影响。

1. 外阴异常 高龄初产妇会阴坚韧、外阴水肿、外阴阴道瘢痕、外阴阴道严重静脉曲张等，可能影响会阴阴道扩张，可作会阴切开预防会阴阴道撕裂伤。若会阴阴道扩张明显受限，胎头娩出时可能造成严重会阴阴道撕裂伤，应行剖宫产终止妊娠。

2. 阴道异常

（1）阴道横隔 影响胎先露部下降，若横隔位置高且坚厚，应行剖宫产终止妊娠。若横隔被胎先露撑薄，可在直视下自横隔小孔处将横隔做 X 形切开，分娩结束切除残隔，用可吸收线间断或连续锁边缝合残端。

（2）阴道纵隔 若伴有双子宫、双宫颈，位于一侧子宫内的胎儿下降通过该侧阴道分娩，纵隔被推向对侧，分娩多无阻碍。若阴道纵隔发生于单宫颈，纵隔阻碍胎先露部下降，须在纵隔中间剪断，分娩结束后剪除残隔，用可吸收线间断或连续锁边缝合残端。

（3）外阴阴道尖锐湿疣 可阻塞产道，易发生裂伤、血肿及感染，同时为预防新生儿患喉乳头瘤及女婴生殖道湿疣，应行剖宫产终止妊娠。

（4）阴道包块 阻碍胎先露部下降而又不能经阴道切除者，应行剖宫产终止妊娠。若阴道壁囊肿较大时，可行囊肿穿刺抽吸内容物。阴道病变待产后择时处理。

3. 宫颈异常

（1）宫颈粘连及瘢痕 多为损伤性刮宫、宫颈手术或物理治疗所致，可导致宫颈性难产。产程中宫颈管已消失而宫口却不扩张，若宫颈组织不软化、宫口不扩张，宫颈粘连及瘢痕应以剖宫产结束分娩。

（2）宫颈坚韧 常见于高龄初产妇，宫颈成熟不良、缺乏弹性或精神过度紧张使宫颈挛缩，宫颈不易扩张。可用地西泮 10mg 缓慢静脉注射（2~3 分钟），也可于宫颈两侧各注入 0.5% 利多卡因 5~10ml。若宫颈软化、宫口不扩张，应行剖宫产结束分娩。

（3）宫颈水肿 常是头盆不适应的表现，致使宫颈前唇长时间被压于胎头与耻骨联合之间，血液回流受阻引起水肿，影响宫颈扩张。可于宫颈两侧各注入 0.5% 利多卡因 5~10ml 或地西泮 10mg 缓慢静脉注射，待宫口近开全，用手将水肿的宫颈前唇上推，使其逐渐越过胎头，即可经阴道分娩。若有明显头盆不称，应行剖宫产结束分娩。

（4）宫颈肌瘤 影响胎先露入盆、下降，及宫颈容受、扩张，应行剖宫产终止妊娠。

（5）宫颈癌 不应经阴道分娩，应于妊娠 32~34 周后行剖宫产术及宫颈癌手术，或剖宫产术后放疗。

4. 子宫异常

（1）子宫畸形 包括纵隔子宫、双子宫、双角子宫、单角子宫等。明显增加异常胎位及胎盘位置异常发生率；产程中易出现宫缩乏力、宫颈扩张缓慢，甚至发生子宫破裂。应严密观察产程，适当放宽剖宫产指征。

（2）瘢痕子宫 剖宫产率飙升和子宫肌瘤手术指征泛滥，前次剖宫产术和子宫肌瘤剥除术成为瘢痕子宫最常见的原因。在高剖宫产率基础上，随着再次妊娠分娩人群增多和妊娠分娩年龄延后，瘢痕子宫再次妊娠分娩率明显提高。并非"一次剖宫产次次剖宫产"，根据前次剖宫产术式、指征、术后有无感染、术后再孕间隔时间、既往剖宫产次数、本次妊娠胎儿因素与头盆适应性以及有无紧急剖宫产条件等综合分析，判断瘢痕子宫是否行剖宫产后试产（trial of labor after cesarean delivery，TOLAC）。实施 TOLAC 的首要条件，是前次剖宫产的指征在此次妊娠中不复存在以及此次无新的剖宫产指征。美国妇产科医师学会（American College of Obstetricians and Gynecologists，ACOG）、加拿大妇产科医师协会（Society of Obstetricians and Gynecologists of Canada，SOGC）及英国皇家妇产科医师学会（Royal College of Obstetricians and Gynecologists，RCOG）推荐的 TOLAC 条件为：最多两次剖宫产史、胎儿纵产式、子宫没有其他瘢痕、无子宫破裂病史、骨盆正常和医疗单位具有紧急剖宫产术条件。瘢痕子宫再次妊娠分娩子宫破裂风险增加，若只有 1 次剖宫产史且为子宫下段横切口、术后再孕分娩间隔（interdelivery interval）时间 2 年以上、胎儿大小适中、胎儿产道及产力因素正常且相互适应，产前 B 超未提示子宫下段不连续，TOLAC 成功、剖宫产后阴道分娩（vaginal birth after cesarean section，VBAC）率较高。TOLAC 过程中应密切观察头盆不适应、产力过强和子宫先兆破裂征象，高度警惕子宫破裂，必要时应紧急剖宫产结束分娩并同时行子宫破口修补术。

若前次剖宫产为子宫纵切口或 T 形切口、剖宫产术后有感染、剖宫产史≥2 次，应行择期重复剖宫产（elective repeat cesarean section，ERCS）；子宫肌瘤剥除术穿透子宫黏膜，也应行择期剖宫产。

子宫下段全层厚度和肌层厚度的界值分别为 2.0~3.5mm 和 1.4~2.0mm，目前没有可以普遍接受的临界值（cut-off）来预测子宫破裂，相关指南亦未赞同子宫下段厚度对于子宫破裂的预测价值。有专家推荐 cut-off 值可以定为 3mm。

（3）子宫肌瘤　子宫肌瘤在妊娠期及产褥期可能发生红色变性，表现为肌瘤快速生长、剧烈疼痛，白细胞计数升高甚至发热，保守治疗多能缓解。妊娠合并子宫肌瘤多能经阴道分娩，但要预防产后出血。过大的子宫下段或宫颈肌瘤可能导致产道梗阻，阻碍胎儿下降，宜以剖宫产终止妊娠，可同时行肌瘤剥除术。视肌瘤部位、大小及患者情况，为避免手术失血过多及手术时间延长，也可产后再做处理。

5. 卵巢肿瘤　妊娠合并卵巢肿瘤，围生期可能发生肿瘤蒂扭转、破裂。卵巢肿瘤若阻碍胎先露衔接下降，应行剖宫产终止妊娠，同时切除肿瘤送病理检查，若为卵巢恶性肿瘤，处理原则同非孕期。

第四节　胎位异常

胎位异常（abnormal fetal position）包括胎头位置异常、臀先露及肩先露等，是造成难产常见的原因。分娩时枕前位约占 90%，而胎位异常约占 10%，其中胎头位置异常 6%~7%，胎产式异常的臀先露 3%~4%，肩先露已极少见。因胎头俯屈、侧屈、旋转等异常导致的胎头位置异常，在骨盆各个平面有不同的表现，包括因胎头俯屈不良呈不同程度仰伸的胎头高直位和面先露，胎头侧屈导致的胎头不均倾位，胎头在骨盆腔内旋转受阻导致的持续性枕横位、持续性枕后位。上述异常可通过四部触诊、阴道检查、超声检查等发现。胎头位置异常造成的难产称头位难产。

一、胎头高直位

胎头呈不屈不仰姿势，以枕额径下降进入骨盆入口平面，其矢状缝与骨盆入口前后径相一致，称为胎头高直位（sincipital presentation），约占分娩总数的 1.08%。胎头枕骨向前靠近耻骨联合者称为胎头高直前位，又称枕耻位（occipitopubic position）；胎头枕骨向后靠近骶岬者称为胎头高直后位，又称枕骶位（occipitosacral position）。

（一）临床表现及诊断

1. 临床表现 胎头不俯屈，以枕额径坐落于骨盆入口平面前后径，下降进入骨盆入口平面。临产后胎头下降延缓或胎头浮动不能入盆，宫口扩张延缓，潜伏期延长甚至活跃期停滞，最终表现为胎头衔接困难，常感耻骨联合部位疼痛。

2. 腹部检查 高直前位胎背靠近腹前壁，不易触及胎儿肢体，胎心位于腹中线位置稍高。高直后位时胎儿肢体靠近腹前壁，胎心遥远，有时可能在耻骨联合上方触及胎儿下颏。

3. 阴道检查 肛查胎头位置高，骨盆腔空虚。阴道检查发现胎头矢状缝与骨盆入口前后径一致，后囟在耻骨联合后，前囟在骶骨前，为胎头高直前位，反之为胎头高直后位。因胎头嵌顿于骨盆入口，宫口常停滞于 3～5cm，很难开全。

4. 超声检查 胎头双顶径与骨盆入口横径一致，胎头矢状缝与骨盆入口前后径一致；胎儿脊柱位于母亲腹腔中间。高直后位可在耻骨联合上方探及胎儿眼眶。

（二）分娩处理

临产后胎头浮动不能入盆、胎头衔接困难，应积极排除骨盆入口平面胎头位置异常及头盆不称。

胎头高直前位，若骨盆正常、胎儿不大，应给予骨盆入口平面充分试产机会。加强宫缩促使胎头俯屈，胎头可转为枕前位下降入盆衔接；或胎头极度俯屈，胎头枕骨下部以耻骨联合后方为支点，加强产力使前囟和额部先后滑过骶岬下降入盆衔接，胎头在中骨盆平面不需内旋转，以枕前位经阴道分娩。若试产失败积极行剖宫产结束分娩。

高直后位临产后胎头浮动不能入盆，表现为潜伏期产程延长甚至活跃期停滞，即使宫口能开全，由于胎头高浮也易发生滞产、先兆子宫破裂或子宫破裂。高直后位很难经阴道分娩，一经确诊应行剖宫产术。

二、面先露

胎头呈极度仰伸、枕骨与背部接触，以面部为先露时称为面先露（face presentation），以颏骨为指示点。发生率为 0.08%～0.27%，多见于经产妇。面先露于临产后发生，通常是胎头以额先露下降入盆受阻进一步仰伸而形成面先露。凡可能阻碍胎头俯屈的因素，均可能导致面先露。

（一）临床表现及诊断

1. 临床表现及腹部检查 临产后胎头浮动不能入盆。胎儿颜面部先露不能紧贴子宫下段及宫颈内口，常引起宫缩乏力，加之颜面部径线增大、骨质不能变形，致使潜伏期延长，头盆不称、活跃期停滞，导致梗阻性难产、软产道裂伤，甚至子宫破裂。

胎头受压过久，可引起胎儿窘迫、颅内出血、新生儿窒息。胎儿面部受压变形，颜面皮肤淤血青紫、肿胀，尤以口唇为著，影响吸吮，严重时可发生及喉头水肿影响吞咽及呼吸。新生儿于生后保持仰伸姿势达数日之久。

2. 阴道检查 胎先露不似圆而硬的胎头顶枕骨；宫口开大后可触及高低不平、软硬不均的胎儿颜面部特征，如口、鼻、颧骨及眼眶。依据胎儿口腔及颏部所在部位确定胎方位。

3. 超声检查 能探及过度仰伸的胎头，明确胎头枕部及眼眶位置，鉴别臀先露，确诊面先露并确定胎方位。

（二）分娩处理

颏前位若无头盆不称，产力良好，有可能经阴道自然分娩。颏后位不能经阴道自然娩出。

为避免面先露阴道分娩对母胎的危害，一经确诊应行剖宫产术。若胎儿畸形，无论颏前位或颏后位，均应在宫口开全后行穿颅术结束分娩。

面先露于临产后发生，临产后出现胎头浮动不能入盆，潜伏期延长，头盆不称，活跃期停滞等表现，应及时做阴道检查和超声检查，争取尽早做出诊断。忽略性面先露（neglectedface presentation），颏前位若无头盆不称，产力良好，有可能经阴道自然分娩，但产程明显延长，胎儿颜面部受压变形损害较重。在骨盆入口平面很少发生面先露，通常是胎头以额先露下降入盆受阻进一步仰伸而形成面先露。其可能分娩机制包括：仰伸、下降、内旋转、俯屈、复位及外旋转。

颏前位时，胎头以仰伸姿势衔接、下降，胎儿面部达骨盆底时，胎头极度仰伸，颏部为最低点，向前方转45°，胎头继续下降并极度仰伸，颏部位于最低转向前方，当颏部自耻骨弓下娩出后，极度仰伸的胎颈前面处于产道小弯（耻骨联合），胎头俯屈时，胎头后部适应产道大弯（骶骨凹），使口、鼻、眼、额、前囟及枕部自会阴前缘相继娩出，胎头娩出后进行复位及外旋转，胎肩及胎体相继娩出。

面先露时由于前囟颏径明显大于枕下前囟径，且颜面部骨质变形能力不如颅骨，因此，内旋转阻力大，颏后位内旋转135°成颏前位的可能性小，多以持续性颏后位下降。颏后位胎儿面部达骨盆底后，极度伸展的胎颈不能适应产道大弯，极度仰伸的胎头大部分嵌顿于耻骨联合不能通过产道小弯，成为梗阻性难产。故足月活胎不能经阴道自然娩出。

三、前不均倾

胎头矢状缝坐落于骨盆入口横径，以枕横位进入骨盆入口，胎头侧屈使其两顶骨先后依次入盆，呈不均倾势嵌入骨盆入口，称为胎头不均倾。若前顶骨先嵌入，矢状缝偏后靠近骶骨，称前不均倾（anterior asynelitism）；若后顶骨先嵌入，矢状缝偏前，称后不均倾。当胎头不均倾双颅骨均能下降通过骨盆入口平面时，即能较顺利地经阴道分娩。以前不均倾导致头位难产居多，其发生率为0.55%～0.81%。

（一）临床表现及诊断

1. 临床表现　前不均倾常发生于头盆不称、扁平骨盆、骨盆倾斜度过大、腹壁松弛等情况，因胎体向前倾斜，常表现为悬垂腹。产程中由于前顶骨紧嵌于耻骨联合、后顶骨被阻于骶岬之上，胎头下降衔接困难，常发生胎膜早破、潜伏期延长或活跃期停滞，多在宫口扩张至3～5cm时即扩张延缓，甚至停滞不前。因前顶骨紧嵌于耻骨联合压迫尿道及宫颈前唇，导致尿潴留、血尿、宫颈前唇水肿。胎头受压过久，可出现胎头前顶水肿及胎儿窘迫。由于胎头下降受阻常导致继发性宫缩乏力。

2. 腹部检查　前不均倾因胎体向前倾斜，常表现为悬垂腹，临产后胎头入盆困难，耻骨联合上方可触及胎头顶部；胎头取枕横位并侧屈入盆，于耻骨联合上方可触及一侧胎肩。

3. 阴道检查　胎头矢状缝与骨盆入口横径一致，向后移靠近骶岬；前顶骨紧嵌于耻骨联合后方，产瘤大部分位于前顶骨，宫颈前唇水肿，尿道受压不易插入导尿管；因后顶骨的大部分尚在骶岬之上而不能触及，致使盆腔后半部空虚。

4. 超声检查　临产前B超提示枕横位，若合并扁平骨盆、骨盆倾斜度过大、腹壁松弛，表现为悬垂腹，应高度警惕前不均倾。

（二）分娩处理

后不均倾若胎儿大小及产力正常，后顶骨逐渐进入骶凹处，再使前顶骨入盆，则矢状缝位于骨盆入口横径成头盆均倾势下降衔接。但前不均倾由于耻骨联合后平面直而无凹陷，前顶骨紧紧嵌顿于耻骨联合后，使后顶骨被架于骶岬之上无法下降入盆。因此，一旦确诊为前不均倾，除极个别胎儿小、宫缩强、骨盆宽大可给予短时间试产外，均应尽快以剖宫产结束分娩。

四、持续性枕后位、枕横位

为适应骨盆各平面形态变化，胎头入盆通过骨盆入口平面衔接后，继续下降通过中骨盆平面过程中，需要通过内旋转为枕（直）前位。若分娩结束时胎头枕部仍位于母体骨盆后方或侧方，称持续性枕后位（persistent occiput posterior position）或持续性枕横位（persistent occiput transverse position），约占分娩总数的5%。

（一）原因

1. 骨盆异常　男型骨盆和类人猿型骨盆的入口平面前半部窄后半部宽，常致胎头以枕后位或枕横位衔接。因多伴中骨盆狭窄，阻碍胎头内旋转，易发生持续性枕后位或枕横位。扁平骨盆及均小骨盆容易使胎头以枕横位衔接，伴胎头俯屈不良也可影响内旋转，使胎头枕横位嵌顿在中骨盆形成持续性枕横位。

2. 其他　子宫收缩乏力、前置胎盘、胎儿过大或过小以及胎儿发育异常等可影响胎头俯屈及内旋转，造成持续性枕后位或枕横位。此外，胎盘附着于子宫前壁也可使胎头以枕后位衔接。

（二）临床表现及诊断

1. 临床表现　凡阻碍胎头在产道内内旋转的因素，如男型骨盆或类人猿型骨盆、扁平骨盆及均小骨盆等骨盆形态及大小异常，子宫收缩乏力，胎头俯屈不良，头盆不称等，均可能导致持续性枕后位或持续性枕横位。

临产后若胎头以枕后位入盆，影响胎头俯屈及衔接，胎先露不易紧贴子宫下段及宫颈内口，常导致宫缩乏力及宫口扩张缓慢。在活跃期晚期及第二产程前期，若为枕后位，因枕骨持续位于骨盆后方压迫直肠，产妇自觉肛门坠胀及排便感，致使宫口尚未开全时过早使用腹压，容易导致宫颈前唇水肿和产妇疲劳，影响产程进展及产力。持续性枕后位、枕横位常致活跃期晚期产程停滞及第二产程胎头下降延缓或停滞，继发性宫缩乏力。

2. 腹部检查　胎背偏向母体后方或侧方，前腹壁能触及胎儿肢体，胎心在胎儿肢体侧也容易听到。

3. 阴道检查　在活跃期晚期及第二产程前期出现产程进展异常、继发宫缩乏力，应行阴道检查。常有宫颈前唇水肿。枕后位盆腔后部空虚，胎头矢状缝常位于骨盆斜径上。枕横位胎头矢状缝位于骨盆横径上，前后囟分别位于骨盆两侧偏后方，因胎头俯屈不良，前囟常低于后囟。若出现胎头水肿、颅骨重叠、囟门及颅缝触不清时，提示存在头盆不称，需借助胎儿耳郭及耳屏位置及方向判定胎方位，同时判断宫缩时胎头下降情况。

（三）分娩处理

若骨盆无异常、胎儿不大，无头盆不称表现，可以继续中骨盆平面慎重试产。试产过程中若出现以下情况，宜积极以剖宫产结束分娩：活跃期停滞，第二产程胎头下降停滞、胎头双顶径被阻于坐骨棘平面以上 S < +3，头盆不称，胎儿窘迫等。

若无头盆不称，多数枕后位、枕横位胎头枕部能向前旋转90°~135°成为枕前位分娩。若不能转成枕前位时，其分娩机制如下。

1. 枕后位　胎头枕部到达中骨盆向后行45°内旋转，使矢状缝与骨盆前后径一致。胎儿枕部朝向骶骨呈枕直后位（occiput directly posterior）。其分娩方式如下。

（1）胎头俯屈较好　胎头继续下降，前囟先露抵达耻骨联合下时，以前囟为支点，胎头继续俯屈使顶部及枕部自会阴前缘娩出。继之胎头仰伸，相继由耻骨联合下娩出额、鼻、口、额。此种分娩方式为枕后位经阴道分娩或产钳助产最常见的方式。

（2）**胎头俯屈不良**　胎头额部拨露，当鼻根出现在耻骨联合下时，以鼻根为支点，胎头先俯屈，从会阴前缘娩出前囟、顶部及枕部，然后胎头仰伸，使鼻、口、颏部相继由耻骨联合下娩出。因胎头以较大的枕额周径旋转，胎儿娩出更加困难，若胎头下降双顶径已达坐骨棘平面或更低 S≥+3、无头盆不称，可加强产力行产钳助产，否则应积极以剖宫产结束分娩。

2. 枕横位　部分枕横位于下降过程中无内旋转动作，或枕后位胎头枕部仅向前旋转45°成为持续性枕横位。若胎头下降双顶径已达坐骨棘平面或更低 S≥+3、无头盆不称，可加强产力，徒手或用胎头吸引器将胎头转成枕前位娩出，否则应积极以剖宫产结束分娩。

五、臀先露

臀先露（breech presentation）是最常见的异常胎位，占妊娠足月分娩总数的3%～4%。因较胎头周径小且软的胎臀先娩出，产道未得到充分扩张，加之后出胎头无明显变形、俯屈有限，往往使胎头娩出困难；另外因胎臀不规则，脐带脱垂较多见。臀先露以骶骨为指示点，有骶左前、骶左横、骶左后、骶右前、骶右横、骶右后6种胎位。

（一）原因

1. 胎儿发育因素　胎龄越小臀先露发生率越高，妊娠30周以前，臀先露较多见，至妊娠32周多能自然转成头先露。无论是早产还是足月产，臀先露胎儿先天畸形如无脑儿、脑积水等以及低出生体重的发生率是头先露的2.5倍。

2. 胎儿活动空间过大　羊水过多、经产妇腹壁松弛以及早产儿羊水相对偏多，胎儿易在宫腔内自由活动形成臀先露。

3. 胎儿活动空间受限　子宫畸形（如单角子宫、双角子宫、纵隔子宫等），胎儿畸形（如无脑儿、脑积水等），双胎妊娠及羊水过少等，容易发生臀先露。

4. 脐带过短　尤其是合并胎盘附着在宫底及宫角，臀先露的发生率为73%，而头先露为5%。

5. 胎头衔接受阻　骨盆狭窄、盆腔肿瘤阻塞产道、前置胎盘等，也易发生臀先露。

（二）临床分类

臀先露根据胎儿双下肢所取的姿势分为以下3类（图16-6）。

1. 完全臀先露（complete breech presentation）　胎儿双髋关节及双膝关节均屈曲有如盘膝打坐，以臀部和双足为先露。又称混合臀先露，较多见。

2. 单臀先露（frank breech presentation）　胎儿双髋关节屈曲，双膝关节直伸，以臀部为先露。又称腿直臀先露，最多见。

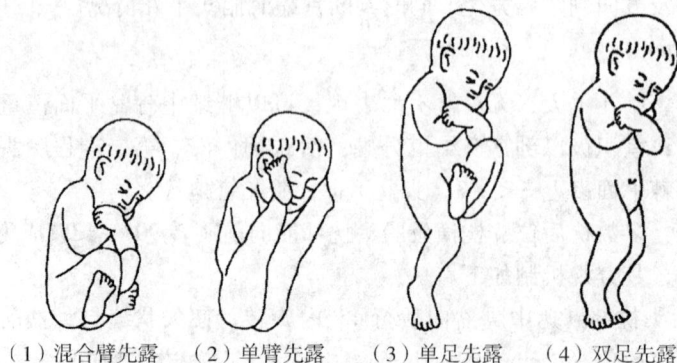

（1）混合臀先露　　（2）单臀先露　　（3）单足先露　　（4）双足先露

图16-6　臀先露分类

3. 不完全臀先露（incomplete breech presentation） 胎儿以一足或双足、一膝或双膝或一足一膝为先露。膝先露（knee presentation）是暂时的，产程开始后常转为足先露（footling presentation）。较少见。

（三）诊断

1. 临床表现 孕妇常感肋下有圆而硬的胎头。由于胎臀形状不规则，不能紧贴子宫下段及宫颈内口，对前羊膜囊压力不均匀，容易发生胎膜早破，常导致宫缩乏力，宫口扩张缓慢，致使产程延长。发生脐带脱垂是头先露的 10 倍。

2. 腹部检查 宫底部可触及圆而硬、触压时有浮球感的胎头；若未衔接，在耻骨联合上方触到不规则、软而宽的胎臀，胎心在脐部上方胎背侧听得最清楚。

3. 阴道检查 了解宫口扩张程度及有无脐带脱垂。可触及软而不规则的胎臀或触到胎足、胎膝。若胎膜已破能直接触到胎臀、外生殖器及肛门，准确触诊骶骨以判断胎方位。应注意与面先露相鉴别。若为胎臀，可触及肛门与两坐骨结节连在一条直线上，手指放入肛门内有环状括约肌收缩感，取出手指可见有胎粪。若为颜面，口与两颧骨突出点呈三角形，手指放入口内可触及齿龈和弓状的下颌骨。若触及胎足时，通过脚趾方位可帮助判断是左足还是右足；应与胎手相鉴别，胎足趾短而平齐，且有足跟，胎手指长，指端不平齐。

4. 超声检查 能确诊臀先露类型以及胎头姿势、胎儿畸形等。

（四）分娩机制

在胎体各部中，胎头最大，胎肩小于胎头，胎臀最小。头先露时，胎头一经娩出，身体其他部位随即娩出。而臀先露时则不同，较小且软的臀部先娩出，最大的胎头却最后娩出，且胎头俯屈有限，为适应产道条件，胎臀、胎肩、胎头需按一定机制适应产道条件方能娩出，故需要掌握胎臀、胎肩及胎头 3 部分的臀位助产分娩机制。以骶右前位为例加以阐述。

1. 胎臀娩出 临产后，胎臀以粗隆间径坐落于骨盆入口右斜径入盆下降衔接，骶骨位于右前方。胎臀逐渐下降，前髋下降稍快故位置较低，抵达骨盆底遇到阻力后，前髋向母体右前方行 45°内旋转，使前髋位于耻骨联合后方，此时粗隆间径与母体骨盆出口前后径一致。胎臀继续下降，胎体稍侧屈以适应产道弯曲度，后髋先从会阴前缘娩出，随即胎体稍伸直，使前髋从耻骨弓下娩出。继之双腿双足娩出。当胎臀及双下肢娩出后，胎体行外旋转，使胎背转向前方或右前方。

2. 胎肩娩出 当胎体行外旋转的同时，胎儿双肩径衔接于骨盆入口右斜径或横径，并沿此径线逐渐下降，当双肩达骨盆底时，前肩向右旋转 45°转至耻骨弓下，使双肩径与骨盆出口前后径一致，同时胎体顺产道侧屈，使后肩及后上肢从会阴前缘娩出，继之侧伸使前肩及前上肢从耻骨弓下娩出。

3. 胎头娩出 当胎肩及双上肢娩出时，胎头矢状缝于骨盆入口左斜径或横径下降衔接。当胎头枕骨达骨盆底时，胎头向母体左前方内旋转 45°，使枕骨朝向耻骨联合。胎头继续下降，当枕骨下凹到达耻骨弓下时，以此处为支点，保持胎头继续俯屈，使颏、面及额部相继自会阴前缘娩出，随后枕部自耻骨弓下娩出。

（五）对母儿影响

1. 对产妇的影响 胎臀形状不规则，不能紧贴子宫下段及宫颈内口，容易发生胎膜早破、继发性宫缩乏力及产程延长，使产后出血与产褥感染的机会增多，产伤和手术产率升高，胎臀娩出时宫口未必开全，强行牵拉娩出胎头，容易造成宫颈撕裂。

2. 对胎儿及新生儿的影响 臀位常致胎膜早破，发生脐带脱垂是头先露的 10 倍，脐带脱垂受压可致胎儿窘迫甚至死亡；胎膜早破，使早产儿及低体重儿增多；后出胎头使脐带受压于胎头与宫颈及盆壁之间，导致胎儿低氧血症，时间延长延续为新生儿窒息。胎臀娩出时宫口未必开全，后出胎头牵出困难，常发生脊柱损伤、脑幕撕裂、臂丛神经损伤、胸锁乳突肌损伤导致的斜颈、颅内出血，颅内出血的发病率是头先露的10倍。

（六）处理

1. 妊娠期 胎龄越小臀先露发生率越高，妊娠30周以前，臀先露较多见，至妊娠32周多能自然转成头先露。若妊娠32周后仍为臀先露，有经阴道分娩条件者应予矫正。常用的矫正方法如下。

（1）胸膝卧位 孕妇空腹，排空膀胱，松解裤带，胸膝卧位（图16-7），每日2次，每次15分钟，连做1周后复查。胸膝卧位姿势可使胎臀退出盆腔，借助胎儿重心改变，自然完成头先露转位。

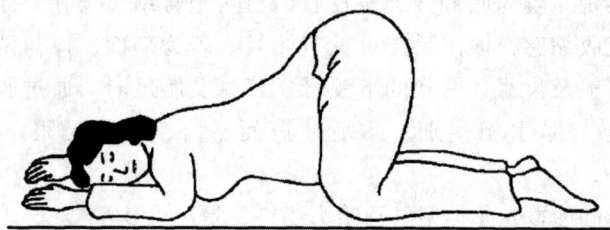

图16-7 胸膝卧位

（2）激光照射或艾灸至阴穴 用激光照射两侧至阴穴（足小趾外侧，距趾甲角0.1寸），也可用艾灸，每日1次，每次15~30分钟，5~7次为一疗程。

（3）外转胎位术（external version） 应用上述矫正方法无效者，腹壁松弛的孕妇，于妊娠32~34周后可行外转胎位术，因有发生胎膜早破、胎盘早剥、脐带缠绕及早产等并发症的可能，要慎重应用，必须在有实施紧急剖宫产的条件下进行。术前半小时口服利托君10mg或硝苯地平20mg，术前术后行B型超声及胎心电子监测。孕妇平卧，两下肢屈曲稍外展，露出腹壁。查清胎位，听胎心。操作步骤包括松动胎先露部及转胎：①松动胎先露部：两手插入胎先露部下方向上提拉，使之松动；②转胎：两手把握胎儿两端，一手将胎头沿胎儿腹侧，保持胎头俯屈，轻轻向骨盆入口推移，另手将胎臀上推，与推胎头动作配合，直至转为头先露。动作应轻柔，间断进行。若术中或术后发现胎动频繁而剧烈或胎心率异常，应停止转动并退回原胎位观察半小时（图16-8）。转成头先露后包扎腹部以固定胎头。

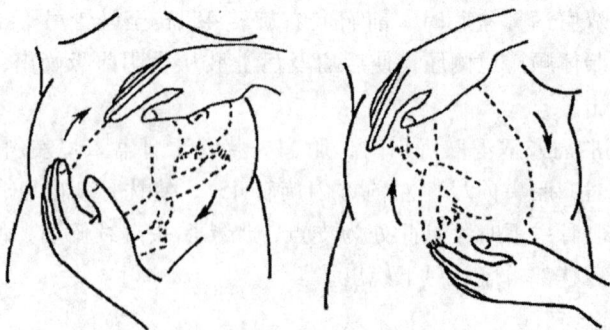

图16-8 臀先露外转胎位术

2. 分娩期 应根据产妇年龄、胎产次、骨盆类型、胎儿大小、胎儿是否存活及发育是否正常、臀先露类型以及有无合并症、并发症等，对分娩方式做出正确判断和选择。

（1）择期剖宫产　狭窄骨盆、软产道异常，胎儿体重 >3500g 或胎头双顶径 >9.5cm、胎头仰伸，不完全臀先露，胎膜早破，高龄初产、有难产史等，应行择期剖宫产终止妊娠。臀位合并脐带绕颈可考虑剖宫产。

（2）臀位试产　骨盆正常、除臀位外胎儿无异常，单臀先露，孕周≥36 周，应给予臀位试产机会。臀位早期早产、臀位合并糖尿病应慎重试产。

1）第一产程　不灌肠，不用缩宫素引产，尽量避免胎膜破裂。一旦破膜，立即听胎心，阴道检查，胎心电子监护，了解有无脐带脱垂。若发现脐带脱垂，胎心尚好，宫口未开全，需立即行紧急剖宫产结束分娩，剖宫产术前阴道检查者手不离开阴道，解除脐带受压、保持脐带搏动；若为不完全臀先露，宜行急诊剖宫产结束分娩。若为单臀先露、无脐带脱垂，严密观察胎心及产程进展。当胎臀下降进入阴道拨露，为了使宫颈和阴道充分扩张，应加强宫缩，消毒外阴，用"堵"臀方法：用无菌巾遮盖阴道口以手掌于宫缩时堵住胎臀，待宫缩时胎臀冲击力加大、宫口开全及阴道充分扩张让胎臀自然娩出，有利于后出胎头顺利娩出（图16 -9）。在"堵"臀助宫颈阴道扩张过程中，应每隔10 ~ 15 分钟听胎心一次，并注意宫口是否开全，做好接生准备。宫口已开全再堵易引起胎儿窘迫或子宫破裂。

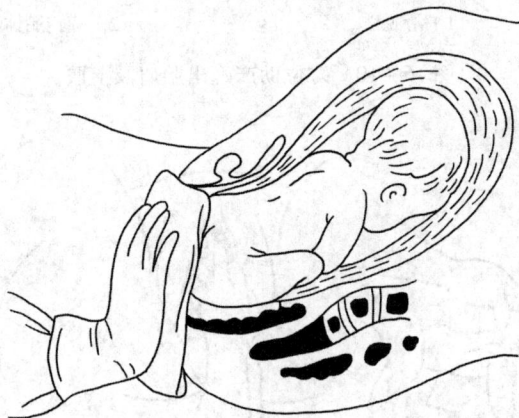

图16 -9　"堵"臀助宫颈阴道扩张

2）第二产程　接产前，应导尿排空膀胱。初产妇应作会阴后 - 侧切开术，行臀位助产：当胎臀自然娩出至脐部后，接产者协助娩出胎肩及后出胎头（图16 - 10，图16 - 11）。脐部娩出后，一般应在 2 ~ 3 分钟娩出胎头，最长不能超过 8 分钟，避免因脐带受压时间胎儿低氧血症过长、延续为新生儿窒息。①臀位上肢助产：有滑脱法及旋转胎体法两种。滑脱法：术者右手握住胎儿双足，向前上方提，使胎体向前上侧屈，后肩显露于会阴前缘，左手食、中指伸入阴道，顺胎儿后肩、上臂滑行至肘关节屈面，按顺时针方向沿胎儿胸前滑动，协助上举胎手以洗脸动作顺次娩出上臂、肘关节及前臂胎手，后肩即娩出；然后将胎体放低向下侧屈，前肩自然由耻骨弓下娩出，右手食、中指同法娩出前上肢。旋转胎体法：术者双手拇指于背侧，另4 指于腹侧握持胎臀，逆时针方向旋转胎体，同时稍向下牵拉，右肩及右臂自然从耻骨弓下娩出，再顺时针方向旋转胎体，娩出左肩及左臂；可同时用洗面法助娩肘关节。②臀位胎头助产：胎肩及上肢娩出后，将胎背转至前方，使胎头矢状缝与骨盆出口前后径一致，将胎体骑跨于术者左前臂上，同时术者左手中指伸入胎儿口中，示指及无名指扶于两侧上颌骨；术者右手中指推压胎头枕部使其俯屈，示指及无名指置于胎儿两侧锁骨上（避开锁骨上窝），先向下牵拉，同时助手在产妇耻骨联合上方向后下适当加压，当枕骨下凹到达耻骨弓下时，将胎体上举，以枕骨下为支点，保持胎头继续俯屈，使颏、面及额部相继自会阴前缘娩出，随后枕部自耻骨弓下娩出。臀位胎头助产困难时，可用臀位后出胎头产钳助产。

臀位助产注意事项：①脐部娩出后，一般应在 2 ~ 3 分钟娩出胎头，最长不能超过 8 分钟，避免因脐带受压胎儿低氧血症时间过长而延续为新生儿窒息。②臀位胎头助产避免猛力牵拉，防止因胎儿颈部过度牵拉造成臂丛神经麻痹、颅骨剧烈变形引起大脑镰及小脑幕等硬脑膜撕裂致颅内出血。③臀位胎儿全部由接产者牵拉娩出的臀牵引术，对胎儿损伤大，一般情况下应禁止使用。

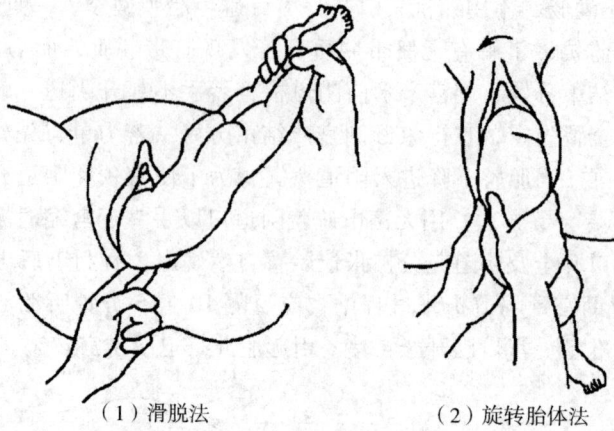

（1）滑脱法　　　　　（2）旋转胎体法

图 16 – 10　臀位助产娩出胎肩及上肢

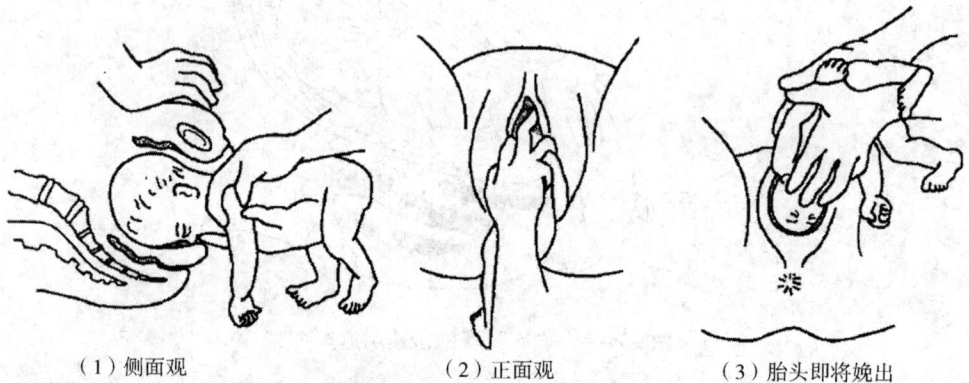

（1）侧面观　　　　（2）正面观　　　　（3）胎头即将娩出

图 16 – 11　臀位助产娩出胎头

3）第三产程　积极抢救新生儿窒息，积极处理第三产程，防止产后出血。常规检查宫颈及软产道，缝合撕裂伤。给予抗生素预防感染。

六、肩先露

胎体纵轴与母体纵轴相垂直为横产式（transverse lie）。胎体横卧于骨盆入口之上，先露部为肩，称为肩先露（shoulder presentation）。以肩胛骨为指示点，根据胎头在母体左或右侧和胎儿肩胛朝向母体前或后方，有肩左前、肩左后，肩右前、肩右后 4 种胎位。肩先露占妊娠足月分娩总数的 0.25%，是对母儿最不利的胎位。除死胎及早产儿胎体可折叠娩出外，足月活胎不可能经阴道娩出。若不及时处理，容易造成子宫破裂，威胁母儿生命。

（一）病因

肩先露的常见原因：①多产妇所致腹壁过度松弛，如悬垂腹子宫前倾使胎体纵轴偏离骨产道，斜向一侧或呈横产式。据统计产次≥4 次，肩先露发生率升高 10 倍。②未足月胎儿妊娠 32 周前尚未自然转成头先露。③骨盆狭窄、盆腔肿瘤阻塞产道、前置胎盘等阻碍胎体纵轴衔接。④羊水过多胎儿自由活动空间过大。

（二）诊断

1. 临床表现　胎体横卧于骨盆入口之上，肩先露不能紧贴子宫下段及宫颈内口，难以有效扩张子宫下段及宫颈内口，不能刺激有效宫缩导致宫缩乏力，同时对前羊膜囊压力不均匀容易发生胎膜早破。破膜后羊水迅速外流，容易形成胎儿上肢或脐带先露甚至脱出，导致胎儿窘迫甚至死亡；随着羊水迅速流出，宫腔容积缩小，胎体可能被子宫壁包裹、折叠。随着宫缩不断加强，胎肩被挤入骨盆入口，胎儿颈部进一步侧屈向胎体腹侧折叠弯曲，胎颈被拉长，胎头和胎臀被阻于骨盆入口上方，胎头嵌顿于一侧髂窝，胎臀则嵌顿于对侧髂窝或折叠于宫腔上部，而胎肩先露侧上肢则脱垂入阴道，形成忽略性（嵌顿性）肩先露（neglected shoulder presentation）（图 16 - 12）。产程停

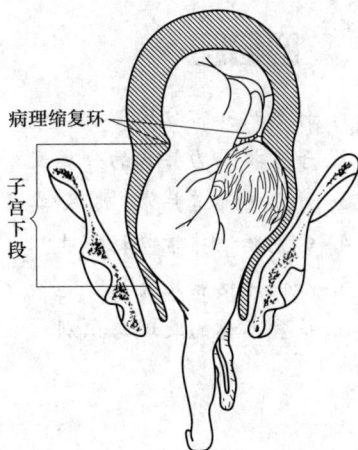

图 16 - 12　忽略性肩先露及病理缩复环

滞，病理缩复环（pathologic retraction ring）形成，进一步宫缩即发生子宫破裂。

2. 腹部检查　子宫呈横椭圆形，胎体纵轴与母体纵轴垂直。子宫底高度低于妊娠周数。宫底部及耻骨联合上方较空虚，子宫横径宽，在母体腹部一侧触到胎头，另侧触到胎臀。在脐周两侧胎心最清楚。

3. 阴道检查　胎膜未破者，因胎先露部浮动于骨盆入口上方，不易触及胎先露部。若胎膜已破、宫口已扩张，阴道检查可触及胎儿肩胛骨、肋骨及腋窝。腋窝尖端指向胎肩及胎头位置，据此可判断胎头在母体左或右侧；根据肩胛骨朝向母体前或后方，可判断肩前位或肩后位。若胎手已脱入阴道，可用握手法鉴别是胎儿左手或右手，检查者只能与胎儿同侧的手相握。

4. 超声检查　根据胎头、脊柱、胎臀、胎心等探测，能准确诊断肩先露，并能确定具体胎方位。

（三）处理

1. 妊娠期　妊娠晚期发现横产式应及时矫正。纠正方法同臀先露。若纠正胎位术失败，应提前住院待产决定分娩方式。

2. 分娩期　横产式是对母儿最不利的胎位。除死胎及早产儿胎体可折叠娩出外，足月活胎不可能经阴道娩出。原则上应行择期剖宫产终止妊娠。

（1）双胎妊娠胎先露一头一横若经阴道分娩，第一头位胎儿娩出后，即行内转胎位术，将第二横位胎儿转成臀先露娩出。

（2）胎儿已死、无先兆子宫破裂征象时，若宫口近开全，在全麻下行内倒转胎位术以臀先露娩出，或行断头术或除脏碎胎术。术后常规检查宫颈及阴道等有无裂伤。若有裂伤应及时修补。

（3）出现先兆子宫破裂或子宫破裂征象，无论胎儿是否存活，均应立即行紧急剖宫产术。子宫破裂不能修补或宫腔严重感染，应行子宫切除术。

（4）积极防治产后出血及产褥感染。

本章小结

本章介绍异常分娩，包括产力异常（子宫收缩乏力、子宫收缩过强）、产道异常（骨产道异常、软产道异常）以及胎位异常（头先露异常、臀先露及肩先露异常）等。

思考题

1. 什么叫异常分娩？
2. 子宫收缩力异常的分类及处理原则是什么？
3. 什么叫产道异常？其分类及临产表现如何？
4. 常见胎位异常包括哪些？
5. 如何评估胎儿大小？
6. 头盆不称的表现与识别。

（王晓东）

第十七章　分娩期并发症

第一节　产后出血

案例讨论

临床案例　某孕妇，孕5产1，孕38周宫内妊娠单活胎，经阴道分娩一足月活婴后30分钟，胎盘未娩出，阴道大量流血约500ml，色鲜红，有凝血块，血压100/70mmHg，脉搏112次/分钟。

问题　1. 根据上述资料，该患者的初步诊断及诊断依据是什么？
　　　　2. 针对该患者目前情况，应进行哪些检查及处理？

产后出血（postpartum hemorrhage，PPH）是指胎儿娩出后24小时内产妇失血量超过500ml，剖宫产时超过1000ml。PPH是分娩期严重并发症，位居我国孕产妇死亡原因之首，其发病率占分娩总数2%～3%，由于分娩时评估的失血量往往低于实际失血量，故实际发病率更高。

一、病因

引起产后出血的主要原因为子宫收缩乏力、胎盘因素、软产道损伤及凝血功能障碍。这些原因可共存和相互影响。

1. 子宫收缩乏力（uterine atony）　是产后出血最常见的原因。子宫肌纤维的分布是内环、外纵、中交织。正常情况下，胎儿娩出后不同方向走行的子宫肌纤维收缩压迫肌束间的血管并使胎盘剥离面迅速缩小，血窦关闭，出血减少。因此，任何影响子宫肌纤维收缩的因素均可引起子宫收缩乏力性出血，常见的因素如下。

（1）全身因素　产妇因对分娩过度恐惧而极度紧张，尤其对阴道分娩缺乏足够信心则可以引起宫缩不协调或宫缩乏力。

（2）产科因素　产程过长使产妇极度疲劳、体力消耗过多；产程过快；羊水过多、巨大儿及多胎妊娠使子宫肌纤维过度伸展，产后子宫肌纤维缩复能力降低；多次分娩而致子宫肌纤维受损；妊娠期高血压疾病、胎盘早剥、严重贫血、宫腔感染等使子宫肌纤维水肿而引起子宫收缩乏力。

（3）子宫因素　子宫肌纤维发育不良，如子宫畸形或子宫肌瘤等；子宫肌壁损伤，如既往有剖宫产或子宫肌瘤剔除手术史。

（4）药物因素　分娩过程中过多使用镇静剂、麻醉剂或子宫收缩抑制剂。

2. 胎盘因素

（1）胎盘滞留（retained placenta）　胎盘在胎儿娩出后 30 分钟尚未排出者称胎盘滞留。常见的原因：①宫缩剂使用不当或粗暴按摩子宫等使子宫肌纤维产生痉挛性收缩，在宫颈内口附近形成收缩环，将剥离的胎盘嵌闭于宫腔内；②膀胱充盈压迫子宫下段，也可以使已剥离胎盘滞留于宫腔；③第三产程过早牵拉脐带或按摩子宫使胎盘剥离不全，胎盘已剥离部位的出血聚于宫腔内，进而引起宫腔增大致宫缩乏力。

（2）胎盘植入（placenta increta）　指胎盘绒毛在其附着部位侵入子宫肌层，并根据其侵入子宫肌层的深度分为 3 种类型：①胎盘粘连：胎盘绒毛紧密黏附于子宫肌层表面；②胎盘植入：胎盘绒毛深入子宫肌壁间；③穿透性胎盘植入：胎盘绒毛穿过子宫肌层达到或超过子宫浆膜层，甚至侵及膀胱或直肠。

根据胎盘绒毛侵入子宫肌层的面积分为部分性或完全性胎盘植入。部分性胎盘植入表现为胎盘部分性剥离，子宫收缩不良，剥离面血窦开放发生持续性出血。完全性胎盘植入因胎盘未剥离而出血不多。胎盘植入的常见原因：①既往多次刮宫或宫腔感染使子宫内膜损伤而易引起胎盘粘连或植入；②胎盘附着部位异常，如胎盘附着于子宫下段、宫颈或宫角部，此处子宫内膜菲薄，易使胎盘绒毛侵入子宫肌层；③既往有子宫手术史，如剖宫产术、子宫肌瘤剔除术或子宫整形术等使子宫内膜损伤，胎盘绒毛容易在损伤部位侵入子宫肌层。有多次剖宫产史者发生前置胎盘并发胎盘植入的几率增加，容易导致凶险性产后出血。

（3）胎盘部分残留（retained placenta fragment）　指部分胎盘小叶、副胎盘或胎膜残留于宫腔，影响子宫收缩而出血。

3. 软产道裂伤　指会阴、阴道、宫颈，甚至子宫下段的裂伤。常见因素：外阴组织弹性差；外阴、阴道炎症改变；急产、产力过强；巨大儿；阴道手术助产。

4. 凝血功能障碍（coagulation defects）　任何原发或继发的凝血功能异常都可能引起产后出血。常见原因有胎盘早剥、羊水栓塞、死胎、妊娠期急性脂肪肝等引起的凝血功能障碍，少数由原发性血液疾病如血小板减少症、白血病、再生障碍性贫血或重症病毒性肝炎等引起。

二、临床表现

产后出血的主要临床表现为阴道流血及血容量不足所引起的贫血、休克等相应临床症状和体征。胎儿娩出后立即发生阴道流血，色鲜红，应考虑软产道损伤；胎儿娩出数分钟之后出现的阴道流血，色暗红，常与胎盘因素相关；胎盘娩出后的阴道流血多为子宫收缩乏力或胎盘胎膜残留所致。持续性的阴道流血，且血液不易凝固，应考虑凝血功能障碍；阴道流血虽然不多，但产妇失血表现明显，伴阴道疼痛，应考虑隐匿性软产道损伤，如阴道血肿。

三、诊断

1. 失血量评估　临床上多采用下列方法估计失血量。

（1）称重法　分娩后敷料重（湿重）－分娩前敷料重（干重）＝相当于失血量（血液比重 1.05g/ml）。

（2）容积法　用专用产后接血容器收集血液后用量杯测量失血量。

（3）面积法　血湿面积按 $10cm \times 10cm = 10ml$，即每 $1cm^2$ 为 1ml 计算失血量。

（4）休克指数（shock index，SI）法　休克指数＝脉率/收缩压（mmHg），SI＝0.5，为血容量正常；SI＝1，失血量约为 500～1500ml；SI＝1.5，失血量约为 1500～2500ml；SI＝2.0，则失血量约为 2500～3500ml。虽然休克指数的方法来源于未孕妇女，但是近年来临床资料表明其对产后出血量判断有一定参考价值，动态测量 SI 可以用于产后未收集失血量的产妇或外院转诊者进行失血量的估计。另外，应注意高血压孕妇在产后出血时血压可能正常，此时休克指数不能真实反映失血程度。

（5）血红蛋白测定法　每下降 10g/L，失血量约为 400～500ml。但是在产后出血早期，由于血液浓缩，血红蛋白值不能准确反映实际失血量。

2. 产后出血原因的诊断　根据阴道流血发生时间，失血量与胎儿、胎盘娩出之关系可初步判断引起产后出血的主要原因，有时产后出血的原因可互为因果。

（1）子宫收缩乏力　正常情况下，胎盘娩出后子宫收缩，宫底平脐或脐下一横指，呈球状，质硬，阴道无流血。子宫收缩乏力时，宫底升高，子宫质软，呈袋状，阴道流血多。按摩子宫及用缩宫剂后子宫变硬，阴道流血停止或减少，可确定为子宫收缩乏力。

（2）胎盘因素　当胎儿娩出后 10 分钟内胎盘未娩出伴阴道大量流血，应考虑胎盘原因，如胎盘部分剥离、粘连、嵌顿；胎盘娩出后部分残留是引起产后出血常见原因，应常规检查胎盘及胎膜是否完整；注意胎盘胎儿面有无断裂血管，警惕有无副胎盘残留可能。

（3）软产道损伤　疑有软产道损伤时应及时仔细检查宫颈、阴道及会阴是否有裂伤。宫颈裂伤常发生在宫颈 3 点及 9 点处，有时可上延至子宫下段或阴道穹隆。阴道及会阴裂伤按裂伤程度分为 4 度：Ⅰ度裂伤仅会阴部皮肤及阴道入口黏膜撕裂；Ⅱ度裂伤指裂伤已达会阴体筋膜及肌层，累及阴道后壁黏膜，可延阴道后壁两侧沟向上撕裂，出血较多，解剖结构不易辨认；Ⅲ度裂伤指裂伤向会阴部扩展，肛门外括约肌已撕裂，直肠黏膜尚完整；Ⅳ度裂伤指阴道、肛门、直肠贯通，直肠肠腔暴露，为最严重的阴道会阴撕裂伤，但出血量可不多。

（4）凝血功能障碍　根据病史、出血特点（持续阴道流血，血液不凝，止血困难，全身多部位出血）及血小板计数、纤维蛋白原、凝血酶原时间等凝血功能检测可做出诊断。

四、处理

处理原则：针对出血原因，迅速止血；补充血容量，纠正失血性休克；防治感染及其他并发症。

1. 子宫收缩乏力　加强子宫收缩能迅速有效止血。导尿排空膀胱后可以采用以下方法。

（1）按摩子宫　为常用的有效方法，可采用经腹按摩或经腹及阴道联合按压，按摩时间以子宫恢复正常收缩并能保持收缩状态为止。

（2）应用促宫缩药物　①缩宫素（oxytocin）10U 直接宫体注射，再以 10～20U 加于 5%葡萄糖注射液或 0.9%生理盐水 500ml 中静脉滴注，24 小时缩宫素总剂量控制在 60～80U 以内，可预防或减少宫缩乏力的发生。②麦角新碱有升高血压、恶心、呕吐等副作用，临床较少应用。③卡前列素氨丁三醇注射液 250μg 肌注或子宫体注射，约 3 分钟起效，半小时达作用高峰，可维持 2 小时，可重复用药，但总量应控制在 2000μg 以内；米索前列醇 200～600μg 舌下含服；卡前列甲酯栓 1mg 经阴道或直肠给药。但前列腺素类药物对于患有严重心血管疾病、哮喘、过敏体质、青光眼患者禁用。

（3）沙条宫腔填塞　将宽 6～8cm、长 1～1.5m 的 4～6 层大纱条填塞宫腔，压迫止血。助手在腹部固定子宫，术者用卵圆钳持纱条自宫底由内向外，纱条紧密填塞于宫腔。若留有空隙将造成隐性出血，且不利于及时观察宫腔出血情况。24 小时后应取出纱条，取出前静滴缩宫素加强宫缩，并给以广谱抗生素预防感染。

（4）Bakri 球囊宫腔填塞　自然分娩时可经阴道放置，剖宫产时可经子宫切口放置，球囊内注射生理盐水 500ml 以内，24 小时后取出。Bakri 球囊不但操作方便而且还可以观察宫腔出血量。

（5）结扎子宫动脉或髂内动脉　经上述处理无效，出血不止，为抢救产妇生命可行子宫动脉上行支或髂内动脉结扎。结扎后血流暂时终止，出血减少，以利于争取时间纠正休克。

（6）髂内动脉或子宫动脉栓塞　适用于产妇生命体征稳定时进行。经股动脉穿刺插导管至髂内动脉或子宫动脉，注入明胶海绵等栓塞剂。栓塞剂可于 2～3 周后吸收，血管复通。

（7）切除子宫　经各种保守治疗无效，为挽救产妇生命，可进行子宫次全切除术或子宫全切除术。

2. 胎盘因素　残留胎盘或胎膜可徒手取出或行清宫术；疑有胎盘滞留时可立即作宫腔检查，若胎盘已剥离则应立即取出胎盘，若系胎盘粘连可徒手剥离胎盘后取出，若胎盘剥离困难疑有胎盘植入，可行介入治疗或胎盘原位保留；如果是在剖宫产术中发现胎盘植入，可结扎子宫动脉上行支血管或髂内动脉，楔形切除植入部位的胎盘及子宫组织后行子宫整形术，若胎盘大面积穿透性植入可考虑行子宫切除术。

3. 软产道损伤　应行彻底止血，并按解剖层次依次缝合。宫颈撕裂伤小于 1cm、无活动性出血时不需缝合；若有活动性出血或裂伤大于 1cm 则应缝合。缝合第一针应超过裂口顶端 0.5cm，常用间断缝合，不留死腔。若裂伤累及子宫下段，缝合时应避免损伤膀胱和输尿管，必要时可经腹修补。对软产道血肿，可切开后清除积血，闭合死腔，加压止血。

4. 凝血功能障碍　首先应排除子宫收缩乏力、胎盘因素、软产道损伤等原因引起的出血。其次要寻找引起凝血功能障碍的原因，对症治疗。最后尽快输新鲜全血，补充血小板、纤维蛋白原或凝血酶原复合物、凝血因子等。

5. 失血性休克　多见于产后短时间内大量失血的患者，产妇因血容量急剧下降而发生低血容量性休克。休克的程度与失血量、出血速度和产妇身体状况相关。在治疗抢救中应注意：①正确估计失血量，判断休克程度；②止血与抗休克治疗同时进行；③建立有效静脉通路，监测中心静脉压，充分输血、补液；④给氧，纠正酸中毒，血压低时可以应用升压药物及肾上腺皮质激素，同时警惕缺血再灌注损伤；⑤应用有效抗生素防治感染；⑥预防并治疗 DIC。

6. 产科合理输血　建议早期大量输注红细胞的同时补充血浆、血小板及凝血因子纠正凝血功能障碍，使红细胞、血浆、血小板治疗量尽量符合血液系统比例，适当补充纤维蛋白原、冷沉淀。在抢救休克的过程中应注意限制液体过量输入，以避免发生稀释性凝血功能障碍及心、肺、脑等重要脏器水肿，一般来说晶体液小于 2000ml，胶体液小于 1500ml。

五、预防

1. 重视产前保健

（1）加强孕前及孕期保健，有凝血功能障碍相关疾病者应积极治疗后再孕，必要时应在早孕时终止妊娠。做好计划生育宣传工作，减少人工流产。

（2）重视对高危孕妇的早期识别，及时转诊到有抢救条件的医院。

2. 正确处理产程

（1）第一产程　注意产妇休息、饮食，防止疲劳和产程延长，合理使用镇静剂。

（2）第二产程　正确掌握会阴后、侧切的指征和时机；规范使用阴道助产技术；正确指导产妇使用腹压，避免胎儿过快娩出，造成软产道损伤。

（3）第三产程　不过早牵拉脐带，胎儿娩出后可等待 15 分钟；若有流血应立即查明原因，及时处理；胎盘娩出后仔细检查胎盘胎膜有无缺损，检查软产道有无损伤及血肿。

3. 加强产后观察　产后 2 小时内是产后出血的高发阶段，产妇应在产房留观 2 小时，观察产妇生命体征、子宫收缩及阴道流血情况，发现异常及时处理；鼓励产妇尽早排空膀胱；新生儿早接触、早吸吮，促进子宫收缩。

第二节　羊水栓塞

案例讨论

临床案例　某足月妊娠孕妇，瘢痕子宫，剖宫产术中取出胎儿时，患者突然说："啊，医生，我喘不过气来。"检查发现患者面色苍白，血压突然从 120/80mmHg 降至 40/0mmHg，子宫涌出大量不凝血。

问题　1. 根据上述资料，该患者的初步诊断及诊断依据是什么？

2. 针对该患者目前情况，应该进行哪些处理及辅助检查？

羊水栓塞（amniotic fluid embolism，AFE）是指在分娩过程中羊水成分突然进入母体血液循环引起急性肺栓塞、过敏性休克、弥散性血管内凝血（DIC）、肾功能衰竭或猝死的严重分娩期并发症，是产科罕见的最凶险急症之一，发病率约为 4/10 万 ~6/10 万。近 20 年来，随着对这种疾病的逐步认识和诊疗策略的改变，AFE 的死亡率已由 1995 年的 60% ~80% 下降到近年报道的 16% ~35%。由于许多 AFE 患者血液中找不到羊水成分，故有学者建议将 AFE 更名为"妊娠过敏反应综合征"。

一、病因

AFE 主要是羊水中的一些物质（如胎儿毳毛、角化上皮、胎脂、胎粪等）进入母体血液循环后，引起母体对胎儿抗原产生的一系列过敏反应。目前也有学者认为，AFE 并不是 IgE 参与的 I 型变态反应，可能是无抗体参与的过敏样反应。在此反应中，异体物质引起肥大细胞脱颗粒，产生的异常花生四烯酸代谢物（如白三烯、血栓素、前列腺素等）进入母体血液循环引起一系列严重的病理生理反应。

羊水中的有形物质进入母体血液循环引起肺动脉机械性栓塞，导致肺水肿、肺动脉高压、心功能衰竭、低氧血症等全身多脏器功能衰竭。羊水及其内容物经开放的宫颈内膜静脉、胎盘附着处或附近、胎膜周围血管、蜕膜血管通道、病理性开放的血窦等进入母体血循环。常见的高危因素包括宫缩过强或强直宫缩、人工破膜、胎膜早破、高龄初产妇、多产妇、急产、巨大胎儿、死胎、前置胎盘、胎盘早剥、中期妊娠引产的钳刮术、羊膜腔穿刺术、剖宫产术等。

现有研究表明，正常羊水入血可能无害，羊水入血后引起血管活性物质的释放才是重要致病因素。

二、病理生理

羊水进入母体血液循环后，通过阻塞肺小血管，引起过敏反应和凝血机制异常而导致机体发生一系列病理生理变化。

1. 肺动脉高压和肺水肿　羊水内有形物质直接形成栓子，经肺动脉进入肺循环阻塞小血管引起肺动脉高压；羊水内含有大量激活凝血系统的物质，启动凝血过程，形成广泛凝血栓阻塞肺小血管，反射性引起迷走神经兴奋，加重肺小血管痉挛；羊水内抗原成分引起过敏反应，反射性地引起肺内小血管痉挛。这种过敏反应在引起肺动脉压升高时可能起主导作用，肺动脉高压直接引起急性充血性右心衰竭，继而发生左心功能衰竭。目前有研究认为白三烯、血栓素、前列腺素等可影响血管的完整性，并有强大的巨噬细胞、中性粒细胞和单核细胞的趋化聚集作用，使得肺血管和肺泡上皮细胞损伤，支气管黏膜分泌功能强化，引起肺水肿。

2. 过敏性休克 羊水中胎儿有形成分作为致敏原作用于母体引起过敏反应，所导致的过敏性休克多在羊水栓塞后立即出现，血压骤降甚至消失。

3. 弥散性血管内凝血（DIC） 妊娠时母血呈高凝状态（多种凝血因子及纤维蛋白原明显增加），羊水中含有大量促凝物质可激活外源性凝血系统，在血管内产生大量的微血栓，消耗大量凝血因子及纤维蛋白原，致使 DIC 发生。羊水中亦含有纤溶激活酶，当纤维蛋白原下降时可激活纤溶系统。由于大量凝血物质的消耗和纤溶系统的激活，产妇血液系统由高凝状态迅速转变为低凝状态，发生严重产后出血及失血性休克。

4. 急性肾功能衰竭 由于休克和 DIC，肾急性缺血导致肾功能障碍和衰竭。

三、临床表现

羊水栓塞起病急骤，多发生于分娩过程中，临床可表现为如下情况。

1. 孕产妇在第一产程末或第二产程，也可在胎儿娩出后短时间内，出现烦躁不安、寒战、恶心、呕吐、气急等前驱症状。继而出现呛咳、呼吸困难、发绀、抽搐或昏迷，面色苍白、四肢厥冷、肺底部湿啰音、血压急剧下降。也可发病急骤，没有前驱症状，产妇仅惊叫一声后数分钟内死亡。

2. 难以控制的全身广泛性出血，大量阴道流血、切口渗血、全身皮肤黏膜出血、血尿，甚至出现消化道大出血。

3. 少尿或无尿。

4. 有些病情发展缓慢，无典型的呼吸循环系统症状，几小时后才出现阴道持续流血，无血凝块，伤口渗血、血尿，并出现休克症状。患者血压下降的程度往往与失血量不成比例。

四、诊断

1. 临床表现及病史 羊水栓塞的诊断主要依靠诱发因素、临床症状及体征，肺血管内是否找到羊水有形成分不是诊断的依据。在分娩时、分娩后 30 分钟内突然出现的不能用其他原因解释的下列情况应首先考虑羊水栓塞。

（1）急性缺氧，如呼吸困难、发绀、呼吸抑制、血氧饱和度下降。

（2）突发的低血压或心脏骤停，而产妇的失血不多。

（3）凝血功能障碍，持续的或大量的阴道流血，血液不易凝固。

2. 辅助检查 目前尚缺乏特异性的实验室检查指标，一旦考虑到羊水栓塞，为帮助进一步诊断及了解病情的进展情况，在立即抢救的同时可做如下检查。

（1）床旁胸部 X 线摄片，可见双肺有弥散性点片状浸润影，沿肺门周围分布，伴右心扩大。

（2）床旁心电图，提示右心房、右心室扩大，ST 段下降。

（3）与 DIC 有关的实验室检查，如血小板计数、血浆纤维蛋白原测定、凝血酶原时间、D-二聚体等。

（4）采集下腔静脉血或心内血液，离心、沉淀，取上层涂片查找羊水有形成分。但是即使没有找到这些物质也不能说明没有发生羊水栓塞。

（5）有条件者可以检测胰岛素样生长因子结合蛋白-1、STN 抗原、锌-粪卟啉等。

五、处理

一旦考虑羊水栓塞，应立即进行抢救。重点是针对过敏和急性肺动脉高压所致的低氧血症及呼吸循环功能衰竭，抗休克、预防 DIC 及肾功能衰竭。

1. 抗过敏、解除肺动脉高压、改善低氧血症

（1）抗过敏　一旦考虑羊水栓塞时，立即给予大剂量肾上腺糖皮质激素，抗过敏、解痉、稳定溶酶体、保护细胞。氢化可的松 100～200mg 加入 5%～10% 葡萄糖液 50～100ml 快速静脉滴注，再用 300～800mg 加入 5% 葡萄糖液 250～500ml 静脉滴注。也可用地塞米松 20mg 加入 25% 葡萄糖液中静脉推注，再予 20mg 加于 5%～10% 葡萄糖液 250～500ml 中静脉滴注。

（2）供氧　保持呼吸道通畅，面罩给氧，或气管插管正压给氧，必要时行气管切开。保证氧气供给，改善心、肺、脑、肾等重要脏器的缺氧状况，预防及减轻肺水肿。

（3）缓解肺动脉高压　应用解痉药物改善肺血流灌注，预防右心衰竭所致的呼吸循环衰竭。①盐酸罂粟碱：30～90mg 加入 10%～25% 葡萄糖液 20ml 中缓慢静脉推注，每日剂量不超过 300mg。可松弛平滑肌，扩张心、肺、脑等小动脉，为解除肺动脉高压首选药物。②阿托品：1mg 加入 10%～25% 葡萄糖液 10ml 中，每 15～30 分钟静脉推注 1 次，直至面色潮红、症状缓解为止。阿托品可阻断迷走神经反射所引起的肺血管和支气管痉挛，与罂粟碱联用效果更好。当心率 >120 次/分钟时慎用阿托品。③氨茶碱：250mg 加于 25% 葡萄糖液 20ml 中缓慢推注，可松弛支气管平滑肌，缓解肺动脉痉挛。④酚妥拉明：5～10mg 加入 10% 葡萄糖液中，以 0.3mg/min 静脉滴注。酚妥拉明为 α–肾上腺素受体阻滞剂，能缓解肺血管痉挛，解除肺动脉高压。

2. 抗休克　急性羊水栓塞初期多因过敏反应引起肺动脉高压，导致急性心功能衰竭，出现休克；后期则多因凝血功能障碍所致大量子宫出血而发生休克。

（1）补充血容量　可选用低分子右旋糖酐–40 快速静脉滴注，每日量不超过 1000ml，并应及时补充新鲜血液及血浆。抢救过程中可测量中心静脉压（central venous pressure，CVP），了解心脏负荷状况，指导输液量及速度，并可抽取血液查找羊水有形成分。

（2）适当应用升压药物　在血容量已补足而血压仍不稳定、休克症状进一步加重时，可选用多巴胺 20～40mg 加于 10% 葡萄糖液 250ml 静脉滴注；或间羟胺 20～80mg 加于 5% 葡萄糖液中静脉滴注，根据血压情况调整速度。

（3）纠正酸中毒　应及时行动脉血气分析及血清电解质测定，若有酸中毒可用 5% 碳酸氢钠液 250ml 静脉滴注，并及时纠正电解质紊乱。

（4）纠正心衰　常用强心剂如毛花苷丙 0.2～0.4mg 加于 10% 葡萄糖液 20ml 缓慢静脉注射；或毒毛花苷 K 0.125～0.25mg 同法静脉缓注，必要时 4～6 小时重复用药。

3. 防治 DIC　目前在 DIC 早期阶段使用抗凝剂仍有争议。在 DIC 后期继发纤溶亢进时，则以补充凝血因子，改善微循环，纠正休克及抗纤溶治疗为主。

（1）肝素钠　用于治疗羊水栓塞早期血液高凝状态，特别适用于发病后 10 分钟内使用。但因为这个阶段在临床上的具体时间较难判断，肝素的使用时机难以掌握，故不推荐常规使用肝素。若在给患者抽血时发现血液难以抽出或抽出后即刻凝结，可以考虑使用肝素。肝素钠 25～50mg（1mg=125U）加于生理盐水或 5% 葡萄糖液 100ml 内静脉滴注 1 小时，4～6 小时后可重复给药 1 次，肝素钠 50mg 加人 5% 葡萄糖液 250ml 中缓慢滴注。用药过程中可用试管法测定凝血时间，控制在 20～25 分钟左右，24 小时内用量可达 150～200mg。当凝血时间超过 30 分钟时，考虑有肝素过量，可用鱼精蛋白对抗，1mg 鱼精蛋白对抗肝素 100U。

（2）抗血小板凝集药物　双嘧达莫 400～600mg 加于 5% 葡萄糖液 250ml 内静脉滴注有对抗血小板聚集和黏附作用，副作用少，病情严重者可配合肝素使用。

（3）补充凝血因子　应及时输新鲜血、血浆、纤维蛋白原等。

（4）抗纤溶药物　纤溶亢进时，用氨基己酸（4～6g）、氨甲苯酸（0.1～0.3g）、氨甲环酸（0.5～1.0g）加入0.9%氯化钠注射液或5%葡萄糖液100ml中静脉滴注抑制纤溶激活酶，使纤溶酶原不被激活，从而抑制纤维蛋白的溶解。补充纤维蛋白原2～4g/次，使血浆纤维蛋白原浓度达到1.5g/L以上。

4. 预防肾功能衰竭　当血容量补足后若仍有少尿，可用呋塞米20～40mg静脉注射，或20%甘露醇250ml快速静脉滴注（有心衰时慎用）。若无效则提示急性肾功能衰竭，应尽早进行血液透析治疗。

5. 预防感染　选用肾毒性小的广谱抗生素预防感染。

6. 产科处理　羊水栓塞若发生在第一产程，或短时间内不能经阴道分娩者，应尽快行剖宫产终止妊娠；若发生在第二产程，估计短时间内能经阴道助产分娩者，在积极抢救的同时迅速结束分娩；若发生产后出血，积极处理后仍无法止血者，应行子宫切除，减少胎盘剥离面开放的血窦出血，争取抢救时机。

第三节　子宫破裂

子宫破裂（rupture of uterus）是指在分娩期或妊娠晚期子宫体部或子宫下段发生裂开，是产科极严重的并发症，若未及时诊治可导致胎儿及产妇死亡。其发生率与剖宫产率显著正相关。

一、病因

1. 瘢痕子宫　是导致子宫破裂的常见原因。曾行剖宫产手术、子宫肌瘤剔除术、宫角切除术等子宫肌壁有瘢痕的孕产妇，在妊娠晚期或分娩期因宫腔内压力增高或子宫收缩可使子宫瘢痕破裂。前次手术后子宫切口感染、愈合不良者，再次妊娠或分娩时子宫破裂的危险性增高。

2. 梗阻性难产　也是引起子宫破裂的常见原因。多见于高龄孕妇、骨盆狭窄、头盆不称、软产道阻塞、宫颈瘢痕、胎位异常、巨大胎儿、胎儿畸形等。因胎先露部下降受阻，子宫收缩过强，子宫下段过分伸展变薄而发生子宫破裂。

3. 促宫缩药物使用不当　胎儿娩出前缩宫素或前列腺素类制剂使用不当，可导致子宫强烈收缩造成破裂。当有高龄、多产、子宫畸形、瘢痕子宫或产道阻塞等危险因素时更易发生子宫破裂。

4. 产科手术损伤　多因阴道助产手术施术不当或过于粗暴所致。如宫颈口未开全时施行产钳助娩或臀牵引术，可造成宫颈及子宫下段裂伤；肩先露无麻醉下施行内倒转术；强行剥离植入性胎盘或严重粘连胎盘；行毁术时可因器械、胎儿骨片、暴力造成子宫破裂；妊娠晚期腹部受到严重撞击或其他外伤；分娩时暴力腹部加压助产，均可引起子宫破裂。

二、临床表现

子宫破裂多发生于分娩期，少数发生于妊娠晚期，多由先兆子宫破裂进展为子宫破裂。按子宫破裂程度分为完全性破裂和不完全性破。

1. 先兆子宫破裂　常见于产程长、有梗阻性难产因素的产妇，表现为：①产妇烦躁不安，心率、呼吸加快，下腹剧痛难忍及少量阴道流血；②胎儿先露部下降受阻，子宫收缩频繁，呈强直性或痉挛性收缩。子宫体部肌肉增厚变短，子宫下段肌肉变薄拉长，在两者间形成环状凹陷，称为病理缩复环（pathologic retraction ring），并可见该环逐渐上升达脐平或脐上，压痛明显；③胎儿心电监护提示胎动频繁，胎心率加快或减慢，呈现出不同程度的胎儿窘迫征象；④膀胱受压充血，出现排尿困难或血尿。孕妇下腹剧痛难忍、出现子宫病理缩复环、胎儿窘迫、血尿是先兆子宫破裂的四大主要临床表现。

2. 子宫破裂

（1）不完全性子宫破裂 指子宫肌层仅部分或全层裂开，但浆膜层完整，子宫腔与腹腔不相通，胎儿及其附属物仍在子宫腔内。多见于子宫下段剖宫产切口瘢痕破裂，常缺乏先兆破裂症状，体征也不明显。若子宫肌层破裂口累及两侧子宫血管可导致急性大出血或形成阔韧带内血肿，查体可扪及子宫一侧逐渐增大且有压痛的包块，多伴有胎儿窘迫征象。

（2）完全性子宫破裂 指子宫肌壁全层裂开，宫腔与腹腔相通。产妇继出现先兆子宫破裂症状后突感下腹一阵撕裂样剧痛，子宫收缩骤然消失。因羊水及血液进入腹腔，腹痛稍缓解后又出现全腹持续性疼痛，伴有面色苍白、呼吸急促、血压下降等休克症状及体征。全腹有压痛及反跳痛，腹壁下可清楚扪及胎体，子宫位于侧方，胎心、胎动可于短时内消失。阴道检查可见鲜血流出，胎先露部升高，已扩张的宫颈口缩小，部分产妇可扪及宫颈及子宫下段裂口。然而瘢痕子宫破裂前往往无明显临床症状。另外当有胎盘大面积穿透性植入时，若孕妇出现不明原因的持续性腹痛，应警惕子宫破裂的可能。

三、诊断

典型子宫破裂根据病史、症状、体征，容易诊断。应注意子宫下段切口瘢痕破裂，往往无先兆破裂症状，多为不完全性破裂，诊断有一定的困难，而子宫体部切口瘢痕破裂多为完全性破裂。结合前次剖宫产手术史、子宫下段压痛、胎心改变、阴道流血、胎先露部上升、宫口缩小或触及子宫下段破口等可诊断。B 型超声检查可协助确定子宫破口部位及胎儿与子宫关系，另外 B 超检查对评估子宫切口愈合情况也有一定临床参考价值。

四、鉴别诊断

1. 胎盘早剥 常伴有妊娠期高血压疾病史或外伤史，腹痛多呈持续性，宫缩间歇不明显，子宫硬如板状，胎位不清，无病理缩复环，B 型超声检查可见胎盘后血肿或胎盘明显增厚。

2. 难产并发宫腔感染 多见于产程延长、阴道检查次数过多、无菌操作不严等所致宫腔及腹腔感染，继之出现腹痛及腹膜炎体征。阴道检查胎先露部无上升，宫颈口无回缩。B 型超声检查示胎儿位于宫腔内，子宫无破裂口。患者常伴有发热，血象明显升高。

3. 临产并发急性胰腺炎 孕妇临产后突然出现持续性上腹部疼痛，阵发性加剧，可放射至腰背部。重症者多有上腹部压痛、反跳痛和腹肌紧张。血清淀粉酶或脂肪酶明显升高，大于正常上限 3 倍。B 型超声检查可见胰腺体积弥漫性增大，实质结构不均匀。

五、处理

1. 先兆子宫破裂 应立即抑制子宫收缩，如肌注哌替啶 100mg，或静脉全身麻醉，迅速行剖宫产术。

2. 子宫破裂 无论胎儿是否存活均应立即行手术治疗，同时积极予输液、输血、吸氧、抢救休克。若子宫破口整齐、距破裂时间短、无明显感染，可行子宫破口修补术。若破口大、不整齐，有明显感染，应行子宫次全切除术或全子宫切除术，术后给予广谱抗生素预防感染。子宫破裂者应尽可能就地、就近抢救，若必须转运，应输血、输液、包扎腹部后方可转送。

六、预防

子宫破裂一旦发生，严重危及母胎生命安全，应积极预防，避免子宫破裂的发生。

1. 认真做好计划生育及围生期保健工作，减少多产、多次人工流产等高危因素。认真做好产前检查,有剖宫产史、产道异常及胎位异常的孕妇应提前住院。

2. 正确处理产程,严密观察产程进展,警惕并尽早发现可能发生的先兆子宫破裂征象并及时处理。

3. 严格掌握缩宫素使用指征,凡有头盆不称、胎儿过大、胎位异常或曾行子宫手术者均禁用。应用缩宫素催引产时应有专人守护或监护,按规定稀释小剂量静脉缓慢滴注,严防子宫发生过强收缩。应用前列腺素制剂引产时亦应有相同监护条件。

4. 正确掌握产科手术助产指征及技术。阴道助产术应在宫口开全后进行,不做母儿损伤过大的阴道助产术(如中、高位产钳);内倒转术或毁胎术应在麻醉下进行;手术忌粗暴,避免手术操作不当造成损伤。

5. 正确掌握剖宫产指征,降低首次剖宫产率。对于前次剖宫产手术指征本次妊娠仍然存在,或术式为子宫体部切口、子宫下段切口有撕裂、术后子宫切口感染愈合不良者,均需行剖宫产终止妊娠。

本章小结

产后出血是产科最常见的严重并发症,有效地控制产后出血、降低其发病率及死亡率的关键在于早期预防及制定适时、正确的治疗方案。羊水栓塞虽然发病率低,但是难以预测,母儿死亡率高。考虑羊水栓塞可能时,需迅速开放气道供氧、抗过敏、抗休克、积极终止妊娠,必要时果断切除子宫。子宫破裂主要发生在分娩期或妊娠晚期,是严重威胁母胎生命安全的产科并发症。B超声检查有助于诊断,一旦明确诊断需立刻行剖宫产术终止妊娠,根据子宫破裂的程度可行子宫破口修补术或子宫切除术。

思考题

1. 会阴裂伤分几度?如何加以判别?
2. 如何处理子宫收缩乏力所致的产后出血?
3. 如何判断产妇发生了羊水栓塞,抢救措施有哪些?
4. 如何预防子宫破裂的发生?

(陈敦金)

第十八章　正常产褥

产褥期的概念：从胎盘娩出至产妇全身各器官除乳腺外恢复或接近正常未孕状态所需的一段时期，称产褥期（puerperium），一般规定为6周。

第一节　产褥期母体变化

一、生殖系统的变化

1. 子宫 产褥期变化最大的是子宫。胎盘娩出后的子宫逐渐恢复至未孕状态的过程称子宫复旧。通常需要6周时间。

主要变化为宫体肌纤维缩复和子宫内膜再生，子宫血管变化、子宫下段和宫颈的复原。

（1）宫体肌纤维缩复　子宫复旧不是肌纤维数目减少而是肌细胞胞质中的蛋白质分解排出使肌细胞缩小所致。产后1周子宫缩小至约妊娠12周大小，在耻骨联合上方可扪及。产后10日子宫降至骨盆腔内，腹部检查扪不到宫底。产后6周，子宫恢复到正常非孕期大小。子宫体重从分娩时约1000g，降至产后1周时约为500g，产后2周时约为300g，产后6周恢复至50～70g。

（2）子宫内膜再生　胎盘、胎膜娩出后，遗留的蜕膜因白细胞浸润而分为两层，表层随恶露自阴道排出；基底层逐渐再生新的功能层。产后第3周，除胎盘附着部位外，宫腔表面均由新生内膜修复。胎盘附着部位全部修复需至产后6周。

（3）子宫血管变化　胎盘娩出后，胎盘附着面立即缩小至原来一半，导致开放的螺旋动脉和静脉窦压缩变窄，数小时后血管内即可有血栓形成，出血逐渐减少直至停止，以后被机化吸收。若胎盘附着面被新生内膜修复期间，因复旧不良出现血栓脱落，可引起晚期产后出血。非胎盘部位妊娠期增加的大血管发生玻璃样变，逐渐吸收。

（4）宫颈及子宫下段变化　胎盘娩出后的宫颈松软、紫红色、壁薄皱起，宫颈外口呈环状如袖口。产后2～3日，宫口仍可容2指。1周后宫颈内口关闭，宫颈管形成。产后4周宫颈完全恢复至正常形态。初产妇的宫颈外口由产前圆形（未产型），变为产后"一"字形横裂（已产型）（图18-1）。

2. 阴道变化 分娩后阴道黏膜皱襞因过度伸展而减少甚至消失。产后3周重新出现黏膜皱襞，但阴道于产褥期结束时尚不能完全恢复至未孕时的紧张度。

3. 外阴变化 分娩后的外阴轻度水肿，于产后2～3日内逐渐消退。会阴部若有轻度裂

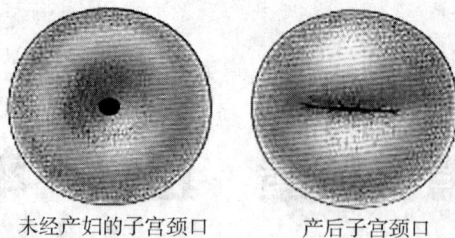

未经产妇的子宫颈口　　　产后子宫颈口

图 18 – 1

伤或会阴切口缝合后，均能在 3～5 日内愈合。处女膜在分娩时撕裂形成残缺痕迹称处女膜痕。

4. 盆底组织变化 盆底肌及其筋膜，因分娩过度伸展使弹性减弱，且常伴有肌纤维部分撕裂。产后 1 周内，组织张力开始逐渐恢复，若能于产褥期坚持做健身操，盆底肌有可能恢复至接近未孕状态。若盆底肌及其筋膜发生严重撕裂造成骨盆底松弛，可导致阴道壁膨出，甚至子宫脱垂。

二、乳房的变化

乳房的主要变化是泌乳，包括乳汁的产生及射乳。胎盘娩出，产妇便进入以自身乳汁哺育婴儿的哺乳期。母乳喂养对母儿均有益处。哺乳有利于生殖器官及有关器官组织得以更快恢复。初乳是指产后 7 日内分泌的乳汁，呈淡黄色，质稠。初乳中含蛋白质及矿物质较成熟乳多，还含有多种抗体，尤其是分泌型 IgA。脂肪和乳糖较成熟乳少，极易消化，是新生儿最理想的天然食物。产后 7～14 日分泌的乳汁为过渡乳，蛋白质含量逐渐减少。脂肪和乳糖含量逐渐增多。产后 14 日以后分泌的乳汁为成熟乳，呈白色，含蛋白质、脂肪、糖类、无机盐、维生素等。初乳及成熟乳均含有大量免疫抗体。哺乳期用药时，应考虑药物对新生儿的不良影响。

三、循环系统的变化

胎盘娩出后，大量血液从子宫涌入体循环，加之妊娠期过多组织间液回吸收，产后 72 小时内，血容量增加 15%～25%，原有心脏病产妇，容易发生心力衰竭。血容量于产后 2～3 周恢复至未孕状态。

四、血液系统变化

产褥早期血液仍处于高凝状态，有利于创面恢复、减少产后出血量。纤维蛋白原、凝血酶、凝血酶原于产后 2～4 周内降至正常。红细胞计数及血红蛋白值逐渐增多。白细胞总数于产褥早期仍较高，中性粒细胞增多，淋巴细胞稍减少，一般 1～2 周恢复。血小板数增多。红细胞沉降率于产后 3～4 周降至正常。

五、消化系统的变化

妊娠期减弱的消化功能，需 1～2 周逐渐恢复正常。产后 1～2 日内常感口渴，喜进流食或半流食，但食欲不佳，以后逐渐好转。产褥期间卧床时间长，缺少运动，腹肌及盆底肌松弛，加之肠蠕动减弱，饮食单一，容易便秘。

六、泌尿系统的变化

产后最初 1 周尿量增多。尿中氨基酸、肌酐、肌酸增加。约产后 1 周恢复。妊娠期发生的肾盂及输尿管扩张，需 2～8 周恢复正常。产后由于膀胱张力降低，对膀胱内压的敏感性降低、外阴切口疼痛、不习惯卧床排尿、器械助产、区域阻持麻醉容易出现残余尿增加及尿潴留，尤其在产后 12 小时内。

七、内分泌系统的变化

分娩后，雌激素及孕激素水平急剧下降，至产后 1 周时，降至未孕时水平。胎盘生乳素因半衰期短，产后 6 小时已不能测出。垂体催乳激素因是否哺乳而异，哺乳产妇于产后下降，但仍高于非孕水平，吸吮乳汁时催乳激素明显增高；不哺乳产妇则于产后 2 周降至非孕水平。HCG 产后 2 周恢复正常。

月经复潮及排卵时间受哺乳影响。不哺乳产妇通常在 6～10 周月经复潮。哺乳产妇的月经复潮延迟，有的在哺乳期月经一直不来潮，平均在产后 4～6 个月恢复排卵。产后较晚恢复月经者，首次月经来潮前多有排卵，故哺乳产妇未见月经来潮却有受孕的可能。

八、腹壁的变化

妊娠期出现的下腹正中线色素沉着，在产褥期逐渐消退。初产妇胎儿过大腹壁较多紫红色妊娠纹变成银白色妊娠纹。腹壁皮肤受妊娠子宫增大的影响，部分弹力纤维断裂，腹直肌呈不同程度分离，产后腹壁明显松弛，腹壁紧张度需在产后 6～8 周恢复。

第二节　产褥期临床表现

一、体温、脉搏、呼吸、血压

正常产妇产后的体温多数在正常范围内。有的可在产后最初 24 小时内略升高，一般不超过 38℃。乳汁开始产生的最初 24 小时可有 37.8～39℃ 的发热，称为泌乳热，一般持续 4～16 小时。产后的脉搏在正常范围内，脉搏略缓慢，每分钟约 60～70 次，于产后 1 周恢复正常。产后腹压降低，膈肌下降，由胸式呼吸变为胸腹式呼吸，使呼吸深慢，每分钟 14～16 次。血压于产褥期平稳，变化不大。

二、子宫复旧

产后第 1 日因宫颈外口升至坐骨棘水平，致使宫底稍上升至平脐，以后每日下降 1～2cm。胎盘娩出后，子宫圆而硬，宫底在脐下一指。产后 10 日子宫降入骨盆腔内，腹部检查于耻骨联合上方扪不到宫底。

三、产后宫缩痛

在产褥早期因宫缩引起下腹部阵发性剧烈疼痛称产后宫缩痛。持续 2～3 日自然消失。多见于经产妇。哺乳时反射性缩宫素分泌增多使疼痛加重，不需特殊用药。也可酌情给予镇静剂。

四、恶露

产后随子宫蜕膜的脱落，含有血液、坏死蜕膜等组织经阴道排出，称恶露。
（1）血性恶露　因含大量血液得名，色鲜红，量多，有时有小血块，持续 3～4 日。
（2）浆液恶露　因含多量浆液得名，色淡红，持续 10 日左右。
（3）白色恶露　因含大量白细胞，色泽较白得名，质黏稠。持续 3 周左右干净。
正常恶露有血腥味，但无臭味，持续 4～6 周，总量为 250～500ml，个体差异较大。恶露的不同表现是子宫出血量逐渐减少的结果。若子宫复旧不全或宫腔内残留胎盘、多量胎膜或合并感染时，恶露增多，血性恶露持续时间延长并有臭味。

五、褥汗

产褥早期，皮肤排泄功能旺盛，排出大量汗液，以夜间睡眠和初醒时更明显，不属病态，于产后1周内自行好转。

第三节　产褥期处理及保健

产褥期母体各系统变化很大，虽属生理范畴，但子宫内有较大创面，乳腺分泌功能旺盛，容易发生感染和其他病理情况。

一、产褥期处理

1. 产后2小时内的处理　产后2小时极易发生产后出血、子痫、心衰等严重并发症，须在产房严密观察产妇的血压、脉搏、子宫收缩情况及阴道流血，并注意宫底高度及膀胱充盈否。发现子宫收缩乏力，应按摩子宫并使用子宫收缩剂。若产妇自觉肛门坠胀，多有阴道后壁血肿，应进行肛查确诊后给予及时处理。产后1小时内进行母婴皮肤早接触和早吸吮。若产后2小时一切正常，将产妇连同新生儿送回病室，仍需勤巡视。

2. 饮食　产后1小时可让产妇进流食或清淡半流食，以后可进普通饮食。食物应富有营养、足够热量和水分。若哺乳，应多进蛋白质和多吃汤汁食物，并适当补充维生素和铁剂。

3. 排尿与排便　产后5日内尿量明显增多，应鼓励产妇尽早自解小便。产后4小时即应让产妇排尿，若排尿困难，鼓励产妇坐起排尿，诱导无效时给予导尿。留置导尿管1~2日，并给予抗生素预防感染。产后因卧床休息、食物中缺乏纤维素以及肠蠕动减弱，产褥早期腹肌、盆底肌张力下降，容易发生便秘。应多吃蔬菜并早日下床活动。若发生便秘，应口服缓泻剂、开塞露塞肛或肥皂水灌肠。

4. 观察子宫复旧及恶露　每日应在同一时间手测宫底高度，以了解子宫逐日复旧过程。每日应观察恶露数量、颜色及气味。若子宫复旧不全，恶露增多、色红且持续时间延长时，应及早给予子宫收缩剂。若合并感染，恶露有腐臭味且有子宫压痛，应给予抗生素控制感染。

5. 会阴处理　用0.05%聚维酮碘液擦洗外阴，每日2~3次，平时应尽量保持会阴部清洁及干燥。会阴部有水肿者，可用50%硫酸镁液湿热敷，产后24小时后可用红外线照射外阴。会阴部有缝线者，应每日检查伤口周围有无红肿、硬结及分泌物。会阴有伤口的应多向对侧卧位。于产后3~5日内拆线。若伤口感染，应提前拆线引流或行扩创处理，并定时换药。

6. 观察情绪变化　经历妊娠及分娩的激动与紧张，产妇精神极度放松。对哺育婴儿的担心、产褥期的不适等均可造成情绪不稳定，尤其在产后3~10日。帮助产妇减轻身体不适，并给予精神关怀、鼓励、安慰，使其恢复自信。

7. 母乳喂养，按需哺乳　于产后1小时内开始哺乳，此时乳房内乳量少，通过新生儿吸吮动作可刺激泌乳。生后2~7日内是母体泌乳过程，哺乳次数应频繁些，一昼夜应哺乳至少≥8次。尽量做到按需哺乳。

异常情况的乳房管理如下。

（1）乳胀　多因乳房过度充盈及乳腺管阻塞所致。哺乳前湿热敷3~5分钟，并按摩、拍打抖动乳房，频繁哺乳、排空乳房。可口服散结通乳中药。

（2）催乳　若出现乳汁不足，鼓励乳母树立信心，指导哺乳方法，按需哺乳、夜间哺乳，适当调节饮食，还可选用催乳针刺、口服中药，也可用成药催乳饮催乳。

（3）乳头皲裂　多因婴儿含吮不正确，哺乳方法不当引起，轻者可继续哺乳，哺乳前湿热敷 3～5 分钟，在损伤轻的一侧乳房哺乳。哺乳后挤少许乳汁涂在乳头和乳晕上，短暂暴露和干燥。皲裂严重者应停止哺乳，可挤出或用吸乳器将乳汁吸出后喂给新生儿。

（4）退奶　最简单的退奶方法是停止哺乳，不排空乳房，少进汤汁，但有 45% 左右的产妇会感到乳房胀痛。退奶方法：①生麦芽 60～90g，水煎当茶饮，每日一剂，连服 3～5 日。②芒硝 250g 分装两纱布袋内，敷于两乳房并包扎，湿硬时更换。③大剂量雌激素抑制垂体催乳激素的分泌而退奶，但必须在分娩后 24 小时内尽早开始服用。④紧束双乳，少进汤类，用药期间不可挤乳。

二、产褥期保健

1. 饮食起居　合理饮食，保持身体清洁，产妇居室应清洁通风，注意休息，至少 3 周以后进行全部家务劳动。

2. 适当活动及做产后健身操　经阴道自然分娩的产妇，产后 6～12 小时内即可起床做轻微活动，于产后第 2 日可在室内随意走动，再按时做产后健身操。

产后健身操（图 18－2）。

第 1 节：仰卧，深吸气，收腹部，然后呼气。

第 2 节：仰卧，两臂直放于身旁，进行缩肛与放松。

第 3 节：仰卧，两臂直放于身旁，双腿轮流上举和并举，与身体成直角。

第 4 节：仰卧，髋与腿放松，分开稍屈，脚底放在床上，尽力抬高臀部及背部。

第 5 节：仰卧起坐。

第 6 节：跪姿，双膝分开，肩肘垂直，双手平放床上，腰部进行左右旋转运动。

第 7 节：全身运动，跪姿，双臂支撑在床上，左右腿交替背后高举。

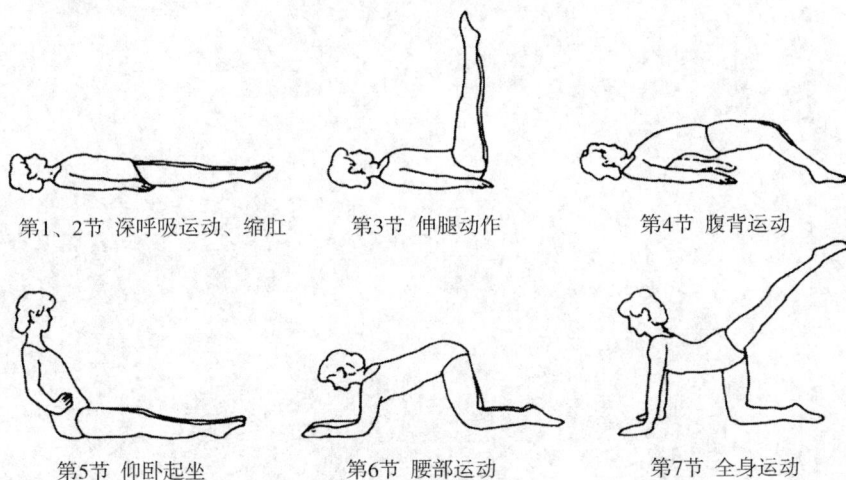

第1、2节 深呼吸运动、缩肛　　　第3节 伸腿动作　　　第4节 腹背运动

第5节 仰卧起坐　　　第6节 腰部运动　　　第7节 全身运动

图 18－2　产后健身操

3. 计划生育指导　产褥期内禁忌性交。产后 42 日起应采取避孕措施，原则是哺乳者以工具避孕为宜，不哺乳者可选用药物避孕。

4. 产后检查　包括产后访视和产后健康检查两部分。产妇出院后，可由社区医疗保健人员在产妇出院后 3 日内、产后 14 日、产后 28 日分别做 3 次产后访视。内容包括：产妇饮食、睡眠、大小便；哺乳；子宫复旧及恶露；观察会阴伤口、剖宫产腹部伤口等情况，若发现异常应给予及时指导。

本章小结

产褥期是从产后全身器官除乳腺外恢复至正常未孕状态的一段时期。器官变化最大的是子宫复旧及乳腺泌乳。产褥期可能出现产褥感染和产后出血。应注意观察。产后保健越来越受到广大产妇的重视。

思考题

1. 正常恶露的演变情况如何？
2. 产褥期要做那些保健？

（董述全　叶海琼）

第十九章　产褥期并发症

学习要求

1. **掌握**　产褥感染、晚期产后出血的定义。
2. **熟悉**　产褥感染、晚期产后出血的病理、临床表现、诊断。
3. **了解**　产褥感染病因及预防。

第一节　产褥感染

产褥感染：指分娩及产褥期生殖道受病原体侵袭，引起局部或全身的感染，发生率约6%。产褥病率：指分娩24小时以后的10日内，用口表每日测量体温4次，间隔4小时，有2次≥38℃。造成产褥病率的原因以产褥感染为主，但也包括生殖道以外的感染如急性乳腺炎等。孕产妇死亡的四大原因：产褥感染、产科出血、妊娠合并心脏病和妊娠高血压疾病。

一、病因

1. 诱因　在机体免疫力、细菌毒力、细菌数量三者间的平衡失调时，才会导致感染发生。产妇体质虚弱、营养不良、孕期贫血、妊娠晚期性生活、胎膜早破、羊膜腔感染、慢性疾病、产科手术操作、产程延长、孕产期卫生不良、产前产后出血过多等，均可成为产褥感染的诱因。

2. 病原体种类

（1）需氧菌　需氧性链球菌是外源性产褥感染的主要致病菌。以β-溶血性链球菌致病性最强。需氧性杆菌：以大肠杆菌、克雷伯菌属、变形杆菌属多见。是菌血症和感染性休克最常见的病原菌。金黄色葡萄球菌多为外源性感染容易引起伤口严重感染。表皮葡萄球菌引起的感染较轻。

（2）厌氧菌　常与需氧菌和厌氧性球菌混合感染，形成局部脓肿。厌氧性球菌：消化链球菌和消化球菌为主。厌氧芽孢梭菌主要是产气荚膜梭菌。

（3）支原体和衣原体：解脲支原体、人型支原体和沙眼衣原体感染多数无症状，临床表现较轻。

3. 感染途径

（1）外源性感染　消毒不严、被污染的衣物、用具、各种手术器械、物品等均可造成感染。

（2）内源性感染　正常孕妇生殖道或其他部位寄生的病原体，多数并不致病，当宿主抵抗力降低或病原体数量、毒力增加等感染诱因出现时可致病。

二、病理及临床表现

发热、疼痛、异常恶露是产褥感染三大主要症状。但患者发病后由于感染发生的部位不同、个体对炎症的反应程度不同，所引起的临床表现也不一样。

1. 急性外阴、阴道、宫颈炎 分娩时由于会阴部损伤或手术生产而招致感染，以葡萄球菌和大肠杆菌感染为主。表现为局部灼热、低热、做位困难、疼痛、下坠，脓性分泌物刺激尿道口出现尿痛、尿频。伤口处感染，缝线陷入肿胀组织内，针孔流脓。阴道与宫颈感染表现为黏膜充血、溃疡、脓性分泌物增多、伤口裂开，日后导致阴道粘连甚至闭锁。严重者可出现组织坏死脱落，形成膀胱阴道瘘或尿道阴道瘘。若向深部蔓延，可播散达子宫旁组织，引起盆腔结缔组织炎。

2. 剖宫产后腹壁伤口感染 常发生于手术后的 4 ~ 7 天，抗生素治疗无显效，体温持续不退，伤口疼痛、局部红肿或有硬结、触痛明显、伤口有渗出或脓性分泌物，严重感染者伤口全层裂开，甚至通向子宫切口。

3. 子宫感染 包括急性子宫内膜炎和子宫肌炎。病原体从胎盘剥离面入侵，播散到子宫蜕膜层引起急性子宫内膜炎，如感染播散到深部肌层，则形成子宫肌炎，两者常伴发。子宫内膜层，局部充血水肿、内膜坏死、有大量脓性分泌物，产妇出现下腹痛、发热（体温多在38℃左右）寒战、白细胞明显增高、恶露量多有臭味、子宫复旧延缓、宫底压痛。

4. 急性盆腔结缔组织炎、急性附件炎 感染沿子宫旁淋巴或血行达宫旁组织，出现急性炎症反应而形成炎性包块，同时波及输卵管系膜、管壁。若侵及整个盆腔，亦可形成"冰冻骨盆"。临床表现下腹坠胀伴肛门坠胀、高烧、寒战、脉速、头痛。体征有下腹压痛、反跳痛、肌紧张；宫旁厚、压痛、扪及炎性包块。淋病奈瑟菌沿生殖道黏膜上行感染，至输卵管与盆腹腔，形成脓肿后可以高烧不退。

5. 急性盆腔腹膜炎及弥漫性腹膜炎 炎症扩散至子宫浆膜，形成盆腔腹膜炎，继而发展成弥漫性腹膜炎，出现全身中毒症状，如高热、恶心、呕吐、腹胀，检查时下腹部有明显压痛、反跳痛。由于产妇腹壁松弛，腹肌紧张多不明显。因腹膜面炎性渗出、纤维素覆盖引起肠粘连，也可在直肠子宫陷凹形成局限性脓肿，若脓肿波及肠管与膀胱可出现腹泻、里急后重与排尿困难。急性期治疗不彻底能发展成慢性盆腔炎而导致不孕。

6. 血栓静脉炎 在血流淤滞或静脉壁受损的基础上，细菌分泌肝素酶分解肝素，促成凝血。最常见的病原体为厌氧菌。发病时间常见于产后 1 ~ 2 周。可累积子宫静脉、卵巢静脉、髂内静脉、髂总静脉及阴道静脉。表现为寒战、高热、反复发作，持续数周。下肢血栓性静脉炎，病变多在股静脉、腘静脉及大隐静脉，出现弛张热。下肢持续性疼痛，局部静脉压痛或触及硬索状，使血液回流受阻，引起下肢水肿，皮肤发白，习称"股白肿"。

7. 脓毒血症及败血症 当感染血栓脱落进入血循环可引起脓毒血症，出现肺、脑、肾脓肿或肺栓塞而致死。若细菌大量进入血循环并繁殖形成败血症，表现为持续高烧、寒战、全身中毒症状，可危及生命。

三、诊断

1. 病史 产后出现持续性发热、局部红肿、压痛、恶露异常者，应考虑产褥感染的存在。详细询问病史及分娩的全过程，注意有无引起感染的诱因，排除可致产褥病率的其他疾病。

2. 全身及局部检查 仔细检查腹部、会阴伤口、阴道、子宫颈、子宫和盆腔，确定感染部位和严重程度。

3. 辅助检查 B 型超声、彩色超声多普勒、CT、磁共振等检测手段能对产褥感染形成的炎性包块、脓肿以及静脉血栓做出定位及定性诊断。查血尿常规、CRP、ESR 则有助于早期诊断。

4. 确定病原体 由于产褥感染常常是混合感染，需取宫腔分泌物、脓肿穿刺物、后穹隆穿刺物进行需氧菌和厌氧菌的双重培养及药敏实验。病原体抗原和特异抗体检查，可以作为快速确定病原体的方法。

四、鉴别诊断

主要与上呼吸道感染、泌尿系统感染、急性乳腺炎等感染相鉴别。

五、治疗

1. 一般治疗　半卧位以利脓液流于子宫直肠凹陷，使之局限化。进食高蛋白、易消化的食物，多饮水，补充维生素、纠正贫血、水电解质紊乱。重症患者或贫血应少量多次输新鲜血或血浆、白蛋白，以提高机体免疫力。

2. 引流通畅　会阴伤口或腹部切口感染如有脓肿形成应及时拆线或切开引流；盆腔脓肿可经后穹隆或腹部切开引流。每天至少坐浴 2 次，每次 15～20 分钟。

3. 胎盘胎膜残留的处理　在抗感染的同时行清宫术。如果急性感染伴高烧，没有阴道大流血应在感染控制后再清宫，以防子宫穿孔和感染扩散。

4. 抗生素的应用　开始根据临床表现及临床经验，选用广谱高效抗需氧菌和厌氧菌抗生素联合治疗。然后根据细菌培养和药敏实验调整抗生素种类和剂量。如果中毒症状严重，可短期加用肾上腺糖皮质激素，提高机体应激能力。

5. 血栓性静脉炎　在应用大量抗生素的同时，加用肝素 48～72 小时。可用低分子肝素钠 150U/（kg·d）加入 5% 葡萄糖 500ml 静脉滴注，每 6 小时 1 次。体温下降后改为每日 2 次，维持 4～7 日。尿激酶 40U 加入生理盐水 500ml 静脉滴注 10 日。用药期间监测凝血功能，并口服双香豆素、潘生丁等。

6. 手术治疗　严重的子宫感染经积极的抗感染治疗无效，病情继续扩展恶化者，尤其是出现败血症、脓毒血症者，应果断及时地行子宫全切术或子宫次全切除术，以清除感染源，拯救患者的生命，切不可为保留子宫而贻误时机。

六、预防

加强孕期卫生宣传，保持全身及外阴清洁，妊娠晚期避免性交，加强营养，孕期适当活动，增强体质，有外阴阴道炎和宫颈炎者应及早治疗。待产室、产房及各种器械均应定期消毒。取缔非法接生。临产前注意避免胎膜早破，产程异常者要及早处理，避免反复阴道检查、滞产、产道损伤、产后出血等引起感染的诱因。严格无菌操作、正确掌握手术产指征、产后保持外阴清洁，如有可能发生产褥感染预防性使用抗生素。

第二节　晚期产后出血

分娩 24 小时后，在产褥期内发生的子宫大量出血，称晚期产后出血。以产后 1～2 周发病最常见，亦有迟至产后 2 个月发病者。阴道流血可为持续或间断，少量或中等量；亦可表现为急骤大量流血，同时有血凝块排出。产妇多伴有寒战、低热，且常因失血过多导致严重贫血或失血性休克。

一、病因与临床表现

1. 胎盘、胎膜残留　第三产程处理不当，过早牵拉娩出胎盘，如有大块胎盘缺损或副胎盘胎膜残留在宫腔内而未能及时发现，黏附在宫腔内的残留的胎盘组织发生变性、坏死、机化，形成胎盘息肉，当其坏死脱落时，其基底部血管破裂出血。临床表现常为红色恶露时间延长，反复出血甚或突然大出血、失血性休克，多发生于产后 10 天左右。妇科检查发现子宫复旧不全，宫口松弛有时可见残留组织堵塞宫口。是最常见的原因。

2. 蜕膜残留　蜕膜组织多于产后 1 周内脱落并随恶露排出。子宫畸形如双子宫、双角子宫等，蜕膜容易剥离不全而长时间残留，影响子宫复旧，容易继发子宫内膜炎，导致晚期产后出血，好发于产后 2 周左右。临床表现不易与胎膜残留相鉴别。宫腔刮取物病理检查仅见玻璃样变性的蜕膜细胞和红细胞等，但不见绒毛。

3. 子宫胎盘附着面复旧不全　胎盘娩出后其附着面即缩小，随后血管即有血栓形成。其后血栓机化，透明样变，血管上皮增厚，管腔狭窄、堵塞。胎盘附着部位边缘的子宫内膜向内生长，底蜕膜深层的残留腺体和内膜重新生长，使子宫内膜正常修复，该过程需 6 ~ 8 周。若子宫复旧不全可引起血栓脱落，血窦重新开放可以导致大出血。常发生于产后 2 ~ 3 周。妇科检查可见子宫增大、软，宫口松弛，有时可见大量血块堵塞，按摩子宫则有陈旧性血液及凝血块排出。

4. 感染　子宫内膜炎可引起胎盘附着面复旧不良，血窦关闭不全导致子宫出血。

5. 剖宫产术后子宫切口裂开

（1）切口感染　子宫下段横切口距离阴道近，手术操作失血及术后出血，胎膜早破、产程延长、多次阴道检查等诱因如无菌操作不严格引起切口及周围感染，组织坏死脱落，血管开放而大出血。

（2）横切口过低或过高　切口过低时局部供血不足，容易损伤子宫动脉的下行支。切口过高其上下缘对合不整齐，致使切口愈合不良。

（3）缝合技术不当　切缘对合不良，操作粗暴，活动性出血的血管缝扎不紧至血肿形成；缝线过松或打结过松不能有效压迫血管，缝线打结过紧将血管与组织割断，缝扎组织过多或过密，都将影响切口愈合而导致出血。

6. 其他　胎盘部位滋养细胞肿瘤、子宫黏膜下肌瘤等，均可引起晚期产后出血。

二、诊断

1. 病史　仔细询问分娩史及产后情况。

2. 症状与体征

（1）阴道流血　注意阴道流血发生的时间及出血量。

（2）腹痛和发热。

（3）全身症状　有无贫血和休克的表现。

（4）体征　子宫复旧不佳可扪及子宫增大、变软，宫口松弛，有时可触及残留组织和血块，伴有感染者子宫明显压痛、发烧，恶露多臭。如怀疑剖宫产后切口裂开，不要做子宫腔探查，以防裂开扩大加重出血。

3. 辅助检查

（1）血常规　了解有无感染和贫血。

（2）B 超检查　了解子宫大小、宫腔内有无残留组织或剖宫产术后子宫下段切口有无血肿、愈合不良或子宫有无肿瘤。

（3）病原体和药敏试验　取宫腔分泌物培养和药敏试验。发热时行血培养和药敏试验。

（4）血 HCG 测定　排除胎盘残留及绒毛膜癌。

（5）病理检查　子宫腔刮出物和切下子宫要送病理检查。

三、治疗

少量或中等量阴道流血，应给予广谱抗生素、子宫收缩剂及支持疗法。疑有胎盘、胎膜、蜕膜残留或胎盘附着部位复旧不全者,在有准备手术的条件下刮宫。术后给予抗生素和宫缩剂。疑有剖宫产术子宫切口裂开,仅少量阴道流血应住院行抗炎助子宫收缩治疗,若多量阴道流血,可作剖腹探查。若系肿瘤,应做相应处理。

四、预防

剖宫产时做到合理选择切口,避免子宫下段横切口两侧角部撕裂,合理缝合。产后应仔细检查胎盘、胎膜,如有残缺,应及时取出;在不能排除胎盘残留时,应探查宫腔。严格无菌操作,根据情况合理应用抗生素预防感染。

第三节　产褥期抑郁症

产褥期抑郁症是指产妇在产褥期内出现抑郁症状,是产褥期精神综合征中最常见的一种类型。常在产后2周出现症状,表现为持续和严重的情绪低落以及一系列症候,如动力减退、失眠、悲观,甚至影响对新生儿的照料能力。产褥期妇女精神疾病的发生率明显高于其他时期,其发病率约为30%。

一、临床表现

多发生在产后2周内,产后4~6周症状明显。主要表现为心情压抑、沮丧、情绪淡漠,甚至焦虑、易怒、夜间加重、伤心、流泪、自暴自弃、自罪感,对身边的人充满敌意,与家人、丈夫关系不协调。创造性思维受损,主动性降低。对生活缺乏信心,觉得生活无意义,出现厌食、睡眠障碍、易疲倦、性欲减退。严重者甚至出现绝望、自杀或杀害婴儿倾向。

二、诊断

1. 在产后2周内出现下列5条或5条以上的症状,必须具备(1)(2)两条。
(1)对全部或多数活动明显缺乏兴趣或愉悦感。
(2)情绪抑郁。
(3)体重显著下降或增加。
(4)精神运动性兴奋或阻滞。
(5)失眠或睡眠过度。
(6)疲劳或乏力。
(7)思维能力减退或注意力涣散。
(8)遇事皆感毫无意义或有自罪感。
(9)反复出现死亡想法。
2. 在产后4周内发病。

三、治疗

1. 心理治疗 通过心理咨询,解除致病的心理因素,对产妇多加关心和无微不至照顾,尽量调整好家庭关系,指导其养成良好睡眠习惯。

2. 药物治疗 应用抗抑郁症药,主要是选择5-羟色胺再吸收抑制剂、三环类抗抑郁药等,如盐酸帕罗西汀、盐酸舍曲林、阿米替林等。

四、预防

加强对孕妇的精神关怀,利用孕妇学校等多种渠道普及有关妊娠、分娩常识,减轻孕妇对妊娠、分娩的紧张、恐惧心情，完善自我保健。运用医学心理学、社会学知识，对孕妇在分娩过程中，多关心和爱护，对于预防产褥期抑郁症有积极意义。积极寻求家人的关心和帮助。

五、预后

经过积极治疗 70% 的患者可以在一年内治愈，再次怀孕 20% 可能复发。

本章小结

产褥感染是产褥期常见的并发症，常常是需氧菌、厌氧菌甚至衣原体支原体的混合感染。其主要症状是发烧、疼痛、恶露异常。治疗主要是选用广谱抗生素联合及对症治疗。晚期产后出血最常见的原因是胎盘胎膜残留及子宫复旧不全。产后阴道不规则阴道流血是其主要表现。产后抑郁症是一种发生率比较高的心理障碍性疾病。主要表现为严重情绪低落。治疗以心理治疗为主，特别是家人和朋友的关怀，以药物治疗为辅。

思考题

1. 简述晚期产后出血的常见原因。
2. 产褥感染有哪些种类？
3. 如何治疗产褥感染？

（董述全　叶海琼）

第二十章　妇科病史及检查

病史采集和体格检查是诊断疾病的主要依据，是妇科临床实践的基本技能。盆腔检查更是妇科所特有的检查方法，故在书写妇科病历时，首先应掌握有关妇科病史的采集方法，并通过不断实践，最终掌握盆腔检查技术。本章除介绍妇科病史的采集和盆腔检查方法外，还重点列举妇科疾病常见症状的鉴别要点。

第一节　妇科病史

一、病史采集方法

采集病史时，做到态度和蔼、语言亲切，耐心细致地询问病情。妇科医师不仅要考虑患者讲述病情的真实性，遇有不愿说出真情者，更应耐心启发。询问病史应有目的性，切勿遗漏关键性的病史内容，以免造成漏诊或误诊。对危重患者在初步了解病情后，应立即抢救，以免贻误治疗。外院转诊者，应索阅病情介绍作为重要参考资料。对不能亲自口述的危重患者，可询问最了解其病情的家属或亲友。对未婚患者有的需行直肠 – 腹部诊和相应的化验室检查和影像学检查，明确病情后再补充询问与性生活有关的问题。综上所述，妇科的病史采集要在注重保护患者隐私的前提下，做到病史准确、完整。

二、病史内容

1. **一般项目**　包括患者姓名、性别、年龄、籍贯、职业、民族、住址、入院日期、病史记录日期、病史陈述者、可靠程度。若非患者陈述，应注明陈述者与患者的关系。

2. **主诉**　是指促使患者就诊的主要症状（或体征）及持续时间。要求通过主诉初步估计疾病的大致范围。力求简明扼要，通常不超过20字。妇科临床常见症状有外阴瘙痒、阴道流血、白带增多、闭经、下腹痛、下腹部包块以及不孕等。若患者有停经、阴道流血及腹痛3种主要症状，则还应按其发生时间的顺序将主诉书写为：停经××日后，阴道流血×日，腹痛×日。若患者无任何自觉症状，仅系妇科普查时发现子宫肌瘤，主诉应写为：普查发现"子宫肌瘤"×日。

3. **现病史**　是指患者本次疾病的发生、演变、诊疗等方面的详细情况，为病史的主要组成部分，应按时间顺序书写。主要症状特点及其发展变化情况，伴随症状、发病后诊疗情况及结果、睡眠、饮食等一般情况的变化，以及与鉴别诊断有关的阳性或阴性资料等。与本次疾病虽无紧密关系，但仍需治疗的其他疾病情况，可在现病史后另起一段记录。

4. 既往史　是指患者过去的健康和疾病情况。内容包括以往一般健康状况、疾病史、传染病史、预防接种史、手术外伤史、输血史、药物过敏史。为防止遗漏，可按全身各系统依次询问。

5. 月经史　初潮年龄、月经周期及经期持续时间、经量多少、经期伴随症状。如 13 岁初潮，每 28～30 日来月经，每次持续 5 日，可简写为 13（5/28～30）。每次经量多少（可问每日更换卫生巾次数），有无血块，经前有无不适（如乳房胀痛、水肿、精神抑郁或易激动等），有无痛经及疼痛部位、性质、程度以及痛经起始和消失时间。常规询问末次月经日期（LMP）及其经量和持续时间。若其流血情况不同于以往正常月经时，还应问明再前次月经日期（PMP）。绝经后患者应询问绝经年龄，绝经后有无阴道流血、白带增多或其他不适。

6. 婚育史　婚次及每次结婚年龄，是否近亲结婚（直系血亲及三代旁系血亲），男方健康状况，有无冶游史、性病史以及双方同居情况等。足月产、早产及流产次数以及现存子女数。如足月产 1 次，无早产，流产 2 次，现存子女 1 人，可简写为 1－0－2－1，或仅用孕 3 产 1（G3P1）表示。分娩方式，有无难产史，新生儿出生情况，产后有无大量出血或感染史。自然流产或人工流产情况。末次分娩或流产日期。采用何种计划生育措施及其效果。

7. 个人史　生活和居住情况，出生地和曾居留地区，有无烟、酒等嗜好。是否在疫区生活过，是否有疫水、疫物接触史。

8. 家族史　父母、兄弟、姊妹及子女健康情况。家族成员中有无遗传性疾病（如血友病、白化病等）、可能与遗传有关的疾病（如糖尿病、高血压、癌肿等）以及传染病（如结核等）。

第二节　体格检查

体格检查应在采集病史后进行。检查范围包括全身检查、腹部检查和盆腔检查。除急诊外，应按下列先后顺序规范进行。盆腔检查为妇科所特有，又称妇科检查。

一、全身检查

常规测量体温、脉搏、呼吸及血压，必要时测量体重和身高。其他检查项目包括患者神志、精神状态、面容、体态、全身发育及毛发分布情况、皮肤、浅表淋巴结（特别是左锁骨上和腹股沟淋巴结）、头部器官、颈、乳房（注意其发育、皮肤有无凹陷以及有无包块或分泌物）、心、肺、脊柱及四肢。

二、腹部检查

为妇科体格检查的重要组成部分，应在盆腔检查前进行。视诊观察腹部是否隆起或呈蛙腹状，腹壁有无瘢痕、静脉曲张、妊娠纹、腹壁疝、腹直肌分离等。扪诊腹壁厚度，肝、脾、肾有无增大及压痛，腹部是否有压痛、反跳痛或肌紧张，能否扪到包块。有包块时应描述包块部位、大小（以厘米表示）、形状、质地、活动度、表面是否光滑或有高低不平隆起以及有无压痛等。叩诊时注意鼓音和浊音分布范围，有无移动性浊音。必要时听诊了解肠鸣音情况。若合并妊娠，应检查宫底高度、子宫长度、胎位、胎心及胎儿大小等。

三、盆腔检查

又称妇科检查，包括外阴、阴道、宫颈、宫体及双侧附件。

（一）基本要求

（1）检查者应关心体贴被检查的患者，做到态度严肃、语言亲切、检查仔细，动作轻柔。检查前告知患者盆腔检查可能引起不适，不必紧张。

（2）除尿失禁患者外，检查前应解净小便，必要时导尿排空膀胱。大便充盈者应在排便或灌肠后检查。

（3）每检查一人，应更换置于臀部下面的垫单或纸单（应是一次性使用），以防交叉感染。

（4）患者取膀胱截石位。患者臀部置于台缘，头部略抬高，两手平放于身旁，以使腹肌松弛。检查者面向患者，立在患者两腿之间。不宜搬动的危重患者可在病床上检查。

（5）应避免于经期作盆腔检查。但若为阴道异常流血则必须检查。检查前消毒外阴，以防发生感染。

（6）对未婚患者禁作双合诊及阴道窥器检查，应限于用示指放入直肠内行直肠 - 腹部诊。若确有检查必要时，应先征得患者及其家属同意后，方可以示指缓慢放入阴道内扪诊。

（7）男医师对患者进行检查时，需有女性医护人员在场，以减轻患者紧张心理和避免发生不必要的误会。

（8）疑有盆腔内病变的腹壁肥厚、高度紧张不合作或未婚患者，若盆腔检查不满意时，可行 B 型超声检查，必要时可在麻醉下进行盆腔检查。

（二）检查方法及步骤

1. 外阴部检查　观察外阴发育及阴毛多少和分布情况，有无皮炎、溃疡、赘生物或肿块，注意皮肤和黏膜色泽或色素减退及质地变化，有无增厚、变薄或萎缩。然后分开小阴唇，暴露阴道前庭及尿道口和阴道口。观察尿道口周围黏膜色泽及有无赘生物。未婚者的处女膜完整未破，其阴道口勉强可容示指；已婚者的阴道口能容两指通过；经产妇的处女膜仅余残痕或可见会阴侧切瘢痕。检查时还应让患者用力向下屏气，观察有无阴道前后壁脱垂、子宫脱垂或尿失禁等。

2. 阴道窥器检查　应根据患者阴道大小和阴道壁松弛情况，选用适当大小的阴道窥器。未婚者未经本人同意，禁用窥器检查。使用阴道窥器检查阴道和宫颈时，要注意阴道窥器的结构特点，以免漏诊。

（1）放置和取出　临床常用鸭嘴形阴道窥器，可以固定，便于阴道内治疗操作，阴道窥器有大小之分，根据阴道宽窄选用。当放置窥器时，应先将其前后两叶前端并合表面涂滑润剂以利插入，避免损伤。若取阴道分泌物作细胞涂片检查时，则不应用滑润剂以免影响涂片质量。放置窥器时，检查者用左手将两侧阴唇分开，右手将窥器斜行沿着阴道后侧壁缓慢插入阴道内，插入后逐渐旋转至前方，摆正后缓慢张开两叶，暴露宫颈、阴道壁及穹隆部，然后旋转至一侧以暴露侧壁。

（2）视诊　检查阴道：观察阴道前后壁和侧壁及穹隆黏膜颜色、皱襞多少，是否有阴道隔或双阴道等先天畸形，有无溃疡、赘生物或囊肿等。注意阴道内分泌物量、性质、色泽，有无臭味。阴道分泌物异常者应作滴虫、念珠菌、淋菌及线索细胞等检查。

检查宫颈：暴露宫颈后，观察宫颈大小、颜色、外口形状，有无出血、糜烂、撕裂、外翻、腺囊肿、息肉、赘生物，宫颈管内有无出血或分泌物。可在宫颈外口鳞 - 柱交接部采集脱落细胞作宫颈细胞学检查和 HPV 检测。

3. 双合诊　是盆腔检查中最重要项目。检查者一手的两指或一指放入阴道，另一手在腹部配合检查，称双合诊。目的在于检查阴道、宫颈、宫体、输卵管、卵巢及宫旁结缔组织以及骨盆腔内壁有无异常。

检查方法：检查者戴无菌手套，右手（或左手）示中两指蘸滑润剂，顺阴道后壁轻轻插入，检查阴道通畅度和深度，再扪触宫颈大小、形状、硬度及外口情况，有无接触性出血。当扪及宫颈外口方向朝后时宫体为前倾；朝前时宫体为后倾；宫颈外口朝前且阴道内手指伸达后穹隆顶部可触及宫体时，子宫为后屈。随后将阴道内两指放在宫颈后方，另手掌心朝下手指平放在患者腹部平脐处，当阴道内手指向上向前方抬举宫颈时，腹部手指往下往后按压腹壁，并逐渐向耻骨联合部移动，通过内、外手指同时分别抬举和按压，相互协调，即可扪清子宫的位置、大小、形状、软硬度、活动度以及有无压痛。正常子宫位置一般是前倾略前屈。"倾"指宫体纵轴与身体纵轴的关系。若宫体朝向耻骨称前倾（anteversion）、朝向骶骨称后倾（retroversion）。"屈"指宫体与宫颈间的关系。若两者间的纵轴形成的角度朝向前方为前屈（anteflexion），形成的角度朝向后方为后屈（retroflexion）。扪清子宫情况后，将阴道内两指由宫颈后方移至一侧穹隆部，尽可能往上向盆腔深部扪触；与此同时，另一手从同侧下腹壁髂嵴水平开始，由上往下按压腹壁，与阴道内手指相互对合，以触摸该侧子宫附件区有无肿块、增厚或压痛（图20-1）。若扪及肿块，应查清其位置、大小、形状、软硬度、活动度、与子宫的关系以及有无压痛等。正常卵巢偶可扪及，约4cm×3cm×1cm大小可活动的块物，触之稍有酸胀感。正常输卵管不能扪及。

4. 三合诊 经直肠、阴道、腹部联合检查称三合诊。方法：一手示指放入阴道，中指插入直肠以替代双合诊时的两指，其余检查步骤与双合诊时相同（图20-2）。主要能更清楚地了解位于骨盆后部及直肠子宫陷凹部肿物与子宫或直肠的关系，也可查清极度后屈的子宫、阴道直肠隔、宫颈旁、宫骶韧带的病变。所以三合诊在生殖器官肿瘤、结核、内膜异位症、炎症的检查时尤显重要。

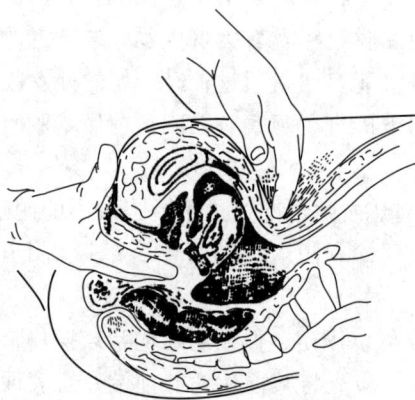

图20-1 双合诊检查　　　　　　　　　　图20-2 三合诊检查

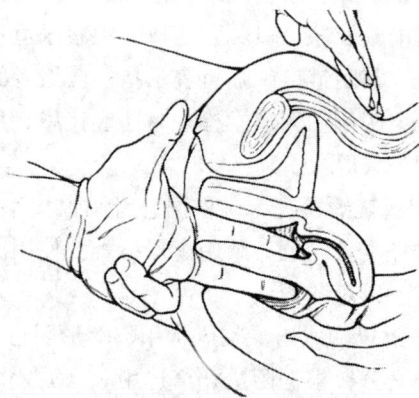

5. 直肠-腹部诊 一手示指伸入直肠，另手在腹部配合检查，称直肠-腹部诊。适用于未婚、阴道闭锁或因其他原因不宜行双合诊的患者。行双合诊、三合诊或直肠-腹部诊时，除应按常规操作外，掌握下述各点有利于检查的顺利进行：①当两手指放入阴道后，患者感疼痛不适时，可单用示指替代双指进行检查；②三合诊时，在将中指伸入肛门时，嘱患者像解大便一样同时用力向下屏气，以使肛门括约肌自动放松，可减轻患者疼痛和不适感；③若患者腹肌紧张，可边检查边与患者交谈，使其张口呼吸而使腹肌放松；④当检查者无法查明盆腔内解剖关系时，继续强行扪诊，不但患者难以耐受，且往往徒劳无益，此时应停止检查。建议选择腹部B超等其他检查方法。

（三）记录

通过盆腔检查，应将检查结果按解剖部位先后顺序记录。

（1）外阴 发育情况及婚产式（未婚、已婚未产或经产式）。有异常发现时应详加描述。

（2）阴道　是否通畅，黏膜情况，分泌物量、色、性状以及有无臭味。

（3）宫颈　大小、硬度，有无糜烂、撕裂、息肉、腺囊肿，有无接触性出血、举痛等。

（4）宫体　位置、大小、硬度、活动度，有无压痛等。

（5）附件　有无块物、增厚或压痛。若扪及块物，记录其位置、大小、硬度，表面光滑与否，活动度，有无压痛以及与子宫及盆壁关系。左右两侧情况分别记录。

第三节　妇科疾病常见症状的鉴别要点

一、阴道流血

为患者在妇科就诊时最常见的主诉。妇女生殖道任何部位，包括宫体、宫颈、阴道、处女膜和阴道前庭均可发生出血。虽然绝大多数出血来自宫体，但不论其源自何处，除正常月经外，均称"阴道流血"。

1. 原因　引起阴道流血的常见原因有以下六类。

（1）卵巢内分泌功能失调　可引起子宫出血。有无排卵性功能失调性子宫出血和排卵性月经失调两类，以及月经间期卵泡破裂，雌激素水平短暂下降所致子宫出血。

（2）与妊娠有关的子宫出血　常见的有流产、异位妊娠、妊娠滋养细胞疾病、产后胎盘部分残留、胎盘息肉和子宫复旧不全等。

（3）生殖器炎症　如外阴溃疡、阴道炎、宫颈炎、宫颈息肉和子宫内膜炎等。

（4）生殖器肿瘤　子宫肌瘤是引起阴道流血的常见良性肿瘤，具有分泌雌激素功能的卵巢肿瘤也可引起阴道流血。其他几乎均为恶性肿瘤，包括外阴癌、阴道癌、宫颈癌、子宫内膜癌、子宫肉瘤、绒毛膜癌。

（5）损伤、异物和外源性性激素　生殖道创伤如外阴、阴道骑跨伤、性交所致处女膜或阴道损伤均可发生出血。放置宫内节育器常并发子宫出血。使用雌激素或孕激素不当可引起不规则子宫出血。

（6）与全身疾病有关的阴道流血　如血小板减少性紫癜、再生障碍性贫血、白血病、肝功能损害等，均可导致子宫出血。

2. 临床表现　按照阴道流血的形式分类如下。

（1）经量增多　月经量多（＞80ml）或经期延长但周期基本正常，为子宫肌瘤的典型症状，其他如子宫腺肌病、排卵性月经失调、放置宫内节育器均可有经量增多。

（2）周期不规则的阴道流血　多为无排卵性功能失调性子宫出血，但应注意排除早期子宫内膜癌。

（3）无任何周期可辨的长期持续阴道流血　一般多为生殖道恶性肿瘤所致，首先应考虑宫颈癌或子宫内膜癌的可能。

（4）停经后阴道流血　发生于育龄妇女应先考虑与妊娠有关的疾病，如流产、异位妊娠、葡萄胎等；发生于围绝经期妇女者多为无排卵性功能失调性子宫出血，但应排除生殖道恶性肿瘤。

（5）阴道流血伴白带增多　一般应考虑晚期宫颈癌、子宫内膜癌或子宫黏膜下肌瘤伴感染。

（6）性交后出血　性交后立即有鲜血出现，应考虑早期宫颈癌、宫颈息肉或子宫黏膜下肌瘤的可能。

（7）经间出血　若发生在下次月经来潮前14～15日，历时3～4日，且血量极少时，多为排卵期出血。

（8）经前或经后点滴出血　月经来潮前数日或来潮后数日持续少量阴道流血或极少量阴道褐红色分泌物，可见于排卵性月经失调或系放置宫内节育器的副反应。此外，子宫内膜异位症亦可能出现类似情况。

（9）绝经多年后阴道流血　若流血量极少，历时2~3日即净，多为绝经后子宫内膜脱落引起的出血或老年性阴道炎；若流血量较多、流血持续不净或反复阴道流血，应考虑子宫内膜癌的可能。

（10）间歇性阴道排出血水　应警惕有输卵管癌的可能。

（11）外伤后阴道流血　常见于发生骑跨伤后，流血量可多可少。

除以上各种不同形式的阴道流血外，年龄对诊断有重要参考价值。新生女婴生后数日有少量阴道流血，系因离开母体后雌激素骤然下降，子宫内膜脱落所致。幼女出现阴道流血，应考虑有性早熟或生殖道恶性肿瘤的可能。青春期少女阴道流血多为无排卵性功能失调性子宫出血。育龄妇女出现阴道流血，应考虑与妊娠相关的疾病。绝经过渡期阴道流血以无排卵性功能失调性子宫出血最多见，但应首先排除生殖道恶性肿瘤。

二、白带异常

白带（leucorrhea）是由阴道黏膜渗出物、宫颈管及子宫内膜腺体分泌物等混合而成，其形成与雌激素的作用有关。正常白带呈白色稀糊状或蛋清样，高度黏稠，无腥臭味，量少，对妇女健康无不良影响，称生理性白带。生殖道出现炎症，特别是阴道炎和宫颈炎或发生生殖道癌变时，白带数量显著增多且性状亦有改变，称病理性白带。临床常见如下类型。

1. 透明黏性白带　外观与正常白带相似，但量显著增多，应考虑慢性宫颈炎、卵巢功能失调、阴道腺病或宫颈高分化腺癌等疾病的可能。

2. 灰黄色或黄白色泡沫状稀薄白带　为滴虫阴道炎的特征，可伴外阴瘙痒。

3. 凝乳块状或豆渣样白带　为念珠菌阴道炎的特征，常伴严重外阴瘙痒或灼痛。

4. 灰白色匀质鱼腥味白带　常见于细菌性阴道病。有鱼腥味，伴外阴轻度瘙痒。

5. 脓样白带　色黄或黄绿，黏稠，多有臭味，为细菌感染所致。可见于急性阴道炎、宫颈炎、宫颈管炎。宫腔积脓、宫颈癌、阴道癌或阴道内异物残留也可导致脓样白带。

6. 血性白带　白带中混有血液，血量多少不一，应考虑宫颈癌、子宫内膜癌、宫颈息肉、重度宫颈糜烂或子宫黏膜下肌瘤等。放置宫内节育器亦可引起血性白带。

7. 水样白带　持续流出淘米水样白带，且具奇臭者一般为晚期宫颈癌、阴道癌或黏膜下肌瘤伴感染。间断性排出清澈、黄红色或红色水样白带，应考虑输卵管癌的可能。

三、下腹痛

下腹痛为妇女常见的症状，应根据下腹痛的性质和特点考虑各种不同妇科情况。

1. 起病缓急　起病缓慢而逐渐加剧者，多为内生殖器炎症或恶性肿瘤所引起；急骤发病者，应考虑卵巢囊肿蒂扭转或破裂，或子宫浆膜下肌瘤蒂扭转；反复隐痛后突然出现撕裂样剧痛者，应想到输卵管妊娠破裂型或流产型的可能。

2. 下腹痛部位　下腹正中出现疼痛多为子宫病变引起的疼痛，较少见；一侧下腹痛应考虑为该侧子宫附件病变，如卵巢囊肿蒂扭转、输卵管卵巢炎症，右侧下腹痛还应除外急性阑尾炎等，双侧下腹痛常见于输卵管卵巢炎性病变；卵巢囊肿破裂、输卵管妊娠破裂或盆腔腹膜炎时，可引起整个下腹痛甚至全腹疼痛。

3. 下腹痛性质　持续性钝痛多为炎症或腹腔内积液所致；顽固性疼痛难以忍受应考虑晚期生殖器癌肿可能；子宫或输卵管等空腔器官收缩表现为阵发性绞痛；输卵管妊娠或卵巢肿瘤破裂可引起撕裂性锐痛；宫腔内有积血或积脓不能排出常导致下腹坠痛。

4. 下腹痛时间 在月经周期中间出现一侧下腹隐痛，应考虑为排卵性疼痛；经期出现腹痛，或为原发性痛经，或有子宫内膜异位症的可能；周期性下腹痛但无月经来潮多为经血排出受阻所致，见于先天性生殖道畸形或术后宫腔、宫颈管粘连等。

5. 腹痛放射部位 放射至肩部应考虑为腹腔内出血；放射至腰骶部多为宫颈、子宫病变所致；放射至腹股沟及大腿内侧，一般为该侧子宫附件病变所引起。

6. 腹痛伴随症状 同时有停经史，多为妊娠合并症；伴恶心、呕吐考虑有卵巢囊肿蒂扭转的可能；有畏寒、发热、血象升高，常为盆腔炎疾病；有休克症状应考虑有腹腔内出血；出现肛门坠胀一般为直肠子宫陷凹有积液所致；伴有恶病质为生殖器晚期癌肿的表现。

四、外阴瘙痒

外阴瘙痒（pruritus vulvae）是妇科患者常见的症状，多由外阴各种不同病变引起，外阴正常者也可以发生。当瘙痒严重时，患者坐卧不安，以致影响生活与工作。

1. 原因

（1）局部原因 外阴阴道假丝酵母菌病和滴虫阴道炎是引起外阴瘙痒最常见的原因。其他还有细菌性阴道病、老年性阴道炎、阴虱、疥疮、蛲虫病、寻常疣、疱疹、湿疹、外阴鳞状上皮增生，药物过敏或化学品刺激及不良卫生习惯等。

（2）全身原因 糖尿病、黄疸、维生素（A、B）缺乏、贫血、白血病、妊娠期肝内胆汁淤积症及不明原因外阴瘙痒等。

2. 临床表现

（1）外阴瘙痒部位 外阴瘙痒多位于阴蒂、小阴唇，也可波及大阴唇、会阴甚至肛周等皮损区。长期搔抓可引起抓痕、血痂或激发毛囊炎。

（2）外阴瘙痒症状及特点 外阴瘙痒常为阵发性发作，也可为持续性，一般夜间加剧。瘙痒程度因不同疾病和不同个体而有明显差异。外阴阴道假丝酵母菌病和滴虫阴道炎以外阴瘙痒，以白带增多为主要症状。外阴鳞状上皮增生以外阴奇痒为主要症状，伴有外阴皮肤发白。蛲虫病引起的外阴瘙痒以夜间为甚。糖尿病患者由于尿糖对外阴皮肤刺激，特别是伴发外阴阴道假丝酵母菌病时，外阴瘙痒特别严重。无原因的外阴瘙痒一般仅发生在生育年龄或绝经后妇女，外阴瘙痒十分严重，甚至难以忍受，但局部皮肤和黏膜外观正常，或仅有抓痕和血痂。黄疸，维生素A、B族缺乏，贫血，白血病等慢性疾病患者出现外阴瘙痒时，常为全身瘙痒的一部分。妊娠期肝内胆汁淤积症也可出现包括外阴在内的全身皮肤瘙痒。

五、下腹部肿块

下腹部肿块是妇科患者就医时的常见主诉。肿块可能是患者本人或家属无意发现，或因其他症状（如下腹痛、阴道流血等）做妇科检查时被发现，或体检行B型超声检查盆腔时发现。根据肿块质地不同，可分为①囊性：一般为良性病变，如充盈的膀胱、卵巢囊肿、输卵管积水等；②实性：除妊娠子宫、子宫肌瘤、卵巢纤维瘤、附件炎块包块等实性块物为良性外，其他实性肿块应首先考虑为恶性肿瘤。

根据发病器官或部位的不同，下腹部肿块可来自生殖道、肠道、泌尿道、腹壁、腹腔或生殖道等，但以源自生殖道者最多见。

1. 子宫增大 凡位于下腹正中且与宫颈相连的肿块，多为子宫增大。子宫增大可能是：

（1）妊娠子宫 育龄妇女有停经史，且在下腹部扪及包块，应首先考虑为妊娠子宫。停经后出现不规则阴道流血且子宫迅速增大者，可能为葡萄胎。妊娠早期子宫峡部变软时，宫体似与宫颈分离，此时应警惕将宫颈误认为宫体，而将妊娠子宫误诊为卵巢肿瘤。

（2）子宫肌瘤 子宫均匀增大，或表面有单个或多个球形隆起。子宫肌瘤的典型症状为月经过多。带蒂的浆膜下肌瘤仅蒂与宫体相连，且一般无临床症状，故检查时有可能将其误诊为卵巢实质性肿瘤。

（3）子宫腺肌病　子宫均匀增大、质硬，一般不超过妊娠12周子宫大小。患者多伴有逐年加剧的进行性痛经、经量增多及经期延长。

（4）子宫畸形　双子宫或残角子宫可扪及子宫另一侧有与其对称或不对称的包块，两者相连，硬度亦相同。

（5）子宫阴道积血或子宫积脓　子宫及阴道积血多系处女膜闭锁或阴道无孔横隔引起的经血外流受阻所致。患者至青春期无月经来潮，有周期性腹痛并扪及下腹部肿块。子宫亦可因宫腔积脓或积液而增大，见于子宫内膜癌、老年性子宫内膜炎合并子宫积脓，或在宫颈癌放射治疗后多年出现。

（6）子宫恶性肿瘤　年老患者子宫增大且伴有不规则阴道流血，应考虑子宫内膜癌的可能。子宫增长迅速伴有腹痛及不规则阴道流血，可能为子宫肉瘤。以往有生育或流产史，特别是有葡萄胎史者，若子宫增大，甚至外形不规则且伴有子宫出血时，应考虑子宫绒毛膜癌的可能。

2. 子宫附件肿块　子宫附件包括输卵管和卵巢，在正常情况下均难以扪及。当附件出现肿块时，多属病理现象。临床常见的子宫附件肿块如下。

（1）输卵管妊娠　肿块位于子宫旁，大小、形状不一，有明显触痛。患者多有短期停经后阴道持续少量流血及腹痛史。

（2）附件炎性肿块　肿块多为双侧性，位于子宫两旁，与子宫有粘连，压痛明显。急性附件炎症患者有发热、腹痛。慢性附件炎症患者有不育及下腹部隐痛史，甚至出现反复急性盆腔炎发作。

（3）卵巢非赘生性囊肿　多为单侧可活动的囊性包块，直径一般不超过6cm。黄体囊肿可在妊娠早期扪及。葡萄胎常并发双侧卵巢黄素化囊肿。卵巢子宫内膜异位囊肿多为与子宫有粘连、活动受限且有压痛的肿块。

（4）卵巢赘生性囊肿　不论肿块大小，其表面光滑、囊性且可活动者多为良性囊肿。肿块为实性，表面不规则，活动受限，特别是盆腔内扪及其他结节或伴有胃肠道症状者多为卵巢恶性肿瘤。

3. 肠道肿块

（1）粪块嵌顿　块物位于左下腹，多呈圆锥状，直径4~6cm，质偏实，略能推动。灌肠排便后块物消失。

（2）阑尾周围脓肿　肿块位于右下腹，边界不清，距子宫较远且固定，有明显压痛伴发热、白细胞增多和血沉加快。初发病时先有脐周疼痛，以后疼痛逐渐转移并局限于右下腹。

（3）腹部手术或感染后继发的肠管、大网膜粘连　肿块边界不清，叩诊时部分区域呈鼓音。患者以往有手术史或盆腔感染史。

（4）肠系膜肿块　部位较高，肿块表面光滑，向左右移动度大，向上下移动受限制，易误诊为卵巢肿瘤。

（5）结肠癌　肿块位于一侧下腹部，呈条块状，略能推动，有轻压痛。患者多有下腹隐痛、便秘、腹泻或便秘腹泻交替以及粪便带血史，晚期出现贫血、恶病质。

4. 泌尿系肿块

（1）充盈膀胱　肿块位于下腹正中、耻骨联合上方，呈囊性，表面光滑，不活动。导尿后囊性肿块消失。

（2）盆腔肾　先天异位肾可位于髂窝部或盆腔内，形状类似正常肾，但略小。一般无自觉症状。静脉尿路造影可确诊。

5. 腹壁或腹腔肿块

（1）腹壁血肿或脓肿　位于腹壁内，与子宫不相连。患者有腹部手术或外伤史。为了区别是腹壁肿块，让患者抬起头部使腹肌紧张，可见肿块更明显。

（2）腹膜后肿瘤或脓肿　肿块位于直肠和阴道后方，与后腹壁固定，不活动，多为实性，以肉瘤最常见；亦可为囊性，如良性畸胎瘤、脓肿等。静脉尿路造影可见输尿管移位。

（3）腹水　大量腹水易与巨大卵巢囊肿相混淆。腹部两侧浊音，脐周鼓音为腹水特征。但腹水若合并卵巢肿瘤，腹部冲击触诊法可发现潜在的肿块。

（4）结核包裹性积液　肿块为囊性，表面光滑，界限不清，固定不活动。囊肿可随患者病情加剧而增大或好转而缩小。

（5）直肠子宫陷凹脓肿　肿块呈囊性，向后穹隆突出，压痛明显，伴发热及急性盆腔腹膜炎体征。后穹隆穿刺抽出脓液可确诊。

本章小结

本章是带领同学们将患者的病史、全身检查、盆腔检查及实验室与特殊检查结果进行简要的综合，使同学们能够对相关妇科疾病进行诊断与鉴别诊断，强调疾病的阳性资料和有鉴别意义的阴性资料。通过本章的学习，我们将对临床常见的、多发的妇科疾病进行系统性的梳理，既是对接下来要学习内容的提纲挈领，也便于同学们将疾病进行比较和记忆。

思考题

1. 简述妇科病史基本内容。
2. 简述双合诊的检查方法。

（赵　蕾）

第二十一章 外阴上皮内非瘤样病变

学习要求

了解 外阴鳞状上皮增生、外阴硬化性苔藓的病因、病理、临床表现和治疗。

外阴皮肤和黏膜硬化性苔藓和鳞状增生，过去称外阴色素减退疾病，是女阴皮肤和黏膜组织发生变性色素改变的一组慢性疾病。因病变部位皮肤和黏膜多呈白色，故又称其为外阴白色病变。

在诊断本组疾病时，需在明亮的光线下对外阴病灶进行仔细的观察，必要时借助放大镜进行检查。建议对所有病例均在可疑病灶处进行活组织检查。

第一节 外阴鳞状上皮增生

鳞状上皮增生（squamous hyperplasia）是以外阴瘙痒为主要症状但病因不明的外阴疾病。迄今为止，尚无确切证据表明慢性损伤、过敏、局部营养失调或代谢紊乱是导致此病的直接原因，但外阴局部皮肤长期处于潮湿状态和阴道排出物的刺激等解剖生理因素可能与其发病有关。该病常见于 40~50 岁妇女，恶变率仅为 2%~5%。

一、病理

主要组织病理变化为表皮层角化过度和角化不全，棘细胞层不规则增厚，上皮脚向下延伸，末端钝圆或较尖，上皮脚愈长则尖端愈细。上皮脚之间的真皮层乳头明显，并有轻度水肿以及淋巴细胞和少量浆细胞浸润。但上皮细胞层次排列整齐，保持极性，细胞大小和核形态、染色均正常。

二、临床表现

此病多见于绝经后妇女，但亦可发生于生育年龄。外阴瘙痒是此病最主要症状，患者多难忍受。由于搔抓局部时刺激较大的神经纤维，可抑制瘙痒神经纤维反射，患者瘙痒可暂时得到缓解，但搔抓又可导致皮肤进一步损伤，从而触发新的瘙痒反应以致瘙痒更剧烈，形成恶性循环。外阴病损范围不一，主要累及大阴唇、阴唇间沟、阴蒂包皮、阴唇后联合等处，常呈对称性。早期病变较轻时，皮肤颜色呈暗红或粉红，角化过渡部位则呈现白色。由于长期搔抓和摩擦，皮肤增厚似皮革，色素增加，皮肤纹理明显突出，皮嵴隆起，呈多数小多角性扁平丘疹，并群集成片，出现苔藓样变，故临床上亦称此病为慢性单纯性苔藓。由于局部潮湿、搔抓和摩擦的程度不同，以及对局部用药的反应不一，患者不同部位的病损形态亦有所差异，严重者可因搔抓引起表皮抓破、皲裂、溃疡。

三、诊断

除临床症状及体征外，本病主要依靠病理检查方能确诊。特别是确定有无不典型增生和癌变，病理检查更是唯一的确诊手段。如出现溃疡长期不愈，特别是有结节隆起时，应警惕局部癌变的可能，应及早活检确诊。活检应在皲裂、溃疡、隆起、硬结或粗糙处取材，并应选择不同部位多点取材。为做到取材适当，可先用1%甲苯胺蓝（toluidine blue）涂抹病变皮肤，待自干后用1%醋酸液擦洗脱色。凡不脱色区表明该处有裸核存在，应在该处活检，较易发现不典型增生或早期癌变。若局部破损范围太大，应先治疗数日，待皮损大部愈合后，再选择活检部位以提高诊断准确率。

四、鉴别诊断

鳞状上皮增生应与白癜风和外阴炎相鉴别。若外阴皮肤出现界限分明的发白区，但表面光滑润泽，质地完全正常，且无任何自觉症状者为白癜风；皮肤增厚，发白或发红，伴有瘙痒且阴道分泌物增多者，应首先排除念珠菌、滴虫感染所致阴道炎和外阴炎；外阴皮肤出现对称性发红、增厚，伴有严重瘙痒，但无阴道分泌物者应考虑糖尿病所致外阴炎的可能。

五、治疗

1. 一般治疗　应注意保持外阴部皮肤清洁干燥，禁用肥皂或其他刺激性药物擦洗，避免用手或器械搔抓患处。不食辛辣和过敏食物。衣着要宽大，忌穿不透气的化纤内裤以避免长时间局部潮湿而加重病变。凡精神较紧张，瘙痒症状明显以致失眠者，可加用镇静、安眠和抗过敏药物以加强疗效。

2. 药物治疗　治疗主要在于控制局部瘙痒。一般均主张采用皮质激素局部治疗。临床常用药物有0.025%氟轻松（fluocinolone acetonide）软膏，0.01%曲安奈德（triamcinolone acetonide）软膏或1%～2%氢化可的松（hydrocortisone）软膏或霜剂等制剂，每日涂擦局部3～4次以缓解瘙痒症状。若长期连续使用高效皮质激素类药物，可导致局部皮肤萎缩，故当瘙痒基本控制后，即应停用高效皮质激素类制剂，改以作用较轻微的氢化可的松软膏每日1～2次继续治疗，连用6周。在局部涂药前可先用温水坐浴，每日2～3次，每次10～15分钟，以暂时缓解瘙痒症状，并有利于药物的吸收。坐浴时切忌用毛巾揩擦患处，以免因机械性摩擦而加剧病损。即使瘙痒消失，患者不再搔抓，仍须经过较长时期后，增生变厚的皮肤才逐渐恢复正常，少数有完全恢复正常的可能。恢复后镜下检查可见原有的组织病理变化消失。

3. 手术治疗　由于外阴鳞状上皮增生发生癌变的概率低，且手术治疗后约50%的患者发生远期复发，故目前主张对此病应以药物治疗为主。手术治疗仅适用于：①已有恶变或恶变可能者；②长期药物治疗无效者。如病灶局限，可考虑行单纯病灶切除。但患者一般病变范围较广，多需行单纯外阴切除术。由于切除后形成瘢痕，常导致术后性交痛，故有人主张在手术的同时行皮片移植以减少瘢痕挛缩。术后应定期随访。复发部位多在切口周围，再次手术仍有可能再度复发。

4. 激光治疗　一般采用CO_2激光或氦氖激光治疗，破坏深达2mm的皮肤层即可消灭异常上皮组织和破坏真皮层内神经末梢，从而阻断瘙痒和搔抓所引起的恶性循环。激光治疗有精确、操作简易、破坏性较小、术后病率低、愈合后瘢痕组织较少的优点，但远期复发率与手术切除相近。

第二节　外阴硬化性苔藓

外阴硬化性苔藓（lichen sclerosus）是一种以外阴及肛周皮肤萎缩变薄为主的皮肤病。同时伴有外阴色素减退变白。

一、病因

病因尚不明确。有母女、姐妹等直系亲属家族性发病的报道。有报道患者HLA－B_{40}抗原的阳性率较高，故认为此病与 HLA－B$_{40}$有关。另有学者发现患者可合并斑秃、白癜风、甲状腺功能亢进症或减退症等自身免疫性疾病，说明此病可能与自身免疫性疾病有关。此外，由于此病好发于成年女性，且患者血中二氢睾酮水平明显低于正常同龄妇女，更有临床意义的是当对患处皮肤采用睾酮进行局部治疗时往往有效，因而提示患者血中睾酮水平低下可能为发病因素之一。

二、病理

病变早期真皮乳头层水肿，血管扩大充血。典型的病理特征为表皮层角化和毛囊角质栓塞，表皮棘层变薄伴基底细胞液化变性，黑素细胞减少，上皮脚变钝或消失，在真皮浅层出现均质化，真皮中层有淋巴细胞和浆细胞浸润带。硬化性苔藓极少发展为浸润癌。

三、临床表现

此病可发生于任何年龄的妇女，但以绝经后妇女和青春期少女最多见。主要症状为病损区皮肤发痒，但其程度远较鳞状上皮增生患者为轻，甚至有个别患者无瘙痒不适。病损常位于大阴唇、小阴唇、阴蒂包皮、阴唇后联合及肛周，多呈对称性。早期皮肤发红肿胀，出现粉红、象牙白色或有光泽的多角形平顶小丘疹，中心有角质栓，丘疹融合成片后呈紫癜状，但在其边缘仍可见散在丘疹。进一步发展时皮肤和黏膜变白、变薄，失去弹性，干燥易皲裂，阴蒂萎缩且与其包皮粘连，小阴唇萎缩变薄，逐渐与大阴唇内侧融合以致完全消失。晚期皮肤菲薄皱缩似卷烟纸，阴道口挛缩狭窄，性交困难，但患者仍有受孕可能。幼女患者瘙痒症状多不明显，可能仅在排尿或大便后感外阴及肛周不适。检查时在外阴及肛周区可见锁孔状珠黄色花斑样或白色病损坏。但至青春期时，多数患者的病变可能自行消失。

四、诊断和鉴别诊断

一般根据临床表现做出诊断，确诊需进行病理检查。病理检查方法参阅上节外阴鳞状上皮增生。硬化性苔藓应与老年生理性萎缩相鉴别，后者仅见于老年妇女，其外阴部皮肤的萎缩情况与身体其他部位皮肤相同，表现为外阴皮肤各层组织及皮下脂肪层均萎缩，因而大阴唇变平，小阴唇退化，但患者无任何自觉症状。

五、治疗

1. 一般治疗　与外阴鳞状上皮增生治疗相同。

2. 局部药物治疗　丙酸睾酮局部涂擦是治疗硬化性苔藓的主要方法，但疗效因人而异。有些萎缩皮肤可基本恢复正常，有的病变有所改善，但亦有无明显疗效者。临床上一般以200mg 丙酸睾酮加入 10g 凡士林油膏或软膏配制成 2% 制剂涂擦患部，擦后稍予按揉，每日3～4 次，至少用药达 1 个月左右始出现疗效，一般应连续治疗 3～6 个月。瘙痒症状消失后1～2 年内，用药次数可逐渐减少，直至每周 1～2 次维持量。如瘙痒症状较严重，亦可将上述丙酸睾酮制剂与 1% 或 2.5% 氢化可的松软膏混合涂擦，瘙痒缓解后逐渐减少以至最后停用氢化可的松软膏。如在采用丙酸睾酮治疗期间出现毛发增多或阴蒂增大等男性化副反应或疗效不佳时，可改用 100mg 黄体酮油剂加入 30g 凡士林软膏或油膏中局部涂擦以替代丙酸睾酮制剂。近年有学者采用 0.05% 氯倍他索软膏局部治疗取得良好效果，接近 80% 患者获得满意疗效。用法为最初 1 个月每日 2 次，继而每日一次共用 2 个月，以后每周 2 次共用3 个月，总计治疗时间半年。凡瘙痒顽固、表面用药无效者可用曲安奈德混悬液皮下注射。将 5mg 曲安奈德混悬液用 2ml 生理盐水稀释后，取脊髓麻醉穿刺针在耻骨联合下方注入皮下，经过大阴唇皮下直至会阴，然后在缓慢回抽针头时，将混悬液注入皮下组织。对侧同法治疗。注射后轻轻按摩以使混悬液弥散。幼女硬化性苔藓至青春期时有自愈可能，其治疗有别于成年妇女，一般不宜采用丙酸睾酮油膏或软膏局部治疗以免出现男性化。治疗目的主要是暂时缓解瘙痒症状，现多主张用1%氢化可的松软膏或用100mg黄体酮油剂加入30g凡士林油膏或软膏中涂擦局部，多数症状可获缓解，但仍应长期定时随访。

3. 手术治疗 方法与外阴鳞状上皮增生的治疗相同，但此病恶变机会更少，故很少采用手术治疗。

硬化性苔藓患者由于长期瘙痒和搔抓的结果，可能在原有硬化性苔藓的基础上出现鳞状上皮增生，即以往所称的外阴混合性营养不良。当上述两种病变同时存在时，治疗应选用氟轻松软膏涂擦局部，每日3~4次，共用6周，继用2%丙酸睾酮软膏6~8周，之后每周2~3次，必要时长期使用。

第三节 其他外阴皮肤病

一、外阴白癜风

外阴白癜风（vitiligo）是黑素细胞被破坏所引起的疾病，以青春期发病多见。在外阴白色区周围皮肤往往有色素沉着，故界限分明。病变区皮肤光滑润泽，弹性正常，除外阴外，身体其他部位也可伴发白癜风。外阴白癜风极少转化为癌，患者也无不适。故除伴发皮炎应按炎症处理外，一般不需治疗。

二、外阴白化病

外阴白化病（albinism）为遗传性疾病，可表现为全身性，也可能仅在外阴局部出现白色病变。此病是由于表皮基底层中仅含有大而灰白的不成熟黑素细胞，因而不能制造黑素所致。外阴局部白化病无自觉症状，也不致癌变，故无须治疗。

三、继发性外阴色素减退疾病

各种慢性外阴病变，如糖尿病外阴炎、外阴阴道假丝酵母菌病、外阴擦伤、湿疣等长期刺激外阴，均可使外阴表皮过度角化。角化表皮常脱屑而呈白色。此类患者多有局部瘙痒、灼热甚至疼痛等自觉症状。临床上有时可能误诊为慢性外阴鳞状上皮增生。通常在原发疾病治愈后，白色区随之消失。若在表皮脱屑区涂以油脂，白色也可减退。应针对原发疾病进行治疗。此外，还应注意个人卫生，平时穿透气的棉制内裤，经常保持外阴干燥、清洁。

本章小结

本章重点讨论外阴上皮内非瘤样病变即外阴鳞状上皮增生和硬化性苔藓两种病因不明的外阴疾病。如患者外阴同时存在两种疾病，则应将两者同时列为诊断；如合并不典型增生，则按鳞状上皮内瘤变诊断和处理。

思考题

简述外阴鳞状上皮增生的临床表现。

（赵 蕾）

第二十二章 外阴及阴道炎症

外阴及阴道炎症是妇科最常见疾病,各年龄组均可发病。外阴、阴道与尿道、肛门毗邻,局部潮湿,易受污染;育龄期女性性活动较频繁,且阴道是分娩、宫腔操作的必经之道,易受损伤及外界病原体的感染;绝经后妇女及婴幼儿雌激素水平较低,局部抵抗力下降,易发生感染。外阴及阴道炎可单独存在,也可两者同时存在。

一、外阴及阴道解剖及生理特点

两侧大阴唇自然合拢,遮掩阴道口、尿道口;阴道口闭合,阴道前后壁紧贴;女性阴道壁是由完整的复层鳞状上皮细胞覆盖,健康生育年龄的女性阴道上皮内有丰富的糖原。鳞状上皮能随着体内雌激素水平的上升而不断增殖、加厚,也随内分泌周期的变化而周期性的脱落。阴道内没有发现分泌性腺体,但分泌物可来自前庭大腺、尿道旁腺、子宫颈纳氏腺分泌的黏液、子宫内膜和输卵管等部位分泌的液体,甚至包括黏膜下层排出的渗出物。健康女性阴道由于乳酸菌的代谢物是酸性的,而宫颈黏液栓是碱性的,所以阴道内嗜酸菌就进不到宫颈中上部,自然状态下不能上行感染。

二、女性阴道微生态

女性下生殖道为对外开放性腔道,是人体内重要的微生态区,正常情况下阴道微生态环境是由正常阴道解剖结构、周期性的内分泌变化、阴道局部免疫系统、阴道各种菌群四大部分组成。即女性阴道内的益生菌是在周期性的性激素作用下,通过阴道鳞状上皮内的糖原营养,从而成长、繁殖并分泌各种细菌素和细胞因子,维持阴道的酸性环境,抵御各种致病菌的入侵。各种微生物之间互相影响、共同发挥作用,组成阴道的微生态环境。

三、正常菌群

在正常阴道菌群中,乳酸杆菌占优势,其对维持阴道正常菌群起着关键作用。阴道鳞状上皮细胞内的糖原经乳杆菌的作用,分解成乳酸,使阴道的局部形成弱酸性环境(pH≤4.5,多在3.8~4.5之间),可以抑制其他大部分寄生菌和致病菌的过度生长,称作阴道的自净作用。此外,乳杆菌通过快速替代、竞争排斥机制阻止致病微生物黏附于阴道上皮细胞;同时,乳杆菌分泌的过氧化氢、细菌素、类细菌素和生物表面活性剂等可抑制其他菌和致病微生物的繁殖,从而维持阴道微生态环境的平衡。

四、宿主和菌群间及菌群与菌群之间相互作用

宿主和菌群之间及菌群与菌群之间是相互制约、相互作用、相互依赖的对立统一，或是共生关系或是拮抗关系，共处于阴道的微生态环境中，保持着一种协调、平衡的状态。这种平衡维持着人体阴道的正常生理功能。无论哪种微生物生长过度、功能过强，均可造成局部环境的功能紊乱，甚至引发阴道的炎症发生。此外，雌激素水平的变化、月经来潮、性活动的发生、局部的用药、各种因素造成局部 pH 的变化、妊娠和年龄等因素，也会使阴道微生物群随之发生一系列的改变。它们在生理范围内的波动有利于菌群的更迭和宿主适应环境，一旦超出其承受范围，则可造成炎症的发生。

第一节　非特异性外阴炎

一、病因

外阴与尿道、肛门邻近，经常受到经血、阴道分泌物、尿液、粪便的刺激，若不注意皮肤清洁易引起外阴炎。糖尿病患者糖尿的刺激、粪瘘患者粪便的刺激、尿瘘患者尿液的长期浸渍等，以及穿紧身化纤内裤导致局部通透性差、局部潮湿以及经期使用卫生巾的刺激，均可引起非特异性外阴炎（non‑specific vulvitis）。

二、临床表现

1. 症状　外阴皮肤瘙痒、疼痛及烧灼感，于活动、性交、排尿及排便时加重。
2. 体征　外阴局部充血、肿胀、糜烂，常有抓痕，有时呈片状湿疹，严重者形成脓疱或溃疡。慢性炎症可使皮肤增厚、粗糙、皲裂，甚至苔藓样变。

三、诊断

主要通过阴道分泌物的病原学检查，排除滴虫、念珠菌等特异性外阴炎，必要时取宫颈分泌物检查衣原体、淋菌，排除衣原体感染及淋病等性传播疾病。外阴部溃疡必要时行活组织检查。糖尿病高危患者必要时检查尿糖及血糖。

四、治疗

1. 一般治疗　注意个人卫生，保持外阴清洁、干燥。
2. 病因治疗　积极寻找病因，若发现糖尿病应及时治疗糖尿病，若有尿瘘、粪瘘应及时行修补术。
3. 局部治疗　可用 0.1% 聚维酮碘液或 1∶5000 高锰酸钾液坐浴，每日 2 次，每次 15～30 分钟，或选择其他具有抗菌消炎作用的药物外用。坐浴后局部涂抹抗生素软膏或紫草油。此外，可选用中药水煎熏洗外阴部，每日 1～2 次。急性期可用微波或红外线局部物理治疗。

第二节　前庭大腺炎

前庭大腺又称巴氏腺，病原体侵入前庭大腺引起炎症称前庭大腺炎（Bartholinitis）。

一、病因

前庭大腺位于两侧大阴唇下 1/3 深部，腺管开口于处女膜与小阴唇之间，病原体易侵入

引起炎症，尤其在性交、分娩等情况下。此病以育龄期女性多见，幼女及绝经后女性少见。主要病原体为葡萄球菌、大肠埃希菌、链球菌、肠球菌。伴随性传播疾病发病率的增加，淋病奈瑟菌及沙眼衣原体也成为常见病原体。急性炎症发作时，病原体首先侵犯腺管，腺管呈急性化脓性炎症，其开口常因肿胀或渗出物阻塞，脓液不能外流，积聚形成脓肿，称前庭大腺脓肿（abscess of Bartholin gland）。

二、临床表现

1. 症状　炎症多为单侧，初起时局部肿胀、疼痛、灼热感，行走不便，有时致大小便困难。部分患者可出现发热等全身症状。

2. 体征　可见局部皮肤红肿、发热、压痛明显。当脓肿形成时，疼痛加剧，局部可触及波动感。部分患者腹股沟淋巴结可呈不同程度增大。当脓肿内压力增大时，表面皮肤变薄，脓肿可自行破溃，若破孔大则自行引流，炎症较快消退而痊愈；若破孔小，引流不畅，则炎症持续不消退，并可反复急性发作。

三、诊断

因位于大阴唇下 1/3 的特定部位，结合临床表现易于诊断。

四、治疗

1. 急性炎症发作时，需卧床休息，局部保持清洁。

2. 可取前庭大腺开口处分泌物作细菌培养，根据病原体选用敏感抗生素。在获得培养结果前，可选用广谱抗生素。此外，可选用清热、解毒中药局部热敷或坐浴。

3. 脓肿形成后可切开引流并行造口术，放置引流条，尽量避免切口闭合后反复感染或形成囊肿。

第三节　前庭大腺囊肿

前庭大腺囊肿（Bartholin cyst）系因慢性炎症、先天性腺管狭窄、损伤等致前庭大腺管开口阻塞，分泌物积聚于腺腔而形成。

一、病因

前庭大腺管阻塞的常见原因如下。

1. 前庭大腺脓肿消退后，腺管阻塞，脓液吸收后由黏液分泌物所代替。

2. 先天性腺管狭窄或腺腔内黏液浓稠，分泌物排出不畅，导致囊肿形成。

3. 前庭大腺管损伤，如分娩时会阴与阴道裂伤后疤痕阻塞腺管口，或会阴侧切损伤腺管。前庭大腺囊肿可继发感染形成脓肿并反复发作。

二、临床表现

1. 症状　前庭大腺囊肿常由小逐渐增大，多为单侧，也可为双侧。若囊肿小且无感染，患者可无自觉症状，往往于妇科检查时方被发现；若囊肿大，患者可有外阴坠胀感或性交不适感。

2. 体征　查体见囊肿多呈椭圆形，大小不等，位于外阴部后下方，可向大阴唇外侧突起。

三、诊断

前庭大腺囊肿囊性感明显，囊肿内容物多为清澈透明黏液，有时也较浓稠。

当混有血液时可呈棕红色，易被误为子宫内膜异位囊肿，但该囊肿大小程度和局部疼痛程度不随月经周期而改变，予鉴别；可行局部穿刺与阴道壁内血肿、前庭大腺脓肿、淋巴水肿相鉴别。

四、治疗

建议行前庭大腺囊肿造口术。手术方法除冷刀外，可采用 CO_2 激光或微波作造口。

第四节　滴虫性阴道炎

滴虫性阴道炎（trichomonal vaginitis，TV）是由阴道毛滴虫感染引起的生殖道炎症，与性接触次数及性伴侣数量有关，是常见的妇科阴道炎之一。阴道滴虫是最常见的非病毒性传播感染。目前认为，滴虫阴道炎与许多妇科并发症（如衣原体、淋病奈瑟菌感染、盆腔炎、宫颈不典型增生和艾滋病毒感染与传播、不孕不育等）和围生期并发症（如早产、胎膜早破、低体重儿）存在相关性。有滴虫感染史的输卵管性不孕发生率是无感染者的 6 倍（14.6% 和 2.5%）。

一、病因

阴道毛滴虫适宜在温度 $25 \sim 40℃$、pH $5.2 \sim 6.6$ 的潮湿环境中生长，pH 在 5 以下或 7.5 以上的环境中则不生长。滴虫的生活史简单，只有滋养体而无包囊期，滋养体生命力较强。月经后阴道 pH 接近中性，隐藏在腺体及阴道皱襞中的滴虫得以繁殖，引起炎症发作。滴虫能消耗或吞噬阴道上皮细胞内的糖原，阻碍乳酸生成，使阴道 pH 升高。滴虫阴道炎患者的阴道 pH 通常为 $5.0 \sim 6.5$。滴虫不仅寄生于阴道，还常侵入尿道或尿道旁腺，甚至膀胱、肾盂以及男方的包皮皱褶、尿道或前列腺。并且，滴虫能耗氧，使阴道成为厌氧环境，从而致厌氧菌迅速繁殖，加剧阴道炎症。

二、传播方式

1. 经性交直接传播　主要的传播途径，与女患者经过 1 次无保护性交后，约 70% 男性发生感染，且男性感染滴虫后常无症状，易成为感染源。

2. 间接传播　通过公共浴池、浴盆、浴巾、游泳池、坐式便器、衣物、污染的器械及敷料等传播。

三、临床表现

潜伏期一般为 $4 \sim 28$ 日。25% ~ 50% 患者感染初期无症状，其中 1/3 将在 6 个月内出现症状，其轻重取决于局部免疫因素、滴虫数量多少以及毒力强弱。而带虫者阴道黏膜常无异常改变。

1. 症状　主要症状是阴道分泌物增多及外阴瘙痒，常有外阴烧灼感，瘙痒部位主要为阴道口及外阴，可伴有性交疼痛。部分患者可有尿频、尿痛、排尿困难等症状，有时可见血尿。

2. 体征　部分患者可见外阴潮红、水肿、抓痕。体检见阴道黏膜充血，严重者有散在出血点，宫颈甚至有出血斑点，形成"草莓样"宫颈，后穹隆有多量白带，呈灰黄色、黄白色稀薄液体或黄绿色脓性分泌物，常呈泡沫状，有臭味。

四、诊断

典型病例容易诊断，但需与其他下生殖道炎症相鉴别，若在阴道分泌物中找到滴虫即可确诊。取分泌物前 24~48 小时避免性交、阴道灌洗或局部用药，取分泌物时窥阴器不涂润滑剂，分泌物取出后应及时送检并注意保暖，否则滴虫活动力减弱，易造成辨认困难。

1. 阴道分泌物 pH > 4.5，清洁度Ⅲ度。

2. 悬滴法镜检在阴道分泌物中可找到阴道毛滴虫，但其敏感性仅 60%~70%，且需立即检查涂片以获得最佳效果；涂片革兰染色可见滴虫呈梨形，核偏心，另一端可见鞭毛。

3. 滴虫培养是最为敏感及特异的诊断方法，但一般实验室条件不足，且不能迅速出结果，主要针对临床可疑而悬滴法镜检阴性的女性，准确率达 98%。

4. 聚合酶链反应（polymerase chain reaction，PCR）敏感性和特异性分别为 80.95% 和 97.21%，在美国尚无通过 FDA 认证的 PCR 方法可用于检测阴道滴虫，但一些实验室研究可用该法检测。

五、治疗

因滴虫性阴道炎可同时有尿道、尿道旁腺、前庭大腺滴虫感染，故推荐全身用药。治疗药物主要是硝基咪唑类药物，其为美国 FDA 批准用于治疗滴虫病的唯一药物种类。

1. 推荐方案 全身用药如下任一，甲硝唑方案治愈率 90%~95%，替硝唑方案治愈率 86%~100%，随机试验比较两种方案，替硝唑效果相当于或优于甲硝唑。

甲硝唑 2g，单次顿服。

替硝唑 2g，单次顿服。

2. 替代方案

（1）全身用药 甲硝唑 400mg，口服，每天 2 次，共 7 天。

（2）局部用药 不能耐受口服药物或不宜全身用药者，可选择阴道局部用药，甲硝唑阴道泡腾片 200mg，每晚 1 次，共 7 天，不提倡。

3. 治疗期禁酒 患者服用甲硝唑 24 小时内或服用替硝唑 72 小时内应禁酒。

4. 顽固性或复发性滴虫性阴道炎 常为性伴侣间传播及再次感染或耐药。提倡全身用药，性伴同治，治疗期间禁止性生活或性生活过程中使用避孕套。

5. 妊娠期 尽管滴虫性阴道炎与早产、胎膜早破、低体重儿存在相关性，但尚未有足够数据表明对其进行治疗可以降低上述并发症的发生。对妊娠期滴虫阴道炎进行治疗，可以缓解阴道分泌物增多的症状，防止新生儿呼吸道和生殖道感染，阻止阴道毛滴虫进一步传播，但临床中需充分告知患者，并进行知情选择。

治疗方案：推荐甲硝唑 400mg，口服，每日 2 次，共 7 天；或甲硝唑 2g，单次顿服。（甲硝唑属妊娠 B 类药物，替硝唑属妊娠 C 类药物）

6. 哺乳期 硝基咪唑类药物乳汁中浓度较高，故患者服用甲硝唑 24 小时内或服用替硝唑 72 小时内避免哺乳，以减少药物对婴儿的影响。

7. 性伴侣处理 对目前性伴侣及症状出现前 4 周内的性伴侣均应进行治疗，并告知治愈前需避免无保护性交。

8. 随访 治疗后无症状患者及初始无症状者不需要随访。由于再次感染概率高，建议初次治疗后 3 个月内重新筛查，没有足够证据支持需要对男性复查。

第五节 外阴阴道假丝酵母菌病

外阴阴道假丝酵母菌病（vulvovaginal candidiasis，VVC）系念珠菌侵犯外阴和（或）阴道浅表上皮细胞所致的炎性过程，也称外阴阴道念珠菌病、霉菌性阴道炎等。美国疾病预防与控制中心研究资料显示，约75%女性一生至少患1次VVC，其中40%~50%女性一生中经历过2次甚至2次以上VVC发作。

一、病因

80%~90%病原体为白假丝酵母菌，10%~20%为光滑假丝酵母菌、近平滑假丝酵母菌、热带假丝酵母菌等。酸性环境适宜假丝酵母菌的生长，有假丝酵母菌感染的阴道pH多在4.0~4.7。白假丝酵母菌为双相菌，有酵母相及菌丝相，酵母相为芽生孢子，在无症状寄居及传播中起作用；菌丝相为芽生孢子伸长成假菌丝，侵袭组织能力加强。假丝酵母菌对热的抵抗力不强，加热至60℃持续1小时即死亡；但对干燥、日光、紫外线及化学制剂等抵抗力较强。

白假丝酵母菌为条件致病菌，10%~20%非孕妇女及30%~40%孕妇阴道中有此菌寄生，但菌量极少，呈酵母相，并不引起症状。只有在全身及阴道局部细胞免疫能力下降，假丝酵母菌大量繁殖，并转变为菌丝相，才出现相应症状。常见发病诱因有妊娠、糖尿病、大量应用免疫抑制剂或广谱抗生素及接受大量雌激素治疗等。妊娠及糖尿病时，机体免疫力下降，阴道组织内糖原增加、酸度增高，有利于假丝酵母菌生长；大量应用免疫抑制剂如皮质类固醇激素或患有免疫缺陷综合征，机体抵抗力降低；长期应用抗生素，抑制乳杆菌生长，利于假丝酵母菌繁殖；其他如穿紧身化纤内裤及肥胖可使会阴局部温度及湿度增加，假丝酵母菌易于繁殖而引起感染症状。

二、传染途径

1. 主要为内源性传染，假丝酵母菌作为条件致病菌寄生阴道外，也可寄生于人的口腔、肠道，这三个部位假丝酵母菌可互相传染，一旦条件适宜则引起感染。
2. 少部分患者可通过性交直接传染。
3. 极少患者可能通过接触感染的衣物间接传染。

三、临床表现

1. **症状** 外阴瘙痒，有较多的白色豆渣样白带是VVC的主要症状，可伴有外阴烧灼感、尿急、尿痛和性交痛。症状严重者坐卧不宁，痛苦异常。
2. **体征** 体检见外阴肿胀，表皮可剥脱，可有抓痕。小阴唇内侧及阴道黏膜附有白色膜状物，擦除后可见阴道黏膜红肿或糜烂面及浅表溃疡。典型白带为白色、凝块状和豆渣样。

根据发生频率、临床表现、微生物学特性、宿主情况将VVC分为单纯性和复杂性两类（表22-1），其中10%~20%为复杂性VVC。根据VVC的临床表现程度，分为轻、中、重度（表22-2）。

表22-1 VVC临床分类

	单纯性VVC	复杂性VVC
发生频率	散发或非经常发作	复发或经常发作
临床表现	轻到中度	重度
真菌种类	白假丝酵母菌	非白假丝酵母菌
宿主情况	免疫功能正常	糖尿病未控制、免疫力低下、应用免疫抑制剂或妊娠女性

表22-2 VVC临床评分标准

症状及体征	0分	1分	2分	3分
瘙痒	无	偶发作，可被忽略	能引起重视	持续，坐立不安
疼痛	无	轻	中	重

续表

症状及体征	0分	1分	2分	3分
充血、水肿	无	轻	中	重
外阴抓痕、皲裂、糜烂	无	/	/	有
分泌物	无	较正常增多	量多，无溢出	量多，有溢出

注：重度 VVC：评分 ≥7 分；轻、中度 VVC：评分 <7 分

四、诊断

典型的 VVC 不难诊断，但易与其他外阴病变相混，需作病原检查以确诊。若在分泌物中找到白假丝酵母菌的芽孢或菌丝即可确诊。pH 测定具有重要鉴别意义，若 pH 小于 4.5，可能为单纯假丝酵母菌感染；若 pH 大于 4.5，可能存在混合感染，尤其是合并细菌性阴道病的混合感染。

1. 采用 10% KOH 悬滴法在显微镜下找芽生孢子和假菌丝，阳性率可达 60%。

2. 采用革兰染色法，菌丝阳性率可达 80%。

3. 采用培养法阳性率更高，同时可行药物敏感试验，但需一段时间才可确诊，可用于难治性外阴阴道假丝酵母菌病或复发性外阴阴道假丝酵母菌病。

五、治疗

（一）治疗原则

（1）积极去除 VVC 诱因。

（2）规范化应用抗真菌药物，首次发作或首次就诊是规范化治疗的关键时期。

（3）性伴侣无须常规治疗，但复发性外阴阴道假丝酵母菌病患者性伴侣应同时检查，必要时进行治疗。

（4）不主张阴道冲洗。

（5）VVC 急性期间避免性生活。

（6）同时治疗其他性传播疾病。

（7）强调治疗的个体化。

（8）长期口服抗真菌药物应注意监测肝、肾功能及其他有关毒副作用。

（二）治疗方案

1. 单纯性 VVC　首选阴道给药，下述具体方案任选 1 种。

（1）阴道用药　①咪康唑栓 400mg，每晚 1 次，共 3 天；②咪康唑栓 200mg，每晚 1 次，共 7 天；③克霉唑栓 500mg，单次用药；④克霉唑栓 100mg，每晚 1 次，共 7 天；⑤制霉菌素泡腾片 10 万 U，每晚 1 次，共 14 天；⑥制霉菌素片 50 万 U，每晚 1 次，共 14 天。

（2）口服用药　①伊曲康唑 200mg，每日 2 次，共 1 天；②氟康唑 150mg，顿服，共 1 次。

2. 复杂性外阴阴道假丝酵母菌病　首选口服用药，症状严重者，局部应用低浓度糖皮质激素软膏或唑类霜剂。由于外阴阴道假丝酵母菌病容易在月经前复发，故治疗后应在月经前复查阴道分泌物。若患者经治疗临床症状及体征消失，真菌学检查阴性后又出现真菌学证实的症状称为复发，若一年内发作 4 次或以上称复发性外阴阴道假丝酵母菌病（recurrent vulvovaginal candidiasis，RVVC）。外阴阴道假丝酵母菌病经治疗后约有 5% 患者复发，部分复发病例有诱发因素，但大部分患者复发机制不明。抗真菌治疗分为强化治疗及巩固治疗，在强化治疗达到真菌学阴性后，给予巩固治疗至半年。

强化治疗具体方案如下任一。

（1）阴道用药 ①咪康唑栓或软胶囊 400mg，每晚 1 次，共 6 天；②咪康唑栓 1200mg，第 1、4、7 日应用；③克霉唑栓或片 500mg，第 1、4、7 日应用。

（2）口服用药 ①氟康唑 150mg，第 1、4、7 日应用。②巩固治疗可选用氟康唑 100mg、150mg 或 200mg，口服，每周 1 次，疗程常规为 6 个月，如果氟康唑方案不可行，可考虑局部药物巩固治疗。

3. 妊娠合并 VVC 妊娠期由于机体免疫力下降，阴道组织内糖原增加，雌激素增高，利于假丝酵母菌生长，故妊娠期更易发 VVC，且临床表现重，治疗效果差，复发率高。新生儿通过产道还可发生新生儿鹅口疮。妊娠合并 VVC 治疗时禁用口服唑类药物，仅推荐 7 天的唑类药物局部治疗。

4. 重度外阴阴道假丝酵母菌病 对短疗程局部治疗和口服治疗的效果差，推荐局部用药 7～14 天或口服氟康唑 150mg 给药 2 次治疗，两次给药间隔 72 小时。

5. 非白色念珠菌外阴阴道假丝酵母菌病 50% 非白色念珠菌培养阳性 VVC 患者症状轻微或无症状，治疗也很困难，所以对于这类患者，临床医师应排除其他可能引起阴道症状的病因。该类 VVC 最佳治疗方案仍然未知。应用非氟康唑类抗真菌药物口服或局部长疗程（7～14 天）治疗作为一线治疗。如果复发，选择阴道硼酸胶囊 600mg，每疗程常为 2 周，这种治疗的真菌根除率约 70%。如仍复发请专家会诊决定是否行巩固治疗。

6. 免疫受损患者 对患糖尿病或者应用皮质类固醇激素治疗等有基础疾病患者对短疗程方案治疗反应差。应尽量改善免疫受损状况，且需要延长治疗疗程（达 7～14 天）。

7. 人免疫缺陷病毒（HIV）感染 HIV 患者阴道念珠菌定植率高于一般女性，且免疫抑制的程度与定植率有关。HIV 患者复杂性 VVC 和非复杂性 VVC 治疗均同非 HIV 患者。长期预防性使用氟康唑每周 200mg 进行治疗，可减少念珠菌定植和缓解症状，但只适用于复杂性外阴阴道假丝酵母菌病。治疗 VVC 对 HIV 获得和传播有无影响仍然未知。

（三）随访

重视治疗后随访，对 VVC 在治疗结束后 7～14 天和下次月经后进行随访，两次阴道分泌物真菌学检查阴性为治愈。对 RVVC 治疗结束后 7～14 天、1 个月、3 个月和 6 个月各随访 1 次。

第六节 细菌性阴道病

细菌性阴道病（bacterial vaginosis，BV）是以阴道产生过氧化氢的乳杆菌减少或消失，相关微生物增多为特征的临床综合征，与盆腔炎、不孕、不育、流产、妇产科术后感染、早产、胎膜早破、新生儿感染和产褥感染等发生有关。

一、病因

与 BV 发病相关的微生物包括：阴道加德纳菌、厌氧菌（普雷沃菌、动弯杆菌、类杆菌、消化链球菌、阴道阿托波菌等）和人型支原体等，其中以厌氧菌居多。相关微生物增多，其代谢产物使阴道微生态环境发生变化，阴道 pH 升高，胺类物质增多使阴道分泌物多伴臭味，有机酸类和酶类增加使宿主防御机制受到破坏，从而引发细菌性阴道病。

二、临床表现

多发生于性活跃期女性。10%～40% 患者无临床症状，有症状者主要表现为阴道分泌物增多，伴鱼腥臭味，尤其性交后加重，可伴有轻度外阴瘙痒或烧灼感。体检见外阴阴道黏膜无明显充血等炎性反应，分泌物呈灰白色，均质稀薄，常黏附于阴道壁，但黏度很低，易从阴道壁拭去。

三、诊断

主要根据临床诊断（Amsel 标准），下列 4 项临床特征中至少 3 项阳性可诊断细菌性阴道病，其中第 1 条必备。

1. 线索细胞阳性　线索细胞即阴道脱落的表层细胞，于细胞边缘贴附厌氧菌等颗粒状物，细胞边缘模糊；取少许阴道分泌物置于玻片上，加一滴生理盐水混合，高倍显微镜下寻找。

2. 胺试验阳性　取少许阴道分泌物置于玻片上，加 1~2 滴氢氧化钾，释放烂鱼肉样腥臭味。

3. 阴道 pH 大于 4.5　正常阴道内 pH 为 3.8~4.5，pH 大于 4.5 对诊断细菌性阴道病最敏感，但特异性低。

4. 分泌物　阴道均质稀薄的分泌物。

细菌性阴道病为正常菌群失调，细菌定性培养在诊断中意义不大。若有实验室条件，可采用 Nugent 评分方法诊断 BV 更为客观准确（表 22 - 3）。

表 22 - 3　革兰染色 Nugent 评分标准

每个油镜视野定量		分值		
菌体数	定量	乳杆菌	阴道加德纳菌/类杆菌	染色不定弯曲小杆菌
>30	4 +	0	4	2
6~30	3 +	1	3	2
1~5	2 +	2	2	1
<1	1 +	3	1	1
0	0	4	0	0

注：按每 10 个油镜视野观察到的每种细菌的平均数量进行计算和分值分配，总分值是 4 种细菌的总和
正常：1~3 分；BV 中间型：4~6 分；BV：7~10 分

四、治疗

1. 治疗原则

（1）对无症状 BV 患者无须常规治疗，但对于准备进行子宫全切术、附件切除术、刮宫术及宫腔镜检查等手术的所有 BV 患者需进行治疗，以避免术后感染。

（2）无须常规治疗患者的性伴侣，但对反复发作或难治性 BV 患者的性伴侣应予以治疗。

（3）对有早产史的 BV 患者及所有有症状的 BV 患者应予以治疗，以降低由 BV 所致的早产率。

（4）孕期应用克林霉素膏阴道上药不能降低 BV 孕妇早产发生率，不主张选用。

（5）对非孕期女性，也可选用替硝唑治疗 BV。

2. 治疗方案

（1）首选方案　甲硝唑 400mg，口服，每日 2 次，共 7 日；或甲硝唑阴道栓（片）200mg，每日 1 次，共 5~7 天；或 2% 克林霉素膏（5g），阴道上药，每晚 1 次，共 7 天。

（2）替换方案　克林霉素 300mg，口服，每日 2 次，共 7 天。

（3）可选用恢复阴道正常菌群的制剂。

（4）对推荐药物过敏或不耐受　对甲硝唑、替硝唑过敏或不耐受者选择应用克林霉素膏治疗。对口服甲硝唑不耐受者可选择应用局部甲硝唑治疗。服用甲硝唑 24 小时内和服用替硝

唑 72 小时内禁饮酒。

3. 妊娠期细菌性阴道病　BV 与不良妊娠结局（如羊膜绒毛膜炎、胎膜早破、早产、产后子宫内膜炎等）有关，对妊娠合并 BV 进行治疗唯一确定的获益是缓解阴道感染的症状和体征，潜在获益是降低 BV 相关感染的并发症和减少其他性传播疾病感染或 HIV 风险。目前认为，无须常规对孕妇进行 BV 筛查，对有症状的 BV 孕妇及无症状早产高风险孕妇进行 BV 筛查是否可行仍无一致意见。

（1）首选方案　甲硝唑 400mg，口服，每日 2 次，共 7 天。

（2）替换方案　克林霉素 300mg，口服，每日 2 次，共 7 天。

（3）妊娠期应用甲硝唑需采用知情选择原则。

4. 哺乳期细菌性阴道病　选择局部用药，尽量避免全身用药。

5. 随访　治疗后症状消失无需随访，症状持续存在或反复出现者需接受随访。

第七节　萎缩性阴道炎

萎缩性阴道炎（atrophic vaginitis）是因体内雌激素水平降低，阴道黏膜萎缩，乳杆菌不再为优势菌，其他病原体过度繁殖或入侵而引起的阴道炎症。

一、病因

常见于绝经后女性，也可见于产后闭经或药物假绝经治疗的女性，常见病原体为需氧菌、厌氧菌或混合感染。

二、临床表现

1. 症状　主要为阴道分泌物增多及外阴瘙痒、灼热，因阴道黏膜萎缩，可伴有性交痛。阴道分泌物呈淡黄色，稀薄，感染严重者呈脓血性白带。

2. 体征　查体可见阴道呈萎缩性改变，上皮皱襞消失、萎缩、菲薄，阴道黏膜充血，有散在小出血点或点状出血斑，有时见浅表溃疡。溃疡面可与对侧粘连，严重时造成狭窄甚至闭锁。炎症分泌物引流不畅时可形成阴道积脓甚至宫腔积脓。

三、诊断

根据绝经、卵巢手术或盆腔放射治疗等病史及临床表现，诊断不难，但需排除其他可能疾病才能明确。通常取阴道分泌物检查，显微镜下见大量基底层细胞及白细胞，而无滴虫及假丝酵母菌。对有血性白带者，应与宫颈及宫体恶性肿瘤相鉴别，需常规作宫颈细胞学检查，必要时行分段诊刮术。对阴道壁肉芽组织及溃疡需与阴道癌相鉴别，可行局部活检。

四、治疗

1. 治疗原则　适当补充雌激素增强阴道抵抗力，合理应用抗生素抑制细菌生长。

2. 治疗方案

（1）增强阴道抵抗力　针对病因给予雌激素制剂，可局部给药，也可全身给药。选用雌三醇软膏局部涂抹；或选用以阴道局部黏膜作用为主，较少全身吸收的雌激素制剂如普罗雌烯；或选用兼有广谱抗菌作用和局部雌激素样作用的复合制剂如氯喹那多普罗雌烯阴道片。为防止阴道炎复发，可选择全身用药，主要针对需要进行绝经激素治疗（menopausal hormone therapy，MHT）的患者，根据患者具体情况可选择单雌激素、雌孕激素序贯或者雌孕激素连续联合治疗。

（2）抑制细菌生长　用1%乳酸或0.5%醋酸液冲洗阴道，每日1次，增加阴道酸度，抑制细菌生长繁殖；阴道冲洗后，应用抗生素如甲硝唑200mg或诺氟沙星100mg，置于阴道深部，每日1次，共7~10天。对阴道局部干涩明显者，可应用润滑剂。

第八节　婴幼儿外阴阴道炎

婴幼儿阴道炎（infantile vaginitis）常见于5岁以下幼女，多与外阴炎并存。

一、病因

1. 婴幼儿的解剖特点，易发生感染

（1）解剖特点　幼女外阴发育差，不能遮盖尿道口及阴道前庭，细菌容易侵入。

（2）生理特点　新生儿出生后2~3周，因母体来源的雌激素骤降，其体内雌激素水平降低，阴道上皮薄，糖原少，pH上升至6~8，乳杆菌为非优势菌，抵抗力弱，易受其他细菌感染。

2. 婴幼儿卫生习惯不良　外阴不洁、大便污染、外阴损伤或蛲虫感染均可引起炎症。

3. 阴道误放异物　婴幼儿好奇，在阴道内放置橡皮、铅笔头、纽扣等异物，造成继发感染。常见病原体有大肠埃希菌、葡萄球菌及链球菌等。目前，淋病奈瑟菌、滴虫、白假丝酵母菌也成为常见病原体。病原体常通过患病母亲或保育员的手、衣物、毛巾、浴盆等间接传播。

二、临床表现

1. 症状　主要为阴道分泌物增多，呈脓性。临床上多由母亲发现婴幼儿内裤上有脓性分泌物而就诊。由于大量分泌物刺激引起外阴痛痒，患儿哭闹、烦躁不安或用手搔抓外阴。部分患儿伴有泌尿系统感染，出现尿急、尿频、尿痛。若伴有小阴唇粘连，排尿时尿流变细、分道或尿不成线。

2. 体征　查体可见外阴、阴蒂、尿道口、阴道口黏膜充血、水肿，有时可见脓性分泌物自阴道口流出。病变严重者，外阴表面可见溃疡，小阴唇可发生粘连，粘连的小阴唇有时遮盖阴道口及尿道口，粘连的上下方可各有一裂隙，尿自裂隙排出。在检查时还应做肛诊排除阴道异物及肿瘤。对有小阴唇粘连者，应注意与外生殖器畸形相鉴别。

三、诊断

婴幼儿语言表达能力差，采集病史常需详细询问患儿母亲，同时询问母亲有无阴道炎病史，结合症状及查体所见，通常可做出初步诊断。用细棉拭子取阴道分泌物作病原学检查，必要时行细菌培养。

四、治疗原则

（1）保持外阴清洁、干燥，减少摩擦。

（2）针对病原体选择相应抗生素治疗，或将抗生素溶液滴入阴道。

（3）其他对症处理　有蛲虫者，给予驱虫治疗；阴道有异物者，及时取出；小阴唇粘连者，外涂雌激素软膏多可松解，严重者应分离粘连，并涂抹抗生素软膏。

本章小结

本章主要介绍育龄期女性最常见的阴道炎症：滴虫性阴道炎、外阴阴道假丝酵母菌病、细菌性阴道病，均可表现为阴道分泌物增多伴异味、外阴瘙痒及性交痛等不适，但三类阴道炎症分泌物性状、阴道黏膜变化、病原学检查各有不同，需根据临床情况选择最佳治疗方案。

思考题

简述滴虫性阴道炎、细菌性阴道炎及外阴阴道假丝酵母菌病的鉴别诊断。

（谢静燕）

第二十三章　子宫颈炎症

宫颈炎症是常见的女性下生殖道炎症，好发于 20 ~ 40 岁的育龄期女性。正常情况下，宫颈具有多种防御功能，包括黏膜免疫、体液免疫及细胞免疫，是阻止下生殖道病原体进入上生殖道的重要防线，但宫颈也容易受性交、分娩及宫腔操作的损伤，且宫颈管单层柱状上皮抗感染能力较差，容易发生感染。随着对病理生理学的不断探讨，宫颈炎症的定义和诊疗发生一系列变化，从最初的急 - 慢性宫颈炎，到黏液脓性宫颈炎，直至现在的宫颈炎及相关疾病，国内对于宫颈炎症的诊疗尚缺乏统一的共识。

第一节　急性子宫颈炎

急性宫颈炎主要见于感染性流产、产褥期感染、宫颈损伤和阴道异物并发感染。急性宫颈管黏膜炎以柱状上皮感染为主，包括宫颈管内的柱状上皮以及外移到或外翻到宫颈阴道部的柱状上皮。临床最常见的急性宫颈炎为黏液脓性宫颈炎（mucopurulent cervicitis，MPC），该术语由 Brunham 等 1984 年在《新英格兰杂志》中首次提出，其两大特征性体征是：于宫颈管或宫颈管棉拭子标本上肉眼见到脓性或黏液脓性分泌物；用棉拭子擦拭宫颈管时，容易诱发宫颈管内出血。

一、病因

急性宫颈炎的病原体如下。

1. 性传播疾病病原体　淋病奈瑟菌、沙眼衣原体、单纯疱疹病毒、巨细胞病毒和生殖支原体，主要见于性传播疾病高危人群。

2. 内源性病原体　需氧菌、厌氧菌，尤其是引起细菌性阴道病的病原体。部分患者病原体不清。

MPC 主要因淋病奈瑟菌及沙眼衣原体引起。沙眼衣原体及淋病奈瑟均可感染宫颈管柱状上皮，沿黏膜面扩散引起浅层感染，病变以宫颈管明显。除宫颈管柱状上皮外，淋病奈瑟菌还常侵袭尿道移行上皮、尿道旁腺及前庭大腺。

葡萄球菌、链球菌等内源性病原体更易累及宫颈淋巴管，侵入宫颈间质深部。

二、临床表现

1. 症状　大部分患者无症状。有症状者主要表现为阴道分泌物增多，呈黏液脓性，阴道分泌物的刺激可引起外阴瘙痒及灼热感，也可出现经间期出血、性交后出血等症状，并且常伴泌尿生殖道症状，如尿急、尿频、尿痛。

2. 体征 妇科检查见宫颈充血、水肿、黏膜外翻，有脓性分泌物从宫颈管流出，宫颈触痛，质脆，触之易出血。若为淋病奈瑟菌感染，因尿道旁腺、前庭大腺受累，可见尿道口、阴道口黏膜充血、水肿以及多量脓性分泌物。

三、诊断

根据美国疾病预防与控制中心（CDC）关于炎症的诊治规范，出现两个特征性体征之一，显微镜检查宫颈或阴道分泌物白细胞增多，可作急性宫颈炎的初步诊断，进而行淋病奈瑟菌和沙眼衣原体等病原学检查，并注意是否同时存在上生殖道感染。

1. 特征性体征至少具备其一

（1）在宫颈管或其棉拭子标本上，肉眼见到脓性或黏液脓性分泌物。

（2）棉拭子擦拭宫颈管口的黏膜时，由于黏膜质脆，易诱发出血。

2. 白细胞检测 可检测宫颈管分泌物或阴道分泌物中的白细胞，后者需排除相关阴道炎症。

（1）宫颈管脓性分泌物涂片作革兰染色，高倍视野下中性粒细胞 > 30 个。

（2）阴道分泌物湿片检查，高倍视野下白细胞 > 10 个。

3. 病原学检测 淋病奈瑟菌、沙眼衣原体、细菌性阴道病、滴虫阴道炎的相关检测。

四、治疗

1. 主要为抗生素药物治疗

（1）经验性抗生素治疗 对于伴性传播疾病高危因素（年龄 < 25 岁，多个性伴侣或新性伴侣且无保护性交）患者，在获得病原学检测结果之前，采用针对沙眼衣原体的经验性抗生素治疗：阿奇霉素 1g，单次顿服；或多西环素 100mg，口服，每日 2 次，共 7 天。

（2）针对病原体选用抗生素治疗 对淋病奈瑟菌所致的单纯性宫颈炎症可选用头孢曲松、头孢噻肟或大观霉素治疗；对沙眼衣原体所致的宫颈炎症可应用多西环素或阿奇霉素或米诺环素、四环素、克拉霉素或氧氟沙星、左氧氟沙星、莫西沙星。

（3）对于合并细菌性阴道病或滴虫阴道炎者，需同时治疗，否则炎症易持续存在。

（4）若宫颈炎症患者病原学检查提示淋病奈瑟菌或沙眼衣原体感染，对其性伴侣需行相应检查及治疗。

2. 随访 美国 CDC 相关指南建议宫颈炎治疗后进行随访，在治疗后 6 个月内淋病奈瑟菌和沙眼衣原体重复感染多见，对于症状持续存在者需再次评估。

第二节　慢性子宫颈炎

慢性宫颈炎（chronic cervicitis）多由急性宫颈炎未治疗或治疗不彻底转变而来，也可因病原体持续感染所致。病原体与急性宫颈炎相似。部分患者无急性宫颈炎病史，直接表现为慢性宫颈炎。

一、病理分型

1. 宫颈内膜外移伴感染 外移的单层柱状上皮或化生上皮长期暴露在阴道内，由于宫颈管柱状上皮抵抗力低，病原体易侵入发生炎症。在炎症初期，单层柱状上皮覆盖面表面平坦，称单纯型；随后由于腺上皮过度增生，宫颈柱状上皮覆盖面凹凸不平呈颗粒状，称颗粒型；当间质增生显著，表面不平现象更加明显呈乳突状，称乳突型。临床还可根据内膜外移的范围分为 Ⅰ、Ⅱ、Ⅲ度，Ⅰ度 < 1/3 宫颈面积，Ⅱ度 1/3 ~ 2/3 宫颈面积，Ⅲ度 > 2/3 宫颈面积。

临床诊断时，可用下列形式表达：宫颈炎Ⅰ（Ⅱ、Ⅲ）度单纯型、宫颈炎Ⅰ（Ⅱ、Ⅲ）度颗粒型或宫颈炎Ⅰ（Ⅱ、Ⅲ）度乳突型。

知识链接

宫颈糜烂样改变

宫颈外口处的宫颈阴道部外观呈细颗粒状的红色区，过去惯称宫颈糜烂。这种糜烂与上皮脱落、无上皮覆盖的真性糜烂不同，是宫颈生理变化之一。显微镜下糜烂面为完整的宫颈管单层柱状上皮所覆盖，因柱状上皮菲薄，其下间质透出呈红色，故肉眼观似糜烂，并非上皮脱落、溃疡的真性糜烂。且阴道镜下糜烂面表现为原始鳞柱交界部的外移，当宫颈管柱状上皮外移时，有时可见宫颈呈红色，细颗粒状，形似糜烂，但事实上并无炎症。此外，由于宫颈阴道部长期与阴道内多种细菌接触，正常宫颈间质内存在作为免疫反应的淋巴细胞。宫颈间质内淋巴细胞的浸润，并非一定意味着慢性宫颈炎。

2. 宫颈息肉（cervical polyp） 可能由于慢性炎症长期刺激使宫颈管黏膜增生形成的局部突起病灶。息肉为一个或多个不等，色红，质软而脆，易出血。根部多附着于宫颈外口，少数在宫颈管壁。光镜下见息肉中心为结缔组织伴有充血、水肿及炎性细胞浸润，表面覆盖单层高柱状上皮，与宫颈管上皮相同。由于炎症存在，除去息肉后仍可复发。宫颈息肉极少恶变，恶变率<1%，但易复发。

3. 宫颈管黏膜炎（endocervicitis） 病变局限于宫颈管黏膜及黏膜下组织，宫颈阴道部外观光滑，宫颈外口可见有脓性分泌物，有时宫颈管黏膜增生向外突出，可见宫颈口充血、发红。由于宫颈管黏膜及黏膜下组织充血、水肿、炎性细胞浸润和结缔组织增生，可引起宫颈肥大。

4. 宫颈肥大（cervical hypertrophy） 由于慢性炎症的长期刺激，宫颈组织充血、水肿，腺体和间质增生，还可能在腺体深部有黏液潴留形成囊肿，使宫颈呈不同程度肥大、硬度增加，但表面多光滑，有时可见到宫颈腺囊肿突起。

二、临床表现

1. 症状 主要是阴道分泌物增多。分泌物呈乳白色黏液状，有时呈淡黄色脓性，伴息肉形成时可有血性白带或性交后出血。当炎症涉及膀胱下结缔组织时，可出现尿急、尿频。若炎症沿宫骶韧带扩散到盆腔，可有腰骶部疼痛、下腹坠痛等。宫颈黏稠脓性分泌物不利于精子穿过，故可造成不孕。

2. 体征 妇科检查时可见宫颈有不同程度的内膜外移、肥大、充血、水肿，有时质地较硬，有时可见息肉、裂伤、外翻及宫颈腺囊肿。

三、诊断

根据临床表现做出慢性宫颈炎的诊断不困难，但明确病原体则有一定难度。

1. 对有性传播疾病的高危女性，应作淋病奈瑟菌及沙眼衣原体的相关检查。

2. 对宫颈组织行宫颈刮片检查，是最直接、简便而有效的方法；另外液基薄层细胞检测（TCT）是近年来临床应用广泛的细胞病理学诊断新技术；必要时行宫颈人乳头瘤病毒检测，乃至阴道镜检查及活组织检查以明确诊断。

3. 超声检查有益于诊断深部的宫颈腺囊肿。

四、治疗

1. 根据病变特点采用不同的治疗方法

（1）宫颈内膜外移伴感染　物理治疗是目前最常用的有效治疗方法，其原理是以各种物理方法将宫颈内膜外移面单层柱状上皮破坏，使其坏死脱落后，为新生的复层鳞状上皮覆盖，临床常用的方法有激光治疗、冷冻治疗、红外线凝结疗法及微波疗法、宫颈环形电切术等，而聚焦超声治疗是近年来的新疗法，具有术后排液和出血少，局部感染概率低，恢复快的优点。

（2）宫颈息肉　行息肉摘除术，术后将切除息肉送病理组织学检查，宫腔镜下宫颈电切术是近年来治疗宫颈病变的新方法，能有效避免复发。

（3）宫颈管黏膜炎　该处炎症局部用药疗效差，需行全身治疗。根据宫颈管分泌物培养及药敏试验结果，采用相应抗感染药物；并同时查找淋病奈瑟菌和沙眼衣原体。

（4）宫颈肥大和宫颈腺囊肿　多无临床症状，且绝经后随宫颈萎缩变小，囊肿消失，故除腺囊肿过大或出现下腹和腰骶部疼痛等不适外，一般不需治疗。若囊肿大，或合并感染，可用微波治疗，或采用激光照射治疗。

2. 预防　积极治疗急性宫颈炎；定期作妇科检查，发现宫颈炎症予以积极治疗；避免分娩时或器械损伤宫颈；产后发现宫颈裂伤应及时缝合。

本章小结

宫颈炎症临床最常表现为黏液脓性宫颈炎（MPC），主要根据两大特征性体征诊断。慢性宫颈炎根据不同的病理类型：宫颈内膜外移伴感染、宫颈息肉、宫颈管黏膜炎、宫颈肥大和宫颈腺囊肿，选择相应的治疗方案。

思考题

简述慢性宫颈炎的病理分型及治疗原则。

（谢静燕）

第二十四章 盆腔炎性疾病及生殖器结核

学习要求

1. **掌握** 盆腔炎症的临床表现、诊断。
2. **了解** 盆腔炎症的定义、分类、病原体及其致病特点、感染途径，急性盆腔炎症的病因、生殖器结核的临床表现。

盆腔炎（pelvic inflammatory disease，PID）指女性上生殖道及其周围组织的炎症，主要包括子宫内膜炎（endometritis）、输卵管炎（salpingitis）、输卵管卵巢脓肿（tubo - ovarian abscess，TOA）、盆腔腹膜炎（peritonitis）。炎症可局限于一个部位，也可同时累及几个部位，最常见的是输卵管炎。盆腔炎大多发生在性活跃期、有月经的女性，初潮前、绝经后或未婚者较少发生盆腔炎，即使发生盆腔炎也往往是邻近器官炎症如阑尾炎的扩散。急性盆腔炎发展可引起弥漫性腹膜炎、败血症、感染性休克，严重者可危及生命。若在急性期未能得到彻底治愈，并反复发作，可导致不孕、输卵管妊娠、慢性盆腔痛等后遗症，严重影响女性健康，增加家庭与社会经济负担。

一、女性生殖道的自然防御功能

女性生殖道的解剖特点、生理生化及免疫学特征均呈现出较为完善的自然防御功能，增强其对感染的防御能力，在健康女性的阴道内虽有某些病原体存在，但并不能引起炎症。

1. 两侧大阴唇自然合拢，遮掩阴道口、尿道口。

2. 由于盆底肌的作用，阴道口闭合，阴道前后壁紧贴，可防止外界污染。阴道正常菌群尤其是乳杆菌可抑制其他细菌生长。此外，阴道分泌物可维持巨噬细胞的活性，防止细菌侵入阴道黏膜。

3. 宫颈内口紧闭，宫颈管黏膜为分泌黏液的高柱状上皮所覆盖，黏膜形成皱褶、峭突或陷窝，从而增加黏膜表面积；宫颈管分泌大量黏液形成胶冻状碱性黏液栓，为上生殖道感染的机械屏障；黏液栓内含乳铁蛋白、溶菌酶，可抑制细菌侵入子宫内膜。

4. 育龄妇女子宫内膜周期性剥脱，也是消除宫腔感染的有利条件。此外，子宫内膜分泌液也含有乳铁蛋白、溶菌酶，可清除少量进入宫腔的病原体。

5. 输卵管黏膜上皮细胞的纤毛向宫腔方向摆动以及输卵管的蠕动，均有利于阻止病原体的侵入。输卵管液与子宫内膜分泌液一样，含有乳铁蛋白、溶菌酶，可清除偶然进入上生殖道的病原体。

6. 生殖道黏膜聚集有不同数量的淋巴组织及散在的淋巴细胞，包括 T 细胞、B 细胞。并且中性粒细胞、巨噬细胞、补体以及一些细胞因子均在局部有重要的免疫功能，发挥抗感染作用。

当自然防御功能遭到破坏，或机体免疫功能下降、内分泌发生变化或外源性致病菌侵入，均可导致炎症发生。

二、病原体及其致病特点

1. **内源性病原体** 来自寄居于阴道内的菌群，包括需氧菌及厌氧菌，以混合感染多见。主要的需氧菌及兼性厌氧菌有金黄色葡萄球菌，溶血性链球菌，大肠埃希菌；厌氧菌有类杆菌，消化球菌，消化链球菌。厌氧菌感染的特点是容易形成盆腔脓肿、感染性血栓静脉炎。据文献报道70%～80%盆腔脓肿可培养出厌氧菌。

2. **外源性病原体** 主要为性传播疾病的病原体，如衣原体、淋病奈瑟菌及支原体，其他有铜绿假单胞菌、结核杆菌等。据国外研究，盆腔炎的主要病原体是沙眼衣原体及淋病奈瑟菌，在美国，40%～50%盆腔炎是由淋病奈瑟菌引起，10%～40%盆腔炎可分离出沙眼衣原体。在我国，淋病奈瑟菌、沙眼衣原体引起的盆腔炎在明显增加，但目前尚缺乏相关流行病学资料。而有研究表明，2%～20%输卵管炎的脓汁中可分离出支原体，但支原体是否可单独引起生殖道炎症仍有争论。

第一节 盆腔炎性疾病

一、高危因素

1. **宫腔内手术操作后感染** 如刮宫术、输卵管通液术、子宫输卵管造影术、宫腔镜检查、人工流产、放置宫内节育器等，由于手术消毒不严格或术前适应证选择不当，导致下生殖道内源性菌群的病原体上行感染。生殖器原有慢性炎症经手术干扰也可引起急性发作并扩散。

2. **下生殖道感染** 下生殖道的性传播疾病，如淋病奈瑟菌性宫颈炎、衣原体性宫颈炎以及细菌性阴道病与PID密切相关。

3. **性活动** 盆腔炎多发生在性活跃期妇女，尤其是性交过早、有多个性伴侣、性交过频，性伴侣有性传播疾病者。据美国资料表明，盆腔炎的高发年龄在15～25岁。年轻者易发盆腔炎可能与频繁的性活动、宫颈柱状上皮生理性移位、宫颈黏液的机械防御功能较差有关。

4. **性卫生不良** 使用不洁的月经垫、经期性交等，均可使病原体侵入而引起炎症。此外，低收入群体，不注意性卫生保健者，盆腔炎的发生率高。

5. **邻近器官炎症直接蔓延** 例如阑尾炎、腹膜炎等蔓延至盆腔，病原体以大肠埃希菌为主。

6. **盆腔炎性疾病** 再次急性发作。

二、感染途径

1. **沿生殖道黏膜上行蔓延** 病原体侵入外阴、阴道，或阴道内的病原体沿宫颈黏膜、子宫内膜、输卵管黏膜，蔓延至卵巢及腹腔，是非妊娠期、非产褥期盆腔炎的主要感染途径（图24-1）。

2. **经淋巴系统蔓延** 病原体经外阴、阴道、宫颈、宫体创伤处的淋巴管侵入盆腔结缔组织及内生殖器其他部分，是产褥感染、流产后感染的主要途径（图24-2）。

3. **经血液循环传播** 病原体先侵入人体其他系统，再经血液循环感染生殖器，为生殖器结核的主要感染途径（图24-3）。

4. **直接蔓延** 腹腔其他脏器感染后，直接蔓延至内生殖器，如阑尾炎可引起右侧输卵管炎症。

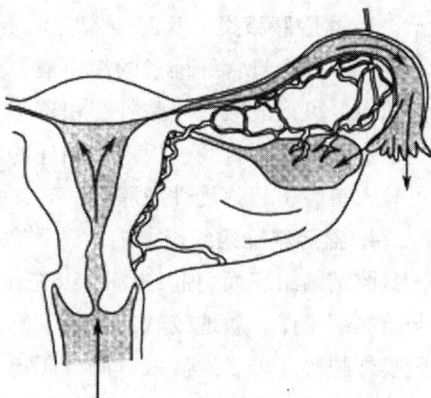

图24-1 炎症沿黏膜上行蔓延

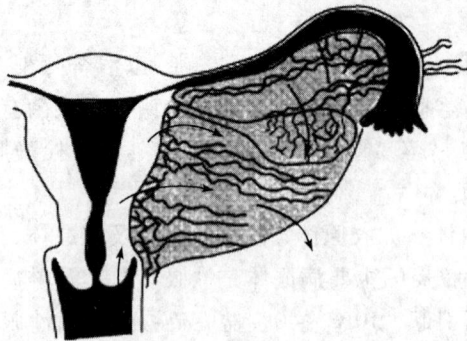

图 24 - 2　炎症经淋巴系统蔓延　　　　　　　　图 24 - 3　炎症经血液循环传播

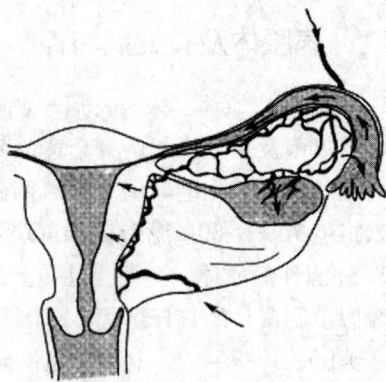

三、病理及发病机制

1. 子宫内膜炎及子宫肌炎　多见于流产、分娩后。

2. 输卵管炎、输卵管积脓、输卵管卵巢脓肿　急性输卵管炎主要由化脓菌引起，轻者输卵管仅有轻度充血、肿胀、略增粗；重者输卵管明显增粗、弯曲，纤维素性脓性渗出物增多，造成与周围组织粘连。急性输卵管炎因传播途径不同而有不同的病变特点。

（1）炎症经子宫内膜向上蔓延，首先引起输卵管黏膜炎，输卵管黏膜肿胀、间质水肿、充血及大量中性粒细胞浸润，重者输卵管上皮发生退行性变或成片脱落，引起输卵管黏膜粘连，导致输卵管管腔及伞端闭锁，若有脓液积聚于管腔内则形成输卵管积脓。淋病奈瑟菌及大肠埃希菌、类杆菌以及普雷沃菌除直接引起输卵管上皮损伤外，其细胞壁脂多糖等内毒素还可引起输卵管纤毛大量脱落，最后输卵管运输功能减退、丧失。因衣原体的热休克蛋白与输卵管热休克蛋白有相似性，感染后引起的交叉免疫反应可损伤输卵管，导致严重输卵管黏膜结构及功能破坏，并引起盆腔广泛粘连。

（2）病原菌首先侵及输卵管浆膜层，发生输卵管周围炎，然后累及肌层，而输卵管黏膜层可不受累或受累极轻。病变以输卵管间质炎为主，其管腔常可因肌壁增厚受压变窄，但仍能保持通畅。卵巢很少单独发炎，白膜是良好的防御屏障，卵巢常与发炎的输卵管伞端粘连而发生卵巢周围炎，称输卵管卵巢炎。炎症可通过卵巢排卵的破孔侵入卵巢实质形成卵巢脓肿，脓肿壁与输卵管积脓粘连并穿通，形成输卵管卵巢脓肿（TOA）。TOA 可为一侧或两侧病变，约半数是在明显的急性盆腔炎初次发病后形成，另一部分是在盆腔炎屡次急性发作或重复感染而形成。脓肿多位于子宫后方或子宫、阔韧带后叶及肠管间粘连处，可破入直肠或阴道，若进入腹腔则引起弥漫性腹膜炎。

3. 盆腔腹膜炎　盆腔内器官发生严重感染时，往往蔓延到盆腔腹膜，发炎的腹膜充血、水肿，并有少量含纤维素的渗出液，形成盆腔脏器粘连。当有大量脓性渗出液积聚于粘连的间隙内，可形成散在小脓肿；积聚于直肠子宫陷凹处则形成盆腔脓肿，较多见。脓肿的前面为子宫，后方为直肠，顶部为粘连的肠管及大网膜，脓肿可破入直肠而使症状突然减轻，也可破入腹腔引起弥漫性腹膜炎。

4. 盆腔结缔组织炎　内生殖器急性炎症时，或阴道、宫颈有创伤时，病原体经淋巴管进入盆腔结缔组织而引起结缔组织充血、水肿及中性粒细胞浸润。以宫旁结缔组织炎最常见，开始局部增厚，质地较软，边界不清，以后向两侧盆壁呈扇形浸润，若组织化脓则形成盆腔腹膜外脓肿，可自发破入直肠或阴道。

5. 败血症及脓毒血症　当病原体毒性强、数量多、患者抵抗力降低时，常发生败血症。多见于严重的产褥感染、感染性流产及播散性淋病。近年有报道放置宫内节育器、人工流产及输卵管绝育术损伤脏器引起败血症，若不及时控制，往往很快出现感染性休克，甚至死亡。发生感染后，若身体其他部位发现多处炎症病灶或脓肿者，应考虑有脓毒血症存在，但需经血培养证实。

6. Fitz – Hugh – Curtis 综合征 指肝包膜炎症而无肝实质损害的肝周围炎。淋病奈瑟菌及衣原体感染均可引起。由于肝包膜水肿，吸气时右上腹疼痛。肝包膜上有脓性或纤维渗出物，早期在肝包膜与前腹壁腹膜之间形成松软粘连，晚期形成琴弦样粘连。5% ～10% 输卵管炎可出现此综合征，临床表现为继下腹痛后出现右上腹痛，或下腹疼痛与右上腹疼痛同时出现。

四、临床表现

依据炎症轻重及范围大小而有不同的临床表现。轻者无症状或症状轻微。常见症状为下腹痛、发热、阴道分泌物增多。腹痛为持续性、活动或性交后加重。若病情严重可有寒战、高热、头痛、食欲不振。若有腹膜炎，则出现消化系统症状如恶心、呕吐、腹胀、腹泻等。月经期发病可出现经量增多、经期延长。若有脓肿形成，可有下腹包块及局部压迫刺激症状；包块位于子宫前方可出现膀胱刺激症状，如排尿困难、尿频，若引起膀胱肌炎还可有尿痛等；包块位于子宫后方可有直肠刺激症状；若在腹膜外可致腹泻、里急后重感和排便困难。若有输卵管炎的症状及体征并同时有右上腹疼痛者，应怀疑有肝周围炎。

由于感染的病原体不同，临床表现也有差异。淋病奈瑟菌感染以年轻妇女多见，多于月经期或经后 7 日内发病，起病急，可有高热，体温在 38℃以上，常引起输卵管积脓，出现腹膜刺激征及阴道脓性分泌物。非淋病奈瑟菌性盆腔炎起病较缓慢，高热及腹膜刺激征不如淋病奈瑟菌感染明显。若为厌氧菌感染，患者的年龄偏大，容易有多次复发，常伴有脓肿形成。衣原体感染病程较长，高热不明显，长期持续低热、主要表现为轻微下腹痛，并久治不愈。

患者体征差异较大，轻者常无明显异常。典型体征呈急性病容，体温升高，心率加快，下腹部有压痛、反跳痛及肌紧张，若病情严重可出现腹胀，肠鸣音减弱或消失。盆腔检查：阴道可有充血，并有大量脓性臭味分泌物；宫颈充血、水肿，将宫颈表面分泌物拭净，若见脓性分泌物从宫颈口流出，说明宫颈管黏膜或宫腔有急性炎症。穹隆触痛明显，须注意是否饱满；宫颈举痛；宫体稍大，有压痛，活动受限；子宫两侧压痛明显，若为单纯输卵管炎，可触及增粗的输卵管，压痛明显；若为输卵管积脓或输卵管卵巢脓肿，则可触及包块且压痛明显，不活动；宫旁结缔组织炎时，可扪及宫旁一侧或两侧片状增厚，或两侧宫骶韧带高度水肿、增粗，压痛明显；若有盆腔脓肿形成且位置较低时，可扪及后穹隆或侧穹隆有肿块且有波动感，三合诊常能协助进一步了解盆腔情况。

五、诊断

依据临床症状、体征和实验室检查综合诊断。

1. PID 诊断最低标准 在性活跃女性及其他存在性传播疾病风险者，如排除其他病因且满足以下条件之一，应诊断 PID 并给予经验性治疗：①子宫压痛；②附件压痛；③子宫颈举痛。下腹痛同时伴有下生殖道感染征象时，诊断 PID 可能性增加。

2. PID 诊断附加标准

（1）口腔温度≥38.3℃。

（2）子宫颈或阴道脓性分泌物。

（3）阴道分泌物显微镜检查有白细胞增多。

（4）红细胞沉降率（ESR）升高。

（5）C 反应蛋白（CRP）水平升高。

（6）实验室检查证实有子宫颈淋病奈瑟菌或沙眼衣原体感染。

大多数 PID 患者有子宫颈脓性分泌物或阴道分泌物镜检有白细胞增多。如果子宫颈分泌物外观正常，并且阴道分泌物镜检无白细胞，则诊断 PID 可能性不大，需要考虑其他可引起下腹痛的病因。若条件允许，应积极寻找致病微生物，尤其是与 STD 相关的病原微生物。

3. PID 诊断特异性标准

（1）子宫内膜活检显示子宫内膜炎的组织病理学证据。

（2）经阴道超声检查或 MRI 检查显示输卵管管壁增厚、管腔积液，可伴有盆腔游离液体或输卵管卵巢包块。

（3）腹腔镜检查见输卵管表面明显充血、输卵管水肿、输卵管伞端或浆膜层有脓性渗出物等。

六、治疗

（一）治疗原则

以抗菌药物治疗为主，必要时手术治疗。根据经验选择广谱抗菌药物覆盖可能的病原体，也包括淋病奈瑟菌、沙眼衣原体、支原体、厌氧菌和需氧菌等。

（1）所有的治疗方案均需对淋病奈瑟菌和沙眼衣原体有效，子宫内膜和子宫颈的微生物检测无阳性发现并不能排除该两种病原体所致的上生殖道感染。

（2）推荐的治疗方案抗菌谱应覆盖厌氧菌。

（3）诊断后应立即开始治疗，及时合理的应用抗菌药物与远期预后直接相关。

（4）选择治疗方案时，应综合考虑安全性、有效性、经济性以及患者依从性等因素。

（5）给药方法根据疾病的严重程度决定，是否静脉给药及是否需要住院治疗。

（二）抗菌药物治疗

1. 静脉药物治疗

A 方案：①单药治疗：二代头孢菌素或三代头孢菌素类抗菌药物静脉滴注，根据具体药物半衰期决定给药间隔时间，如头孢替坦 2g/12h，静脉滴注；或头孢西丁 2g/6h，静脉滴注；或头孢曲松 1g/24h，静脉滴注。②联合用药：如所选药物不覆盖厌氧菌，需加用硝基咪唑类药物，如甲硝唑 0.5g/12h，静脉滴注。为求覆盖非典型病原微生物，可加用多西环素 0.1g/12h，口服，共 14 天；或米诺环素 0.1g/12h，口服，共 14 天；或阿奇霉素 0.5g/d，静脉滴注或口服，1~2 天后改口服 0.25g/d，共 5~7 天。

B 方案：氧氟沙星 0.4g/12h，静脉滴注；或左氧氟沙星 0.5g/d，静脉滴注。为覆盖厌氧菌感染，可加用硝基咪唑类药物，如甲硝唑 0.5g/12h，静脉滴注。

C 方案：氨苄西林钠舒巴坦纳 3g/6h，静脉滴注；或阿莫西林克拉维酸钾 1.2g/6~8h，静脉滴注。为覆盖厌氧菌，可加用硝基咪唑类药物，如甲硝唑 0.5g/12h，静脉滴注。为覆盖非典型病原微生物，可加用多西环素 0.1g/12h，口服，共 14 天；或米诺环素 0.1g/12h，口服，共 14 天；或阿奇霉素 0.5g/d，静脉滴注或口服，1~2 天后改口服 0.25g/d，共 5~7 天。

D 方案：林可霉素剂量 0.9g/8h，静脉滴注；加用硫酸庆大霉素，首次负荷剂量为 2mg/（kg·8h），静脉滴注或肌内注射，维持剂量 1.5mg/（kg·8h）；两种药物均可采用每日 1 次给药。

2. 非静脉药物治疗

A 方案：头孢曲松 250mg，肌内注射，单次给药；或头孢西丁 2g，肌内注射，单次给药。单次肌内给药后改为其他二代或三代头孢菌素类药物，例如头孢唑肟、头孢噻肟等，口服给药，共 14 天。如所选药物不覆盖厌氧菌，需加用硝基咪唑类药物，如甲硝唑 0.4g/12h，口服；为治疗非典型病原微生物，可加用多西环素 0.1g/12h，口服（或米诺环素 0.1g/12h，口服）；或阿奇霉素 0.5g/d，口服，1~2 天后改口服 0.25g/d，共 5~7 天。

B 方案：氧氟沙星 0.4g/12h，口服；或左氧氟沙星 0.5g/d，口服；为覆盖厌氧菌可加用甲硝唑 0.4g/12h，口服，共 14 天。

3. 给药注意事项

（1）静脉给药者应在临床症状改善后继续静脉治疗至少 24 小时，然后转为口服药物治疗，共持续 14 天。

（2）如确诊为淋病奈瑟菌感染，首选静脉给药 A 方案或非静脉给药 A 方案，对于选择非三代头孢菌素类药物者应加用针对淋病奈瑟菌的药物。选择静脉给药 D 方案者应密切注意药物的耳、肾毒副作用，此外，有报道发现林可霉素和庆大霉素联合应用偶尔会出现严重神经系统不良事件。药物治疗持续 72 小时症状无明显改善者应重新确认诊断并调整治疗方案。

（三）手术治疗

1. 手术指征

（1）药物治疗无效。输卵管、卵巢脓肿或盆腔脓肿经药物治疗 48 ~ 72 小时，体温持续不降、感染中毒症状未改善或包块增大者，应及时手术。

（2）肿块持续存在。经药物治疗 2 周以上，肿块持续存在或增大，应手术治疗。

（3）脓肿破裂。腹痛突然加剧，寒战、高热、恶心、呕吐、腹胀，检查腹部拒按或有感染中毒性休克表现，应疑诊脓肿破裂。若脓肿破裂未及时诊治，患者死亡率高，因此，一旦疑诊脓肿破裂，需立即在抗菌药物治疗的同时行手术探查。

2. 手术方式 手术可根据情况选择经腹手术或腹腔镜手术。手术范围应根据病变范围、患者年龄、一般状况等全面考虑。原则应以切除病灶为主。年轻女性应尽量保留卵巢；对年龄较大、双侧附件受累或附件脓肿屡次发作者，可行子宫全切除 + 双附件切除术；对极度衰弱或危重患者需按具体情况决定手术范围。若盆腔脓肿位置低、突向阴道后穹隆时，可经阴道切开引流。

（四）中医、中药及物理治疗

中医、中药和物理治疗在 PID 治疗中具有一定作用。在抗菌药物治疗的基础上，辅以康妇消炎栓、桂枝茯苓胶囊、红花如意丸等中药治疗，可以减少慢性盆腔痛后遗症的发生。

（五）妊娠期盆腔炎性疾病治疗

由于妊娠期盆腔炎性疾病会增加孕产妇死亡、死胎、早产的风险，可疑 PID 的妊娠女性建议住院接受静脉抗菌药物治疗。妊娠期和哺乳期女性禁用四环素类及喹诺酮类药物。

（六）性伴侣治疗

PID 患者出现症状前 60 天内接触过的性伴侣很可能感染淋病奈瑟菌及沙眼衣原体，应进行检查及相应治疗。如 PID 患者检测出性传播疾病相关病原微生物，性伴侣需要同时接受治疗。在女性 PID 患者治疗期间，必须避免无保护性交。

（七）随访

对于药物治疗的 PID 患者，应在 72 小时内随诊，明确有无临床情况的改善，如退热、腹部压痛或反跳痛减轻、子宫及附件压痛减轻、子宫颈举痛减轻等。如未见好转则建议进一步检查并调整治疗方案。

对于淋病奈瑟菌和沙眼衣原体感染的 PID 患者，应在治疗结束后 4 ~ 6 周重新检查上述病原体。

七、PID 后遗症

（一）病理改变

若 PID 未得到及时正确的诊断或治疗，可能会发生 PID 后遗症，主要病理改变为组织破坏、广泛粘连、增生及瘢痕形成，可有如下表现。

（1）慢性输卵管炎　可导致输卵管阻塞，输卵管增粗。

（2）输卵管卵巢粘连形成输卵管卵巢肿块。

（3）输卵管积水或输卵管卵巢囊肿　输卵管伞端闭锁、浆液性渗出物聚集形成输卵管积水，或输卵管积脓或 TOA 被浆液性渗出物代替形成输卵管积水或输卵管卵巢囊肿。

（4）盆腔结缔组织炎　可表现为主、骶韧带增生、变厚，若病变广泛，使得子宫固定。

（二）临床表现

（1）不孕　输卵管粘连阻塞可致不孕，PID 后不孕发生率为 20%～30%。

（2）异位妊娠　PID 后异位妊娠发生率是正常女性的 8～10 倍。

（3）慢性盆腔痛（chronic pelvic pain，CPP）　引起 CPP 的脏器中生殖系统占 20%，盆腔炎症形成的粘连、瘢痕以及盆腔充血，常引起下腹坠胀、疼痛及腰骶部酸痛，常在劳累、性交及月经前后加剧。文献报道约 20% 急性盆腔炎发作后遗留慢性盆腔痛，常发生在 PID 急性发作后 4～8 周。

（4）PID 反复发作　由于 PID 造成输卵管组织结构的破坏，局部防御功能减退，若患者仍有同样的高危因素，可造成 PID 再次感染而反复发作，有 PID 病史者，25% 会再次发作。

（5）妇科检查　若为输卵管病变，可在子宫一侧或双侧触及条索状增粗的输卵管，并有轻度压痛；若为输卵管积水或输卵管卵巢囊肿，可在子宫一侧或双侧触及囊性肿物，活动多受限；若为盆腔结缔组织病变，子宫常呈后倾后屈，活动受限或粘连固定，子宫一侧或双侧有片状增厚、压痛，宫骶韧带常增粗、变硬，有压痛。

（三）诊断与鉴别诊断

根据病史及症状体征，诊断多无困难，必要时可行腹腔镜检查明确。

需与子宫内膜异位症、卵巢囊肿、卵巢恶性肿瘤等相鉴别，超声及其他影像学检查有助于鉴别诊断。

（四）治疗

根据不同情况选择相应治疗方案。不孕者多需辅助生殖技术协助受孕。慢性盆腔痛者多予对症处理，辅以中药、理疗等综合治疗。PID 反复发作者在抗菌药物治疗基础上，必要时手术治疗。输卵管积水可行手术治疗。

（五）预防

（1）经期、孕期及产褥期的卫生宣传。

（2）严格掌握妇产科手术指征，作好术前准备；术时注意无菌操作；术后作好护理，预防感染。

（3）治疗急性盆腔炎时，应及时治疗、彻底治愈，防止迁延不愈引起 PID 后遗症。

（4）注意性生活卫生，减少性传播疾病，经期禁止性交。

（5）对性传播疾病高危女性的子宫颈分泌物进行淋病奈瑟菌和沙眼衣原体感染筛查。

第二节　生殖器结核

由结核分枝杆菌引起的女性生殖器炎症称为女性生殖器结核（female genital tuberculosis，FGT），又称结核性盆腔炎。多见于 20～40 岁妇女，也可见于绝经后的老年妇女。近年因耐多药结核、艾滋病的增加等因素，生殖器结核发病率有升高趋势。

一、传播途径

生殖器结核是全身结核的表现之一，常继发于身体其他部位结核，如肺结核、肠结核、腹膜结核等，约10%肺结核患者伴有生殖器结核。生殖器结核潜伏期很长，可达1～10年，多数患者在发现生殖器结核时，原发病灶已痊愈。

1. 血行传播 最主要的传播途径。青春期时正值生殖器发育，血供丰富，结核杆菌易通过血行传播。结核杆菌感染肺部后，大约1年内可感染内生殖器，由于输卵管黏膜有利于结核杆菌的潜伏感染，其首先侵犯输卵管，然后依次扩散到子宫内膜、卵巢，但侵犯宫颈、阴道、外阴者较少。

2. 直接蔓延 腹膜结核、肠结核可直接蔓延到内生殖器。

3. 淋巴传播 较少见。消化道结核可通过淋巴管传播感染内生殖器。

4. 性交传播 极罕见。男性患泌尿系结核，通过性交传播，上行感染。

二、病变部位

1. 输卵管结核 占女性生殖器结核的85%～95%，即几乎所有的生殖器结核均累及输卵管，双侧性居多，但双侧的病变程度可能不同。输卵管增粗肥大，其伞端外翻如烟斗嘴状是输卵管结核的特有表现；也可表现为伞端闭锁，管腔内充满干酪样物质；有的输卵管增粗，管壁内有结核结节；有的输卵管僵直变粗，峡部有多个结节隆起。输卵管浆膜面可见多个粟粒样结节，有时盆腔腹膜、肠管表面及卵巢表面也布满类似结节，或并发腹水型结核性腹膜炎。在输卵管管腔内见到干酪样物质，有助于同非结核性炎症相鉴别。输卵管常与其邻近器官如卵巢、子宫、肠管广泛粘连。

2. 子宫内膜结核 常由输卵管结核蔓延而来，输卵管结核患者约半数同时有子宫内膜结核。早期病变出现在宫腔两侧角，子宫大小、形状无明显变化，随着病情进展，子宫内膜受到不同程度结核病变破坏，最后代以瘢痕组织，可使宫腔粘连变形、缩小。

3. 卵巢结核 主要由输卵管结核蔓延而来，因有白膜包围，通常仅有卵巢周围炎，侵犯卵巢深层的较少见。少部分卵巢结核由血液循环传播而致，可在卵巢深部形成结节及干酪样坏死性脓肿。

4. 宫颈结核 常由子宫内膜结核蔓延而来或经淋巴或血循环传播，较少见，病变可表现为乳头状增生或溃疡，外观易与宫颈癌混淆。

5. 盆腔腹膜结核 盆腔腹膜结核多合并输卵管结核。根据病变特征不同分渗出型及粘连型。渗出型以渗出为主，特点为腹膜及盆腔脏器浆膜面布满无数大小不等的散在灰黄色结节，渗出物为浆液性草黄色澄清液体，积聚于盆腔，有时因粘连形成多个包裹性囊肿；粘连型以粘连为主，特点为腹膜增厚，与邻近脏器之间发生紧密粘连，粘连的组织常发生干酪样坏死，易形成瘘管。

三、临床表现

依病情轻重、病程长短而异。有的患者无任何症状，有的患者则症状较重。

1. 不孕 多数生殖器结核因不孕而就诊。在原发性不孕患者中生殖器结核为常见原因之一。由于输卵管黏膜破坏与粘连，常使管腔阻塞；或因输卵管周围粘连，有时管腔尚保持部分通畅，但黏膜纤毛被破坏，输卵管僵硬、蠕动受限，丧失运输功能；子宫内膜结核妨碍受精卵的着床与发育，也可致不孕。

2. 月经失调 早期因子宫内膜充血及溃疡，可有经量过多；晚期因子宫内膜受到不同程度破坏而表现为月经稀少或闭经。多数患者就诊时已为晚期。

3. 下腹坠痛 由于盆腔炎症和粘连，可有不同程度的下腹坠痛，经期加重。

4. 全身症状 若为活动期，可有结核病的一般症状，如发热、盗汗、乏力、食欲不振、体重减轻等。轻者全身症状不明显，有时仅有经期发热，但症状重者可有高热等全身中毒症状。

5. 全身及妇科检查 由于病变程度与范围不同而有较大差异，较多患者因不孕行诊断性刮宫、子宫输卵管碘油造影及腹腔镜检查才发现患有盆腔结核，而无明显体征和其他自觉症状。严重盆腔结核常合并腹膜结核，检查腹部时有柔韧感或腹水征，形成包裹性积液时，可触及囊性肿块，边界不清，不活动，表面因有肠管粘连，叩诊空响。子宫一般发育较差，往往因周围有粘连使活动受限。若附件区受累，在子宫两侧可触及条索状的输卵管或输卵管与卵巢等粘连形成的大小不等及形状不规则的肿块，质硬、表面不平、呈结节状突起，或可触及钙化结节。

四、诊断

多数患者缺乏明显症状，阳性体征不多，故诊断时易被忽略。为提高确诊率，应详细询问病史，尤其当患者有原发不孕、月经稀少或闭经时；未婚女青年有低热、盗汗、盆腔炎或腹水时；慢性盆腔炎久治不愈时；既往有结核病接触史或本人曾患肺结核、胸膜炎、肠结核时，均应考虑有生殖器结核的可能。下列辅助检查方法，可协助诊断。若能找到病原学或组织学证据即可确诊。

常用的辅助诊断方法如下。

1. 子宫内膜活检 诊断子宫内膜结核最可靠的依据。由于经前子宫内膜较厚，若有结核菌，此时阳性率高，故应选择在经前 1 周或月经来潮 6 小时内行刮宫术。术前 3 日及术后 4 日应每日肌注链霉素 0.75g 及口服异烟肼 0.3g，以预防刮宫引起结核病灶扩散。由于子宫内膜结核多由输卵管蔓延而来，故刮宫时应注意刮取子宫角部内膜，并将刮出物送病理检查，在病理切片上找到典型结核结节，即可确诊，但阴性结果并不能排除结核的可能。若有条件应将部分刮出物或分泌物作结核菌培养。遇有宫腔小而坚硬，无组织物刮出，结合临床病史及症状，也应考虑为子宫内膜结核，并作进一步检查。若宫颈可疑结核，应作活检确诊。

2. 超声检查 国内报道女性盆腔结核超声表现很多，相当部分为误诊分析，彩色超声检查女性盆腔结核可分为积液型、包块型和囊实包块型等，包块血流信号不明显。结合临床表现可减少此病误诊的发生。

3. X 线检查

（1）胸部 X 线拍片，必要时行消化道或泌尿系统 X 线检查，以便发现原发病灶。

（2）盆腔 X 线拍片，发现孤立钙化点，提示曾有盆腔淋巴结结核病灶。

（3）子宫输卵管碘油造影可显示盆腔内结核。表现为宫腔狭窄、粘连、边缘呈锯齿状；输卵管不同程度阻塞、狭窄、变细；盆腔内钙化灶。

4. 腹腔镜检查或剖腹探查 能直接观察子宫、输卵管浆膜面有无粟粒结节，并可取腹腔液行结核菌培养，或在病变处作活组织检查。作此项检查时应注意避免肠道损伤。

5. 结核菌检查 取月经血或宫腔刮出物或腹腔液作结核菌检查，常用方法如下。

（1）涂片抗酸染色查找结核菌。

（2）结核菌培养，此法准确，但结核菌生长缓慢，通常 1~2 个月才能得到结果。

（3）生物学方法，如聚合酶链反应（PCR）、连接酶链反应（LCR）、DNA 序列测定、基因芯片技术等。

（4）结核病体液免疫检测，常用酶联免疫吸附法（ELISA）。

6. 结核菌素试验 结核菌素试验阳性说明体内曾有结核分枝杆菌感染，若为强阳性说明目前仍有活动性病灶，但不能说明病灶部位，若为阴性一般情况下表示未有过结核分枝杆菌感染。

结核性盆腔炎应与非特异性慢性盆腔炎、子宫内膜异位症、卵巢肿瘤，尤其是卵巢癌鉴别，诊断困难时，可作腹腔镜检查或剖腹探查确诊。

五、治疗

采用抗结核药物治疗为主，休息营养为辅的治疗原则。

急性患者至少应休息 3 个月，慢性患者可以从事部分工作和学习，但要注意劳逸结合，加强营养，适当参加体育锻炼，增强体质。

1. 诊断性治疗 对临床高度怀疑为生殖器结核而实验室检查及诊断性刮宫均未获得证据者，可考虑作诊断性抗结核治疗。当包块型盆腔结核与卵巢肿瘤难以区分、诊断性治疗 1 个月无效，果断剖腹探查以免延误病情。

2. 抗结核药物治疗 抗结核药物治疗对 95% 女性生殖器结核有效。药物治疗应遵循早期、联合、规律、适量、全程的原则。治疗方案与肺结核相同。美国胸科协会推荐使用标准短程化疗方案为：异烟肼、利福平 6 个月，前 2 个月加用吡嗪酰胺（2HRZ/4HR）。

3. 激素治疗 疾病初期发生激烈的变态反应，病理反应以炎症渗出为主。在强有力的抗结核基础上早期应用糖皮质激素，可减少炎症渗出和促进炎症和积液的吸收，防止或减少腹腔脏器粘连增厚。泼尼松 30mg，分 3 次服用，逐渐减量至 5mg/d，维持 1 周后停药，疗程 4~6 周。

4. 手术治疗 手术指征是盆腔包块经药物治疗后缩小但不能完全消退，治疗后复发或治疗无效；包块较大或较大的包裹性积液；伴有部分或完全性肠梗阻；子宫内膜病变严重、破坏广泛，药物治疗无效。手术切除范围应根据患者全身情况、局部病灶范围、粘连情况决定。子宫、卵巢、输卵管是女性生殖器官，术中应考虑患者的实际情况，尽量保留。目前不主张单纯为解除输卵管梗阻进行手术，因为其对改善不孕成效甚微。

5. 生殖器结核所致不孕症治疗 建议生殖器结核患者首先完成抗结核治疗；再使用雌激素 3~6 个月作好子宫内膜准备；然后行腹腔镜和宫腔镜检查，腹腔镜可以用作采卵，宫腔镜评价宫内情况和松解粘连，以尽量提高体外受精－胚胎移植的成功率。

6. 其他 如中医中药疗法和介入治疗等。

本章小结

盆腔炎性疾病临床表现轻重不一、体征差异较大，临床常因诊断的敏感性及特异性较低而延误 PID 的治疗，常致 PID 后遗症发生（不孕、异位妊娠、慢性盆腔痛等）。治疗时以抗菌药物治疗为主，必要时手术治疗。根据经验选择广谱抗菌药物覆盖可能的病原体，也包括淋病奈瑟菌、沙眼衣原体、支原体、厌氧菌和需氧菌等。女性生殖器结核以输卵管结核最多见，易误诊漏诊，治疗以抗结核为主，必要时手术治疗。

思考题

盆腔炎性疾病诊断的最低标准有哪些？

（谢静燕）

第二十五章　子宫内膜异位症与子宫腺肌病

子宫内膜异位症和子宫腺肌病统称为子宫内膜异位性疾病，两者均由具有生长功能的异位子宫内膜所致，临床上常可并存。但两者的发病机制及组织发生学不尽相同，临床表现亦各有差异。

第一节　子宫内膜异位症

临床讨论

临床案例　患者，女，28 岁，因"渐进性痛经 5 年，未避孕未孕 3 年"入院。自述 5 年前出现痛经，开始尚能忍受，后来逐渐加重，需要服用止痛药缓解。近 2 年月经量稍增多，月经周期及经期正常。患者 3 年前结婚，性生活正常，伴有性交痛，婚后未避孕至今怀孕，男方查精液未见异常。妇科检查：外阴已婚未产型，阴道畅，内可见少许分泌物，乳白色，无异味，宫颈光滑，宫体后位，常大，质中，活动度欠佳，无压痛。子宫后壁下段及宫骶韧带可及数个触痛结节，最大结节直径约 15mm。双侧附件区未扪及异常。

问题　1. 该患者的初步诊断及诊断依据是什么？

　　　　2. 应进行哪些检查以明确诊断？如何处理？

子宫内膜异位症（endometriosis，EMT），简称内异症，指子宫内膜组织（腺体和间质）在子宫腔被覆内膜及子宫以外的部位出现、生长、浸润，反复出血，继而引发疼痛、不孕及结节或包块等，是一种常见的妇科疾病。内异症虽为良性病变，但具有类似恶性肿瘤种植生长及远处转移能力。异位内膜最常见的种植部位是盆腔器官和腹膜，其中以侵犯卵巢最为常见，其次为子宫骶骨韧带、腹膜、阴道直肠膈等部位，也可出现在如腹壁、膀胱、肾、输尿管、肺、胸膜、乳腺、淋巴结、脐、鼻黏膜、手、臂、大腿等全身任何部位。内异症主要见于生育年龄妇女，绝经后（包括自然绝经和手术切除双侧卵巢、药物作用或射线照射导致的人工绝经）异位内膜组织可逐渐萎缩吸收，妊娠或使用药物抑制卵巢功能可暂时阻止此病的发展，因此内异症是激素依赖性疾病。临床可表现为持续加重的疼痛、月经改变、不孕等。

一、病因

异位子宫内膜来源及发病机制至今尚未完全明了，目前主要学说及发病因素如下。

1. 异位种植学说 Sampson 在 1921 年首先提出妇女在经期时子宫内膜腺上皮和间质细胞可随经血经输卵管逆流进入盆腔，种植于卵巢和盆腔腹膜，并在该处继续生长、蔓延，反复出血形成盆腔内异症，即经血逆流学说。许多临床和实验资料支持这一学说：①先天性阴道闭锁或宫颈狭窄等经血潴留患者常并发内异症。②剖宫产术后继发腹壁切口或分娩后会阴切口内异症，也可能是术时将子宫内膜带至切口直接种植所致。③70% ~ 90% 妇女有经血逆流，在含经血或早卵泡期的腹腔液中均可见存活的内膜细胞。④动物实验证实将其经血直接注入腹腔可在盆腔内形成典型的内异症。因此，目前经血逆流内膜种植学说已成为公认的学说，但无法解释盆腔外的内异症。

不少学者在盆腔淋巴管、淋巴结和盆腔静脉中发现有子宫内膜组织，因而提出子宫内膜可通过淋巴或静脉播散，发生于肺、鼻黏膜、手或大腿的皮肤和肌肉等远离盆腔部位的内异症，可能就是通过淋巴或静脉播散的结果。此学说是子宫内膜异位种植学说的组成部分。

2. 体腔上皮化生学说 卵巢表面生发上皮、盆腔腹膜均是由胚胎期具有高度化生潜能的体腔上皮分化而来，Mayer 提出持续卵巢激素或经血及慢性炎症的反复刺激，可使体腔上皮分化来的组织被激活衍化为子宫内膜样组织而形成内异症。但目前只有实验数据支持这一学说。

3. 诱导学说 是体腔上皮化生学说的延伸。未分化的腹膜组织在内源性生物化学因素诱导下，可发展成为子宫内膜组织。此学说在动物实验中已证实，而在人类尚无证据。

4. 遗传因素 内异症具有一定的家族聚集性，患者一级亲属的发病风险是无家族史者的 7 ~ 10 倍，可能是多因素遗传的影响。

5. 免疫炎症反应 内异症的发生可能是由于免疫调节异常，患者免疫监视功能、免疫杀伤细胞的细胞毒作用减弱而不能有效清除异位内膜。研究还发现内异症与系统性红斑狼疮、黑色素瘤及某些 HLA 抗原有关，患者的 IgG 及抗子宫内膜抗体明显增加，表明其具有自身免疫性疾病的特征。还有研究表明，内异症患者腹腔液中巨噬细胞、前列腺素 E2（PGE2）、生长因子、促血管生成物质均增加，提示内异症的发生与亚临床腹膜炎有关，这些物质的共同作用促进异位内膜生长、增殖并导致局部组织纤维增生、粘连。

6. 其他因素 国内学者继承并发展了 Sampson 经血逆流种植学说，提出"在位内膜决定论"，认为子宫内膜在宫腔外需经黏附、侵袭、血管形成等得以种植、生长、发生病变，而此过程起决定作用的是在位子宫内膜的生物学特性。异位内膜完成上述过程中，机体免疫状态和功能、激素、细胞因子和酶等起重要作用。基因突变、血管生成素、异位内膜内分泌作用、异位内膜细胞凋亡减少等都可能与疾病进程有关。

二、病理

内异症的基本病理变化为异位子宫内膜随卵巢激素的变化而发生周期性出血，导致周围纤维组织增生并形成粘连，在病变区出现紫褐色斑点或小泡，最终发展为大小不等的紫蓝色实质性结节或包块。

1. 大体病理

（1）卵巢 最常见，约80%病变累及一侧，50% 累及双侧。在病变早期，位于卵巢浅表皮层的病灶呈红色、紫蓝色或褐色斑点或数毫米大的小囊。随病变发展，异位内膜侵犯卵巢皮质并在其内生长、反复周期性出血，形成单个或多个囊肿，称卵巢子宫内膜异位囊肿（ovarianendometriosis）。囊肿大小不一，直径多在5cm 左右，部分可大至 10 ~ 20cm，内含暗褐色、糊状似巧克力样的陈旧血性液体，故又称卵巢巧克力囊肿。增大的囊肿其表面呈灰蓝色。

囊肿在月经期内出血增多，腔内压力大，使近卵巢表面的囊壁反复破裂，破裂后囊内容物刺激局部腹膜发生炎性反应和组织纤维化，导致卵巢与邻近的器官组织如子宫、阔韧带、盆腔侧壁或乙状结肠等紧密粘连，致使卵巢位置固定在盆腔内，活动度差。手术时若强行剥离，粘连局部囊壁极易破裂，流出巧克力样陈旧血液。这种粘连特征可与其他出血性卵巢囊肿相鉴别。

根据子宫内膜异位囊肿的大小和粘连情况，卵巢型内异症或卵巢子宫内膜异位囊肿分为Ⅰ型和Ⅱ型。

Ⅰ型：囊肿直径多小于2cm，囊壁常有粘连、层次不清，手术不易剥离。

Ⅱ型：又分为A、B、C3种。

ⅡA：卵巢表面小的内异症种植病灶合并生理性囊肿如黄体囊肿或滤泡囊肿，手术易剥离。

ⅡB：卵巢囊肿壁有轻度浸润，层次较清楚，手术较易剥离。

ⅡC：囊肿有明显浸润或多房，体积较大，手术不易剥离。

（2）宫骶韧带、直肠子宫陷凹和子宫后壁下段　直肠子宫陷凹为盆腔的最低点，逆流于盆腔的经血主要积聚于此，宫骶韧带、直肠子宫陷凹和子宫后壁下段与经血中内膜碎屑接触最多，因此是内异症的好发部位。在病变早期，病变部位形成散在紫褐色斑点或颗粒状结节，宫底韧带增粗或结节样改变。随病变发展，直肠前壁与子宫后壁粘连，直肠子宫陷凹变浅甚至消失，重者病灶向直肠阴道隔发展成深部浸润型内异症，在隔内形成肿块并向阴道后穹隆或直肠腔凸出，但极少穿透阴道或直肠黏膜层。

（3）盆腔腹膜　盆腔腹膜内异症分为色素沉着型和无色素沉着型，色素沉着型呈紫蓝色或黑色结节，为典型病灶，含有内膜腺体和间质细胞、纤维素、血管成分，并有出血；无色素沉着型为早期病灶，需6~24个月发展成典型病灶，比前者更具活性。腹腔镜检查可发现许多微小的腹膜内异症病灶。

（4）宫颈及输卵管　异位内膜累及宫颈和输卵管较少见。偶在输卵管浆膜层可见紫褐色斑点或结节，管腔多通畅。宫颈异位病灶多为内膜直接种植于宫颈表面，呈暗红色或紫蓝色小泡，经期略增大，易被误诊为宫颈腺囊肿。深部病灶可能来自直肠子宫陷凹异位灶直接蔓延，在宫颈剖面可见紫蓝色小点或含陈旧血液的小囊腔。

（5）其他部位　包括瘢痕（腹壁切口及会阴切口）、阑尾、膀胱、直肠以及其他少见的远处内异症，如肺、胸膜等部位的内异症。异位病灶呈棕褐色点、片状病损，很少穿透脏器黏膜层，会阴及腹壁瘢痕处异位病灶因反复出血致局部纤维组织增生而形成类圆形结节，病程长者结节可大至数厘米，偶见典型的紫蓝色或陈旧出血灶。

2. 镜下检查　在病灶组织中见到子宫内膜上皮、内膜腺体或腺样结构、内膜间质及出血等成分。早期异位病灶一般可见到典型的内膜组织，但异位内膜反复出血后，这些典型结构可被破坏而难以发现，出现临床表现极典型而组织学特征极少的不一致现象。出血来自间质内血管，镜下找到少量内膜间质细胞即可确诊内异症。临床表现和术中所见很典型，只要镜下能在卵巢囊壁中发现红细胞或含铁血黄素细胞等出血证据，亦应视为内异症。肉眼正常的腹膜组织镜检时发现子宫内膜腺体及间质，称为镜下内异症，可能在内异症的组织发生及治疗后复发方面起重要作用。

异位内膜组织可随卵巢周期变化而有增生和分泌改变，但其改变与在位子宫内膜并不一定同步，多表现为早期或中期增生期改变，少数表现为与子宫内膜相符的分泌期改变。

内异症一般很少发生恶变，恶变率约为1%，主要恶变部位在卵巢，多为内异症相关的卵巢恶性肿瘤（endometriosis associated ovarian cancer，EAOC），其他部位如直肠阴道隔、腹壁或会阴切口内异症恶变较少。目前的研究表明，内异症增加卵巢上皮性癌如卵巢子宫内膜样癌和透明细胞癌的风险，但不增加卵巢高级别浆液性癌及黏液性癌的风险。

三、临床表现

内异症的临床表现具有多样性，因人和病变部位不同而表现不同，症状特征与月经周期密切相关，多表现为继发性痛经且进行性加重、性交不适、不孕、月经改变等。

1. 症状

（1）疼痛　为异位症的主要症状。最典型的临床症状是盆腔疼痛，70%～80%的患者有不同程度的盆腔疼痛，包括痛经、慢性盆腔痛（CPP）、性交痛、肛门坠痛等。

痛经具有继发性、进行性加重的特点。疼痛多为经前期及经期出现的下腹、腰骶及盆腔中部疼痛，可放射至会阴、肛门及大腿，伴发肛门坠痛等不适，月经过后缓解。疼痛严重程度与病灶大小不一定呈正比，粘连严重的卵巢异位囊肿患者可能并无疼痛，而盆腔内小的散在病灶却可引起难以忍受的疼痛。少数患者可表现为持续下腹部疼痛的慢性盆腔痛，经期加剧。但有27%～40%患者无痛经，因此痛经不是内异症诊断的必需症状。

约30%的患者有性交痛。性交时碰撞或使子宫收缩上提而引起疼痛，一般表现为深部性交痛，月经来潮前最明显。多见于直肠子宫陷凹有异位病灶或因局部粘连使子宫后倾固定者。

（2）不孕　40%～50%内异症患者合并不孕，即使轻度的子宫内膜异位症也能对妊娠结果产生负面影响。内异症引起不孕的原因复杂，可能通过引起排卵功能障碍、卵泡发育障碍、植入缺陷、胚胎质量下降、盆腔腹膜的免疫环境异常和黄体期的问题等而影响受孕，中、重度患者可导致卵巢、输卵管周围粘连而使精卵运输障碍。

（3）月经异常　15%～30%患者有经量增多、经期延长、经前点滴出血或月经淋漓不尽。月经异常可能与卵巢受异位内膜侵犯致无排卵、黄体功能不足或同时合并有子宫腺肌病或子宫肌瘤有关。

（4）其他特殊症状　身体任何部位有异位内膜种植生长时，均可在局部出现周期性疼痛、出血和肿块等相应症状。手术瘢痕异位症患者常在剖宫产或会阴侧切术后数月至数年出现周期性瘢痕处疼痛，在瘢痕深部扪及剧痛包块，随时间延长，包块逐渐增大，疼痛加剧。肠道内异症常有消化道症状如排便次数增加、便秘、周期性便血、排便痛或肠痉挛，严重时可出现肠梗阻。膀胱内异症常出现尿频、尿急、尿痛甚至血尿。输尿管内异症常发病隐匿，异位病灶侵犯和（或）压迫输尿管时，引起输尿管狭窄、阻塞，出现腰痛和血尿，甚至形成肾盂积水和继发性肾萎缩。卵巢巧克力囊肿破裂多发生在经期前后或经期、性交后或其他腹压增加的情况，破裂时囊内容物流入盆腹腔引起突发性剧烈腹痛，伴恶心、呕吐和肛门坠胀，症状类似输卵管妊娠破裂，但无腹腔内出血。

2. 体征　与病变位置、范围和程度相关。典型盆腔内异症双合诊检查可发现子宫后倾固定，直肠子宫陷凹、宫骶韧带或子宫后壁下段可扪及触痛性结节；卵巢子宫内膜异位囊肿较大时，可在一侧或双侧附件处触及囊实性包块，壁厚，往往有轻压痛，与子宫粘连，活动度差；巨大的卵巢子宫内膜异位囊肿可在腹部扪及；囊肿破裂时出现腹膜刺激征。若病变累及直肠阴道隔，可在阴道后穹隆见紫蓝色斑点，扪及隆起的小结节或包块。

四、诊断

凡育龄妇女有继发性痛经进行性加重和不孕史，盆腔检查扪及盆腔内有触痛性结节或子宫旁有不活动的囊性包块，即可初步诊断为内异症。确诊需要病理检查，组织病理学结果是内异症确诊的基本证据。下列辅助检查有助于诊断。

1. 影像学检查　B型超声检查，主要对卵巢子宫内膜异位囊肿的诊断有价值，可确定异位囊肿位置、大小和形状，诊断敏感性和特异性均在96%以上。典型的卵巢子宫内膜异位囊肿的超声影像为无回声区内有密集光点。因B超检查方便、快捷、价格相对较低廉，成为临床上首选的检查手段。经阴道或直肠超声、CT 及 MRI 检查对浸润直肠或直肠阴道隔深部病变的诊断和评估有一定意义。

2. 血清 CA125 水平检测 CA125 水平检测对早期内异症的诊断意义不大。CA125 水平升高更多见于重度内异症、深部异位病灶者、合并子宫内膜异位囊肿破裂或子宫腺肌病者。CA125 诊断内异症的敏感性和特异性均较低，但动态监测血清 CA125 有助于评估疗效和预测复发。

3. 腹腔镜检查 除阴道或其他部位直视可见的病变之外，腹腔镜检查是确诊盆腔内异症的最佳方法。腹腔镜直视下见到大体病理所述典型病灶或对可疑病变进行活检即可明确诊断。在疑为内异症的不孕症患者，妇科检查及 B 型超声检查无阳性发现的慢性腹痛及痛经进行性加重者，有症状特别是血清 CA125 水平升高者可选择腹腔镜检查。内异症的临床分期也要依据腹腔镜检或剖腹探查方可确定。

4. 病理检查 确诊需要病理检查，组织病理学检查可见子宫内膜腺体和间质，伴有炎症反应及纤维化，是内异症确诊的基本证据，但病理学检查结果阴性不能排除内异症的诊断。

5. 膀胱镜或肠镜检查 可疑膀胱内异症或肠道内异症，术前应行膀胱镜或肠镜检查并行活检，以除外器官本身的疾病特别是恶性肿瘤。活检诊断内异症的概率为 10% ~ 15% 。

五、鉴别诊断

内异症易与下述疾病混淆，应予以鉴别。

1. 卵巢恶性肿瘤 早期无症状，偶于盆腔手术时发现。有症状时患者一般情况差，病情发展迅速。腹痛、腹胀为持续性。除有盆腔包块外，常有腹水。B 型超声图像显示包块以实性或混合性居多，形态多不规则。血清 CA125 值显著升高，多大于 100IU/ml。腹腔镜检或剖腹探查可鉴别。

2. 盆腔炎性包块 多有急性或反复发作的盆腔炎性疾病病史，疼痛无周期性，不仅出现于经期，平时亦有下腹部隐痛，可伴发热和白细胞增高等，抗炎治疗有效。

3. 子宫腺肌病 常与内异症并存，月经改变较内异症明显，常伴月经量增多及经期延长。痛经症状与内异症相似，但多位于下腹正中且更剧烈，子宫多呈均匀性增大，质硬。

六、临床分期

目前我国多采用美国生殖医学会（ASRM）1996 年第 3 次修订的内异症分期（r – AFS）。ASRM 分期主要根据腹膜、卵巢病变的大小及深浅，卵巢、输卵管粘连的范围和程度，以及直肠子宫陷凹封闭的程度进行评分（表 25 – 1）。该分期法有利于评估疾病严重程度、正确选择治疗方案、准确比较和评价各种治疗方法的疗效，主要缺陷是对患者的妊娠结局、疼痛症状、复发无很好的预测性。内异症分期需在腹腔镜下或剖腹探查手术时进行。

表 25 – 1　ASRM 修正子宫内膜异位症分期评分表（1996）

患者姓名＿＿＿＿＿＿＿＿　　日期＿＿＿＿＿＿＿＿

Ⅰ期（微型）：1 ~ 5 分　腹腔镜＿＿＿＿＿　剖腹手术＿＿＿＿＿　病理＿＿＿＿＿

Ⅱ期（轻型）：6 ~ 15 分　推荐治疗＿＿＿＿＿

Ⅲ期（中型）：16 ~ 40 分

Ⅳ期（重型）：>40 分

总＿＿＿＿＿＿＿　　预后＿＿＿＿＿

异位病灶		病灶大小			粘连范围		
		<1cm	1 ~ 3cm	>3cm	<1/3 包裹	1/3 ~ 2/3 包裹	>2/3 包裹
腹膜	浅	1	2	4			
	深	2	4	6			

续表

异位病灶		病灶大小			粘连范围			
		<1cm	1~3cm	>3cm		<1/3包裹	1/3~2/3包裹	>2/3包裹
卵巢	右浅	1	2	4	薄膜	1	2	4
	右深	4	16	20	致密	4	8	16
	左浅	1	2	4	薄膜	1	2	4
	左深	4	16	20	致密	4	8	16
输卵管	右				薄膜	1	2	4
					致密	4	8	16
	左				薄膜	1	2	4
					致密	4	8	16
直肠子宫陷凹	部分消失	4			完全消失	40		

注：如果输卵管伞端完全粘连，评16分；如果患者只残留1侧附件，其卵巢及输卵管的评分应乘以2。

其他子宫内膜异位灶：_____   相关病理：_____

七、治疗

治疗内异症的目的是"缩减和去除病灶，减轻和控制疼痛，治疗和促进生育，预防和减少复发"。治疗方法的选择应依据患者年龄、症状、病变部位和范围、对生育要求及既往治疗史等确定，强调治疗个体化。治疗方法可分为期待治疗、药物治疗、手术治疗、辅助生殖技术等。

1. 期待治疗   仅适用于轻度内异症患者，采用定期随访，可给予前列腺素合成酶抑制剂（吲哚美辛、萘普生、布洛芬）等对症处理经期腹痛；希望生育者应尽早促使其妊娠，一旦妊娠，异位内膜病灶坏死萎缩，分娩后症状缓解并有望治愈。

2. 药物治疗   药物治疗的目的是抑制卵巢功能，阻止内异症进展，减少内异症病灶活性，减少粘连的形成。适用于有慢性盆腔痛、痛经症状明显、有生育要求且无卵巢囊肿形成及内异症手术后预防复发的患者。药物治疗应用于基本确诊的病例，不主张长期"试验性治疗"，目前尚无标准化方案。可根据药物副作用、患者意愿、经济能力选择药物。

（1）口服避孕药   最早用于治疗内异症的激素类药物，其目的是降低垂体促性腺激素水平，并直接作用于子宫内膜和异位内膜，导致内膜萎缩和经量减少。长期连续服用避孕药造成类似妊娠的人工闭经，称假孕疗法。目前临床上常用低剂量高效孕激素和炔雌醇复合制剂，用法为每日1片，连续用6~9个月，此法适用于轻度内异症患者。副作用较少，偶有恶心、呕吐等消化道症状或肝功能异常，40岁以上或有高危因素（如高血压、糖尿病、血栓史及吸烟）患者要警惕血栓形成风险。

（2）孕激素   单用人工合成高效孕激素，负反馈抑制下丘脑-垂体-卵巢轴，抑制垂体促性腺激素分泌，形成无周期性的低雌激素状态，造成高孕激素性闭经和子宫内膜蜕膜化形成假孕，最终导致子宫内膜萎缩。所用剂量为避孕剂量3~4倍，如甲羟孕酮30mg/d，连续应用6个月。

左炔诺酮宫内缓释系统（LNG-IUS，曼月乐）是一种新型宫内避孕系统，为T型宫内节育器，含有52mg的左炔诺孕酮，日释放量为20μg，激素效能可持续5年。LNG-IUS可抑制子宫内膜增殖和促进内膜变薄，从而减少经量，甚至闭经，从一定程度上减少经血逆流腹腔，达到预防和治疗内异症的目的。

孕激素的副作用主要是阴道不规则流血，乳房胀痛、头痛、痤疮、体重增加等，还可引起非赘生性卵巢囊肿，一般无需处理。

（3）雄激素衍生物   孕三烯酮为合成的19-去甲睾酮衍生物，是一种抗孕激素的甾体激素。能降低雌、孕激素受体水平，降低性激素结合球蛋白水平，抑制 FSH、LH 峰值并减少 LH 均值，使体内雌激素水平下降，异位内膜萎缩、吸收，称假绝经疗法。每次 2.5mg，每周 2～3 次，于月经第 1 天开始服药，6 个月为 1 个疗程。治疗后 50% 以上患者发生闭经，症状缓解率达 95% 以上。副作用主要为雄激素样作用如毛发增多、情绪改变、声音变粗。此外，还可能影响脂蛋白代谢，导致肝功能损害及体重增加等。

达那唑是较早用于治疗子宫内膜异位症的雄激素类药物。是一种合成 17α-乙炔睾酮衍生物。适用于轻度及中度内异症痛经明显的患者。用法：月经第 1 日开始口服 200mg，每日 2～3 次，持续用药 6 个月。若痛经不缓解或未闭经，可加至每日 4 次。治疗后 90% 症状消失。停药 4～6 周恢复月经及排卵。副作用亦主要为雄激素样作用。药物主要在肝脏代谢，已有肝功能损害不宜使用，也不适用于高血压、心力衰竭、肾功能不全者。达那唑的副作用较孕三烯酮明显，依从性较差。

（4）促性腺激素释放激素激动剂（GnRH-a） 是目前公认的治疗内异症最有效的药物。其为人工合成的十肽类化合物，下调垂体功能，抑制垂体分泌促性腺激素，导致卵巢激素水平明显下降，出现暂时性闭经，此疗法又称药物性卵巢切除。也可在外周与 GnRH-a 受体结合抑制在位和异位内膜细胞的活性。

目前常用的 GnRH-a 类药物有：亮丙瑞林 3.75mg，月经第 1 日注射后，每隔 28 日注射 1 次，共 3～6 次或更长时间；戈舍瑞林 3.6mg，用法同前。用药后一般第 2 个月开始闭经，可使痛经缓解，停药后在短期内排卵可恢复。副作用主要为低雌激素血症引起的围绝经期症状，如潮热、阴道干燥、性欲下降、失眠及抑郁等，长期应用可引起骨质丢失。由于可引起骨质丢失，因此不建议 16 岁以下患者使用。在应用 GnRH-a 3～6 个月时可以酌情给予反向添加治疗提高雌激素水平，有条件者应监测雌激素水平，使雌二醇水平在 146～183pmol/L，即 40～50pg/ml 之间，可预防低雌激素状态相关的血管症状和骨质丢失的发生，可以增加患者的依从性。同时不会降低对内异症的疗效，还可以延长 GnRH-a 的使用时间至 2～5 年甚至更长。反向添加方案有：①雌孕激素连续联合用药：戊酸雌二醇 0.5～1.5mg/d，或结合雌激素 0.3～0.45mg/d，或每日释放 25～50μg 的雌二醇贴片，或雌二醇凝胶 1.25g/d 经皮涂抹；孕激素多采用地屈黄体酮 5mg/d 或醋酸甲羟孕酮 2～4mg/d。也可以采用复方制剂雌二醇屈螺酮片，每日 1 片。②单用孕激素方案：每日醋酸炔诺酮 1.25～2.5mg/d。③连续应用替勃龙，推荐 1.25～2.5mg/d。

此外，芳香酶抑制剂、促性腺激素释放激素拮抗剂及选择性激素受体调节剂（selective progesteronereceptor modulator，SPRM）都是值得进一步研究的内异症治疗新药。

3. 手术治疗 主要用于子宫内膜异位囊肿直径≥4cm、合并不孕、痛经药物治疗无效的患者。手术可以去除异位病灶和子宫内膜异位囊肿、分离粘连、恢复盆腔器官正常的解剖及生理状态，以促进生育，缓解疼痛。对有严重痛经，同时患子宫肌瘤或腺肌病又无生育要求者切除子宫可缓解痛经，减少复发。手术治疗首选腹腔镜，目前认为腹腔镜确诊、手术加药物为内异症的金标准治疗。

（1）保留生育功能手术 尽量切除所有肉眼可见的异位内膜病灶，剔除卵巢子宫内膜异位囊肿以及分离粘连，恢复正常的解剖结构，保留患者的生育功能。适用于药物治疗无效、年轻和有生育要求的患者。术后约 40% 复发，因此术后尽早妊娠或使用药物以减少复发。

（2）保留卵巢功能手术 切除子宫及盆腔内病灶，至少保留一侧或部分卵巢。主要适合无生育要求、症状重或复发后经保守性治疗或药物治疗无效，但年龄较轻希望保留卵巢内分泌功能者。

（3）根治性手术 切除子宫、双附件及盆腔内病灶。适合年龄大、无生育要求、症状重或复发后经保守性手术或药物治疗无效者。双侧卵巢切除后，即使盆腔内残留部分异位病灶，也能逐渐自行萎缩退化直至消失。术后不用雌激素补充治疗者，几乎不复发。

4. 手术与药物联合治疗 不主张手术前用药。但对于病变较重，估计手术困难者手术治疗前使用 3～6 个月 GnRH－a 可有效缩小内异病灶，减少盆腔充血，有利于手术操作，提高手术安全性。手术后症状复发率较高，年复发率高达 10%，术后联用药物治疗可有效缓解疼痛、显著降低复发，故术后应用辅助药物治疗并长期管理。

5. 辅助治疗 内异症合并不孕症辅助生殖技术主要包括：①超促排卵（COH）－宫腔内人工授精（IUI）；②体外受精－胚胎移植（IVF－ET）。对于Ⅰ、Ⅱ期内异症合并不孕、年龄小于 35 岁的年轻女性，推荐保守治疗或者辅助生育；年龄大于 35 岁或卵巢储备功能下降及术后应用辅助药物治疗的不孕症患者，建议尽早助孕，在 IVF－ET 前使用 GnRH－a 预处理 1～3 个月，有助于提高助孕成功率。

八、预防

内异症病因及发病机制不明确，并且其组织学发生复杂，因此预防作用有限。目前预防主要针对经血逆流种植所导致的内异症。

1. 防止经血逆流 及时发现并治疗引起经血潴留的梗阻性生殖道疾病，如先天性生殖道畸形、闭锁、狭窄和继发性阴道狭窄、宫颈粘连等。

2. 药物避孕 口服避孕药或放置左炔诺酮宫内缓释系统可抑制排卵、促使子宫内膜萎缩，内异症的发病风险有所降低。

3. 防止医源性异位内膜种植 尽量避免多次的宫腔手术操作。进入宫腔内的经腹手术，特别是孕中期剖宫取胎术，均应用纱布垫保护好子宫切口周围术野，以防宫腔内容物溢入腹腔或腹壁切口，缝合子宫壁时避免缝线穿过子宫内膜层；关腹后应冲洗腹壁切口。经期前禁作输卵管通畅试验，以免将内膜碎屑推入腹腔。宫颈及阴道手术如冷冻、电灼、激光和微波治疗以及整形术等宜在月经干净后 3～7 日内进行，防止经血中内膜碎片种植于尚未愈合的手术创面上。人工流产吸宫术时，宫腔内负压不宜过高并且应缓慢拔出吸引管，以免宫腔血液和内膜碎片随负压被吸入腹腔。

📚知识链接

深部浸润型内异症

深部浸润型内异症（deep infiltrating endometriosis，DIE）指病灶浸润深度≥5mm，包括位于宫骶韧带、直肠子宫陷凹、阴道穹隆、直肠阴道隔、直肠或者结肠壁的内异症病灶，也可以侵犯至膀胱壁和输尿管。

第二节　子宫腺肌病

子宫内膜腺体及其间质侵入子宫肌层时，称子宫腺肌病（adenomyosis）。好发于经产妇，约 15% 合并内异症，约半数合并子宫肌瘤。亦有研究发现 10%～47% 子宫肌层中有子宫内膜组织，但其中 35% 无临床症状。子宫腺肌病与子宫内膜异位症病因不同，对孕激素缺乏反应，但均受雌激素的调节。

一、病因及发病机制

病因不清。子宫腺肌病 90% 好发于经产妇，多次妊娠及分娩、人工流产、慢性子宫内膜炎等造成子宫内膜基底层损伤，与腺肌病发病呈正相关，故认为此病的发生可能与子宫内膜基底层损伤有关，基底层内膜可直接侵入子宫肌层内生长。子宫内膜－肌层结合带内环境稳定性遭到破坏，基底层防御功能减退可能参与了发病。腺肌病常合并有子宫肌瘤和子宫内膜增生过长，提示基底层子宫内膜侵入肌层可能与高水平雌孕激素刺激有关。其他包括血管淋巴管播散、上皮化生等也参与了发病过程。

二、病理

子宫肌层内存在的子宫内膜腺体和间质，在激素的影响下发生出血、肌纤维结缔组织增生，使子宫增大，但一般不超过 12 孕周子宫大小。子宫肌层病灶有弥漫型及局限型两种，多呈弥漫型，且多累及后壁，故子宫前后径增大明显。剖面见子宫肌层显著增厚且硬，无旋涡状结构，于肌壁中见粗厚肌纤维带和微囊腔，腔内偶有陈旧血液。如果囊腔直径 >5mm 称为囊性子宫腺肌病，较少见。少数腺肌病病灶呈局限性生长形成结节或团块，似肌壁间肌瘤，称为子宫腺肌瘤（adenomyoma），因局部反复出血导致病灶周围纤维组织增生，病变部位与四周肌层无明显界限，手术时难以从肌层剥出。镜检可见肌层内有呈岛状分布的子宫内膜腺体及间质，其属于基底层内膜，对雌激素有反应，而对孕激素无反应或不敏感，故异位腺体常呈增生期改变，偶尔见到局部区域有分泌期改变。

三、临床表现

1. 症状

（1）痛经　半数以上患者有继发性、渐进性痛经。疼痛位于下腹正中，常于经前 1 周开始，直至月经结束。

（2）月经异常　表现为经量过多、经期延长或不规则阴道流血，多数伴有贫血。月经过多主要与子宫内膜面积增加、子宫内膜增生、子宫肌层纤维增生使子宫肌层收缩不良等因素有关。

（3）不孕　与子宫肌层变厚变硬、对妊娠的顺应性降低有关，也和约半数患者合并内异症有关。

2. 体征　妇科检查子宫呈均匀增大或有局限性结节隆起，质硬且有压痛，经期压痛更甚。无症状者有时与子宫肌瘤不易鉴别。

四、诊断

可依据典型的进行性痛经和月经过多史、妇科检查子宫均匀增大或局限性隆起、质硬且有压痛而做出初步诊断。以下辅助检查有助于诊断：

1. 超声检查　超声检查是协助诊断子宫腺肌病最常用的方法。阴道超声较腹部超声诊断准确性高。检查显示子宫增大，肌层增厚，后壁更明显，子宫内膜线前移。病变部位为等回声或回声增强，常可见肌层内小囊样回声，病灶与周围无明显界线。

2. 盆腔磁共振检查　MRI 检查显示子宫内存在界线不清、信号强度低的病灶，T2 加权像可有高信号强度的病灶，子宫内膜－肌层结合带变宽，>12mm。

3. 血清 CA125 水平测定　子宫腺肌病患者血 CA125 水平明显增高，阳性率达 80%，而子宫肌瘤 CA125 阳性率仅 20%。

确诊取决于术后的病理学检查，超声引导下的细针穿刺活检对子宫腺肌病亦有确诊价值。

五、治疗

治疗方法的选择视患者症状、年龄和生育要求而定。

1. 期待疗法　用于无症状、无生育要求患者。

2. 药物治疗　用法与内异症相同。对于症状较轻、有生育要求及近绝经期患者可试用避孕药或炔诺酮宫内缓释系统（LNG – IUS）；子宫增大明显或疼痛症状严重者应用 GnRH – a 治疗 3～6 个月后，再使用避孕药或 LNG – IUS；某些中药（如散结镇痛胶囊）可缓解症状，可以试用。

3. 手术治疗　年轻或希望保留生育能力患者，可试行病灶挖除术或子宫楔形切除术；无生育要求、伴月经量增多者，可行子宫内膜去除术；痛经明显者可行子宫动脉栓塞术及病灶消融术等；合并不孕患者可选择药物治疗（GnRH – a）或保守性手术加药物治疗后积极行辅助生殖技术治疗；症状严重、无生育要求或药物治疗无效者，应行全子宫切除术。是否保留卵巢，取决于卵巢有无病变和患者年龄。

本章小结

　　子宫内膜异位症是育龄期妇女常见的、以腹痛与痛经、不孕及性交不适为主要症状的一种激素依赖性疾病。腹腔镜检查是诊断盆腔内异症的最佳方法，确诊需病理检查。治疗方法有期待治疗、药物治疗、手术治疗及辅助生殖技术等。子宫腺肌病多发生于生育年龄的经产妇，常合并内异症和子宫肌瘤。主要症状是进行性痛经和月经改变。根据典型的症状及体征可作出初步诊断，B 型超声和 MRI 等影像学检查有助于诊断，确诊需组织病理学检查。治疗视患者症状、年龄和生育要求而定。包括期待疗法、药物治疗、手术治疗等。

思考题

　　1. 子宫内膜异位症的主要病理变化及镜下特征是什么？

　　2. 子宫内膜异位症的主要临床表现有哪些？如何诊断子宫内膜异位症？怎样进行个体化治疗？

　　3. 如何预防子宫内膜异位症？

　　4. 子宫腺肌症的主要病理及临床表现有哪些？如何诊断？

（叶　元　江　艳）

第二十六章　女性生殖器官发育异常

学习要求

了解 常见的生殖器官发育异常的体征，诊断方法及治疗原则。

在女性生殖器官的形成和发育过程中，因受到遗传因素（如染色体异常等）和（或）外源性因素（药物、环境等）的影响，原始性腺、内外生殖器官的分化、发育可发生改变，导致女性生殖器官发生各种发育异常。生殖器官的发育异常常合并泌尿系统的发育异常。女性生殖器官发育异常中的两性畸形，包括部分男性生殖器官发育异常，常因外生殖器向女性方向发育而在妇科就诊，故在此一并叙述。

第一节　女性生殖器官的发生

受精卵的性染色体决定性别，Y 染色体上的睾丸决定因子（testis – determining factor, TDF）决定原始生殖腺向睾丸分化，当缺失 Y 染色体上的睾丸决定因子时，原始生殖腺向卵巢分化。胚胎期 8 周左右女性生殖系统开始分化。外生殖器向女性分化是胚胎发育的自然规律，不需雌激素作用；而外生殖器向男性分化则需要雄激素的作用。因此即使当性染色体是男性时（46，XY），如果雄激素不能发挥作用（如雄激素受体缺乏等），外生殖器就向女性发育。女性生殖系统发生过程，包括生殖腺发生、生殖管道发生和外生殖器发生。

一、生殖腺的发生

胚胎发育至第 3~4 周时，在卵黄囊内胚层内出现多个大于体细胞的生殖细胞，称为原始生殖细胞（primordial germ cell）。胚胎发育至第 5~6 周时，体腔背面肠系膜基底部两侧各出现 2 个由体腔上皮增生形成的隆起，称为泌尿生殖嵴（urogenital ridge）。外侧隆起为中肾，内侧隆起为生殖嵴。在胚胎发育至第 5 周开始，原始生殖细胞沿自第 10 胸椎水平的肠系膜迁移至生殖嵴，在周围性索细胞的支持和调控下，分化成原始生殖腺。原始生殖腺向睾丸或向卵巢分化，取决于 Y 染色体短臂性决定区睾丸决定因子。若无睾丸决定因子存在，在胚胎第 8 周时，原始生殖腺即分化为卵巢，故女性卵巢及其生殖细胞发育和形成，是一种基本分化途径，也可以理解为缺乏睾丸决定因子所致。在性染色体为 XY 而表现为女性的患者中，发现有睾丸决定因子基因的突变或缺失；在性染色体为 XX 的案例中，发现有睾丸决定因子的基因存在于 X 染色体上，就可表现为男性。现已证实 Y 染色体短臂性决定区的睾丸决定因子在生殖腺分化中起关键作用，可能是决定性腺发育的调节基因之一。

二、生殖管道与外生殖器的发生

泌尿生殖嵴外侧的中肾有两对纵形管道，一对为中肾管，为男性生殖管道始基；另一对为副中肾管，为女性生殖管道始基。若生殖腺发育为睾丸，在滋养细胞分泌的 hCG 刺激下，间质细胞产生睾酮，促使同侧胚胎中肾管发育为附睾、输精管和精囊；睾丸中支持细胞分泌副中肾管抑制因子抑制同侧副中肾管发育，促使生殖管道向男性分化。若生殖腺发育为卵巢，中肾管退化，两侧副中肾管头段形成两侧输卵管，两侧中段和尾段开始并合，构成子宫及阴道上段。两侧副中肾管中段和尾段最初并合时保持有中隔分为两个腔，约在胎儿3～5个月时融合，成为单一内腔。副中肾管最尾端与泌尿生殖窦相连，并同时分裂增殖，形成一实质圆柱状体，称为阴道板。随后阴道板由上向下穿通，形成阴道腔。末段有一层薄膜为处女膜。

胚胎初期的泄殖腔，分化为躯体背侧的直肠与腹侧的泌尿生殖窦。泌尿生殖窦两侧隆起为泌尿生殖褶。褶的腹侧左右相会合呈结节形隆起，称为生殖结节，以后长大称为初阴；褶外侧隆起为左右阴唇阴囊隆起。若生殖腺为卵巢，约在第12周末生殖结节发育成阴蒂，两侧泌尿生殖褶部合并，形成小阴唇，左右阴唇阴囊隆起发育成大阴唇。尿生殖沟扩展，并与泌尿生殖窦下段共同形成阴道前庭。若生殖腺为睾丸，在雄激素作用下，初阴伸长形成阴茎，两侧的泌尿生殖褶沿阴茎腹侧面，从背侧向腹侧合并，形成尿道海绵体部，左右阴唇阴囊隆起移向尾侧并相互靠拢，在中线处连接形成阴囊。

外生殖器分化虽受性染色体支配，若在分化前切除胚胎生殖腺，则胚胎不受睾丸激素的影响，其外生殖器必然向雌性分化；若给予雄激素则向雄性分化，说明外生殖器向雌性分化是胚胎发育自然规律，不需雌激素左右，而向雄性分化必须有雄激素即睾酮的作用。睾酮还需通过外阴局部靶器官组织中5α-还原酶作用，衍化为二氢睾酮，并在与外阴细胞中相应的二氢睾酮受体相结合后，才能使外阴向雄性分化。因此，即使睾丸分泌睾酮，若外阴局部组织中缺乏5α-还原酶或无二氢睾酮受体存在，外生殖器仍向女性转化，表现为外生殖器两性畸形。

第二节 常见女性生殖器官发育异常

女性生殖器官发育异常可发生于女性生殖器官的各个部位，出现相应的临床表现。

常见的女性生殖器官发育异常有：①生殖器正常管道形成受阻所致异常，包括处女膜闭锁、阴道横隔、阴道纵隔、阴道闭锁和宫颈闭锁；②副中肾管衍生物发育不全所致异常，包括无子宫、无阴道、始基子宫、子宫发育不良、单角子宫和输卵管发育异常；③副中肾管衍生物融合障碍所致异常，包括双子宫、双角子宫、弓形子宫和中隔子宫等。部分属于两性畸形的女性生殖器官发育异常见本章第三节。

女性生殖器官发育异常，有的在出生时即被发现而得到诊断，其余多在青春期因原发性闭经、腹痛、婚后性生活困难、流产或早产就医时被确诊。

一、处女膜闭锁

处女膜闭锁（imperforate hymen）又称无孔处女膜，临床上较常见，是胎儿发育时系泌尿生殖窦上皮未能贯穿前庭部所致。在青春期初潮前无任何症状。偶有幼女因大量黏液积聚在阴道内，导致处女膜向外膨出而被发现。初潮后因处女膜闭锁使经血无法排出。最初经血积在阴道内，多次月经来潮后，经血逐渐积聚，造成宫颈扩张、子宫和（或）输卵管积血，甚至腹腔内积血。输卵管伞端可因积血而粘连闭锁，故经血较少进入腹腔。

绝大多数处女膜闭锁患者临床表现为青春期后出现进行性加剧的周期性下腹痛，但无月经来潮。严重者伴有便秘、肛门坠胀、尿频或尿潴留等症状。检查时见处女膜向外膨隆，表面呈紫蓝色，无阴道开口。直肠指诊时，可扪及阴道内有球状包块向直肠前壁突出。行直肠-腹部诊时，在下腹部扪及位于阴道包块上方的另一较小包块（为经血潴留的子宫），压痛明显。若用手向下按压此包块时，可见处女膜向外膨隆更明显。盆腔超声检查能发现子宫及阴道内有积液，有时积血形成血块，积液征象不典型。确诊后应立即手术治疗。先用粗针穿刺处女膜中部膨隆部，抽出褐色积血证实诊断后，即将处女膜作"X"形切开，引流积血。积血大部排出后，应常规检查宫颈是否正常。切除多余的处女膜瓣，缝合切口边缘黏膜，以保持引流通畅和防止创缘粘连。围术期给予抗生素预防感染。

二、阴道发育异常

（一）先天性无阴道

先天性无阴道（congenital absence of vagina）系因双侧副中肾管发育不全或双侧副中肾管尾端发育不良所致，几乎均合并先天性无子宫或仅有始基子宫，极个别患者有发育正常的子宫，卵巢多正常。又称为女性生殖道畸形综合征（female genital tract malformation syndrome，FGTMS），也称为 Mayer – Rokitansky – Kuster – Hauser 综合征（MRKH 综合征）。患者于青春期后原发性闭经，或因婚后性交困难而就诊。检查时见外阴和第二性征发育正常，但无阴道口或仅在阴道外口处见一浅凹陷，有时可见到泌尿生殖窦内陷形成约 2cm 短浅阴道盲端，直肠 – 腹部诊和盆腔 B 超检查不能发现子宫。有发育正常的子宫者，表现为青春期时因宫腔积血而出现周期性腹痛，直肠 – 腹部诊扪及增大、有压痛的子宫。约 15% 患者合并泌尿道畸形。临床应与完全型雄激素不敏感综合征相鉴别。后者染色体核型为 46，XY，阴毛和腋毛极少，血睾酮值高。

对准备有性生活的先天性无阴道患者，如果有短浅阴道（2cm 以上）、且阴道前庭发育正常，尿道与短浅的阴道之间有一定的距离，可先用机械扩张法，即按顺序由小到大使用阴道模具沿阴道潜在的位置进行局部顶压扩张，可逐渐加深阴道长度，直至能满足性生活要求为止。这种方法又称为 Frank 法阴道成形术。开始时可由手术医生应用阴道模具在阴道部位进行顶压，一般每天一次，在阴道深度达到 6 ~ 7cm 时，可由患者本人或者其家属进行顶压治疗。对于不适宜阴道模具机械顶压扩张或顶压扩张无效者，要进行阴道成形手术。手术应在性生活开始前半年进行。首先应用手术方法于膀胱 – 尿道和直肠之间建立腔道（又称造穴），然后可采用乙状结肠代阴道，盆腔腹膜、皮片或游离皮瓣进行再造阴道等。手术方式较多，但各有利弊，应根据患者的具体情况选择。

对有发育正常子宫的患者，初潮时即应行阴道成形术，引流宫腔积血，并将人工阴道与子宫颈管相接，以保证生育功能。因宫颈缺如或子宫发育不良而无法保留子宫者应予切除。

（二）阴道闭锁

阴道闭锁（vaginal atresia）系因泌尿生殖窦未参与形成阴道下段。闭锁位于阴道下段，长约 2 ~ 3cm，其上多为正常阴道。有时阴道中下段闭锁，正常的阴道较短。症状与处女膜闭锁相似，无阴道开口，但闭锁处黏膜表面色泽正常，亦不向外膨隆，直肠指诊扪及向直肠凸出的阴道积血包块，其位置较处女膜闭锁高。治疗应尽早手术。阴道下段闭锁手术时应先切开闭锁段阴道，并游离积血下段的阴道黏膜，在切开积血包块，排净积血后，利用已游离的阴道黏膜覆盖创面。术后定期扩张阴道以防止瘢痕挛缩。阴道中下段闭锁，由于闭锁的阴道长度较大，要进行人工阴道成形手术。

（三）阴道横隔

阴道横隔（transverse vaginal septum）系因两侧副中肾管会合后的尾端与泌尿生殖窦相接处未贯通或部分贯通。横隔可位于阴道内任何部位，以上中段交界处居多，其厚度约 1cm，或更薄。完全性横隔较少见，多数是隔中央或侧方有一小孔，月经血自小孔排出。横隔位于上段者，不影响性生活，常于妇科检查时发现。位置较低者少见，多因性生活不满意而就医。一般应将横隔切开并切除其多余部分，最后缝合切缘以防止粘连形成。术后短期放置阴道模具防止瘢痕挛缩。若系分娩时发现横隔阻碍胎先露部下降，横隔薄者，当胎先露部下降至横隔处并将横隔撑得极薄时，将其切开后胎儿即可经阴道娩出；横隔厚者应行剖宫产（图26-1A）。

（四）阴道纵隔

阴道纵隔（longitudinal vaginal septum）系因双侧副中肾管会合后，其中隔未消失或未完全消失。阴道纵隔有两类。完全纵隔形成双阴道，常合并双宫颈、双子宫。有时纵隔偏向一侧形成阴道斜隔（图26-1B），导致该侧阴道

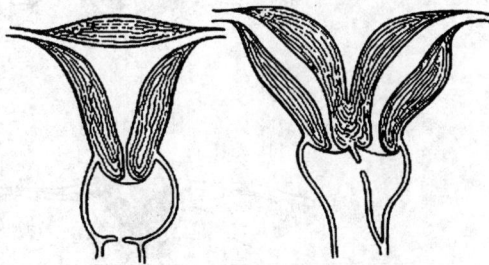

A 阴道横隔   B 阴道斜隔
图26-1 阴道发育异常

闭锁，出现因经血潴留形成阴道侧方包块，多伴有闭锁阴道侧的泌尿系统畸形，以肾缺如多见，又称为阴道斜隔综合征（oblique vaginal septum syndrome，OVSS）。绝大多数阴道纵隔无症状，有些是婚后性交困难或潴留在斜隔后腔盲端的积血继发感染后才诊断，另一些可能晚至分娩时产程进展缓慢才确诊。纵隔影响性交时，应将其切除，创面缝合以防粘连。若临产后发现纵隔阻碍胎先露部下降，可沿隔的中部切断，分娩后缝合切缘止血。因阴道纵隔影响性交导致不孕患者，切除纵隔可能提高受孕机会。阴道斜隔多有患侧经血引流不畅或继发感染，出现阴道脓性分泌物，要进行手术切开或切除斜隔。

三、宫颈发育异常

先天性宫颈闭锁（congenital atresia of cervix）罕见。若患者子宫内膜有功能时，青春期后可因子宫腔积血而出现周期性腹痛，经血还可经输卵管逆流入腹腔，引起盆腔子宫内膜异位症和子宫腺肌病。治疗时通过手术宫颈管再造术穿通宫颈，使子宫与阴道相通。若宫颈未发育，或者闭锁严重不能进行宫颈管再造者，要行子宫切除术。

四、子宫发育异常

子宫发育异常是临床上最常见的女性生殖器官发育异常，是由于副中肾管在胚胎发育时期发育、融合、吸收的过程中某一环节停滞或受阻所致，常见的类型见图26-2。

（一）先天性无子宫

先天性无子宫（congenital absence of uterus）系因两侧副中肾管中段及尾段未发育，常合并无阴道，但卵巢发育正常，第二性征不受影响。直肠-腹部诊扪不到子宫，盆腔超声未能发现子宫影像。

（二）始基子宫

始基子宫（rudimentary uterus）又称为痕迹子宫，系因两侧副中肾管会合后不久即停止发育，常合并无阴道。子宫极小，仅长1~3cm，无宫腔。

（三）子宫发育不良

子宫发育不良（hypoplasia of uterus）又称为幼稚子宫（infantile uterus），系因副中肾管会合后短时期内停止发育。子宫较正常小，有时极度前屈或后屈。宫颈呈圆锥形，相对较长，子宫体与宫颈之比为1:1或2:3。患者月经量较少，婚后不生育。直肠-腹部诊可扪及小而活动的子宫。治疗方法视患者是否有规律排卵，如无排卵，可用小剂量雌激素加孕激素序贯用药刺激子宫生长。

（四）双子宫

双子宫（didelphia or didelphic uterus）系因两侧副中肾管完全未融合，各自发育形成两个

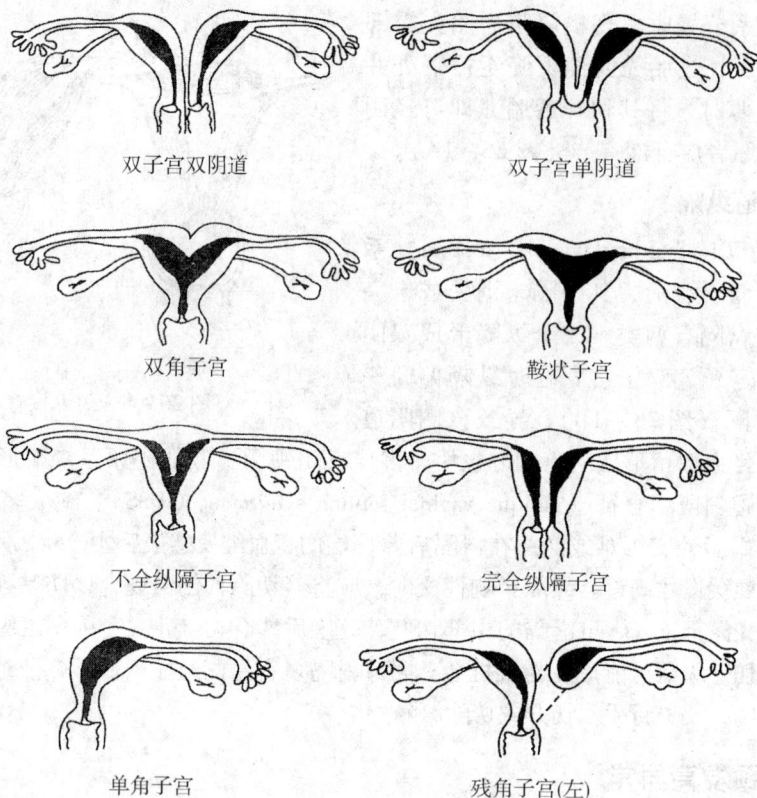

双子宫双阴道　　　　　　　双子宫单阴道

双角子宫　　　　　　　　　鞍状子宫

不全纵隔子宫　　　　　　　完全纵隔子宫

单角子宫　　　　　　　　　残角子宫(左)

图 26 - 2　子宫发育异常

子宫体和两个宫颈，阴道多完全分开，左右侧子宫各有单一的输卵管和卵巢。患者无自觉症状，通常在人工流产术、产前检查甚至分娩时偶然发现。早期人工流产术时可能误刮未孕侧子宫，以致漏刮胚胎，妊娠继续。妊娠晚期胎位异常率增加，分娩时未孕侧子宫可能阻碍胎先露部下降，子宫收缩乏力较多见，使剖宫产率增加。偶见两侧子宫同时妊娠、各有一胎儿者，这种情况属双卵受精。亦有双子宫、单阴道，或阴道内有一纵隔者，患者可能因阴道纵隔妨碍性交，出现性交困难或性交痛。

（五）双角子宫

发育成为子宫的双侧苗勒管融合时，因子宫底部融合不全呈双角者，称为双角子宫（bicornuate uterus）。双角子宫一般无症状，有时可有月经量较多伴痛经，妊娠时易发生胎位异常，以臀先露居多。发育不良宫腔狭窄的双角子宫可能发生早期妊娠胚胎停育、妊娠中期流产或妊娠晚期早产。子宫矫形手术较为困难，对于反复中晚期妊娠流产或早产者可进行子宫整形术，但手术指证和手术方法的选择尚缺乏有效的临床依据。

（六）鞍状子宫

子宫底部稍下陷呈鞍状，称为鞍状子宫（saddle form uterus），也称弓形子宫（arcuate uterus）。一般无临床症状，绝大多数仅在超声检查、子宫腔造影或磁共振检查时才能发现。多数不影响妊娠，只有在反复中期或晚期流产时才有子宫整形手术指证。

（七）纵隔子宫

纵隔子宫（septate uterus）系因两侧副中肾管融合时中隔吸收不全，在宫腔内形成纵隔，较为常见。从子宫底至宫颈内口将宫腔完全隔为两部分为完全纵隔；仅部分隔开为不全纵隔。纵隔子宫易发生不孕、流产、早产和胎位异常；若胎盘附着在隔上，可出现产后胎盘滞留。纵隔子宫外形正常，经超声、子宫输卵管造影或宫腔镜检查确诊。对有不孕和反复流产的纵隔子宫患者，可在腹腔镜监视下通过宫腔镜切除纵隔，术后宫腔内置金属 IUD，防止纵隔创面形成粘连，数月后取出 IUD。

有一种特殊纵隔子宫叫 Robert 子宫（Robert uterus），即纵隔偏于宫腔一侧，将一侧宫腔完全封闭，成为与阴道和对侧宫腔完全不通的盲腔。表现为初潮后明显痛经，影像学检查可发现月经期或月经过后宫腔一侧有积液。确诊后可经腹部手术或宫腔镜手术行纵隔切除术。

（八）单角子宫

单角子宫（unicornous uterus）系因一侧副中肾管发育，另侧副中肾管未发育或未形成管道。未发育侧的卵巢、输卵管、肾常常同时缺如。单角子宫可发生妊娠，但妊娠中、晚期反复流产、早产较多见。

（九）残角子宫

残角子宫（rudimentary horn of uterus）系因一侧副中肾管发育正常，另一侧副中肾管发育不全形成残角子宫，可伴有该侧泌尿系统发育畸形。检查时易将残角子宫误诊为卵巢囊肿。多数残角子宫与对侧正常宫腔不相通，仅有纤维带相连；偶亦有两者间有狭窄管道相通者。若残角子宫内膜无功能，一般无症状，不需治疗；若内膜有周期性出血且与正常宫腔不相通时，往往因宫腔积血而出现痛经，甚至并发子宫内膜异位症，需切除残角子宫。若妊娠发生在残角子宫内，称为残角子宫妊娠，是罕见的一种异位妊娠。如果 B 超检查发现宫内妊娠，而在进行人工流产时无法探及，应考虑到残角子宫妊娠的可能。残角子宫妊娠可在 16～20 周时发生破裂，而出现典型输卵管妊娠破裂症状，若不及时手术，患者可因大量内出血而死亡。

五、输卵管发育异常

输卵管发育异是副中肾管头端发育受阻引起，常与子宫发育异常同时存在。单纯输卵管发育异常十分罕见。

（一）输卵管缺失或输卵管痕迹

为单侧输卵管缺失或输卵管痕迹，系因该侧副中肾管未发育所致，常伴有该侧肾脏及输尿管发育异常。单纯双侧输卵管缺失或痕迹未见报道，双侧输卵管缺失或痕迹常见于无子宫或始基子宫患者，或严重内脏畸形胎儿（不能存活）。

（二）输卵管发育不全

是较为常见的输卵管发育异常。输卵管细长、弯曲，肌层发育不良，有时甚至无输卵管管腔。有时有部分管腔闭塞或中段缺失。

（三）副输卵管

单侧或双侧输卵管的下方附有一条较正常输卵管细小、但有输卵管伞的小输卵管。多数与正常输卵管之间不通，但也有少数与正常输卵管管腔相通，但往往无功能。

（四）单侧或双侧双输卵管

子宫一侧或两侧有两条发育正常的输卵管，均与子宫相通。

多数输卵管发育异常是不孕原因之一，亦可能导致输卵管妊娠，因临床罕见，几乎均为手术时偶然发现。双输卵管可正常妊娠，输卵管部分节段缺失可进行整形吻合手术，其他输卵管发育异常均无法手术治疗。可借助辅助生殖技术妊娠。

六、卵巢发育异常

卵巢发育异常是原始生殖细胞迁移受阻或性腺形成移位异常所致，有如下情况。

（一）卵巢未发育或发育不良

双侧卵巢缺失常为先天性性腺发育不良所致，可为低促性腺激素低性腺激素原因，其中部分为 Kallmann 综合征，亦可以为高促性腺激素低性腺激素及 45，X 染色体核型异常导致的卵巢不发育，卵巢外观细长而薄，色白质硬，甚至仅为条状痕迹。单侧卵巢缺失见于单角子宫。

（二）副卵巢

罕见，一般副卵巢远离正常卵巢部位，可位于腹膜后，多在手术时发现。

（三）异位卵巢

卵巢形成后仍停止在原生殖嵴部位，未下降至盆腔。功能正常。

（四）分裂卵巢

偶尔卵巢可分裂为几个部分，但功能正常。

第三节 两性畸形

男女生物学性别可根据性染色体、生殖腺结构、外生殖器形态以及第二性征加以区分。但有些患者生殖器官同时具有某些男女两性特征，称为两性畸形（hermaphroditism）。两性畸形为先天性生殖器发育畸形的一种特殊类型，可能对患儿的成长发育、心理以及未来的生活、工作和婚姻等带来诸多困扰，必须及早诊断和处理。

一、两性畸形分类

外生殖器出现两性畸形，均是胚胎时期或胎儿在宫腔内接受了过高或不足量雄激素刺激所致。根据其发病原因，两性畸形分为：女性假两性畸形、男性假两性畸形和生殖腺发育异常三类。生殖腺发育异常又包括真两性畸形、混合型生殖腺发育不全和单纯型生殖腺发育不全三种类型。

1. 女性假两性畸形（female pseudohermaphroditism） 又称外生殖器男性化。患者染色体核型为 46，XX，生殖腺为卵巢，内生殖器包括子宫、卵巢和阴道均存在，但外生殖器呈不同程度的男性化表现，畸形的程度取决于胚胎和胎儿暴露于高雄激素的时期和雄激素剂量，可从阴蒂中度粗大直至阴唇后部融合和出现阴茎。雄激素过高原因常见为先天性肾上腺皮质增生症或其他来源雄激素。

（1）先天性肾上腺皮质增生症（congenital adrenal hyperplasia，CAH） 又称为肾上腺生殖综合征（adrenogenital syndrome），为常染色体隐性遗传病，是最常见女性假两性畸形的类型。其基本病变为胎儿肾上腺内合成皮质醇的一些酶缺乏，以 21 - 羟化酶缺乏最常见，该酶缺乏即不能将 17α - 羟孕酮转化为皮质醇。皮质醇合成量减少对下丘脑和垂体负反馈作用消失，导致垂体促肾上腺皮质激素（ACTH）分泌增加，刺激肾上腺增生，促使其分泌皮质醇量趋于正常，但同时也刺激肾上腺网状带产生异常大量雄激素，致使女性胎儿外生殖器不同程度男性化。通常患者出生时即有阴蒂肥大，阴唇融合遮盖阴道口和尿道口，仅在阴蒂下方见一小孔，尿液由此排出。严重者两侧大阴唇肥厚，形成皱褶，并有程度不等的融合，状似阴囊，但其中无睾丸；子宫、卵巢、阴道均存在，但阴道下段狭窄，难以发现阴道口。随着婴儿长大，男性化日益明显，阴毛和腋毛出现较早，至青春期乳房不发育，内生殖器发育受抑制，无月经来潮。虽幼女期身高增长快，但因骨骺愈合早，至成年时反较正常妇女矮小。实验室检查：血雄激素含量增高，血皮质醇偏低，尿 17 - 酮呈高值，血雄激素、FSH 皆呈低值，血清 ACTH 及 17α - 羟孕酮均显著升高。成人型的先天性肾上腺皮质增生为杂合基因型，出生时外生殖器外观正常，到青春期后因高雄激素血症和闭经就诊。口服肾上腺皮质激素补充治疗可以控制雄激素水平。

（2）外源性雄激素作用　孕妇于妊娠早期服用具有雄激素作用的药物，若用于妊娠早期保胎或服药过程中受孕，均可导致女性胎儿外生殖器男性化，类似先天性肾上腺皮质增生所致畸形，但程度轻，且在出生后男性化不再加剧。至青春期可有月经来潮，还可有正常生育。血雄激素和尿 17－酮值均在正常范围。

2. 男性假两性畸形（male pseudohermaphroditism） 　患者染色体核型为 46，XY。生殖腺为睾丸，无子宫无阴道，阴茎极小、生精功能异常，无生育能力。男性假两性畸形系因男性胚胎或胎儿在母体缺少雄激素刺激发育。发病机制：①促进生物合成睾酮的酶缺失或异常；②外周组织 5α－还原酶缺乏；③外周组织和靶器官缺少雄激素受体或受体功能异常。因男性假两性畸形多见为外周组织雄激素受体基因缺陷而使雄激素表型低下，临床将此病称为雄激素不敏感综合征（androgen insensitivity syndrome），属 X 连锁隐性遗传病，常在同一家族中发生。根据外阴组织对雄激素不敏感的程度，又分为完全型和不完全型两种。

（1）完全型　外生殖器为女性，又称为睾丸女性化综合征（testicular feminization syndrome，AIS）。因缺少雄激素受体，患者体内的雄激素转化为雌激素，使青春期乳房发育丰满，但乳头小，乳晕较苍白，阴毛、腋毛多缺如，阴道为盲端，较短浅，无子宫。两侧睾丸正常大，位于腹腔内、腹股沟或偶在大阴唇内。血睾酮、FSH、尿 17－酮均为正常男性水平，血 LH 较正常男性增高，雌激素略高于正常男性。

（2）不完全型　较完全型少见，患者体内雄激素受体功能较差。外阴多呈两性畸形，表现为阴蒂肥大或短小阴茎，阴唇部分融合，阴道极短或仅有浅凹陷。至青春期可出现阴毛、腋毛增多和阴蒂继续增大等男性改变。

3. 生殖腺发育异常

（1）真两性畸形（true hermaphroditism）　患者体内睾丸和卵巢两种生殖腺同时存在，称为真两性畸形，是两种畸形最罕见的一种。可能一侧生殖腺为卵巢，另一侧为睾丸；或每侧生殖腺内同时含卵巢及睾丸两种组织，称为卵睾（ovotestis）；也可能是一侧为卵睾，另一侧为卵巢或睾丸。染色体核型多为 46，XX，其次为 46，XX/46，XY 嵌合型，单纯 46，XY 较少见。临床表现与其他两性畸形相同，外生殖器多为混合型，或以男性为主或以女性为主，但多有能勃起的阴茎，而乳房几乎均为女性型。体内同时有略高雌激素和雄激素水平。核型为 46，XX 者，体内雌激素水平可达正常男性两倍。多数患婴出生时阴茎较大，往往按男婴抚育。但若能及早确诊，绝大多数患者仍以按女婴抚育为宜。个别有子宫的患者在切除睾丸组织后，不但月经来潮，还具有正常生育能力。

（2）混合型生殖腺发育不全（mixed gonadal dysgenesis）　染色体核型为 45，X 与另含有一个 Y 的嵌合型，以 45，X/46，XY 多见。其他如 45，X/47，XYY；45，X/46，XY/47，XXY 亦有报道。混合型系指一侧为异常睾丸，另一侧为未分化生殖腺、生殖腺呈索状痕迹或生殖腺缺如。患者外阴部分男性化，表现为阴蒂增大，外阴不同程度融合、尿道下裂。睾丸侧有输精管，未分化生殖腺一侧有输卵管、发育不良子宫和阴道，不少患者有 Turner 综合征的躯体特征。出生时多以女婴抚养，但至青春期往往出现男性化，女性化者极少。若出现女性化时，应考虑为生殖腺分泌雌激素肿瘤可能。

（3）单纯型生殖腺发育不全（pure gonadal dysgenesis）　染色体核型为 46，XY，但生殖腺未能分化为睾丸而呈索状，故无雄激素分泌，副中肾管亦不退化，患者表型为女性，但身体较高大，有发育不良子宫、输卵管，青春期乳房及毛发发育差，无月经来潮。

二、诊断

1. 病史和体格检查 　应首先询问患者母亲在孕早期有无服用雄激素类药物史，家族中有无类似畸形史，并详细体检。注意阴茎大小、尿道口位置，是否有阴道和子宫。若直肠－腹部诊扪及子宫，说明多系女性假两性畸形，但应除外真两性畸形。若在腹股沟部、大阴唇或阴囊内扪及生殖腺，则为睾丸组织，但仍不能排除真两性畸形。

2. 实验室检查 染色体核型，及全面的生殖激素检测。①血雄激素、17α－羟孕酮均高值，特别是 ACTH 刺激试验后显著增高者，应考虑为先天性肾上腺皮质增生。②染色体核型为46，XY，血 FSH 值正常，LH 值升高，血睾酮在正常男性值范围，雌激素高于正常男性但低于正常女性值者，为雄激素不敏感综合征。③染色体核型45，X 染色体异位或嵌合型，或正常核型，血清雌激素水平低下，FSH 和 LH 值偏高，根据其他临床特征者，诊断为 Turner 综合征或先天性性腺发育不良。

3. 生殖腺活检 真两性畸形常需通过腹腔镜检或剖腹探查取生殖腺活检，方能确诊。

三、治疗

确诊后应根据患者原社会性别、本人性别自认及畸形程度制定矫治方案。未分化或异常嵌合的生殖腺应尽早切除，以防癌变。原则上除阴茎发育良好者外，均宜按女性矫治。

1. 先天性肾上腺皮质增生 确诊后应立即开始并终身给予可的松类药物，抑制促肾上腺皮质激素过量分泌，防止外阴进一步男性化及骨骺提前闭合，还可促进女性生殖器官发育和月经来潮，甚至有受孕和分娩可能。肥大阴蒂应部分切除，仅保留阴蒂头，接近正常女性阴蒂大小。外阴部有融合畸形者，应予以手术矫治。

2. 雄激素不敏感综合征 完全型及不完全型均按女性抚育为宜。完全型患者待青春期发育成熟后，切除双侧睾丸防止恶变，术后长期给雌激素维持女性第二性征。不完全型患者有外生殖器男性化畸形，应提前作整形术并切除双侧睾丸。阴道过短影响性生活者，应行阴道成形术。

3. 混合型生殖腺发育不全或单纯型生殖腺发育不全 染色体核型含有 XY 者，其生殖腺发生恶变频率较高，且发生年龄可能很小，应在确诊后尽早切除未分化生殖腺。

4. 真两性畸形 性别的矫治主要取决于外生殖器功能状态，应将不需要的生殖腺切除，保留与其性别相适应的生殖腺。除阴茎粗大、能勃起且具有能推纳入阴囊内的睾丸可按男性矫治外，仍按女性矫治为宜。

📖 本章小结

生殖道发育异常多在青春期年龄或性生活时发现。常见症状有腹痛、闭经、性生活困难等。先天性无阴道多合并子宫发育不良，多以原发性闭经就诊；阴道闭锁、处女膜闭锁等多以青春期周期性腹痛和原发性闭经就诊。女性两性畸形要进行染色体检查，完全拥有或部分拥有男性性腺时要进行男性性腺切除术。

✏️ 思考题

1. 女性已至青春期年龄，无月经来潮，并且有周期性腹痛，应考虑哪些疾病？
2. 女性出现外生殖器畸形，染色体检查为46，XX，应考虑哪种疾病？如何检查诊断？

（刘建华　孙　桦）

第二十七章　盆底功能障碍性及生殖器官损伤疾病

学习要求

1. 掌握　盆腔器官脱垂的病因、分类及防治原则。

2. 了解　生殖道瘘的诊断方法。

女性盆底支持组织因退化、创伤等因素导致其支持力薄弱，从而引发盆底功能障碍（pelvic floor dysfunction，PFD），继而出现盆腔脏器的膨出或脱垂。盆底功能障碍性疾病的治疗与否取决于患者的生活质量是否受到影响，治疗有非手术和手术治疗两种方法。

当损伤导致女性生殖器官与相邻的泌尿道、肠道出现异常通道时，临床上表现为尿液/粪便自阴道排出，称为尿瘘和粪瘘。手术是主要的治疗方法，尿瘘和粪瘘的定位是指导手术治疗的关键。

第一节　阴道前壁膨出

阴道前壁膨出多因膀胱和尿道膨出所致，以膀胱膨出常见，常伴有不同程度的子宫脱垂。阴道前壁膨出可单独存在或合并阴道后壁膨出。

一、病因

阴道前壁主要由耻骨宫颈韧带、膀胱宫颈筋膜和泌尿生殖膈的深筋膜支持。分娩时，这些韧带、筋膜和肌肉组织会发生过度扩张，甚至撕裂，特别是膀胱宫颈筋膜、耻骨宫颈韧带等更易受到损伤；产后过早参加体力劳动，盆底组织功能未能很好恢复，可使膀胱底部失去支持力；这些因素均可导致与膀胱紧连的阴道前壁向下膨出，在阴道口或阴道口外可见，称膀胱膨出（cystocele）。若支持尿道的膀胱宫颈筋膜受损严重，尿道紧连的、尿道外口之内 3～4cm 阴道前壁就会膨出，称尿道膨出（urethrocele）。膀胱膨出和尿道膨出可单独发生，更多的是同时发生。

二、临床表现

1. 症状　轻者无症状。重者自述阴道内有肿物脱出，伴腰酸、下坠感。阴道脱出的肿物在休息时缩小或消失，站立过久或活动过度时出现或增大。难于排空小便，膀胱内有残余尿存在，易发生膀胱炎，可有尿频、尿急、尿痛等症状。重度膀胱膨出多伴有尿道膨出，此时常伴有压力性尿失禁症状。单纯重度的膀胱膨出可导致排尿困难，需用手将阴道前壁向上抬起方能排尿。

2. 体征　检查可见阴道前壁呈球状膨出（图 27－1），

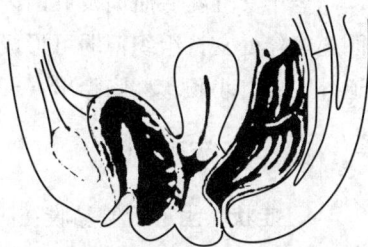

图 27－1　阴道前壁膨出

阴道口松弛，膨出膀胱柔软，该处阴道壁黏膜皱襞消失，如反复摩擦，可发生溃疡。

三、分度

临床上传统分度为3度。以屏气时阴道壁膨出最大限度来判定。

Ⅰ度：阴道前壁形成球状物，向下突出，达处女膜缘，但仍在阴道内。

Ⅱ度：部分阴道前壁突出于阴道口外。

Ⅲ度：阴道前壁全部突出于阴道口外。

Baden – Walker 提出评价盆底器官膨出的阴道半程系统分级法（halfway system），分度如下：

Ⅰ度：阴道前壁突出部位下降到距处女膜半程处。

Ⅱ度：阴道前壁突出部位到达处女膜。

Ⅲ度：阴道前壁突出部位达处女膜以外。

注意：膨出分度检查应在最大屏气状态下进行。

四、诊断

妇科检查发现膨出的阴道前壁，不难诊断和分度。但要注意区分阴道前壁膨出是膀胱膨出还是尿道膨出，或者两者合并存在，此外还要了解有无压力性尿失禁、尿潴留的存在。

五、治疗

无症状、阴道半程系统分级法为Ⅰ度和Ⅱ度的患者无需治疗。重度有症状的患者应行阴道前壁修补术，加用医用合成网片或生物补片能够达到加强修补、减少复发的作用。合并压力性尿失禁者应同时行膀胱颈悬吊手术或经阴道无张力尿道中段悬吊带术。

六、预防

预防和治疗导致腹腔内压增加的疾病，如慢性咳嗽、长期便秘等，避免重体力劳动。提高产科质量，避免困难阴道助娩；加强产后护理和盆底功能锻炼。

第二节　阴道后壁膨出

阴道后壁膨出也称直肠膨出（rectocele）。阴道后壁膨出可以单独存在，也常合并阴道前壁膨出。

一、病因

阴道分娩时的损伤是其主要原因。分娩后，若受损的耻尾肌、直肠 – 阴道筋膜或泌尿生殖隔等盆底支持组织未能充分合理修复，产后会发生缓慢的直肠向阴道后壁中段逐渐膨出，如果在阴道口能见到膨出的阴道后壁黏膜，称直肠膨出（图27 – 2）。

老年女性盆底肌肉及肛门内括约肌肌力弱、便秘、排便时用力均可导致或加重直肠膨出。阴道穹隆处支持组织薄弱可形成直肠子宫陷凹疝，阴道后穹隆向阴道内脱出，甚至脱出至阴道外，内有小肠，称肠膨出（enterocele）（图27 – 3）。

二、临床表现

1. 症状　阴道后壁黏膜在阴道口刚能看到者，多无不适。阴道后壁明显凸出于阴道口外者，有外阴摩擦异物感。部分患者有下坠感、腰酸痛。膨出重者出现排大便困难，需向后下方压迫阴道后壁方能协助排便。

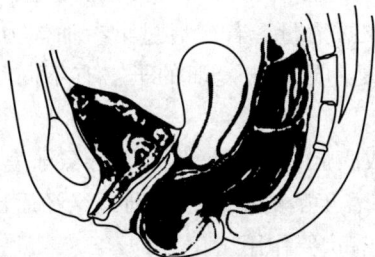

图 27 - 2　阴道后壁膨出

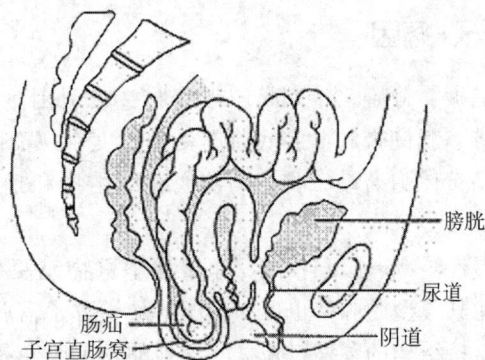

膀胱
尿道
肠疝
子宫直肠窝
阴道

图 27 - 3　肠膨出

2. 体征　检查可见阴道后壁黏膜呈球状物膨出，阴道松弛，多伴陈旧性会阴裂伤。肛门检查手指向前方可触及向阴道凸出的直肠壁，膨出的直肠呈盲袋；如无盲袋的感觉，可能仅为阴道后壁黏膜膨出。阴道后壁有两个球状突出时，位于阴道中段的球形膨出为直肠膨出，而位于后穹隆部的球形突出是肠膨出，指诊可触及疝囊内的小肠。

3. 分度　临床上传统分度为 3 度。以屏气下膨出最大限度来判定。

Ⅰ度：阴道后壁达处女膜水平，但仍在阴道内。

Ⅱ度：阴道后壁部分脱出阴道口。

Ⅲ度：阴道后壁全部脱出阴道口外。

Baden - Walker 盆底器官膨出的阴道半程系统分级法（halfway system）分度如下。

Ⅰ度：阴道后壁的突出部下降到距处女膜半程处。

Ⅱ度：阴道后壁脱出部位到达处女膜。

Ⅲ度：阴道后壁突出部位达处女膜外。

注意：膨出分度检查应在最大屏气状态下进行。

三、诊断

妇科检查发现膨出的阴道后壁，不难诊断和分度。肛门指诊时注意肛门括约肌功能，还应注意盆底肌肉组织的检查，主要了解肛提肌的肌力和生殖裂隙宽度。

四、治疗

仅有阴道后壁膨出而无症状者，不需治疗。有症状的阴道后壁膨出并伴有会阴陈旧性裂伤者，应行阴道后壁及会阴修补术。修补阴道后壁，应将肛提肌裂隙及直肠筋膜缝合于直肠前，以缩紧肛提肌裂隙。加用医用合成网片或生物补片可加强局部修复，对重度膨出修复有减少复发的作用。

五、预防

同阴道前壁膨出。

第三节　子宫脱垂

子宫从正常位置沿阴道下降，宫颈外口达坐骨棘水平以下，甚至子宫全部脱出阴道口以外，称子宫脱垂（uterine prolapse）。

一、病因

妊娠、分娩，特别是产钳或胎头吸引困难的阴道助产分娩，可能会使盆腔筋膜、子宫主韧带、骶韧带和盆腔底肌肉受到过度牵拉而削弱其支撑力量。若产后过早参加体力劳动，特别是重体力劳动，将影响盆底组织结构和功能的恢复，导致未复旧的子宫有不同程度的下移。

慢性咳嗽、腹腔积液、频繁地举重物或便秘而造成腹腔内压力增加，可导致子宫脱垂。肥胖尤其腹型肥胖，也可因腹压增加导致子宫脱垂。随着年龄的增长，特别是绝经后出现的盆底支持结构的萎缩，在盆底松弛的发生或发展中也具有重要作用。

医源性原因，包括没有充分纠正手术所造成的盆腔支持结构的缺损。

二、临床表现

1. 症状 轻度患者一般无不适。重症子宫脱垂对子宫韧带有牵拉，并可导致盆腔淤血，使患者有不同程度的腰骶部酸痛或下坠感，站立过久或劳累后症状明显，卧床休息则症状减轻。重症子宫脱垂常伴有排便排尿困难、便秘、残余尿增加，部分患者可发生压力性尿失禁，但随着膨出的加重，其压力性尿失禁症状可缓解或消失，取而代之的是排尿困难，甚至需要手助压迫阴道前壁帮助排尿。易并发尿路感染。外阴肿物脱出后经卧床休息，有的能自行回缩，有的可用手还纳，严重的经手也不能还纳。暴露在外的宫颈和阴道黏膜长期与衣裤摩擦，可致宫颈和阴道壁发生溃疡和出血，若继发感染则有脓性分泌物。子宫脱垂不管程度多重，一般不影响月经，轻症子宫脱垂也不影响受孕、妊娠和分娩。

2. 体征 子宫脱垂常伴有阴道前后壁膨出，不能回纳的子宫脱垂患者可发生阴道黏膜增厚角化、宫颈肥大并延长。

三、临床分度

据我国 1981 年部分省、市、自治区"两病"科研协作组的意见，检查时以患者平卧用力向下屏气时子宫下降的程度，将子宫脱垂分为 3 度（图 27 – 4）。

Ⅰ度　轻型：宫颈外口距处女膜缘 <4cm，未达处女膜缘；重型：宫颈已达处女膜缘，阴道口可见宫颈。

Ⅱ度　轻型：宫颈脱出阴道口，宫体仍在阴道内；重型：宫颈及部分宫体脱出阴道口。

Ⅲ度　宫颈与宫体全部脱出阴道口外。

目前国外多采用 Bump 提出的盆腔器官脱垂定量分度法（pelvic organ prolapse quantitation，POP – Q）。此分度系统是分别应用阴道前壁、阴道顶端、阴道后壁上的各 2 个解剖指示点与处女膜的关系来界定盆腔器官的脱垂程度。与处女膜平行以 0 表示，位于处女膜以上用负数表示，处女膜以下则用正数表示。阴道前壁上的 2 个点分别为 Aa 和 Ba 点；阴道顶端的 2 个点分别为 C 和 D 点；阴道后壁的 Ap、Bp 两点与阴道前壁 Aa、Ba 点是对应的。另外还包括阴裂（gh）的长度，会阴体（pb）的长度，以及阴道的总长度（TVL）。测量值均用厘米（cm）表示（表 27 – 1，图 27 – 5）。

表 27 – 1　盆腔器官脱垂评估指示点（POP – Q 分度）

指示点	内容描述	范围
Aa	阴道前壁中线距处女膜 3cm 处，相当于尿道膀胱沟处	– 3 至 +3cm 之间
Ba	阴道顶端或前穹隆到 Aa 点之间阴道前壁上段中的最远点	在无阴道脱垂时，此点位于 – 3cm，在子宫切除后阴道完全外翻时，此点为 +TVL

续表

指示点	内容描述	范围
C	宫颈或子宫切除后阴道顶端所处的最远点	−TVL 至 +TVL 之间
D	有宫颈时的后穹隆的位置，它提示了子宫骶骨韧带附着到近端宫颈后壁的水平	−TVL 至 +TVL 之间或空缺（子宫切除后）
Ap	阴道后壁中线距处女膜3cm处，Ap 与 Aa 点对应	−3 至 +3cm 之间
Bp	阴道顶端或后穹隆到 Ap 点之间阴道后壁上段中的最远点，Bp 与 Ap 点相对应	在无阴道脱垂时，此点位于 −3cm，在子宫切除后阴道完全外翻时，此点为 +TVL

注：POP−Q 分度应在向下用力屏气时，以脱垂最大限度出现时的最远端部位距离处女膜得正负值计算

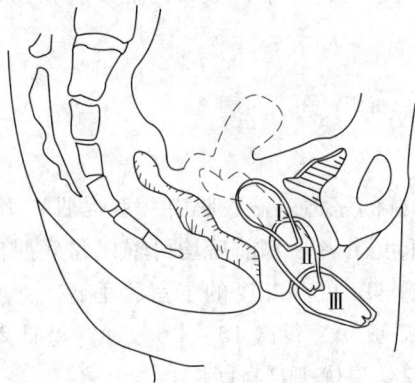

图 27−4　子宫脱垂的分度　　　　图 27−5　POP−Q 盆腔器官膨出分度图解

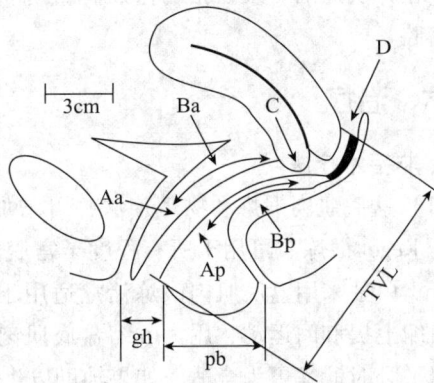

阴裂的长度（gh）为尿道外口中线到处女膜后缘的中线距离。

会阴体的长度（pb）为阴裂的后端边缘到肛门中点距离。

阴道总长度（TVL）为总阴道长度。

POP−Q 通过 3×3 格表记录以上各测量值，客观地反映盆腔器官脱垂变化的各个部位的具体数值（表 27−2）。

表 27−2　盆腔器官脱垂分度（POP−Q 分度）

分度	内容
0	无脱垂，Aa、Ap、Ba、Bp 均在 −3cm 处，C、D 两点在阴道总长度与阴道总长度 −2cm 之间，即 C 或 D 点量化值 <（TVL−2）cm
I	脱垂最远端在处女膜平面上 >1cm，即量化值 < −1cm
II	脱垂最远端在处女膜平面上 <1cm（即量化值 > −1cm），但 < +1cm
III	脱垂最远端超过处女膜平面 >1cm，但 <阴道总长度 −2cm，即量化值 > +1cm，但 <（TVL−2）cm
IV	下生殖道呈全长外翻，脱垂最远端即宫颈或阴道残端脱垂超过阴道总长度 −2cm，即量化值 >（TVL−2）cm

注：POP−Q 分度应在向下用力屏气时，以脱垂完全呈现出来时的最远端部位计算。应针对每个个体用 3×3 表格量化描述，再进行分度。为了补偿阴道的延伸性及内在测量上的误差，在 0～IV 度中的 TVL 值允许有 2cm 的误差。

除以上解剖学分度，还应建立一套标准有效的描述性盆腔器官脱垂引起功能症状的程度分级，手术前后分别询问患者泌尿系统症状、肠道症状、性生活情况等，才能更精确地评价盆腔器官的功能及手术效果。

四、诊断

根据病史及检查所见容易确诊。妇科检查前，应嘱咐患者向下屏气或加腹压（咳嗽），判断子宫脱垂的最重程度，并予以分度。同时注意有无溃疡及其部位、大小、深浅、有无感染等。嘱患者在膀胱充盈时咳嗽，观察有无溢尿，即压力性尿失禁情况。注意宫颈的长短，并做宫颈细胞学检查。如为重度子宫脱垂，可触摸子宫大小，将脱出的子宫还纳，做双合诊

检查子宫两侧有无包块。应用单叶窥器进行阴道检查。当压住阴道后壁时，嘱患者向下用力，可显示出阴道前壁膨出的程度，以及伴随的膀胱膨出和尿道走行的改变。同样，压住阴道前壁时嘱患者向下用力，可显示肠疝和直肠膨出。直肠检查是区别直肠膨出和肠疝的有效方法。

五、鉴别诊断

1. 阴道壁肿物　阴道壁肿物在阴道壁内，固定、边界清楚。阴道内多数患者可看到正常位置的子宫颈。

2. 子宫黏膜下肌瘤　患者有月经过多病史，宫颈口见红色、质硬之肿块，表面找不到宫颈口，在肿块周围可及扩张的宫颈。黏膜下肌瘤脱入阴道时，可于宫颈管内探及肿物的蒂延伸入宫腔。

六、治疗

1. 非手术疗法

（1）盆底肌肉锻炼和物理疗法　可增加盆底肌肉群的张力。盆底肌肉（肛提肌）锻炼，也称为 Kegel 锻炼。可用于所有程度子宫脱垂患者，重度患者手术前后均可辅以盆底肌肉锻炼治疗。单独采用盆底肌肉锻炼治疗适用于 POP - Q 分期 I 度和 II 度的子宫脱垂者。嘱咐患者行收缩上提肛门运动，用力收缩盆底肌肉 3 秒以上后放松，每次 10 ~ 15 分钟，每日 2 ~ 3 次，以平卧时锻炼更为合适。如果辅助以生物反馈治疗效果优于自身锻炼。

（2）放置子宫托　子宫托是一种支持子宫和阴道壁并使其维持在阴道内而不脱出的工具。POP - Q II ~ IV 脱垂患者均可使用。以下情况下尤其适用子宫托治疗：患者全身状况不适宜手术；妊娠期和产后；手术前放置可促进膨出面溃疡的愈合。

子宫托分为支撑型和填充型，前者用于程度稍轻患者，后者用于重度患者。如辅助局部应用雌激素更有益于佩戴的成功率。子宫托可能造成阴道刺激和溃疡，所以子宫托应间断性地取出、清洗并重新放置。放置子宫托也应定期复查，否则会也会发生严重并发症，如阴道瘘的形成、子宫托嵌顿、出血和感染等。

（3）中药和针灸　补中益气汤（丸）等有促进盆底肌张力恢复、缓解局部症状的作用。针刺和针灸也有促进盆底功能恢复，尤其是产后盆底功能的恢复。

2. 手术治疗　对脱垂超出处女膜且有症状者可考虑手术治疗。根据患者年龄、生育要求及全身健康状况，进行个体化治疗。手术的主要目的是缓解症状、恢复盆腔脏器正常的解剖位置和功能，有满意的性功能并能够维持效果。常选择以下手术方法，合并压力性尿失禁者应同时行尿道中段悬吊术或膀胱颈悬吊手术。

（1）曼氏手术（Manchester 手术）　包括阴道前后壁修补、主韧带缩短及宫颈部分切除术。适用于年龄较轻、宫颈延长的子宫脱垂患者。

（2）经阴道子宫全切除及阴道前后壁修补术　适用于年龄较大、无需考虑生育功能的患者，但重度子宫脱垂患者的术后复发几率较高。

（3）阴道封闭术　分阴道半封闭（又称 LeFort 手术）和阴道全封闭。该手术将阴道前后壁分别剥离长方形黏膜面，然后将阴道前后壁剥离创面相对缝合以部分或完全封闭阴道。术后失去性交功能，故仅适用于年老体弱不能耐受较大手术者。

（4）盆底重建手术　通过吊带、网片和缝线将阴道穹隆或宫颈骶骨韧带悬吊固定于骶骨前或骶棘韧带等可承力的部位，经阴道、经腹腔镜或经腹完成。经腹或腹腔镜下加用补片的骶前固定术、经阴道骶棘韧带固定术和高位骶韧带悬吊术为国际上公认的非宫颈延长的重度子宫脱垂的有效术式。阴道加用合成网片能有效提高盆地结构解剖位置的恢复，但会发生一些并发症，选择加用网片时应充分权衡其术式的利弊。

七、预防

同阴道前后壁膨出。

第四节　压力性尿失禁

压力性尿失禁（stress urinary incontinence，SUI）指腹压突然增加导致的尿液不自主流出，但不是由逼尿肌收缩压或膀胱壁对尿液的张力压所引起。其特点是正常状态下无遗尿，而腹压突然增高时尿液自动流出。也称真性压力性尿失禁、张力性尿失禁、应力性尿失禁。2006年中国流行病学调查显示，压力性尿失禁在成年女性的发生率为18.9%，是一个重要的卫生和社会问题。

一、病因

压力性尿失禁分为两型。90%以上为解剖型压力性尿失禁，为盆底组织松弛引起。盆底组织松弛的原因主要有妊娠与阴道分娩损伤、绝经后雌激素水平降低等。最为广泛接受的压力传导理论认为压力性尿失禁的病因在于盆底支持结构缺损而使膀胱颈/近端尿道脱出于盆底外。因此，咳嗽时腹腔内压力不能被平均地传递到膀胱和近端的尿道，导致增加的膀胱内压力大于尿道内压力而出现漏尿。不足10%的患者为尿道内括约肌障碍型，为先天发育异常所致。

二、临床表现

腹压增加下（如咳嗽、打喷嚏、跑动等）不自主溢尿是最典型的症状，而尿急、尿频、急迫性尿失禁和排尿后膀胱区胀满感亦是常见的伴随症状。80%的压力性尿失禁患者伴有阴道前壁膨出。

三、分度

有主观分度和客观分度。客观分度主要基于尿垫试验，临床常用简单的主观分度。

Ⅰ级尿失禁：只有发生在剧烈腹腔压力增加时，如咳嗽，打喷嚏或奔跑。

Ⅱ级尿失禁：发生在中度腹腔压力增加时，如快速运动或上下楼梯。

Ⅲ级尿失禁：发生在轻度腹腔压力增加时，如站立时，但患者在仰卧位时可控制尿液。

四、诊断

无单一的压力性尿失禁的诊断性试验。以患者的症状为主要依据，压力性尿失禁除常规体格检查、妇科检查及相关的神经系统检查外，还需相关压力试验、指压试验、棉签试验和尿动力学检查等辅助检查，排除急迫性尿失禁、充盈性尿失禁及感染等情况。

压力试验（stress test）：患者膀胱充盈时，取膀胱截石位检查。嘱患者咳嗽的同时，医师观察尿道口。如果每次咳嗽时均伴随着尿液的不自主溢出，则提示SUI。延迟溢尿，或有大量的尿液溢出提示非抑制性的膀胱收缩。如果膀胱截石位状态下没有尿液溢出，应让患者站立位时重复压力试验。

指压试验（Bonney test）：检查者把中示指放入阴道前壁的尿道两侧，指尖位于膀胱与尿道交接处，向前上抬高膀胱颈，再行诱发压力试验，如压力性尿失禁现象消失，则为阳性（图27-6）。

棉签试验（Q-tip test）：患者仰卧位，将涂有利多卡因凝胶的棉签置入尿道，使棉签头

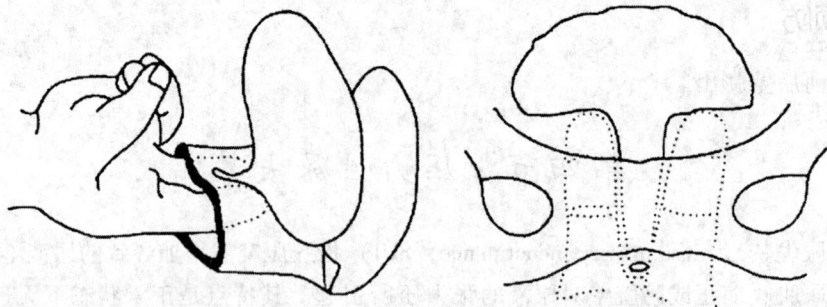

图 27 - 6   压力性尿失禁指压试验

处于尿道膀胱交界处，分别测量患者在静息时及 Valsalva 动作（紧闭声门的屏气）时棉签棒与地面之间形成的角度。在静息及做 Valsalva 动作时该角度差小于 15°为良好结果，说明有良好的解剖学支持；如角度差大于 30°，说明解剖学支持薄弱；15°~30°时，结果不能确定（图 27 - 7）。

尿动力学检查（urodynamics）：包括膀胱内压测定和尿流率测定，膀胱内压测定主要观察逼尿肌的反射以及患者控制或抑制这种反射的能力，膀胱内压力的测定可以区别患者是因为非抑制性逼尿肌收缩还是 SUI 而引起的尿失禁。尿流率测定可以了解膀胱排尿速度和排空能力。

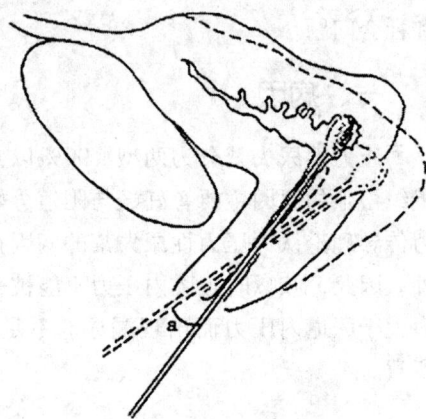

图 27 - 7   压力性尿失禁棉签试验

尿道膀胱镜检查（cystoscopy）和超声检查可辅助诊断。

五、鉴别诊断

急迫性尿失禁（urgent urinary incontinence，UUI）在症状和体征上最易与压力性尿失禁混淆，可通过尿动力学检查来鉴别明确诊断。

六、治疗

1. 非手术治疗   用于轻、中度压力性尿失禁治疗和手术治疗前后的辅助治疗。非手术治疗包括盆底肌肉锻炼、盆底电刺激、膀胱训练、α - 肾上腺素能激动剂（alpha - adrenergic agonist）和阴道局部雌激素治疗。30% ~60% 的患者经非手术治疗能改善症状，并治愈轻度的压力性尿失禁。产后进行 Kegel 锻炼对产后尿失禁的妇女有所帮助。

2. 手术治疗   压力性尿失禁的手术方法很多，有 100 余种。目前公认的金标准术式为耻骨后膀胱尿道悬吊术和阴道无张力尿道中段悬吊术。因阴道无张力尿道中段悬吊术更为微创，现已成为首选的手术治疗方法。压力性尿失禁的手术治疗一般在患者完成生育后进行。

（1）耻骨后膀胱尿道悬吊术   手术操作在耻骨联合后腹膜外间隙，又称来秋（Retzius）间隙进行，缝合膀胱颈和近端尿道两侧的筋膜至耻骨联合（Marshall - Marchetti - Krantz 手术）或 Cooper 韧带（Burch 手术）而提高膀胱尿道连接处的角度。Burch 手术应用稍多，有开腹途径、腹腔镜途径和"缝针法"。手术适用于解剖型压力性尿失禁。手术后 1 年治愈率为 85% ~90%，随着时间推移会稍有下降。

（2）阴道无张力尿道中段悬吊带术   除解剖型压力性尿失禁外，尿道内括约肌障碍型压力性尿失禁和合并有急迫性尿失禁的混合性尿失禁也为该手术适应证。悬吊带术可用自身筋膜或合成材料。合成材料的悬吊带术现已成为一线治疗压力性尿失禁的方法，术后 1 年治愈率在 90% 左右，最长术后 11 年随诊的治愈率在 70% 以上。

（3）Kelly 手术　以 Kelly 手术为代表的阴道前壁修补术方法简单，通过对尿道近膀胱颈折叠筋膜缝合达到增加膀胱尿道阻力作用，一直为治疗压力性尿失禁的主要术式。但解剖学和临床效果均较差，术后 1 年治愈率约 30%，并随时间推移而下降，目前已不再作为治疗压力性尿失禁的有效术式。

七、预防

同阴道前壁膨出。

第五节　生殖道瘘

由于各种原因导致生殖器官与其毗邻器官之间形成异常通道称为生殖道瘘。临床上以尿瘘（urinary fistula），又称泌尿生殖道瘘（urogenital fistula），最常见，其次为粪瘘（fecal fistula）。两者可同时存在，称混合性瘘（combined fistula）。

一、尿瘘

尿瘘指生殖道与泌尿道之间形成异常通道，尿液自阴道排出，不能控制。尿瘘可发生在生殖道与泌尿道之间的任何部位，根据解剖位置分为膀胱阴道瘘（vesico – vaginal fistula）、尿道阴道瘘（urethro – vaginal fistula）、膀胱尿道阴道瘘（vesico – urethro – vaginal fistula）、膀胱宫颈瘘（vesico – cervical fistula）、膀胱宫颈阴道瘘（vesico – cervical vaginal fistula）、输尿管阴道瘘（uretero – vaginal fistula）及膀胱子宫瘘（vesico – uterine fistula）（图 27 – 8）。

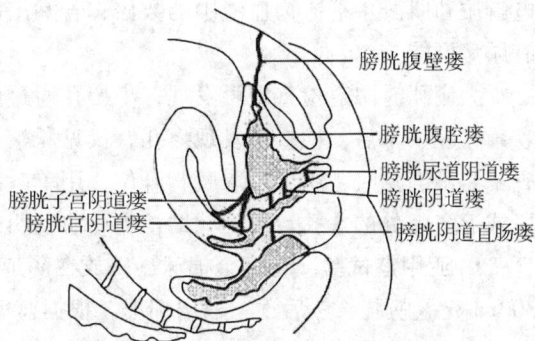

图 27 – 8　女性生殖道瘘（尿瘘及粪瘘）

（一）病因

常见尿瘘为产伤和盆腔手术损伤所致的膀胱阴道瘘和输尿管阴道瘘。尿道阴道瘘通常是尿道憩室、阴道前壁膨出或压力性尿失禁的手术并发症。

1. 产伤　产伤曾经作为引起尿瘘的主要原因，如今在发达国家已不存在，现仅发生在医疗条件落后的地区。根据发病机制分为如下几类。

（1）坏死型尿瘘　由于骨盆狭窄、胎儿过大或胎位异常所致头盆不称，产程延长，特别是第二产程延长者，阴道前壁、膀胱、尿道被挤压在胎头和耻骨联合之间，导致局部组织缺血坏死形成尿瘘。

（2）创伤型尿瘘　产科助产手术，尤其产钳助娩直接损伤。创伤型尿瘘远多于坏死型尿瘘。

2. 妇科手术损伤　经腹手术和经阴道手术损伤均有可能导致尿瘘。通常是由于手术时分离组织粘连，伤及膀胱、输尿管或输尿管末端游离过度，造成膀胱阴道瘘和输尿管阴道瘘。主要原因是术后输尿管血供减少引发迟发性缺血性坏死而致。

3. 其他　外伤、放射治疗后、膀胱结核、晚期生殖泌尿道肿瘤、子宫托安放不当、局部药物注射治疗等均能导致尿瘘。

（二）临床表现

1. 漏尿 产后或盆腔手术后出现阴道无痛性持续性流液是最常见、最典型的临床症状。根据瘘孔的位置，可表现为持续漏尿、体位性漏尿、压力性漏尿或膀胱充盈性漏尿等。较高位的膀胱瘘孔患者在站立时无漏尿，而平卧时则漏尿不止；瘘孔极小者在膀胱充盈时方漏尿；一侧输尿管阴道瘘由于健侧输尿管的尿液进入膀胱，因此在漏尿同时仍有自主排尿。漏尿发生的时间也因病因不同而有区别，坏死型尿瘘多在产后及手术后 3～7 日开始漏尿；手术直接损伤者术后即开始漏尿；腹腔镜下子宫切除中使用能量器械所致的尿瘘常在术后 1～2 周发生；根治性子宫切除术的患者常在术后 10～21 日发生尿瘘，多为输尿管阴道瘘；放射损伤所致漏尿发生时间晚且常合并粪瘘。

2. 外阴瘙痒和疼痛 漏出尿液的局部刺激、组织炎症增生及感染，可引起外阴部痒和烧灼痛，外阴呈皮炎性改变。若一侧输尿管下段断裂而致阴道漏尿，由于尿液刺激阴道一侧顶端，周围组织引起增生，盆腔检查可触及局部增厚。

3. 尿路感染 尿瘘时常合并尿路感染，有尿频、尿急、尿痛及下腹部不适等症状。

（三）诊断

应仔细询问病史、手术史、漏尿发生时间和漏尿表现特点。首先需要明确的是漏出的液体为尿液，可通过生化检查来比较漏出液与尿液、血液中的电解质和肌酐来明确。尿液中的电解质和肌酐水平应为血液中的数倍，若漏出液中的电解质和肌酐水平接近尿液则高度怀疑有尿瘘可能。

大瘘孔时阴道检查即可发现，小瘘孔通过触摸瘘孔边缘的瘢痕组织也可初步诊断。如患者系盆腔手术后，检查未发现瘘孔，仅见尿液自阴道穹隆一侧流出，多为输尿管阴道瘘。检查暴露不满意时，患者可取膝胸卧位，用单叶拉钩将阴道后壁向上拉开，可查见位于阴道上段或近穹隆处的瘘孔。下列辅助检查可协助明确诊断。

1. 亚甲蓝试验 将三个棉球逐一放在阴道顶端、中 1/3 处和远端。用稀释的亚甲蓝溶液 300ml 充盈膀胱，然后逐一取出棉球，根据蓝染海绵是在阴道上、中、下段估计瘘孔的位置。若染色液体经阴道壁小孔流出为膀胱阴道瘘；自宫颈口流出为膀胱宫颈瘘或膀胱子宫瘘；棉球无色或黄染提示可能输尿管阴道瘘。未见蓝染又临床怀疑瘘的存在，可于上述三个部位重置棉球后嘱患者走动 30 分钟再取出棉球查看。

2. 靛胭脂试验（indigo carmine test） 静脉推注靛胭脂 5ml，5～10 分钟见蓝色液体自阴道顶端流出者为输尿管阴道瘘。

3. 膀胱镜、输尿管镜检查 了解膀胱容积、黏膜情况，有无炎症、结石、憩室，明确瘘孔的位置、大小、数目及瘘孔和膀胱三角的关系等，但较小的瘘孔膀胱镜也不易发现。从膀胱向输尿管插入输尿管导管或行输尿管镜检查，可以明确输尿管受阻的部位。

4. 影像学检查 静脉肾盂造影为静脉注入造影剂，于注射后动态观察和泌尿系统摄片，根据肾盂、输尿管及膀胱显影情况，了解肾脏功能、输尿管通畅情况，有助于输尿管阴道瘘及膀胱阴道瘘的诊断。逆行输尿管肾盂造影对于静脉肾盂造影没有发现的输尿管阴道瘘有辅助诊断作用。64 层螺旋 CT 尿路造影（CTU）通过 1 次屏气 6～10 秒，即可清楚地显示肾盂、输尿管及膀胱的全貌，已成为一种新的、非侵入性检查尿瘘的方法。

（四）治疗

手术修补为主要治疗方法。非手术治疗仅限于分娩或手术后 1 周内发生的膀胱阴道瘘和输尿管小瘘孔，留置导尿管于膀胱内或在膀胱镜下插入输尿管导管，4 周至 3 个月有愈合可能。由于长期放置导尿管会刺激尿道黏膜引起疼痛，并且干扰患者的日常生活，影响患者的生活质量，因此，膀胱阴道瘘如采用非手术治疗则建议行耻骨上膀胱造瘘，进行膀胱引流。

长期放置引流管拔管前，应重复诊断检查（如亚甲蓝试验）明确瘘孔是否愈合。引流期间，要经常对病情进行评价。引流的同时保证患者营养和液体的摄入，促进瘘孔愈合。治疗中要注意治疗外阴皮炎和泌尿系统感染，改善患者生活质量。绝经后妇女可以给予雌激素，促进阴道黏膜上皮增生，有利于伤口愈合。对于术后早期出现的直径仅数毫米的微小尿瘘瘘孔，15%～20%的患者可以非手术治疗自行愈合。对于瘘管已经形成并且上皮化者，非手术治疗则通常失败。

手术治疗要注意时间的选择。直接损伤的尿瘘应尽早手术修补；其他原因所致尿瘘应等待3个月，待组织水肿消退、局部血液供应恢复正常再行手术。瘘修补失败后至少应等待3个月后再次手术。由于放疗所致的尿瘘可能需要更长的时间形成结痂，因此有学者推荐12个月后再修补。手术后的瘘孔，需要等待数周，病灶周围炎症反应消退，瘢痕软化并有良好的血供后方可修补。这段时间内需要进行抗泌尿系统感染治疗，对绝经后患者可补充雌激素治疗。

膀胱阴道瘘和尿道阴道瘘手术修补首选经阴道手术，不能经阴道手术或复杂尿瘘者，应选择经腹或经腹－阴道联合手术。

输尿管阴道瘘的治疗取决于位置和大小。小的瘘孔通常在放置输尿管支架导管（double J管）后能自然愈合，但不适用于放疗后瘘孔。如果瘘孔接近输尿管膀胱入口处，可行输尿管膀胱植入术。如果输尿管瘘孔距离膀胱有一定距离，切除含瘘孔的一段输尿管，断端行输尿管端端吻合术。放置输尿管支架导管者，术后一般留置3个月。

（五）预防

绝大多数尿瘘可以预防。提高产科质量，预防产科因素所致的尿瘘是关键。疑有损伤者，留置导尿管10日，保证膀胱空虚，有利于膀胱受压部位血液循环恢复，预防尿瘘发生。妇科手术时，对盆腔粘连严重、恶性肿瘤有广泛浸润等估计手术困难时，术前经膀胱镜放入输尿管导管，使术中易于辨认。即使是容易进行的全子宫切除术，术中也须明确解剖关系后再行手术操作。术中发现输尿管或膀胱损伤，必须及时修补。使用子宫托须定期取出。子宫颈癌进行放射治疗时注意阴道内放射源的安放和固定，放射剂量不能过大。

二、粪瘘

粪瘘（fecal fistula）指肠道与生殖道之间的异常通道，最常见的是直肠阴道瘘（rectal -vaginal fistula）。可以根据瘘孔在阴道的位置，将其分为低位、中位和高位瘘。

（一）病因

1. 产伤 可因胎头在阴道内停滞过久，直肠受压坏死而形成粪瘘。粗暴的难产手术操作、手术损伤导致Ⅲ度会阴撕裂，修补后直肠未愈合及会阴撕裂后缝线穿直肠黏膜未发现也可导致直肠阴道瘘。

2. 盆腔手术损伤 行子宫切除术或严重盆腔粘连分离手术时易损伤直肠，瘘孔位置一般在阴道穹隆处。

3. 感染性肠病 如克罗恩病或溃疡性结肠炎是引起直肠阴道瘘的另一重要原因。炎性肠病多数数累及小肠，但结肠和直肠也可发生。

4. 先天畸形 为非损伤性直肠阴道瘘，生殖道发育畸形的手术易发生直肠阴道瘘。

5. 其他 长期安放子宫托不取、生殖器恶性肿瘤晚期浸润或放疗，均可导致粪瘘。

（二）临床表现

阴道内排出粪便为主要症状。瘘孔大者，成形粪便可经阴道排出，稀便时呈持续外流。瘘孔小者，阴道内可无粪便污染，但肠内气体可自瘘孔经阴道排出，稀便时则从阴道流出。

（三）诊断

根据病史、症状及妇科检查不难诊断。阴道检查时，大的粪瘘显而易见，小的粪瘘在阴道后壁可见瘘孔处有鲜红的肉芽组织，用示指行直肠指诊，可以触及瘘孔，如瘘孔极小，用一探针从阴道肉芽样处向直肠方向探查，直肠内手指可以触及探针。阴道穹窿处小的瘘孔、小肠和结肠阴道瘘需行钡剂灌肠检查方能确诊，必要时可借助下消化道内镜检查。如果诊断成立，则要针对其原发病因采取相应的内科或外科处理措施。一旦通过内科手段使疾病得到控制，瘘孔可能会自行愈合。

（四）治疗

手术修补为主要治疗方法。手术损伤者应术中立即修补，手术方式可以经阴道、经直肠或经开腹途径完成瘘的修补。手术方式的选择主要根据形成瘘管的原因，位置与大小，是否存在缝合。高位巨大直肠阴道瘘合并尿瘘者、前次手术失败阴道瘢痕严重者，应先行暂时性乙状结肠造瘘，之后再行修补手术。

粪瘘手术应掌握手术时机。先天性粪瘘应在患者 15 岁左右月经来潮后再行手术，过早手术容易造成阴道狭窄。压迫坏死型粪瘘，应等待 3～6 个月后再行手术修补。术前严格肠道准备，同时口服肠道抗生素。术后给予静脉高营养，同时口服肠蠕动抑制药物。5～7 日后逐渐从进水过渡至饮食。保持会阴清洁。

对于宫颈癌、直肠癌盆腔放疗后的直肠阴道瘘，应在结肠造瘘后 6 月以上行修补术。对于放疗后穹窿部位的阴道直肠瘘，多不建议进行瘘修补，以永久性乙状结肠或横结肠造瘘为宜。

（五）预防

原则上与尿瘘的预防相同。分娩时注意保护会阴，防止会阴Ⅳ度裂伤发生。会阴缝合后常规进行肛门指诊，发现有缝线穿透直肠黏膜，应立即拆除重新缝合。

本章小结

盆底功能障碍（PFD）性疾病是由于盆底支持组织受到损伤后未及时修复引起的一组疾病。阴道前壁、后壁的膨出可产生膀胱脱垂和直肠脱垂，前壁膨出可引起压力性尿失禁，后壁膨出有时发生肠膨出。子宫脱垂可伴有阴道壁膨出。较轻的 PFD 可用非手术治疗，较严重的应采用手术治疗。生殖道瘘诊断较容易，但对于细小瘘的定位有一定困难。生殖道瘘应采用以手术治疗。

思考题

1. 如何从盆底功能障碍（PFD）性疾病的病因出发，进行预防和治疗？
2. 较小的生殖道瘘的诊断定位的常用方法？

（刘建华 王 萍）

第二十八章　外阴肿瘤

学习要求

了解　外阴上皮内瘤样病变分级及处理；外阴癌的临床分期及治疗原则。

第一节　外阴良性肿瘤

外阴良性肿瘤（vulvar benign tumor）较少见，主要有乳头状瘤、纤维瘤、色素痣、脂肪瘤、汗腺瘤等。其他类型更少见，有平滑肌瘤、神经纤维瘤、淋巴管瘤、血管瘤等。外阴良性肿瘤一般生长缓慢，无明显症状，偶有恶变。

一、乳头瘤

外阴乳头状瘤（vulvar papilloma）分为两类：乳头状瘤和疣状乳头状瘤。另外还有一种以上皮增生为主的纤维乳头状瘤，可视为外阴乳头状瘤的一种亚型。有时临床上见到外阴部位的肿瘤呈乳头状，不一定是真正的乳头状瘤，只是具有乳头的形状而已。真正的乳头状瘤是以上皮增生为主的、良性上皮性肿瘤。

本病可发生于任何年龄，但多见于中老年妇女，发病年龄多在40～70岁。病变生长缓慢，可无症状，偶有外阴瘙痒及局部轻度充血等炎性表现。发生部位多见于大阴唇、阴阜、阴蒂或肛门周围。可单发或多发，质地略硬，一般瘤体大小1～2cm，偶见可达4～5cm者。

根据临床表现，一般不难做出初步诊断，但确诊则需要依靠活检或肿瘤切除后的病理学检查。诊断时要与外阴尖锐湿疣相鉴别，后者为HPV感染所致，镜下见棘层细胞增生，可见到挖空细胞。

以肿瘤局部切除为主要治疗方法。切除时宜离开瘤体0.5cm以上，深度应达到皮下脂肪层。切除不干净容易复发，切除瘤体要送病理学检查。

二、纤维瘤

纤维瘤（fibroma）是最常见的外阴良性肿瘤。来源于外阴结缔组织，由成纤维细胞增生而成。多发生于大阴唇，其他部位较少见，常为单发，生长缓慢。一般无症状，有时因摩擦、搔抓，可形成溃疡出现相应症状。检查时可见大阴唇部位数毫米至2cm左右大小的赘生物，光滑、质地较硬，有时带蒂。肿瘤切面为致密、灰白色的纤维结构，镜下见平行的纤维索呈波浪状或旋涡状缠绕，多为成熟的成纤维细胞和胶原细胞。有纤维组织形成的包膜。恶变较少见。治疗为自肿瘤根部切除肿瘤。

三、汗腺瘤

汗腺瘤（hidradenoma）较少见。来源于顶浆分泌性汗腺，该汗腺在性成熟后才有功能，故多发生于青春期后，是汗腺上皮增生而成。多发生于大阴唇，边界清楚，隆起于皮肤表面。

生长缓慢，直径在 1~2cm 左右。肿瘤有完整的包膜，与表皮不粘连。镜下表现为高柱状或立方形腺上皮交织成绒毛状突起，分泌型柱状腺细胞基底部衬有一层肌上皮细胞为其病理特征。属良性肿瘤，极少恶变。多无临床症状，有时可因肿瘤顶部破溃，有少量出血，继发感染时可有疼痛、瘙痒。要与皮脂腺囊肿、外阴癌、乳头状腺癌相鉴别。要组织学检查才能确诊。治疗为局部切除。

四、平滑肌瘤

外阴的平滑肌瘤（leiomyoma）来源于外阴平滑肌、毛囊立毛肌、及血管平滑肌，多见于生育年龄妇女，常发生于大阴唇、小阴唇及阴蒂。质地硬，边界清晰，突出于皮肤表面。镜下见平滑肌细胞排列呈束状，与胶原纤维束纵横交错或呈旋涡状结构，常伴有退行性变。治疗为肿瘤切除。

第二节　外阴上皮内瘤变

外阴上皮内瘤变（vulvar intraepithelial neoplasia，VIN）是一组外阴病变的组织病理学诊断名称，包括外阴鳞状上皮内瘤变和外阴非鳞状上皮内瘤变（Paget 病和非浸润型黑色素瘤）。多见于 45 岁以上的女性，近年来发病率有上升趋势。

病因不清，但目前认为多与人乳头瘤病毒（HPV）16 型感染有关，也可能与外阴性传播性疾病、肛门-生殖道瘤变、免疫抑制等有关。

一、病理特征及分类

上皮内瘤变的病理特征为上皮层内细胞分化不良、核异常和有丝分裂象增加。病变始于基底层，严重时向上扩展，甚至占据上皮全层。既往曾根据 VIN 的细胞分化不良、核异形、核分裂象以及在上皮内病变的程度，将 VIN 分为I、II、III级。随着对该类疾病的认识的增加，2004年国际外阴疾病研究协会（ISSVD）对 VIN 的定义和范围进行了修正，认为既往分类的 VIN I 是HPV 感染引起的反应性病变，不具有癌前病变的性质，不属于 VIN；新定义的 VIN 相当于既往分类的 VIN II~III。新的分类法将 VIN 分为两类：HPV 感染相关型和 HPV 感染不相关型。

HPV 感染相关型 VIN，又称为普通型 VIN（VIN, sual type）。根据病理表现进一步分为疣型 VIN（VIN, warty type）、基底型 VIN（VIN, basaloid type）和混合型 VIN（VIN, mixed warty/basaloid type）。普通型 VIN 由非典型鳞状细胞构成，细胞成熟延迟。

HPV 感染不相关型，又称分化型 VIN（VIN, differentiated type）。是指在分化完全的上皮细胞中出现不典型细胞的病理改变，其特点是鳞状细胞过早角化。

ISSVD 的 VIN 分类及特征见表 28-1。

表 28-1　外阴上皮内瘤样病变分类及特征（ISSVD 2004 年）

分类	特征	
	大体观	镜下观
普通型	皮肤病损边界清晰（与 HPV 感染有关）	
疣型	呈湿疣样外观	见挖空细胞，角化不全及角化过度细胞上皮棘层肥厚，细胞异型明显
基底细胞型	呈扁平样增生改变或非乳头瘤病变	挖空细胞少于疣型，上皮层增厚，内见呈基底细胞样未分化细胞从基底向上扩展
混合型	兼有上述两种类型的表现	
分化型	局部隆起，溃疡，疣状丘疹或过度角化（与 HPV 感染无关）	细胞分化好，细胞异形限于上皮基底层，基底细胞角化不良，表皮网脊内有角化蛋白形成
未分类型	其他不能归类于普通型和分化性的病变，如 Paget 病，病理特征为基底层内见大而不规则的圆形、卵圆形或多边形细胞。细胞质空而透亮，核大小、形态、染色不一（Paget 细胞），表皮基底膜完整	

极少数 VIN 不能归于上述分类，可归为未分类型 VIN（unclassified - type VIN）。罕见的外阴 Paget 病也归为此类。

二、临床表现

1. 症状 主要为外阴瘙痒、皮肤破损、烧灼感及溃疡等。

2. 体征 病灶可发生于外阴的任何部位，可表现为外阴丘疹、斑点、斑块或乳头状赘疣，单发或多发，病灶融合或分散，灰白或粉红色。少数为略高起皮肤的色素沉着或色素斑。

三、诊断与鉴别诊断

确诊要依据病灶组织的病理学检查，对任何可疑部位应作多点活检。取材时应注意活检部位要选择在肉眼可见病变较严重的、与正常组织的交界处，注意取材深度，避免遗漏浸润癌。阴道镜检查或采用 1% 甲苯胺蓝或 3%～5% 醋酸涂于病变部位，有助于提高病灶活检的准确率。外阴湿疹、外阴白色病变、痣、脂溢性角化瘤、黑色棘皮瘤等也可以引起 VIN 类似病变表现，要注意与这些疾病相鉴别，以及这些疾病与 VIN 并存的情况。

四、治疗

治疗原则为消除病灶、缓解症状和防止恶变。治疗前应进行组织活检以明确诊断和排除早期浸润癌。然后应根据患者的年龄、病变大小及类型、潜在恶变风险，以及治疗对外阴形态和功能的影响等选择个体化治疗方案。

1. 局部治疗 适用于病灶局限、年轻的普通型患者。治疗方法有：①药物治疗：5% 的氟尿嘧啶软膏或局部免疫调节剂咪喹莫特（imiquimod）等涂抹于患处；②物理治疗：可用激光、冷冻、电灼及光动力学治疗，激光汽化治疗效果更佳。

2. 手术治疗 手术方式要根据病变范围、类型和年龄决定。①对局限的分化型病灶可采用外阴上皮局部表浅切除术，切除边缘应超出病灶外缘 0.5～1.0cm。②对大的病变可行表浅外阴切除术（外阴皮肤剥除）和薄层皮片植皮术。③老年人或广泛性 VIN，特别是分化型患者可采用单纯外阴切除术，切除深度包括皮肤及部分皮下组织，但不切除会阴筋膜。Paget 病由于其病变范围往往超出肉眼可见病灶边缘，且偶有浸润发生，应行较广泛的局部病灶切除术或单纯外阴切除术。若出现浸润或合并汗腺癌时，需要做广泛性外阴切除和双侧腹股沟淋巴切除术。

第三节 外阴恶性肿瘤

外阴恶性肿瘤相对少见，多发于老年妇女。占女性生殖系统肿瘤的 3%～5%，90% 为鳞状细胞癌，另外还有恶性黑色素瘤、腺癌、基底细胞癌、疣状癌，以及来自特殊组织的恶性肿瘤，如前庭大腺癌和肉瘤等。外阴肿瘤的恶性程度以恶性黑色素瘤和肉瘤较高，腺癌和鳞癌次之，基底细胞癌恶性程度最低。

一、外阴鳞状细胞癌

外阴鳞状细胞癌（vulvar squamous cell carcinoma）是最常见的外阴恶性肿瘤，主要发生在绝经后妇女，发病率随着年龄的增长而升高。近年来发病率有升高的趋势。

（一）发病相关因素

与下述因素有关：①高危型 HPV（HPV16、18、31 型）感染和吸烟，HPV 感染会引起外阴 VIN（普通型），进一步发展可发生浸润性肿瘤病变，发病倾向于多灶性。②慢性非瘤性皮肤黏膜病变，如外阴鳞状上皮增生、硬化性苔藓等，其倾向于单病灶病变，多见于老年妇女。

（二）病理

镜下观察发生于阴唇、阴阜部位的鳞癌分化较好，有角化珠和细胞间桥。发生在前庭和阴蒂的癌往往分化较差，甚至是未分化，常有淋巴管和神经周围的侵犯。按组织学特点可分为：角化鳞状细胞癌、非角化鳞状细胞癌和基底样细胞癌。

（三）临床表现

1. 症状　主要表现为长时间久治不愈的外阴瘙痒和各种不同形态的病变，如结节状、菜花状肿物、溃疡性病灶等。病灶合并感染或晚期可出现疼痛、渗出和出血。

2. 体征　病灶可生长在外阴的任何部位，但大多数在大阴唇，也可发生在小阴唇、阴蒂和会阴体。

（四）转移途径

以局部蔓延和淋巴转移为主，极少发生血行转移。

1. 直接浸润　随着病灶的逐渐增大，病变会沿着邻近的皮肤、黏膜直接向周围组织蔓延，可浸润尿道、阴道、肛门、晚期可累及膀胱和直肠等。

2. 淋巴转移　外阴有丰富的淋巴管，而且两侧的淋巴相互交通成网，癌细胞可沿着淋巴管扩散先汇至腹股沟浅淋巴结，然后再转移到腹股沟深淋巴结，再进一步进入盆腔的髂外淋巴结、闭孔和髂内淋巴结，再向上转移到髂总淋巴结、腹主动脉旁淋巴结、纵隔淋巴结和左锁骨上淋巴结。但外阴癌的盆腔淋巴结转移并不常见，约占9%，通常发生在腹股沟淋巴结转移之后。一般肿瘤向同侧淋巴结转移，靠近外阴中线部位的病灶或晚期的病灶可向双侧腹股沟淋巴结转移。但阴蒂部位和阴阜部位病灶的转移可绕过腹股沟浅淋巴结直接至腹股沟深淋巴结。外阴后部及阴道的病灶可避开腹股沟淋巴结直接转移到盆腔淋巴结。另外，病灶累及阴道、尿道、直肠和膀胱时，也可以直接转移到盆腔淋巴结。

3. 血行转移　罕见，仅发生于晚期，如出现肺部、肝脏、骨及脑转移等。

（五）临床分期

目前多采用国际妇产科联盟（FIGO，2009）分期（表28-2）。

表28-2　外阴癌分期（FIGO，2009年）

FIGO分期	肿瘤累及范围
I期	肿瘤局限于外阴
ⅠA期	肿瘤最大径线≤2cm，局限于外阴或会阴浸润深度≤1mm*，无淋巴结转移
ⅠB期	肿瘤最大径线>2cm或间质浸润>1mm*，局限于外阴或会阴，无淋巴结转移
Ⅱ期	任何大小的肿瘤侵犯至会阴邻近结构（下1/3尿道、下1/3阴道、肛门），无淋巴结转移
Ⅲ期	任何大小的肿瘤，有或无侵犯至会阴邻近结构（下1/3尿道、下1/3阴道、肛门），有腹股沟-股淋巴结转移
ⅢA期	（i）1个淋巴结转移（≥5mm）；或（ii）1~2个淋巴结转移（<5mm）
ⅢB期	（i）2个淋巴结转移（≥5mm）；或（ii）3个以上淋巴结转移（<5mm）
ⅢC期	阳性淋巴结伴囊外转移
Ⅳ期	肿瘤侵犯其他区域（上2/3尿道、阴道或远处转移）
ⅣA期	肿瘤侵犯以下部位： （i）上尿道和（或）阴道黏膜、膀胱黏膜、直肠黏膜或累及骨盆壁 （ii）腹股沟-股淋巴结固定或溃疡形成
ⅣB期	任何远处转移，包括盆腔淋巴结转移

注：*浸润深度指从肿瘤邻近的最表浅真皮乳头的表皮-间质连接处至浸润最深点之间的距离

（六）诊断

诊断依据：①病史及妇科检查：早期可为外阴小结节或溃疡，晚期可累及邻近组织、整个外阴，甚至邻近器官，并伴有出血、感染。检查时应注意病灶大小、部位、与邻近器官的关系，以及双侧腹股沟淋巴结有无肿大。②组织学检查：对于所有外阴的赘生物和可疑病灶均需尽早做组织学活检检查，病灶取材应有足够的深度，对较大有坏死的病灶应在病灶边缘近正常组织处取材，避免误取坏死组织。对一些病变弥散、肉眼较难确定的病灶，可用1%甲苯胺蓝涂于病灶处，待干燥后用1%醋酸溶液擦洗脱色，在蓝染部位进行活检；也可以用阴道镜观察指示下进行活检，以提高活检阳性率。③影像学检查：B超、CT、MRI等可对病灶的深度、有无淋巴结转移的评估提供有价值的资料。④膀胱镜、直肠镜检查：有助于确定晚期外阴肿瘤有无膀胱、直肠的转移。

（七）治疗

手术治疗为主，辅以放射治疗及化学药物治疗的综合治疗。手术治疗要遵循个体化治疗的原则，在保证手术充分彻底的前提下，尽量保留外阴、阴道及周围组织器官的结构和功能，以减少对治疗后生活质量的影响。

1. 手术治疗　I A 期：进行局部病灶扩大切除，单一病灶切缘距肿瘤 2～3cm，多病灶者可进行单侧外阴切除术。通常无需切除腹股沟淋巴结。I B 期：行广泛性外阴切除及腹股沟淋巴结清扫术。II～III期：行广泛性外阴切除术及受累的下尿道、阴道肛门周围皮肤切除术，以及双侧腹股沟淋巴结清扫术。如果腹股沟深淋巴结有转移，应进一步行同侧盆腔淋巴结清扫术。IV期：除了进行外阴广泛切除、双侧腹股沟淋巴结清扫术、盆腔淋巴结清扫术，还应根据邻近器官受累的具体情况，进行上尿道、膀胱或直肠的切除手术。鉴于腹股沟淋巴结是否转移对预后有显著的影响，要求在病理检查报告中要描述有转移淋巴结的数量、大小及包膜是否完整。

2. 放射治疗　仅属于辅助治疗，因为外阴组织对于放射治疗的耐受力较差。因此多在如下情况下应用：①不能耐受手术者。②手术前的局部照射，减小病灶范围，有利于手术。③腹股沟淋巴结转移的补充治疗，包括一处转移直径≥10mm 者，淋巴结囊外扩散或血管淋巴间隙受累两处或更多处微转移病灶。④手术后原发病灶的补充治疗：手术切缘阳性，或接近切缘、脉管内有癌栓。⑤外阴癌复发。

3. 化学药物治疗　用于晚期外阴癌或复发性外阴癌的综合治疗。常用的化疗方案有单药顺铂与放射治疗同步进行，也可选用顺铂联合 5 - 氟尿嘧啶（DDP + 5FU）化疗方案。化疗的疗程数视具体病情而定，可与放疗同步进行，或在术后、放疗后进行。主要采用静脉用药或局部动脉灌注。

（八）预后和随访

外阴癌的预后与病灶大小、部位、分期、肿瘤分化、有无淋巴结转移及治疗措施等有关。其中以淋巴结转移最为重要，有淋巴结转移者，5 年生存率仅约 50%，无淋巴结转移者 5 年生存率可达 90%。

治疗后的随访：术后第 1 年内，每 1～2 个月 1 次，第 2 年每 3 个月 1 次，3～4 年每半年1 次，5 年后每年 1 次。

二、外阴恶性黑色素瘤

外阴恶性黑色素瘤（vulvar melanoma）较少见，居外阴恶性肿瘤的第 2 位，发病率约 2%～3%，但其恶性程度高，5 年生存率仅 36%～54%。多见于成年女性，好发部位为小阴唇、阴蒂等部位。

主要临床表现为外阴瘙痒、病变部位出血、色素沉着范围增大。病灶稍隆起，色素沉着多为蓝黑色或棕褐色。有时病灶有溃疡，为单病灶或多病灶。典型者诊断并不困难，但良性与恶性的鉴别诊断十分重要。分期建议采用 Clark 或 Breslow 的镜下改良分期系统，而不采用 TMN/FIGO 分期系统。因为与恶性黑色素瘤预后相关的主要因素是肿瘤浸润的深度。Clark 或 Breslow 分期法见表 28-3。

表 28-3 Clark 分期法或 Breslow 分期法

期别	Clark 分期	Breslow 分期（浸润深度）
I 期	局限于上皮层内（原位癌）	<0.76mm
II 期	侵入乳头状真皮层	0.76～1.50mm
III 期	侵犯乳头状及网状真皮层交界处	1.51～2.25mm
IV 期	侵犯网状真皮层	2.26～3.0mm
V 期	侵犯皮下脂肪层	>3.0mm

治疗：①一般恶性黑色素瘤不主张进行活检，应在手术切除病灶时进行冰冻病理学检查，确诊后立即根据肿瘤浸润深度及生长范围选择手术方案，早期低危患者可选用局部病灶扩大切除术（切缘距肿瘤边缘≥2～3cm），晚期或高危患者应进行广泛性外阴切除和腹股沟淋巴结切除术。②免疫治疗：为首选的术后辅助治疗，可选用 α-干扰素、白介素-2（IL-2）等。③化疗：多用于晚期患者的姑息或综合治疗。

三、外阴基底细胞癌

外阴基底细胞癌（vulvar basal cell carcinoma）少见，为低度恶性肿瘤。发病年龄 60 岁左右。病灶常见部位为大阴唇会阴联合，也可发生于小阴唇、阴蒂等部位。

症状为局部瘙痒或灼烧感，也可无症状。病灶多为单发，也可偶发，患者可自己摸到外阴局部肿块，边界清楚，有表浅斑块型和侵蚀性溃疡型。肿瘤周围可出现卫星结节。病程时间长可出现溃疡、出血等。确诊要根据组织学检查，镜下可见肿瘤发生在毛囊或表皮的多功能幼稚细胞，常呈浸润性生长，分化好，呈囊性、腺性或角化等形态。肿瘤生长缓慢，以局部浸润扩展为主，很少发生转移。约有 20% 患者伴有其他原发性外阴癌，如外阴鳞状细胞癌、恶性黑色素瘤等。手术是主要治疗手段，常采用局部病灶扩大切除，如果复发可再次手术。对于病灶较大或病灶广泛者，可进行单纯外阴切除或广泛性外阴切除术，一般无需行腹股沟淋巴结清扫术。该疾病预后较好，5 年生存率可达 80%～95%。

本章小结

外阴良性肿瘤多无症状，生长缓慢，很少恶变。外阴上皮内瘤变（VIN）部分与 HPV 感染有关（普通型），部分与 HPV 感染无关（分化型）。确诊要依据组织学检查，以手术治疗为主。外阴恶性肿瘤以鳞状细胞癌最常见，肿瘤分期是指导处理的主要依据，手术是主要的治疗方法，淋巴结转移是决定预后的重要因素。外阴恶性肿瘤中恶性黑色素瘤恶性程度最高，预后较差；外阴基底细胞癌恶性程度低，预后较好。

思考题

1. 外阴上皮内瘤变与 HPV 感染的关系？
2. 外阴鳞状上皮癌与恶性黑色素瘤分期的区别？

（刘建华　陈　超）

第二十九章　子宫颈肿瘤

学习要求

1. **掌握**　子宫颈上皮内瘤变诊断、病理学分级、转化区；子宫颈癌的临床表现、分期、诊断及处理。
2. **熟悉**　子宫颈上皮内瘤变的病因和治疗；子宫颈癌的组织发生与病理、转移途径及预防。
3. **了解**　子宫颈上皮内瘤变合并妊娠的病理学表现；子宫颈癌合并妊娠的诊断及处理。

第一节　子宫颈上皮内瘤变

子宫颈上皮内瘤变（cervical intraepithelial neoplasia，CIN）是与子宫颈浸润癌密切相关的一组子宫颈病变，包括不典型增生和原位癌。常发生于 25～35 岁妇女。大部分低级别 CIN 可自然消退，但高级别 CIN 具有癌变潜能，可能发展为浸润癌，被视为癌前病变。CIN 反映了子宫颈癌发生发展中的连续过程，通过筛查发现 CIN，及时治疗高级别 CIN，是有效预防子宫颈癌的措施。

CIN 还包括腺上皮内瘤变，比较少见，本节仅介绍子宫颈鳞状上皮内瘤变。

一、病因

流行病学调查发现 CIN 和子宫颈癌与人乳头瘤病毒（human papilloma virus，HPV）感染、多个性伴侣、吸烟、性生活过早（<16 岁）、性传播疾病、经济状况低下和免疫抑制等因素相关。

1. HPV 感染　HPV 属于乳头多瘤空泡病毒科乳头瘤病毒属，是一种环状的双链 DNA 病毒。目前已知 HPV 共有 120 多种基因型，其中 30 余种与生殖道感染有关。HPV 感染率高低主要取决于人群的年龄和性行为习惯。性活跃妇女的 HPV 感染率最高，感染的高峰年龄在 18～28 岁。然而大部分妇女的 HPV 感染期比较短，为 2～3 年，一般在 8～10 个月便可自行消失。只有 10%～15% 的 35 岁以上的妇女呈持续感染状态。这种持续感染 HPV 的妇女，将有更高的患子宫颈癌的风险。

根据生物学特征和致癌潜能，HPV 被分为高危型和低危型。高危型如 HPV16、18、31、33、35、39、45、51、52、56、58、59、66、68 等与宫颈癌及癌前病变相关，低危型如 HPV6、11、42、43、44 等主要与轻度鳞状上皮损伤和泌尿生殖系统疣、复发性呼吸道息肉相关。已在接近 90% 的 CIN 和 99% 以上的子宫颈癌组织发现有高危型 HPV 感染，其中约 70% 与 HPV16 和 18 型相关。高危型 HPV 亚型产生两种癌蛋白（E6 和 E7 蛋白），分别与宿主细胞的抑癌基因 P53 和 Rb 结合，使之失活或降解，导致细胞周期失控，发生癌变。

2. 性行为及分娩次数　多个性伴侣、初次性生活 <16 岁、早年分娩、多产与子宫颈癌发

生有关。青春期子宫颈发育尚未成熟，对致癌物较敏感。分娩次数增多，子宫颈创伤几率也增加，分娩及妊娠内分泌和营养也有改变，患子宫颈癌的危险增加。与有阴茎癌、前列腺癌或其性伴侣曾患子宫颈癌的高危男子性接触的妇女，也易患子宫颈癌。

3. 其他 吸烟可增加 HPV 感染，屏障避孕法有一定的保护作用。

二、子宫颈组织学特点

子宫颈上皮由子宫颈阴道部的鳞状上皮和子宫颈管的柱状上皮组成。

1. 子宫颈阴道部鳞状上皮 由深至浅可分为基底带、中间带及浅表带 3 个带。基底带由基底细胞和旁基底细胞组成。基底细胞和旁基底细胞含有表皮生长因子受体（EGFR）、雌激素受体（ER）及孕激素受体（PR）。基底细胞为储备细胞，无明显细胞增殖表现，在某些因素刺激下可以增生，也可以增生成为不典型鳞状细胞或分化为成熟鳞状细胞。旁基底细胞为增生活跃的细胞，偶见核分裂象。中间带与浅表带为完全不增生的分化细胞，细胞渐趋死亡、脱落。

2. 子宫颈管柱状上皮 柱状上皮为分化良好细胞，而柱状上皮下细胞为储备细胞，具有分化或增殖能力，通常在病理切片中见不到。柱状上皮下储备细胞的起源，有两种不同观点：①直接来源于柱状细胞。人柱状细胞可以双向分化，即分化为 CK7 和 CK18 阳性分泌黏液的柱状细胞和分化为 CK13 阳性的储备细胞；②来源于子宫颈鳞状上皮的基底细胞。

3. 转化区（transformation zone） 也称为移行带，因其位于子宫颈鳞状上皮与柱状上皮交接部，又称为鳞-柱状交接部或鳞-柱交接。鳞-柱状交接部又分为原始鳞-柱状交接部和生理鳞-柱状交接部。

胎儿期，来源于泌尿生殖窦的鳞状上皮向头侧生长，至子宫颈外口与子宫颈管柱状上皮相邻，形成原始鳞-柱状交接部。青春期后，在雌激素作用下，子宫颈发育增大，子宫颈管黏膜组织向尾侧移动，即子宫颈管柱状上皮及其下的间质成分到达子宫颈阴道部，使原始鳞-柱状交接部外移。原始鳞-柱状交接的内侧，由于覆盖的子宫颈管单层柱状上皮菲薄，其下间质透出呈红色，外观呈细颗粒状的红色区，称为柱状上皮异位（columnar ectopy）。由于肉眼观似糜烂，过去称为"宫颈糜烂"，实际上并非真性糜烂；此后，在阴道酸性环境或致病菌作用下，外移的柱状上皮由原始鳞-柱状交接部的内侧向子宫颈口方向逐渐被鳞状上皮替代，形成新的鳞-柱状交接部，即生理鳞-柱状交接部，原始鳞-柱状交接部和生理鳞-柱状交接部之间的区域，称为转化区。在转化区形成过程中，新生的鳞状上皮覆盖子宫颈腺管口或伸入腺管，将腺管口堵塞，腺管周围的结缔组织增生或形成瘢痕压迫腺管，使腺管变窄或堵塞，腺体分泌物潴留于腺管内形成囊肿，称为子宫腺囊肿，也称为纳氏囊肿（Naboth cyst）。子宫颈腺囊肿可作为辨认转化区的一个标志。绝经后雌激素水平下降，子宫颈萎缩，原始鳞-柱状交接部退回至子宫颈管内。

转化区表面被覆的柱状上皮被鳞状上皮替代的机制有两种：①鳞状上皮化生（squamous metaplasia）：暴露于子宫颈阴道部的柱状上皮受阴道酸性影响，柱状上皮下未分化储备细胞开始增殖，并逐渐转化为鳞状上皮，继之柱状上皮脱落，被复层鳞状细胞所替代。化生的鳞状上皮偶可分化为成熟的角化细胞，但一般均为大小形态一致、形圆而核大的未成熟鳞状细胞，无明显表层、中层、底层 3 层之分，也无核深染、异型或异常核分裂象。化生的鳞状上皮既不同于子宫颈阴道部的正常鳞状上皮，镜检时见到两者间的分界线；又不同于不典型增生。②鳞状上皮化（squamous epithelization）：子宫颈阴道部鳞状上皮直接长入柱状上皮与基底膜之间，直至柱状上皮完全脱落而被鳞状上皮替代。多见于宫颈糜烂的愈合过程。愈合后的上皮与宫颈阴道部的鳞状上皮无区别。

转化区成熟的化生鳞状上皮对致癌物的刺激相对不敏感，但未成熟的化生鳞状上皮却代谢活跃，在人乳头瘤病毒等的刺激下，发生细胞异常增生、分化不良、排列紊乱、细胞核异常、有丝分裂增加，最后形成 CIN。

三、病理学诊断和分级

根据细胞的异型程度及病变累及范围，将 CIN 分为 3 个级别，反映了 CIN 发生的连续病理过程。

Ⅰ级：即轻度异型。上皮下 1/3 层细胞核增大，核染色稍加深，核质比例略增大，核分裂象少，细胞极性正常。

Ⅱ级：即中度异型。上皮下 1/3 ~ 2/3 层细胞核明显增大，核深染，核质比例增大，核分裂象较多，细胞数量明显增多，细胞极性尚存。

Ⅲ级：包括重度异型和原位癌。病变细胞占据 2/3 层以上或全部上皮层，细胞核异常增大，核形不规则，染色较深，核质比例显著增大，核分裂象多，细胞拥挤，排列紊乱，无极性。

CIN Ⅰ级为低级别 CIN，而 CIN Ⅱ级和 CIN Ⅲ级为高级别 CIN。

四、临床表现

无特殊症状。偶有阴道排液增多，伴或不伴臭味。也可有接触性出血，发生在性生活或妇科检查后。体征可无明显病灶，子宫颈光滑，或仅见局部红斑、白色上皮，或子宫颈糜烂样表现。

五、诊断

1. 子宫颈细胞学检查 是 CIN 及早期子宫颈癌筛查的基本方法，也是诊断的必需步骤，相对于高危 HPV 检测，细胞学检查特异性高，但敏感性较低。可选用巴氏涂片法或液基细胞涂片法。筛查应在性生活史 ≥3 年，或年龄 ≥21 岁开始，并定期复查。子宫颈细胞学检查的报告形式主要有巴氏 5 级分类法和 TBS（the Bethesda system）分类系统。巴氏分类法简单，但其各级之间的区别无严格客观标准，也不能很好地反映组织学病变程度。推荐使用 TBS 分类系统，该系统较好地结合了细胞学、组织学与临床处理方案。应告诉患者宫颈刮片细胞学检测有一定的漏诊及误诊率。炎症可导致宫颈鳞状上皮不典型改变，故应按炎症治疗 3 ~ 6 个月后再重复检查。1988 年美国制订了 TBS 命名系统，并于 2001 年进行了修改，目前国内外多采用此分类法（表 29 - 1）。

表 29 - 1　Bethesda 2001 宫颈细胞学报告（部分内容）

异常上皮细胞

　　鳞状细胞又分两类：意义未明的不典型鳞状细胞（atypical squamous cell of undetermined significance，ASC - US）与不能排除高度上皮内病变的不典型鳞状细胞（atypical squamous cells - cannot exclude HSIL，ASC - H）
　　轻度鳞状细胞上皮内病变（low - grade squamous intraepithelial lesion，LSIL），包括 HPV 感染/CINI
　　高度鳞状细胞上皮内病变（high - grade squamous intraepithelial lesion，HSIL），包括 CINⅡ及Ⅲ

腺上皮

　　不典型（AGC），倾向于瘤样变
　　原位腺癌（宫颈管）
　　腺癌（宫颈管，子宫内膜、子宫外）

2. 高危型 HPV DNA 相对于细胞学检查，其敏感性较高，特异性较低。可与细胞学检查联合应用于子宫颈癌筛查。也可用于细胞学检查异常的分流，当细胞学为意义未明的不典型鳞状细胞（ASCUS）时进行高危型 HPV DNA 检测，阳性者行阴道镜检查，阴性者 12 个月后行细胞学检查。也可作为子宫颈癌初筛的方法。但由于年轻妇女的 HPV 感染率较高,且大多为一过性感染。推荐用于 30 岁以后的女性,在子宫颈癌高发或开展细胞学检查有困难的地区也可在 25 岁以后开始使用,阴性者常规随访,阳性者再行细胞学等检查进行分流。

3. 阴道镜检查 若细胞学检查为 ASCUS 并且高危型 HPV DNA 检测阳性,或细胞学检查为低度鳞状上皮内病变(LSIL)及以上者,应作阴道镜检查。可了解病变区血管情况。注意宫颈移行带区内醋酸白色上皮(acetowhite epithelium)、毛细血管形成的极细红点、异形血管以及由血管网围绕的镶嵌白色或黄色的上皮块。在上述病变区域活检,可以提高诊断的准确性。

4. 子宫颈和宫颈管活组织检查 是确诊子宫颈鳞状上皮内瘤变的最可靠方法。任何肉眼可见病灶,均应作单点或多点活检。若无明显病变,可选择在子宫颈转化区 3、6、9、12 处活检,或在碘试验(又称为 Schillerr 试验)不染色区(正常的宫颈阴道部鳞状上皮含丰富糖原,碘溶液涂染后呈棕色或深褐色,不染色区说明该处上皮缺乏糖原,提示子宫颈病变可能)或涂抹醋酸后的醋酸白上皮区取材,或在阴道镜下取材以提高确诊率。若需要了解子宫颈管的病变情况,应行子宫颈管内膜刮取术(endocervical curettage,ECC)。

六、治疗

CIN 处理应做到个体化,综合考虑疾病情况(CIN 级别、部位、范围、HPV DNA 检测)、患者情况(年龄、婚育状况、随访条件)及设备条件。目前,CIN 的治疗策略总体上趋于保守,主要原因包括:①由 CIN 发展到宫颈浸润癌所经历的时间较长;②宫颈癌和早期浸润癌的综合诊断水平有了很大提高;③并非所有 CIN 均会发展为浸润癌,大多数 CIN 趋向自然消退或逆转;④绝大多数 CIN 病灶局限,保守性治疗一次成功率高达 90% 左右;⑤原位癌的 5 年生存率高达 100%。

1. CIN I 约 60% 的 CINI 会自然消退,若细胞学检查为 LSIL 及以下,可仅观察随访。若在随访过程中病变发展或持续达 2 年,宜进行治疗。若细胞学检查为高度鳞状上皮内病变(HSIL)应予治疗,阴道镜检查满意者可采用冷冻(小范围、局限的病灶)和激光治疗(范围较大,病灶扩展到阴道,或累及腺体的病变)等;而阴道镜检查不满意或 ECC 阳性者,推荐子宫颈锥切术,包括子宫颈环形电切除术(loop electrosurgical excision procedure,LEEP)和冷刀锥切术。

2. CINII 和 CINIII 约 20% CINII 会发展为 CINIII,5% 发展为浸润癌。故所有的 CINII 和 CINIII 均需要治疗。阴道镜检测满意的 CINII 可用物理治疗或子宫颈锥切术;阴道镜检查不满意的 CINII 和所有 CINIII 通常采用子宫颈锥切术。经子宫颈锥切确诊、年龄较大、无生育要求、合并有其他手术指征(妇科良性疾病)的 CINIII 患者也可行全子宫切除术。

七、治疗后随访

CINII、CINIII 治疗后,可以间隔 6 ~ 12 个月检测高危型 HPVDNA。如果治疗后 6 个月、12 个月检测到治疗前同一型别的高危型 HPV DNA,提示病变复发的可能性大。也可以单独采用细胞学或者联合采用细胞学和阴道镜检查进行随访,每两次间隔 6 个月。

八、妊娠合并子宫颈上皮内瘤变

妊娠期间,增高的雌激素使柱状上皮外移至子宫颈阴道部,转化区的基底细胞出现不典型增生改变;妊娠期免疫功能可能低下,HPV 感染机率增加。诊断时应注意:妊娠时转化区的基底细胞可有核增大、深染等表现,细胞学检查容易误诊,但产后 6 周可恢复正常。大部分妊娠期合并子宫颈上皮内瘤变患者为 CINI,仅约 14% 为 CINII 或 CINIII。一般认为妊娠期 CIN 可观察随访,产后 6 周复查评估后再行处理。

第二节　子宫颈癌

案例讨论

　　临床案例　女性，30岁，孕4产1，5年前足月顺产一男婴。因性生活后出血半年，加重3个月就诊。患者平素月经规律，近半年偶有性生活后出血，自认为与宫内节育环有关，未予重视。近3个月来性生活后出血频繁，伴阴道流液。妇科检查：外阴、阴道无明显异常，宫颈轻度糜烂，表面见溃疡，触之易出血。子宫和双附件未及异常。

　　问题　1. 根据上述资料，该患者的初步诊断及诊断依据是什么？

　　　　　　2. 针对该患者目前情况，应进行哪些检查及处理？

　　子宫颈癌（cervical cancer），习称宫颈癌，是女性全部癌症类型中仅次于乳腺癌的第二常见的癌症类型，居女性生殖道器官癌症之首。高发年龄为50～55岁。自20世纪50年代以来，由于子宫颈细胞学筛查的普遍应用，使子宫颈癌和癌前病变得以早期发现和治疗，子宫颈癌的发病率和死亡率均明显下降。

一、病因

同子宫颈上皮内瘤变。

二、组织发生和发展

　　子宫颈癌的发生有四个主要步骤：①子宫颈转化区化生上皮发生高危型 HPV 感染；②HPV 感染持续存在；③持续性病毒感染所致的上皮细胞克隆进展为癌前病变；④癌发生和突破上皮下基底膜，浸润间质，形成子宫颈浸润癌（图 29－1）。

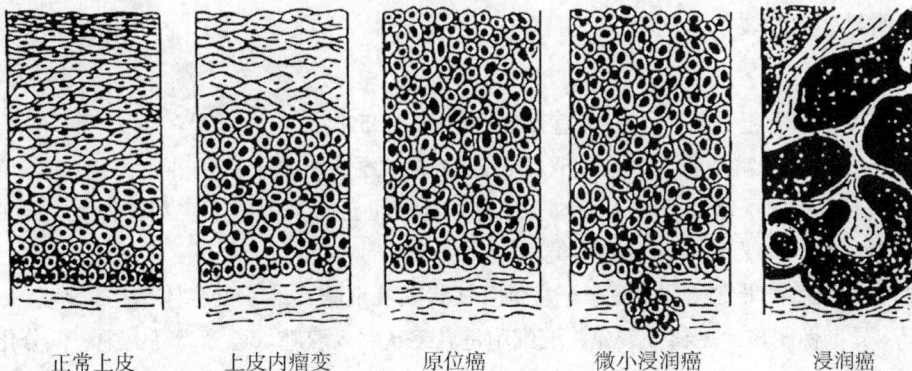

正常上皮　　　上皮内瘤变　　　原位癌　　　微小浸润癌　　　浸润癌

图 29－1　子宫颈正常上皮－上皮内瘤变－浸润癌

三、病理

（一）鳞状细胞浸润癌

占子宫颈癌的 75%～80%。

　　1. 巨检　微小浸润癌肉眼观察无明显异常，或类似子宫颈柱状上皮异位。随病变发展，可形成4种类型（图 29－2）。

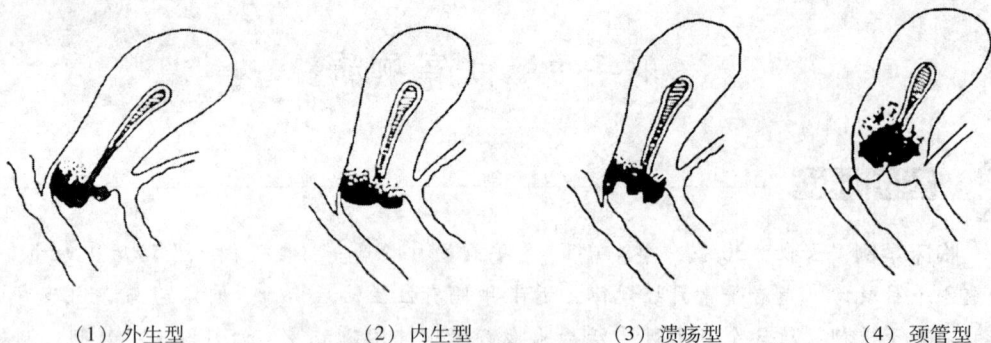

（1）外生型　　　（2）内生型　　　（3）溃疡型　　　（4）颈管型

图 29 - 2　子宫颈癌类型（巨检）

（1）外生型　最常见，癌灶向外生长呈乳头状或菜花样，组织脆，触之易出血。常累及阴道。

（2）内生型　癌灶向子宫颈深部组织浸润，子宫颈表面光滑或仅有柱状上皮异位，子宫颈肥大变硬，呈桶状。常累及宫旁组织。

（3）溃疡型　上述两型癌组织继续发展，感染坏死灶脱落后形成溃疡或空洞，似火山口。

（4）颈管型　癌灶发生于子宫颈管内，常侵入子宫颈管及子宫峡部供血层及转移至盆腔淋巴结。

2. 显微镜检

（1）微小浸润癌　指在原位癌基础上镜检发现小滴状、锯齿状癌细胞团突破基底膜，浸润间质。诊断标准见临床分期。

（2）浸润癌　指癌灶浸润间质范围超出微小浸润癌，多呈网状或团块状浸润间质。根据癌细胞分化程度可分为：Ⅰ级为高分化鳞癌（角化性大细胞型），大细胞，有明显角化珠形成，可见细胞间桥，细胞异型性较轻，无核分裂象或核分裂象 <2/HP。Ⅱ级为中分化鳞癌（非角化性大细胞型），大细胞，少或无角化珠，细胞间桥不明显，细胞异型性明显，核分裂象 2~4/HP。Ⅲ级为低分化鳞癌即小细胞型，多为未分化小细胞，无角化珠及细胞间桥，细胞异型性明显，核分裂象 >4/HP。

（二）腺癌

近年来发生率有上升趋势，占子宫颈癌的 20%~25%。

1. 巨检　来自子宫颈管内，浸润管壁；或自子宫颈管内向子宫颈外口突出生长；常可侵犯宫旁组织；病灶向子宫颈管内生长时，子宫颈外观可正常，但因子宫颈管膨大，形如桶状。

2. 显微镜检　主要有 2 种组织学类型。

（1）黏液腺癌　最常见，来源于子宫颈管柱状黏液细胞，镜下见腺体结构，腺上皮细胞增生呈多层、异型性明显，见核分裂象，癌细胞呈乳突状突入腺腔。可分为高、中、低分化腺癌。

（2）恶性腺瘤　又称微偏腺癌，属高分化子宫颈管黏膜腺癌。腺体数目增多、大小不一、形态多样、排列方向紊乱，呈点状突起伸入子宫颈间质深层。腺上皮细胞无异型性，常有淋巴结转移。

（三）腺鳞癌

占子宫颈癌 3%~5%。是由储备细胞同时向腺细胞和鳞状细胞分化发展而形成。癌组织中含有腺癌和鳞癌两种成分。

（四）其他

少见病理类型神经内分泌癌、未分化癌、混合性上皮/间叶肿瘤、间叶肿瘤、黑色素瘤、淋巴瘤等。

四、转移途径

主要为直接蔓延和淋巴转移，血行转移极少见。

1. 直接蔓延 最常见，癌组织局部浸润，向邻近器官及组织扩散。常向下累及阴道壁，极少向上由子宫颈管累及宫腔；癌灶向两侧扩散可累及主韧带及子宫颈旁、阴道旁组织直至骨盆壁；癌灶压迫或侵及输尿管时，可引起输尿管阻塞及肾积水。晚期可向前、后蔓延侵及膀胱或直肠，形成膀胱阴道瘘或直肠阴道瘘。

2. 淋巴转移 癌灶局部浸润后侵入淋巴管，形成瘤栓，随淋巴液引流进入局部淋巴结，在淋巴管内扩散。淋巴转移一级组包括宫旁、子宫颈旁、闭孔、髂内、髂外、髂总、骶前淋巴结；二级组包括腹股沟深浅淋巴结、腹主动脉旁淋巴结。

3. 血行转移 极少见，晚期可血行转移，最常见的部位为肺、肝脏和骨骼等。

五、临床分期

采用国际妇产科联盟（International Federation of Gynecology and Obstetrics，FIGO，2009年）的临床分期标准（表 29－2）。子宫颈癌目前采用的仍然是临床分期，而没有采用手术病理分期；临床分期在治疗前进行，治疗后不再更改；分期根据盆腔检查确定，淋巴受累不影响分期；分期应由两位有经验医师同时盆腔检查后做出，必要时在麻醉下做盆腔检查。

表 29－2 子宫颈癌临床分期（FIGO，2009 年）

Ⅰ期	癌灶局限在子宫颈（扩展至宫体应被忽略）
ⅠA	仅在显微镜下可见浸润癌（所有肉眼可见的癌灶，包括表浅浸润，均为ⅠB期） 局部间质浸润，深度 <5mm，宽度 ≤7mm
ⅠA1	经测量间质浸润，深度 ≤3mm，宽度 ≤7mm
ⅠA2	经测量间质浸润，深度 >3mm 且 <5mm，宽度 ≤7mm
ⅠB	临床可见癌灶局限于子宫颈，或者镜下可见病灶范围超出ⅠA期
ⅠB1	临床可见癌灶最大径线 ≤4cm
ⅠB2	临床可见癌灶最大径线 >4cm
Ⅱ期	癌灶已超出宫颈，但未达骨盆壁或未达阴道下 1/3
ⅡA	癌累及阴道上 2/3，无明显宫旁浸润
ⅡA1	临床可见癌灶最大径线 ≤4cm
ⅡA2	临床可见癌灶最大径线 >4cm
ⅡB	有明显宫旁浸润，但未达到盆壁
Ⅲ期	癌已扩展到骨盆壁，在进行直肠指诊时，在肿瘤和盆壁之间无间隙；癌累及阴道下 1/3；所有肾盂积水或肾无功能的病例，除非有明确的其他致病原因
ⅢA	癌累及阴道下 1/3，但未扩散到骨盆壁
ⅢB	癌扩散到骨盆壁，或有肾盂积水或肾无功能
Ⅳ期	癌扩散超出真骨盆，或侵犯膀胱和（或）直肠黏膜
ⅣA	癌扩散至邻近盆腔器官
ⅣB	癌扩散至远处

六、临床表现

宫颈癌早期可无明显的症状和体征。颈管型患者因子宫颈外观正常易漏诊或误诊。随病变发展，可出现以下表现。

1. 症状

（1）阴道流血 常表现为接触性出血，即性生活或妇科检查后阴道流血。也可表现为不规则阴道流血，或经期延长、经量增多。老年患者常为绝经后不规则阴道流血。出血量根据病灶大小、侵及间质内血管情况而不同，若侵蚀大血管可引起大出血。一般外生型癌出血较早、量多，而内生型癌出血较晚。

（2）阴道排液　多数患者有白色或血性、稀薄如水样或米泔状、伴有腥臭味的阴道排液。晚期患者因癌组织坏死伴感染，可有大量米泔样或脓性恶臭白带。

（3）晚期症状　根据癌灶累及范围出现不同的继发性症状，如尿频、尿急、便秘、下肢肿痛等；癌肿压迫或累及输尿管时，可引起输尿管梗阻、肾盂积水及尿毒症；晚期可有贫血、恶病质等全身衰竭症状；部分晚期患者会出现疼痛，当癌瘤侵犯骨盆壁，压迫周围神经，则表现为坐骨神经痛或一侧骶、髂部持续性疼痛。

2. 体征　微小浸润癌可无明显病灶，子宫颈光滑或糜烂样改变。随病情发展，可出现不同体征。外生型子宫颈癌可见息肉状、菜花状赘生物，常伴感染，质脆易出血；内生型表现为子宫颈肥大、质硬、子宫颈管膨大；晚期癌组织坏死脱落，形成溃疡或空洞伴恶臭。阴道壁受累时，可见赘生物生长或阴道壁变硬；宫旁组织受累时，双合诊、三合诊检查可扪及子宫颈旁组织增厚、结节状、质硬或形成冰冻骨盆状。

七、诊断

早期病例的诊断应采用子宫颈细胞学检查和（或）高危型 HPV DNA 检测、阴道镜检查、子宫颈活组织检查的"三阶梯"程序，同子宫颈上皮内瘤变。确诊依据为组织学诊断。子宫颈有明显病灶者，可直接在癌灶取材。除上述诊断方法外，可选用子宫颈锥切术。

子宫颈锥切术适用于子宫颈细胞学检查多次阳性而子宫颈活检阴性者，或子宫颈活检为 CIN Ⅱ 和 CIN Ⅲ 需确诊者，或可疑微小浸润癌需了解病灶的浸润深度和宽度等情况。可采用冷刀切除术、环形电切术（loop electrosurgical excision procedure，LEEP），切除组织应作连续病理切片（24～36 张）检查。

确诊后根据具体情况可选择 X 线胸部摄片、静脉肾盂造影、膀胱镜检查、直肠镜检查、B 型超声检查或 CT、MRI、PET－CT 等影像学检查。血中肿瘤标志物如鳞状上皮细胞癌抗原（squamous cell carcinoma antigen，SCCA）与临床分期、肿瘤大小及预后有关。SCCA 升高的患者中约 2/3 有淋巴结转移。

八、鉴别诊断

与有临床类似症状或体征的各种子宫颈病变鉴别，主要依据是子宫颈活组织病理检查。包括：①子宫颈良性病变：子宫颈息肉、子宫颈柱状上皮异位、子宫颈子宫内膜异位症和子宫颈结核性溃疡等；②子宫颈良性肿瘤：子宫颈黏膜下肌瘤、子宫颈乳头瘤、子宫颈管肌瘤等；③子宫颈恶性肿瘤：原发性恶性黑色素瘤、肉瘤及淋巴瘤、转移性癌等。

九、治疗

应根据临床分期、患者年龄、生育要求、全身状况、并发症、医疗技术水平及设备条件等，综合考虑制定适当的个体化治疗方案。采用手术和放疗为主、化疗为辅的综合治疗。

1. 手术治疗　手术的优点是年轻患者可保留卵巢及阴道功能。主要用于早期子宫颈癌（ⅠA～ⅡA 期）患者。①ⅠA1 期：无淋巴脉管间隙浸润者行筋膜外全子宫切除术，有淋巴脉管间隙浸润者按ⅠA2 期处理。对要求保留生育功能的年轻患者，ⅠA1 期可行子宫颈锥形切除术。②ⅠA2 期：行改良广泛性子宫切除术及盆腔淋巴结切除术。③ⅠB1 期和ⅡA1 期：行广泛性子宫切除术及盆腔淋巴结切除术，必要时行腹主动脉旁淋巴取样。④ⅠB2 期和ⅡA2 期：行广泛性子宫切除术及盆腔淋巴结切除术和腹主动脉旁淋巴结取样，或同期放、化疗后行全子宫切除术。也有采用新辅助化疗后行广泛性子宫切除术，但其远期疗效有待进一步验证。

ⅠA2 期和肿瘤直径＜2cm 的ⅠB1 期，可行广泛性子宫颈切除术及盆腔淋巴结切除术。未绝经、＜45 岁的鳞癌患者可保留卵巢。保留卵巢的患者中，考虑到术后可能需要放疗的，在手术中需行卵巢移位手术，游离卵巢血管后将卵巢移位到双侧髂凹外侧固定，以避免手术后放疗的影响。也有将卵巢冰冻保存预备将来应用。

2. 放射治疗 适用于：①部分ⅠB2 期和ⅡA2 期、ⅡB～ⅣA 期患者；②全身情况不适宜手术的早期患者；③子宫颈局部病灶较大的术前放疗；④手术治疗后病理检查发现有高危因素（盆腔淋巴结转移、宫旁转移或阴道有残留癌灶者）的辅助治疗。放射治疗包括腔内照射及体外照射。腔内照射采用后装治疗机，放射源为^{137}铯（Cs），^{192}铱（Ir）等，用以控制局部原发病灶。体外照射多用直线加速器，放射源为^{60}钴（Co）等，治疗子宫颈旁及盆腔淋巴结转移灶。早期病例以局部腔内照射为主，体外照射为辅；晚期以体外照射为主，腔内照射为辅。放疗对卵巢功能和性生活质量均会造成明显影响而且不能恢复。

3. 化疗 主要用于晚期或复发转移患者。可作为手术或者放疗的辅助治疗，也可在术前采用新辅助化疗或同期放、化疗。常用抗癌药物有顺铂、卡铂、氟尿嘧啶和紫杉醇等。常采用以铂类为基础的联合化疗方案，如 TP（顺铂与紫杉醇）、FP（顺铂与氟尿嘧啶）、BP（博来霉素与顺铂）、BVP（博来霉素、长春新碱与顺铂）等。多采用静脉化疗，也可用动脉局部灌注化疗。

十、预后

与临床分期、肿瘤体积、宫颈间质浸润深度、淋巴管血管间隙侵袭、病理类型等相关。宫颈腺癌放疗疗效不如鳞癌，早期易有淋巴结转移，预后差。

十一、随访

子宫颈癌治疗后 50% 的复发在 1 年内，75%～80% 在 2 年内。治疗后 2 年内应每 3～4 个月复查 1 次；3～5 年内每半年复查 1 次；第 6 年开始每年复查 1 次。随访内容包括盆腔检查、阴道脱落细胞学检查、高危型 HPV DNA 检测、胸部 X 线摄片、血常规及 SCCA 等。

十二、预防

子宫颈癌病因明确、筛查方法较完善，是一个可以预防的肿瘤。①广泛开展预防子宫颈癌相关知识的宣教，提高接受子宫颈癌筛查和预防性传播性疾病的自觉性。②自 2006 年第一个 HPV 疫苗上市以来，大量临床试验显示 HPV 疫苗能有效防止 HPV16、18 相关 CIN 的发生。通过推广 HPV 疫苗注射（一级预防），可阻断 HPV 感染预防子宫颈癌发生。目前已经上市的有针对 HPV16 及 18 型的二价疫苗（Cercarix），针对 HPV6、11、16 及 18 型的四价疫苗（Gardasil）和针对 HPV6、11、16、18、31、33、45、52 及 58 型的九价疫苗（Gardasil 9）。推荐 9～12 岁未感染 HPV 的女性接种 HPV 疫苗。对之前未接种过或未完成全部接种程序的13～26 岁女性推荐补种 HPV 疫苗。③通过普及、规范子宫颈癌筛查（二级预防），早期发现 CIN，并及时治疗高级别病变，阻断子宫颈浸润癌的发生。

十三、子宫颈癌合并妊娠

较少见。妊娠期出现阴道流血时，在排除产科因素引起的出血后，应做详细的妇科检查，对子宫颈可疑病变作子宫颈细胞学检查、阴道镜检查，必要时在阴道镜指导下行子宫颈活检明确诊断。但不能做子宫颈管搔刮术。因子宫颈锥切术可能引起出血、流产和早产，只有在细胞学和组织学提示可能是浸润癌时，才做子宫颈锥切术，子宫颈锥切的同时做子宫颈环扎术。

治疗方案的选择取决于子宫颈癌期别、妊娠时限和本人及家属对维持妊娠的意愿，采用个体化治疗。

对于不要求维持妊娠者，其治疗原则和非妊娠期子宫颈癌基本相同，早期病变选用手术治疗，中晚期采用放射治疗。对于要求维持妊娠者，妊娠 20 周之前经锥切确诊的 ⅠA1 期可以延迟治疗，不影响孕妇的预后，其中锥切切缘阴性可延迟到产后治疗；妊娠 20 周之前诊断的 ⅠA2 期及其以上患者应终止妊娠并立即接受治疗。

妊娠 28 周后诊断的各期子宫颈癌可以延缓至胎儿成熟后再治疗。

对于妊娠 20～28 周诊断的患者，可以根据患者及家属的意愿采用延缓治疗或终止妊娠立即接受治疗。对 ⅠA2 期及 ⅠB1 期子宫颈癌，延缓治疗不会造成明显的不良预后。ⅠB2 期及以上期别决定延缓治疗者，建议采用新辅助化疗来阻止疾病进展。在延缓治疗期间，应密切观察病情，如肿瘤进展，及时终止妊娠。

分娩方式的选择：ⅠA1 期和 ⅠA2 期子宫颈癌妊娠女性可经阴道分娩，而仅在有产科适应证时才进行剖宫产，尽量避免行会阴切开术。妊娠合并 ⅠB1 期及以上子宫颈癌患者应避免阴道分娩，采用古典式剖宫产。

对于需要在妊娠期进行化疗的子宫颈癌患者，首选的化疗方案为顺铂联合紫杉醇。化疗对胎儿的影响取决于胎龄、所用化疗药物及药物剂量。

本章小结

子宫颈上皮内瘤变的发病与高危型 HPV 相关，病变部位主要位于子宫颈转化区。接触性出血是子宫颈上皮内瘤变的早期症状。子宫颈细胞学检查和高危型 HPV DNA 检测可筛查子宫颈上皮内瘤变。子宫颈癌主要的组织学类型为鳞癌，腺癌次之。子宫颈癌最常见的转移途径是直接蔓延，淋巴转移次之。接触性出血是子宫颈癌的早期症状。目前采用的子宫颈癌临床分期是 FIGO（2009 年）的临床分期标准。子宫颈癌的治疗原则是采用手术和放疗为主、化疗为辅的综合治疗。子宫颈癌病因明确，可以预防。通过筛查和及时治疗，可以明显降低子宫颈浸润癌的发生率和死亡率。

思考题

1. 子宫颈转化区的定义。
2. 简述子宫颈上皮内瘤变的诊断。
3. 子宫颈上皮内瘤变的病理学诊断和分级。
4. 子宫颈癌的临床分期。
5. 简述子宫颈癌的诊断。
6. 子宫颈癌的治疗原则。

（朱雪琼　胡晓丽）

第三十章　子宫体肿瘤

学习要求

1. **掌握** 子宫肌瘤的类型、变性、临床表现、诊断及治疗原则；子宫内膜癌手术病理分期、鉴别诊断、治疗原则；子宫肉瘤的分类。

2. **熟悉** 子宫肌瘤的鉴别诊断及病理；子宫内膜癌的分类、病理类型、转移途径、随访和预后；子宫肉瘤的临床分期和临床表现。

3. **了解** 子宫肌瘤合并妊娠的处理；子宫内膜癌的随访；子宫肉瘤的治疗和预后。

第一节　子宫肌瘤

案例讨论

临床案例 女性，48 岁，因月经周期缩短，经期延长及经量增多 1 年就诊。患者既往月经正常，3～4 天/30 天，经量中等，无痛经。孕 2 产 2，均为足月顺产。带环已 15 年。妇科检查：外阴（−），阴道（−），宫颈光滑，子宫如孕 12 周大小，表面凹凸不平，质硬，无压痛，双侧附件（−）。实验室检查：WBC 6.8×10^9/L，Hb 85g/L，PLT 190×10^9/L。

问题 1. 根据上述资料，该患者的初步诊断及诊断依据是什么？

2. 针对该患者目前情况，应进行哪些检查及处理？

子宫肌瘤（uterine leiomyoma）是女性生殖器最常见的良性肿瘤。常见于 30～50 岁妇女，20 岁以下少见。其发病率占生育年龄妇女的 20%～25%。因肌瘤多无或很少有症状，临床报道发病率远低于肌瘤的绝对发病率。据尸体解剖证实，成年女性子宫肌瘤的发病率高达 50%。

一、病因

确切病因目前仍然不十分清楚。遗传易感性、甾体激素以及在纤维化过程和血管生成中起重要作用的生长因子，都参与了子宫肌瘤的形成与发展。

1. 与女性激素相关 因肌瘤好发于生育年龄，青春期前少见，而在绝经后停止生长，甚至萎缩或消失，提示其发生与女性激素有密切关系。生物化学检测证实肌瘤中雌二醇到雌酮的转化率明显低于正常肌组织；肌瘤中雌、孕激素受体浓度明显高于周边肌组织，故认为肌瘤组织局部对雌、孕激素的高敏感性是肌瘤发生的重要因素之一。此外，研究还证实雌激素和孕激素在体内不是独立作用，而是相互影响，相互依赖，共同促进肌瘤的生长。

2. 与细胞学遗传相关 子宫肌瘤有家族遗传倾向，母女、姐妹中有子宫肌瘤患者，其发病率增高。细胞遗传学研究显示，子宫肌瘤细胞中存在多条克隆性染色体结构和数量的异常，包括常染色体和性染色体的异常，以 6、7、12、14 号染色体的异常最为常见，包括 12 号和 14 号染色体长臂片段相互换位、12 号染色体长臂重排、7 号染色体长臂部分缺失等。分子生物学研究提示子宫肌瘤是由单克隆平滑肌细胞增殖而成，多发性子宫肌瘤是由不同克隆细胞形成。

3. 生长因子　很多生长因子被发现在子宫肌瘤中的表达明显高于正常子宫肌层组织，包括转化生长因子 beta、碱性纤维母细胞生长因子、上皮生长因子、胰岛素样生长因子等。肌瘤组织局部产生的生长因子与性激素之间相互调节在肌瘤的发展中起重要的作用。

4. 其他　月经初潮年龄越早，则子宫肌瘤的发病率越高。肥胖与子宫肌瘤的发病率呈正相关。多食维生素特别是维生素 C 可降低子宫肌瘤的发生率等。

二、分类

1. 按肌瘤生长部位，分为宫体部肌瘤（90%～92%）和宫颈部肌瘤（8%～10%）。

2. 按肌瘤与子宫肌壁的关系，分为 3 类（图 30-1）。

（1）肌壁间肌瘤（intramural leiomyoma）占 60%～70%，肌瘤位于子宫肌壁间，周围均被肌层包围。

（2）浆膜下肌瘤（subserous leiomyoma）约占 20%，肌瘤向子宫浆膜面生长，并突出于子宫表面，肌瘤表面仅由子宫浆膜覆盖。若瘤体继续向浆膜面生长，仅有一蒂与子宫相连，称为带蒂浆膜下肌瘤，营养由蒂部血管供应，因血供不足，容易变性、坏死。若蒂部扭转断

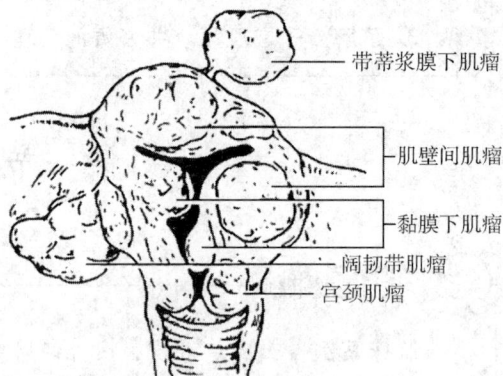

图 30-1　子宫肌瘤分类示意图

裂，肌瘤脱落至盆腔或腹腔，形成游离性肌瘤。若位于子宫体的肌瘤向侧旁生长，长入阔韧带两叶之间则形成阔韧带肌瘤。

（3）黏膜下肌瘤（submucous leiomyoma）　占 10%～15%。肌瘤向宫腔方向生长，突出于宫腔，表面仅为黏膜层覆盖。黏膜下肌瘤易形成蒂，在宫腔内生长，犹如异物，刺激子宫收缩，肌瘤可被挤经宫颈突入阴道。

子宫肌瘤常为多个，各种类型的肌瘤可发生在同一子宫，称为多发性子宫肌瘤。

三、病理

1. 巨检　肌瘤为实质性、球形、质韧的包块，表面光滑，压迫周围肌壁纤维形成假包膜，肌瘤与假包膜间有一层疏松网状间隙，因此手术切开假包膜后，肌瘤很容易从周围的肌层中剥离。肌瘤长大或多个相融合时，呈不规则形状。切面呈灰白色或淡黄色，可见漩涡状、梁状或编织样结构。颜色和硬度取决于其所含的平滑肌组织和纤维组织的比例。

2. 镜检　主要由梭形平滑肌细胞和不等量纤维结缔组织构成。肌细胞大小均匀，排列成漩涡状或棚状，核为杆状。纵切面细胞梭形，大小较为一致，胞质伊红色，核杆状，两端较钝。横切面细胞呈圆形或多边形，有丰富的胞质及位于中央的圆形核。

3. 特殊组织学及生长方式变异类型　极少情况下尚有一些特殊的组织学类型，如：富于细胞性、奇异型、核分裂活跃、上皮样、脂肪平滑肌瘤等；以及生长方式变异类型，如：静脉内平滑肌瘤病、转移性平滑肌瘤和弥漫性平滑肌瘤病等，这些特殊类型的平滑肌瘤的性质及恶性潜能尚有待确定。

四、肌瘤变性

肌瘤变性是指肌瘤失去原有的典型结构。常见的变性如下。

1. 玻璃样变（hyaline degeneration） 又称透明变性，最常见，约发生在60%的肌瘤中。肌瘤剖面漩涡状结构消失，呈灰白色光滑的凹陷区，似鹅卵石样外观。镜下见病变区肌细胞结构消失，代之以均匀的粉红色无结构区。

2. 囊性变（cystic degeneration） 继发玻璃样变之后的组织坏死、液化形成囊腔，腔内含清亮无色液体，也可凝固成胶冻状，是由于血供不足时基质解聚而形成。数个囊腔也可融合成大囊腔。镜下见囊腔为玻璃样变的肌瘤组织构成，囊壁内层无上皮覆盖。

3. 红色样变（red degeneration） 又称肉质变性，多见于妊娠期或产褥期。为肌瘤的一种特殊类型坏死，发生机制不清，可能与肌瘤内小血管退行性变引起血栓及溶血、血红蛋白渗入肌瘤内有关。患者可有剧烈腹痛伴恶心、呕吐、发热，白细胞计数升高，检查发现肌瘤迅速增大、压痛。肌瘤切面为暗红色，如半熟的牛肉，有腥臭味，质软，漩涡状结构消失。镜检见组织高度水肿，血管扩张广泛出血，部分可见静脉血栓形成，瘤细胞核消失，但细胞质仍明显可见。

4. 肉瘤样变（sarcomatous change） 属恶性变，较少见，仅为0.3%~0.8%。多见于绝经后伴疼痛和出血的患者。没有证据表明绝经前快速增长的肌瘤有肉瘤变的可能，但若绝经后妇女肌瘤增大，尤其是伴有不规则阴道流血者应警惕恶变可能。肌瘤恶变后，组织变软且脆，切面灰黄色，质软，似生鱼肉状，与周围组织界限不清。镜下见平滑肌细胞增生，排列紊乱，漩涡状结构消失，细胞有显著的异型性、伴大量的核分裂象、凝固性坏死区域。

5. 脂肪变性和钙化（fatty degeneration and degeneration with calcification） 肌细胞中出现小空泡，内含脂肪，呈灰黄色。若进一步发展，脂肪皂化与钙盐结合，沉积在肌瘤内，使肌瘤变硬如石，称为"子宫石"。X线摄片可见到钙化阴影。剖面可见白色钙化灶，常有沙粉感。镜下见深蓝色层状钙盐沉积。

五、临床表现

1. 症状 大多无临床症状，仅在妇科检查、超声检查，或偶尔自行腹部触摸时始发现。是否有临床症状及症状的轻重，主要决定于子宫肌瘤生长部位、生长速度及有无变性相关，而与肌瘤大小、数目关系不大。常见症状如下。

（1）月经改变 表现为经量增多、经期延长及月经周期缩短，最常见。多见于大的肌壁间肌瘤及黏膜下肌瘤，而浆膜下肌瘤中较少发生。肌瘤使宫腔增大，子宫内膜面积增加并妨碍子宫收缩。此外，肌瘤可能使肿瘤附近的静脉受挤压，导致子宫内膜静脉丛充血与扩张，从而引起经量增多、经期延长。黏膜下肌瘤伴有坏死感染时，可有不规则阴道流血或血样脓性排液。长期经量增多可继发贫血，出现乏力、心悸等症状。

（2）腹部包块 肌瘤初发生时在腹部摸不到肿块，当肌瘤逐渐增大，至子宫超过3个月妊娠大小时及位于子宫底部的浆膜下子宫肌瘤可从腹部触及肿块。带蒂的黏膜下肌瘤可脱出于阴道外，患者可因外阴脱出肿物就医。

（3）白带增多 肌瘤使子宫腔面积增大，子宫内膜腺体分泌增多，致使白带增多。子宫黏膜下肌瘤一旦感染，可有脓性和脓血性恶臭白带。

（4）压迫症状 子宫前壁下段肌瘤可压迫膀胱引起尿频、尿急等膀胱刺激症状；宫颈肌瘤可引起排尿困难、尿潴留；子宫后壁肌瘤压迫直肠可引起排便不畅，盆底部坠胀。阔韧带肌瘤或宫颈巨型肌瘤向侧方发展嵌入盆腔内，压迫输尿管使上泌尿道受阻，形成输尿管扩张甚至发生肾盂积水。

（5）**不孕**　约25%～35%的患者可发生不孕。黏膜下肌瘤和引起宫腔变形的肌壁间肌瘤可阻碍受精卵着床或影响精子进入宫腔或输卵管间质部。

（6）**其他**　包括下腹坠胀、腰酸背痛，经期加重。下列情况会出现急性腹痛：肌瘤红色样变；浆膜下肌瘤蒂扭转；黏膜下肌瘤由宫腔向外排出时。

2. 体征　与肌瘤大小、位置、数目及有无变性相关。大肌瘤可在下腹部扪及实质性不规则肿块。妇科检查扪及子宫增大，表面不规则单个或多个结节状突起。浆膜下肌瘤可扪及单个实质性球状肿块与子宫有蒂相连。黏膜下肌瘤位于子宫腔内者子宫均匀增大，当其脱出于宫颈外口，窥阴器检查即可看到子宫颈口处有肿物，粉红色，表面光滑，宫颈四周边缘清楚。若伴感染时，可有坏死、出血及脓性分泌物。

六、诊断及鉴别诊断

根据病史及体征，诊断多无困难。B型超声是最常用的辅助检查技术，能区分子宫肌瘤与其他盆腔肿块。磁共振成像术可准确判断肌瘤大小、数目和位置。如有需要，还可选择宫腔镜、腹腔镜、子宫输卵管造影等协助诊断。子宫肌瘤应与下列疾病鉴别。

1. 妊娠子宫　肌瘤囊性变时质地较软，应注意与妊娠子宫先兆流产相鉴别。妊娠者有停经史、早孕反应，子宫随停经月份增大变软，借助尿或血 beta - hCG 测定、B型超声可确诊。

2. 卵巢肿瘤　注意实质性卵巢肿瘤与带蒂浆膜下肌瘤鉴别，卵巢囊肿与子宫肌瘤囊性变相鉴别。卵巢肿瘤多无月经改变，肿块位于子宫一侧。注意肿块与子宫的关系，可借助B型超声协助诊断，必要时腹腔镜检查可明确诊断。

3. 子宫腺肌病　局限型子宫腺肌病类似子宫肌壁间肌瘤，均表现为月经增多、子宫增大、质硬等。但子宫腺肌病多数有继发性痛经，子宫多呈均匀增大，很少超过3个月妊娠子宫大小，且有经期子宫增大、经后缩小的特点。B型超声检查和血清 CA125 有助于诊断。但有时两者可以并存。

4. 子宫恶性肿瘤

（1）**子宫肉瘤**　好发于老年妇女，绝大多数发生于绝经后。子宫肿瘤生长迅速，多有腹痛、腹部包块及不规则阴道流血，B型超声及磁共振成像术有助于鉴别。细胞学涂片、诊断性刮宫可协助诊断，但须依靠标本巨检和病理学检查才可鉴别。

（2）**子宫内膜癌**　好发于老年妇女，以绝经后阴道流血为主要症状。子宫呈均匀增大或正常，质软。对更年期妇女应警惕子宫肌瘤合并子宫内膜癌。诊断性刮宫或宫腔镜有助于鉴别。

（3）**子宫颈癌**　有不规则阴道流血及白带增多或不正常排液等症状，外生型较易鉴别，内生型子宫颈癌应与宫颈黏膜下肌瘤鉴别。可借助于B型超声、宫颈脱落细胞学检查、宫颈活检、宫颈管搔刮及分段诊刮等鉴别。

5. 子宫畸形　双子宫或残角子宫易误诊为子宫肌瘤。子宫畸形常为先天性，无月经改变。B型超声检查、腹腔镜、子宫输卵管造影可协助诊断。

6. 其他　卵巢子宫内膜异位囊肿、盆腔炎性包块、子宫肥大症等，可根据病史、症状、体征及B型超声检查鉴别。

七、治疗

治疗应根据患者的症状轻重、肌瘤的生长部位、大小和数目、年龄、生育要求和全身状况而定，即应结合患者具体情况全面考虑，制定个体化治疗方案。

1. 期待疗法　适用于无症状的患者，尤其是近绝经期妇女，期待绝经后随着卵巢功能的减退肌瘤可以自然萎缩。每3～6个月复查一次，若出现症状或肌瘤增大，尤其速度较快者，可考虑进一步治疗。

2. 药物治疗　适应证：①子宫小于 8～10 周妊娠大小，症状轻、近绝经妇女，提前过渡到自然绝经，避免手术；②子宫肌瘤合并不孕者，缩小肌瘤以利于妊娠；③术前应用缩小肌瘤，降低手术难度，或使经阴道或腹腔镜手术成为可能；④贫血严重者，术前用药控制症状、纠正贫血；⑤全身情况不宜手术者。

（1）促性腺激素释放激素激动药（gonadotropin - releasing hormone agonist，GnRH - a）是治疗子宫肌瘤最有效的药物。作用机制是：短期内增加促性腺激素的释放，持续给药后引起 GnRH 受体脱敏、促性腺激素下调、达到低促性腺激素型性腺功能减退状态，此状态在临床上与绝经类似。大多数女性在开始该治疗 3 个月以内会出现闭经、贫血的改善及子宫明显缩小（35%～60%）。然而，停止治疗 3～4 个月，子宫又恢复到治疗前的大小。此外，用药 6 个月以上可产生绝经综合征、骨质疏松等副作用。可采用联合低剂量的反加疗法来缓解 GnRHa 的副作用。由于症状的迅速反弹及副作用，GnRHa 主要被用于术前治疗。一般应用长效制剂，每 4 周皮下注射 1 次。常用药物有亮丙瑞林（Leuprorelin）每次 3.75mg，或戈舍瑞林（Goserelin）每次 3.6mg。

（2）米非司酮（Mifepristone）　为孕酮的拮抗剂，具有抗孕酮、抗糖皮质激素的作用。每日 5mg 或 10mg，连服 3～6 个月，肌瘤平均缩小 40%～50%，停药后也会复发，但复发率较 GnRHa 低，主要作为术前用药或提前绝经使用。但不宜长期使用，因其拮抗孕激素后，子宫内膜长期处于无对抗性雌激素环境，增加子宫内膜增生的风险。

（3）雄激素　雄激素可对抗雌激素，使子宫内膜萎缩，直接作用于子宫使肌层及血管的平滑肌收缩，减少出血。但因为有男性化反应和水钠潴留等副作用，因此临床上已较少使用丙酸睾酮和甲睾酮等人工合成的雄激素作为主要药物治疗子宫肌瘤。

（4）中药治疗　应用活血化瘀，软坚散结的中药进行治疗。例如桂枝茯苓胶囊、大黄蛰虫丸、宫瘤清等，非经期服用。但临床疗效尚待明确。

3. 手术治疗　适应证主要有：①月经过多或不规则出血导致贫血；②体积大或压迫邻近器官膀胱、直肠等引起症状；③确定子宫肌瘤是导致不孕或反复流产的唯一原因；④药物保守治疗无法控制肌瘤生长；⑤肌瘤生长迅速或者绝经后继续生长，疑有肉瘤变等。手术分两类：肌瘤剔除术和子宫切除术。手术途径可经腹、经阴道，可采用开腹、腹腔镜、宫腔镜、宫腹腔镜联合等。

（1）肌瘤剔除术（myomectomy）　适用于希望保留生育功能或由于其他原因希望保留子宫的患者。肌壁间或浆膜下肌瘤可采用开腹或腹腔镜下肌瘤剔除术。黏膜下肌瘤或大部分突向宫腔的肌壁间肌瘤可行宫腔镜下切除。突入阴道的黏膜下肌瘤经阴道摘除。

虽然子宫肌瘤剔除术治疗月经过多和盆腔压迫症状有效，但是该手术的缺点是存在因异常肌细胞的新克隆发生更多平滑肌瘤的风险。子宫肌瘤剔除术后约 50% 复发，因肌瘤再次手术率为 21%～34%。

（2）子宫切除术（hysterectomy）　不要求保留生育功能，或不要求保留子宫，或疑有恶变者，可行子宫切除术。按照子宫切除范围，分为子宫次全切除（保留宫颈）和子宫全切除术。术前应行宫颈细胞学检查，排除宫颈上皮内瘤变或子宫颈癌。发生于围绝经期的子宫肌瘤要注意排除合并子宫内膜癌。

4. 其他治疗

（1）子宫动脉栓塞术（uterine artery embolization，UAE）　通过阻断子宫动脉及其分支，减少肌瘤的血供，从而延缓肌瘤的生长，缓解症状。子宫动脉栓塞术可使肌瘤缩小 30%～46%。对有症状的以前治疗失败但不愿手术治疗的患者，可选择此方法。但该方法可能引起卵巢功能减退并增加潜在的妊娠并发症的风险，对有生育要求的妇女一般不建议使用。

（2）宫腔镜下子宫内膜切除术　适用于月经量多、没有生育要求但希望保留子宫或不能耐受子宫切除术的患者。因为此操作不会影响肌壁间及浆膜下的平滑肌瘤，所以不能改善占位或压迫性症状。

（3）磁共振引导聚焦超声术及肌瘤射频消融术等，需严格掌握使用的适应证。

八、子宫肌瘤合并妊娠

肌瘤合并妊娠占肌瘤患者0.5%~1%，占妊娠0.3%~7.2%，肌瘤小又无症状者常被忽略，实际发病率高于报道。

肌瘤对妊娠及分娩的影响与肌瘤类型及大小有关。黏膜下肌瘤可影响受精卵着床，导致早期流产；肌壁间肌瘤过大可使宫腔变形或内膜供血不足引起流产。生长位置较低的肌瘤可妨碍胎先露下降，使妊娠后期及分娩时胎位异常、胎盘低置或前置、产道梗阻等。胎儿娩出后易因胎盘粘连、剥离困难及子宫收缩不良等而导致产后出血。妊娠晚期及产褥期肌瘤易发生红色样变，但采用保守治疗通常能缓解。妊娠合并子宫肌瘤多能自然分娩，但应预防产后出血。若肌瘤阻碍胎儿下降应行剖宫产术，术中是否同时行肌瘤剔除术，需根据肌瘤大小、部位等具体情况而定。

第二节　子宫内膜癌

案例讨论

临床案例　女性，52岁，孕2产1，因绝经后阴道流血1⁺月就诊。患者2年前绝经，1⁺月来出现持续阴道流血，量少，伴阴道排液，有臭味，偶伴下腹疼痛。有高血压和糖尿病史，3年前因乳腺癌行手术，术后服用他莫昔芬至今。妇科检查：外阴（-），阴道光、畅，宫颈肥大，触之易出血，子宫前位，稍增大，压痛明显，双侧附件未及明显异常。超声提示：宫腔有实质不均回声区，并伴有混杂的斑点状或棒状血流信号。

问题　1. 根据上述资料，该患者的初步诊断及诊断依据是什么？
　　　　　2. 需与哪些疾病相鉴别？

子宫内膜癌（endometrial carcinoma）是发生于子宫内膜的一组上皮性恶性肿瘤，以来源于子宫内膜腺体的腺癌最常见。为女性生殖道三大恶性肿瘤之一，占女性全身恶性肿瘤7%，占女性生殖道恶性肿瘤20%~30%。平均发病年龄为60岁。近年来，其发病率呈上升趋势。

一、病因

尚未明确。目前认为子宫内膜癌有两种发病类型。

Ⅰ型是雌激素依赖型（estrogen-dependent），占子宫内膜癌的大多数，均为子宫内膜样腺癌。其发生可能是在无孕激素拮抗的雌激素长期作用下，发生子宫内膜增生症（单纯型或复杂型，伴或不伴不典型增生），继而癌变。肿瘤分化较好，雌孕激素受体阳性率高，预后好。分子生物学检测发现PTEN基因失活和微卫星不稳定。临床上可见于无排卵性疾病（无排卵性功血，多囊卵巢综合征）、分泌雌激素的卵巢肿瘤（颗粒细胞瘤、卵泡膜细胞瘤）、长期服用雌激素的绝经后妇女以及长期服用他莫昔芬的妇女。这种类型患者常伴有肥胖、高血压、糖尿病、不孕或不育及绝经延迟。

Ⅱ型是非雌激素依赖型（estrogen-independent），发病与雌激素无明确关系。这类子宫内膜癌的病理形态属少见类型，如子宫内膜浆液性癌、透明细胞癌、腺鳞癌、黏液腺癌等。多见于老年体瘦妇女，在癌灶周围可以是萎缩的子宫内膜，肿瘤恶性度高，分化差，雌孕激素受体多呈阴性，预后不良。分子生物学检测发现 P53 基因突变和 HER2 基因过度表达。

二、病理

1. 巨检 不同组织学类型内膜癌的肉眼观无明显区别。大体可分为弥散型和局灶型。

①弥散型：较多见，肿瘤在子宫内膜内蔓延，可累及全部内膜，使之增厚不平或呈不规则息肉状、菜花状突起，质地糟脆，色灰白，表面可有溃疡和坏死。子宫内膜大部或全部被癌组织侵犯，并突向宫腔，常伴有出血、坏死，较少有肌层浸润。晚期癌灶可侵及深肌层或宫颈，若阻塞宫颈管可引起宫腔积脓。②局灶型：多见于宫腔底部或宫角部，后壁比前壁多见。癌灶小，呈息肉或菜花状，易浸润肌层。有时病灶小而浅，可于刮宫时被刮去，手术切除后的子宫标本已无癌灶存在。

2. 镜检及病理类型

（1）内膜样腺癌 占 80% ~ 90%，内膜腺体高度异常增生，上皮复层，并形成筛孔状结构。癌细胞异型明显，核大、不规则、深染，核分裂活跃，分化差的腺癌腺体少，腺结构消失，成实性癌块。按腺癌分化程度分为Ⅰ级（高分化，G1）、Ⅱ级（中分化，G2）、Ⅲ级（低分化，G3）。分级越高，恶性程度越高。

（2）腺癌伴鳞状上皮分化 腺癌组织中含鳞状上皮成分，伴化生鳞状上皮成分者称为棘腺癌（腺角化癌），伴鳞癌者称为鳞腺癌，介于两者之间称为腺癌伴鳞状上皮不典型增生。

（3）浆液性癌 又称为子宫乳头状浆液性腺癌（uterine papillary serous carcinoma，UPSC），占 1% ~ 9%。属于Ⅱ型子宫内膜癌。癌细胞异型性明显，多为不规则复层排列，呈乳头状或簇状生长，1/3 可伴砂粒体。恶性程度高，易有深肌层浸润和腹腔、淋巴及远处转移，预后极差。无明显肌层浸润时也可能发生腹腔播散。在标本中若发现浆液性腺癌成分，即使仅呈灶性，亦应在诊断中说明。

（4）黏液性癌 约占 5%，肿瘤半数以上由胞质内充满黏液的细胞组成，大多腺体结构分化良好，病理行为与子宫内膜样腺癌相似，预后较好。普通子宫内膜样癌常伴有灶性黏液样上皮分化，当这种分化的肿瘤成分所占比例大于 50% 时，则分类为黏液性癌，一般将其视为Ⅰ型癌，预后与同等分化程度的子宫内膜样腺癌相同。

（5）透明细胞癌 是另一种Ⅱ型子宫内膜癌。占不足 5%，多呈实性片状、腺管样或乳头状排列，癌细胞胞质丰富、透亮，核呈异型性，或由靴钉状细胞组成。恶性程度高，易早期转移。

（6）混合型腺癌 是指Ⅰ型和Ⅱ型内膜癌混合存在，混合成分的比例至少占 10%。诊断报告中要注明比例，一般认为Ⅱ型内膜癌的比例占 25% 以上提示预后不良。

三、转移途径

多数子宫内膜癌生长缓慢，局限于内膜或在宫腔内时间较长，部分特殊病理类型（浆液性腺癌、鳞腺癌）和低分化腺癌可发展很快，短期内出现转移。其主要转移途径为直接蔓延、淋巴转移，晚期可有血行转移。

1. 直接蔓延 癌灶初期沿子宫内膜蔓延生长，向上可沿子宫角波及输卵管，向下可累及宫颈管及阴道。若癌瘤向肌壁浸润，可穿透子宫肌层，累及子宫浆肌层，种植于盆腹膜、直肠子宫陷凹及大网膜。

2. 淋巴转移 为子宫内膜癌的主要转移途径。当癌肿累及宫颈、深肌层或癌组织分化不良时，易发生淋巴转移。转移途径与癌肿生长部位有关：宫底部癌灶常沿阔韧带上部淋巴管网经骨盆漏斗韧带转移至腹主动脉旁淋巴结；子宫角或前壁上部病灶沿圆韧带淋巴管转移至腹股沟淋巴结；子宫下段或已累及子宫颈管癌灶的淋巴转移途径与子宫颈癌相同，可累及宫旁、闭孔、髂内、髂外及髂总淋巴结；子宫后壁癌灶可沿宫骶韧带转移至直肠淋巴结；约10%子宫内膜癌经淋巴管逆行引流累及阴道前壁。

3. 血行转移 少见。晚期患者经血行转移至全身各器官，常见部位为肺、肝、骨等。

四、分期

子宫内膜癌的分期，采用国际妇产科联盟（FIGO，2009年）修订的手术病理分期，见表30-1。不进行手术者，可采用临床分期（FIGO，1971年）。

表30-1 子宫内膜癌手术病理分期（FIGO，2009年）

Ⅰ期	肿瘤局限于子宫体
ⅠA	肿瘤浸润深度<1/2肌层
ⅠB	肿瘤浸润深度≥1/2肌层
Ⅱ期	肿瘤侵犯宫颈间质，但无宫体外蔓延
Ⅲ期	肿瘤局部和（或）区域扩散
ⅢA	肿瘤累及浆膜层和（或）附件
ⅢB	阴道和（或）宫旁受累
ⅢC	盆腔淋巴结和（或）腹主动脉旁淋巴结转移
ⅢC1	盆腔淋巴结阳性
ⅢC2	腹主动脉旁淋巴结阳性伴（或不伴）盆腔淋巴结阳性
Ⅳ期	肿瘤侵及膀胱和（或）直肠黏膜，和（或）远处转移
ⅣA	肿瘤侵及膀胱和（或）直肠黏膜
ⅣB	远处转移，包括腹腔内和（或）腹股沟淋巴结转移

五、临床表现

1. 症状 约90%的患者出现阴道流血或阴道排液症状。

（1）阴道流血 主要表现为绝经后阴道流血，量一般不多。尚未绝经者可表现为经量增多、经期延长或月经紊乱。

（2）阴道排液 阴道异常排液多为瘤体渗出或继发感染的结果。表现为血性液体或浆液性分泌物，合并感染则有脓血性排液，恶臭。因阴道排液异常就诊者约占25%。

（3）下腹疼痛及其他 若癌肿累及宫颈内口，可引起宫腔积脓，出现下腹胀痛及痉挛样疼痛。晚期浸润周围组织或压迫神经可引起下腹及腰骶部疼痛。晚期可出现贫血、消瘦及恶病质等相应症状。

2. 体征 早期患者妇科检查可无异常发现。晚期子宫可明显增大，合并宫腔积脓时可有明显压痛，宫颈管内偶有癌组织脱出，触之易出血。癌灶浸润周围组织时，子宫固定或在宫旁扪及不规则结节状物。因子宫内膜癌大多局限于子宫，盆腔双合诊及三合诊检查一般无明显的子宫外的其他异常发现。

六、诊断

1. 病史及临床表现 对于绝经后阴道流血、围绝经期月经紊乱，不论出血量多少及是否为持续性，均应排除子宫内膜癌后再按良性疾病处理。对有以下情况的异常阴道流血妇女要警惕子宫内膜癌：①有肥胖、糖尿病、不育、绝经延迟等子宫内膜癌发病相关的高危因素者；②有长期应用雌激素、他莫昔芬或雌激素增高疾病史者；③有乳腺癌、子宫内膜癌家族史者。

2. 影像学检查 经阴道B型超声检查可了解子宫大小、宫腔形状、宫腔内有无赘生物、子宫内膜厚度、肌层有无浸润及深度，可对异常阴道流血的原因做出初步判断并为进一步检查的选择提供参考。典型子宫内膜癌的超声图像为宫腔有实质不均回声区，或宫腔线消失、肌层内有不均回声区。彩色多普勒显像可显示丰富血流信号，表现为混杂的斑点状或棒状血流信号。频谱分析为低阻抗血流频谱。其他影像学检查主要被用于治疗前评估，磁共振成像对肌层浸润深度和宫颈间质浸润有较准确的判断，CT 可协助判断有无子宫外转移。

3. 诊断性刮宫（diagnostic curettage） 是常用而有价值的诊断方法。更适用于弥漫性子宫内膜病变的诊断，而对局限性病灶的诊断价值有限，易漏诊。如果临床或影像学检查怀疑有宫颈转移，或为鉴别子宫内膜癌和子宫颈管腺癌，应行分段诊刮（fractional curettage）。组织学检查是子宫内膜癌的确诊依据。

4. 宫腔镜检查 可直接观察宫腔及宫颈管内有无癌灶存在，癌灶大小及部位，直视下取材活检，对局灶型子宫内膜癌的诊断更为准确。该检查是否会促进癌细胞的扩散尚存在争议。

5. 其他

（1）子宫内膜抽吸活检（endometrial aspiration biopsy） 方法简便，国外报道诊断的准确性与诊断性刮宫相当，但国内尚未普遍开展。

（2）血清 CA125 测定 有子宫外转移者，血清 CA125 值会升高。也可作为疗效观察的指标。

七、鉴别诊断

绝经后及围绝经期阴道流血为子宫内膜癌最常见的症状，故子宫内膜癌应与引起阴道流血的各种疾病相鉴别。

1. 功能失调性子宫出血 以月经紊乱（经量增多、经期延长及不规则阴道流血）为主要表现。妇科检查无异常发现，诊断性刮宫和活组织检查可以确诊。

2. 萎缩性阴道炎 主要表现为血性白带。检查时可见阴道黏膜变薄、充血或有出血点、分泌物增多等表现。B 型超声检查宫腔内无异常发现，治疗后可好转。必要时可先抗感染治疗后，再作诊断性刮宫。

3. 老年性子宫内膜炎 表现为绝经后阴道出血，但诊刮常无或极少组织物刮出，宫腔镜检查见内膜薄，有点状或者片状出血。

4. 子宫黏膜下肌瘤或内膜息肉 有月经过多或不规则阴道流血，可行 B 型超声检查、宫腔镜检查、诊断性刮宫以明确诊断。

5. 子宫内膜不典型增生 多见于生育年龄及围绝经期妇女，临床症状与子宫内膜癌相似，活检或诊刮标本病理检查才能鉴别。但需注意的是病理报告为不典型增生的病例中有 25% 在最终切除的子宫标本中病理报告为高分化癌。

6. 内生型子宫颈癌、子宫肉瘤及输卵管癌 均可表现为阴道排液增多或不规则阴道流血。内生型子宫颈癌因癌灶位于宫颈管内，宫颈管变粗、硬或呈桶状。子宫肉瘤可有子宫明显增大、质软。输卵管癌以间歇性阴道排液、阴道流血、下腹隐痛为主要症状，可有附件包块。分段诊刮及影像学检查可协助鉴别。

八、治疗

主要治疗方法为手术、放疗及药物（化学药物及激素）治疗。应根据肿瘤累及范围及组织学类型，结合患者年龄及全身情况制定适宜的治疗方案。早期患者以手术为主，术后根据有无影响预后的高危因素选择辅助治疗。影响子宫内膜癌预后的高危因素有：非子宫内膜样癌或低分化子宫内膜样腺癌、深肌层浸润、淋巴结转移、宫颈或子宫外转移等。晚期采用手术、放射、药物等综合治疗。

1. 手术治疗 首选。手术可以进行手术－病理分期，确定病变范围及与预后相关因素，同时可切除病变子宫及其他可能存在的转移病灶。术中首先留取腹腔积液或盆腔冲洗液进行细胞学检查，然后全面探查腹腔内脏器，对可疑病变取样送病理检查。子宫切除的标本应在术中常规剖视，确定肌层侵犯深度，必要时行冰冻切片检查，以决定手术范围。手术可经腹或在腹腔镜下进行。切除的标本除常规病理学检查外，还应采用免疫组化方法检测雌、孕激素受体。

Ⅰ期患者行筋膜外全子宫切除及双侧附件切除术。有下述情况之一者，行盆腔淋巴结切除及腹主动脉旁淋巴结取样：①可疑的盆腔和（或）腹主动脉旁淋巴结转移；②特殊病理类型，如浆液性腺癌、鳞状细胞癌、癌肉瘤、透明细胞癌、未分化癌等；③子宫内膜样腺癌 G3；④肌层浸润深度≥1/2；⑤癌灶累及宫腔面积超过 50%。

Ⅱ期行改良广泛性子宫切除及双侧附件切除术，同时行盆腔淋巴结切除及腹主动脉旁淋巴结取样术。Ⅲ期和Ⅳ期，行肿瘤细胞减灭术，尽可能切除所有肉眼可见的病灶。

2. 放疗 分腔内照射及体外照射两种。腔内照射多用后装治疗机，高能放射源为^{137}铯。体外照射多用直线加速器，放射源为^{60}钴。

单纯放疗：约 5%～15% 的患者因为高龄、有严重内科并发症或期别过晚等原因无法手术，可采用单纯放疗。腔内照射总剂量为 45～50Gy，每周 1 次，分 6～7 次完成。体外照射总剂量 40～45Gy，6 周完成。除Ⅰ期 G1 不能接受手术治疗者可选用单纯腔内照射外，其他各期均采用腔内联合腔外照射治疗。

放疗联合手术及化疗：术后放疗是Ⅰ期高危和Ⅱ期子宫内膜癌最主要的术后辅助治疗，可降低局部复发，改善无瘤生存期。有深肌层浸润、G3 及淋巴结转移者可选用术后放疗。对Ⅲ期和Ⅳ期病例，通过放疗、手术及化疗综合治疗，可提高疗效。术后放疗的优点是可根据手术病理分期结果在明确病变范围及有无高危因素后，确定是否需要放射治疗及放射治疗的方法和照射部位、范围，既可杀灭残余肿瘤和可能残存的病灶，预防复发，又可避免不必要的放疗，减少因放疗引起的并发症及费用。因此，术后放疗是目前子宫内膜癌治疗中最常用的放疗方法。

3. 化疗 为晚期或复发子宫内膜癌综合治疗措施之一，也可用于术后有复发高危因素患者的治疗以期减少盆腔外的远处转移。常用化疗药物有顺铂、紫杉醇、氟尿嘧啶、多柔比星、环磷酰胺、丝裂霉素等。可单独或联合应用，也可与孕激素合并应用。子宫浆液性癌术后应给予化疗，多采用以铂类为基础的联合化疗，方案同卵巢上皮性癌。

4. 孕激素治疗 主要用于晚期或复发子宫内膜癌，也可试用于极早期要求保留生育功能的年轻患者。其机制可能是孕激素与癌细胞孕激素受体结合形成复合物进入细胞核，延缓 DNA 和 RNA 复制，抑制癌细胞生长。孕激素以高效、大剂量、长期应用为宜，应用 12 周及以上通过诊断性刮宫来评价疗效。孕激素受体（PR）阳性者有效率可达 80%。常用药物：醋酸甲羟孕酮，口服，200～400mg/d；己酸孕酮 500mg，肌内注射，每周 2 次。长期使用可有水钠潴留、水肿或药物性肝炎等副作用，停药后可恢复。

九、预后

子宫内膜癌生长缓慢，转移晚，症状显著，多能早期发现，约 75% 为早期患者，预后较好。5 年生存率：Ⅰ期和Ⅱ期分别约为 80%～90% 和 70%～80%，Ⅲ和Ⅳ期为 20%～60%。

影响预后的主要因素有：①肿瘤的恶性程度及病变范围，包括手术病理分期、组织学类型、肿瘤分级、肌层浸润深度、淋巴转移及子宫外转移等；②患者全身状况；③治疗方案的选择。

十、随访

治疗后应定期随访，75%～95%的复发出现在术后2～3年内。一般术后2～3年内每3个月随访1次，3年后每6个月1次，5年后每年1次。随访内容包括询问病史、盆腔检查、阴道细胞学涂片、胸部X线摄片、血清CA125检测等，必要时可作CT或MRI检查。

十一、预防

预防措施包括：①重视绝经后妇女阴道流血和绝经过渡期妇女月经紊乱的诊治；②正确掌握雌激素应用指征及方法；③对有高危因素的人群，如肥胖、不育、绝经延迟、长期应用雌激素及他莫昔芬等，应密切随访或监测。

第三节　子宫肉瘤

子宫肉瘤（uterine sarcoma）少见，恶性程度高。多见于40～60岁妇女。约占所有女性生殖道恶性肿瘤的1%，占子宫体恶性肿瘤的3%～7%。来源于子宫肌层、肌层内结缔组织和子宫内膜间质，也可继发于子宫平滑肌瘤。

一、组织发生及病理

根据不同的组织发生来源，主要有三种类型。

1. 子宫平滑肌肉瘤（leiomyosarcoma） 是最常见的子宫肉瘤，占子宫肉瘤的30%～45%。来源于子宫平滑肌，易发生盆腔血管、淋巴结及肺转移。平滑肌肉瘤分为原发性和继发性两种。原发性平滑肌肉瘤是指由具有平滑肌分化的细胞组成的恶性肿瘤，来源于子宫肌壁或肌壁间血管壁的平滑肌组织。此种肉瘤呈弥漫性生长，与子宫壁之间无明显界限，无包膜。继发性平滑肌肉瘤为原已存在的平滑肌瘤恶变。肌瘤恶变常自肌瘤中心部分开始向周围扩展直到整个肌瘤发展为肉瘤，此时往往侵及包膜。通常肿瘤的体积较大，切面为均匀一致的黄色或红色结构，呈鱼肉状或豆渣样。镜下平滑肌肉瘤细胞呈梭形，细胞大小不一致，形态各异，排列紊乱，有核异型，染色质深，核仁明显，细胞质呈碱性，有时有巨细胞出现。核分裂象＞5/10HP。继发性子宫肉瘤的预后比原发性好。

2. 子宫内膜间质肉瘤（endometrial stromal sarcoma，ESS） 肿瘤来自子宫内膜间质细胞，按照核分裂象、血管侵袭及预后分为三类：子宫内膜间质结节、子宫内膜间质肉瘤、高度或未分化子宫内膜肉瘤。

（1）子宫内膜间质结节　病灶局限于子宫，边界清楚，质硬无浸润，无淋巴管或血管侵袭，通常核分裂象＜5/10HP。

（2）子宫内膜间质肉瘤（既往称为低度恶性子宫内膜间质肉瘤）　有向宫旁组织转移倾向，较少发生淋巴及肺转移。复发迟，平均初始治疗后5年复发。大体见子宫球状增大，有颗粒样或小团块状突起，质如橡皮，富有弹性。切面见肿瘤呈息肉或结节状，自子宫内膜突向宫腔或侵及肌层，有时息肉有长蒂可达宫颈口外。瘤组织呈鱼肉状，质软且脆，均匀一致，呈黄色，表面光滑或溃破而继发感染。镜下见子宫内膜间质细胞侵入肌层肌束间，细胞形态大小一致，细胞质少，核分裂象＜10/10HP。

（3）高度或未分化子宫内膜肉瘤　恶性度高，预后差。肿瘤多发生在子宫底部，呈息肉状向宫腔突起，质软且脆，常伴有出血坏死。切面呈灰黄色，鱼肉状。当侵入肌层时，肌壁则呈局限性或弥漫性增厚。镜下肿瘤细胞分化程度差，细胞大小不等，核深染，异型性明显，核分裂象＞10/10HP，并有不典型核分裂。

3. 上皮和间叶混合性肉瘤　指肿瘤中具有上皮和间叶两种成分组成的恶性肿瘤，根据其中上皮成分的良恶性，又分为腺肉瘤和癌肉瘤。

（1）腺肉瘤（adenosarcoma）　占子宫肉瘤的 5%~10%，是一种具有低度恶性潜能的混合性肿瘤，由良性的腺上皮和低级别肉瘤紧密混合而成，肉瘤常为子宫内膜间质成分。多见于绝经后妇女，也可见于青春期或育龄期女性。腺肉瘤表现为息肉样肿块，常常起源于宫底，突入宫腔，较少侵犯肌层，切面常呈灰红色，伴出血、坏死，可见小囊腔。镜下可见被间质挤压呈裂隙状的腺上皮成分，周围间叶细胞排列密集，细胞轻度异型，核分裂象 >4/10HP。

（2）癌肉瘤（carcinosarcoma）　含癌及肉瘤两种成分，是一种由恶性上皮和恶性间叶成分混合组成的子宫恶性肿瘤，也称恶性中胚叶混合瘤（malignant mesodermal mixed tumor，MMMT）。肿瘤的恶性程度很高，常见于绝经后妇女。肿瘤呈息肉状生长，突向宫腔，体积可以很大，常为多发性或分叶状，并侵犯子宫肌层。肿瘤质软，表面光滑，切面灰白色，有出血、坏死。镜下见恶性上皮成分通常为 Mullerian 型上皮，间叶成分分为同源性和异源性，后者常见横纹肌、骨、骨骼肌等成分，恶性明显。

二、转移途径

有血行转移、直接蔓延及淋巴转移。主要为血行播散及直接蔓延，以肺、肝转移多见。

三、临床表现

1. 症状　无特异性。早期症状不明显，随着病情发展可有如下表现。

（1）阴道不规则流血　最常见，量多少不等。绝经前患者多表现为经期延长，经量增多以及不规则阴道流血，与子宫肌瘤症状相似；而绝经后患者多表现为绝经后阴道流血，不易与子宫内膜癌相鉴别。

（2）腹痛　肉瘤生长快，子宫迅速增大或瘤内出血、坏死、子宫肌壁破裂引起急性腹痛。

（3）盆腔包块　下腹部块物迅速增大。

（4）压迫症状及其他　可压迫膀胱或直肠，出现尿频、尿急、尿潴留、里急后重、大便困难等症状。晚期患者全身消瘦、低热、贫血或出现肺、脑转移相应的症状。宫颈肉瘤或肉瘤自宫腔脱出至阴道内，常伴有大量恶臭的分泌物。

各组织学类型的子宫肉瘤临床表现有差异，阴道异常流血和体检发现宫口脱出物多见于上皮和间叶混合性肉瘤，月经量增多较多见于子宫内膜间质肉瘤，盆腔包块较多见于子宫平滑肌肉瘤。

2. 体征　子宫增大，外形不规则。平滑肌肉瘤患者的子宫多大于妊娠 3 个月子宫，而上皮和间叶混合性肉瘤患者的子宫多小于妊娠 3 个月子宫。宫颈口有息肉或肌瘤样肿块，呈紫红色，极易出血。继发感染后有坏死及脓性分泌物。晚期肉瘤可累及骨盆侧壁，子宫固定不活动，可转移至肠管及腹腔，但腹腔积液少见。

四、诊断

因子宫肉瘤临床表现与子宫肌瘤及其他子宫恶性肿瘤相似，术前诊断较困难。对绝经后妇女及幼女的宫颈赘生物、迅速长大伴疼痛的子宫肌瘤，均应考虑有无子宫肉瘤可能。辅助诊断可选用彩色多普勒超声检查、诊断性刮宫等。组织病理学检查可确诊。诊断子宫肉瘤 3 个最重要的组织学标准为核分裂象、细胞异型性和凝固性坏死。诊断性刮宫病理诊断阴性者不能排除子宫肉瘤可能。

五、临床分期

子宫肉瘤的分期采用国际妇产科联盟（FIGO，2009 年）制定的手术病理分期，而癌肉瘤的分期仍沿用子宫内膜癌的分期标准（表30－2）。

表 30 － 2　子宫肉瘤手术病理分期（FIGO，2009 年）

（1）子宫平滑肌肉瘤	
Ⅰ期	肿瘤局限于子宫体
ⅠA	肿瘤≤5cm
ⅠB	肿瘤＞5cm
Ⅱ期	肿瘤侵及盆腔
ⅡA	附件受累
ⅡB	子宫外盆腔内组织受累
Ⅲ期	肿瘤侵及腹腔组织（不包括子宫肿瘤突入腹腔）
ⅢA	一个病灶
ⅢB	多个病灶
ⅢC	盆腔淋巴结和（或）腹主动脉旁淋巴结转移
Ⅳ期	膀胱和（或）直肠或有远处转移
ⅣA	肿瘤侵及膀胱和（或）直肠
ⅣB	远处转移
（2）子宫内膜间质肉瘤和腺肉瘤	
Ⅰ期	肿瘤局限于子宫体
ⅠA	肿瘤局限于子宫内膜或宫颈内膜，无肌层浸润
ⅠB	肌层浸润≤1/2
ⅠC	肌层浸润＞1/2
Ⅱ期	肿瘤侵及盆腔
ⅡA	附件受累
ⅡB	子宫外盆腔内组织受累
Ⅲ期	肿瘤侵及腹腔组织（不包括子宫肿瘤突入腹腔）
ⅢA	一个病灶
ⅢB	多个病灶
ⅢC	盆腔淋巴结和（或）腹主动脉旁淋巴结转移
Ⅳ期	膀胱和（或）直肠或有远处转移
ⅣA	肿瘤侵及膀胱和（或）直肠
ⅣB	远处转移
（3）癌肉瘤	
同子宫内膜癌分期	

六、治疗

　　子宫肉瘤的治疗目前仍是以手术为主，辅以化疗、放疗的综合治疗。Ⅰ期行全子宫切除术及双侧附件切除术，有子宫外转移病变者应行肿瘤细胞减灭术。子宫内膜间质肉瘤和癌肉瘤还应行淋巴结切除。子宫平滑肌肉瘤因淋巴转移率低，是否切除淋巴结尚存争议。Ⅲ期及Ⅳ期应考虑手术、放疗和化疗综合治疗。目前对肉瘤化疗效果较好的药物有顺铂、多柔比星、异环磷酰胺等，常用三药联合方案。目前认为子宫内膜间质肉瘤对放疗最敏感，放疗可以使盆腔的局部病变得到控制并延缓子宫肉瘤在盆腔的复发，但对总生存率无明显影响。对于复发或转移的晚期患者，可行姑息性放疗。低度恶性子宫内膜间质肉瘤含雌、孕激素受体，孕激素治疗有一定效果。以大剂量、高效为宜。早期年轻患者能否保留卵巢尚存在争议，对尝试保留的卵巢应行楔形活检。

七、预后

复发率高，预后差，5 年生存率 15%～30%。预后与肉瘤类型、恶性程度、肿瘤分期、有无淋巴脉管转移及治疗方法有关。继发性子宫平滑肌肉瘤及子宫内膜间质肉瘤预后相对较好；高度或未分化子宫内膜间质肉瘤及癌肉瘤预后差。未分化子宫内膜间质肉瘤生存期一般<2 年。

本章小结

子宫肌瘤是女性生殖器官最常见的良性肿瘤。子宫肌瘤的变性常见的有玻璃样变、囊性变、红色样变、肉瘤样变、脂肪变性和钙化。对有手术指征的子宫肌瘤患者可根据年龄和生育要求来选择子宫肌瘤剔除术或子宫切除术。子宫内膜癌绝大多数的病理学类型为内膜样腺癌。最常见的症状是异常阴道流血，组织学诊断为确诊依据。早期子宫内膜癌患者首选手术，晚期患者采用手术、放射、药物等综合治疗。子宫肉瘤少见，大多数预后差。最常见的是子宫平滑肌肉瘤。临床症状为阴道不规则流血伴腹痛，确诊需根据病理学诊断。手术是子宫肉瘤主要的治疗方法。

思考题

1. 常见的子宫肌瘤变性有哪些？
2. 子宫肌瘤需与哪些疾病相鉴别？
3. 简述子宫肌瘤的治疗原则。
4. 简述子宫内膜癌的手术病理分期。
5. 子宫内膜癌需与哪些疾病鉴别？
6. 简述子宫内膜癌的治疗原则。
7. 简述子宫肉瘤的分类。
8. 简述子宫肉瘤的临床表现。

（朱雪琼　胡晓丽）

第三十一章 卵巢肿瘤与输卵管肿瘤

卵巢肿瘤（ovarian tumor）是女性生殖器常见肿瘤，组织学类型繁多，任何年龄均可发生，但不同的组织学类型肿瘤的好发年龄段各异。卵巢恶性肿瘤是妇科常见的三大恶性肿瘤之一，目前尚缺乏有效的早期诊断方法，一旦出现症状多属晚期。卵巢恶性上皮性肿瘤5年存活率仍较低，徘徊在30%～40%，病死率位于女性生殖器恶性肿瘤首位，成为严重威胁妇女健康和生命的主要肿瘤。以往常认为输卵管癌罕见，近年来病理学、分子学以及遗传学证据显示，40%～60%被诊断为高级别浆液性卵巢癌和腹膜癌可能来源于输卵管伞端。原发输卵管肿瘤生物学行为及治疗原则与卵巢上皮性癌相似。

第一节 卵巢肿瘤概论

卵巢组织成分复杂，组织学类型繁多，肿瘤又有良性、交界性及恶性之分，因此为全身各脏器发生原发肿瘤类型最多的器官。不同类型的卵巢肿瘤其组织学表现和生物学行为差异很大。

一、组织学分类及分级

分类方法虽多，仍普遍采用世界卫生组织（WHO，2003）制定的卵巢肿瘤组织学分类法。（表31-1）

表31-1 卵巢肿瘤组织学分类（WHO，2003，部分内容）

一、上皮性肿瘤（良性、交界性、恶性）

　1. 浆液性肿瘤

　2. 黏液性肿瘤，宫颈样型及肠型

　3. 子宫内膜样肿瘤，包括变异型及鳞状分化

　4. 透明细胞肿瘤

　5. 移行细胞肿瘤

　6. 鳞状细胞肿瘤

　7. 混合性上皮细胞肿瘤（注明各成分）

　8. 未分化和未分类肿瘤

二、性索-间质肿瘤

　1. 颗粒细胞-间质细胞肿瘤（颗粒细胞瘤、卵泡膜细胞瘤-纤维瘤）

续表

2. 支持细胞 – 间质细胞肿瘤（睾丸母细胞瘤）

3. 混合性或未分类的性索 – 间质肿瘤

4. 类固醇细胞肿瘤

三、生殖细胞肿瘤

1. 无性细胞瘤

2. 卵黄囊瘤

3. 胚胎性癌

4. 多胎瘤

5. 非妊娠性绒毛膜癌

6. 畸胎瘤（未成熟型、成熟型、单胚性和高度特异性）

7. 混合型

四、转移性肿瘤

注：WHO 分级标准主要依据组织结构，并参照细胞分化程度分 3 级：①分化 1 级：为高度分化；②分化 2 级：为中度分化；③分化 3 级：为低度分化。组织学分级对预后的影响较组织学类型更重要，低度分化预后最差。

二、恶性肿瘤的转移途径

卵巢恶性肿瘤主要转移途径有直接蔓延、腹腔种植及淋巴转移。其转移特点是：广泛盆腹腔转移灶，肿瘤可种植转移至腹膜、大网膜、腹膜后淋巴结、横膈、腹腔脏器表面等部位。

1. 直接蔓延、腹腔种植　主要转移途径。瘤细胞可直接侵犯包膜，累及邻近器官，并广泛种植于横膈、腹膜及大网膜表面。

2. 淋巴转移　淋巴管及淋巴结也是重要的转移途径，有 3 种方式：①沿卵巢血管经卵巢淋巴管转移至腹主动脉旁淋巴结；②经卵巢门淋巴管达髂内、髂外淋巴结，经髂总淋巴结至腹主动脉旁淋巴结；③经圆韧带进入髂外及腹股沟淋巴结。右膈下淋巴丛密集，易受侵犯，故横膈亦是转移的好发部位。

3. 血行转移　较少见，晚期可转移到肝、肺及胸膜等远处器官。

三、恶性肿瘤分期

多采用国际妇产科联盟（FIGO）制定的标准，根据临床、手术和病理分期，用以估计预后和比较疗效。FIGO（2014 年）修订的临床分期见表 31 – 2。

表 31 – 2　卵巢癌、输卵管癌、腹膜癌（FIGO，2014 年）新分期

期别	病变情况
Ⅰ 期	病变局限于卵巢或输卵管
Ⅰ A	病变局限于一侧卵巢（包膜完整）或输卵管，卵巢或输卵管表面无肿瘤，腹水或腹腔冲洗液没有恶性细胞
Ⅰ B	病变局限于双侧卵巢（包膜完整）或输卵管，卵巢或输卵管表面无肿瘤，腹水或腹腔冲洗液没有恶性细胞
Ⅰ C	病变局限于一侧或双侧卵巢或输卵管，伴随：
Ⅰ C1 期	术中包膜破裂
Ⅰ C2 期	术前包膜破裂，或卵巢或输卵管表面有肿瘤
Ⅰ C3 期	腹水中或腹腔冲洗液中找到恶性细胞
Ⅱ 期	病变累及一侧或双侧卵巢或输卵管，伴盆腔转移
Ⅱ A 期	病变扩展或转移至子宫或输卵管或卵巢
Ⅱ B 期	病变扩展至其他盆腔组织
Ⅱ B1 期	盆腔腹膜镜下转移
Ⅱ B2 期	盆腔腹膜肉眼可见转移

期别	病变情况
Ⅲ期	病变累及一侧或双侧卵巢、输卵管或原发腹膜癌,细胞学或组织学证实盆腔以外腹膜播散或腹膜后淋巴结转移
ⅢA期	腹膜后淋巴结转移,伴或不伴盆腔外镜下腹膜受侵
ⅢA1期	仅仅腹膜后淋巴结转移(细胞学或组织学证实)
ⅢA1(1)期	转移淋巴结最大径线≤10mm
ⅢA1(2)期	转移淋巴结最大径线>10mm
ⅢA2期	镜下盆腔外(超出盆腔边缘)腹膜受累,伴或不伴腹膜后淋巴结转移
ⅢB期	肉眼见盆腔外腹膜转移瘤最大径线<2cm,伴或不伴腹膜后淋巴结转移
ⅢC期	肉眼见盆腔外腹膜转移瘤最大径线>2cm,伴或不伴腹膜后淋巴结转移
Ⅳ期	远处转移(不包括腹膜转移)
ⅣA期	胸腔积液形成,细胞学阳性
ⅣB期	转移至腹腔外器官(包括肝实质转移、腹股沟淋巴结和腹腔外淋巴结转移)

四、临床表现

1. 卵巢良性肿瘤 发展缓慢。早期肿瘤较小,多无症状,往往在妇科检查时偶然发现。肿瘤增至中等大时,常感腹胀或腹部扪及肿块,逐渐增大。妇科检查可在子宫一侧或双侧触及圆形或类圆形肿块,多为囊性,少数为实性,表面光滑,边界清楚,与子宫无粘连,活动良好。若肿瘤增大至占据盆、腹腔时,可出现压迫症状,如尿频、便秘、气急、心悸等,腹部膨隆,肿块活动度差,但表面光滑,叩诊呈实音,无移动性浊音。若肿瘤破裂、扭转,可出现急腹症症状。

2. 卵巢恶性肿瘤 早期多无症状,部分患者可在妇科检查或其他原因手术中被偶然发现。晚期主要表现为腹胀、腹部肿块及腹水等消化道症状;部分患者可有消瘦、贫血等恶病质表现。肿瘤侵犯肠管、膀胱或肿块较大时压迫邻近组织器官可出现相应症状。肿瘤若向周围组织浸润或压迫神经,可引起腹痛、腰痛或下肢疼痛;若压迫盆腔静脉,出现下肢水肿;若为功能性肿瘤,产生相应的雌激素或雄激素过多症状,可出现不规则阴道流血或绝经后阴道流血、性早熟、男性化;三合诊检查触及盆腔内质硬肿块或散在结节,肿块多为双侧,实性或囊实性,表面凹凸不平,位置固定,活动度差,常伴有腹水;肿瘤转移至腹股沟、腋下或锁骨上淋巴结时可触及肿大淋巴结。

五、并发症

1. 蒂扭转 为常见的妇科急腹症,发生率占约卵巢肿瘤的10%。好发于瘤蒂长、中等大、活动度好、重心偏于一侧的肿瘤(如畸胎瘤)。患者突然改变体位或向同一方向连续转动,妊娠期或产褥期子宫大小、位置改变均易导致卵巢囊肿蒂扭转。卵巢肿瘤扭转的蒂由骨盆漏斗韧带、卵巢固有韧带和输卵管组成。发生急性扭转后,静脉回流受阻,瘤内高度充血或血管破裂致瘤内出血,使瘤体急剧增大,最后动脉血流受阻,肿瘤发生坏死变为紫黑色,易破裂和继发感染。其典型症状是突发一侧下腹剧痛,常伴恶心、呕吐甚至休克,系腹膜牵引绞窄引起。妇科检查扪及肿物张力较大,有压痛,以瘤蒂部最明显,并有肌紧张。有时扭转自然复位,腹痛随之缓解。蒂扭转一经确诊,应尽快手术治疗。术时应在蒂根下方靠子宫一侧钳夹,将肿瘤和扭转的瘤蒂一并切除,钳夹前不可回复扭转,以防栓塞脱落。如果扭转的时间短,卵巢血供好,可在手术中剥除囊肿后观察,卵巢无明显坏死可予保留。

2. 破裂 约3%卵巢肿瘤会发生破裂,分外伤性和自发性破裂两种。外伤性破裂常因腹部撞击、分娩、性交、妇科检查及穿刺等引起。自发性破裂常因肿瘤生长过速导致,多数为肿瘤浸润性生长穿破囊壁。其症状轻重取决于破裂口大小、流入腹腔囊液性质和数量。小囊肿或单纯浆液性囊腺瘤破裂时，症状较轻；大囊肿、卵巢子宫内膜异位囊肿或成熟型畸胎瘤破裂后，常致剧烈腹痛、恶心呕吐，有时导致内出血、腹膜炎或休克。妇科检查发现腹部压痛、腹肌紧张或有腹水征，宫颈举痛，原有肿块消失或扪及缩小瘪塌的肿块。疑有肿瘤破裂应立即手术。术中应尽量吸净囊液，充分清洗盆、腹腔并行细胞学检查，切除标本送病理学检查，注意破口边缘有无恶变。

3. 感染 较少见，多继发于肿瘤蒂扭转或囊肿破裂，也可来自邻近器官感染灶如阑尾脓肿的扩散。临床表现为发热、腹痛、腹肌紧张、腹部压痛及反跳痛、腹部肿块以及白细胞升高等。治疗应先抗感染治疗，然后手术切除肿瘤。感染严重者，估计短期内感染不能控制，应尽快手术去除感染灶。

4. 恶变 卵巢良性肿瘤可恶变，恶变早期无症状不易被发现。若发现肿瘤生长迅速，尤其双侧性，应疑恶变。

六、诊断

如遇盆腔包块，根据患者年龄、病史特点及局部体征，应首先考虑以下几点：①盆腔包块是否来源于卵巢；②卵巢肿块的性质是否为肿瘤；③卵巢肿瘤属于良性还是恶性；④卵巢肿瘤可能的组织学类型；⑤恶性肿瘤的侵犯范围。诊断困难时可行如下辅助检查协助诊断。

1. 影像学检查

（1）B 型超声检查 可了解盆腔肿块的部位、大小、形态及性质，是否来自卵巢。其临床诊断符合率 >90%，但对直径 <1cm 的实性肿瘤不易测出。通过彩色多普勒超声扫描，能测定卵巢及其新生组织血流变化，协助诊断。

（2）胸部、腹部 X 线摄片 卵巢畸胎瘤可显示牙齿、骨质及钙化囊壁；对判断有无肺转移、胸腔积液及肠梗阻有诊断意义。

（3）CT、MRI、PET 检查 对判断有无卵巢周围组织脏器的浸润、有无淋巴结转移、有无肝脾转移及确定手术方式有参考价值。PET/CT 有助于对卵巢肿瘤进行定性和定位诊断。

2. 肿瘤标志物

（1）CA125 80% 卵巢上皮性癌患者血清 CA125 水平高于正常值，但早期病例可不升高；90% 以上患者 CA125 水平的消长与病情缓解或恶化相一致，尤其对浆液性腺癌更具特异性，可用于病情监测及疗效评估。

（2）HE4 在卵巢癌患者肿瘤组织和血清中均高度表达。与 CA125 相比，HE4 的敏感度更高，特异性更强，尤其是在疾病初期无症状表现的阶段，是继 CA125 后又一个被高度认可的卵巢上皮性癌肿瘤标志物，两者联合检测可增加卵巢癌诊断的准确性。

（3）CA199 和 CEA 在卵巢上皮性癌患者中升高，尤其对卵巢黏液性癌的诊断价值较高。

（4）AFP 诊断卵黄囊瘤（卵巢内胚窦瘤）有特异性价值。未成熟型畸胎瘤、混合性无性细胞瘤中含卵黄囊成分者，AFP 也可升高，有协助诊断意义。

（5）HCG 对非妊娠性的原发性卵巢绒癌有特异性。

（6）性激素 颗粒细胞瘤、卵泡膜细胞瘤产生较高水平雌激素，浆液性、黏液性或纤维上皮瘤有时也分泌一定量雌激素。睾丸母细胞瘤分泌雄激素。

3. 细胞学检查 抽取腹水或腹腔冲洗液及胸水，离心后行细胞学检查。

4. 细针穿刺 通常在 B 超引导下细针穿刺取肿瘤组织进行病理检查。细针穿刺活检（FNA）病理检查可以明确肿瘤性质，可用于肿块较大粘连固定不能手术的患者；但不应用于卵巢癌早期患者，以免穿破囊膜致使恶性肿瘤细胞进入腹腔，导致肿瘤分期升高，并有人为播散的可能。

5. 腹腔镜检查　可直接观察肿块大体情况，并对整个盆腹腔、横膈等部位进行探察，抽吸腹腔液行细胞学检查，在可疑部位进行多点活检，用以明确诊断。但腹腔镜检查无法观察腹膜后淋巴结。

七、鉴别诊断

1. 卵巢良性肿瘤与恶性肿瘤的鉴别　见表31-3。

表31-3　卵巢良性肿瘤和恶性肿瘤的鉴别

鉴别内容	良性肿瘤	恶性肿瘤
病史	病程长，生长缓慢	病程短，迅速增大
体征	多为单侧，活动，囊性，表面光滑，常无腹水	多为双侧，固定；实性或囊实性，表面不平，结节状；常伴腹水，多为血性，可查到癌细胞
一般情况	良好	恶病质
B型超声	为液性暗区，可有间隔光带，边缘清晰	液性暗区内有杂乱光团、光点，肿块边界不清

2. 卵巢良性肿瘤的鉴别诊断

（1）卵巢瘤样病变（ovarian tumor like condition）　最常见瘤样病变有滤泡囊肿和黄体囊肿，多为单侧，直径≤8cm，壁薄，暂行观察或口服避孕药2~3个月内可自行消失；若包块持续存在或长大，应怀疑卵巢肿瘤可能。

（2）输卵管卵巢囊肿　为炎性包裹积液，常有盆腔炎性疾病或不孕症病史，附件区可见囊性包块，呈长条形或不规则状，边界一般较清，活动受限。

（3）子宫肌瘤　浆膜下肌瘤或肌瘤囊性变易与卵巢肿瘤相混淆。肌瘤与子宫相连，并伴月经异常如月经过多等症状，检查时肿瘤随宫体及宫颈移动。B超检查可协助鉴别诊断。探针检查子宫大小及方向是有效的鉴别肿块与子宫关系的方法。

（4）妊娠子宫　妊娠早期，子宫增大变软，峡部更软，三合诊时宫体与宫颈似不相连，易将柔软的宫体误认为卵巢肿瘤。但妊娠妇女有停经史，若能详细询问病史，作HCG测定或B型超声检查即可鉴别。

（5）腹水　大量腹水应与巨大卵巢囊肿鉴别。腹水患者常有肝病、心脏病史，平卧时腹部两侧突出状如蛙腹，腹部叩诊中间鼓音，两侧实音，移动性浊音阳性；B型超声检查见不规则液性暗区内有肠曲光团浮动，液平面随体位改变，无占位性病变。巨大囊肿平卧时腹部中间隆起，叩诊浊音，腹部两侧鼓音，移动性浊音阴性，下腹块物边界清楚；B型超声检查见圆球形液性暗区，边界整齐光滑，液平面不随体位移动。但是卵巢恶性肿瘤也常伴有腹水。

3. 卵巢恶性肿瘤的鉴别诊断

（1）子宫内膜异位症　内异症形成的粘连性肿块及直肠子宫陷凹结节，与卵巢恶性肿瘤难以鉴别。前者常有进行性痛经、月经过多、不规则阴道流血等。B型超声检查、腹腔镜检查是有效的鉴别诊断方法。

（2）结核性腹膜炎　多有肺结核史，常合并腹水，盆、腹腔内粘连性肿块形成，多发生于年轻、不孕妇女。全身症状有消瘦、乏力、低热、盗汗、食欲不振、月经稀少或闭经。妇科检查肿块位置较高，形状不规则，界限不清，固定不动。叩诊时鼓音和浊音分界不清。B型超声检查、X线胸部或腹部检查多可协助诊断，必要时腹腔镜检查或剖腹探查取活检确诊。

（3）生殖道以外的肿瘤　卵巢肿瘤需与腹膜后肿瘤、直肠癌、乙状结肠癌等鉴别。腹膜后肿瘤固定不动，位置低者使子宫或直肠移位，肠道肿瘤多有典型消化道症状，B型超声检查、CT、胃肠道造影、乙状结肠镜等有助于鉴别。

八、治疗

卵巢肿瘤一经发现，首选手术治疗。手术可以达到切除肿瘤，明确诊断，对恶性肿瘤进行手术病理分期，解除并发症等目的。应根据患者年龄、对生育的要求、肿瘤性质、临床分期以及患者全身情况等综合分析而确定手术范围。术中剖视肿瘤，如怀疑为恶性应行快速冰冻病理检查明确诊断。术后依据肿瘤的细胞分化程度、组织学类型、手术病理分期及残余灶大小等评估决定是否进行化疗等辅助治疗。

九、恶性肿瘤的预后

预后与临床分期、组织学类型及分级、年龄及治疗方式有关。以临床分期和初次手术后残余灶大小最重要，期别越早、残留灶越小，预后越好。低度恶性肿瘤预后较恶性程度高者好，细胞分化良好者疗效较分化不良者好。对化疗药物敏感者，疗效较好。术后残余癌灶直径 <1cm 者，化疗效果较明显。老年患者免疫功能低，预后常不如年轻患者。

十、恶性肿瘤的随访与监测

卵巢癌易复发，应长期随访和监测。

1. 随访时间 术后 1～2 年内每 2～4 个月一次，术后 3～5 年内每 3～6 个月一次，5 年后每年 1 次。

2. 监测内容 包括症状、体征、全身及妇科检查。血清 CA125、HE4、AFP、HCG、雌激素及雄激素等肿瘤标志物测定依组织学类型选择。B 型超声检查，必要时作 CT 或 MRI 检查，有条件者可行 PET 检查。

十一、预防

卵巢恶性肿瘤的病因尚不清楚，难以预防。积极采取下述措施，会有所裨益。

1. 重视高危因素的预防 未孕未育、年龄 35 岁以上怀孕和第一次生产增加卵巢癌风险。乳腺癌、结肠癌或子宫内膜癌的个人史及卵巢癌家族史，被视为危险因素。高危女性（有 BRCA1 或有 BRCA2 突变）预防性卵巢输卵管切除可以减少卵巢癌和输卵管癌。对于没有遗传风险的女性在因其他指征行子宫切除术保留卵巢时，切除双侧输卵管可降低发生高级别浆液性癌的风险。高危妇女可通过口服避孕药预防卵巢癌发生。

2. 开展普查 30 岁以上妇女每年应行妇科检查，高危人群建议每半年检查一次，以排除卵巢肿瘤。若配合 B 型超声检查，CA125、HE4 联合检测等则更好。

3. 正确处理附件包块 青春期前、绝经后期或生育年龄口服避孕药的妇女，发现卵巢肿大应考虑卵巢肿瘤。卵巢实性或囊实性包块，囊肿 >8cm，持续存在，盆腔肿块诊断不清或保守治疗无效者，可行腹腔镜探查明确诊断，怀疑有恶变时应及早手术。

十二、妊娠合并卵巢肿瘤

妊娠合并卵巢良性肿瘤较常见，但合并恶性肿瘤极少。妊娠合并良性肿瘤，以成熟囊性畸胎瘤及浆液性囊腺瘤居多，占妊娠合并卵巢肿瘤的 90%；合并恶性肿瘤以无性细胞瘤及浆液性囊腺癌居多。妊娠合并卵巢肿瘤较非孕期危害大。妊娠合并卵巢肿瘤若无并发症存在症状一般不明显。早期妊娠时肿瘤嵌入盆腔可能引起流产，中期妊娠时易并发蒂扭转，晚期妊娠时肿瘤较大可导致胎位异常。分娩时肿瘤易发生破裂，肿瘤位置低可梗阻产道导致难产。妊娠时盆腔充血，可能使肿瘤迅速增大，并促使恶性肿瘤扩散。早孕时妇科检查容易扪及盆腔肿块，中期妊娠以后因增大的子宫影响不易发现，需依靠病史及 B 型超声检查做出诊断。

　　早孕合并良性卵巢肿瘤，若手术宜等待至妊娠12周以后进行为宜，此时手术诱发流产概率小。妊娠晚期发现者，可等待至足月，临产后若肿瘤阻塞产道即行剖宫产，同时切除肿瘤。若诊断或疑为卵巢恶性肿瘤，或出现肿瘤并发症有手术指征时，应及时手术，其处理原则同非孕期。

第二节　卵巢上皮性肿瘤

　　卵巢上皮性肿瘤（epithelial ovarian tumor）为最常见的卵巢肿瘤，发病年龄多为40～60岁中老年妇女，有良性、交界性和恶性之分。恶性上皮性肿瘤约占卵巢恶性肿瘤的85%～90%。

　　肿瘤来源于卵巢表面的生发上皮，生发上皮来源于具有分化为各种苗勒上皮潜能的原始体腔上皮，向输卵管上皮分化，形成浆液性肿瘤；向宫颈黏膜上皮分化，形成黏液性肿瘤；向子宫内膜分化，形成子宫内膜样肿瘤。

　　近年来认为40%～60%的卵巢高级别浆液性癌是由输卵管上皮内癌形成后脱落种植于卵巢表面或内陷至卵巢实质而发生，低级别癌也可能由正常输卵管上皮脱落至卵巢表面或内陷形成包涵囊肿后再发生癌变。

　　交界性肿瘤上皮细胞增生活跃、核异型、核分裂象增加，表现为上皮细胞层次增加，但无间质浸润，是一种低度恶性潜能肿瘤，生长缓慢，转移率低，复发迟。卵巢上皮内癌目前将其归于卵巢交界性肿瘤范畴。

一、发病的高危因素

　　卵巢上皮性肿瘤发病原因尚未清楚，可能与下列因素有关。

　　1. 持续排卵（incessant ovulation）　持续排卵使卵巢表面上皮不断损伤与修复。在反复修复的过程中，一方面卵巢表面上皮细胞突变的可能性增加，出现上皮细胞的异常增生；另一方面表层上皮内陷到卵巢内形成包涵囊肿。流行病学调查发现多次妊娠、母乳喂养及口服避孕药可减少卵巢癌的发病率，可能与排卵次数减少有关。应用促排卵药物，如氯米芬等可增加卵巢肿瘤的发病风险。

　　2. 内分泌因素　过多的促性腺激素（FSH与LH）刺激以及雌激素的作用可促使卵巢包涵囊肿的上皮细胞增生与转化。

　　3. 遗传因素　约5%～10%卵巢恶性肿瘤患者具有遗传异常。常见的有BRCA1、BRCA2基因突变的遗传性乳腺 - 卵巢癌综合征（hereditary breast - ovarian cancer，HBOC），常染色体异常的Lynch Syndrome Ⅱ型等。

二、病理

　　以下介绍几种常见的病理类型。

　　1. 浆液性肿瘤

　　（1）浆液性囊腺瘤（serous cystadenoma）　常见，约占卵巢良性肿瘤的25%。多为单侧，球形，大小不等，表面光滑，囊性，壁薄，囊内充满淡黄色清亮液体。有单纯性及乳头状两型，前者多为单房，囊壁光滑；后者常为多房，内见乳头，偶见向囊外生长。镜下见囊壁为纤维结缔组织，内衬单层立方形或柱状上皮，间质内见砂粒体，系钙盐沉淀所致，乳头分支较粗。

　　（2）交界性浆液性囊腺瘤（borderline serous cystadenoma）　中等大小，多为双侧，乳头状生长在囊内较少，多向囊外生长。镜下见乳头分支纤细而稠密，细胞核轻度异型，核分裂象<1/HP，上皮复层不超过3层，无间质浸润，预后良好。

　　（3）浆液性囊腺癌（serous cystadenocarcinoma）　为最常见的卵巢上皮恶性肿瘤，约占卵巢上皮性癌75%。多为双侧,囊实性,体积较大。表面灰白色,结节状或分叶状,或有乳头状增生,切面为多房,腔内充满乳头,质脆,常伴出血、坏死,囊液混浊。镜下见囊壁上皮明显增生,一般在4~5层以上复层排列。癌细胞为立方形或柱状,细胞异型性明显,并向间质浸润。预后较差。

2. 黏液性肿瘤

(1) 黏液性囊腺瘤(mucinous cystadenoma) 占卵巢良性肿瘤的20%。多为单侧,圆形或卵圆形,表面光滑,灰白色,体积较大或巨大。切面常为多房,囊腔内充满胶冻样黏液,含黏蛋白和糖蛋白。囊内很少有乳头生长。镜下见囊壁为纤维结缔组织,内衬单层高柱状上皮,核位于基底部,排列规则,和宫颈管型黏液上皮相同,产生黏液;有时可见肠型上皮,包括杯状细胞、潘氏细胞及嗜银细胞。

黏液性囊腺瘤偶可自发破裂,黏液性上皮细胞种植在腹膜上继续生长并分泌黏液形成腹膜黏液瘤(myxoma peritonei)。占黏液性囊腺瘤的2%~5%。瘤细胞呈良性,分泌旺盛,很少见细胞异型和核分裂,多限于腹膜表面生长,一般不浸润脏器实质。

(2) 交界性黏液性囊腺瘤(borderline mucinous cystadenoma) 一般较大,单侧或双侧,单侧居多。表面光滑,常为多房。切面可见囊壁增厚,实质区和乳头形成,大多数乳头细小,质软。镜下见细胞轻度异型,黏液分泌减少,可见杯状细胞,细胞核大、深染,有少量核分裂,核分裂象每10个高倍镜视野内不超过5个,增生上皮向腔内突出形成短而粗的乳头,上皮复层但不超过3层,无间质浸润。

(3) 黏液性囊腺癌(mutinous cystadenocarcinoma) 占卵巢上皮癌的20%。单侧多见,瘤体较大,囊壁可见乳头或实质区,切面囊实性,囊液混浊或血性。镜下见细胞明显异型,腺体密集,间质较少,腺上皮超过3层并有间质浸润。

3. 卵巢子宫内膜样肿瘤(endometrioid tumor) 良性肿瘤较少见,多为单房,表面光滑,囊壁衬以与正常子宫内膜腺上皮相似的单层柱状上皮,间质内可有含铁血黄素的吞噬细胞。交界性肿瘤亦很少见。恶性肿瘤为卵巢子宫内膜样癌(endometrioid carcinoma),占卵巢上皮性癌2%,肿瘤单侧居多,中等大,囊性或实性,有乳头生长,囊液多为血性。镜下特点与子宫内膜癌极相似,多为腺癌或腺棘皮癌,并常并发子宫内膜癌,两者互为因果,很难鉴别何者为原发或继发。

三、治疗

1. 良性肿瘤 一经确诊为卵巢肿瘤,应手术治疗。若卵巢肿块直径<8cm,疑为卵巢瘤样病变,可作短期观察。根据患者年龄、生育要求及对侧卵巢情况决定手术范围。年轻、单侧良性肿瘤可行卵巢肿瘤剥除术或患侧附件切除术,保留同侧正常卵巢组织和对侧正常卵巢;双侧良性肿瘤,也应争取行卵巢肿瘤剥出术,以保留正常卵巢组织。绝经后妇女可行全子宫及双侧附件切除术或患侧附件切除术。术中应剖视肿瘤,必要时作冰冻切片病理学检查明确肿瘤性质以确定手术范围。应完整取出肿瘤,避免肿瘤破裂、囊液流出,以防肿瘤细胞种植于腹腔。巨大囊肿可穿刺放液,待体积缩小后完整取出,穿刺前须保护穿刺点周围组织,以防囊液外溢污染。放液速度应缓慢,以免腹压骤降发生休克。

2. 恶性肿瘤 初次治疗原则是以手术为主,化疗、放疗为辅的综合治疗。

(1) 手术治疗 是治疗卵巢上皮性癌的主要手段。首次手术的彻底性是影响预后的独立因素之一。

早期(FIGO I、II期)卵巢上皮性癌应行全面分期手术(comprehensive staging laparotomy),包括:①全面的盆腹腔及腹膜后淋巴结探查;②腹水或盆腔、结肠侧沟、横隔冲洗液细胞学检查找肿瘤细胞;③横结肠下大网膜切除;④全子宫和双附件切除;⑤仔细的盆腹腔探查及活检

（粘连、可疑病变、盆腔侧壁、肠浆膜、肠系膜、横膈）；⑥选择性盆腔及腹主动脉旁淋巴结切除术。⑦黏液性肿瘤者应行阑尾切除。

对于年轻希望保留生育功能的早期患者，可在充分知情同意后方可行保留生育功能手术。适用于经过全面手术分期、FIGO Ⅰ期、G1 患者。

晚期卵巢上皮癌（FIGO Ⅲ、Ⅳ期）行肿瘤细胞减灭术（cytoreductive surgery），手术的目的是切除所有原发灶，尽可能切净所有转移灶，包括切除全子宫、双侧卵巢及输卵管、大网膜及肉眼可见病灶，必要时切除部分肠管、膀胱等受累及的脏器。若残余灶直径小于 1cm，称为理想或满意的卵巢肿瘤细胞减灭术。对于经评估无法达到满意手术的晚期患者，在获得明确的组织学或细胞学诊断后可先行 2~3 个疗程新辅助化疗后再行间歇性肿瘤细胞减灭术。

（2）化学药物治疗 化疗的目的：①杀灭残留癌灶、控制复发、延长生存期；②新辅助化疗使肿瘤缩小，为施行满意肿瘤细胞减灭术创造条件；③不能耐受手术者姑息性治疗。卵巢上皮性癌对化疗较敏感，术后辅助化疗是卵巢癌的重要治疗措施，要及时、足量、规范。除经过全面分期手术的 ⅠA 期和 ⅠB 期且为 G1~G2 的患者术后可不需化疗外，其他患者均需化疗。目前多采用铂类为基础的联合化疗，其中以铂类联合紫杉醇为最常用一线化疗方案，常用联合化疗方案见表 31-4。Ⅰ期有高危因素的患者建议 3~6 个疗程，Ⅱ~Ⅳ期患者建议 6~8 个疗程。对于老人或是 PS 评分差患者，可选用单药或周疗方案（紫杉醇 $60mg/m^2$，卡铂 AUC 2，每周一次共 18 周）。

表 31-4 卵巢上皮癌常用联合化疗方案

化疗方案	药物剂量及方法	用药时间	疗程
紫杉醇（T）	$175mg/m^2$	第 1 日：iv，>3h	3 周疗，6~8 疗程
卡铂（C）	AUC 5~6	第 1 日：iv，>1h	
紫杉醇（T）	$135mg/m^2$，	第 1 日：iv>3h	3 周疗，6 疗程
顺铂（P）	$75mg/m^2$	第 2 日：iv>6h	
紫杉醇（T）	$80mg/m^2$	第 1、8、15 日：iv，>1h	周疗，18 疗程
卡铂（C）	AUC 5	第 1 日：iv，>1h	3 周疗

注：AUC（area under the curve）指曲线下面积，根据患者的肌酐清除率计算卡铂剂量

（3）放射治疗 对于卵巢上皮性癌治疗价值有限，复发患者可选用姑息性局部放疗。

（4）其他治疗 包括细胞因子治疗，如白介素-2、干扰素、胸腺素等。分子靶向药物治疗，如血管内皮生长因子（VEGF）的抑制剂贝伐珠单抗等，已呈现出一定的临床疗效。超大剂量化疗与自体外周血干细胞移植等。

3. 交界性肿瘤 交界性肿瘤的处理应根据组织病理学和临床特点，以及年龄和诊断时的分期综合考虑，主要为手术治疗，参照卵巢癌手术方法行全面分期手术或肿瘤细胞减灭术。经全面分期手术Ⅰ期有生育要求的患者，可行患侧附件切除术。只有一侧卵巢或双侧卵巢肿物均为囊性，可考虑行卵巢部分切除术或卵巢囊肿剔除术以保留生育功能。对于期别晚、年龄大无生育要求的其他患者，均推荐接受全子宫切除+双侧附件切除术，有转移者应尽可能行彻底的肿瘤细胞减灭术。交界性肿瘤原则上不给予术后辅助化疗，对临床期别晚、有浸润性种植和 DNA 为非整倍体的卵巢交界性肿瘤，术后也可施行 3~6 个疗程正规化疗，方案同卵巢上皮癌。

第三节 非卵巢上皮性肿瘤

常见的非卵巢上皮性肿瘤包括生殖细胞肿瘤、性索间质肿瘤及转移性肿瘤。恶性非卵巢

上皮性肿瘤约占卵巢恶性肿瘤的10%。

一、卵巢生殖细胞肿瘤

卵巢生殖细胞肿瘤（ovarian germ cell tumor）是来源于原始生殖细胞而具有不同组织学特征的一组肿瘤，其发病率仅次于上皮性肿瘤，占卵巢肿瘤的20%～40%，好发于儿童及青年妇女，青春期前发病率占60%～90%，绝经期后患者仅占4%。生殖细胞有向所有组织分化的功能。未分化者为无性细胞瘤，胚胎多能者为胚胎癌，向胚胎结构分化为畸胎瘤，向胚外结构分化为内胚窦瘤、绒毛膜癌。

（一）病理

1. 畸胎瘤（teratoma） 由多胚层组织构成的肿瘤，偶见只含一个胚层成分。肿瘤组织多数成熟，少数未成熟。质地多数为囊性，少数为实性。肿瘤的良、恶性及恶性程度取决于组织分化程度，而不决定于肿瘤质地。

（1）成熟畸胎瘤（mature teratoma） 属良性肿瘤，又称皮样囊肿（dermoid cyst），占卵巢肿瘤10%～20%，占生殖细胞肿瘤85%～95%，占畸胎瘤95%以上。可发生于任何年龄，以20～40岁居多。多为单侧，中等大小，呈圆形或卵圆形，表面光滑，壁薄质韧。切面多为单房，腔内充满油脂和毛发，有时见牙齿或骨质。囊壁常见小丘样隆起向腔内突出称"头节"。肿瘤可含外、中、内胚层组织。偶见向单一胚层分化，形成高度特异性畸胎瘤如卵巢甲状腺肿（struma ovar II），分泌甲状腺激素，甚至引起甲亢。成熟囊性畸胎瘤任何一种组织成分均可恶变而形成各种恶性肿瘤，恶变率为2%～4%，多发生于绝经期后妇女；"头节"的上皮易恶变，形成鳞状细胞癌。

（2）未成熟畸胎瘤（immature teratoma） 属恶性肿瘤，占卵巢畸胎瘤的1%～3%。好发于青少年。肿瘤多为实性或囊实性，含2～3胚层，肿瘤由分化程度不同的未成熟胚胎组织构成，主要为原始神经组织。肿瘤的恶性程度根据未成熟组织所占比例、分化程度及神经上皮含量而定。复发及转移率均高。但复发后再次手术，可见肿瘤组织自未成熟向成熟转化的特点，即恶性程度的逆转现象。

2. 无性细胞瘤（dysgerminoma） 中度恶性的实性肿瘤，约占卵巢恶性肿瘤的5%。好发于青春期及生育年龄妇女，幼女及老年妇女少见。单侧居多，右侧多于左侧，少数为双侧。肿瘤为圆形或椭圆形，中等大，实性，触之有橡皮样感。表面光滑或呈分叶状，切面淡棕色。镜下见圆形或多角形大细胞，细胞核大，胞质丰富，瘤细胞呈片状或条索状排列，有少量纤维组织相隔，间质中常有淋巴细胞浸润。对放疗及化疗特别敏感。有卵巢外病变的患者术后需接受辅助化疗。

3. 卵黄囊瘤（yolk sac tumor） 恶性程度高，占卵巢恶性肿瘤的1%，较罕见，好发于儿童及年轻妇女。因其组织结构与大鼠胎盘的内胚窦十分相似，又称卵巢内胚窦瘤（endodermal sinus tumor）。肿瘤多为单侧，瘤体较大，圆形或卵圆形。切面部分囊性，质脆，有出血坏死区，也可见囊性或海绵样区，呈灰红或灰黄色，易破裂。镜下见疏松网状和内皮窦样结构。瘤细胞扁平、立方、柱状或多角形，产生甲胎蛋白（AFP），患者血清AFP浓度升高是本病的特点，其浓度与肿瘤消长相关，是诊断及治疗监测的重要标志物。恶性程度高，生长迅速，易早期转移，预后差。现经手术及联合化疗等综合治疗后，生存期明显延长。

（二）治疗

1. 良性生殖细胞肿瘤 单侧肿瘤应行卵巢肿瘤剥除术或患侧附件切除术，双侧肿瘤者应行双侧卵巢肿瘤剥除术或一侧肿瘤剥除及对侧附件切除术。绝经后妇女可考虑行全子宫双附件切除术。

2. 恶性生殖细胞肿瘤

（1）手术治疗　多数生殖细胞肿瘤即使已处于临床晚期都可经化疗治愈，因此无论期别早晚，只要对侧卵巢和子宫未受肿瘤累及，均可行保留生育功能的手术，即仅切除患侧附件，同时行全面分期探查术。对复发的卵巢生殖细胞肿瘤仍主张积极手术。

（2）化疗　恶性生殖细胞肿瘤对化疗十分敏感。根据肿瘤组织学类型、临床分期和肿瘤标志物的水平，术后可辅以 3～6 个疗程的联合化疗。除了 Ⅰ 期无性细胞瘤和 Ⅰ A 期 G1 级未成熟畸胎瘤可观察随访不需要化疗外，其他患者在进行单侧卵巢切除术和手术分期后均需接受化疗。在应用博来霉素前，应进行肺功能检查。常用化疗方案见表 31–5。其中以 BEP 方案最有效。

表 31–5　非卵巢上皮癌常用联合化疗方案

方案	药物	剂量及方法	疗程间隔
BEP	博来霉素（B）	$15mg/m^2$，第 2 日，每周 1 次，深部肌注	3 周
	依托泊苷（E）	$100mg/（m^2·d）$ ×3 天，静滴	
	顺铂（P）	$30～50mg/（m^2·d）$ ×3 天，静滴	
BVP	博来霉素（B）	$15mg/m^2$，第 2 日，每周 1 次，深部肌注	3 周
	长春新碱（V）	$1～1.5mg/m^2$ ×2 天，静注	
	顺铂（P）	$20mg/（m^2·d）$ ×5 天，静滴	

注：博来霉素终生剂量为 $250mg/m^2$，单次剂量不可超过 30mg

（3）放射治疗　无性细胞瘤对放疗最敏感，无性细胞瘤即使是晚期病例，仍能取得较好疗效。但由于无性细胞瘤多数为年轻患者，盆腔放疗将影响到生理及生育功能，保留卵巢的患者不应接受辅助放疗。

二、卵巢性索间质肿瘤

卵巢性索间质肿瘤（ovarian sex cord stromal tumor）是由性索及胚胎性腺的特异性间质衍化而来的肿瘤。占卵巢恶性肿瘤 5%～8%。主要包括颗粒细胞瘤、卵泡膜细胞瘤、纤维瘤、支持–间质细胞瘤等。此类肿瘤常有内分泌功能，可分泌类固醇激素，临床上可伴有相应的内分泌症状，故又称功能性卵巢肿瘤。肿瘤分泌雌激素，有女性化作用。青春期前患者可出现假性性早熟，生育年龄患者出现月经紊乱，绝经期后患者则有不规则阴道流血，常合并子宫内膜增生症，甚至发生癌变。分泌雄激素者出现临床男性化表现。

（一）病理

1. 颗粒细胞—间质细胞瘤（granulosa stromal cell tumor）　由性索的颗粒细胞及间质的衍生成分如成纤维细胞及卵泡膜细胞组成。

（1）颗粒细胞瘤（granulosa cell tumor）　依据组织病理学特点，可分为成人型和幼年型。

1）成人型颗粒细胞瘤　为低度恶性肿瘤，分泌雌激素，占卵巢肿瘤的 3%～5%，占性索间质肿瘤的 70%，可发生于任何年龄，好发时间为绝经后的 10 年内。肿瘤多为单侧，双侧极少，大小不一，圆形或类圆形，呈分叶状，表面光滑，实性或部分囊性，切面组织脆而软，伴出血坏死灶。镜下见颗粒细胞环绕成小圆形囊腔呈菊花样排列，即 Call–Exner 小体，囊内有嗜伊红物质。瘤细胞呈小多边形，偶呈圆形或圆柱形，胞质嗜淡伊红或中性，细胞膜界限不清，核圆，核膜清楚，预后良好。5 年存活率达 80% 以上，但有远期复发倾向。

2）幼年型颗粒细胞瘤　恶性程度高，分泌雌激素，占所有颗粒细胞瘤的 5%，多发于儿童和青少年，97% 患者发生于 30 岁以前，易早期复发。镜下瘤细胞体积基本一致，含丰富的嗜酸性或空泡状胞质，细胞核深染，核沟不明显。瘤细胞可形成大小不等的滤泡或呈弥散增生。弥散性瘤细胞常表现为广泛黄素化，细胞内含脂质，Call - Exner 小体罕见。

（2）卵泡膜细胞瘤（theca cell tumor） 绝大多数为良性肿瘤，恶性者罕见。多数分泌雌激素，表现为女性化作用，亦有少数卵泡膜细胞瘤出现黄素化、囊性变，血中睾酮水平升高出现男性化表现。多为单侧，大小不一，圆形或卵圆形，或分叶状。表面被覆有光泽、薄的纤维包膜。切面实性，灰白色。镜下见瘤细胞短梭形，胞质富含脂质，细胞交错排列呈漩涡状，瘤细胞团为结缔组织分隔，故此类肿瘤质地坚硬。

（3）纤维瘤（fibroma） 良性肿瘤，占卵巢肿瘤 2%～5%，多见于中年妇女，单侧居多，中等大小，表面光滑或结节状，切面灰白色，实性、坚硬，有一定重量，较容易发生扭转而产生急腹症。镜下见由胶原纤维的梭形瘤细胞组成，排列呈编织状，瘤细胞很少或不含脂质，瘤细胞间可有局灶玻璃样变及黏液变性，可有钙化、骨化。偶见患者伴有腹水或胸腔积液，称梅格斯综合征（Meigs syndrome），右侧横膈淋巴丰富，腹水经淋巴或横膈至胸腔，故右侧胸腔积液多见。手术切除肿瘤后，胸、腹水可自行消失。

2. 支持细胞－间质细胞瘤（sertoli - leydig cell tumor） 又称睾丸母细胞瘤（androblastoma），罕见。高分化支持－间质细胞瘤为良性，中、低分化肿瘤多为恶性。产生雄激素，70%～85%的病例有临床男性化表现。多发生在 40 岁以下妇女。单侧居多，通常较小，可局限在卵巢门区或皮质区，实性或囊实性，有时呈分叶状，表面光滑而湿润，切面灰白色伴囊性变，囊内壁光滑，含血性浆液或黏性液体。镜下见由不同分化程度的支持细胞及间质细胞组成。

（二）治疗

1. 良性性索间质肿瘤 单侧肿瘤应行卵巢肿瘤剥除术或患侧附件切除术；双侧肿瘤争取行卵巢肿瘤剥除术或一侧肿瘤剥除及对侧附件切除术，以保留部分正常卵巢组织。绝经后妇女可行全子宫及双侧附件切除术。

2. 恶性性索间质肿瘤

（1）手术治疗 Ⅰ期希望生育的年轻患者在分期手术的基础上行患侧附件切除术，保留生育功能；无生育要求者，手术方法参照卵巢上皮性癌，可不行腹膜后淋巴结切除。复发患者也建议手术。

（2）化疗 恶性性索间质肿瘤对化疗较敏感。Ⅰ期低危不需术后辅助治疗，定期随访；Ⅰ期高危患者（肿瘤破裂、分化差、肿瘤＞10cm）可随访观察或含铂类药物化疗。Ⅱ～Ⅳ期患者需行辅助化疗。推荐常用方案为 BEP 或 TP（紫杉醇＋卡铂）方案 4～6 个疗程。因这类肿瘤多数具有晚期复发的特点，故应坚持长期随诊。

（3）放射治疗 颗粒细胞瘤对放疗中度敏感，Ⅱ～Ⅳ期患者可行残余灶放疗。

三、卵巢转移性肿瘤

体内任何部位原发性癌均可能转移到卵巢，常见原发性癌有乳腺、胃肠道、生殖道、泌尿道肿瘤，占卵巢肿瘤 5%～10%。库肯勃瘤（Krukenberg tumor）是一种原发部位为胃肠道的特殊转移性腺癌，肿瘤为双侧性，中等大，多保持卵巢原状或呈肾形。一般无粘连，切面实性，胶质样，多伴腹水。镜下见印戒细胞为其典型的病理学特征，能产生黏液，周围是结缔组织或黏液瘤性间质，预后极差。

卵巢转移性肿瘤的预后极差，治疗原则以缓解和控制症状为主。若原发肿瘤已经切除干净且无全身其他部位转移或复发灶，转移瘤仅局限于盆腔，可进行全子宫及双附件切除术，并切除盆腔转移灶，术后根据原发肿瘤的特征辅以相应的化疗或放疗。

知识链接

复发性卵巢癌的相关知识

复发是指经过满意的肿瘤细胞减灭术和正规、足量的化疗达到临床完全缓解，在停止化疗6个月后，临床再次出现肿瘤复发的征象。

未控是指虽然经过满意的肿瘤细胞减灭术和正规、足量的化疗，但肿瘤仍进展或稳定，二探手术发现残余灶，或停化疗半年之内发现复发证据。

无进展间期或无铂间期是指初始含铂方案化疗的结束时间与肿瘤复发或进展之间的时间间隔。

治疗期间肿瘤进展或化疗停药4周内出现进展者属于铂抵抗；无铂间期小于6个月属铂耐药；无铂间期6个月以上属铂敏感。

对于铂类敏感的复发患者，可继续选用含铂类的化疗方案；铂耐药患者宜选用无铂二线化疗药物方案或入组参加临床试验。卵巢癌一旦复发，预后极差。除少数患者外，复发是不能被治愈的。复发患者的治疗目标是姑息性的，主要为维持生活质量和缓解症状。可选用的治疗措施包括化疗、放疗、血管生成抑制剂的应用，个别患者可选择手术。

第四节　输卵管肿瘤

输卵管肿瘤包括良性和恶性肿瘤。输卵管、子宫及宫颈都是由胚胎期的副中肾管发育而来，凡是子宫、宫颈发生的肿瘤，在输卵管也可发生。以往常认为输卵管癌罕见，近年来病理学、分子学以及遗传学证据显示，40%～60%被诊断为高级别浆液性卵巢癌和腹膜癌可能来源于输卵管伞端。

一、输卵管良性肿瘤

输卵管良性肿瘤组织类型多，以腺瘤样瘤相对多见，其他如乳头状瘤、血管瘤、平滑肌瘤、脂肪瘤、胚胎瘤等均极罕见。由于肿瘤体积小，无症状，术前难以诊断。患侧输卵管切除或肿瘤切除为主要治疗手段，预后良好。

二、原发性输卵管癌

原发性输卵管癌（primary carcinoma of fallopian tube）是少见的女性生殖道恶性肿瘤，其发病率仅占妇科恶性肿瘤1%。好发于40～60岁妇女，多发生于绝经后妇女。

1. 病因　病因不明。70%患者有慢性输卵管炎，50%有不孕史，推断慢性炎性刺激可能是发病诱因。慢性输卵管炎虽多见，但输卵管癌患者却罕见，炎症即使与发病有关，也并非是唯一诱因。输卵管癌有和卵巢癌相似的基因异常，比如P53、k-ras、c-erb及BRCA1和BRCA2基因突变等。遗传因素可能与输卵管癌的发生相关。

2. 病理　单侧居多，好发于输卵管壶腹部，病灶起自黏膜层。早期输卵管呈结节状增大，病程逐渐进展，输卵管增粗形如腊肠。切面见输卵管管腔扩大，壁薄，有乳头状或菜花状赘生物。若伞端封闭，外观类似输卵管积水，内可见血性液体。镜下为腺癌，其中以浆液性最常见（约占50%～80%），其次为子宫内膜样癌、移行细胞癌、未分化癌等。根据癌细胞分化程度及组织结构分3级：Ⅰ级为乳头型，Ⅱ级为乳头腺泡型，Ⅲ级为腺泡髓样型。分级越高，恶性程度随之越高，预后越差。

3. 转移途径　脱落的癌细胞可经开放的伞端转移至腹腔，种植在卵巢、腹膜、大网膜、肠表面；或侵入输卵管肌层，并蔓延至邻近器官。因子宫及卵巢与输卵管间有密切的淋巴道沟通，故常被累及，也可循淋巴管转移至盆腔淋巴结或腹主动脉旁淋巴结。晚期可经血循环转移至肺、肝、脑及阴道等器官。

4. 临床分期　根据临床、手术和病理进行分期，多采用国际妇产科联盟（FIGO）制定的标准，用以估计预后和比较疗效，见表 31 - 2。

5. 临床表现　输卵管癌早期无症状，体征常不典型，易被忽视或延误诊断。患者常有原发或继发不孕史。临床上常表现为阴道排液、腹痛并盆腔肿块，称输卵管癌"三联症"。

（1）阴道排液　最常见，半数以上患者有此症状。排液为浆液性黄水，量或多或少，呈间歇性，有时为血性，一般无臭味。当癌灶坏死或浸润血管时，可出现阴道流血。

（2）腹痛　多发生于患侧，为钝痛，以后逐渐加剧呈痉挛性绞痛。疼痛与肿瘤体积、分泌物积聚使输卵管压力增加有关，当阴道排出水样或血性液体后，疼痛常随之缓解。

（3）盆腔肿块　部分患者扪及下腹肿块，大小不一，表面光滑。妇科检查可扪及肿块，位于子宫一侧或后方，活动受限或固定不动。肿块大小可随液体积聚或排出发生变化。

（4）腹水　较少见，呈淡黄色，有时呈血性。

6. 诊断　术前诊断率极低，因少见易被忽视，输卵管位于盆腔内不易扪及，检查不够准确，症状不明显，故常被误诊。若对本病有一定认识，提高警惕，应用各种辅助检查，本病术前诊断率将会提高。常用的辅助检查方法如下

（1）影像学检查　B 型超声、CT、MRI 等，可确定肿块部位、大小、性状及有无腹水等。有条件者可行 PET/CT 检查。

（2）阴道细胞学检查　涂片中见不典型腺上皮细胞，若排除了子宫病变，提示有输卵管癌可能。

（3）腹腔镜检查　见输卵管增粗，外观如输卵管积水呈腊肠样形态，有时在输卵管表面或伞端可见到赘生物。

（4）血清 CA125 检测　CA125 对诊断输卵管癌有一定参考价值，尤其是浆液性癌。亦可作为疗效评估及随访监测的重要指标，但无特异性。

7. 鉴别诊断　输卵管癌与卵巢肿瘤、输卵管卵巢囊肿不易鉴别。有阴道排液、流血时需与子宫内膜癌鉴别。若不能排除输卵管癌，宜及早行腹腔镜或剖腹探查确诊。

8. 治疗　由于原发输卵管癌和卵巢上皮性癌特别是浆液性癌的组织学特性、生物学行为以及影响预后的相关因素都十分相似，故近年来输卵管癌的治疗参照卵巢上皮性癌，治疗原则以手术为主，辅以化疗、放疗的综合治疗。早期的患者应进行全面的手术分期；晚期患者应行肿瘤细胞减灭术，应强调首次治疗的彻底性和计划性。除ⅠA期G1术后不需辅助化疗，其他患者应给予6~8个疗程以铂类为基础的联合化疗。放疗、内分泌治疗尚无确切疗效。

9. 预后　大多数输卵管癌在治疗后2~3年内复发，由于缺乏有效的二线化疗或挽救性化疗方案，一旦复发，预后较差。随着本病术前诊断率的逐步提高与恰当的治疗，输卵管癌预后已较前改善，5年存活率约为40%。预后与临床期别密切相关。预后好的病例多为早期及输卵管伞端闭锁者。

10. 随访　参照上皮性卵巢癌。

本章小结

卵巢组织成分复杂，组织学类型繁多，肿瘤又有良性、交界性及恶性之分，因此为全身各脏器发生原发肿瘤类型最多的器官。不同类型的卵巢肿瘤其组织学表现和生物学行为差异很大。其转移途径主要包括直接蔓延、腹腔种植及淋巴转移。并发症主要包括破裂、蒂扭转、

感染及恶变。卵巢恶性肿瘤临床早期多无症状，部分可于妇科检查或手术中被发现；晚期主要表现为腹胀、腹部包块和腹水等消化道症状，但无特异性。手术为主要治疗方式。卵巢恶性肿瘤还应该根据其组织学类型、手术病理分期等对术后化疗方案及疗程进行综合考虑。上皮性癌的治疗原则以手术为主、化疗为辅的综合治疗。早期行全面分期手术；晚期则行肿瘤细胞减灭术，术后给予含铂类的联合化疗。有强烈生育愿望的Ⅰa、G1患者可行保留生育功能手术。非上皮性卵巢恶性肿瘤的治疗原则基本与上皮性癌相同，但保留生育功能手术不受期别限制。原发输卵管癌组织学特性、生物学行为以及影响预后的相关因素与卵巢上皮性癌十分相似，治疗原则参照卵巢上皮性癌。

思考题

1. 试述卵巢良性肿瘤和恶性肿瘤的鉴别诊断。
2. 卵巢肿瘤有哪些并发症？试述卵巢肿瘤蒂扭转的诊断依据。
3. 何为梅格斯综合征？

（叶 元 邱章灿）

第三十二章　妊娠滋养细胞疾病

学习要求

1. **掌握**　妊娠滋养细胞疾病（GTD）相互转变的特点及妊娠滋养细胞肿瘤的诊断。
2. **熟悉**　GTD 的随访及侵蚀性葡萄胎、绒癌转移的特点。
3. **了解**　GTD 的治疗及胎盘部位滋养细胞肿瘤的定义。

第一节　葡萄胎

案例讨论

　　临床案例　患者，已婚女性，25 岁，孕 1 产 0，停经 3 个月余，阴道间断流血 20 天。停经后 1 个月出现严重呕吐，20 天前无明显诱因出现阴道流血，开始时量少，暗红色，自行在家"保胎"治疗。后反复出现阴道流血，量逐渐增多，遂到医院就诊。基本情况：体温、脉搏、呼吸、血压均正常范围。腹软，膨隆如孕 6 个月大小。产科情况：子宫底位于脐上 1 横指，轮廓清晰，未触及胎体，未闻及胎心搏动。血常规：Hb 85g/L，其余均在正常范围。B 超提示"落雪征"，考虑"葡萄胎"可能。

　　问题　1. 本例最可能的诊断是什么？诊断依据？

　　　　　　2. 还需哪些辅助检查来明确诊断？

　　　　　　3. 明确诊断后应采取哪些治疗措施？

　　葡萄胎因其形似葡萄串而得名，系由胎盘中的绒毛滋养细胞增生、间质水肿后形成大小不一且串状相连的水泡状组织。按其病变范围可分为完全性葡萄胎和部分性葡萄胎两类，其中完全性葡萄胎占绝大多数。

一、病因学

　　1. 地域/种族因素　葡萄胎的发病率在全球范围内存在明显的地域差异，流行病学数据显示：亚洲（以东南亚国家为著）和拉丁美洲的葡萄胎发病率偏高，如印度尼西亚的葡萄胎发病率为约 400 妊娠 1 次；而北美和欧洲的发病率则非常低，仅为 1000 次妊娠 0.6 ~ 1.1 次。根据 1980 年在我国 26 个省市自治区女性人群中的调查：我国葡萄胎的发病率约为 1000 次妊娠 0.81 次，并且也存在地域差异，如浙江省为 1000 次妊娠 1.39 次，而山西省仅为 1000 次妊娠 0.29 次。

　　另外，居住在同一地域的不同种族女性人群中的葡萄胎发病率也不尽相同。如 McCorristor 等发现夏威夷岛上亚裔女性患葡萄胎的几率远大于白种人。同样地，不同居住地的同一种族女性患葡萄胎的几率也有差别，如居住在东亚的犹太裔妇女罹患葡萄胎的几率是西方国家犹太裔妇女的 2 倍。

2. 营养因素　营养结构分析显示：饮食中缺乏胡萝卜素/维生素 A 和动物脂肪的妇女发生葡萄胎的几率较高。另有研究发现葡萄胎患者的血清叶酸活力很低，而妊娠早期叶酸缺乏可导致胚胎中血管生成受限（为葡萄胎病理特征之一）。

3. 内分泌紊乱和卵细胞缺陷　年龄大于 40 岁的妇女发生葡萄胎的几率显著升高，约为年轻妇女的 7.5 倍。其原因可能与卵巢功能衰退导致内分泌紊乱有关。

4. 遗传因素　葡萄胎中的遗传学异常由 KajⅡ等在 1977 年首次报道：完全性葡萄胎的遗传物质均为父源性，其核型为二倍体，约 90% 为 46，XX，是由一个精子与一个空卵（细胞核基因物质缺失或失活）结合后经自身复制成为二倍体（46，XX）。其余 10% 核型为 46，XY，是由一个空卵同时和两个精子（分别为 23X、23Y）结合而成。部分性葡萄胎绝大多数为三倍体，其核型大部分为 69，XXY，少数为 69，XXX 或 69，XYY。还有极少数部分性葡萄胎为四倍体。研究发现在完全性和部分性葡萄胎中多余的父方遗传物质是导致妊娠滋养细胞过度增生的关键因素。

二、病理学

1. 大体所见　完全性葡萄胎者可见宫腔内全部为大小不一的水泡（直径自 1mm ~ 2cm），但胎儿及其附属物或其痕迹并不可见。水泡之间借纤细的纤维素相连，呈葡萄串状。部分性葡萄胎者病变范围较小，宫腔内除可见串状水泡外，尚有绒毛组织残留，还可见胚胎、脐带等组织，更有极少的部分性葡萄胎可合并足月儿（常伴发育异常）。

2. 镜下病理　葡萄胎的典型特点包括：①间质水肿导致绒毛体积明显增大，轮廓尚规则；②滋养细胞弥漫性增生，程度不一；③间质内血管稀少或完全消失。部分性葡萄胎镜下可见胎儿或胚胎组织，绒毛体积及水肿程度不一，轮廓呈扇贝样，滋养细胞增生程度较轻，间质内有少量血管（其内可见有核红细胞）。

三、临床表现

1. 停经后阴道流血　最常见，超过 95% 的葡萄胎患者以此为首发症状。一般在停经 8 ~ 10 周出现阴道不规则流血，开始时量少，逐渐增多，时出时停，反复发作，也有少数患者表现为持续出血，导致不同程度的贫血。大块葡萄胎组织剥离时可能发生大血管破裂，造成大量出血，患者短时间内即出现休克甚至死亡。

2. 子宫异常增大　50% 以上葡萄胎患者出现子宫体积异常增大（明显大于其停经月份），仅约 1/3 患者的子宫大小与停经月份相符，另外有少数患者的子宫体积偏小。子宫异常增大的原因可能是葡萄胎组织迅速增生及宫腔内大量出血蓄积所致；而子宫体积偏小的原因则与胎盘绒毛组织发生退行性变、胚胎停止发育有关。

3. 腹痛　并不多见，常由子宫快速增大所致，一般为轻、中度的阵发性下腹痛。葡萄胎自行排出时也可诱发子宫收缩，表现为阵发性腹痛，常伴阴道大量流血。

4. 妊娠中毒症状　包括妊娠呕吐、妊娠期高血压疾病、甲亢征象等。

5. 卵巢黄素化囊肿　由萎缩的卵泡内膜细胞和颗粒细胞经异常升高的 hCG 刺激后发生黄素化所形成，故称之为卵巢黄素化囊肿。

6. 胎儿情况　发生完全性葡萄胎时，子宫腔内通常不能找到胎儿或其附属物的痕迹；而在部分性葡萄胎中则可见发育不良的胚胎或羊膜囊等残留的组织。

四、诊断

1. 病史　凡性生活后出现停经后阴道流血、子宫体积异常增大、质地变软、子宫如孕 5

个月大小时而无法触及胎体，未及胎心、胎动，均应考虑葡萄胎的可能性。组织学检查可以最终确诊葡萄胎。

2. 实验室检查　高度增生的妊娠滋养细胞可合成并分泌大量的 hCG，导致患者血清中 hCG 的滴度显著升高（常超过 100 000U/L），临床上可以利用这种差别帮助诊断葡萄胎。

3. B 型超声　是诊断葡萄胎的重要影像学检查。完全性葡萄胎在 B 超下主要特征为明显大于妊娠月份的子宫，妊娠囊、胎心不可见，宫腔内充满不均质密集状或短条状回声，如雪花纷飞，故称"落雪征"；若水泡较大则在 B 超下可见宫腔内大小不等的回声区，称为"蜂窝征"。

4. DNA 倍体分析　用于鉴定葡萄胎组织的核型类型。

五、鉴别诊断

1. 流产　葡萄胎常需与先兆流产、稽留流产相鉴别，因其与后两者的病史较为相似，均具有停经、阴道不规则流血、腹痛、hCG 升高等表现。但流产者其子宫体积一般与妊娠月份相符且血清 hCG 在孕 12 周达峰值后迅速下降，而过半的葡萄胎则为子宫明显增大，伴血清 hCG 持续高值，B 型超声图像可见"落雪征"或"蜂窝征"。

2. 双胎妊娠　其子宫体积也常超过妊娠月份，血清 hCG 水平高于正常，同时伴有较重的妊娠呕吐甚至是妊娠期高血压疾病等，易与葡萄胎混淆。

3. 羊水过多　发生于孕中期的羊水过多也可使子宫体积迅速增大，与葡萄胎相似，但羊水过多不会导致阴道流血、血清 hCG 升高等现象。

4. 子宫肌瘤合并妊娠　妊娠可刺激子宫肌瘤生长，故该类患者的子宫体积往往也大于相应妊娠月份，但血清 hCG 在正常范围，不伴阴道流血，B 超检查在宫腔内可见正常的胎儿及其附属物，并无其他异常征象。

六、临床处理

1. 清宫术　葡萄胎一经明确诊断，应尽快行清宫术。术前需行仔细的全身检查，注意有无休克、子痫前期、甲亢、水电解质紊乱及贫血等严重合并症，并采取相应的治疗措施，待患者情况稳定后及时清除宫腔内容物。目前一般选用吸刮术（负压吸引 + 刮宫术），因其具有手术时间短、出血少、不易发生子宫穿孔等优点。由于葡萄胎子宫体积大、质地软，操作中出血较多，故清宫术应在手术室内做好输液、备血等工作后再开始。

2. 卵巢黄素化囊肿　因囊肿在葡萄胎排出后数月内会自行消退，故一般不需处理。但若发生急性扭转，则多需行手术探查（多采取腹腔镜探查术）。若术中探查卵巢血液供应无明显障碍，可进行穿刺吸液，囊肿多能自然复位。

3. 预防性化疗　由于葡萄胎具有一定的演变为侵蚀性葡萄胎或绒毛膜癌的风险，对具有高危因素（年龄大于 35 岁、子宫明显增大、hCG > 100 000U/L、病理结果提示滋养细胞高度增生）的葡萄胎患者可给予预防性化疗，而对其他患者则进行严密随访。化疗药物一般选用放线菌素 D（KSM）、甲氨蝶呤（MTX）或氟尿嘧啶（5 - Fu）单一药物。

4. 子宫切除术　并非葡萄胎的常规处理手段，因单纯子宫切除仅能消除滋养细胞局部侵犯子宫肌层的风险，而不能阻止其向子宫外转移。对于年龄大且无生育要求（>40 岁）、有高危因素者可予以切除子宫、保留双侧卵巢。术后需定期随访。

七、自然转归

葡萄胎具有子宫局部侵犯和（或）远处转移的潜在风险，相关高危因素包括：①hCG > 100 000U/L；②子宫体积明显大于相应孕周；③卵巢黄素化囊肿直径 >6cm。完全性葡萄胎排空发生子宫局部侵犯、远处转移的发生率分别约为 15% 和 4%；而部分性葡萄胎发生局部侵犯的几率约为 4%，很少发生转移。

八、随访

对所有葡萄胎患者均建议进行严格的随访。在随访过程中可尽早地发现滋养细胞肿瘤并给予及时有效的治疗。随访内容包括：①血清 hCG 水平监测：葡萄胎组织排空后每周一次，直至连续 3 次阴性。随后半年内每月一次。此后可每半年一次，总共持续监测 2 年。②每次随访时除必须进行 hCG 测定外，应注意询问患者的月经是否规则，有无异常阴道流血，有无咳嗽、咯血及其他转移灶症状，并做全面的妇科检查，必要时进行 B 型超声、X 线胸片或 CT 等影像学检查。

葡萄胎患者在随访期间必须严格避孕一年，首选使用避孕套避孕，也可选择口服避孕药，一般不应使用宫内节育器，以免造成穿孔或混淆子宫出血的原因。

第二节　侵蚀性葡萄胎和绒毛膜癌

侵蚀性葡萄胎是指继发于葡萄胎并出现子宫局限性侵犯和（或）远处转移的妊娠滋养细胞肿瘤，多数发生在葡萄胎排空后半年内，其恶性程度一般不高，以局部侵犯为主，预后较好。绒毛膜癌（简称绒癌）则可继发于各种类型的妊娠之后，其中 50% 继发于葡萄胎，25% 继发于流产，22.5% 继发于足月妊娠，还有 2.5% 继发于宫外孕。侵蚀性葡萄胎和绒癌在症状、体征、诊断、治疗等方面基本相同。

一、病理

1. 侵蚀性葡萄胎　子宫肌壁内可见多个大小、深浅不一的水泡样病变，宫腔内原发病灶有时不可见。当病变距子宫浆膜层很近时，子宫表面可见单个或多个紫蓝色结节，病变进一步侵蚀则可穿透子宫浆膜层或阔韧带。镜下特点：与葡萄胎相似的水泡状组织侵蚀子宫肌层或其他部位，水泡状组织为增生和分化不良的滋养细胞，绒毛结构通常可见，但有时也会发生退化，仅可见绒毛阴影。

2. 绒癌　子宫不规则增大，病灶常位于子宫肌层内，少数突向宫腔或穿透浆膜层，呈单个或多个大小不一的海绵样病变，与周围组织分界清楚，质地软而脆，常伴出血坏死。镜下特点：滋养细胞高度增生伴分化不良，失去绒毛或葡萄胎的水泡状结构，呈片状广泛地侵入子宫肌层，造成明显出血坏死。

二、临床表现

大多数侵蚀性葡萄胎发生在葡萄胎排空后半年内，而继发于葡萄胎的绒癌则通常在一年以后才发病。继发于流产和足月妊娠的绒癌距前次妊娠的时间一般小于一年。

1. 无转移性滋养细胞肿瘤　多为继发于葡萄胎的侵蚀性葡萄胎或绒癌，但也有少数继发于流产或足月妊娠的绒癌。其临床表现主要包括以下几点。

（1）阴道异常流血　最常见。在葡萄胎排空、流产或足月妊娠后，有反复的阴道不规则流血，量多少不定，也可能月经恢复正常后再次出现停经和阴道不规则流血。长期阴道流血可导致不同程度的贫血和继发性感染。

（2）子宫体积增大　正常妊娠后子宫复旧需 6 周左右，发生于此阶段的侵蚀性葡萄胎或绒癌通常子宫体积大于正常且质地偏软。也可见子宫呈现不均匀性的增大，系由于病灶大小不一、在子宫肌层内的分布不均所致。

（3）假孕症状　多见于 hCG 异常升高的患者，表现为乳房增大、乳头及乳晕着色、外阴、阴道、宫颈着色并质地变软。

（4）腹部肿块、腹痛　病变致子宫体积显著增大时，可扪及腹部肿块。病灶突破浆膜层可引起局部疼痛及出血，严重者会出现压痛、反跳痛等急性腹膜刺激症状。若合并继发性感染也会出现腹痛症状。

（5）卵巢黄素化囊肿　与葡萄胎相同，但发生率稍低。可能是因为部分滋养细胞肿瘤中 hCG 并无显著增高。体积较大的黄素化囊肿可发生扭转或破裂，出现急性腹痛等症状。

2. 转移性滋养细胞肿瘤　多为继发于非葡萄胎的绒癌，侵蚀性葡萄胎发生转移的几率仅为 4%。肿瘤细胞主要经血播散，转移可很早即发生，累及多个器官。最常见的转移部位是肺（80%），其次是阴道（30%）、盆腔（20%）、肝（10%）和脑（（10%）。

（1）肺转移　可出现胸痛、咳嗽、咯血及呼吸困难等症状，一般呈急性发作，偶有慢性发作持续较长时间者，可伴气胸、血胸、肺大疱等并发症。

（2）阴道转移　多发生于阴道前壁或尿道下方，呈大小不一的紫蓝色结节，若破溃可引起阴道不规则流血甚至大出血。

（3）肝转移　可同时伴有肺转移、脾转移，患者多诉上腹部不适，伴肝大、黄疸等，若病灶穿破肝包膜可出现腹腔内出血。

（4）脑转移　预后极差，是滋养细胞肿瘤致死的主要原因。可分为 3 期：瘤栓期、脑瘤期、脑疝期。

（5）其他转移　包括肾、膀胱、消化道、骨等，较少见，其引发的临床症状也因转移部位各有不同。

三、诊断

1. 临床诊断　根据患者病史（继发于葡萄胎、流产、足月妊娠或异位妊娠的阴道异常流血）和（或）转移灶及其相应的临床症状和体征，可做出滋养细胞肿瘤的初步诊断。进一步结合血清 hCG 测定、B 超检查、X 线胸片等辅助检查有助于明确诊断。

（1）血 β-hCG 测定　hCG 水平异常升高是继发于葡萄胎的妊娠滋养细胞肿瘤的典型特征。在排除已妊娠或前次妊娠物残留后，满足以下任一条件即可诊断为妊娠滋养细胞肿瘤：①在 3 周或更长时间内，hCG 测定连续 4 次呈平台状态（波动≤10%）；②在 2 周或更长时间内，hCG 测定连续 3 次升高（>10%）；③hCG 水平异常持续 6 个月或更长时间。继发于非葡萄胎的妊娠滋养细胞肿瘤：流产、足月妊娠、异位妊娠后其 hCG 一般在 4 周内即降到正常范围，若 4 周后 hCG 水平仍居高不下或短暂下降后又升高，应考虑妊娠滋养细胞肿瘤，确诊前仍应排除已妊娠或前次妊娠物残留的可能性。

（2）B 型超声　对发现子宫内的原发病灶最为有效。表现为子宫体积不同程度的增大，肌层内可见单个或多个高回声或回声不均匀的团块；也可表现为宫腔内弥漫性的高回声，内部伴有不规则低回声或无回声区。彩色多普勒提示病灶内血流信号和低阻力型血流频谱。

（3）X 线胸片　诊断肺转移的首选方法。滋养细胞肿瘤肺转移的 X 线征象起初表现为肺纹理增粗，逐步出现边缘不规则的云片状阴影，后又逐渐融合形成典型的球状阴影，以右肺及中下部多见。

（4）CT 和 MRI　CT 对发现较小的转移灶有很好的帮助，MRI 主要用于脑部和盆腔转移灶的诊断。

2. 组织学诊断　无论在子宫肌层或转移灶中只要存在绒毛或其退化的阴影，均应诊断为侵蚀性葡萄胎；若只见大量的滋养细胞浸润及坏死出血，而无任何绒毛结构，则诊断为绒癌。

四、临床分期和预后评分

国际妇产科联盟（FIGO）于 2002 年颁布了新的滋养细胞肿瘤分期标准，包括解剖学分期和预后评分两部分（表 32-1）。该标准规定：总分≤6 分者为低危，≥7 分者为高危（表32-2）。例如一患者为绒癌伴肝转移，预后评分为 10 分，诊断描述应为绒癌（Ⅳ∶10）。

表 32-1　滋养细胞肿瘤解剖学分期（FIGO，2000 年）

Ⅰ 期病变局限于子宫
Ⅱ 期病变扩散，但仍局限于生殖器官（附件、阴道、阔韧带）
Ⅲ 期病变转移至肺，有或无生殖系病变
Ⅳ 期所有其他转移

表 32-2　改良 FIGO 预后评分系统（FIGO，2000 年）

评分	0	1	2	4
年龄（岁）	<40	≥40	—	—
前次妊娠	葡萄胎	流产	足月产	—
距前次妊娠时间（月）	<4	4～<7	7～<13	≥13
治疗前血 hCG（U/ml）	≤10^3	>10^3～10^4	>10^4～10^5	≥10^5
最大肿瘤大小（包括子宫）	—	3～<5cm	≥5cm	
转移部位	肺	脾、肾	肠道	肝、脑
转移病灶数目	—	1～4	5～8	>8
先前失败化疗	—	—	单药	两种或两种以上药物

五、治疗

妊娠滋养细胞肿瘤的治疗以化疗为主，手术和放疗为辅。

1. 化疗　目前临床上常用的一线化疗药物种类较多，包括放线菌素 D（KSM）、氟尿嘧啶（5-Fu）、甲氨蝶呤（MTX）、放线菌素-D（Act-D）、环磷酰胺（CTX）、长春新碱（VCR）、依托泊苷（VP-16）等。针对低危患者通常给予单药方案，而对高危患者则多采用联合化疗。

（1）单药方案　表 32-3 中列出来常用药物及其用法。

表 32-3　推荐常用单药化疗药物及其用法

药物	剂量、给药途径、疗程日数	疗程间隔
MTX	0.4mg/（kg·d）肌内注射，连续 5 日	2 周
MTX 每周疗法	50mg/m^2 肌内注射	1 周
MTX +	1mg/（kg·d）肌内注射，第 1，3，5，7 日	2 周
四氢叶酸（CF）	0.1mg/（kg·d）肌内注射，第 2，4，6，8 日（24 小时后）	
MTX	250mg 静脉滴注，维持 12 小时	
Act-D	10～12μg/（kg·d）静脉滴注，连续 5 日	2 周
	1.25mg/m^2 静脉注射	2 周
5-Fu	28～30mg/（kg·d）静脉滴注，连续 8～10 日	2 周*

注：*疗程间隔一般指上一疗程化疗的第一日至下一疗程化疗的第一日之间的间隔时间。这里特指上一疗程化疗结束至下一疗程化疗开始的间隔时间

（2）联合化疗　临床上应用的联合化疗方案有很多种类且国内外也有差异，国内目前多根据北京协和医院的经验选用二联、三联方案，对耐药、复发者可用 EMA-CO 方案，而国外则多首选 EMA-CO 方案（表 32-4）。

表 32－4　联合化疗方案及用法

方案	计量、给药途径、疗程日数	疗程间隔
5 – Fu + KSM		3 周*
5 – Fu	26～28mg/（kg·d）静脉滴注，连续 8 日	
KSM	6μg/（kg·d），静脉滴注 8 日	
EMA – CO		
第一部分 EMA		
第 1 日	VP16 100mg/m² ，静脉滴注	
	Act – D 0.5mg，静脉注射	
	MTX100mg/m² ，静脉注射	
	MTX 200mg/m² ，静脉滴注 12 小时	
第 2 日	VP16 100mg/m² ，静脉滴注	
	Act – D 0.5mg，静脉注射	
四氢叶酸（CF）15mg，肌内注射		
（从静脉注射 MTX 开始算起 24 小时给，每 12 小时 1 次，共 2 次）		
第 3 日	四氢叶酸 15mg，肌内注射，每 12 小时 1 次，共 2 次	
第 4 至 7 日	休息（无化疗）	
第二部分 CO		
第 8 日	VCR 1.0mg/m² ，静脉注射	
	CTX 600mg/m² ，静脉滴注	

注：* 特指上一疗程化疗结束至下一疗程化疗开始的间隔时间

（3）疗效评估　每一疗程结束后均应监测血 β – hCG（每周一次），血 β – hCG 在每程化疗结束后的 18 日内下降至少 1 个对数视为有效。同时结合 B 型超声、X 线胸片、CT、MRI 等辅助检查及妇科检查来评估治疗效果。

（4）停药指征　国内通常采用的标准是：化疗应持续到症状体征消失，原发病灶和转移灶消失，每周监测血 hCG 至连续 3 次正常后再巩固 2～3 个疗程方可停药。目前有国外学者建议在确保化疗效果的前提下应尽量减少化疗所引发的毒副反应，他们认为只要对无转移和低危转移的患者，在第一疗程化疗结束后，若患者血 hCG 连续 3 周下降不明显或反而上升，或 18 日内下降不足 1 个对数，则给予第二疗程化疗，否则不需继续化疗。

2. 手术　可有效清除病灶、减少肿瘤负荷并缩短化疗疗程，同时还可控制大出血等并发症。

（1）子宫切除术　对于大病灶、耐药病灶或病灶穿孔出血应在先给予化疗使病灶范围缩小后再行手术。手术范围一般为全子宫切除术。对于无转移患者的初始治疗也可选择子宫切除术，并在术中开始给予一疗程的单药化疗。对年轻且有生育要求患者，若其血 hCG 水平不高、子宫肌层内病灶为单个且宫外转移灶已控制，可行病灶剜出术。

（2）肺切除术　对于肺部孤立的耐药病灶可考虑做肺叶切除术。

3. 放疗　主要用于脑转移和肺部耐药病灶的治疗。

4. 耐药复发病例的治疗　约 20% 的高危转移患者会出现化疗耐药或肿瘤复发，这也是目前滋养细胞肿瘤治疗所面临的最大难题。可供选择的二线化疗方案包括顺铂 + 长春新碱 + 博来霉素（PVB 方案），博来霉素 + 依托泊苷 + 顺铂（BEP 方案），依托泊苷 + 异环磷酰胺 + 顺铂（VIP 方案）等，另外手术和放疗也有一定的效果，但如何合理、适时的应用仍需进一步研究。新兴的治疗手段包括生物免疫治疗、基因靶向治疗等治疗滋养细胞肿瘤的临床证据不足，但其前景仍被研究人员所看好。

六、随访

应对每个患者进行严密随访：出院后第 3 个月进行第一次随访，然后每 6 个月一次至出院后 3 年，此后每年 1 次至 5 年，随访时间总长为 5 年。在国外也有医疗机构采用Ⅰ～Ⅲ期患者随访 1 年，Ⅳ期随访 2 年的方法。随访内容同葡萄胎。

第三节　胎盘部位滋养细胞肿瘤

胎盘部位滋养细胞肿瘤（placental site trophoblastic tumor，PSTT）是妊娠滋养细胞肿瘤中发病率最低的一中，该类肿瘤起源于胎盘种植部位，由形态单一的中间型滋养细胞组成。大多数 PSTT 不发生转移，临床经过类似良性疾病，预后较好。目前 PSTT 的发病机制仍不明确。

一、病理

1. 大体所见　子宫体积轻、中度增大，子宫肌层内有大小不一的结节，分为结节/息肉型（肿瘤突向宫腔）、肿块型（肿瘤局限于子宫肌层内）、弥漫型（肿瘤与子宫肌层无明显分界，呈弥漫性生长）。肿瘤切面呈黄色或褐色，可伴局灶性出血、坏死。

2. 镜下所见　无绒毛结构，PSTT 主要由单一的圆形、多角形或梭形的中间型滋养细胞组成，胞质丰富，核染色质深，核分裂较少。PSTT 的病理特点为肿瘤细胞呈单一或片状插入子宫平滑肌纤维之间，可扩散至离原发病灶很远的部位，但平滑肌很少发生坏死；血管也存在明显浸润，PSTT 细胞团可出现在血管内皮下或形成腔内瘤栓，导致血管部分或完全被肿瘤细胞占据，但血管的轮廓仍保持完整，无明显出血。PSTT 细胞可分泌低水平的 hCG 和 HPL。

二、临床表现

PSTT 主要发生于生育年龄，可继发任何形式的妊娠，如足月产、流产、宫外孕和葡萄胎等，也可以与以上各种妊娠同时存在。临床上多表现为停经后不规则阴道流血和子宫均匀性或不规则增大。仅少数 PSTT 病例会发生子宫外转移，最常见的受累部位为肺和阴道，其他部位包括脑、肝、肾及盆腔和腹主动脉旁淋巴结等。远处转移提示 PSTT 的预后不佳。

三、诊断

1. 超声检查　B 型超声表现为子宫肌层内多个囊性结构或与子宫肌瘤的超声表现类似，其内有血流信号。多普勒超声显示子宫血流异常丰富，整个肿瘤区域为显著的低阻抗血流。

2. 病理检查 PSTT　仍需病理组织学检查来确诊，通过刮宫获取的肿瘤样本可做出组织学诊断，但要全面地对子宫肌层的侵犯深度和范围进行评估则需要手术切除的子宫标本。

3. 生化检查 PSTT　患者的血清 hCG 变化不明显或仅为轻度升高，但 β–hCG 常有升高；另外 PSTT 常发生 HPL 的轻度升高，有助于与其他疾病的鉴别。

四、治疗

PSTT 对化疗、放疗均不敏感，故手术是主要的治疗方法，应尽可能切除一切可疑病灶，手术范围为全子宫切除＋双侧附件切除术。对于年轻且病灶局限于子宫的患者，若卵巢外观正常者可保留卵巢。对高危型 PSTT 可在术后给予辅助化疗，高危因素包括：①肿瘤细胞有丝分裂指数 > 5 个/10HPF；②距前次妊娠的时间间隔 > 2 年；③已发生子宫外转移。通常选用联合化疗方案，EMA–CO 方案为首选。

五、随访

PSTT 的随访内容与侵蚀性葡萄胎和绒毛膜癌相同。

本章小结

　　妊娠滋养细胞疾病包括葡萄胎和滋养细胞肿瘤两大类，其中后者又可分为侵蚀性葡萄胎、绒毛膜癌、胎盘部位滋养细胞肿瘤等类型。该类疾病临床表现主要为子宫体积增大、阴道流血。血 HCG 及妇科 B 超为最主要的辅助检查方式，结合患者病史一般即可做出诊断。葡萄胎一般选择清宫，而侵蚀性葡萄胎、绒毛膜癌则以化疗为主，目前治愈率可达 90%，胎盘部位滋养细胞肿瘤以手术治疗为主。

思考题

1. 葡萄胎常见的临床表现有哪些？
2. 试述侵蚀性葡萄胎、绒毛膜癌与葡萄胎的鉴别要点。
3. 侵蚀性葡萄胎、绒毛膜癌的常见转移形式包括哪些？

（余进进　邱海峰）

第三十三章 生殖内分泌疾病

第一节 异常子宫出血

案例讨论

临床案例 46 岁，女，既往月经规律，近 2 年月经不规律，且月经量增多，此次停经 2 个月余已出血 15 天，量仍多伴头晕。妇科检查：阴道内较多鲜血及血凝块，宫颈光滑，子宫体前位，正常大小，质中，双附件正常。

问题 1. 根据上述资料，该患者的初步诊断及诊断依据是什么？

2. 针对该患者目前情况，应进行哪些检查及处理？

一、正常子宫出血

大多数人月经周期为 21～35 天。正常月经持续时间约为 2～7 天，前 3 天失血较多。每个生理周期平均出血量约为 20～60ml。正常月经的发生是基于排卵后黄体生命期结束，雌孕激素撤退，子宫内膜变性坏死而脱落出血。正常月经的周期、持续时间和血量，表现为明显的规律性和自限性。当机体受内部和外界各种因素诸如精神紧张、情绪变化、营养不良、代谢紊乱及环境等影响时，可通过大脑皮质和中枢神经系统引起下丘脑－垂体－卵巢轴功能调节或靶细胞效应异常导致月经失调。

大多数女性月经周期都可以预测，但是每个月周期略有变化，青春期和围绝经期的周期更加不稳定。月经周期包括卵泡期和黄体期。这些时期是由卵巢、下丘脑、垂体和子宫的相互作用调节的。卵泡期，脑垂体分泌激素刺激卵母细胞发育，这一时期的特点是雌激素占优势。青春期和围绝经期时，这些变化尤为显著。黄体期的特点是排卵后黄体酮占优势，通常为 12 ~ 14 天。如无妊娠，黄体期结束时，由于雌激素和孕激素水平下降导致月经发生。下丘脑、垂体或卵巢功能紊乱可能干扰排卵，阻碍子宫内膜脱落，导致月经出血量较多，经期点滴出血或两者皆有（图 33 - 1）。

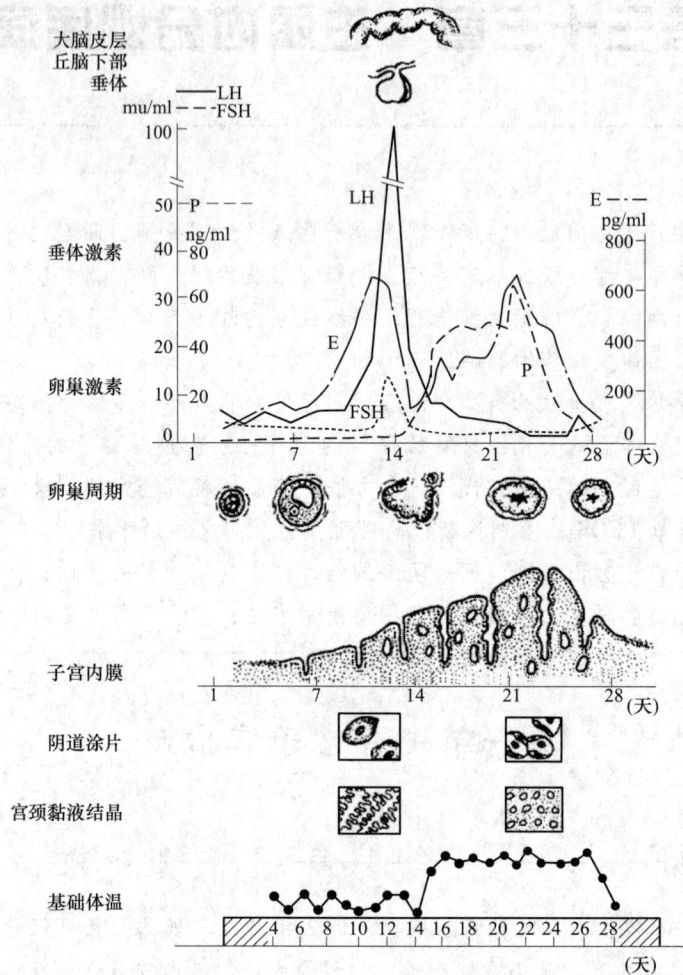

图 33 - 1　月经周期中激素水平及卵巢的周期性变化示意图

二、异常子宫出血

异常子宫出血（AUB）是育龄期妇女最常见的妇科问题之一。其中约 1/3 患者为绝经前妇女，70% 以上患者为围绝经期和绝经后妇女。异常子宫出血习惯上包括各种各样的阴道不规则出血。妇产科学国际联合会（FIGO）将异常子宫出血定义为与正常月经的周期频率、规律性、经期长度和经期出血量任何一项不符的，源自子宫腔的异常出血，前提是排除妊娠和产褥期相关出血。

FIGO 按照出血模式和原因对子宫异常出血进行分类，包括 2 大类、9 个主要类别（表 33 - 1）。两大类分别为"与子宫结构异常相关的出血"和"与子宫结构异常无关的出血"。9 个类型按照英语首字母缩写为"PALM - COEIN"。

表 33 - 1　子宫异常出血分类

子宫内膜息肉所致的子宫异常出血	AUB - P
子宫腺肌病所致子宫异常出血	AUB - A
子宫平滑肌瘤所致子宫异常出血	AUB - L

续表

子宫内膜恶变和不典型增生所致子宫异常出血	AUB – M
全身凝血相关疾病所致子宫异常出血	AUB – C
排卵障碍相关的子宫异常出血	AUB – O
子宫内膜局部异常所致子宫异常出血	AUB – E
医源性子宫异常出血	AUB – I
未分类的子宫异常出血	AUB – N

此外，子宫异常出血也可称为经期严重出血（以前称为月经过多）或排卵期出血。与使用外源性类固醇（如激素治疗）、宫内节育器或其他系统或局部药物相关的异常子宫出血均归类于医源性异常子宫出血，那些剩下罕见的或者原因不明确的全部归类于未分类的子宫异常出血。

三、临床表现

（一）病史和体格检查

异常子宫出血的女性的评估包括病史询问、体格检查、适当的实验室检查和影像学检查，并且要考虑与年龄有关的因素，进行鉴别诊断。

病史应该包括患者对自身出血的详细描述，包括近期在出血量、频率、持续时间和疼痛的改变。还应该包括其他部位的出血（比如鼻出血、牙龈出血、频繁出现瘀伤），尤其是青少年的急性出血、成人的慢性经期严重出血和贫血。注意患者的年龄、月经史、婚育史以及避孕措施等。了解全身性慢性疾病史，如有无肝脏病变、血液系统及循环系统疾病、代谢性疾病等。询问月经的初潮、周期、经期和经量，起病的年龄，可能引起月经失调的因素，如环境改变、精神和情绪变化以及营养和工作情况。应了解曾用激素的种类、剂量及用药时间，注意其近期效果和停药后的变化，末次服药的日期等。

体格检查：检查有无甲状腺疾病、高泌乳素血症、多囊卵巢综合征（PCOS）（痤疮、多毛）等阳性体征。出血性疾病的体征包括瘀点、鼻出血和瘀斑。盆腔检查（包括窥镜和双合诊）可以检查阴道、宫颈及子宫的器质性病变，判断出血来自宫颈表面或来自宫颈管内。

（二）辅助检查

实验室检查取决于患者病史和体格检查。最基本评估包括血常规、促甲状腺激素（TSH）和妊娠试验。其他实验室检查还取决于盆腔检查，包括子宫颈抹片检查和培养，如果怀疑感染还需做分泌物常规涂片或分泌物培养。

1. 血常规 如患者诉月经过多，异常子宫出血时间长，体格检查面色结膜苍白者尤其注意。

2. 妊娠试验 有性生活史，应排除妊娠及妊娠相关性疾病。

3. TSH 疑有甲状腺疾病患者（甲状腺结节、甲状腺肿、甲状腺功能减低或亢进）。

4. 催乳素水平测试 疑高催乳激素血症者查 PRL（建议尽可能空腹状态下采取血液样本）。

5. 子宫颈抹片检查 宫颈癌的初筛检查。

6. 宫颈液基细胞学检查 如果出现异常的阴道出血溢液，性生活后出血，可选择此项检查。

7. 盆腔超声检查 理想的超声检查应该在月经周期第四天到第六天之间，这时候子宫内膜最薄。子宫内膜厚度随月经周期而变化。卵泡期约 4～8mm，黄体期约 8～14mm。卵泡期的超声检查更容易发现子宫内膜微小的病变，如小息肉或腔内子宫肌瘤。应当记录下所有病变的大小和位置。如果怀疑子宫内膜或腔内畸形，应当行盐水灌注宫腔声学造影或宫腔镜检查对病变进一步评估。

8. 出血性疾病筛查 有子宫异常出血病史（包括从初潮开始经血过多或存在产后出血或手术相关性出血或牙科手术相关出血）的患者应当进行出血性疾病的筛查。如果存在牙龈频繁出血、鼻出血、容易挫伤（每月一次或以上）或有出血性疾病家族史的患者，也应行出血性疾病的筛查，包括全血细胞计数、血小板检查、凝血酶原时间、部分促凝血酶原时间、纤维蛋白原或凝血酶原时间（可选）。如果这些试验结果异常，必须对患者进行更加彻底的潜在性出血性疾病的评估，如血管性血友病。

9. 子宫内膜活检 45岁以上女性进行内膜活检，如果患者存在子宫内膜增生或恶性肿瘤危险因素（有暴露于非对抗性雌激素家族史且药物治疗无效或超声检查显示子宫内膜不规则脱落的妇女），即使年龄小于45岁也应行内膜活检。

（1）诊断性刮宫（dilation & curettage，D&C） 简称诊刮，为已婚患者首选方法。目的是明确子宫内膜病理改变和止血，必须进行全面的刮宫。在诊断性刮宫术中应注意宫腔大小、形态，宫壁是否平滑，刮出物的性状和量。若刮出坏死烂肉样物，只要达到活检病理要求量即应停止手术。对不规则出血者，可随时刮宫止血。若需了解有无排卵以及黄体功能是否健全，应在月经来潮前1～2日或月经来潮6小时内刮宫。对未婚者若激素止血不成功或考虑器质性病变可能性大者，也应考虑刮宫止血和内膜病理诊断。

（2）宫腔镜检查 可以直接看到子宫内膜腔和子宫颈内膜，选择病灶活检；或对可见的宫腔病变进行确诊和治疗。宫腔镜可用于诊断萎缩、子宫内膜息肉、平滑肌瘤和其他子宫内膜异常。组织样本可送病理科检查确诊，排除子宫内膜增生和癌症。

四、治疗

对绝大多数患者来说，药物治疗优于手术治疗。除非已知是由器质性疾病（如息肉、子宫肌瘤、癌症）引起的出血。不涉及器质性疾病的患者常推荐激素疗法，因为这些患者出血原因多是排卵异常造成的。纠正患者激素失衡能使 AUB - HMB 和 AUB - IMB 类型的患者病情有所好转。

（一）药物治疗

1. 非甾体抗炎药 非甾体抗炎药通过抑制环氧化酶，从而降低前列腺素水平。多种非甾体抗炎药用于 AUB - HMB 患者。血小板异常为该药物的禁忌证。通常不建议患肾病、心衰、肝硬化或正在使用利尿剂的患者使用此类药物。最常见副作用为肠胃不适。可选择药物有甲芬那酸 500mg，一天两次，4～5天；萘普生 250～500mg，一天两次，4～5天；布洛芬每日 600～1200mg，4～5天。

2. 抗纤维蛋白溶解药 重度月经出血的妇女子宫内膜上纤溶酶原激活剂处于高水平状态。纤溶酶原激活剂是一种可导致纤维蛋白溶解，血凝块降解的酶。纤溶酶原激活剂抑制剂减少纤维蛋白溶解，促进血块形成，从而减少月经出血。可选择药物有氨钾环酸（650mg），2片（1.3g），每日三次，5天；如果是急性出血：10mg/kg 静脉注射（最高一天剂量为600mg）；氨钾环酸禁用于18岁以下患者，最常见的副作用为恶心和眩晕。有高凝风险的患者禁止使用；但长期使用并不会导致血栓形成风险增高。

3. 激素治疗 异常子宫出血的激素治疗包括雌激素和孕酮，单独或联合给药。

（1）雌激素 雌激素刺激表面剥落的子宫内膜组织的生长，使经期出血停止。还有证据表明雌激素可刺激毛细血管凝血，有助于月经中止。雌激素对治疗急性出血最为有效。静脉注射马结合雌激素可以使70%的患者在4～8小时内停止出血。需要至少连续三周的雌激素治疗来预防随后的出血。共轭雌激素，急性出血时每4～6小时静脉注射25mg（之后联合口服避孕药）；联合口服避孕药如乙炔雌二醇复合药（35μg），急性出血时每次一片，每天三次，直到 7 天后流血减少，然后减量。如果延长治疗期雌激素的剂量较高，血栓栓塞事件风险的可能性升高，因此需要对患者加强观察。一旦急性出血得到治疗，那么标准剂量的雌激素足以控制出血。

（2）孕激素　孕酮治疗无排卵性出血十分有效。禁忌证包括已知或疑似妊娠、未确诊的阴道出血、已知或疑似乳腺癌、深静脉血栓、肺栓塞或有以上病史的情况；活动性或近期卒中或心肌梗死；肝功能受损。副作用常表现为恶心、体重增加、体液潴留、情绪改变、水肿和不规则出血。孕激素应持续性或周期性给药。孕激素与雌激素对抗，有效抑制黄体期子宫内膜生长。持续性给予孕激素可导致子宫内膜萎缩，高剂量孕酮的使用对子宫内膜增生的患者十分有效。周期性口服孕激素不会抑制排卵。①醋酸甲羟孕酮，5～10mg，每天一次，12～14 天，急性出血时每 4 小时服用 10mg；之后每 6 小时一次，4 天；之后每 8 小时一次，3 天；之后每 12 小时一次，2 天到 2 周；之后每天一次。②炔诺酮 5mg，每天一次，5～10 天，急性出血时每 4 小时服用 5～10mg 直到停止出血，之后每 6 小时一次，4 天；之后每 8 小时一次，3 天；之后每 12 小时一次，2 天到 2 周；之后每日一次。③左炔诺孕酮宫内节育器（大约可使用 5 年）。

（3）联合激素类避孕药　可以经口服、贴剂和阴道环起作用。由于联合激素类避孕药中既含有雌激素也含有孕激素，因此效果良好。据报道，口服激素类避孕药可使月经出血明显减少；但目前尚没有安慰剂对照试验。联合激素类避孕药可以明显改善围绝经期患者因雌激素降低导致的潮热和其他一些更年期症状，也可改善青少年痤疮。药物可明显改善多囊卵巢综合征患者的痤疮和多毛症，降低子宫内膜癌风险。联合激素类避孕药还可以增加Ⅷ因子和血管性血友病因子水平，对存在凝血障碍的患者十分有益。

（二）手术治疗

子宫出血的手术治疗适用于药物治疗无效或因结构异常导致的出血。有几种手术方案可供选择。但是子宫切除治疗需要考虑患者是否已经生育，是否存在禁忌证，是否对药物治疗无效。通常建议结构异常导致子宫出血的患者进行手术治疗，而非结构异常子宫出血仍然建议药物治疗为主要治疗手段。然而约 80% 的重度月经过多的患者虽无结构异常，仍然选择手术治疗。

1. 子宫肌瘤　包括宫腔镜、腹腔镜或开腹肌瘤切除术。其他治疗还包括栓塞术、冷冻子宫肌瘤消融术、磁共振引导下的超声消融术。不建议想要生育的女性通过栓塞术进行治疗，因为这种方法可减少子宫和胎盘血供。

2. 子宫内膜息肉　通常使用宫腔镜电切术。

3. 子宫内膜异位症　难以用手术治疗，因为其在子宫肌层生长较为弥散。但是也可使用类似子宫肌瘤剔除术的方法将其切除，虽然边界很难辨认。

对于已经生育的或无生育要求的妇女而言，异常子宫出血的手术治疗方法可以选择子宫内膜电切术或消融术，甚至子宫切除术。

（1）子宫内膜消融术　与子宫切除术相比，子宫内膜消融术常为患者首选，这种手术方法恢复较快，避免大型手术。由于子宫内膜坏死，常见的副作用为阴道溢液。子宫内膜消融术后的患者常立即出血减少；但是少数患者仍然需要子宫切除。

（2）子宫切除术　彻底手术治疗异常子宫出血的方法是子宫切除术。在美国每年约有 60 万患者行子宫切除术，约 2000 万妇女经历过子宫切除术的治疗。子宫切除术可有效治疗异常子宫出血，因为手术直接切除了出血的源头。子宫切除术能治疗各种原因导致的异常子宫出血。子宫切除术的手术风险包括尿失禁、性功能障碍，如果卵巢也被切除，则还会出现雌激素不足导致的各种症状。其他直接风险包括感染、出血，死亡率为 1/1000～6/1000。

第二节　闭　经

闭经（amenorrhea）为常见的妇科症状，表现为无月经或月经停止。根据既往有无月经来潮将闭经分为原发性和继发性两类。原发性闭经（primary amenorrhea）指年龄超过 13 岁、女性第二性征未发育，或年龄超过 15 岁女性第二性征已发育，月经尚未来潮。继发性闭经（secondary amenorrhea）指正常月经建立后月经停止 6 个月，或按自身原来月经周期计算停经 3 个周期以上者。青春期前、妊娠期、哺乳期及绝经后的月经不来潮属生理现象，本节不展开讨论。

一、病因

正常月经的建立和维持，有赖于下丘脑－垂体－卵巢轴的神经内分泌调节，以及子宫内膜对性激素的周期性反应和下生殖道通畅性，其中任何一个环节发生障碍均可导致闭经。

（一）原发性闭经

较少见，往往由于遗传学原因或先天性发育缺陷引起。根据第二性征的发育情况，分为第二性征存在和第二性征缺乏两类。

1. 第二性征存在的原发性闭经

（1）苗勒管发育不全综合征（Müllerian agenesis syndrome，又称 Mayer－Rokitansky－Kuster－Hauser syndrome）　由副中肾管发育障碍引起的先天性畸形，可能系基因突变所致，约占 20% 青春期原发性闭经。染色体核型正常，为 46，XX，促性腺激素正常，有排卵，外生殖器、输卵管、卵巢及女性第二性征正常，主要异常表现为始基子宫或无子宫、无阴道，约 15% 伴肾畸形，约 12% 伴骨骼畸形。

（2）雄激素不敏感综合征（androgen insensitivity syndrome）　又称睾丸女性化完全型。为男性假两性畸形，染色体核型为 46，XY，性腺为睾丸，但位于腹腔内或腹股沟。虽睾酮水平在男性范围，但由于靶细胞缺乏睾酮受体，故睾酮不发挥生物学效应，但睾酮仍能通过芳香化酶转化为雌激素，故表型为女型，致青春期乳房隆起丰满，但乳头发育不良，乳晕苍白，阴毛、腋毛稀少，阴道为盲端，较短浅，子宫及输卵管缺如。

（3）对抗性卵巢综合征（savage syndrome）　或称卵巢不敏感综合征。其特征是：①卵巢具有多数始基卵泡及初级卵泡；②内源性促性腺激素，特别是 FSH 升高；③卵巢对外源性促性腺激素不敏感；④临床表现为原发性闭经，但女性第二性征发育接近正常。

（4）生殖道闭锁　任何生殖道闭锁引起的横向阻断，均可导致闭经：如阴道横隔，无孔处女膜的等。

（5）真两性畸形　非常少见，同时存在男性和女性性腺，染色体核型可为 XX，XY 或嵌合体。

2. 第二性征缺乏的原发性闭经

（1）低促性腺激素性腺功能减退（hypogonadotropic hypogonadism）　其中最常见的是嗅觉缺失综合征（Kallmann's syndrome），是下丘脑 GnRH 先天性分泌缺乏同时伴嗅觉丧失或减退。临床表现为原发性闭经，女性第二性征缺如，嗅觉减退或丧失，但女性内生殖器分化正常。

（2）高促性腺激素性腺功能减退（hypergonadotropic hypogonadism）　①特纳综合征（Turner's syndrome）：属于性腺先天性发育不全（gonadal dysgenesis）。性染色体异常，核型为 X 染色体单体（45，X0），或嵌合体（45，X0/46，XX 或 45，X0/47，XXX）。表现为原发性闭经，卵巢不发育，患者身材矮小，女性第二性征发育不良，常有蹼颈、盾胸、后发际低、肘外翻、腭高耳低、鱼样嘴等临床特征，可伴主动脉缩窄及肾、骨骼畸形。②46，XX 单纯性腺发育不全（pure gonadal dysgenesis）：体格发育无异常，卵巢呈条索状无功能实体，子宫发育不良，女性第二性征发育差，但外生殖器为女型。③46，XY 单纯性腺发育不全：又称 Swyer 综合征。主要表现为条索状性腺及原发性闭经。具有女性生殖系统，但无青春期性发育，女性第二性征发育不良。由于存在 Y 染色体，患者在 10～20 岁时易发生性腺母细胞瘤或无性细胞瘤，故诊断确定后应切除条索状性腺。

（二）继发性闭经

发生率明显高于原发性闭经。病因复杂，根据控制正常月经周期的 5 个主要环节，以下丘脑闭经最常见，依次为垂体、卵巢、子宫性及下生殖道发育异常闭经。

1. 下丘脑性闭经 最常见的一类闭经，以功能性原因为主，FSH 及 LH 分泌功能低下，属于低促性腺激素性闭经，治疗及时尚可逆。

（1）精神应激性（psychogenic stress） 突然或长期的精神压抑、紧张、忧虑、环境改变、过度劳累、情感变化、寒冷等均可能引起神经内分泌障碍而导致闭经，其机制可能与应激状态下下丘脑分泌的促肾上腺皮质激素释放激素和皮质素分泌增加，进而刺激内源性阿片肽、多巴胺分泌，抑制垂体分泌促性腺激素有关。

（2）体重下降和神经性厌食（weight loss，anorexia nervosa） 中枢神经对体重急剧下降极为敏感。严重的神经性厌食通常在内在情感的剧烈矛盾或为保持体形而强迫节食时发生，当体重下降到正常体重的 85% 以下时，即可出现闭经。特征性的表现为精神性厌食、严重消瘦和闭经，持续进行性消瘦还可使 GnRH 降至青春期前水平，使促性腺激素和雌激素水平低下。

（3）运动性闭经（strenuous exercise） 长期剧烈运动或芭蕾舞、现代舞等训练易致闭经。初潮发生和月经的维持有赖于一定比例（17%～20%）的机体脂肪，若肌肉/脂肪比率增加或总体脂肪减少可使月经异常。运动剧增后 GnRH 的释放受抑制也可引起闭经。目前认为，体脂下降和营养不良引起瘦素（leptin）下降是生殖轴功能受抑制的机制之一。

（4）药物性闭经（drugs cause） 长期应用甾体类避孕药及某些药物如吩噻嗪衍生物（奋乃静、氯丙嗪）、利血平等，可引起继发性闭经，其机制是由于药物抑制下丘脑分泌 GnRH 或通过抑制下丘脑多巴胺使垂体分泌催乳激素增加。药物性闭经通常是可逆的，一般在停药后 3～6 个月月经可自然恢复。

（5）颅咽管瘤（craniopharyngioma） 较为罕见。发生于蝶鞍上的垂体柄漏斗部前方的颅咽管瘤，因瘤体增大可压迫下丘脑和垂体柄引起闭经、生殖器萎缩、肥胖、颅内压增高、视力障碍等症状，也称肥胖生殖无能营养不良症。

2. 垂体性闭经 主要病变在垂体。腺垂体器质性病变或功能失调可影响促性腺激素的分泌，继而影响卵巢功能而引起闭经。

（1）垂体梗死 常见的为希恩综合征（Sheehan syndrome）。由于产后大出血休克，导致垂体尤其是腺垂体促性腺激素分泌细胞缺血坏死，引起腺垂体功能低下而出现一系列症状，包括闭经、无乳、性欲减退、毛发脱落等，女性第二性征衰退，生殖器官萎缩，以及肾上腺皮质、甲状腺功能减退，出现如畏寒、嗜睡、低血压等症状及基础代谢率降低。

（2）垂体肿瘤 当位于蝶鞍内的腺垂体各种腺细胞均可发生肿瘤，包括催乳激素腺瘤、生长激素腺瘤、促甲状腺激素腺瘤、促肾上腺皮质激素腺瘤以及无功能的垂体腺瘤。可出现闭经及相应症状，这是因为肿瘤压迫分泌细胞，使促性腺激素分泌减少所致，如常见的催乳激素细胞肿瘤引起闭经溢乳综合征。

（3）空蝶鞍综合征（empty sella syndrome） 蝶鞍隔因先天性发育不全、肿瘤或手术破坏，使脑脊液流入蝶鞍的垂体窝，使蝶鞍扩大，垂体受压缩小，称空蝶鞍。当垂体柄因受脑脊液压迫而使下丘脑与垂体间的门脉循环受阻时，出现闭经和高催乳激素血症。X 线检查仅见蝶鞍稍增大，CT 或 MRI 检查可精确显示在扩大的垂体窝中可见萎缩的垂体和低密度的脑脊液。

3. 卵巢性闭经 闭经的原因在卵巢。卵巢分泌的性激素水平低下，子宫内膜不发生周期性变化而导致闭经。

（1）卵巢早衰（premature ovarian failure） 女性 40 岁前由于卵巢内卵泡耗竭或因医源性损伤（iatrogeniccauses）而发生的卵巢功能衰竭，称卵巢早衰。病因可由患者因遗传因素、自身免疫性疾病、医源性损伤（放疗、化疗或手术所致的卵巢血供受影响）或特发性原因引起。以低雌激素及高促性腺激素为特征，表现为继发性闭经，常伴围绝经期症状。

（2）卵巢功能性肿瘤 分泌雄激素的卵巢支持 - 间质细胞瘤，产生过量的雄激素抑制下丘脑 - 垂体 - 卵巢轴功能而闭经。分泌雌激素的颗粒 - 卵泡膜细胞瘤，因持续分泌雌激素抑制了排卵，使子宫内膜持续增生而闭经。

（3）多囊卵巢综合征 以长期无排卵及高雄激素为特征。临床表现为闭经、不孕、多毛和肥胖。

4. 子宫性闭经 闭经的原因在子宫。月经调节功能正常，由于子宫内膜受破坏或对卵巢激素不能产生正常的反应出现闭经。

（1）Asherman 综合征 为子宫性闭经中最常见原因。因人工流产刮宫过度或产后、流产后出血刮宫损伤引起，尤其当伴有子宫内膜炎时，更易导致宫腔粘连而闭经。仅宫颈管粘连者可有月经产生，但不能流出，宫腔完全粘连者则无月经。

（2）子宫内膜炎 子宫内膜结核使内膜遭受破坏而导致闭经。流产或产褥感染所致的子宫内膜炎，严重时也可造成闭经。

（3）子宫切除后或宫腔放射治疗后 手术切除子宫或放疗破坏子宫内膜而闭经。

5. 其他内分泌功能异常 甲状腺、肾上腺、胰腺等功能紊乱也可引起闭经。常见的疾病为甲状腺功能减退或亢进、肾上腺皮质功能亢进、肾上腺皮质肿瘤等。

二、诊断

闭经只是一种症状，诊断时必须首先寻找闭经原因，确定病变环节，然后再确定是何种疾病所引起。

（一）病史

详细询问月经史，包括初潮年龄、月经周期、经期、经量和闭经期限及伴随症状等。发病前有无任何导致闭经的诱因如精神因素、环境改变、体重增减、剧烈运动、各种疾病及用药情况等。已婚妇女需询问其生育史及产后并发症史。原发性闭经应询问第二性征发育情况，了解生长发育史，有无先天性缺陷或其他疾病及家族史。

（二）体格检查

检查全身发育状况，有无畸形，测体重、身高，四肢与躯干比例，五官生长特征。观察精神状态、智力发育、营养和健康情况。妇科检查应注意内、外生殖器的发育，有无先天性缺陷、畸形，腹股沟区有无肿块，女性第二性征如毛发分布、乳房发育是否正常，乳房有无乳汁分泌等。其中第二性征的检查有助于鉴别原发性闭经的病因，缺乏女性第二性征提示该患者从未受过雌激素的刺激。

（三）辅助检查

生育年龄女性闭经须首先排除妊娠，通过病史及体格检查对闭经的病因及病变部位有初步了解，在此基础上再通过有选择的辅助检查明确诊断。

1. 功能试验

（1）药物撤退试验　用于评估体内雌激素水平以确定闭经程度。①孕激素试验（progestational challenge）：黄体酮注射液，每日肌注 20mg，连续 5 日；或口服甲羟孕酮，每日 10mg，连用 8 ~ 10 日。停药后 3 ~ 7 日出现撤药性出血（阳性反应），提示子宫内膜已受一定水平的雌激素影响，为Ⅰ度闭经。若停药后无撤药性出血（阴性反应），应进一步行雌、孕激素序贯试验。②雌、孕激素序贯试验：适用于孕激素试验阴性的闭经患者。每晚睡前服戊酸雌二醇，连续 21 日，最后 10 日加用甲羟孕酮，停药后 3 ~ 7 日发生撤药性出血者为阳性，提示子宫内膜功能正常，可排除子宫性闭经，引起闭经的原因是患者体内雌激素水平低落，为Ⅱ度闭经，应进一步寻找原因。无撤药性出血者为阴性，应重复一次试验，若仍无出血，提示子宫内膜有缺陷或被破坏，可诊断为子宫性闭经。

（2）垂体兴奋试验　又称 GnRH 刺激试验，了解垂体对 GnRH 的反应性。典型方法：将 LHRH 100μg 溶于生理盐水 5ml 中，30 秒内静脉注射完毕。于注射前及注射后 15、30、60、120 分钟分别采血测定 LH 含量。若注射后 15 ~ 60 分钟 LH 高峰值较注射前升高 2 ~ 4 倍，说明垂体功能正常，病变在下丘脑；若经多次重复试验，LH 值无升高或升高不显著，说明垂体功能减退，如希恩综合征。

2. 激素测定

（1）血甾体激素测定　包括雌二醇、孕酮及睾酮测定。血清孕酮 ≥15.9nmol/L 为排卵标志。若雌激素浓度低，提示卵巢功能不正常或衰竭；若睾酮值高，提示有多囊卵巢综合征或卵巢支持 - 间质细胞瘤等可能。

（2）催乳激素及垂体促性腺激素测定　PRL > 25μg/L 时称高催乳激素血症。PRL 升高者，测定 TSH，TSH 升高者，为甲状腺功能减退；若 TSH 正常，而 PRL 大于 100μg/L 时应行头颅 MRI 或 CT 检查，以排除垂体肿瘤。PRL 正常者，则应测定垂体促性腺激素。月经周期中 FSH 正常值为 5 ~ 20U/L，LH 为 5 ~ 25U/L。若 FSH > 40U/L，提示卵巢功能衰竭；若 LH > 25U/L 或 LH/FSH 比例 ≥2 ~ 3 时，应疑为多囊卵巢；若 FSH、LH 均 < 5U/L，提示垂体功能减退，病变可能在垂体或下丘脑。

3. 影像学检查

（1）盆腔 B 型超声检查　观察盆腔有无子宫，子宫大小、形态及内膜情况，卵巢大小、形态、卵泡数目等。

（2）子宫输卵管造影　了解有无宫腔病变和宫腔粘连。

（3）CT 或磁共振显像（MRI）　用于盆腔及头部蝶鞍区检查，了解盆腔肿块性质，诊断垂体微腺瘤、空蝶鞍等。

4. 宫腔镜检查　能精确诊断宫腔粘连。

5. 腹腔镜检查　能直视下观察卵巢、子宫大小、形态，对诊断多囊卵巢综合征等有价值。

6. 性染色体检查　对鉴别性腺发育不全病因及指导临床处理有重要意义。

7. 其他检查　主要为靶器官反应检查，包括基础体温测定、宫颈黏液评分、阴道脱落细胞检查、子宫内膜活检或诊断性刮宫（详见本章第一节）。对存在肥胖、多毛、痤疮体征的患者尚须测定胰岛素、雄激素（血睾酮、硫酸脱氢表雄酮，尿 17 酮等），以确定是否存在胰岛素抵抗、高雄激素血症或先天性 21 - 羟化酶缺陷。

（四）闭经的诊断步骤

首先区分是原发性闭经抑或继发性闭经。若为原发性闭经，首先检查乳房及女性第二性征、子宫的发育情况，然后按图 33 - 2 的诊断步骤进行；若为继发性闭经，则按图 33 - 3 的诊断步骤进行。

原发性闭经

第二性征检查（乳房及毛发分布）

发育 → 子宫检查
不发育 → 子宫检查

发育侧子宫检查：
- 子宫发育 → PRL测定
- 子宫不发育 → 血睾酮(T)

PRL测定：
- 正常 → 孕激素试验
- 升高 → CT、MRI → 垂体性

血睾酮(T)：
- 正常女性T值,核型46,XX 正常阴毛分布
- 正常男性T值,核型46,XY 无阴毛

孕激素试验：
- 有撤药性出血 → LH测定
- 无撤药性出血 → FSH测定

LH测定：
- 正常 → 下丘脑性
- 升高 → PCOS

FSH测定：
- 正常或下降 → 下丘脑、垂体衰竭
- 升高 → 卵巢衰竭

不发育侧子宫检查：
- 子宫发育 → FSH测定
- 子宫不发育 → 核型分析

FSH测定：
- 升高 → 性腺发育不良（如染色体4S,X0或嵌合型）
- 正常或下降 → 下丘脑、垂体性

核型分析：
- XY → 酶缺乏、XY单纯性性腺发育不良
- XX → 先天性子宫缺乏

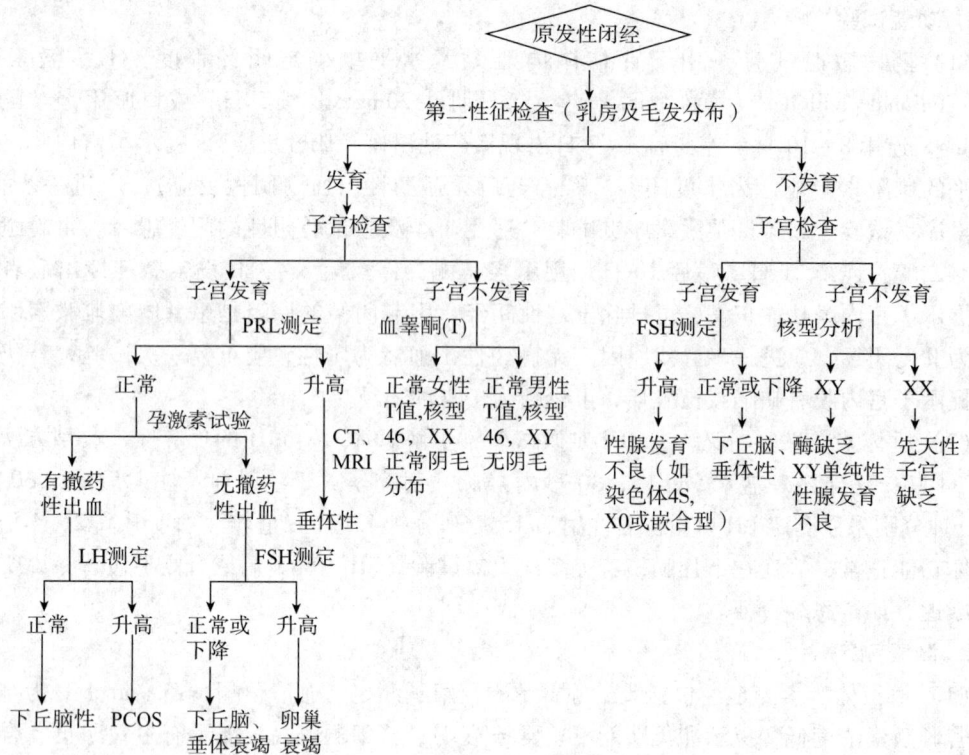

图33-2 原发性闭经诊断步骤

三、治疗

（一）全身治疗

包括积极治疗全身疾病，提高体质，供给足够营养，保持标准体重。运动性闭经者应适当减少运动量。闭经因精神因素所致者，应进行心理治疗，消除精神紧张和焦虑。

（二）激素治疗

明确病变环节及病因后，可给予相应激素治疗以补充机体激素不足或拮抗其过多，达到治疗目的。

1. 性激素替代治疗 目的：①维持女性全身健康及生殖健康，包括心血管系统、骨骼、神经系统等；②维持性征和月经。主要治疗方法如下。

（1）雌激素替代治疗 适用于无子宫者。戊酸雌二醇 $1 \sim 2mg/d$ 或微粒化 $17 - \beta$ 雌二醇 $1mg/d$，连用21日，停药1周后重复给药。

（2）雌、孕激素人工周期疗法 适用于低雌激素性腺功能减退患者，上述雌激素连服21日，最后 $10 \sim 12$ 日同时给予甲羟孕酮 $6 \sim 10mg/d$。

（3）孕激素疗法 适合于体内有一定内源性雌激素水平的 I 度闭经患者，可每隔 $1 \sim 2$ 个月于月经周期后半期每日口服甲羟孕酮 $10mg$，共 12 日。

2. 促排卵 适用于有生育要求患者。

（1）氯米芬 是最常用的促排卵药物。适用于有一定内源性雌激素水平的无排卵者。作用机制可能是通过竞争性结合下丘脑细胞内的雌激素受体，以阻断内源性雌激素对下丘脑的负反馈作用，促使下丘脑分泌更多的 GnRH 及垂体促性腺激素。给药方法为月经第5日始，每日 $50 \sim 100mg$，连用5日。

（2）促性腺激素 适用于低促性腺激素闭经及氯米芬排卵失败者，促卵泡发育的制剂

继发性闭经

妊娠试验（有性生活者）

阴性 ——— 阳性

阳性 → 妊娠或相关疾病

孕激素试验 ——— 血PRL

无出血 ——— 有出血

正常 ——— 升高

TSH

正常 ——— 升高 → 甲状腺功能减退症

雌孕激素试验

无出血 → 子宫性

有出血 → FSH、LH

FSH>25~40U/L → 卵巢衰竭

LH/FSH≥3 → 多囊卵巢综合征

正常 FSH:5~20U/L LH:5~20U/L

低 FSH<5U/L LH<5U/L

蝶鞍，头颅 CT或MRI

（–） ——— （+）

垂体兴奋试验

垂体肿瘤 颅咽管瘤

LH不增高 → 垂体性

LH增高 → 下丘脑性

（–） → 垂体催乳素肿瘤 空蝶鞍 颅咽管肿瘤

（+） → 高PRL血症

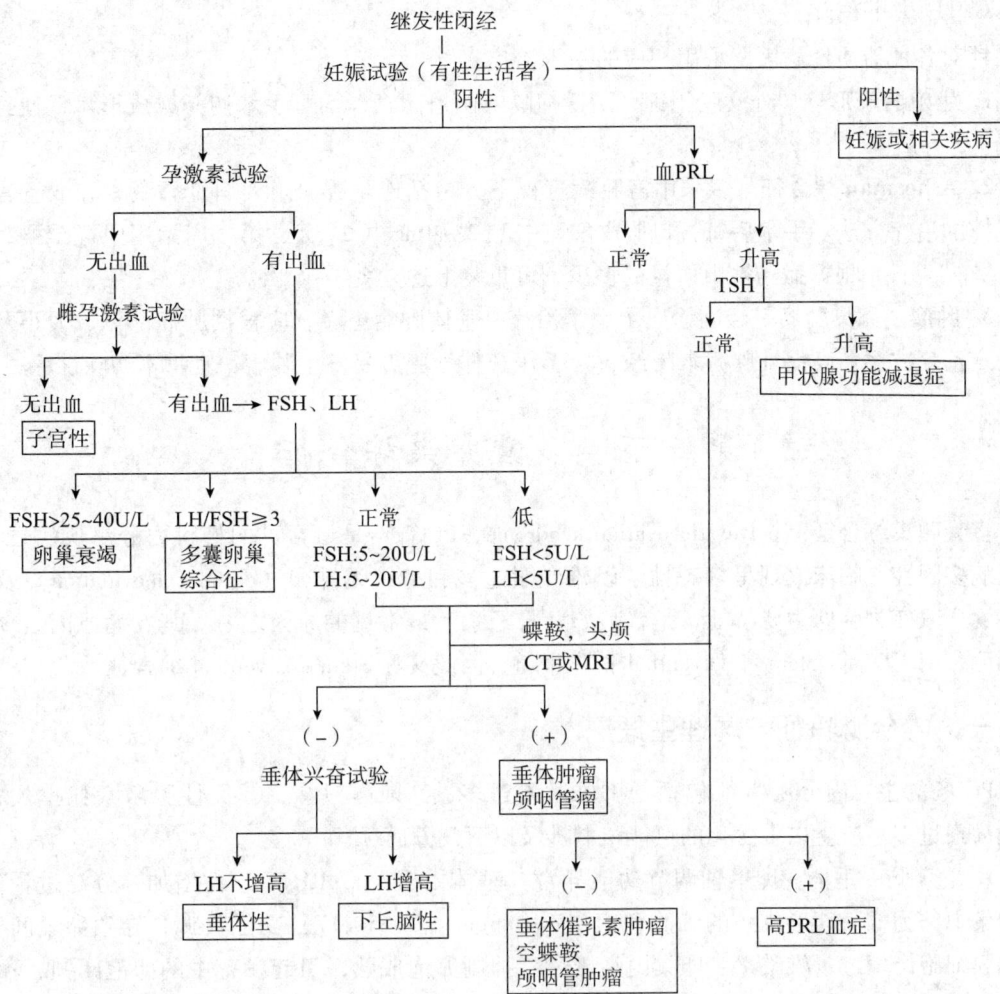

图 33 - 3　继发性闭经诊断步骤

有：①尿促性激素（human menopausal gonadotropin，HMG）；②卵泡刺激素，包括尿提取 FSH、纯化 FSH、基因重组 FSH。促成熟卵泡排卵的制剂为绒毛膜促性激素（HCG）。常用 HMG/HCG 联合用药促排卵。HMG 或 FSH 一般每日剂量 75 ~ 150U，于撤药性出血第 3 ~ 5 日 开始，连续 7 ~ 12 日，待优势卵泡达成熟标准时，再使用 HCG 5000 ~ 10 000U 促排卵。并发 症为多胎和卵巢过度刺激综合征（ovarian hyperstimulation syndrome，OHSS）。

（3）促性腺激素释放激素（GnRH）　GnRH 是天然十肽，利用其天然制品促排卵是用脉 冲皮下注射或静脉给药，适用于下丘脑性闭经。

3. 溴隐亭（Bromocriptine）　为多巴胺受体激动剂。通过与垂体多巴胺受体结合，直接 抑制垂体 PRL 分泌，恢复排卵；溴隐亭还可直接抑制垂体分泌 PRL 肿瘤细胞生长。单纯高 PRL 血症患者，每日 2.5 ~ 5mg，一般在服药的第 5 ~ 6 周能使月经恢复。垂体催乳激素瘤患 者，每日 5 ~ 7.5mg，敏感者在服药 3 个月后肿瘤明显缩小。

4. 其他激素治疗

（1）肾上腺皮质激素：适用于先天性肾上腺皮质增殖症所致的闭经，一般用泼尼松或地 塞米松。

（2）甲状腺素：适用于甲状腺功能减退引起的闭经。

（三）辅助生育技术

见不孕症（第三十四章）。

（四）手术治疗

针对各种器质性病因，采用相应的手术治疗。

1. 生殖器畸形　如处女膜闭锁、阴道横隔或阴道闭锁，均可手术切开或成形术，使经血流畅。

2. Asherman 综合征　多采用宫腔镜直视下分离粘连，后加用大剂量雌激素和放置宫腔内支撑的治疗方法。手术后每日口服戊酸雌二醇 2～4mg 共 21 天，第 3 周始用甲羟孕酮每日 10mg，共 7 日，根据撤药性出血量的多少，可重复上述方案 3～6 次。

3. 肿瘤　卵巢肿瘤一经确诊应予手术治疗。垂体肿瘤患者，应根据肿瘤部位、大小及性质确定治疗方案。高促性腺激素闭经、含 Y 染色体性腺者易发生肿瘤，宜手术切除性腺。

第三节　多囊卵巢综合征

多囊卵巢综合征（polycystic ovarian syndrome，PCOS）是最常见的妇科内分泌疾病之一，其发病多因性、临床表现呈多态性，以雄激素过多和持续无排卵（chronic anovulation）及卵巢多囊样改变为临床主要特征，是育龄妇女月经紊乱最常见的原因之一。其发病原因至今尚未阐明，因 1935 年 Stein 和 Leventhal 首先报道，因此又称 Stein - Leventhal 综合征。

一、内分泌特征与病理生理

PCOS 的主要内分泌特征包括：①雄激素过多；②雌酮过多；③促性腺激素比率失常；④胰岛素过多。产生以上变化的可能机制涉及以下几方面。

1. 下丘脑 - 垂体 - 卵巢轴调节功能异常　垂体由于对 GnRH 敏感性增加，分泌过量 LH 及卵巢中作为雄激素形成酶的细胞色素（cytochrome p - 450c17）功能失调，导致卵巢间质、卵泡膜细胞产生过量雄激素。卵巢内高雄激素抑制卵泡成熟，引起发育中的卵泡闭锁，不能形成优势卵泡，以致雌激素的正常分泌模式中断，但很多小卵泡仍然分泌雌激素，因而 PCOS 患者兼有高雄激素和高雌激素，但以雄激素过多占优势。PCOS 时过多的雄激素主要是雄烯二酮和睾酮，尤其是游离睾酮增加；过多的雌激素主要是雌酮（E_1）增高，是雄烯二酮在周围组织中芳香化酶转化结果，而雌二醇（E_2）处于早卵泡期水平。持续分泌的雌酮和卵巢小卵泡分泌的一定水平的雌二醇作用于下丘脑及垂体，对 LH 分泌呈正反馈，对 FSH 分泌呈负反馈，使 LH 分泌幅度及频率增加，LH 呈持续高水平，而 FSH 水平相对降低，LH/FSH 比例增大。高水平的 LH 又促进卵巢分泌雄激素，低水平的 FSH 持续刺激，使卵巢内小卵泡的发育停止，无优势卵泡形成，从而进一步形成雄激素过多、持续无排卵的恶性循环，导致卵巢的多囊样改变。

2. 高胰岛素血症和胰岛素抵抗（insulin resistance）　研究证明，肥胖的 PCOS 患者中有 30%～45% 存在胰岛素抵抗和高胰岛素血症。过量的胰岛素作用于卵巢内相应受体，加之局部雄激素的过量分泌，可促进卵泡发育，但成熟障碍，无优势卵泡形成。高胰岛素血症可抑制肝脏性激素结合球蛋白（SHBG）的合成，使体内游离雄激素增加，胰岛素可以通过垂体的胰岛素受体使 LH 分泌增加，并促使卵巢和肾上腺分泌雄激素增加；严重的胰岛素抵抗患者可发生雄激素过多、胰岛素抵抗和黑棘皮症综合征，表现为高睾酮和高胰岛素状态，黑棘皮症是胰岛素抵抗的标志。

3. 肾上腺内分泌功能异常　50% PCOS 患者中存在脱氢表雄酮（DHEA）及脱氢表雄酮硫酸盐（DHEA - S）升高，可能与 PCOS 患者肾上腺中合成甾体激素的关键酶活性增加，以及肾上腺细胞对促肾上腺皮质激素（ACTH）敏感性增加及功能亢进有关，如脱氢表雄酮硫酸盐升高提示过多的雄激素来自肾上腺。

二、病理

1. 卵巢 双侧卵巢均匀性增大，为正常妇女的 2 ~ 5 倍，包膜增厚，呈灰白色，切面可见卵巢白膜均匀性增厚，其下可见≥12 个，直径＜1cm 的囊性卵泡。镜下见白膜增厚、硬化，皮质表层纤维化，细胞少，可有显著的血管存在。白膜下含有很多闭锁卵泡和处于不同发育期卵泡及其黄素化，卵巢间质有时可见黄素化间质细胞。但无成熟卵泡生成及排卵迹象。

2. 子宫内膜 PCOS 患者因无排卵，子宫内膜长期受雌激素刺激，呈现不同程度的增殖性改变，如单纯型增生、复杂型增生甚至不典型增生。当卵泡发育不良时，子宫内膜呈增生期表现；当卵泡持续分泌雌激素时，子宫内膜呈单纯型或复杂型增生，甚至呈不典型增生；长期持续无排卵使子宫内膜癌的发生概率增加。

三、临床表现

PCOS 好发于青春期及生育期妇女，常见的临床表现如下。

1. 月经失调 为 PCOS 患者主要症状，常表现为闭经或月经稀发，多为继发性闭经，常有月经稀发或过少。也有少数患者表现为月经过多或不规则出血。

2. 不孕 生育期妇女因排卵障碍及月经失调而导致不孕。

3. 多毛、痤疮 高雄激素引起不同程度的多毛，表现为体毛丰盛，尤其是阴毛，分布常呈男性型，延及肛门、腹股沟或腹中线，也可出现上唇细须或乳晕周围有长毛等。油脂性皮肤及痤疮也常见，与体内雄激素积聚刺激皮脂腺分泌有关。

4. 肥胖 50% 以上 PCOS 患者肥胖（体重指数≥25kg/m²），常呈腹部肥胖型。肥胖的产生与胰岛素抵抗、雄激素过多、游离睾酮比例增加及雌激素长期刺激有关。

5. 黑棘皮症 阴唇、颈背部、腋下、乳房下和腹股沟等处皮肤出现灰褐色色素沉着，呈对称性，皮肤增厚，质地柔软。

四、辅助检查

1. 基础体温测定 表现为单相型基础体温曲线。

2. B 型超声检查 子宫通常小于正常大小；双侧卵巢增大，包膜回声增强，轮廓较光滑，间质增生回声增强，一侧或两侧卵巢内可见多个 2 ~ 8mm 直径的无回声区围绕卵巢边缘，似车轮状，称为项链征。连续监测未见主导卵泡发育及排卵迹象。

3. 诊断性刮宫 应选择月经前数日或月经来潮 6 小时内进行，表现为子宫内膜呈增生期或不同程度增生，无分泌期变化。年龄＞35 岁的患者应常规行诊断性刮宫，以早期发现子宫内膜不典型增生或子宫内膜癌。

4. 腹腔镜检查 直接窥视，可见卵巢增大，包膜增厚，表面光滑，呈灰白色，有新生血管。包膜下显露多个卵泡，但无排卵征象（排卵孔、血体或黄体）。腹腔镜下取卵巢组织送病理检查，可明确诊断。

5. 激素测定

（1）血清 FSH、LH 测定 血清 FSH 值偏低，LH 值升高，LH/FSH≥2 ~ 3。LH/FSH 比值升高多见于非肥胖的患者，LH/FSH 比值也可在正常范围内。LH 无周期性排卵前峰值出现。

（2）血清睾酮、双氢睾酮、雄烯二酮浓度测定 睾酮水平通常不超过正常范围上限 2 倍，DHEA、DHEA - S 浓度正常或轻度升高。

（3）尿 17 - 酮类固醇 正常或轻度升高，正常时提示雄激素来源于卵巢，升高时提示肾上腺功能亢进。

（4）血清雌激素测定　雌二醇为正常值或稍增高，其水平恒定，缺乏周期性变化，E_1/E_2高正常周期。

（5）血清催乳激素（PRL）测定　部分患者血清 PRL 轻度增高。

（6）其他　PCOS 尤其肥胖患者，应测定空腹血糖及口服葡萄糖耐量试验（OGTT），有条件时测定空腹胰岛素水平（正常＜20mU/L）及葡萄糖负荷后血清胰岛素最高浓度（正常＜150mU/L）。肥胖患者甘油三酯可有升高。

6. 盆腔充气造影或盆腔双重造影　见双侧卵巢增大，大于 1/4 的子宫阴影，约有 1/3 病例卵巢大小在正常范围内。目前此项检查已被腹腔镜取代。

五、诊断

根据临床表现和辅助检查不难诊断。目前认为诊断 PCOS 的主要标准为：①稀发排卵或持续无排卵；②高雄激素的临床表现和（或）高雄激素血症；③卵巢多囊样改变；④前面 3 项中符合 2 项并排除其他的高雄激素的病因，如分泌雄激素的肿瘤、库欣综合征等。

六、鉴别诊断

1. 卵泡膜细胞增殖症　临床和内分泌征象与 PCOS 相仿但更严重，肥胖和男性化更明显，睾酮水平更高达 5.2 ~ 6.9nmol/L，而 DHEA - S 正常。LH/FSH 比值正常。镜下表现为卵巢皮质有一群卵泡膜细胞增生，而无类似 PCOS 的多个小卵泡。

2. 卵巢男性化肿瘤　睾丸母细胞瘤、门细胞瘤、肾上腺残迹肿瘤等均可产生过量雄激素，但当血清睾酮值＞6.9nmol/L 时，可排除此种类型肿瘤。男性化肿瘤多为单侧性、实性肿瘤，进行性增大明显，B 型超声、CT 或 MRI 可行定位。

3. 肾上腺皮质增生或肿瘤　血清 DHEA - S ＞18.2μmol/L 时，应与肾上腺皮质增生或肿瘤相鉴别。肾上腺皮质增生患者 ACTH 兴奋试验反应亢进，过夜地塞米松抑制试验时抑制率≤0.70；肾上腺皮质肿瘤患者则对这两项试验均无明显反应。

七、治疗

（一）一般治疗

对肥胖的 PCOS 患者，应通过加强锻炼、饮食控制、服用降代谢的减肥药等以减轻体重，降低胰岛素、睾酮及 SHBG 水平，并有可能恢复排卵及生育功能。

（二）药物治疗

1. 降低 LH 水平

（1）口服避孕药（oral contraceptives，OCs）　使卵巢和肾上腺产生的雄激素降低。避孕药中孕激素成分通过反馈作用抑制 LH 的异常高分泌，减少卵巢产生雄激素；而雌激素成分使性激素结合球蛋白浓度增加，导致游离睾酮减少。常用口服短效避孕药，周期性服用。用药 3 ~ 6 个周期可抑制毛发生长和治疗痤疮，可重复使用。

（2）醋酸甲羟孕酮　用于治疗多毛症。醋酸甲羟孕酮可直接影响下丘脑 - 垂体轴，减少 GnRH 产生及促性腺激素的释放，导致雄激素及雌激素降低。使用方法为每日 20 ~ 40mg 口服，或长效制剂 150mg 肌注，每 6 周至 3 个月一次。

（3）促性腺激素释放激素激动剂（GnRHa）　常用于有生育要求而难于控制的高 LH 水平患者。GnRHa 可降调节垂体 Gn 分泌，从而减少卵巢雄激素合成。主要药物如戈舍瑞林 3.6mg，曲普瑞林 3.75mg，月经周期第 2 日注射，每 28 日一次。使用时为防止骨质丢失及其他激素降低引起的副反应，可同时使用口服避孕药或雌激素，即反加疗法。

2. 降低血雄激素水平

（1）糖皮质类固醇　适用于 PCOS 过多雄激素为肾上腺来源或混合性来源者。常用药物为地塞米松，每晚 0.25mg 口服，可有效抑制脱氢表雄酮硫酸盐浓度。剂量不宜超过 0.5mg/d，以免过度抑制垂体－肾上腺轴功能。

（2）酮康唑（Ketoeonazole）　可抑制类固醇形成酶的细胞色素，降低睾酮、游离睾酮及雄烯二酮水平。使用方法为 20mg，每日一次。

（3）螺内酯（Spironolactone）　是人工合成的 17－螺内酯甾类化合物，具有抑制卵巢和肾上腺合成雄激素，并在毛囊竞争雄激素受体的作用。抗雄激素时剂量为每日 50～200mg，治疗多毛时需用药 6～9 个月。出现月经不规则者可与口服避孕药联合应用。

（4）醋酸环丙孕酮（Cyproterone acetate，CPA）　可合成 17－羟孕酮衍生物，与睾酮和双氢睾酮竞争受体，并诱导肝酶加速血浆雄激素的代谢廓清，从而降低雄激素的生物效应。目前常用达英－35（Diane－35），每片含 CPA 2mg、炔雌醇（EE）35μg，作周期疗法，即于出血第 1 日起，每日口服 1 片，连续 21 日，停药 7 日后重复，共 3～6 个月。

3. 改善 PCOS 的胰岛素抵抗　对肥胖或有胰岛素抵抗的患者常用胰岛素增敏剂。二甲双胍（Metformin）为双胍类治疗非胰岛素依赖型糖尿病药，可抑制肝脏合成葡萄糖，增加外周组织对胰岛素的敏感性。通过降低胰岛素水平，纠正 PCOS 患者的高雄激素状态，达到改善卵巢排卵功能，提高促排卵治疗的作用。常用剂量为每天 1000～1500mg，每日 2～3 次。

4. 诱发排卵　对有生育要求者在调节生活方式、锻炼减重并抗雄激素和改善胰岛素抵抗以后，进行促排卵治疗。由于 PCOS 患者诱发排卵时易发生卵巢过度刺激综合征，必须加强预防措施，主要包括：①氯米芬作为 PCOS 患者促排卵的首选方案；②多个卵泡达到成熟期或卵巢直径 >6cm 时，不加用 HCG。

（三）手术治疗

1. 腹腔镜手术　适用于严重 PCOS 对促排卵药物治疗无效者。在腹腔镜下对多囊卵巢应用电凝或激光技术穿刺打孔，每侧卵巢打孔 4 个为宜，可获得 90% 的排卵率和 70% 的妊娠率，同时又能减少粘连形成。

2. 卵巢楔形切除术　剖腹探查后应先确定诊断，然后将双侧卵巢楔形切除 1/3，以降低雄激素水平，减轻多毛症状，提高妊娠率。

第四节　痛　经

案例讨论

临床案例　患者已婚女性，25 岁，孕 1 产 1，14 岁初潮，即伴痛经，经行第一日痛剧，持续 4 天，痛时伴恶心呕吐、腹泻。常规妇科检查及妇科 B 超提示无异常。

问题　1. 本例最可能的诊断是什么？诊断依据？

　　　　2. 需与那些疾病鉴别诊断？

　　　　3. 明确诊断后应采取哪些治疗措施？

痛经（dysmenorrhea）是指月经前后或月经期出现的下腹疼痛、坠胀、腰酸等不适，症状严重者影响工作、学习和生活。痛经分为原发性和继发性。原发性痛经是指不伴有盆腔器质性病变的痛经，占痛经 90% 以上，多见于青年女性；继发性痛经是指由于盆腔器质性病变所引起的痛经，常见于 30～45 岁的女性。本章仅讨论原发性痛经。

一、病因

1. 前列腺素　原发性痛经的发生主要与月经时子宫内膜前列腺素（prostaglandin，PG）含量增高有关。前列腺素 F2α（PGF2α）含量增高是造成痛经的主要原因。PGF2α 含量高可引起子宫平滑肌过度收缩，血管挛缩，造成子宫缺氧、乏氧状态而出现痛经。增多的前列腺素还可以引起心血管和消化道症状。

2. 机械因素　宫颈管狭窄或子宫极度前屈或后屈，经血流出不畅导致痛经。

3. 血管加压素及缩宫素　原发性痛经妇女中血管加压素水平升高，导致子宫肌层和动脉平滑肌收缩加强，子宫血流减少，引起痛经。近年来研究证实，非妊娠子宫也存在缩宫素受体，应用缩宫素拮抗剂竞争性抑制缩宫素受体可有效缓解痛经。

4. 白细胞介素　白细胞介素能提高子宫平滑肌对疼痛的敏感性，用前列腺素合成抑制剂治疗无效患者的子宫内膜中存在大量白细胞介素，提示白细胞介素与痛经有关。

5. 其他因素　精神神经因素，如胆碱能、肾上腺素能自主神经可影响子宫和血管收缩功能而导致痛经。患者的主观感受也与痛阈相关。

二、诊断

根据月经期下腹坠痛，妇科检查排除器质性病变，临床即可诊断。

临床表现：①原发性痛经多见于未婚未产女性。一般于初潮后 1~2 年发病。②疼痛多来自月经来潮后开始，可出现在经前 12 小时，以行经第 1 日疼痛最剧，持续 2~3 日后缓解，疼痛常呈痉挛性，通常位于下腹部耻骨上，可放射到腰骶部或大腿内侧。③伴随症状包括恶心、呕吐、腹泻、腰痛、头痛、头晕、眼花、神经过敏，甚至出现虚脱等症状。④妇科检查无异常发现。

痛经的程度一般根据疼痛程度及对日常活动的影响、全身症状、止痛药应用情况而综合判定表 33-2。

表 33-2　痛经程度分级

	疼痛	全身症状	止痛药
轻度	有，但不影响日常工作	无	很少用
中度	有，影响日常生活和工作能力	很少	需要止痛药，且有效
重度	有，日常生活和工作明显受影响	明显	效果不佳

三、鉴别诊断

痛经首先应与子宫内膜异位症相鉴别。子宫内膜异位症导致的痛经通常在初潮后数年出现，进行性加重，多有性交痛史，妇科检查有阳性体征等有助于鉴别诊断。此外，尚需与子宫腺肌病、慢性盆腔炎、流产、异位妊娠等进行鉴别。

四、治疗

1. 一般治疗　应重视精神心理治疗，阐明月经时轻度不适是生理反应。疼痛不能忍受时可行非麻醉性镇痛治疗，适当应用镇痛、镇静、解痉药。

2. 药物治疗

（1）前列腺素合成酶抑制剂　通过抑制前列腺素合成酶，减少前列腺素产生，防止出现过强的子宫收缩，从而治疗痛经。该类药物治疗的有效率可达 80%。常用药物包括：布洛芬 400mg，每日 3~4 次；吲哚美辛 25mg，每日 3 次；或酮洛芬 20~50mg，每日 3~4 次；氟芬那酸 200mg，每日，3 次；或甲芬那酸 250mg，每日 3 次。月经来潮或痛经开始时即开始服药，连续 2 ~ 3 日。

（2）口服避孕药　口服避孕药可抑制下丘脑 - 垂体 - 卵巢轴，抑制排卵，抑制子宫内膜生长，减少月经量，减少分泌期前列腺素的合成，有效缓解痛经。适用于痛经伴有经量过多、月经紊乱、特别是要求避孕者。

（3）钙离子通道阻滞　剂硝苯地平可明显抑制缩宫素引起的子宫收缩。剂量 5 ~ 10mg，每日 3 次，服用 3 ~ 7 日。其毒性小，副作用少，安全有效。

3. 手术治疗

（1）宫颈管扩张术　用扩张棒扩张宫颈管至 6 ~ 8 号，利于经血流出通畅。适用于已婚宫颈狭窄的患者。

（2）神经切除术　对顽固性痛经还可考虑经腹腔镜骶前神经切除治疗，效果良好。

4. 物理治疗　热敷、经皮电刺激可以缓解痛经症状。

第五节　经前期综合征

经前期综合征（premenstrual syndrome，PMS）也被称作经前焦虑障碍（premenstrual dysphoric disorder，PMDD），是指女性在黄体期周期性地出现影响日常生活和工作的躯体、精神以及行为方面改变的综合征。月经来潮后，症状可自然消失。

一、病因

PMS 的病因，目前尚无定论。目前认为 PMS 的发生，涉及精神社会因素、卵巢激素及神经递质改变等原因。

1. 精神社会因素　PMS 患者对安慰剂治疗的反应率高达 30% ~ 50%，部分患者精神症状突出，且情绪紧张时常使原有症状加重，提示社会环境与患者精神心理因素间的相互作用参与了 PMS 的发生。

2. 卵巢激素失调　最初认为雌、孕激素比例失调为 PMS 的发病原因，PMS 患者由于孕激素水平不足或组织对孕激素敏感性失常，雌激素水平相对过高，引起水钠潴留，从而出现体重增加等征象。但近年的研究发现 PMS 患者体内并不存在孕激素绝对或相对的不足，补充孕激素不能有效缓解症状。

3. 神经递质异常　PMS 妇女在黄体后期循环中类阿片肽浓度异常下降，表现内源性类阿片肽撤退症状，影响精神、神经及行为方面的变化。

4. 其他　包括 5 - 羟色胺、单胺类活性改变及维生素 B_6 缺乏等。

二、临床表现

多见于 25 ~ 45 岁妇女，症状出现于月经前 1 ~ 2 周（即黄体期），月经来潮后迅速减轻至消失。主要症状归纳为：①躯体症状：表现为头痛、背痛、乳房胀痛、便秘、腹部胀满、肢体水肿、体重增加、运动协调功能减退；②精神症状：易怒、焦虑、抑郁、情绪不稳定、疲乏以及饮食、睡眠、性欲改变；③行为改变：注意力不集中、工作效率低、记忆力减退、容易激动等，严重者易有犯罪行为或自杀意图。此外，有研究证实经前期综合征患者发生高血压的风险增加了 40%。

三、诊断与鉴别诊断

根据经前期出现的周期性典型症状，诊断多不困难。但需与轻度精神病及心、肝、肾等疾病引起的浮肿相鉴别。必要时可同时记录基础体温、卵泡监测以及性激素测定，以了解症状出现与卵巢功能的关系。

四、治疗

1. 心理治疗　应予心理安慰与疏导，使精神松弛，重新控制生活。

2. 调整生活状态　有研究证实高糖、盐及摄入较多咖啡的"西式饮食"习惯将增加 PMS 的发病率。因此，合理的饮食及营养，适当的身体锻炼，戒烟，限制盐和咖啡的摄入等对于缓解 PMS 症状是有益的尝试。

3. 药物治疗

（1）抗忧郁剂　选择性 5 - 羟色胺再摄取抑制剂是治疗 PMS 的一线治疗用药。如氟西汀 20mg，每日 1~2 次口服，可明显缓解精神症状及行为改变，但对躯体症状疗效不佳。此外，文法拉辛、度洛西汀也被证实对 PMS 有效。如果选择性 5 - 羟色胺再摄取抑制剂未达到足够的治疗效果时，也可以考虑其他治疗。

（2）抗焦虑剂　适用于有明显焦虑的患者，如阿普唑仑经前用药，起始可用 0.25mg，每日 2~3 次，逐渐递增，最大剂量为每日 4mg，一直用至月经来潮的第 2~3 日。此外，丁螺环酮也被证实有效。

（3）短效口服避孕药可通过抑制排卵，降低月经周期的内源性激素波动而缓解 PMS 的症状。含有屈螺酮的新型口服避孕药因其具有与天然孕激素相似的抗盐皮质激素功能，可直接对抗水钠潴留，进一步减轻水钠潴留症状。但患有急、慢性肝炎，肾炎，心血管疾病，血管栓塞性疾病，血管性头痛，糖尿病，甲状腺功能亢进，性激素依赖性肿瘤等有口服避孕药禁忌证的女性忌服。

（4）醛固酮受体拮抗剂　螺内酯口服 20~40mg，每日 2~3 次，不仅可拮抗醛固酮而利尿，减轻水潴留，而且对改善精神症状也有效。

（5）维生素 B_6　可调节自主神经系统与下丘脑 - 垂体 - 卵巢轴的关系，还可抑制催乳激素的合成。每日口服 30~60mg 可改善症状；

（6）补充微量元素　目前较多研究显示罹患 PMS 的年轻女性体内钙、镁等微量元素可能存在失衡，补充钙、镁制剂可能会让这部分患者获益。

（7）促性腺激素释放激素激动剂（GnRH - a）　连续使用 4~6 个月抑制垂体，也可缓解 PMS 症状。但由于药物价格昂贵，治疗期间容易出现潮热、阴道干燥、性欲下降、性交困难等类似"围绝经期综合征"的症状，临床上较为少用。

第六节　围绝经期综合征

绝经是妇女生命进程中必然发生的生理过程，绝经提示卵巢功能衰退，生殖能力终止。卵巢功能衰退是渐进性的，以往一直用"更年期"来形容这一渐进的变更时期。由于更年期定义含糊，1994 年 WHO 提出废除"更年期"这一术语，推荐采用"围绝经期"一词。围绝经期（peirmenopausal period）指围绕绝经的一段时期，包括从接近绝经出现与绝经有关的内分泌、生物学和临床特征起至最后一次月经后一年，即绝经过渡期至最后一次月经后一年。围绝经期综合征指妇女绝经前后由于性激素减少所致的一系列躯体及精神心理症状。

绝经分为自然绝经和人工绝经，前者指卵巢内卵泡生理性耗竭所致绝经，后者是指两侧卵巢经手术切除或受放射线毁坏导致的绝经。人工绝经者更易发生围绝经期综合征。

一、围绝经期的内分泌变化

围绝经期的最早变化是卵巢功能衰退，表现为卵泡对 FSH 敏感性下降，对促性腺激素刺激的抵抗性逐渐增加，FSH 水平升高，以后逐渐出现下丘脑和垂体功能退化。

1. 雌激素 围绝经期由于卵巢功能衰退，雌激素分泌减少。但在不同的阶段，雌激素水平的变化有差异。绝经过渡期早期雌激素水平呈波动状态，其原因是因 FSH 升高对卵泡过度刺激引起雌二醇分泌过多，导致雌激素水平高于正常卵泡期水平。在整个绝经过渡期雌激素水平不呈逐渐下降趋势，而只是在卵泡停止生长发育时，雌激素水平才下降。绝经后卵巢不再分泌雌激素，妇女体内低水平的雌激素主要是由来自肾上腺皮质以及来自卵巢的雄烯二酮经周围组织中芳香化酶转化的雌酮，转化的部位主要在肌肉和脂肪，肝、肾、脑等组织也可促使转化。雌酮在周围组织也与雌二醇互相转化，但与生育期妇女相反，雌酮（E_1）高于雌二醇（E_2），形成 $E_1/E_2 > 1$。

2. 孕酮 绝经过渡期卵巢尚有排卵功能，但因卵泡期延长，黄体功能不全，导致孕酮分泌减少，绝经后无孕酮分泌。

3. 雄激素 绝经后雄激素来源于卵巢间质细胞及肾上腺，总体雄激素水平下降。其中雄烯二酮主要来源于肾上腺，量约为绝经前的一半。卵巢主要产生睾酮，由于升高的 LH 对卵巢间质细胞的刺激增加，使睾酮水平较绝经前增高。

4. 促性腺激素 绝经过渡期 FSH 水平升高，呈波动型，LH 仍可在正常范围，但 FSH/LH 仍 <1。绝经后由于雌激素水平下降，诱导下丘脑分泌促性腺激素释放激素增加，进而刺激垂体释放 FSH 和 LH 增加；同时，由于卵泡产生抑制素（inhibin）减少，使 FSH 和 LH 水平升高，其中 FSH 升高较 LH 更显著，FSH/LH > 1，绝经后 2～3 年达最高水平，持续约 10 年，然后下降。

5. 催乳激素 绝经过渡期由于雌激素具有肾上腺能耗竭剂的功能，可抑制下丘脑分泌催乳激素抑制因子（PIF），使催乳激素水平升高。绝经后由于雌激素水平下降，下丘脑分泌 PIF 增加，使催乳激素浓度降低。

6. 促性腺激素 释放激素绝经后 GnRH 的分泌增加，与 LH 相平衡。

7. 抑制素 抑制素通过反馈抑制垂体 FSH 和 GnRH 对自身受体的升调节，使抑制素水平与 FSH 水平呈负相关。围绝经期妇女血抑制素浓度下降，较雌二醇下降早且明显，可能成为反映卵巢功能衰退敏感的指标。绝经后卵泡抑制素极低，而 FSH 升高。

二、临床表现

表现为月经紊乱及一系列雌激素下降引起的相关症状。

1. 月经紊乱 月经紊乱是绝经过渡期的常见症状，半数以上妇女出现 2～8 年无排卵性月经，表现为月经周期不规则、持续时间长及月经量增加。此期由于卵巢无排卵，雌激素水平波动，易发生子宫内膜癌及其癌前病变，因而对围绝经期出现异常出血者，应取子宫内膜活检以排除恶性病变。

2. 雌激素下降相关症状

（1）血管舒缩症状 主要表现为潮热，是雌激素下降的特征性症状。其特点是反复出现短暂的面部和颈部皮肤阵阵发红，伴有轰热，继之出汗。持续时间一般不超过 1～3 分钟，症状轻者每日发作数次，重者十余次或更多，夜间或应激状态易促发。此种血管功能不稳定可历时 1 年，有时长达 5 年或更长。自然绝经者潮热发生率超过 50%，人工绝经者发生率更高。

（2）精神神经症状 主要包括情绪、记忆及认知功能症状。围绝经期妇女往往出现激动易怒、焦虑不安或情绪低落、抑郁寡欢、不能自我控制等情绪症状。记忆力减退及注意力不集中也较常见。雌激素缺乏对发生阿尔茨默病（Alzheimer's disease，AD）可能有潜在危险，表现为老年痴呆、记忆丧失、失语失认、定向计算判断障碍及性格行为情绪改变。

（3）泌尿生殖道症状 主要表现为泌尿生殖道萎缩症状，出现阴道干燥、性交困难及反复发生的阴道炎，排尿困难、尿急及反复发生的尿路感染。尿道缩短，黏膜变薄，括约肌松弛，常有张力性尿失禁。

（4）心血管疾病（包括冠状动脉及脑血管病变） 雌激素对女性心血管系统有保护作用，雌激素通过对脂代谢的良性作用改善心血管功能并抑制动脉粥样硬化。研究表明绝经后血胆固醇水平升高，各种脂蛋白增加，而高密度脂蛋白/低密度脂蛋白比率降低。绝经后妇女易发生动脉粥样硬化、心肌缺血、心肌梗死、高血压和脑出血，绝经后妇女冠心病发生率及并发心肌梗死的死亡率也随年龄而增加。

（5）骨矿含量改变及骨质疏松 雌激素具有保护骨矿含量的作用，是妇女一生维持骨矿含量的关键激素，其机制主要与雌激素对骨生成的直接作用以及对抗甲状旁腺的骨吸收作用有关。骨质疏松是指骨的骨矿含量减少，与骨基质的比例下降，使骨易骨折。绝经后妇女雌激素下降，骨质吸收速度快于骨质生成，促使骨质丢失变疏松，围绝经期约25%妇女患有骨质疏松。骨质疏松可引起骨骼压缩、身材变矮，严重者可致骨折，常见于桡骨远端、股骨颈、椎体等部位。

三、诊断

推荐根据月经周期及临床症状排除器质性疾病即可诊断；若患者有子宫切除手术史且双侧卵巢未被切除，或依然存在月经不足以确诊绝经，而患者的治疗方案亟需绝经诊断，推荐根据血管舒缩性症状情况做出推定诊断，必要时可复查相关实验室诊断指标。

（1）FSH值测定 绝经过渡期血FSH>10U/L，提示卵巢储备功能下降。FSH>40U/L提示卵巢功能衰竭。

（2）氯米芬兴奋试验 月经第5日起服用氯米芬，每日50mg，共5日，停药第1日测定血FSH，若FSH>12U/L，提示卵巢储备功能下降。

四、治疗

（一）一般治疗

围绝经期精神神经症状可因神经类型不稳定或精神状态不健全而加剧，故应进行心理治疗。必要时可选用适量的镇静药以助睡眠，如夜晚服用艾司唑仑2.5mg。谷维素有助于调节自主神经功能，口服20mg，每日3次。老年妇女应坚持体格锻炼，增加日晒时间，摄入足量蛋白质及含钙丰富食物。

（二）绝经过渡期

处理重点是预防和排除子宫内膜恶性病变，以及采用药物治疗控制月经紊乱症状，详见异常子宫出血（本章第一节）。

（三）绝经及绝经后期

主要是激素补充治疗（hormone replacement therapy，HRT），以补充雌激素最关键。2013年国际绝经学会最新指南中采用了绝经激素治疗（menopausal hormone therapy，MHT）这个词，即针对女性因卵巢功能衰退、性激素不足所导致的健康问题而采取的临床医疗措施。雌激素受体分布于全身各重要器官，应用雌激素可控制和预防围绝经期各种症状及相关疾病。目前大多数学者认为，只要合理用药并定期监测可将雌激素的有害因素降低到最低限度。激素补充治疗的有益作用超过其潜在的有害作用。

1. 适应证 ①绝经相关症状：月经紊乱、潮热、多汗、睡眠障碍、疲倦、情绪障碍如易激动、烦躁、焦虑、紧张或情绪低落等。②泌尿生殖道萎缩的相关症状：阴道干涩、疼痛、性交痛、反复发作的阴道炎、排尿困难、反复泌尿系统感染、夜尿多、尿频和尿急。③低骨量及骨质疏松症：包括有骨质疏松症的危险因素及绝经后骨质疏松症。

2. 禁忌证 已知或可疑妊娠；原因不明的阴道出血；已知或可疑患有乳腺癌；已知或可以患有性激素依赖性恶性肿瘤；患有活动性静脉或动脉血栓栓塞性疾病（最近 6 个月内）；严重的肝肾功能障碍；血卟啉症、耳硬化症；已知患有脑膜瘤（禁用孕激素）。

3. 制剂及剂量的选择 主要药物为雌激素，常同时使用孕激素。对有子宫者，标准的激素替代治疗应同时使用雌激素及孕激素，单纯雌激素治疗仅适用于子宫已切除者。剂量应个体化，以最小有效量为佳。

（1）雌激素和孕激素的单方制剂 按照用药途径和剂型分类。①口服给药途径：是 HRT 时最常规应用的给药途径，也是最符合大部分人用药习惯的途径。天然雌激素包括戊酸雌二醇、结合雌激素、17β – 雌二醇；合成雌激素包括尼尔雌醇。临床推荐应用天然雌激素。天然孕激素包括微粒化黄体酮胶丸和黄体酮胶囊。合成孕激素包括孕酮衍生物、17 羟孕酮衍生物和 19 去甲睾酮衍生物等，其中最接近天然孕激素的是地屈孕酮，较接近天然孕激素的是醋酸甲羟孕酮。②经皮给药途径：可避免口服雌激素的肝脏首过效应，剂量一般较口服剂量低，减少了肝脏代谢负荷。与口服途径相比，其静脉血栓与心血管事件、乳腺癌、胆囊疾病的发病风险较低。常用药物有：半水合雌二醇贴，每日释放 17β – 雌二醇 50μg，每周更换 1 次；雌二醇凝胶，每日经皮涂抹 1.25g，含 17β – 雌二醇 0.75mg。③经阴道给药途径：是妇女独特的一种用药方式，属于局部用药。因避免了肝脏首过效应，剂量一般较口服的要低。常用药物有：雌三醇乳膏，每克乳膏含雌三醇 1mg；结合雌激素软膏，每克软膏含结合雌激素 0.625mg；普罗雌烯阴道胶囊或乳膏，每粒或每克含普罗雌烯 10mg；氯喹那多 – 普罗雌烯阴道片，每片含普罗雌烯 10mg 和氯喹那多 200mg。

（2）雌、孕激素的复方制剂 复方制剂的优点是服用方便，虽不利于个体化调整，但已可满足大部分患者要求。①雌、孕激素序贯制剂——戊酸雌二醇片/雌二醇环丙孕酮片复合包装：由 11 片戊酸雌二醇（2mg/片）和 10 片戊酸雌二醇（2mg/片）+ 醋酸环丙孕酮（1mg/片）组成；雌二醇/雌二醇地屈孕酮片：有 1/10 和 2/10 两种剂量配伍，均由 14 片 17β – 雌二醇和 14 片 17β – 雌二醇 + 地屈孕酮（10mg/片）组成，而 17β – 雌二醇的剂量在 1/10 剂量的配伍中为 1mg/片，在 2/10 剂量的配伍中则为 2mg/片。②雌、孕激素连续联合制剂——雌二醇屈螺酮片：雌二醇屈螺酮片每片含雌二醇 1mg 和屈螺酮 2mg。目前的研究表明，屈螺酮具有一定的抗盐皮质激素和抗雄激素作用，且对乳腺刺激较小，因而对于代谢和心血管系统疾病具有潜在的益处，并可能具有更高的乳腺安全性。

（3）组织选择性雌激素活性调节剂 替勃龙（2.5mg/片）：口服后代谢成 3 种化合物而产生雌、孕激素活性和较弱的雄激素活性，对情绪异常、睡眠障碍和性欲低下有较好的效果，对乳腺的刺激较小，可能具有更高的乳腺安全性。因其在子宫内膜处具有孕激素活性，有子宫的绝经后妇女应用此药时不必加用其他孕激素。

4. 用药时间 在卵巢功能开始减退并出现相关绝经症状后即可开始予以 HRT，在治疗期间应至少每年进行一次个体化受益/危险评估，明确受益大于风险后可继续应用，停止雌激素治疗时，应逐步停药，逐渐减量。

5. 副作用及危险性

（1）子宫出血 HRT 时的异常出血，多为突破性出血所致，但必须高度重视，查明原因，必要时作诊断性刮宫以排除子宫内膜病变。

（2）性激素副作用 ①雌激素：剂量过大时可引起乳房胀、白带多、头痛、水肿、色素沉着等，应酌情减量，或改用雌三醇。②孕激素：副作用包括抑郁、易怒、乳房痛和水肿，患者常不耐受。③雄激素：有发生高血脂、动脉粥样硬化、血栓栓塞性疾病危险，大量应用出现体重增加、多毛及痤疮，口服时影响肝功能。

（3）子宫内膜癌　单一雌激素的长期应用，可使子宫内膜异常增生和子宫内膜癌危险性增加，此种危险性依赖于用药持续时间长短及用药剂量的大小。目前对有子宫者强调雌孕激素联合使用，可降低风险。

（4）乳腺癌　据流行病学研究，雌激素替代治疗短于 5 年者，并不增加乳癌危险性；长期用药 10～15 年，是否增加乳癌的危险性尚无定论。

（四）非激素类药物

对于尚不适合使用 HRT（如月经尚规律但有症状者），不愿接受 HRT 或存在 HRT 禁忌证的妇女，可选择其他非激素制剂来治疗绝经症状。

（1）钙剂　可减缓骨质丢失，如氨基酸螯合钙胶囊，每日口服 1 粒（含 1g）。

（2）维生素 D　适用于围绝经期妇女缺少户外活动者，每日口服 400～500U，与钙剂合用有利于钙的吸收完全。

（3）降钙素（calcitonin）　是作用很强的骨吸收抑制剂，用于骨质疏松症。有效制剂为鲑降钙素（Salmon calcitonin）。用法：100U 肌内或皮下注射，每日或隔日一次，2 周后改为 50U，皮下注射，每月 2～3 次。

（4）双磷酸盐类（biphosphates）　可抑制破骨细胞，有较强的抗骨吸收作用，用于骨质疏松症。常用氯甲双磷酸盐（Clodronate），每日口服 400～800mg，间断或连续服用。

（5）植物雌激素　目前研究的与绝经相关的植物雌激素主要是大豆异黄酮。对于植物雌激素对机体各个系统的作用存在争议，尚需更大规模的、有统一标准的、前瞻性随机对照研究来明确。

（6）中医药　目前临床应用较多的是中成药，在缓解绝经症状方面安全、有效。其他的中医治疗包括按摩、理疗、药膳、针灸及耳穴贴压等也可起到辅助治疗的作用。

五、其他热点问题

1. 皮肤　HRT 对延缓皮肤老化有益处，但皮肤老化不是绝经妇女应用 HRT 的指征，HRT 预防皮肤老化应看作是治疗绝经期其他症状的附加好处。

2. 肥胖　绝经本身是妇女体质量增加和出现腹型肥胖的原因，目前认为，绝经后妇女使用 HRT 不增加体质量。

3. 免疫系统疾病　大多数免疫性疾病的发生率妇女明显高于男性，对有绝经症状的患有免疫性疾病的妇女能否进行 HRT，不能一概而论。如：系统性红斑狼疮患者病情处于活动期者，不建议使用 HRT，但病情稳定或处于静止期者，可予 HRT，治疗过程中应密切随访；HRT 对多发性硬化症的病情有缓解作用；HRT 对类风湿性关节炎的治疗也有益处。

4. 胆囊疾病　围绝经期及绝经后妇女 HRT 后胆囊结石发生的风险有所增加，但其增加的风险是有限的，经皮吸收雌激素不增加胆囊疾病风险，因此对于有胆囊疾病者若需要 HRT 推荐使用经皮吸收雌激素。

5. 子宫切除术后　年轻妇女因良性疾病需要子宫切除时应尽量保留卵巢功能；子宫切除保留卵巢者如无绝经症状时不需要 HRT，但子宫切除可能会使妇女绝经年龄提前，对这些患者需要更加关注；子宫切除妇女如果需要 HRT，一般仅需补充雌激素，不需要加用孕激素，但内异症患者须依照残留异位内膜情况酌情个体化处理。

6. 吸烟　吸烟会使妇女绝经年龄提前，因此保持健康生活方式很重要。

第七节　高催乳素血症

高催乳素血症（hyperprolactinemia，HPPL）系指各种原因导致血清催乳素（PRL）异常升高（≥25ng/ml）。

一、病因和发病机制

正常 PRL 脉冲性释放及其昼夜节律对乳腺发育、泌乳和卵巢功能起重要调节作用。PRL 分泌受下丘脑 PRL - RH 和 PRL - IH 双重调节，而在正常排卵月经周期中 PRL 始终处于 CNS 下丘脑多巴胺能神经介质和 PRL - IH 张力性抑制性调节下，一旦这种调节失衡即引起 HPRL。HPRL 可为生理性和病理性因素所引起。

1. 生理性高催乳素血症 ①夜间和睡眠（2:00~6:00）。②晚卵期和黄体期。③妊娠期：较非孕期升高≥10 倍。④哺乳期：受按摩、乳头吸吮引起急性、短期或持续性分泌增多。⑤产褥期：3~4 周。⑥低血糖。⑦运动和应激刺激。⑧性交：在性高潮时明显升高。⑨胎儿和新生儿（≥28 孕周~产后 2 至 3 周）。

2. 病理性高催乳素血症

（1）下丘脑 - 垂体病变 颅咽管瘤、神经胶质瘤、炎症。颅脑外伤等抑制了催乳激素抑制因子（PIF）的分泌，导致 PRL 分泌增加。

（2）垂体病变 是高催乳素血症的最常见的原因，以垂体催乳素瘤最常见。1/3 以上患者为垂体微腺瘤。空蝶鞍综合征也可使血清催乳素增高。

（3）原发性和（或）继发性甲状腺功能减退症 促甲状腺激素释放激素增多，刺激垂体催乳素分泌。

（4）特发性高催乳素血症 指血清中 PRL 水平明显增高，多为 60~100ug/L，但无垂体或中枢神经系统疾病。部分患者数年后发现有垂体肿瘤

（5）其他 多囊卵巢综合征、自身免疫性疾病、药物因素（抗抑郁药、抗癫痫药、抗高血压药、抗胃溃疡药和阿片类药物）也是引起高催乳素血症的常见原因。

二、临床表现

1. 月经失调及不孕 85%以上患者月经紊乱。原发性闭经 4%，继发性闭经 89%，月经稀少、过少 7%。功血、黄体功能不健 23%~77%。生育年龄患者可不排卵或黄体期缩短，表现为月经少、稀发甚至闭经。青春期前或青春早期妇女可出现原发性闭经，生育期后多为继发性闭经。无排卵可导致不孕。

2. 溢乳 是本病的特征之一。典型 HPRL 表现为闭经 - 溢乳综合征，在非肿瘤型中为 20.84%，肿瘤型中 70.58%，单纯溢乳 63%~83.55%。溢乳通常表现为双乳流出或可挤出乳白色或透明液体。

3. 头痛、眼花及视觉障碍 垂体腺瘤增大明显时，由于脑脊液回流障碍及周围脑组织和视神经受压，可出现头痛、眼花、呕吐、视野缺损及动眼神经麻痹等症状。

4. 性功能改变 由于垂体 LH 与 FSH 分泌受抑制，出现低雌激素状态，表现为阴道壁变薄或萎缩，分泌物减少，性欲减退。

三、诊断

根据病史、查体及实验室检查即可做出诊断。

1. 病史 多数患者以闭经、月经紊乱为主诉就诊，应重点了解月经史、婚育史、闭经和溢乳出现的始因、诱因、全身疾病及引起 HPRL 相关药物治疗史。

2. 查体 全身查体。注意有无肢端肥大、黏液性水肿等症象。溢出物性状和数量。

3. 血清学检查 血清催乳素 >25μg/L 可确诊为 HPRL。检测最好在上午 9~12 时。

4. 影像学检查 当血清催乳素 >100μg/L 时，应行垂体核磁共振检查，明确是否存在垂

体微腺瘤或腺瘤。

5. 眼底检查 包括视力、视野、眼压、眼底检查，以确定有无颅内肿瘤压迫征象，尤其适用于孕妇。

四、治疗

确诊后应明确病因，及时治疗，治疗手段有药物治疗、手术治疗及放射治疗。

1. 药物治疗 首选药物为溴隐亭，溴隐亭是一种半合成麦角碱衍生物，为多巴胺受体激动剂、可经受体机转，促进 PRL - IH 合成和分泌，抑制 PRL 合成和释放，并直接作用于垂体肿瘤和 PRL 细胞遏制肿瘤生长和阻抑 PRL、GH、TSH 和 ACTH 分泌。溴隐亭疗法适用于各种类型 HPRL，也是垂体腺瘤（微/巨腺瘤）首选疗法，尤以年轻不孕期盼生育者。在治疗垂体微腺瘤时，常用方法为：第 1 周 1.25mg，每晚 1 次；第 2 周 1.25mg，每日 2 次；第 3 周 1.25mg，每日晨服，2.5mg，每晚服；第 4 周及以后 2.5mg，每日 2 次，3 个月为一疗程。不良反应为恶心、头痛、疲劳、便秘、直立性低血压等，用药数日后可自行消失。其他抗催乳素药物包括：喹高立特、维生素 B_6 等。

2. 促排卵治疗 适用于 HPRL、无排卵性不孕、单纯溴隐亭治疗不能成功排卵和妊娠者。采用以溴隐亭为主，配伍其他促排卵药物的综合疗法：①溴隐亭 - CC - hCG；②溴隐亭 - hMG - hCG；③GnRH 脉冲疗法 - 溴隐亭等。综合疗法可以节省抗泌乳素，缩短治疗周期并提高排卵率和妊娠率。

3. 手术疗法 适合于巨腺瘤出现压迫症状者，以及肿瘤抗药、溴隐亭治疗无效和嫌染细胞瘤多种垂体激素分泌者。现行的经蝶显微手术、安全、方便、易行、疗效类似于溴隐亭疗法。手术前后配伍用溴隐亭可提高疗效。手术缺点是：垂体肿瘤无明显包膜、边界不清者，手术不易彻底，或可引起损伤，导致脑脊液鼻腔瘘，继发垂体功能减退。

4. 放射治疗 适用于 HP 系统非功能性肿瘤，以及药物和手术治疗无效者。照射方法包括：深部 X 线、^{60}Co、α 粒子和质子射线。放射性核素 ^{90} 钇、^{198} 金垂体植入等。放射治疗显效慢，可能引起垂体功能低下、视神经损伤、诱发肿瘤等，不主张单纯放疗。

本章小结

本章主要介绍了常见的生殖内分泌疾病，包括异常子宫出血、闭经、多囊卵巢综合征、痛经、经前期综合征、围绝经期综合征及高催乳素血症等。

思考题

1. 异常子宫出血的临床表现有哪些？诊断要点是什么？如何处理？

2. 原发性闭经的诊断步骤？

3. 多囊卵巢综合征的内分泌特征和相应的激素改变有哪些？

4. 高催乳素血症常见的临床表现有哪些？首选治疗药物是什么？

5. 经前期综合征需要与哪些疾病相鉴别？

（吕杰强）

第三十四章 不孕症与辅助生殖技术

第一节 不孕症

案例引导

临床案例 30岁女性，婚后曾孕2月人流1次，现正常性生活未避孕未孕2年。月经周期30~90天不等，经期4~5天，经量中等。男方检查精液量4ml，密度$30×10^6$/ml，前向运动精子率45%。

问题 1. 该患者目前诊断？

2. 不孕的病因首先考虑什么？

3. 进一步的检查和治疗措施有哪些？

育龄期夫妇婚后正常性生活不避孕超过一年未受孕可诊断为不孕症。其中从未妊娠过者为原发不孕，既往有妊娠史者为继发不孕。根据报道，我国不孕症的患病率约为6%~15%。

自然受孕的过程需要满足以下几个条件：①正常的排卵；②足够数量的活动精子；③宫颈能正常通过精子；④输卵管能拾取卵子，传送受精卵至宫腔；⑤有适宜胚胎种植的子宫环境；⑥体内正常的激素环境支持胚胎生长及发育。以上环节任何一项缺陷均可导致不孕。根据不孕的原因可以划分为女性因素、男性因素及免疫因素、原因不明四大类。其中女性因素约占40%~55%，男性因素占25%~40%，免疫因素占10%，不明原因占10%。

一、女性因素不孕

（一）输卵管因素

在女性不孕的因素中，输卵管因素约占30%~40%。

1. 病因 可分为感染性及非感染性，感染性较多见。病原体可以是细菌、支原体、衣原体和淋球菌等。宫腔操作，急、慢性盆腔炎，盆腔结核，阑尾炎等引发的输卵管周围粘连均可导致不孕。此外，输卵管手术、子宫内膜异位症等也可引起输卵管周围粘连。

2. 临床表现 急性炎症期，可表现为发热、腹痛、阴道分泌物异常。慢性炎症期可有慢性盆腔痛，腰酸腰痛等。结核患者可有低热、消瘦等症状。内异患者可表现为痛经、性交痛。多数患者以亚临床感染的方式受累，除不孕之外无明显临床表现。

3. 辅助检查及评估

（1）子宫输卵管通液术　可初步评估输卵管通畅情况，通过感受注入液体阻力大小、有无回流及患者感受来判断通畅程度。主观性较强，不能观察到子宫及输卵管内部情况，也不能明确判别阻塞的侧别，只适合用来作为初步的筛查。

（2）X线下子宫输卵管造影　是评估输卵管通畅性最常用的手段，也是首选检查方式。可评估宫腔的内部形态，输卵管的通畅程度及输卵管周围盆腔的粘连情况。敏感性约为80%～90%，特异性为20%～30%。同时对输卵管也有一定的疏通作用。

（3）超声子宫输卵管造影　与X线下子宫输卵管造影类似，但具有更小的创伤。敏感性约50%，特异性约95%。但需要有经验的超声医学专家操作。

（4）宫腔镜检查术　可直视下了解宫腔、输卵管开口情况，宫腔镜下输卵管选择性通液可了解输卵管的通畅性，同时也有一定的疏通作用，能判别堵塞的侧别。宫腔镜下导丝介入术可进一步疏通输卵管。插管技术可能影响通液的准确性，对输卵管远端梗阻判断力较差，联合腹腔镜检查可增加准确性，成为输卵管通畅程度检查的金标准。

（5）腹腔镜手术　可直视盆腔及输卵管情况，对输卵管及周围病变可直接进行治疗。明确诊断同时有治疗作用。

4. 治疗　根据输卵管阻塞的程度、部位选择不同的治疗方法。输卵管伞端粘连可选择腹腔镜下粘连松解术及输卵管矫形术。输卵管近端阻塞可选择宫腔镜下插管通液或导丝介入疏通，也可腹腔镜下切除阻塞部位后输卵管吻合术，但对于堵塞严重的患者建议直接选择体外受精（IVF）治疗。输卵管间质部阻塞的手术难度大，术后再次阻塞概率高，建议直接IVF治疗。对于输卵管疏通术后半年至一年仍未自然妊娠者建议IVF治疗。对于慢性输卵管炎症患者使用中药及灌肠治疗也有一定疗效。

（二）排卵功能异常

排卵功能异常约占女性不孕的30%～40%。

1. 病因

（1）多囊卵巢综合征　是以持续性无排卵、高雄激素血症、卵巢多囊样变为特征的一种疾病。目前其病因尚不明确。在育龄期妇女中，多囊卵巢综合征的发病率约为5%左右。

（2）下丘脑性　下丘脑释放促性腺激素释放激素异常，导致垂体释放促性腺激素异常而引起卵巢排卵功能障碍。常见因素如各种强烈的精神刺激、神经性厌食、某些药物如类固醇激素的使用、过度运动、节食、脑外伤、颅内感染、Frohlich综合征、Kallmann综合征等。

（3）垂体性　腺垂体分泌功能异常，如垂体瘤、高泌乳素血症、Sheehan综合征、空蝶鞍综合征等。

（4）卵巢性　可分为先天性性腺发育异常及继发性卵巢功能异常，如Turner综合征、Swyer综合征、超雌综合征、卵巢早衰、卵巢促性腺激素不敏感综合征、卵泡不破裂黄素化综合征等。

2. 临床表现　对于排卵功能异常的不孕患者最常见的共同症状为闭经、月经不规则或者月经稀发。当然，根据病因的不同，也有各自不同的临床表现。如多囊卵巢综合征患者可有多毛、痤疮、肥胖等；卵巢功能低下患者可有闭经、月经稀发、月经量少、子宫小、第二性征发育不全等；垂体性肿瘤患者有视觉异常；高泌乳素血症患者可有闭经泌乳表现。

3. 辅助检查及评估

（1）基础体温测定　最简单最方便的排卵监测方法。每天早上起床前安静状态下测量体温并记录。排卵后体温上升0.3～0.5℃，持续至月经来潮。典型的双相体温提示有排卵，若呈单相体温提示无排卵。

（2）宫颈黏液检查　排卵期在雌激素作用下宫颈黏液拉丝度长，外观清亮，此时取宫颈管内黏液观察，可见典型的羊齿植物叶状结晶。如连续监测宫颈黏液，由典型的羊齿植物叶状结晶变为椭圆体说明有排卵。宫颈 Insler 评分法大于等于 8 分提示排卵可能性大。

（3）B 超卵泡监测　B 超可以动态监测卵泡发育及内膜生长。一般在月经第 10 天左右开始监测，卵泡生长至直径 18～20mm 左右时发生排卵，排卵后卵泡消失或塌陷、缩小，后穹隆可同时出现少量积液。

（4）内分泌激素检查　在有正常排卵的女性中，卵泡期 E_2 随着卵泡的发育升高，排卵前出现 LH 峰，排卵后出现 P 的升高。LH/FSH≥2，T 增高可协助诊断多囊卵巢综合征。高乳素血症患者检查可发现 PRL 升高。

（5）子宫内膜检查　卵泡期在雌激素的作用下子宫内膜呈增生期改变。黄体期在孕激素作用下子宫内膜呈现分泌期改变。

（6）染色体检查　先天性性腺发育异常患者多有染色体异常，如 45，XO、47，XXX、46，XX/46，XY 嵌合体等。对原发性闭经患者，需要检查外周血染色体。

（7）其他　黄体酮试验、人工周期试验、垂体兴奋试验、氯米芬兴奋试验，可用于辨别不同原因的排卵障碍。头颅 MRI 检查，可以明确颅内器质性病变。

4. 治疗　对排卵障碍患者可选择诱发排卵治疗以及其他对症治疗，常用药物如下。

（1）氯米芬　最常用的诱发排卵药物，有雌激素及抗雌激素作用，解除雌激素对下丘脑的负反馈。一般在月经第 3～5 天口服给药，每天 50～100mg，连续用 5 日。使用氯米芬诱排比较廉价方便，但是因其具有抗雌激素作用，故有降低子宫内膜容受性的可能。

（2）来曲唑　来曲唑为芳香化酶抑制剂，阻碍雄激素底物转化为雌激素，解除雌激素对下丘脑的负反馈。一般在月经第 3～5 天口服给药，每天 2.5～5mg，连续用 5 天。使用来曲唑方便简单，可作为氯米芬不敏感患者的次选。

（3）促性腺激素　促性腺激素有多种制剂，包括尿源的人绝经期促性腺激素（HMG）；纯化尿源的 FSH；重组 FSH；重组 LH。一般在月经第 3～5 天，每天注射 75～300IU，直至卵泡成熟。使用促性腺激素促排价格相对较高，需要每日注射用药，卵巢过度刺激风险较氯米芬及来曲唑高。

（4）促性腺激素释放激素　正常生理情况下下丘脑以脉冲的形式释放促性腺激素释放激素，在下丘脑性闭经患者中，可以使用外源性促性腺激素释放激素模仿下丘脑的脉冲从而实现卵泡发育及排卵，但是费用较高，脉冲式使用繁琐。

（5）绒促性素　诱导排卵药物使用后卵泡直径大于 18mm、雌激素大于 300ng/L 时，可使用 hCG 5000～10 000IU 肌注触发排卵。

（6）溴隐亭　对于高泌乳素患者，可使用溴隐亭降泌乳素治疗，一般从每天 2.5mg 开始，必要时加量，待月经恢复正常后可使用维持剂量即可。

（三）子宫因素

子宫是胚胎种植的部位，子宫的异常也可导致不孕。子宫因素不孕约占女性不孕的 15% 左右。

1. 病因

（1）先天性子宫异常　先天性子宫缺如，子宫畸形如单角子宫、双角子宫、纵隔子宫等。

（2）子宫内膜病变　子宫内膜息肉、子宫黏膜下肌瘤、子宫内膜增生、子宫内膜癌、宫腔粘连。

（3）子宫肌层病变　子宫肌瘤、子宫腺肌症。

2. 临床表现　子宫缺如患者可表现为先天性闭经。子宫畸形患者可伴有不孕或流产、早产。子宫肌瘤、息肉患者可表现为经量增多、经期延长。宫腔粘连患者可表现为继发性经量减少甚至闭经。子宫腺肌症患者可表现为经量增多、痛经。子宫内膜增生及子宫内膜癌患者可表现为异常子宫出血，常合并排卵障碍。

3. 辅助检查及评估

（1）B超检查 了解子宫形态，内膜厚度，有无息肉、肌瘤、粘连等病变。

（2）子宫输卵管造影 可以观察子宫病变如子宫发育不良、子宫畸形、黏膜下肌瘤、子宫内膜息肉、子宫内膜结核等。

（3）宫腔镜检查 可以直观的了解宫腔内形态，有无子宫畸形、宫腔粘连、黏膜下肌瘤、子宫内膜息肉等，同时可以取子宫内膜进行病理检查，明确子宫内膜病变及性质。

（4）腹腔镜检查 可直接观察盆腔内结构，对于子宫发育不良及子宫畸形的诊断有重要意义。

4. 治疗

（1）先天性子宫异常 有反复自然流产史的纵隔子宫患者建议行宫腔镜下纵隔切开术，必要时使用超声或腹腔镜监视。对于双子宫、单角子宫、双子宫等畸形手术治疗意义不大。

（2）子宫黏膜下肌瘤 子宫黏膜下肌瘤可以导致不孕及增加流产风险，建议行宫腔镜下黏膜下肌瘤电切术。

（3）宫腔粘连 可影响妊娠及增加流产风险，一旦发现粘连，建议行宫腔镜粘连分离术。

（四）下生殖道及宫颈

外阴阴道及宫颈异常导致的不孕约占女性不孕的 1%～5%。

1. 病因 外阴发育异常包括两性畸形，处女膜闭锁，阴道发育异常，阴道隔，阴道炎症，宫颈畸形，宫颈炎症，宫颈黏液异常，可导致性交障碍或阻碍精子正常进入宫腔而引起不孕。

2. 辅助检查及评估 妇科检查明确外阴、阴道及宫颈有无发育异常；支原体衣原体阴道分泌检查排除阴道及宫颈炎症；性交后试验；染色体检查排除两性畸形。

3. 治疗 治疗阴道及宫颈炎症；治疗生殖道畸形。

（五）子宫内膜异位症

子宫内膜异位症患者中 30%～50% 合并不孕。30%～58% 不孕患者合并子宫内膜异位症。子宫内膜异位症引起不孕的原因可能：①盆腔机械性因素引起盆腔及输卵管周围粘连；②卵巢分泌功能和排卵功能异常；③炎症因子影响卵子质量、受精卵着床；④在位子宫内膜的异常影响子宫内膜容受性。

1. 临床表现 进行性痛经为最常见的临床表现。妇科检查可提示子宫活动度不佳、盆腔包块、后穹隆触痛结节等。

2. 辅助检查及评估

（1）B超检查 内异患者常合并有巧克力囊肿，B超可提示附件囊肿。合并腺肌症患者B超可提示子宫腺肌症。

（2）CA125 内异患者常常伴有 CA125 增高，一般小于 200U/ml。

（3）腹腔镜检查 腹腔镜下可见巧克力囊肿、盆腔粘连、内异结节等。

3. 治疗 子宫内膜异位症的治疗方法需要根据病情确定。常用的治疗方法有药物治疗、手术治疗和辅助生殖治疗，而临床中这三种治疗方法也常常结合使用。

二、男性因素不育

1. 病因

（1）精液异常 少精、弱精、畸精、精液不液化。

（2）生精功能异常 无精子症。包括睾丸本身疾病、染色体异常、精子发生功能异常。

（3）精卵结合障碍 输精管缺如、梗阻，逆行射精，外生殖器异常，性功能障碍等。

2. 辅助检查及评估

（1）精液常规检查 禁欲 3~7 天男方取精液化验，具体参考标准如表 34-1。

表 34-1 **WHO 人类精液检查与处理实验室手册（第 5 版）**

参数	参考低值
体积（ml）	1.5（1.4~1.7）
精子总数（10^6/次）	39（33~46）
精子密度（10^6/ml）	15（12~16）
总活力（PR + NP,%）	40（38~42）
前向运动（PR,%）	32（31~34）
存活率（存活的精子,%）	58（55~63）
精子形态（正常形态,%）	4（3.0~4.0）
其他公认参考值	
pH	≥7.2
过氧化物酶阳性白细胞（10^6/ml）	<1.0
MAR 试验（混合凝集试验,%）	<50
免疫珠试验（被包裹的活动精子,%）	<50
精浆锌（μmol/次）	≥2.4
精浆果糖（μmol/次）	≥13
精浆中性葡萄糖苷酶（μmol/次）	≥20

（2）染色体检查 染色体异常、Y 染色体微缺失均可能引起精液异常或者无精症。

（3）阴囊 B 超 可以了解睾丸及附睾的发育情况及有无肿瘤，了解输精管情况。

（4）生殖激素检查 包括进行 T、FSH、LH 检查。

3. 治疗 根据精液质量情况可选择夫精人工授精或体外受精治疗。对于男方无精症及染色体异常则可使用供精人工授精、供精体外受精胚胎移植等治疗。

三、免疫性不孕

（一）精子免疫

精子有大量特异性的抗原，可引起男性自身的免疫，产生抗精子抗体导致不孕。精子进入女性体内后也可能引起致女性对此产生免疫。可以使用免疫抑制药物、局部隔绝法、抗炎药物宫颈封闭、宫腔内人工授精等治疗方法。

（二）女方体液免疫异常

女性自身产生抗透明带抗体可影响受精过程。抗心磷脂抗体则可能与流产相关。抗心磷脂抗体阳性者可使用阿司匹林或低分子肝素治疗。

（三）子宫内膜局部细胞免疫异常

子宫内膜局部也存在免疫细胞，其局部的免疫细胞的功能异常也可能影响胚胎种植。

四、不明原因不孕

不明原因不孕约占 10% 左右，经过男女双方检查未发现明确病因的不孕症属于不明原因不孕。可采取控制性排卵/宫腔内人工授精治疗，甚至 IVF 治疗。

第二节 辅助生殖技术

辅助生殖技术（assisted reproductive techniques，ART）包括人工授精、体外受精-胚胎移

植、单精子卵胞浆内显微注射技术、冷冻胚胎及冻融胚胎移植、未成熟卵体外成熟技术、着床前遗传诊断等。

一、常用辅助生殖技术

1. 宫腔内人工授精（intrauterine insemination，IUI） 把处理后的精子通过非性交的人工注射方法送至女性生殖道内的技术。根据精子来源，分为夫精人工授精（artificial insemination with husband's sperm，AIH）和供精人工授精（artificial insemination by donor，AID）。人工授精的前提是必须经腹腔镜或者输卵管造影证实至少一侧输卵管通畅。

AIH 适应证：各种男方或者女方因素引起的性交障碍；男方少精、弱精、畸精症；免疫性不孕；不明原因不孕。

AID 适应证：不可逆的无精子症；男方具有不适合生育的严重的遗传性疾病。

人工授精的准备工作及流程：①确定有行人工授精指征；②夫妻双方行健康检查排除不适合生育的内外科疾病；③女方监测卵泡及内膜厚度；④排卵前后男方取精液进行处理后行宫腔内人工授精操作。

2. 体外受精 – 胚胎移植（in vitro fertilization and embryo transfer，IVF – ET） 将不孕夫妇精子和卵子取出，在体外完成受精的过程及早期的胚胎发育，在合适的时机将胚胎移植回子宫，等待胚胎着床及发育直至分娩。

IVF – ET 适应证：各种因素导致配子运输障碍，最常见的如输卵管梗阻；顽固性排卵障碍；子宫内膜异位症；男方少精、弱精症；不明原因不孕；免疫性不孕。

3. 单精子卵胞浆内显微注射技术（intracytoplasma sperm injection，ICSI） 在显微操作系统的帮助下，选择活动率好的精子，在体外直接将单个精子注入卵母细胞浆内使其受精。适应证：①严重少精、弱精、畸精症；②不可逆的梗阻性无精症；生精功能障碍（排除遗传性疾病）；③精子顶体异常；④需要着床前遗传诊断的患者。

4. 未成熟卵体外成熟技术（in vitro maturation，IVM） 将从卵巢中获得的未成熟卵母细胞在体外模拟人体内卵母细胞成熟的环境中经过培养达到成熟。适用于多囊卵巢综合征患者，以避免卵巢过度刺激综合征。

5. 胚胎冷冻（cryopresevervation of embryos）及冻融胚胎移植 胚胎移植后剩余的胚胎，或出现卵巢过度刺激综合征及其他不适合移植的特殊情况时，可通过胚胎冷冻技术进行保存。

6. 植入前遗传学诊断（preimplantation genetic diagnosis，PGD） 胚胎着床前对配子或胚胎进行遗传物质分析，选择没有遗传物质异常的胚胎进行移植。其取材来源有卵母细胞的极体、胚胎的分裂球和囊胚期细胞。常用于单基因遗传性疾病、染色体数目或结构异常、性连锁性遗传疾病携带者高危夫妇的胚胎选择，从而尽可能避免反复的流产、引产及遗传性疾病患儿的出生。

二、辅助生殖相关并发症

1. 卵巢过度刺激综合征（ovarian hyperstimulation syndrom，OHSS） 在促排卵治疗的人群中，OHSS 发生率约为 20%，其中中重度者约 1%～10%。目前 OHSS 的机制尚不完全明确。轻度 OHSS 患者一般仅表现为腹胀、卵巢增大，中重度患者可同时表现为大量腹水、胸水、血液浓缩、肝肾功能损害、电解质紊乱等。治疗措施包括补液保持有效血容量、纠正水电解质平衡，出现脏器功能障碍的给予相应的对症治疗，胸腹水严重者可穿刺放液解除压迫，必要时使用抗凝治疗预防血栓。

2. 卵巢扭转 超排卵治疗过程中卵巢会明显增大，尤其对于 PCOS 患者。卵巢增大后发生扭转的概率也随之增加。一旦确诊卵巢扭转，宜尽早手术，早诊断、早治疗，降低卵巢坏死率。

3. 多胎妊娠　IVF - ET 治疗过程中，为提高移植的成功率，通常会移植 1 个以上胚胎，随着移植胚胎数目的增加，多胎妊娠的概率也增加。多胎妊娠时易发生各种产科合并症，流产、早产等风险也增高。胚胎移植时提倡选择性单胚胎移植，最好不要移植超过 2 个胚胎。一旦发现多胎妊娠需结合孕妇自身条件适当选择减胎治疗，保留 1~2 个胚胎继续妊娠。

4. 流产及异位妊娠　IVF 治疗后同样存在流产及异位妊娠的风险，宫内外复合妊娠风险较自然妊娠上升 300 倍。术后需要加强监测，对于输卵管性不孕患者更需提高警惕。

5. 出血　取卵后阴道出血的发生率约为 8%，0.8% 患者出血多于 100ml，严重腹腔内出血比例小于 0.1%。绝大部分出血经过观察和止血药物保守治疗可好转。出血严重者可能需要手术止血。

6. 感染　后穹隆穿刺取卵盆腔感染的发生率小于 1%。取卵前可预防性使用口服抗生素。

本章小结

　　导致不孕症的因素很多，包括女方因素、男方因素、免疫因素及不明原因，对不孕症夫妇需要详细了解夫妻双方的病史并行相关检查找出病因。明确诊断后根据病因针对性治疗，必要时需要采取辅助生殖技术治疗。各种辅助生殖技术有各自的适应证，临床中应严格把握指征，对症治疗。辅助生殖技术中需要注意相关并发症的防治。

思考题

1. 简述辅助生殖技术的类型。
2. 简述不孕症的检查程序。

（张松英）

第三十五章　计划生育

学习要求

1. **掌握**　药物避孕原理。
2. **熟悉**　药物避孕的禁忌证、副反应及处理。
3. **了解**　其他计划生育方法及计划生育措施的选择。

第一节　避　孕

计划生育政策是我国的基本国策，科学的控制人口增长速度、提高人口素质直接影响到国民健康和经济发展。计划生育工作的核心部分是避孕节育，做好避孕节育对妇女的生殖健康有直接的影响。女性避孕的主要方法有工具避孕、药物避孕及外用避孕。男性避孕的主要方法有输精管结扎术与阴茎套避孕。本章主要介绍女性避孕的各种方法与选择、绝育及避孕失败的补救措施以及阴茎套避孕。

一、宫内节育器

宫内节育器（intrauterine device，IUD）是一种相对安全、有效、简便、经济、可逆、广大妇女易于接受的节育工具，目前已成为我国育龄妇女的主要避孕措施，其使用率占世界 IUD 避孕总人数的 80%，是世界上使用 IUD 最多的国家。

（一）分类

惰性宫内节育器（第一代 IUD）由惰性材料如金属、硅胶、塑料或尼龙等制成。国内主要为不锈钢圆环及其改良型，脱落率及带环妊娠率均高，1993 年停止生产。国外主要为 Lippes 蛇形和 Dukon 盾形节育器。

活性宫内节育器（第二代 IUD）其内含有活性物质如铜离子（Cu^{2+}）、激素、药物等，可以提高避孕效果，减少副反应。

1. 带铜宫内节育器

（1）带铜 T 形宫内节育器（TCu－IUD）　是我国目前首选的宫内节育器。带铜 T 形 IUD 按宫腔形态设计，以塑料为支架，铜丝易断裂，现多改用铜套，在纵杆或横臂上套以铜管，放置时间可达 15 年。T 形 IUD 纵杆末端系以尾丝，便于检查及取出。带铜 T 形器在宫内持续释放具有生物活性的铜离子，增强抗生育作用。避孕效果与铜的表面积呈正比，但铜的表面积过大时，副反应也相应增多。节育器是根据铜圈暴露于宫腔的面积不同而分为不同类型，铜的总面积为 $200mm^2$ 时称 TCu－200；其他型号还有 TCu－220C、TCu380A。

（2）带铜 V 形宫内节育器（VCu－IUD）　是我国常用的宫内节育器之一。其形状更接近宫腔，横臂及斜臂铜丝或铜套的面积为 $200mm^2$，由不锈钢作支架，外套硅橡胶管。该器带器妊娠率、脱落率较低，因出血较常见，故因症取出率较高。

（3）母体乐　1995 年引入我国生产。以聚乙烯为支架，呈伞形，两弧形臂上各有 5 个小齿，具有可塑性。铜表面积 375mm^2，可放置 5～8 年。

（4）宫铜 IUD　形态更接近宫腔形状，不锈钢丝呈螺旋状，内置铜丝，铜面积 300mm^2，分大、中、小号，无尾丝，可放置约 20 年。

（5）含铜无支架 IUD　又称吉妮 IUD。为 6 个铜套串在一根聚丙烯非生物缝线上，顶端有一个结固定于子宫肌层，使 IUD 不易脱落，悬挂于宫腔中。铜表面积 330mm^2，有尾丝，可放置 10 年。

2. 药物缓释宫内节育器

（1）左炔诺孕酮 IUD　以 T 形聚乙烯材料为支架，左炔诺孕酮储存在纵杆的药管中，总量 52mg，管外包有聚二甲基硅氧烷膜，控制药物释放。左炔诺孕酮主要作用是使子宫内膜的变化不利于受精卵着床，宫颈黏液变稠不利于精子穿透，有效率达 99% 以上。左炔诺孕酮使月经减少，但易出现突破性出血。一般在放置后早期常出现阴道不规则点滴出血，后期部分妇女闭经，放置前需充分宣教。有尾丝，有效期为 5 年，取器后不影响月经的恢复和妊娠。

（2）含其他活性物的宫内节育器　如含锌、磁、前列腺素合成酶抑制剂及抗纤溶药物等的节育器。

（二）避孕原理

宫内节育器避孕机制复杂，至今尚未完全明了。大量研究表明，IUD 的抗生育作用主要是局部组织对异物的组织反应而影响受精卵着床。活性 IUD 的避孕机制还与活性物质有关。

1. 对精子和胚胎的毒性作用　①IUD 由于压迫局部产生炎症反应，宫腔内炎症细胞增多，有毒害胚胎作用。同时产生大量吞噬细胞被覆于子宫内膜，吞噬精子及影响胚胎发育。②铜离子具有使精子头尾分离的毒性作用，使精子不能获能。

2. 干扰着床　①长期异物刺激导致慢性炎症反应及损伤子宫内膜，产生前列腺素，引起子宫内膜白细胞及巨噬细胞增多，子宫腔液体成分发生改变，产生无菌性炎症反应，前列腺素又可改变输卵管蠕动，使受精卵运行速度与子宫内膜发育不同步，受精卵着床受阻。②子宫内膜受压缺血及吞噬细胞的作用，激活纤溶酶原，局部纤溶活性增强，致使囊胚溶解吸收。③铜的长期缓慢释放，可以被子宫内膜吸收，局部浓度增高改变内膜酶系统活性如碱性磷酸酶和碳酸酐酶，并影响糖原代谢、雌激素摄入及 DNA 合成，使内膜细胞代谢受到干扰，使受精卵着床及囊胚发育受到影响。

3. 左炔诺孕酮 IUD 的避孕原理　可使一部分妇女抑制排卵。主要是孕激素对子宫内膜的局部作用：①使子宫内膜腺体萎缩和间质蜕膜化，干扰受精卵着床。②改变宫颈黏液的性状，妨碍精子通过。

（三）宫内节育器放置术

凡育龄妇女无禁忌证，要求放置 IUD 者均可放置。

1. 禁忌证　①妊娠或妊娠可疑者；②人工流产、分娩或剖宫产后有妊娠组织物残留或感染可能者；③生殖道急性炎症；④生殖器官肿瘤、子宫畸形；⑤宫颈过松、重度陈旧性宫颈裂伤或子宫脱垂；⑥严重的全身性疾患；⑦宫腔深度 <5.5cm 或 >9cm（除足月分娩或大月份引产后放置含铜无支架 IUD）；⑧有铜过敏史。对于月经过多过频和部分有血液系统疾病者，过去认为不可放置 IUD，但目前含孕激素 IUD 具有治疗作用，在医生指导下可以放置。

2. 放置时间　①月经干净 3～7 日无性交者；②人工流产后立即放置，但术后宫腔深度应 <10cm，为防止吸宫不全，亦可在术后一个月，月经干净 3～7 日放置；③顺产后 42 天恶露已净，会阴伤口已愈合，子宫恢复正常者；④剖宫产后半年放置，哺乳期放置应先排除早孕；⑤含孕激素 IUD 在月经第 5 日放置；⑥性交后 5 日内放置为紧急避孕方法之一。

3. 节育器大小选择 T形IUD依其横臂宽度（mm）分为26、28、30号3种。宫腔深度>7cm者用28号，≤7cm者用26号，≥8cm者用30号。

4. 放置方法 双合诊检查子宫大小、位置及附件情况。外阴阴道常规消毒铺巾，窥阴器暴露宫颈后再次消毒，以宫颈钳夹持宫颈前唇，用子宫探针顺子宫位置探测宫腔深度。一般不需扩张宫颈管，宫颈管较紧者，可用宫颈扩张器依序扩至6号。缓缓牵拉宫颈，拉直子宫轴线，用放置器将节育器推送入宫腔，IUD的上缘必须抵达宫底部，带有尾丝者在距宫口2cm处剪断。观察无出血即可取出宫颈钳和阴道窥器。

5. 术后注意事项 ①术后休息2日，1周内忌重体力劳动，2周内忌性交及盆浴，保持外阴清洁，3个月内每次月经期或排便时注意有无IUD脱落；②术后第一年1、3、6、12个月进行随访，以后每年随访1次直至停用，特殊情况随时就诊，随访时了解IUD在宫内情况，发现问题，及时处理，以保证IUD避孕的有效性。

（四）宫内节育器取出术

1. 适应证

（1）生理情况 ①计划再生育或无性生活不再需要避孕者；②放置期限已满需更换者；③绝经过渡期停经1年内者；④改用其他避孕措施或绝育者。

（2）病理情况 ①有并发症及副反应，经治疗无效者；②带器妊娠者。

2. 取器时间 月经干净后3～7日为宜；因子宫出血而需取器者，随时可取，同时行诊断性刮宫，刮出组织送病理检查；带器早期妊娠者在行人工流产时取器；带器异位妊娠者，于术前诊断刮宫时，或在术后出院前取器。取器前应通过各种方法如B型超声、X线检查确定宫腔内是否存在节育器和节育器的类型。

3. 取器方法 常规消毒后，有尾丝者，用血管钳夹住后轻轻牵引取出；无尾丝者，先用子宫探针查清IUD位置，再用取环钩或长钳牵引取出；取器困难者可在B型超声引导下或借助宫腔镜取出。

（五）宫内节育器的副反应

阴道不规则出血是常见副反应，主要表现为经量过多、经期延长或月经中期点滴出血。多持续至放置IUD后半年左右，尤其是最初3个月内。一般不需要处理，3～6个月后逐渐恢复。少数患者放置后可出现白带增多或伴有下腹胀痛。

（六）放置宫内节育器的并发症

1. 子宫穿孔、节育器异位 原因：①子宫位置检查错误，易发生子宫峡部穿孔；子宫大小检查错误，易发生子宫角部穿孔。②哺乳期子宫薄而软，术中易发生穿孔。穿孔可致节育器异位。确诊节育器异位后，应经腹（包括腹腔镜）或经阴道将节育器取出。

2. 感染 无菌操作不严、生殖道本身存在感染灶、节育器尾丝过长，导致上行性感染，引起急性或亚急性盆腔炎症发作。病原体除一般细菌外，厌氧菌、衣原体尤其是放线菌感染占重要地位。发生感染时应取出IUD，并根据细菌培养，给予广谱抗生素。

3. 节育器嵌顿或断裂 放置时损伤宫壁或放置时间过长，致部分器体嵌入子宫肌壁或发生断裂。应及时取出。若取出困难，为减少子宫穿孔，应在B型超声下引导下或在宫腔镜下取出。

4. 节育器脱落或下移 由于放置操作不规范，没有放至子宫底部、IUD与宫腔大小、形态不符等原因所致。

5. 带器妊娠 多见于IUD下移、脱落或异位。一经确诊，行人工流产同时取出IUD。

二、甾体激素药物避孕

1956年Pincus等首先合成甾体激素避孕药物并用于临床。目前常用的几乎全是女用避孕药，大多由雌激素和孕激素配伍而成，是一种高效避孕方法。

（一）避孕原理

1. 抑制排卵 雌孕激素抑制下丘脑释放 GnRH，垂体分泌 FSH 和 LH 减少，同时直接影响垂体对 GnRH 的反应，不出现排卵前 LH 峰，不发生排卵。

2. 阻碍受精 孕激素使宫颈黏液量减少，且黏稠度增加，拉丝度降低，不利于精子穿透。

3. 阻碍着床 在雌孕激素作用下，子宫内膜功能和形态发生改变，抑制子宫内膜增殖变化，不适于受精卵着床。此外，输卵管上皮纤毛功能、肌肉节律运动和输卵管液体分泌均受到影响，改变受精卵在输卵管内正常运动，干扰受精卵着床。

（二）适应证

健康的生育年龄妇女均可服用。

（三）禁忌证

①重要器官病变：急、慢性肝炎或肾炎，严重心血管疾病，如冠状动脉粥样硬化、高血压。②血液及内分泌疾病：各型血液病或血栓性疾病，内分泌疾病如糖尿病、甲状腺功能亢进。③恶性肿瘤、癌前病变、子宫病变或乳房肿块患者。④月经稀少或年龄 >45 岁者。⑤年龄 >35 岁的吸烟妇女不宜长期服用。⑥哺乳期、产后未满半年或月经未来潮者。⑦精神病生活不能自理者。⑧有严重偏头痛，反复发作者。

（四）甾体激素避孕药副作用及处理

1. 类早孕反应 服用后可有食欲不振、恶心、呕吐甚至乏力、头晕等似妊娠早期的反应。常在服药第 1~2 个周期发生，以后即可自行改善。症状严重者可考虑更换制剂。

2. 阴道出血 服药期间阴道不规则出血又称突破性出血。漏服避孕药或个别妇女未漏服均可发生。如发生在服药前半周期，为雌激素量少不能维持内膜的完整性而致，每晚应加服炔雌醇 0.005mg（1 片）。在服药后半周期出血，多为孕激素不足引起，每晚增服避孕药 1/2 ~ 1 片，加服药物均应与避孕药同时服至第 22 日停药。接近月经期出血或出血量多如月经时，均应立即停药，至出血第 5 日再开始服用下一周期的药物。

3. 月经过少或闭经 服药期间可抑制下丘脑内源性激素分泌，改由甾体避孕药替代性激素对子宫内膜发生作用。服药后可改变月经周期，使经期缩短，经量减少，痛经减轻或消失。约 1% ~2% 的妇女发生闭经，常发生于月经不规律的妇女。此时，需要除外妊娠，停药 7 日后再继续服药，如连续停经 3 个月，需停药观察。

4. 体重及皮肤变化 避孕药中的孕激素有雄激素活性，个别妇女服药后食欲亢进，合成代谢增加，且雌激素可使水钠潴留，导致体重增加。极少数妇女可出现淡褐色的色素沉着，酷似妊娠期蝴蝶斑。近年来随着口服避孕药不断发展，雄激素活性降低，孕激素活性增强，用药剂量减小，副作用也明显降低，还能改善皮肤痤疮等，新一代的屈螺酮炔雌醇片有抗盐皮质激素的作用，可减少水钠潴留。

5. 其他 少数可出现头痛、乳房胀痛、皮疹、瘙痒，必要时可停药。有关研究表明，长期服用甾体避孕药并不增加生殖器官恶性肿瘤的发生率，还可减少子宫内膜癌、卵巢上皮癌的发生。对人体代谢中的影响是暂时性并且是可逆的，长期应用不影响健康。

（五）甾体激素避孕药的种类

1. 短效避孕药 问世最早应用最广泛的避孕药物，大多由雌激素和孕激素配伍组成，雌激素成分以炔雌醇为主，孕激素成分则有不同，因而构成不同配方与名称。

用法及注意事项：自月经周期第 5 日开始，每晚 1 片，连服 21 ~22 日，若漏服可于第

2 日晨补服 1 片。多于停药后 2~3 日有撤药性出血，如月经来潮，则于月经第 5 日开始服用下一周期药物，如停药 7 日无月经来潮，仍可于第 8 日进入第二周期用药。若第二月仍无月经来潮，应查找原因。强效孕激素制剂用法为月经周期第 1 日开始服，每晚 1 片，连续 21 日，然后停药 7 日，第 29 日开始服用下一周期药物。双相短效避孕药用法同单相短效避孕药。左炔诺孕酮三相片（简称三相片），国内生产的由炔雌醇和左炔诺孕酮组成。与单相片比较，雌激素剂量变化不大，孕激素总量减少 30%~40%，不良反应少。三相片模仿正常月经周期中内源性雌、孕激素水平变化，将 1 个周期不相同雌、孕激素剂量服药日数分成 3 个阶段，药盒内每一相的药物颜色不同，按顺序服用，每日 1 片，共 21 日，第一周期从月经周期第 1 日开始服用，第二周期后改为第 3 日开始。若停药 7 日无撤药性出血，则自停药第 8 日开始服下周期三相片。

复方短效避孕药的主要作用为抑制排卵，正确使用避孕药的避孕有效率接近 100%。

2. 长效避孕药 多由长效雌激素和人工合成的孕激素配伍制成，胃肠道吸收长效雌激素炔雌醚后，储存于脂肪组织内缓慢释放起长效避孕作用。孕激素促使子宫内膜转化为分泌期改变引起撤退性出血。外源性甾体激素作用于下丘脑 – 垂体 – 卵巢轴，通过抑制性反馈，有抑制排卵作用。避孕有效率达 96%~98%，服药 1 次可避孕 1 个月。复方长效避孕药激素含量大，副作用较多，目前临床应用较少。

3. 长效避孕针 目前提供的有两种，单纯孕激素类和雌、孕激素混合类，有效率达 98%。尤其适用于对口服避孕药有明显胃肠道反应者。主要应用雌、孕激素混合类。单纯孕激素类虽不含雌激素，可用于哺乳期避孕，但易并发月经紊乱。

用法及注意事项：肌注 1 次可避孕 1 个月。首次于月经周期第 5 日和第 12 日各肌注 1 支，第二个月后在每次月经周期第 10~12 日肌注 1 支。一般于注射后 12~16 日月经来潮。用药前 3 个月可能发生月经周期不规则或经量多，对症用止血药，或用雌激素或短效口服避孕药调整。月经频发或经量过多者不宜用长效避孕针。

4. 探亲避孕药 服用时间不受经期限制，适用于短期探亲夫妇。主要可改变子宫内膜形态与功能，并使宫颈黏液变黏稠，不利于精子穿透和受精卵着床。月经周期前半期服药还有抗排卵作用。但是由于目前激素避孕药种类不断增加，探亲避孕药剂量又大，现在已经很少使用。

5. 缓释避孕药 缓释避孕药是将避孕药（主要是孕激素）与具备缓慢释放性能的高分子化合物制成多种剂型，在体内持续恒定进行微量释放，起长效避孕作用。

（1）皮下埋植剂 是常用的一种缓释系统的避孕剂。可避孕 5 年，有效率为 99% 以上。此装置的第一代产品称 D – 炔诺孕酮埋植剂Ⅰ型，有 6 个硅胶囊管，每根硅胶囊管含 D – 炔诺孕酮 36mg。第二代称 D – 炔诺孕酮Ⅱ型，有 2 根硅胶囊管，每个硅胶囊管含 D – 炔诺孕酮 70mg。近年来随着皮下埋植剂的发展，单根埋植剂——依托孕烯植入剂已经在国内上市，内含依托孕烯 68mg，埋植一次放置 3 年。放置简单，副作用更小，有效率达 99% 以上。

用法：于月经周期开始 7 日内均可放置，在上臂或前臂内侧用 10 号套针将硅胶囊呈扇形埋入皮下。皮下埋植剂不含雌激素，随时可取出，恢复生育功能快，不影响乳汁质量，使用方便。个别妇女有不规则少量阴道流血或点滴出血，少数闭经。一般 3~6 个月后可逐渐减轻及消失。

（2）缓释阴道避孕环 国内研制的硅胶阴道环，又叫甲硅环，为直径 4cm、具有弹性的空芯软硅橡胶环，空芯内含甲地孕酮 200mg 或 250mg。可连续使用 1 年，月经期不需取出。其副作用与其他单孕激素制剂基本相同。

（3）避孕贴片 避孕药放在特殊贴片内，粘贴在皮肤上，每日释放一定剂量避孕药，通过皮肤吸收达到避孕目的。每周 1 片，连用 3 周，停用 1 周。

目前常用的激素避孕药种类见表 35 – 1 和表 35 – 2。

表 35 – 1　常用的女用甾体激素复方短效口服避孕药

名称	雌激素含量（mg）	孕激素含量（mg）	剂型
复方炔诺酮片（避孕片 1 号）	炔雌醇 0.035	炔诺酮 0.6	22 片/板
复方甲地孕酮片（避孕片 2 号）	炔雌醇 0.035	甲地孕酮 1.0	22 片/板
复方避孕片（0 号）	炔雌醇 0.035	炔诺酮 0.3 甲地孕酮 0.5	22 片/板
复方去氧孕烯片	炔雌醇 0.03	去氧孕烯 0.15	21 片/板
复方孕二烯酮片	炔雌醇 0.03	孕二烯酮 0.075	21 片/板
炔雌醇环丙孕酮片	炔雌醇 0.035	环丙孕酮 2.0	21 片/板
屈螺酮炔雌醇片	炔雌醇 0.03	屈螺酮 3.0	21 片/板
左炔诺孕酮/炔雌醇三相片			21 片/板
第一相（1 ~ 6 片）	炔雌醇 0.03	左炔诺孕酮 0.05	
第二相（7 ~ 11 片）	炔雌醇 0.04	左炔诺孕酮 0.075	
第三相（12 ~ 21 片）	炔雌醇 0.03	左炔诺孕酮 0.0125	

表 35 – 2　其他女用甾体激素避孕药

类别	名称	孕激素含量（mg）	剂型	给药途径
探亲避孕片	炔诺酮探亲片	炔诺酮 5.0	片	口服
	甲地孕酮探亲避孕片 1 号	甲地孕酮 2.0	片	口服
	炔诺孕酮探亲避孕片	炔诺孕酮 3.0	片	口服
	53 号避孕药	双炔失碳酯 7.5	片	口服
长效避孕针	醋酸甲羟孕酮避孕针	醋酸甲羟孕酮 150	针	肌内注射
	庚炔诺酮注射液	庚炔诺酮 200	针	肌内注射
皮下埋植针	左炔诺孕酮硅胶棒 I 型	左炔诺孕酮 36/根	6 根	皮下埋植
	左炔诺孕酮硅胶棒 II 型	左炔诺孕酮 75/根	2 根	皮下埋植
	依托孕烯植入剂	依托孕烯 68/根	1 根	皮下埋植
阴道避孕环	甲地孕酮硅胶环	甲地孕酮 200 或 250	只	阴道放置
	左炔诺孕酮阴道避孕环	左炔诺孕酮 5	只	阴道放置

三、其他避孕方法

其他避孕方法包括紧急避孕、外用避孕与自然避孕法等。

（一）紧急避孕

无防护性性生活后或避孕失败后几小时或几日内，妇女为防止非意愿性妊娠的发生而采用的避孕方法称为紧急避孕。

1. 适应证　①避孕失败，包括避孕套破裂、滑脱；未能做到体外排精，错误计算安全期，漏服避孕药，宫内节育器脱落；②在性生活中未使用任何避孕方法；③遭到性暴力。

2. 禁忌证　已确定怀孕的妇女。妇女要求紧急避孕但不能绝对排除妊娠时，经解释后可以给药，但应说明可能无效。

3. 方法　放置宫内节育器或口服紧急避孕药。

（1）宫内节育器　带铜宫内节育器，在无保护性生活后 5 日内放入，作为紧急避孕方法，有效率可达 99% 以上。特别适合希望长期避孕而且符合放环条件者。

（2）紧急避孕药　在无保护性生活后 3 日（72 小时）之内服用，有效率可达 98%，适用于仅需临时避孕者。激素类药物有：①雌、孕激素复方制剂：复方炔诺孕酮事后避孕片（炔诺孕酮 0.5mg + 炔雌醇 0.05mg），无保护性生活 72 小时内服首剂 2 片，12 小时后再服 2

片。②单纯孕激素制剂：炔诺孕酮，无保护性生活 72 小时内服首剂半片，12 小时后再服半片。非激素类药物有米非司酮，为抗孕激素制剂，避孕效果可达 85% 以上，妊娠率 2%。

4. 副反应　可能出现恶心、呕吐、不规则阴道流血，但非激素类药米非司酮的副反应少而轻，一般不需特殊处理。

紧急避孕仅对一次无保护性生活有效，避孕率明显低于常规避孕方法，且紧急避孕药激素剂量大，副作用也大，不能替代常规避孕。

（二）外用避孕

1. 阴茎套　也称避孕套，性交时男方使用。阴茎套为筒状优质薄型乳胶制品，顶端呈小囊状，排精时精液潴留于小囊内，精子不能进入宫腔，而达到避孕目的。每次性交时应更换新的阴茎套，选择合适阴茎套型号，使用前，捏瘪避孕套顶端小囊，排出空气，将翻卷的避孕套放在阴茎头上，边推边套，至阴茎根部，射精后在阴茎尚未软缩时，即捏住套口和阴茎一起取出。每次性交均需全程使用，正确使用避孕有效率可达 93% ~ 95%。阴茎套还具有防止性传播疾病的作用。

2. 阴道套　又称女用避孕套，也具有防止性传播疾病的作用。

3. 外用杀精剂　性交前置入女性阴道内，具有灭活精子作用的一类化学避孕制剂。正确使用的避孕效果达 95% 以上。使用失误，失败率高达 20% 以上，不作为避孕首选。

（三）安全期避孕

对于月经周期正常的妇女，周期为 28 ~ 30 日，多在下次月经前 14 日排卵。根据卵子自卵巢排出后可存活 1 ~ 2 日，而受精能力最强时间是排卵后 24 小时内；精子进入女性生殖道可存活 2 ~ 3 日。因此，从生理的角度看在排卵前后 4 ~ 5 日内为易受孕期，其余的时间不易受孕故称为安全期。采用安全期进行性生活（而不用药具）能达到避孕目的称安全期避孕法，亦称为自然避孕法。使用安全期避孕需事先确定排卵日期，通常根据基础体温测定、宫颈黏液检查或根据月经周期来推算。应当注意的是妇女排卵过程可受生活、情绪、性活动、健康状况及外界环境等因素影响而推迟或提前，还可能发生额外排卵。安全期避孕法（自然避孕法）并不十分可靠，失败率达 20%，不宜选用。

第二节　输卵管绝育术

通过手术或者手术配合药物等方法，于输卵管部位阻止精子与卵子相遇而达到绝育的目的，称为输卵管绝育术。其方法有输卵管结扎切断、电凝、输卵管夹、环套、药物粘堵与栓堵输卵管管腔。输卵管绝育术是一种安全的、永久性的节育措施；如要求复孕时可行输卵管吻合术，可逆性高，行输卵管吻合术的成功率达 80% 以上。手术途径有开腹、经腹腔镜及经阴道三种。目前最常用的方法为经腹和经腹腔镜输卵管绝育术。

一、经腹输卵管绝育术

经腹输卵管绝育术是国内目前开展最多的绝育方法，具有切口小、组织损伤小、操作安全简便、费用较低等优点。

1. 适应证　①自愿接受绝育手术而无手术禁忌证者；②患有严重全身性疾病不宜生育而行治疗性绝育术。

2. 禁忌证　①急、慢性盆腔感染，腹壁皮肤感染等，应在感染治愈后再行手术；②24 小时内有两次间隔 4 小时的体温在 37.5℃ 或以上者；③全身情况不良不能耐受手术者；④严重的神经官能症者。

3. 术前准备 ①手术时间选择：非孕妇女手术时间宜选择在月经干净后 3~4 日，人工流产或分娩后宜在 48 小时内施行，哺乳期或闭经女性应在排除妊娠后再行手术。剖宫产或其他妇科盆腔内手术，术中可同时进行。②解除受术者思想顾虑，术前知情同意。③详细询问病史，并进行全面体格检查及妇科检查，行血常规、尿常规、凝血功能、肝肾功及阴道分泌物检查。④按妇科腹部手术前常规准备。

4. 麻醉 采用局部浸润麻醉或硬膜外麻醉。

5. 手术步骤

（1）排空膀胱，取平卧位，留置导尿管，常规消毒铺巾。

（2）切口 取下腹正中耻骨联合上两横指（3~4cm）作 2cm 切口，产后在宫底下 2~3cm 作切口。

（3）寻找并提取输卵管 术者左手示指经切口伸入腹腔，沿宫底后方滑向一侧宫角处。摸到输卵管后，右手持无齿弯头卵圆钳沿宫底后方滑向一侧，到达卵巢或输卵管处后，轻轻提取输卵管至切口外，此为卵圆钳取管法。此外亦可用指扳法或吊钩法提取输卵管。

（4）确认输卵管 用鼠齿钳夹持输卵管系膜并追溯到输卵管伞端，证实为输卵管，并检查卵巢。

（5）结扎输卵管 输卵管结扎的方法有抽芯包埋法、输卵管银夹法和输卵管折叠切除法。目前多采用抽芯包埋法结扎输卵管。手术方法：于输卵管峡部背侧浆膜下注入生理盐水 1ml 使浆膜膨胀，切开膨胀的浆膜层，游离该段输卵管，剪除输卵管约 1cm，两端用 4 号丝线结扎，最后用 1 号丝线连续缝合浆膜层，将近端包埋于输卵管系膜内，远端留于系膜外。同法处理对侧输卵管。

6. 术后并发症 一般不易发生。①出血或血肿：过度牵拉、钳夹而损伤输卵管或系膜，或创面血管结扎不紧引起。②感染：体内原有感染灶未行处理；手术器械、敷料消毒不严或手术操作无菌观念不强引起。③损伤：解剖关系辨认不清或操作粗暴可致膀胱、肠管损伤。④输卵管复通：因绝育措施本身缺陷，或施术时技术误差引起绝育失败，输卵管绝育有 1%~2% 复通率。

7. 术后处理 除硬膜外麻醉外，可不禁食，鼓励患者及早下床活动及排尿，注意观察生命体征及有无腹腔内出血。术后 2 周内禁性生活。

二、经腹腔镜输卵管绝育术

1. 禁忌证 主要为严重的盆腹腔粘连、心肺功能不全、膈疝等，其余同经腹输卵管绝育术。

2. 术前准备 同经腹输卵管结扎术，受术者应取头低臀高仰卧位。

3. 手术步骤 全身麻醉，脐孔下缘作 1cm 横弧形切口，气腹针插入腹腔，充 CO_2 2~3L，然后放置腹腔镜套管及镜头，在腹腔镜直视下将弹簧夹钳夹或硅胶环套于输卵管峡部，以阻断输卵管通道。也可采用双极电凝烧灼输卵管峡部 1~2cm 长。

4. 术后处理 ①术后去枕平卧 4~6 小时后可下床活动。②观察有无体温升高、腹痛、腹腔内出血或脏器损伤征象。

（三）其他输卵管绝育方法

输卵管药物粘堵术是输卵管黏膜上皮在药物的作用下发生坏死脱落后，在输卵管腔中被缓慢吸收，能促进创面肉芽组织增生，继而纤维化使管腔闭塞，达到绝育目的。输卵管栓堵术是在数字减影血管造影机下通过微导管将铂金弹簧置入输卵管的间质部和峡部，从而达到绝育的目的。

第三节 避孕失败的补救措施

人工流产是指因意外妊娠、疾病等原因而采用人工方法终止妊娠，是避孕失败的补救方法。终止早期妊娠的人工流产方法包括手术流产和药物流产。

一、手术流产

手术流产是采用手术方法终止妊娠，指妊娠14周以内，因疾病、防止先天性畸形儿出生、遗传病及非法妊娠等原因而采用人工终止妊娠的手术，包括负压吸引术和钳刮术，是避孕失败后的补救方法。人工流产术按照受孕时间的长短，可分为负压吸引术（孕6～10周）和钳刮术（孕11～14周）。

（一）负压吸引术

1. 适应证 妊娠6～10周内要求终止妊娠而无禁忌证者，患有心脏病、心力衰竭史、慢性肾炎等疾病不宜继续妊娠者。

2. 禁忌证 生殖道炎症；各种疾病急性期；全身情况不良，不能耐受手术；24小时内有两次间隔4小时的体温在37.5℃或以上者。

3. 术前准备 详细询问病史，进行全身检查及妇科检查。血或尿HCG检查，B型超声检查确认宫内妊娠，完善实验室检查，术前测量体温、脉搏、血压，解除患者的思想顾虑，加强避孕及卫生宣教。手术前应当排空膀胱，手术前后应禁止性生活，以防感染。

4. 手术步骤 患者取膀胱截石位。按顺序消毒外阴和阴道，铺无菌巾。术者行双合诊检查子宫位置、大小及附件等情况。用阴道窥器扩张阴道，消毒宫颈及阴道，然后用宫颈钳夹持宫颈前唇中部，用子宫探针，顺着子宫位置的方向，探测宫腔的深度。妊娠6～8周，宫腔深8～10cm；妊娠9～10周，宫腔深10～12cm。用子宫颈扩张器扩张宫颈管，由小到大，循序渐进。扩张时，用力要均匀，不宜用力过猛，以防宫颈内口损伤和子宫穿孔。扩张到比选用吸头大半号或者1号。将吸管连接到负压吸引器上，按子宫位置的方向将吸管的头部缓慢送入子宫底部，遇到阻力时稍后退，送入吸管的深度不宜超过子宫探针所测的宫腔深度。电动吸引操作的过程为：先储存负压，术中根据孕周及宫腔大小给予负压，一般控制在400～500mmHg，将吸管按顺时针或逆时针的方向吸宫腔1～2圈，感到宫壁粗糙时，提示组织吸净，此时可将橡皮管折叠，取出吸管。用小号刮匙轻轻搔刮子宫底及两侧子宫角，检查宫腔是否吸净。必要时可重新放入吸管，再开动负压吸引。子宫收缩欠佳时，可用缩宫素10U肌注或宫颈注射。观察正常后取下窥器，手术完毕。术后应仔细检查吸出物中有无绒毛及胚胎组织，其大小是否与孕周相符，如未见绒毛组织，应送病理检查，并分别测量血液及组织容量。详细填写手术记录。

（二）钳刮术

钳刮术指用机械方法或药物扩张宫颈，钳取胎儿及胎盘的手术，适用于终止11～14周妊娠。因胎儿较大，容易造成并发症如出血、宫颈裂伤、子宫穿孔、流产不全等，应当尽量避免大月份钳刮术。

（三）手术流产注意事项

正确判别子宫大小及方向，手术操作动作轻柔，减少损伤；扩张宫颈时用力均匀，以防宫颈内口撕裂；严格无菌操作；孕周大于10周的早期妊娠应采用钳刮术，术前需应用机械或药物方法使宫颈松软，然后用卵圆钳钳夹胎儿及胎盘。

（四）手术流产后处理

术后应留在医院观察，注意阴道流血等情况，若无异常可回家休息；术后一个月内禁止盆浴及避免性生活，术后应给予抗生素及促进子宫收缩的药物；指导避孕及落实避孕措施。

（五）手术流产的并发症及处理

1. 人工流产综合反应 手术时由于疼痛或局部刺激，在术中或术毕时出现恶心呕吐、心动过缓、心律不齐、面色苍白、头昏、胸闷、大汗淋漓，严重者甚至出现血压下降、昏厥等迷走神经兴奋的症状。出现上述症状后因立即停止手术，给予吸氧，严重者可予以阿托品0.5～1mg 静脉注射。术前重视精神安慰，消除受术者紧张焦虑情绪，术时操作要轻柔，扩张宫颈时，不宜过快或用力过猛，吸宫时掌握负压要适当，减少不必要的反复吸刮。

2. 吸宫不全 指人工流产术后部分妊娠组织物残留，是手术流产最常见的并发症之一，与操作者技术不熟练或子宫位置异常有关。手术后阴道流血时间长或血量过多，或流血停止后又有多量流血，应考虑为吸宫不全，B 型超声检查有助于诊断。若无明显感染征象，应尽早行刮宫术，刮出物送病理检查，术后用抗生素预防感染，若同时伴有感染，应在控制感染后行刮宫术。

3. 生殖系统感染 可发生急性子宫内膜炎、盆腔炎等，术后应预防性应用抗生素，可口服或静脉给药。

4. 子宫穿孔 是手术流产严重的并发症之一。子宫穿孔的发生与手术者操作技术及子宫本身情况（子宫畸形、哺乳期妊娠子宫、剖宫产后瘢痕子宫再次妊娠）有关。可由各种手术器械引起，如探针、子宫颈扩张器、吸管、刮匙及胎盘钳等。术中若突感无宫底感，或手术器械进入宫腔深度超过原来所测得深度，提示子宫穿孔，应当立即停止手术。如为吸管或胎盘钳穿孔，有时可将腹腔内组织（如大网膜、结肠脂肪垂或肠管）吸出或钳出。若宫内妊娠物已吸净，穿孔小，无脏器损伤或内出血，手术已完成，应住院严密观察，给予注射子宫收缩剂保守治疗并应用抗生素预防感染。若宫内妊娠物未吸净，应由有经验医生避开穿孔部位，也可在 B 型超声引导下或腹腔镜帮助下完成手术。如穿孔裂孔较大，为吸管、刮匙、卵圆钳所造成，难以排除内脏损伤，应及时手术探查，根据损伤情况做相应的处理。

5. 宫颈、宫腔粘连 是手术流产后的远期并发症之一。宫颈、宫腔粘连阻断经血排出可造成闭经和周期性腹痛。处理：宫颈粘连用探针或小号扩张器慢慢扩张宫颈内口，做扇形钝性分离粘连，使经血排出，腹痛迅速缓解。疑诊宫腔粘连应及时行宫腔镜检查并分离粘连。

6. 漏吸 是指施行人工流产术时，术时未吸出胚胎及绒毛组织。漏吸常见于子宫畸形、子宫位置异常或术者操作不熟练。应复查子宫位置、大小及形状，并重新探查宫腔，能及时发现问题而解决，也可在 B 型超声引导下完成手术，吸出组织送病理检查，排除宫外孕可能。确属漏吸，应再次行负压吸引术。

7. 术中出血 妊娠月份较大时，因子宫较大，常常子宫收缩欠佳，出血量多。可在扩张宫颈后，宫颈注射缩宫素，并尽快取出绒毛或吸取胎盘及胎体，负压不足、吸管过细、胶管过软引起的出血，应及时调整负压、更换吸管及胶管。

8. 羊水栓塞 偶可发生在人工流产钳刮术。宫颈损伤、胎盘剥离使血窦开放，为羊水进入创造了条件，此时应用缩宫素更可促使羊水栓塞的发生。妊娠早、中期时羊水含细胞等有形物极少，即使并发羊水栓塞，其症状及严重性不如晚期妊娠发病凶险。

二、药物流产

药物流产（medical abortion or medical termination）是用药物而非手术终止早孕的一种方

法。目前临床应用的药物为米非司酮配伍米索前列醇，米非司酮是一种抗孕激素制剂，与孕酮的化学结构相似，与孕酮受体结合能力为孕酮 3~5 倍，可与孕激素竞争受体，阻断孕酮与孕酮受体结合和孕激素活性的出现，具有抗孕激素及抗糖皮质激素作用。米索前列醇是前列腺素类似物，具有子宫兴奋和宫颈软化的作用。两者配伍应用终止早孕完全流产率可达 90% 以上。

1. 药物流产的适应证 ①年龄小于 40 岁，本人自愿要求使用药物终止妊娠的健康女性，停经天数小于 49 日；②血或尿 HCG 阳性，B 型超声确认为宫内妊娠；③具有手术人工流产高危因素者：宫颈发育不良、生殖道畸形、严重骨盆畸形、瘢痕子宫、哺乳期女性；④多次人工流产史，对手术流产有顾虑者。

2. 药物流产的禁忌证 ①使用米非司酮的禁忌证：如肾上腺及其他内分泌疾病、与甾体激素有关的肿瘤、糖尿病、肝肾功能异常、妊娠期皮肤瘙痒史、血液疾患、血栓病史；②使用前列腺素类药物禁忌证：如二尖瓣狭窄、高血压、低血压、青光眼、哮喘、癫痫、结肠炎；③宫内节育器合并妊娠者；④异位妊娠包括特殊部位妊娠，如子宫瘢痕部位妊娠、子宫颈妊娠；⑤其他：过敏体质、有严重药物过敏史者、贫血、妊娠剧吐等。长期服用抗结核、抗癫痫、抗抑郁、前列腺素生物合成抑制剂、巴比妥类药物，吸烟、嗜酒等。

3. 用药方法 150mg 米非司酮分次口服，服药第一日晨服 50mg，8~12 小时再服 25mg；用药第 2 日早晚各服米非司酮 25mg；第 3 日上午再服 25mg 后 1 小时服米索前列醇 0.6mg。每次服药前后至少空腹 1 小时。

4. 米非司酮的副反应及并发症的处理

（1）消化道症状 轻度的腹痛、胃痛，乏力，恶心、呕吐，头痛，腹泻。

（2）子宫收缩痛 排出妊娠产物所致。少数病人需药物止痛。

（3）出血 流产后阴道出血时间一般持续 10 天至 2 周。最长可达 1~2 个月。孕囊排出后出血时间较长，或有突然阴道大量出血，需急诊刮宫，甚至需输血抢救。

（4）感染 视严重程度使用口服或静脉抗生素。

目前，国内药物流产常规仅限于停经≤49 天的妊娠。多中心的临床研究结果证实米非司酮配伍米索前列醇是一种安全有效、非侵入性的药物终止 8~16 周妊娠的方法，可以替代技术要求高、并发症较多的钳刮术。服药前需 B 超检查确认孕周为 8~16 周，并了解胎盘种植部位，排除子宫颈妊娠、子宫瘢痕部位妊娠、宫角妊娠等异常情况。米非司酮服药方法：①顿服法：米非司酮 200mg 一次性口服。②分次服法：米非司酮 100mg，每天一次口服，连续两天，总量 200mg。米索前列醇服药方法：首次服用米非司酮间隔 36~48 小时（第 3 天上午）使用米索前列醇（口服米索前列醇 400μg 或者阴道给予米索前列醇 600μg，如无妊娠物产物排出，间隔 3 小时（口服）或 6 小时（阴道给药）以后重复给予米索前列醇 400μg，最多用药次数≤4 次。服药期间如发生下列情况之一者，必须及时给予处理，必要时可考虑行钳刮术或负压吸引术。①用药后胚胎或胎儿、胎盘未排出，阴道流血量 >100ml；②胎儿排出后阴道流血量 >100ml；③胎儿排出后 1 小时胎盘未排出；④胎盘排出后阴道流血量 >100ml；⑤胎盘有明显缺损。在重复米索前列醇用药 24 小时内未完全排出妊娠产物者，判断为药物流产失败，可改用其他方法终止妊娠。

第四节 避孕节育措施的选择

避孕节育知情选择是计划生育优质服务的重要内容，育龄妇女可根据自身特点和不同时期，选择适宜的避孕方法，以达到节育的目的。

1. 新婚夫妇 新婚夫妇较年轻，尚未生育，避孕要求短期，应选择使用方便、不影响生育的方法：①复方短效避孕药，使用方便安全有效，停药后可立即妊娠。②男用避孕套。偶有避孕套脱落或破裂，立即用紧急避孕法。③女用外用避孕药。一般不选用宫内节育器。不适宜用安全期、体外排精及长效避孕药避孕。

2. 生育后的夫妇 原则上选择长效、安全可靠的避孕方法。各种避孕方法均适用，可根据个人身体状况进行选择。

3. 哺乳期妇女 避孕方法原则是不影响乳汁质量和婴儿健康。阴茎套为首选，也可选用宫内节育器。不宜选用甾体激素避孕药。

4. 围绝经期妇女 围绝经期妇女仍可能排卵，必须坚持避孕，选择以外用避孕药为主的避孕方法。可选用避孕套或外用避孕药。40岁以后禁用口服避孕药或避孕针。

知识链接

左炔诺孕酮宫内节育系统

左炔诺孕酮宫内节育系统，是目前唯一的宫内局部药物避孕方法，通过特殊的药物缓释技术，每日释放约 $20\mu g$ 左炔诺孕酮，持续作用于子宫内膜，子宫内膜对卵巢的周期性激素变化失去反应，从而起到避孕的效果。此外，局部释放的左炔诺孕酮还能增加宫颈黏液的黏稠度，不利于精子通过，同时还可使精子释放的酶类物质失活，从而抑制精子穿越卵子的放射冠和透明带，抑制了受精过程。由于左炔诺孕酮宫内节育系统独特的作用机制，还能用于治疗盆腔子宫内膜异位症、子宫腺肌症、慢性盆腔痛、功能失调性子宫出血、子宫内膜增生等妇科疾病。

本章小结

我国目前仍推行避孕为主的节育措施，口服短效避孕药是目前较为常用的避孕方式。输卵管绝育是通过手术达到绝育的目的，主要有经腹和经腹腔镜两种手术途径。避孕失败补救措施包括人工流产和药物流产，人工流产术按照受孕时间的长短，可分为负压吸引术（孕6~10周）和钳刮术（孕11~14周），药物流产适用于孕7周以内。

思考题

1. 简述药物避孕的原理。
2. 简述药物避孕的禁忌证。

（张松英）

第三十六章　妇女保健

妇女保健学是一门综合性交叉性新兴的边缘学科。以妇女为对象，以预防保健为中心，面向群体、面向基层，针对妇女一生中不同阶段，运用预防医学、基础医学、临床医学、社会医学、心理学及管理学等多个学科的知识和技术，以对妇女进行良好的健康保护和健康促进。运用现代医学和社会科学的基本理论、基本技能及基本方法，研究妇女身体健康、心理行为及生理发育特征的变化及其规律，分析其影响因素，制订有效的保健措施，保护和促进妇女身心健康，提高人口素质。

第一节　妇女保健的意义和工作任务

一、妇女保健工作的意义

妇女保健是以维护和促进妇女健康为目的，"以保健为中心，以保障生殖健康为目的，实行保健和临床相结合，面向基层，面向群体和预防为主"为工作方针，开展以群体为服务对象，做好妇女保健工作，保护妇女健康。重视"母亲"安全是社会进步的标志，是国际社会对人类的承诺，有利于提高人口素质，是国富民强的基础工程。

二、妇女各期保健

1. 青春期保健　青春期保健应重视健康与行为方面的问题，以加强一级预防为重点：内容包括自我保健、营养指导、体育锻炼、卫生指导、性教育。二级预防包括早期发现疾病和行为偏导以及减少危险因素两个方面；三级预防包括对女青年疾病的治疗与康复。

2. 婚前保健　是为即将婚配的男女双方在结婚登记前所提供的保健服务，包括婚前医学检查、婚前卫生指导和婚前卫生咨询。这三类问题需要通过耐心、细致的咨询服务，方能达到保护母婴健康和减少严重遗传性疾病患儿出生的目的，一是"暂缓结婚"，如精神病在发病期间，指定传染病在传染期期间，重要脏器疾病伴功能不全，患有生殖器官发育障碍或畸形；二是"不宜结婚"，双方为直系血亲或三代以内旁系血亲；三是"不宜生育"，严重遗传性疾病患者。

3. 生育期保健　主要维护生殖功能的正常，保证母婴安全，降低孕产妇死亡率和围生儿死亡率。应以加强一级预防为重点：普及孕产期保健和计划生育技术指导；二级预防：使妇女在生育期因孕育或节育导致的各种疾病，能做到早发现、早防治，提高防治质量；三级预防：提高对高危孕产妇的处理水平，降低孕产妇死亡率及围生儿死亡率。

4. 围生期保健（perinatal health care） 指一次妊娠从妊娠前、妊娠期、分娩期、产褥期、哺乳期为孕产妇和胎儿及新生儿的健康所进行的一系列保健措施，从而保障母婴安全，降低孕产妇死亡率和围产儿死亡率。

（1）**孕前保健** 选择最佳的受孕时机，有计划妊娠，以减少许多危险因素和高危妊娠。

（2）**妊娠早期保健** 妊娠早期是胚胎、胎儿分化发育阶段，易受外界因素及孕妇疾病的影响，导致胎儿畸形或发生流产，应注意防病、防致畸。不宜继续妊娠者应告知并及时终止妊娠；高危妊娠继续妊娠者，严密观察，严格执行转诊制度。

（3）**妊娠中期保健** 妊娠中期是胎儿生长发育较快的阶段。此阶段应仔细检查妊娠早期各种影响因素对胎儿是否有损伤，评估首次产检结果。进行营养、生活方式、妊娠生理知识、早产的认识与预防、妊娠期糖尿病筛查、胎儿畸形筛查意义等宣教、预防和治疗生殖道感染。

（4）**妊娠晚期保健** 妊娠晚期胎儿生长发育最快，体重明显增加。此期需进行妊娠晚期营养及生活方式、孕妇自我监护、分娩及产褥期相关知识、母乳喂养、新生儿筛查及预防接种等宣教。

（5）**分娩期保健** 指分娩与接产时的各种保健和处理，这段时间虽短，但很重要且复杂，是保证母儿安全的关键。提倡住院分娩，高危孕妇应提前住院。近年我国卫计委针对分娩期保健提出"五防、一加强"，内容是：防出血、防感染、防滞产、防产伤、防窒息；加强产时监护和产程处理。

（6）**产褥期保健** 产褥期保健均在初级保健单位进行，产后访视应在产后 3 日内、产后14 日、产后 28 日进行。

（7）**哺乳期保健** 哺乳期是指产后产妇用自己乳汁喂养婴儿的时期，通常为 1 年。为保护母婴健康，降低婴幼儿死亡率，保护、促进和支持母乳喂养是哺乳期保健的中心任务。

5. 绝经过渡期保健 绝经过渡期保健内容有：①合理安排生活，重视蛋白质、维生素及微量元素的摄入，保持心情舒畅，注意锻炼身体；②保持外阴部清洁，预防萎缩的生殖器发生感染；防治绝经过渡期月经失调，重视绝经后阴道流血；③行肛提肌锻炼，即用力做收缩肛门括约肌的动作，以加强盆底组织的支持力；④此期是妇科肿瘤的好发年龄，应每年定期体检；⑤在医生指导下，采用性激素补充治疗、补充钙剂等方法防治绝经综合征、骨质疏松、心血管疾病等发生；⑥虽然此期生育能力下降，仍应避孕至月经停止 12 个月以后。

6. 老年期保健 国际老年学会规定 65 岁以上为老年期。处于老年期的妇女较易患各种身心疾病：萎缩性阴道炎、子宫脱垂和膀胱膨出、直肠膨出、妇科肿瘤、脂代谢紊乱、老年性痴呆等。应定期体格检查，加强身体锻炼，合理应用激素类药物，以利于健康长寿。

三、定期进行常见疾病和恶性肿瘤的普查普治

建立健全妇女疾病及防癌保健网，定期进行妇女疾病及恶性肿瘤的普查普治工作，35 岁以上妇女每 1~2 年普查一次。普查内容包括妇科检查、阴道分泌物检查、宫颈细胞学检查、B 型超声检查。当普查发现异常时，应进一步进行阴道镜检查、宫颈活组织检查、分段诊刮术、CT、MRI 等特殊检查。对妇科恶性肿瘤应早发现、早诊断、早治疗，以降低发病率，提高治愈率。

四、计划生育技术指导

开展计划生育技术咨询，普及节育科学知识，以妇女为中心，大力推广以避孕为主的综合节育措施。人工流产只能作为避孕失败后的最后补救手段，不应作为避孕措施。指导育龄夫妇选择安全有效的节育方法，以降低非意愿妊娠，而且屏障式避孕措施还能预防性病的传播。

第二节　妇女保健统计指标、孕产妇死亡与危重症评审制度

做好妇女保健统计可以客观地反映妇幼保健工作的水平，评价工作的质量和效果，并为制订妇幼保健工作计划、指导妇幼保健工作的开展和科研提供科学依据。

一、妇女保健统计指标

（一）妇女病普查普治的常用统计指标

1. 妇女病普查率 = 期内（次）实查人数/期内（次）应查人数×100%。
2. 妇女病患病率 = 期内患病人数/期内受检查人数×10万/10万。
3. 妇女病治愈率 = 治愈例数/患妇女病总例数×100%。

（二）孕产期保健指标

1. 孕产期保健工作统计指标

（1）产前检查覆盖率 = 期内接受一次及以上产前检查的孕妇数/期内孕妇总数×100%
（2）产前检查率 = 期内产前检查总人次数/期内孕妇总数×100%
（3）产后访视率 = 期内产后访视产妇数/期内分娩的产妇总数×100%
（4）住院分娩数 = 期内住院分娩产妇数/期内分娩产妇总数×100%

2. 孕产期保健质量指标

（1）高危孕妇发生率 = 期内高危孕妇数/期内孕（产）妇总数×100%
（2）妊娠期高血压疾病发生率 = 期内患病人数/期内孕妇总数×100%
（3）产后出血率 = 期内产后出血人数/期内产妇总数×100%
（4）产褥感染率 = 期内产褥感染人数/期内产妇总数×100%
（5）会阴破裂率 = 期内会阴破裂人数/期内产妇总数×100%

3. 孕产期保健效果指标

（1）围生儿死亡率 = （孕28足周以上死胎数 + 生后7日内新生儿死亡数)/(孕28足周以上死胎数 + 活产数）×1000‰
（2）孕产妇死亡率 = 年内孕产妇死亡数/年内孕产妇总数×10万/10万
（3）新生儿死亡率 = 期内生后28日内新生儿死亡数/期内活产数×1000‰
（4）早期新生儿死亡率 = 期内生后7日内新生儿死亡数/期内活产数×1000‰

（三）计划生育统计指标

1. 人口出生率 = 某年出生人数/该年平均人口数×1000‰
2. 人口死亡率 = 某年死亡人数/该年平均人口数/×1000‰
3. 人口自然增长率 = 年内人口自然增长数/同年平均人口数×1000‰
4. 计划生育率 = 符合计划生育的活胎数/同年活产总数×100‰
5. 节育率 = 落实节育措施的已婚育龄夫妇任一方人数/已婚育龄妇女数×100‰
6. 绝育率 = 男和女绝育数/已婚育龄妇女数×100%

二、孕产妇死亡评审制度及孕产妇危重症评审制度

孕产妇死亡指在妊娠期或妊娠终止后42日之内妇女的死亡，不包括意外或偶然因素所致的死亡。我国孕产妇死亡评审（maternal death review）制度是各级妇幼保健机构在相应卫生行政部门领导下，成立各级孕产妇死亡评审专家组，通过对病例进行系统回顾和分析，及时发现在孕产妇死亡过程中各个环节存在的问题，有针对性地提出干预措施，以达到提高孕产

妇系统管理和产科质量、降低孕产妇死亡率。WHO 2009 年制定了统一的孕产妇危重症（maternal near-miss）的定义即"在妊娠至产后 42 日以内孕产妇因患疾病濒临死亡经抢救后存活下来的病例"。孕产妇危重症病例的鉴别标准有：①基于某种特殊的严重疾病的临床标准如子痫、重度子痫前期、肺水肿等；②基于干预措施应用的标准如进入 ICU 治疗、需要立即切除子宫、需要输血等；③基于器官功能障碍或衰竭的标准如心功能、肝肾功能衰竭等。孕产妇危重症评审有利于提高医务人员对孕产妇危重症的早期识别、干预和提高救治能力及危重症幸存者的生存质量。

孕产妇死亡评审制度及孕产妇危重症评审制度本着"保密、少数服从多数、相关科室参与、回避"等原则，及时发现死亡孕产妇或幸存者诊治过程中保健、医疗、管理等环节中存在的问题，提出改进意见或干预措施，以达到持续改进产科服务质量，有效减少孕产妇死亡病例和孕产妇危急重症的发生。

本章小结

妇女保健是以维护和促进妇女健康为目的，"以保健为中心，以保障生殖健康为目的，实行保健和临床相结合，面向基层，面向群体和预防为主"为工作方针，开展以群体为服务对象，做好妇女保健工作，保护妇女健康。妇女保健工作的任务包括妇女各期保健，妇女常见病和恶性肿瘤普查普治，计划生育技术指导，妇女劳动保护，女性心理健康，社区妇女保健，健康教育与健康促进等。做好妇女保健各项指标统计可以客观地反映妇幼保健工作的水平，评价工作的质量和效果，并为制订妇幼保健工作计划、指导妇幼保健工作的开展和科研提供科学依据。孕产妇死亡评审制度及孕产妇危重症评审制度能够及时发现死亡孕产妇或幸存者诊治过程中保健、医疗、管理等环节中存在的问题，提出改进意见或干预措施，以达到持续改进产科服务质量，有效减少孕产妇死亡病例和孕产妇危急重症的发生。

思考题

简述妇女保健工作的目的和重要意义。

（张　宏）

第三十七章 妇产科常用特殊检查

随着高科技应用于临床，妇产科临床力求做到早期检查、早期诊断、早期治疗，降低患病率，降低误诊率；提高患者疾病治愈成功率，提高患者器官功能保护率；改善患者生活质量，改善患者自信心，造福全社会。妇产科开展的特殊检查技术被循证医学证明具有价值，才使得妇产科临床常用诊疗技术和特殊检查技术项目不断增多，涉及妇产科及相关学科的知识也日益增多。

第一节 产前筛查和产前诊断常用的检查方式

一、产前筛查技术

1. 非整倍体染色体异常的产前血清学筛查 本检查目的是化验孕妇的血液来判断胎儿患病的危险程度，如果结果显示高风险，就应进一步确诊。

（1）筛查指标 检测母空腹血清妊娠相关血浆蛋白 A（pregnancy - associated plasma protein A，PAPP - A）、游离 β - hCG（早期两项），或甲胎蛋白（fetal protein A，AFP）、绒毛促性腺激素（hCG）和游离雌三醇（uE3）（中期三项）。各项指标的单位采用正常孕妇在该孕周的中位数的倍数。结合孕妇预产期、体重、年龄和孕周，计算出危险度，唐氏综合征患儿筛查率高达 60% ~ 70%。

（2）检测方法 可以采用放射免疫、酶联免疫、时间分辨免疫荧光法、化学发光方法等。早期筛查时间为 6 ~ 9 周，中期筛查时间为 10 ~ 14 周，晚期筛查孕 15 ~ 18 周。

（3）注意事项 孕妇提供详细的个人资料，包括出生年月、末次月经、体重、是否糖尿病、双胎，是否吸烟、异常妊娠史等，出示各个医疗机构超声头臂长或双顶径来确认孕周。

2. 胎儿畸形超声筛查 本项发现胎儿畸形阳性率高达 95% 以上。9 ~ 13^{+6}周超声胎儿颈项透明层厚度检查（NT）和胎儿鼻骨以及严重胎儿畸形筛查；孕 22 ~ 24 周做超声胎儿系统筛查，即全面排查胎儿是否畸形，并告知患者检查结果，是否需要某个器官再次进行动态随访观察和超声专家会诊。如果某些部位显示欠佳，可在之后 2 ~ 4 周内再复查一次。因胎位、羊水、母体等因素的影响，在超声检查中不能显示清楚的，超声报告单需要说明备注。因为胎儿畸形的产前超声图像种类很多，加上同一畸形在不同的妊娠阶段的图像也不同，还有仪器的局限性和胎儿、母体个体差异。因此，漏诊往往不可避免。

3. 无创产前检查技术（non - invasive prenatal test，NIPT） 孕妇的外周血血清中约 1% ~ 5% 的 DNA 来自胎儿，无创产前检查技术是胎儿 DNA 的测序分析。首先从孕妇的外周血提取游离 DNA，进行 DNA 测序，诊断染色体倍数异常和基因突变。目前可以分析诊断 21、18、13 – 三体等染色体异常。无创但是不适合应用于孕妇本身有染色体异常、多胎妊娠等情况。

4. 有创产前筛查——羊水穿刺（amniocentesis）DNA 检测 NIPT 结果异常的孕妇，应进行有创羊水穿刺 DNA 检测；除外羊水穿刺禁忌证（中央型前置胎盘、多胎、RH 阴性、凝血功能异常、先兆流产、反复自然流产）之后，以下情况也建议行有创羊水穿刺 DNA 检测：大于或等于 35 岁的高龄孕妇；夫妻一方有染色体病；超声畸形筛查发现异常的孕妇。

二、染色体病的产前诊断常用技术

1. 羊膜腔穿刺术（amniocentesis） 一般在孕 16～21 周进行羊膜腔穿刺，有条件的医疗机构可以应用到妊娠晚期再做羊膜腔穿刺。超声引导的羊水穿刺约有 1%～2% 的孕妇羊水泄露，0.1% 绒毛膜羊膜炎，0.5% 流产的风险。

2. 绒毛穿刺取样（chorionic villus sampling，CVS） 可在孕 10～13 周之间进行。根据超声提示胎盘位置选择最佳穿刺点，经宫颈或经腹穿刺取绒毛。有出现滋养细胞层细胞核型与胎儿细胞核型不符的风险。

3. 经皮脐血穿刺技术（percutaneous umbilical cord blood sampling，PUBS） 又称脐带穿刺（cordocentesis）：胎儿血细胞培养 48 小时后即可快速染色体核型分析，主要用于胎儿血液系统疾病的产前诊断、对胎儿各种贫血进行宫内输血治疗。

4. 胎儿组织活检（fetal tissue biopsy） 有家族性遗传皮肤病的孕妇在妊娠早、中期可以采用胎儿镜下组织活检。

5. 胚胎植入前诊断（preimplantation genetic diagnosis，PGD） PGD 应用于囊性纤维变性、脆性 X 综合征、假肥大型营养不良症、常见的染色体数目异常等遗传性疾病。

三、六种致死性畸形的产前筛查

无脑儿（anencephaly）、（脊柱裂 spina bifida）、脑膜脑膨出（meningeal encephalocele）、严重软骨发育不全（serious achondroplasia）、单心室（single ventricle）、腹壁缺损内脏膨出（abdominal wall defect internal surfaces）。

1. 无脑儿的辅助检查 超声检查：羊水过多，测不出胎儿双顶径，不见胎头之光环；X 线摄片：见胎儿无颅顶骨，常合并有脊椎裂、椎体中断或变平；甲胎球蛋白（AFP）：羊水中 AFP 值明显高于相同妊娠周数，血中 AFP 值亦高；羊膜腔造影及胎儿造影，因对母儿均有害，应慎用。

2. 脊柱裂的辅助检查 脊柱裂临床最多见，是先天性的椎管闭合不全而在脊柱的背或腹侧形成裂口，可伴或不伴有脊膜、神经成分突出的畸形。多发于第 1 和第 2 骶椎与第 5 腰椎处。单纯骨性裂（隐性脊柱裂）较多见；显性脊柱裂（伴有脊膜或脊髓膨出），仅占 1‰～2‰，显性脊柱裂多属神经外科范畴。主要表现为羊水过多、甲胎蛋白异常高，超声扫描、X 线检查、MRI、CT 检查可确诊。

3. 脑膜脑膨出的辅助检查（颅裂系先天性颅骨发育异常） 该病病因不明，可见颅缝闭合不全有缺口，多发于颅骨中线部位，颅穹隆部、颅底部均可发生。颅穹隆部有缺口者，脑膜可自枕、后囟、顶骨间、前囟或颞部膨出。颅底部有缺口者，可见鼻根部、鼻腔、鼻咽腔或眼眶等部位膨出脑膜。隐性颅裂较少见，颅骨缺口处无颅内组织膨出，临床上常无症状，诊断较晚。

4. 先天性严重软骨发育不全的辅助检查 先天性严重软骨发育不全也称软骨营养障碍性侏儒（chondrodystrophic dwarf），是侏儒畸形之一。患者肢体短小，躯干和头发育正常，智力可以正常。通过 X 线检查、超声检查、MRI 等辅助检查可以判断脊髓受压程度。

5. 单心室的辅助检查 单心室（single ventricle）或称总心室（common ventricle）或单室心（univentricular heart），较少见。活婴中发病率约为 1∶6500，单心室接受来自三尖瓣和二尖瓣共同房室瓣的血液。导致胎死宫内或新生儿出生后死亡。

6. 腹壁缺损内脏膨出的辅助检查 腹壁缺损内脏膨出的胎儿先天腹壁发育不全、腹腔内的肝脏等脏器膨出以及脐膨出。等待出生后手术修补，手术难度和风险很大，新生儿死亡率高。如果在胎儿建立自主呼吸前，胸腔和腹腔压力均较小的情况下，立即手术修补，修补完毕后再让胎儿出生，可避免胎儿出生后所面临的内脏挤压进入胸腔的风险，手术成功率会有所提高。这类手术称之为 EXIT 手术，即产前子宫外处理。国内外均有开展，但是手术麻醉风险较大，成功率不高。

近来，随着母胎医学的发展和进步，通过筛查对一些无染色体疾病或致命畸形的胎儿，实施手术或治疗，可以尽可能地减轻胎儿的先天缺陷，提高他们的生存率和生存质量，减轻家庭的心理和经济负担。目前国外开展了孕期开放性手术、孕期胎儿镜微创手术、胎儿宫内治疗等，医生可以为未足月胎儿行宫内手术，还可以把胎儿取出，手术后再把胎儿放回母体子宫继续发育，以阻断畸形发展，使其出生时完全是一个健康宝宝。不过这些在国内还尚属医学前沿，是今后研究的方向。

第二节　羊水检查

经羊膜腔穿刺抽取羊水可进行羊水成分分析，如判断胎儿性别、羊水细胞培养行染色体核型分析、酶的分析、宫内感染病原体检测、胎儿血型判断、胎儿成熟度等。

一、适应证

1. 高危妊娠（high‐risk pregnancy）被迫提前终止妊娠之前需要判断胎儿肺成熟度（fetal lung maturity）。

2. 妊娠早期感染风疹病毒（infection rubella virus）、巨细胞病毒（cytomegalovirus）或弓形虫（toxoplasma）等。

3. 需要细胞遗传学检查（cytogenetic examination）如染色体核型分析（karyotype analysis）、先天性代谢异常（of congenital metabolic abnormalities）、基因病（gene disease）的产前诊断（prenatal diagnosis）。

4. 协助诊断是否胎膜早破（premature rupture of membranes）。

二、检查方法

经腹壁羊水穿刺术，见本章第九节"常用穿刺检查"。

第三节　生殖道脱落细胞学检查

女性生殖道细胞通常指阴道（vagina）、宫颈管（cervix）、子宫（uterus）及输卵管（fallopian tubes）的上皮细胞。临床上常通过检查生殖细胞脱落上皮细胞反映其生理和病理变化。生殖道脱落上皮细胞包括阴道上段、宫颈阴道部、子宫、输卵管及腹腔的上皮细胞，其中以阴道上段、阴道宫颈部的上皮细胞为主。生殖道上皮细胞受卵巢激素的影响出现周期性变化，妊娠期在高水平的雌激素（estrogen）和孕激素（progesterone）作用下亦有变化。因此，检查生殖道脱落细胞既可反映体内激素（hormone）水平，又可协助诊断生殖道不同部位的恶性肿瘤（malignant tumor）及观察其治疗效果，是一种简便、经济、实用的辅助诊断方法。但生殖道脱落细胞检查找到恶性细胞也只能作为初步筛选，不能定位，需要进一步做其他影像学检查才能确诊；而未找到恶性细胞，也不能完全排除恶性肿瘤可能，需结合临床表现和其他检查综合考虑。

一、生殖道细胞学检查取材、制片及相关技术

1. 涂片种类及标本采集　采集标本前 72 小时内禁止性生活、阴道检查、阴道灌洗及用药，取标本的用具必须清洁、无菌、干燥、无污染。

（1）阴道涂片（vaginal smear）　主要目的是了解卵巢（Ovary）或胎盘（placenta）功能。对已婚妇女，一般轻轻刮取黏液及细胞（在阴道侧壁上 1/3 处）涂片，避免将深层细胞混入而影响诊断，薄而均匀地涂于破片上，置 95% 乙醇中固定。对无性生活的妇女，阴道分泌物极少，可将消毒棉签先浸湿，然后伸入阴道在其侧壁上 1/3 处轻卷后取出棉签，在玻片上涂片并固定。

（2）宫颈刮片（cervical scraping smear）　是早期筛查女性宫颈癌的重要方法。在宫颈外口鳞 – 柱状上皮交界处，以宫颈外口为圆心，将木质铲形小刮板轻轻刮取一周取材，用力适当，避免损伤组织引起出血而影响检查结果。该法获取细胞数目较少，制片也较粗劣，假阳性和假阴性率均较高，目前少用。

（3）宫颈管涂片　是将宫颈表面分泌物用无菌棉签拭净，用小型刮板进入宫颈管内，轻轻刮取一周作涂片。应用"细胞刷"（cytobrush）刮取宫颈管上皮较好。将"细胞刷"置于宫颈管内，在宫颈管内旋转 360° 后取出，旋转"细胞刷"将附着于小刷子上的标本均匀地涂布于玻片上或立即固定或洗脱于保存液中。薄层液基细胞学检查（thinprep cytologic test，TCT）所制备单层细胞涂片效果清晰，阅片容易，与常规制片方法比较，改善了样本收集率并使细胞均匀分布在玻片上。TCT 还可以一次取样可多次重复制片并可供高危型人乳头状瘤病毒（human papilloma virus，HPV）DNA 检测和自动阅片。

（4）宫腔吸片（hystero cavity aspirating smear）　用于疑宫腔内有恶性病变时，可采用宫腔吸片，较阴道涂片及诊刮阳性率高。选择不同型号塑料管连接注射器，送入子宫腔内达宫底部，上下左右转动，轻轻抽吸注射器，将吸出物涂片、固定、染色。取出吸管时停止抽吸，以免将宫颈管内容物吸入。宫腔吸片标本中可能含有输卵管、卵巢或盆腹腔上皮细胞成分。

（5）宫腔灌洗法（Uterine cavity irrigation）　是用注射器将 10ml 无菌 0.9% 氯化钠注射液注入宫腔，轻轻抽吸洗涤内膜面，然后收集洗涤液，离心后取沉渣涂片。此法特别适用于绝经后出血妇女，与诊刮效果相比，简单、效果好，患者痛苦小，意愿性好，但取材欠全面。

2. 染色方法　细胞学染色方法有多种，如巴氏染色法（papanicolaou stain）、邵氏染色法及其他改良染色法。常用的为巴氏染色法，该法既可用于检查雌激素水平，也可用于筛查癌细胞。

3. 辅助诊断技术　可采用免疫细胞化学、原位杂交技术、流式细胞仪测量及自动筛选或人工智能系统协助诊断。

二、正常生殖脱落细胞的形态特征

1. 鳞状上皮细胞（squamous cells）　阴道及宫颈阴道部上皮的鳞状上皮相仿，为非角化性分层鳞状上皮。上皮细胞分为底层、中层和表层，其生长与成熟受卵巢雌激素影响。女性一生中不同时期及月经周期中不同时间，各层细胞比例均不相同，细胞由底层向表层逐渐成熟。鳞状细胞的成熟过程是：细胞由小逐渐变大；细胞形态由圆形变舟形、多边形；细胞质

染色由蓝染变粉染；细胞质由厚变薄；胞核由大变小，由疏松变致密。

（1）底层细胞（basal cells） 相当于组织学的深棘层（deep stratum spinosum），又分为内底层细胞和外底层细胞。内底层细胞：又称生发层（germinal layer），只含一层基底细胞，是鳞状上皮再生的基础。其细胞学表现为：圆形或椭圆形，细胞小，为中性粒细胞的 4~5 倍，巴氏染色细胞质蓝染，核大而圆。内底层细胞不在育龄妇女的正常阴道细胞涂片中出现。外底层细胞：为 3~7 层细胞。圆形，比内底层细胞大，为中性粒细胞的 8~10 倍，巴氏染色细胞质淡蓝，核为圆形或椭圆形，核质比例 1:2~1:4。卵巢功能正常时，涂片中很少出现。

（2）中层细胞（middle cells） 相当于组织学的浅棘层（shallow stratum spinosum），是鳞状上皮中最厚的一层。脱落层次不同，形态各异。较底层的细胞呈舟形，较表层的细胞大小和形状与表层细胞类似。细胞质巴氏染色淡蓝，糖原含量不同，可有多量嗜碱性染色或半透明细胞质。核小，呈圆形或卵圆形，淡染，核质比例低，约 1:10 左右。

（3）表层细胞（superficial cells） 相当于组织学的表层。细胞大，为多边形，细胞质薄、透明；细胞质粉染或淡蓝，核小固缩。核固缩是鳞状上皮成熟的最后阶段。表层细胞是育龄妇女宫颈涂片中最常见的细胞。

2. 柱状上皮细胞（columnar epithelial cell） 又分为宫颈黏膜细胞及子宫内膜细胞。

（1）宫颈黏膜细胞分为黏液细胞（mucous cells）和带纤毛细胞（ciliated cells）。黏液细胞呈高柱状或立方形，核在底部，呈圆形或卵圆形，染色质分布均匀，细胞质内有空泡，易分解而留下裸核。带纤毛细胞呈立方形或矮柱状，带有纤毛，核为圆形或卵圆形，位于细胞底部。

（2）子宫内膜细胞较宫颈黏膜细胞小，细胞为低柱状，为中性粒细胞的 1~3 倍。核呈圆形，核大小、形状一致，多成堆出现，细胞质少，呈淡灰色或淡红色，边界不清。

3. 非上皮成分 如吞噬细胞（phagocytic cells）、白细胞（white blood cells）、淋巴细胞（lymphocytes）、红细胞（red blood cells）等。

三、生殖道脱落细胞在内分泌检查方面的应用

临床上常用 4 种指数代表体内激素水平，即成熟指数、致密核细胞指数、嗜伊红细胞指数和角化指数。

1. 成熟指数（maturation index，MI） 是阴道细胞学卵巢功能检查最常用的一种。计算阴道上皮 3 层细胞百分比。按底层/中层/表层顺序写出，如底层 5、中层 60、表层 35，MI 应写成 5/60/35/。通常在低倍显微镜下观察计算 300 个鳞状上皮细胞，求得各层细胞的百分率。若底层细胞百分率高称左移，提示不成熟细胞增多，即雌激素水平下降；若表层细胞百分率高称右移，表示雌激素水平升高。一般有雌激素影响的涂片基本上无底层细胞；轻度影响者表层细胞 <20%；高度影响者表层细胞 >60%。

2. 致密核细胞指数（karyopyknotic index，KI） 是计算鳞状上皮细胞中表层致密核细胞的百分率。即从视野中数 100 个表层细胞，如其中有 40 个致密核细胞，则 KI 为 40%，指数越高，表示上皮越成熟。

3. 嗜伊红细胞指数（eosinophilic index，EI） 是计算鳞状上皮细胞中表层红染细胞的百分率。通常在雌激素影响下出现红染表层细胞，用以表示雌激素水平。指数越高，提示上皮细胞越成熟。

4. 角化指数（cornification index，CI） 是鳞状上皮细胞中表层（最成熟细胞层）嗜伊红致密核细胞的百分率，用以表示雌激素的水平。

四、生殖道脱落细胞涂片用于妇科疾病的诊断

生殖道脱落细胞涂片目前少用，但是在诊断生殖道感染性疾病仍具重要意义，分别简述如下。

1. 闭经　阴道涂片检查见有正常周期性变化，提示闭经原因在子宫及其以下部位，如子宫内膜结核、宫颈宫腔粘连等。涂片见中层和底层细胞多，表层细胞极少或无，无周期性变化，提示病变在卵巢，如卵巢早衰。涂片表现不同程度雌激素低落，或持续雌激素轻度影响，提示垂体或下丘脑或其他全身性疾病引起的闭经。

2. 功能失调性子宫出血

（1）无排卵性功血　涂片显示中至高度雌激素影响，但也有较长期处于低至中度雌激素影响。雌激素水平高时 MI 右移显著，雌激素水平下降时出现阴道流血。

（2）排卵性月经失调　涂片显示有周期性变化，MI 明显右移，排卵期出现高度雌激素影响，EI 可达 90%。但排卵后细胞堆积和皱褶较差或持续时间短，EI 虽有下降但仍偏高。

3. 流产

（1）先兆流产（threatened abortion）　黄体功能不足引起的先兆流产 EI 于早孕期增高，经治疗后 EI 稍下降提示好转。若再度 EI 增高，细胞开始分散，流产可能性大。若先兆流产而涂片正常，表明流产并非黄体功能不足引起，用孕激素治疗无效。

（2）稽留流产（missed abortion）　EI 升高，有圆形致密核细胞，细胞分散，舟形细胞少，较大的多边形细胞增多。

4. 生殖道感染性炎症

（1）细菌性阴道病（bacterial vaginosis，BV）　常见的有乳酸菌、球菌、加德纳菌和放线菌等。涂片中炎性阴道细胞表现为细胞核呈豆状核，核破碎和核溶解，上皮细胞核周有空晕，细胞质内有空泡。

（2）衣原体（chlamydia）子宫颈炎　在宫颈涂片上可见化生的细胞质内有球菌样物及嗜碱性包涵体，感染细胞肥大多核。

（3）病毒感染　常见的有人乳头瘤病毒（human papilloma virus，HPV）和单纯疱疹病毒（herpes simplex virus，HSV）Ⅱ型。①HPV 感染：鳞状上皮细胞被 HPV 感染后具有典型的细胞学改变（空泡细胞）。②HSV 感染：早期表现为感染细胞的核增大，染色质结构呈"水肿样"退变，染色质很细，散布在整个胞核中，呈淡的嗜碱性染色，均匀，犹如毛玻璃状，细胞多呈集结状，有许多胞核。晚期可见嗜伊红染色的核内包涵体，周围可见一清亮晕环。

五、生殖道脱落细胞用于妇科肿瘤诊断

（一）癌细胞特征

（1）细胞核改变　核增大，核质比例失常；核大小不等，形态不规则；核深染且深浅不一；核膜明显增厚、不规则，染色质分布不均，颗粒变粗或凝聚成团；核分裂异常；核仁增大变多以及出现畸形裸核。

（2）细胞形态改变　细胞大小不等，形态各异；细胞质减少，变性可见空泡。

（3）细胞间关系改变　癌细胞可单独或成群，排列紊乱。早期癌涂片背景干净清晰，晚期癌涂片背景较脏，见成片坏死细胞、红细胞及白细胞等。

（二）阴道细胞学诊断的报告形式

报告形式主要有分级诊断及描述性诊断两种。目前我国大部分医院淘汰分级诊断（阴道

细胞学巴氏 5 级分类法）。代之以 TBS 分类法及其描述性诊断。

TBS 分类法及其描述性诊断内容：1988 年美国制定了阴道细胞 TBS（the Bethesda system）命名系统。TBS 分类法改良了以下三方面：将涂片制作质量作为细胞学检查结果报告的一部分；对病变的必要描述；给予细胞病理学诊断并提出治疗建议。TBS 描述性诊断报告主要包括以下内容。

1. 未见上皮内病变细胞和恶性肿瘤

（1）病原体　①滴虫。②假丝酵母菌：涂片中可见假丝酵母菌和孢子及上皮细胞被菌丝穿捆。③细菌：正常情况下乳酸杆菌是阴道的主要菌群，在细菌性阴道病，菌群发生转变，涂片中有明显的球杆菌，放置宫内节育器的妇女还可见放线菌。④单纯疱疹病毒：感染生殖道的主要是疱疹 Ⅱ 型病毒。被感染细胞核增大，可以是单核或镶嵌的多核，核膜增厚，核呈"毛玻璃"样改变。核内可出现嗜酸性包涵体，包涵体周围常有空晕或透明带环绕。⑤衣原体。

（2）非瘤样发现　①反应性细胞改变：炎症性（包括典型的修复）。②放疗性；与宫内节育器相关的反应性细胞改变。子宫切除术后的腺细胞。③萎缩：常见于儿童、绝经期和产后哺乳期。

（3）其他　子宫内膜细胞出现在 40 岁以上妇女的涂片中，未见上皮细胞不正常。

2. 上皮细胞异常

（1）鳞状上皮细胞异常　不典型鳞状细胞（atypical squamous cells，ASC）：包括无明确诊断意义的不典型鳞状细胞（atypical squamous cell of undetermined significance，ASCUS）和不能排除高级别鳞状上皮内病变不典型鳞状细胞（atypical squamous cells - cannot exclude HIS，ASC - H）；低度鳞状上皮内病变（low - grade squamous intraepithelial lesions，LSILs）：与 CIN Ⅰ 术语符合；高度鳞状上皮内病变（high - grade squamous intraepithelial lesions，HSILs）：与 CIN Ⅱ、CIN Ⅲ 和原位癌术语符合；鳞状细胞癌：若能明确组织类型，应按下述报告——角化型鳞癌，非角化型鳞癌，小细胞性鳞癌。

（2）腺上皮细胞改变　典型腺上皮细胞（AGC）：包括宫颈管细胞 AGC 和子宫内膜细胞 AGC；腺原位癌（AIS）；腺癌：若可能，则判断来源——宫颈管、子宫内膜或子宫外。

（3）其他恶性肿瘤　原发于宫颈和子宫体的不常见肿瘤及转移癌。

近年来，多主张三阶梯筛查，TCT 和 HPV 联合筛查，必要时行阴道镜检查、宫颈活检和病理学诊断。

第四节　宫颈脱落细胞 HPV DNA 检测

研究表明，人乳头瘤病毒（human papilloma virus，HPV）感染能够引起子宫颈上皮内瘤变（CIN）及子宫颈癌的发生，并且不同 HPV 型别的致病能力也存在差异，高危型别 HPV 的持续感染是促使子宫颈癌发生的最主要因素。因此，HPV 感染的早期发现、准确分型和病毒定量对于子宫颈癌防治具有重要意义，将 HPV 感染检测作为子宫颈癌及其癌前病变的常规筛查手段已逐渐在临床推广。

一、HPV 感染与子宫颈癌及其癌前病变的关系

几乎所有流行病学资料结合实验室的数据都强有力地支持高危型 HPV 持续感染是子宫颈癌发生的必要条件：① 99.7% 的子宫颈癌中都能发现高危型 HPV 感染，高度病变（HSIL）中约 97% 为阳性，低度病变（LSIL）中的阳性率亦达 61.4%。②实验动物和组织标本研究还

表明 HPV DNA 检测的滴度与子宫颈癌病变程度成正相关。③ HPV 感染与子宫颈癌的发生有时序关系，从感染开始至发展为子宫颈癌的时间间隔 10～15 年，符合生物学致病机制。

研究表明：HPV16 占 50%，HPV18 占 14%，HPV45 占 8%，HPV31 占 5%，其他型别 HPV 占 23%。HPV16、18 型感染很普遍，没有明显的地区差异。但其他 HPV 型别的感染存在地区差异，如 HPV45 型多见于非洲西部，HPV39、59 型只在美洲中、南部出现，而 HPV52、58 在中国及东亚妇女中检出率较高。HPV 的型别还与子宫颈癌的病理类型相关：子宫颈鳞癌中 HPV16 感染率约为 56%，而子宫颈腺癌中 HPV18 感染率约为 56%。

二、HPV 检测方法

大部分 HPV 感染无临床症状或为亚临床感染，不能作为一个普通的临床疾病或通过常规筛查计划或性传播疾病调查得以发现，只能通过 HPV 检测得知。由于 HPV 不能在体外细胞培养，故不能用简便的血清学检测进行 HPV 诊断和分型。临床上用于检测 HPV 的方法包括细胞学方法、免疫组化、原位杂交、斑点杂交、核酸印迹和 PCR、病理细胞学等。

三、HPV 检测的临床价值

高危型 HPV 感染的检测对于预防和早期发现子宫颈癌及其癌前病变有非常重要的意义。与细胞学检查联合或单独使用进行子宫颈癌的初筛，有效减少细胞学检查的假阴性结果。适用于大面积普查，初筛并聚焦高风险人群。研究表明：将细胞学和 HPV 检测联合使用可达到极高的灵敏度和几乎 100% 的阴性预测值；细胞学和 HPV DNA 均阴性者，发病风险较低，可适当延长其筛查间隔时间，降低检测费用。

四、宫颈细胞学筛查临床意义

2003 年原卫生部疾病控制司委托中国癌症研究基金会组织专家制定的《子宫颈癌筛查及早诊治指南》建议，有 3 年以上性行为或 21 岁以上有性行为的妇女应每年 1 次细胞学检查，连续两次细胞学正常可改至 3 年后复查；连续 2 次 HPV 检测和细胞学正常可延至 5～8 年后复查。对于 HPV16 或 HPV18 阳性患者其 ASCUS 或 LSIL 转变 CIN Ⅲ 的概率远高于其他 HPV 型别阳性或 HPV 阴性者；而细胞学阴性而高危 HPV 阳性者，一般不作处理，但发病风险较高，对这类人群要坚持定期随访。

1. 对未明确诊断意义的不典型鳞状上皮细胞或腺上皮细胞（atypical cells of undetermined significance，ASCUS），应用 HPV 检测可进行有效的分流。HPV DNA 检测可应用于检测临床上可疑涂片，将 CIN 从细胞学结果为未明确诊断意义的非典型鳞状细胞/腺细胞中有效检出。在这些患者当中，仅高危型 HPV 检测阳性者需要进一步进行阴道镜及活检，对 HPV DNA 检测为阴性患者进行严密随诊，从而减少阴道镜的使用频率，避免过度诊断和治疗给患者及医生造成负担。

2. 对宫颈高度病变手术治疗后的患者，HPV 检测可作为其疗效判断和随访监测的手段，预测其病变恶化或术后复发的风险。各级 CIN 保守治疗方法的总有效率为 90%～95%，治疗失败包括残存病灶、复发甚至进展至癌，切缘情况并不能成为治疗失败的可靠预测指标。研究表明宫颈锥切术后应用 HPV DNA 检测可预测残余 CIN，并有很高的灵敏度和阴性预测值。手术后 6～12 个月检测 HPV 阴性，提示病灶切除干净，可最大限度减轻患者的焦虑情绪。若术后 HPV 检测阳性，提示有残余病灶及有复发可能，需严密随访。

五、HPV 联合细胞学检测的推荐筛查策略

美国肿瘤学会/阴道镜和子宫颈病理学会/临床病理学学会（American Cancer Society/

American Society for Colposcopy an Cervical Pathology/American Society for Clinical Pathology, ACS/ASCCP/ASCP) 和欧洲生殖器感染和肿瘤研究组织 (European Research Organization on Genital Infection and Neoplasia, EUROGIN) 分别提出的子宫颈癌及癌前病变筛查指南可供参考。

第五节　妇科肿瘤标志物检查

肿瘤标志物 (tumor marker) 是肿瘤细胞异常表达所产生的蛋白抗原或生物活性物质，可在肿瘤患者的组织、血液或体液及排泄物中检测出，有助于肿瘤诊断、鉴别诊断及监测。

一、肿瘤相关抗原及胚胎抗原

1. 癌抗原 125

（1）检验方法及正常值　癌抗原 125 (cancer antigen 125, CA125) 检测方法一般选用放射免疫测定方法 (RIA) 和酶联免疫法 (ELISA)，血清检测正常值 35U/ml。

（2）临床意义　胚胎时期的体腔上皮和羊膜有低水平的 CA125 阳性表达，并且有一定的时限。在多数卵巢浆液性腺癌中 CA125 表达阳性高达 80% 以上。CA125 是目前国内外应用最广泛的卵巢上皮性肿瘤标志物之一，在临床上应用于鉴别诊断和盆腔肿块，动态观察血浆 CA125 阳性表达有价值，如果血浆 CA125 阳性表达持续高水平可能提示术后肿瘤残留、肿瘤复发或恶化。CA125 高低表达水平还与肿瘤大小相关，但血浆 CA125 降至正常水平却不能排除直径小于 1cm 的肿瘤存在。若经治疗后 CA125 水平持续升高或一度降至正常水平随后再次升高，复发转移危险性大，复发率可高达 92.3%，即使二探未能发现肿瘤病灶，腹膜后淋巴结、腹股沟淋巴结已可能有转移的危险。

CA125 在子宫颈腺癌、子宫内膜癌的患者中也有一定的阳性表达；原发性腺癌阳性表达为 40% ~ 60%，腺癌的复发阳性表达为 60% ~ 80%。CA125 还与子宫内膜癌的分期有关，当 CA125 > 40U/ml 时，肿瘤侵及子宫浆肌层的发生率是 90%。

子宫内膜异位症患者血 CA125 水平增高，但如果超过 200U/ml，提示有部分恶变的危险。

2. NB/70K

（1）检验方法及正常值　NB/70K 测定多选用单克隆抗体 RIA 法，正常血清测值为 50AU/ml。

（2）临床意义　NB/70K 是应用人卵巢癌相关抗原制备出的单克隆抗体，卵巢上皮性肿瘤阳性表达 70%，早期卵巢癌有 50% 阳性表达，黏液性腺癌也可表达阳性。在临床应用中可互补检测，提高肿瘤检出率，特别对早期诊断卵巢癌有临床价值。

3. 糖链抗原 19 - 9

（1）检验方法及正常值　糖基抗原 CA19 - 9 (carbohydrate antigen 19 - 9, CA19 - 9) 可用单抗和双抗 RIA 法，血清正常值为 37U/ml。

（2）临床意义　由直肠癌细胞系相关抗原制备的单克隆抗体 CA19 - 9，在各种腺细胞肿瘤中均有表达，如胰腺癌、结直肠癌、胃癌、肝癌、卵巢上皮性肿瘤、卵巢黏液性腺癌、卵巢浆液性肿瘤、子宫内膜癌及子宫颈管腺癌都有不同程度的阳性表达。

4. 甲胎蛋白

（1）检验方法及正常值　由胚胎肝细胞和卵黄囊产生的甲胎蛋白 (alpha - fetoprotein, AFP)，可用 RIA 和 ELISA 检测，血清正常值 <20μg/L。

（2）临床意义　AFP 是属于胚胎期的蛋白产物，属于糖蛋白。出生后部分器官恶变时合成 AFP 增加，如肝癌细胞和卵巢的生殖细胞肿瘤都可能增加分泌 AFP，特别是卵黄囊瘤（内胚窦瘤）、卵巢胚胎性癌和未成熟畸胎瘤的患者，其血浆 AFP 水平常大于 $1000\mu g/L$。这类患者经手术或化疗后，AFP 可转阴或消失；若 AFP 持续保持阴性 12 个月，患者复发肿瘤的可能小；若 AFP 升高，即使无临床症状，也有隐性复发或转移的风险，应定期随访，严密观察，及时治疗。

5. 癌胚抗原

（1）检验方法及正常值　癌胚抗原（cacinoembryonic antigen，CEA）检测一般采用 RIA 和 ELISA。血浆正常阈值一般小于 $2.5\mu g/L$，当 CEA $>5\mu g/L$ 考虑异常。

（2）临床意义　CEA 属糖蛋白的肿瘤胚胎抗原，胎儿胃肠道及胰腺、肝脏有合成 CEA 的能力，出生后血浆含量微量。妇科恶性肿瘤如子宫颈癌、子宫内膜癌、卵巢上皮性癌、阴道癌及外阴癌等均可表达阳性，CEA 对肿瘤类别无特异性。研究表明：卵巢黏液性腺癌 CEA 阳性率最高，其次为 Brenner 瘤，子宫内膜样癌及透明细胞癌也有相当 CEA 表达水平；浆液性肿瘤阳性率相对较低。实验结果：卵巢黏液性良性肿瘤 CEA 阳性率为 15%，交界性肿瘤为 80%，而恶性肿瘤可达 100%。50% 的卵巢癌患者血浆 CEA 水平持续升高，尤其黏液性低分化癌最为明显。动态监测 CEA 对各种妇科肿瘤的病情变化和观察治疗效果有较高的临床价值。

6. 鳞状细胞癌抗原

（1）检验方法及正常值　鳞状细胞癌抗原（aquamous cell carcinoma antigen，SCCA）可采用 RIA 和 ELISA 法测定，也可用化学发光方法。血浆 SCCA 正常值 $1.5\mu g/L$。

（2）临床意义　从子宫颈鳞状上皮细胞癌分离制备得到的 SCCA 是一种分子量为 48 000 的肿瘤糖蛋白相关抗原。SCCA 对大多数鳞状上皮细胞癌均有较高特异性阳性表达。子宫颈鳞癌患者血浆 SCCA 高达 70%，而子宫颈腺癌只有 15%；外阴及阴道鳞状上皮细胞癌敏感性分别是 40% ~50%。SCCA 的血浆水平与子宫颈鳞癌患者的病情进展、临床分期、淋巴结转移相关，当化疗后患者血清 SCCA 持续上升，提示应更换化疗方案或改用其他治疗方法。患者痊愈后，SCCA 水平持续下降。复发癌的患者中，在影像学确诊之前 3 个月就能血清中检测到 SCCA 持续升高。SCCA 应用于肿瘤患者化疗方案的选择、判断预后、监测病情变化、复发有临床价值。

7. 人睾丸分泌蛋白 4

（1）检验方法及正常值　妇产科临床和实验研究可使用标准试剂盒检测血清人睾丸分泌蛋白 4（human epididymis protein 4，HE4），正常值 150pmol/L。

（2）临床意义　HE4 是上皮性卵巢肿瘤标志物之一。正常卵巢上皮中无 HE4 表达，而在浆液性卵巢癌和子宫内膜样卵巢癌中有阳性表达，93% 的浆液性卵巢癌和 100% 子宫内膜样卵巢癌组织中均有 HE4 的阳性表达。妇产科临床上可联合检测 HE4 和 CA125 来鉴别肿瘤的良恶性、早期诊断上皮性卵巢癌和子宫内膜癌、病情监测、术后复发以子宫内膜癌的分期、分化程度等。

二、雌激素受体与孕激素受体

1. 检验方法及正常值　雌激素受体（estrogen receptor，ER）与孕激素受体（progesterone receptor，PR）多采用单克隆抗体组织化学染色定性测定，测定细胞或组织匀浆其参考值 ER 为 20pmol/L，PR 为 50pmol/L。

2. 临床意义　ER 和 PR 主要分布于子宫、子宫颈、阴道及乳腺等靶器官细胞表面，与相应激素特异性结合，产生特异性生理或病理效应。激素与受体结合的特点是专一性强、亲和力高和结合容量低。ER、PR 在大量激素的作用下可影响妇科肿瘤的发生和发展。雌激素有刺激 ER、

PR 合成的作用，而孕激素则有抑制 ER 合成，并间接抑制 PR 合成的作用。ER 阳性率在卵巢恶性肿瘤中明显高于正常卵巢组织及良性肿瘤，而 PR 则相反，说明卵巢癌的发生与雌激素的过度刺激有关，导致其相应的 ER 过度表达。不同分化程度的恶性肿瘤其 ER、PR 的阳性率各异。受体阳性患者生存时间明显较受体阴性者长。子宫内膜癌的 ER 表达特点对于子宫内膜癌的发展及转归有较大关联性，特别是对应用孕激素治疗子宫内膜癌具有指导价值。

三、妇科肿瘤相关的癌基因和肿瘤抑制基因

目前，国内外妇产科临床开展检测的肿瘤相关癌基因和肿瘤抑制基因主要有 Myc 基因、ras 基因、C - erb B2 基因、P53 基因以及其他肿瘤抑制基因。

第六节　女性生殖器官活组织检查

女性生殖器官活组织检查指生殖器官病变处或可疑部位（有时可以碘标志下多点随机）取小部分组织作病理学检查，简称活检。绝大多数的活检组织、体液和分泌物（离心后收集细胞）送病理检查后可以作为明确诊断的依据。常用的取材方法有局部活组织检查、诊断性宫颈锥形切除（冷刀锥切术）或治疗性 LEEP 宫颈锥切术（loop electro - excisionprocession）、诊断性刮宫或分段诊刮术以及清宫术、组织穿刺检查。

一、活组织检查

（一）外阴活组织检查

1. 适应证　外阴色素减退疾病；外阴部赘生物；外阴反复发作的溃疡；外阴特异性感染，如结核、尖锐湿疣和阿米巴原虫等。

2. 禁忌证　外阴急性化脓性感染（cute suppurative infections；月经期（menstrual period）；疑恶性黑色素瘤（malignant melanoma）；妊娠期需慎重。

3. 方法　患者取膀胱截石位，常规外阴消毒，铺盖无菌孔巾，取材部位以 0.5% 利多卡因做局部浸润麻醉。小赘生物可自蒂部剪下或用活检钳钳取，局部压迫止血，病灶面积大者行部分切除，需要缝合创口，预防血肿形成。标本留置于 10% 甲醛溶液中固定后送病理检查。

（二）阴道活组织检查

1. 适应证　阴道赘生物、阴道溃疡灶、尽量在月经干净 3 ~ 7 天之内进行阴道活组织检查。

2. 禁忌证　急性外阴炎、阴道炎、子宫颈炎、盆腔炎、月经期、三日之内不洁性交者。

3. 方法　患者取膀胱截石位，阴道窥器暴露活检部位并消毒。活检钳咬取可疑部位组织，对表面有坏死的肿物，要取至深层新鲜组织。无菌纱布压迫止血，必要时阴道内放置无菌带尾纱布或棉球压迫止血，嘱其 24 小时后自行取出；出血活动压迫无效者需要缝合止血，以免形成阴道血肿、特别是要避免阴道穹隆血肿这样严重的并发症。活检组织常规送病理检查。

（三）宫颈活组织检查

1. 适应证　宫颈脱落细胞学涂片检查巴氏Ⅲ级或Ⅲ级以上；宫颈脱落细胞学涂片检查巴氏Ⅱ级经抗感染治疗后仍为Ⅱ级；TBS 分类鳞状上皮细胞异常 LSIL 及以上者；阴道镜检查时反复可疑阳性或阳性者；疑有子宫颈癌或慢性特异性炎症。

2. 禁忌证 合并严重凝血功能障碍的出血性疾病；合并支原体、衣原体、滴虫、假丝酵母菌性阴道炎、细菌性阴道病；月经期；妊娠期最好在孕 12 ~ 14 周以上慎重进行。

3. 方法

（1）患者取膀胱截石位，阴道窥器暴露宫颈，用干棉球揩净宫颈黏液及其分泌物，局部消毒。

（2）用活检钳在宫颈外口鳞柱状交界处或特殊病变处取材。肉眼可见或阴道镜检查碘标志指引下可疑子宫颈癌者选 3 点、6 点、9 点、12 点 4 处取材。临床已明确为子宫颈癌，只为明确病理类型或浸润程度时可做单点取材。为提高取材准确性，可在阴道镜检查引导下行定位活检，或在宫颈阴道部涂以碘溶液，选择不着色区取材。

（3）宫颈局部填塞填带尾纱布或棉球压迫止血，嘱患者 24 小时后自行取出；有些活动性出血压迫止血无效可以电灼止血或缝合止血。

（4）术后一个月之内禁止性交，禁止冲洗阴道，禁止剧烈活动。

（四）子宫内膜活组织检查

可以间接反映卵巢功能，直接反映子宫内膜病变；判断子宫发育程度及有无宫颈管及宫腔粘连，故为妇科临床常用的辅助诊断方法。

1. 适应证 确定月经失调类型；检查不孕症病因；异常阴道流血或绝经后阴道流血；超声检查提示子宫内膜回声不均匀或宫腔占位病变。

2. 禁忌证 急性、亚急性生殖器炎症；可疑妊娠；严重内外科疾病或急性严重全身性疾病；体温 >37.5℃者。

3. 采取时间及部位 了解卵巢功能应于月经来潮 6 小时内取，自宫腔前、后壁各取一条内膜；闭经如能排除妊娠则随时可取；了解子宫内膜增生可以月经前 1 ~ 2 天或月经来潮 6 小时内取材；了解子宫内膜脱落不规则需要月经第 5 ~ 7 日取材；了解排卵可在月经来潮前 1 ~ 2 日取材，分泌期内膜提示有排卵；增生期内膜提示无排卵；子宫内膜结核最好月经前 1 周或月经来潮 6 小时内诊刮，注意操作轻柔，避免穿孔，诊刮前 3 日及术后 2 日每日肌内注射链霉素 0.75g 及异烟肼 0.3g 口服，以防诊刮术引起结核病灶扩散；子宫内膜癌可疑者随时取材。

4. 方法

（1）患者排尿后膀胱截石位，术者查明子宫大小及位置。

（2）0.1% 碘伏常规消毒外阴，铺孔巾。阴道窥器暴露宫颈，消毒宫颈及宫颈外口。

（3）宫颈钳夹持宫颈前唇或后唇，探针测量宫颈管及宫腔深度。

（4）使用专用活检钳，取适量子宫内膜组织。若无专用活检钳可用小刮匙代替，将刮匙送达宫底部，自上而下沿宫壁刮取（避免来回刮），夹出组织，置于无菌纱布上，再取另一条。术毕，取下宫颈钳，收集全部组织交患者过目后，固定于 10% 甲醛溶液中送病理检查，填写病理申请单，特别注明末次月经时间以及有否使用雌激素和孕激素。

二、诊断性宫颈锥切术（冷刀宫颈锥切术）

（一）适应证

1. 宫颈刮片细胞学检查多次找到恶性细胞，而宫颈多处活检及分段诊刮病理检查均未发现癌灶者。

2. 宫颈活检为 CINⅢ或原位癌需要确诊，或可疑为早期浸润癌，为明确病变累及程度及决定手术范围者。

3. CIN Ⅰ 合并 HPV 高危型阳性、CIN Ⅱ 有无 HPV 阳性可以考虑诊断性宫颈锥切术,既可以明确诊断是否有较高级的宫颈瘤内病变,还可以起到切除宫颈癌前病变的作用。这种标本留取注意分为 2 瓶,一瓶装宫颈锥切下的基底部组织,另一瓶装的是宫颈锥切下的宫颈鳞柱交界处组织。

(二) 禁忌证

阴道、宫颈、子宫及盆腔有急性或亚急性炎症;有血液病等出血倾向;月经期;妊娠期间。

(三) 方法

1. 患者排空膀胱,在全身麻醉下取膀胱截石位,常规消毒外阴、阴道,铺无菌巾。

2. 阴道窥器暴露宫颈并消毒阴道、宫颈及宫颈外口。

3. 以宫颈钳钳夹宫颈前唇向外牵拉,扩张宫颈管并做宫颈管搔刮术。宫颈涂碘液或阴道镜检查指引下在病灶外或碘不着色区外 0.3 ~ 0.5cm 处,以尖刀在宫颈表面做宫颈锥形切除,锥深约 2.5cm。也可采用环形电切除术 (LEEP) 行锥形切除宫颈病变组织。

4. 于切除标本的 12 点处丝线做一标志,以 10% 甲醛溶液固定,送病理检查。

5. 可用肠线或 0 号爱惜康线分别缝扎宫颈上下唇止血,也可加用止血粉、明胶海绵、凝血酶止血。

6. 有全子宫切除指征者,最好在宫颈锥切术后 48 小时内手术,可用 7 号丝线给予宫颈前后唇相对缝合封闭创面止血。否则用可吸收肠线或 0 号爱惜康缝线分别缝合宫颈上下唇,行宫颈成形缝合术或荷包缝合术,术毕需探查宫颈管内口。

(四) 注意事项

诊断性宫颈锥切,要使用冷刀,不宜用会烧焦组织、破坏边缘组织而影响病理检查结果和诊断的能量刀,术后根据病理检查结果再进一步处理。治疗性宫颈锥切可以使用 LEEP 刀、电刀、激光刀、波姆光,应选择月经干净后 3 ~ 7 内施行手术。术后口服抗生素或中药预防感染。术后阴道出血应及时随诊处理。3 个月内禁性生活及盆浴、禁止剧烈活动、禁止冲洗阴道。

三、诊断性刮宫

诊断性刮宫术简称诊刮术 (endocervical curettage) 是诊断宫腔疾病最常采用的方法。其目的是刮取子宫内占位病灶或子宫内膜以及宫腔残留组织行活组织检查,做出病理学诊断。怀疑同时有宫颈管病变时,需对宫颈管及宫腔分别进行分段诊断性刮宫术,简称分段诊刮术。

(一) 一般诊断性刮宫术

1. 适应证 子宫异常出血或阴道排液需证实或排除子宫内膜癌、子宫颈管癌或其他病变如流产、子宫内膜炎等;无排卵性功能失调性子宫出血或怀疑子宫性闭经,在月经周期后半期确切了解子宫内膜改变和子宫内膜结核;不孕症行诊断性刮宫有助于了解有无排卵,并能发现子宫内膜病变;宫腔内有组织残留或功能失调性出血长期多量出血,彻底刮宫有助于诊断,并有迅速即止血效果。

2. 禁忌证 滴虫 (trichomonas)、假丝酵母菌感染 (candida infection) 或细菌感染 (bacterial infection) 所致急性阴道炎 (acute vaginitis)、急性子宫颈炎 (acute cervicitis)、急性或亚急性盆腔炎 (acute or subacute pelvic inflammatory disease)。

3. 方法 与子宫内膜活组织检查基本相同,一般不需要麻醉。对宫颈内口较紧者,酌情给予镇痛剂、局麻或静脉麻醉。

（二）分段诊断性刮宫术（Segmented diagnostic curettage）

为明确癌变组织来自子宫内膜或宫颈癌，应做分段诊刮术。患排完大小便，取膀胱截石位，常规消毒铺巾。先不探查宫腔深度，以免将宫颈管组织带入宫腔混淆诊断。用小刮匙自宫颈内口至外口顺序刮宫颈管一周，将所刮取组织置纱布上，如果宫颈管未能刮出肉眼所见组织，也应该把刮匙上的或纱布上的所有血液融入固定液中送检；然后刮匙进入宫腔刮取子宫内膜。刮出宫颈管黏膜及宫腔内膜组织分别装2瓶，并做好标志宫腔刮出物、宫颈刮出物，给予固定，送病理检查。若刮出物肉眼观察高度怀疑为癌组织时，不应继续刮宫，以免出血及癌扩散。若肉眼观察未见明显癌组织时，应全面刮宫，以防漏诊。

1. 麻醉选择 刮宫术有一定疼痛感，如果患者对疼痛耐受差，可以考虑选择利多卡因5ml行局部宫颈浸润麻醉；也可以考虑空腹禁食情况下，麻醉师协助以丙泊酚20ml静脉推注行全身静脉麻醉，术中注意检测生命征、给氧气吸入、预防呕吐、避免窒息、预防各种麻醉意外。

2. 适应证 分段诊刮多在出血时进行，适用于绝经后子宫出血或老年患者疑有子宫内膜癌，或需要了解宫颈管是否被累及时。

（三）诊刮时注意事项

1. 不孕症或功能失调性子宫出血者应选在月经前或月经来潮6小时内刮宫，以判断有误排卵或黄体功能不良。

2. 出血、子宫穿孔、感染是刮宫的主要并发症。有些疾病可能导致刮宫时大出血。应术前输液、配血并做好开腹准备。哺乳期、绝经后及子宫患有恶性肿瘤者均应查清子宫位置并仔细操作，以防子宫穿孔。长期有阴道流血者宫腔内有感染，刮宫能促使感染扩散，术前术后应给予抗生素。术中严格无菌操作。刮宫患者术后2周内禁止性生活及盆浴，以防感染。

3. 疑子宫内膜结核者，刮宫时要特别注意刮子宫两角部，因该部位阳性率较高。

4. 术者在操作时有时唯恐不彻底，反复刮宫，不但伤及子宫内膜基底层，甚至还刮出肌纤维组织，造成子宫内膜炎或宫腔黏连，导致闭经，应注意避免。

5. 有些患者子宫极度前屈或后屈，如果粗暴操作或技术不熟练就容易导致子宫或宫颈损伤，严重者甚至导致膀胱或直肠损伤。解决方法一般是排空大小便、助手按压子宫部位，术者调整探针弯度、宫颈扩张器弯度或刮匙弯度，以便适应宫颈和宫腔曲度，避免脏器损伤。

6. 麻醉的选择需要征求患者的意见，术前签署手术麻醉知情同意书。

第七节 女性内分泌激素测定

女性生殖内分泌系统是个既复杂又神奇还能正负反馈调节的系统。女性生殖内分泌激素包括下丘脑、垂体、卵巢这些内分泌器官分泌的激素。各激素在中枢神经系统的影响及各器官间的相互协调作用下，发挥正常的调节功能。各器官间的激素也是相互调节、相互制约。下丘脑分泌的促性腺激素释放激素通过调节促性腺激素的分泌来调控卵巢功能，卵巢分泌的激素又可反馈调节下丘脑和垂体功能。检测下丘脑－垂体－卵巢轴各激素的水平，对于某些疾病的诊断、疗效观察、预后评估以及生殖生理和避孕药物的研发均具有重要研究和临床意义。

胰岛素抵抗在多囊卵巢综合征（PCOS）、子宫内膜癌及妊娠期糖尿病等的发病过程中起十分重要的作用。口服葡萄糖耐量实验（OGTT）、胰岛素释放试验是临床常用的重要检查手段。激素测定应上午空腹抽取外周静脉血进行，常用方法有气相色谱层析法、分光光度法、荧光显示法、酶标记免疫法和放射免疫测定法（RIA）等。无放射性核素标记的免疫化学发光法近年来被广泛应用。

一、下丘脑促性腺激素释放激素测定

体内促性腺激素释放激素（gonadotropin – releasing hormone，GnRH）是由下丘脑弓状核神经细胞分泌的一种 10 肽激素。人工合成的 10 肽 GnRH 因能使垂体分泌黄体生成素（luteinizing hormone，LH）的作用高于卵泡刺激素（follical releasing hormone，FSH），故也称为黄体生成素释放激素（luteinizing hormone releasing hormone，LHRH）。正常妇女月经周期中最显著的激素变化是在中期出现排卵前 LH 高峰。至今很难直接测定外周血中含量很少且半衰期短的 GnRH，目前主要采用 GnRH 刺激试验（也称垂体兴奋试验）与氯米芬试验了解下丘脑和垂体功能状态。

（一）GnRH 刺激试验

1. 原理　LHRH 对垂体促性腺激素的释放有兴奋作用，给受试者注射外源性 LHRH 后在不同时相取外周血测定促性腺激素含量，可了解垂体功能。垂体功能良好，则促性腺激素水平反应性升高；垂体功能不良，则反应性差或延迟反应，促性腺激素水平不升高或延迟升高。

2. 方法　上午 8 时静脉注射 LHRH 100μg（溶于 0.9% 氯化钠溶液 5ml 中），于注射前和注射后 15、30、60 和 90 分钟分别取静脉血 2ml，测定 LH 值。

3. 结果分析

（1）正常反应　静脉注射 LHRH 后，LH 值比基值升高 2 ~ 3 倍，高峰出现在 15 ~ 30 分钟。

（2）活跃反应　高峰值比基值升高 5 倍。

（3）延迟反应　高峰出现时间延迟于正常反应出现的时间。

（4）无反应或低弱反应　注入 GnRH 后 LH 值无变化，一直处于低水平或稍有上升但不足基础值的 2 倍。

4. 临床意义

（1）青春期延迟　GnRH 兴奋试验呈正常反应。

（2）垂体功能减退　如希恩综合征、垂体手术或放射治疗垂体组织遭到破坏等，GnRH 兴奋试验呈无反应或低弱反应。

（3）下丘脑功能减退　可能出现延迟反应或正常反应。

（4）卵巢功能不全　FSH、LH 基值均 >30U/L，GnRH 兴奋试验呈活跃反应。

（5）多囊卵巢综合征　LH/FSH 比值≥2 ~ 3，GnRH 兴奋试验呈活跃反应。

（二）氯米芬试验

1. 原理　氯米芬（chomiphene）又称克罗米芬，其化学结构与人工合成的己烯雌酚相似，是非甾体类的雌激素拮抗剂，具有弱雌激素作用，在下丘脑可与雌、雄激素受体结合，阻断性激素对下丘脑和（或）腺垂体促性腺激素的负反馈作用，引起 GnRH 的释放。氯米芬试验可用以评估闭经患者下丘脑 – 垂体 – 卵巢轴的功能，鉴别下丘脑和垂体病变。

2. 方法　月经来潮第 5 日开始每日口服氯米芬 50 ~ 100mg，连服 5 日，服药后 LH 可增加85%，FSH 增加 50%。停药后 LH、FSH 即下降。若以后再出现 LH 上升达排卵期水平，诱发排卵为排卵型反应，排卵一般出现在停药后的第 5 ~ 9 日。若停药后 20 日不再出现 LH 上升为无反应。分别在服药第 1、3、5 日测 LH、FSH，第 3 周或经前抽血测孕酮。

3. 临床意义

（1）下丘脑病变　对 GnRH 刺激试验有反应，而对氯米芬试验无反应。

(2) 青春期延迟　GnRH 兴奋试验可判断青春期延迟是否为下丘脑或垂体病变所致。

二、垂体促性腺激素测定

(一) 来源及生理作用

FSH 和 LH 是腺垂体促性腺激素细胞分泌的糖蛋白激素，在血中与 α_2 和 β 球蛋白结合，受下丘脑 GnRH、卵巢激素和抑制素的调节。育龄期妇女垂体促性腺激素随月经周期而发生周期性变化。FSH 的生理作用主要是促进卵泡成熟及分泌雌激素。而 LH 的生理作用是促进卵巢排卵和黄体生成，以促进黄体分泌孕激素和雌激素。

(二) 正常值

见表 37 - 2、表 37 - 3。

表 37 - 2　血 FSH 正常范围（U/L）

测定时期	正常范围
卵泡期、黄体期	1 ~ 9
排卵期	6 ~ 26
绝经期	30 ~ 118

表 37 - 3　血 LH 正常范围（U/L）

测定时期	正常范围
卵泡期、黄体期	1 ~ 12
排卵期	16 ~ 104
绝经期	16 ~ 66

(三) 临床应用

1. 鉴别闭经 (amenorrhoea) 原因　FSH 及 LH 水平低于正常值，提示闭经原因在腺垂体或下丘脑。FSH 及 LH 水平均高于正常，提示病变在卵巢。

2. 监测排卵　测定 LH 峰值可以估计排卵时间及了解排卵情况，有助于不孕症的诊断及研究避孕药物的作用机制。

3. 诊断性早熟 (pubertas praecox)　鉴别真性性早熟或假性性早熟。前者由促性腺激素（gonadotropic hormone）分泌增多引起，FSH 和 LH 呈周期性变化；后者 FSH 及 LH 水平均较低，且无周期性变化。

三、垂体催乳素测定

(一) 来源及生理作用

催乳素（PRL）是腺垂体催乳素细胞分泌的一种多肽蛋白激素，受下丘脑催乳素抑制激素（主要是多巴胺）和催乳素释放激素的双重调节。在人体内可能还存在其他一些刺激或抑制因子，如促甲状腺激素释放激素（TRH）、雌激素、5 - 羟色胺等对其均有促进作用。血中 PRL 分子结构中有 4 种形态：小分子 PRL、大分子 PRL、大大分子 PRL 及异型 PRL。仅小分子 PRL 具有激素活性，占分泌总量的 80%。临床测定的 PRL 是各种形态 PRL 的总和，因此 PRL 的测定水平与生物学作用不一定平行，如高 PRL 者可无溢乳，而 PRL 正常者可能出现溢乳。PRL 的主要功能是促进乳房发育及泌乳，以及与卵巢类固醇激素共同作用促进分娩前乳房导管及腺体发育。PRL 还参与集体的多种功能，特别是对生殖功能的调节。

(二) 正常值

不同时期血 PRL 正常范围为：非妊娠期 < 1.14mmol/L；妊娠早期 < 3.64mmol/L；妊娠中

期<7.28mmol/L；妊娠晚期<18.20mmol/L。

（三）临床应用

1. 闭经、不孕及月经失调者，无论有无溢乳均应测 PRL，以除外高催乳素血症。

2. 头痛患者伴 PRL 异常，应检查头颅 CT 了解是否垂体催乳素瘤，配合神经外科诊疗。

3. PRL 水平升高还见于性早熟、原发性甲状腺功能低下、卵巢早衰、黄体功能欠佳、长期哺乳、神经精神刺激、药物（如氯丙嗪、避孕药、大量雌激素、利血平）因素等；PRL 水平降低多见于垂体功能减退、单纯性催乳素分泌缺乏症等。

4. 10%～15%的多囊卵巢综合征患者表现为轻度的高催乳素血症，原因是雌激素持续刺激。

四、雌激素测定

（一）来源及生理变化

育龄期妇女体内雌激素主要由卵巢产生，孕妇体内雌激素（estrogen）主要由卵巢、胎盘产生，少量由肾上腺产生。雌激素（E）分为雌酮（estrogen，E_1）、雌二醇（estradiol，E_2）及雌三醇（estriol，E_3）。E_2 活性最强，是卵巢分泌的主要性激素之一，对维持女性生殖功能及第二性征有重要作用。绝经后妇女的雌激素以 E_1 为主，主要来自肾上腺皮质分泌的雄烯二酮，在外周转化为 E_1。多囊卵巢综合征时，雄烯二酮也在外周组织芳香化酶作用下转化为 E_1，形成高雌酮血症。E_3 是雌酮和雌二醇的代谢产物。妊娠期间，胎盘产生大量 E_3，测血或尿中 E_3 水平可反映胎儿胎盘功能状态。雌激素在肝脏降解及灭活，经肾脏排出体外。

青春期前少女体内雌激素处于较低水平，自青春期至性成熟女性 E_2 水平不断增高。在正常月经周期中，E_2 随着卵巢周期性变化而波动，卵泡期早期雌激素水平最低，以后 E_2 水平低于卵泡期早期，雌激素主要由雄烯二酮的外周转化而来。

（二）正常值

见表 37-4 和表 37-5。

表 37-4 血 E_2 正常范围（pml/L）

测定时期	正常范围
卵泡期	110～1830
黄体中期	690～880
绝经期	37～110

表 37-5 血 E_3 正常范围（nmol/L）

测定时期	正常范围
成年女性	<7
孕 24～28 周	104～594
孕 29～32 周	139～763
孕 33～36 周	208～972
孕 37～40 周	278～1215

（三）临床应用

1. 检测卵巢功能 测定血 E_2 或 24 小时尿总雌激素水平。

（1）鉴别闭经原因 激素水平符合正常的周期变化，表明卵泡发育正常，应考虑为子宫性闭经；雌激素水平偏低，闭经原因可能为原发或继发性卵巢功能低下，或药物影响而致的卵巢功能移植，也可见于下丘脑 - 垂体功能失调、高催激素血症等。

（2）诊断有无排卵　无排卵时雌激素无周期性变化，常见于无排卵性功能失调性子宫出血、多囊卵巢综合征、某些绝经后子宫出血。

（3）检测卵泡发育　应用药物诱导排卵时，测定血中 E_2 作为监测卵泡发育、成熟的指标之一，可以指导 IVF - ET 的 hCG 用药及确定取卵时间。

（4）诊断女性性早熟　8 岁以前出现第二性征发育诊断性早熟，血 E_2 水平升高 > 275pmol/L 是诊断女性性早熟的指标之一。

（5）协助诊断多囊卵巢综合征　E_1 升高，E_2 正常或轻度升高，$E_1/E_2 > 1$。

2. 监测胎儿 - 胎盘单位功能　孕期 E_3 主要由胎儿 - 胎盘单位产生，测定孕妇尿 E_2 含量可反映胎儿胎盘功能状态。正常妊娠 29 周 E_3 上升迅速，正常足月孕妇 E_3 排出量平均为 88.7nmol/24h 尿。$E_3 < 22.2nmol/24h$ 尿或骤减幅度 > 50%，提示胎盘功能显著减退。

3. 饮食因素　某些患者长期进食特殊保健品如燕窝、海藻类、海产品、蜂王浆等，临床上发现雌激素水平异常增高，改变饮食习惯后随访观察，发现雌激素水平逐渐降低、恢复正常水平，说明非病态。

五、孕激素测定

（一）来源及生理作用

女性体内孕激素由卵巢、胎盘和肾上腺皮质产生。孕酮含量随着月经周期性变化而波动，卵泡期孕酮水平较低，排卵后卵巢黄体产生大量孕酮，迅速上升，在月经中期 LH 峰后的第 6~8 日血浓度达高峰，月经前 4 日逐渐下降至卵泡期水平。妊娠期血清孕酮水平随孕周持续上升。妊娠 6 周内孕酮主要来自卵巢黄体，妊娠中晚期主要由胎盘分泌。孕激素通常在雌激素的作用基础上发挥作用，主要是使子宫内膜由增生期转化为分泌期，为胚胎着床做准备；抑制子宫收缩、安胎；孕酮还能促进乳腺腺泡发育，为分娩后乳汁分泌、哺乳提供物质基础。

（二）正常值

见表 37 - 6。

表 37 - 6　血孕酮正常范围（nmol/L）

时期	正常范围	时期	正常范围
卵泡期	< 3.2	妊娠中期	159 ~ 318
黄体期	9.5 ~ 89	妊娠晚期	318 ~ 1272
妊娠早期	63.6 ~ 95.4	绝经后	< 2.2

（三）临床应用

1. 排卵监测　血孕酮水平 > 15.9nmol/L，提示有排卵。使用促排卵药物时，可用血孕酮水平观察促排卵情况。也可配合 B 型超声监测观察卵泡发育及排卵过程，以除外黄素化未破裂卵泡综合征。其他因素如原发性或继发性比较、无排卵性月经或无排卵性功能失调性子宫出血、多囊卵巢综合征、口服避孕药或长期使用 GnRH 激动剂等，均可使孕酮水平下降。

2. 评价黄体功能　黄体期血孕酮水平低于正常值，提示黄体功能不足；月经来潮 4 ~ 5 日血孕酮仍高于生理水平，提示黄体萎缩不全。

3. 辅助诊断异位妊娠　异位妊娠时，孕酮水平较低，如孕酮水平 > 78.0nmol/L（25ng/ml），基本可除外异位妊娠；但是宫角妊娠有时也会孕酮高。

4. 辅助诊断先兆流产　孕 12 周内，孕酮水平低，早期流产风险高。先兆流产时，孕酮值若有下降趋势流产可能性大。

5. 观察胎盘功能　妊娠期胎盘功能减退时，孕酮水平下降，单次血清孕酮水平≤15.6nmol/L（5ng/ml）提示为死胎。

6. 孕酮替代疗法的监测　孕早期切除黄体侧的卵巢后，应用天然孕酮替代疗法时应监测血清孕酮水平。

7. 辅助诊疗乳腺疾病　临床上乳腺肿瘤患者如果检测到孕酮异常增高，根据年龄、生育需要、乳腺肿瘤的组织分类、细胞分化级别等酌情考虑是否行双侧卵巢去势术。

六、雄激素测定

（一）来源及生理变化

女性体内雄激素由卵巢及肾上腺皮质分泌。雄激素分为睾酮及雄烯二酮。睾酮主要由卵巢和肾上腺分泌的雄烯二酮转化而来；卵巢和肾上腺皮质各提供50%雄烯二酮，其生物活性低于睾酮、高于脱氢表雄酮。血清中的脱氢表雄酮主要由肾上腺皮质产生。绝经前，血清睾酮是卵巢雄激素来源的标志，绝经后肾上腺皮质是产生雄激素的主要器官。

（二）正常值

见表37-7。

表37-7　血总睾酮正常范围（nmol/L）

测定时间	正常范围	测定时间	正常范围
卵泡期	<1.4	黄体期	<1.7
排卵期	<2.1	绝经后	<1.2

（三）临床应用

1. 卵巢男性化肿瘤　女性短期内出现进行性加重的雄激素过多症状及血清雄激素升高往往提示卵巢男性化肿瘤。

2. 多囊卵巢综合征　睾酮水平通常不超过正常范围上限2倍，雄烯二酮常升高，脱氢表雄酮正常或轻度升高。若治疗前雄激素水平升高，治疗后应下降，故血清中雄激素水平可作为评价疗效的指标之一。

3. 肾上腺皮质增生或嗜铬细胞瘤肿瘤（adrenal cortex hyperplasia or pheochromocytoma tumor）　血清雄激素异常升高。

4. 两性畸形（hermaphrodism）　男性假两性畸形及真两性畸形，睾酮水平在男性正常范围内；女性假两性畸形则在女性正常范围内。

5. 女性多毛症（women hypertrichosis）　测血清睾酮水平正常时，多系毛囊对雄激素敏感所致。

6. 应用雄激素制剂或具有雄激素作用的内分泌药物　如达那唑等，用药期间有时需监测雄激素水平。

7. 催乳素血症　女性有雄激素过多症状和体征，但雄激素水平在正常范围者，应测定血清催乳素水平。

七、人绒毛膜促性腺激素测定

（一）来源及生理变化

人绒毛膜促性腺激素（human chorionic gonadotropin，hCG）是一种糖蛋白激素，由α及β亚单位组成，主要由妊娠滋养细胞产生，妊娠滋养细胞疾病、生殖细胞肿瘤及其他恶性肿瘤如肺、肾上腺及肝脏肿瘤也可产生hCG。近年发现血中hCG的波动与LH脉冲平行，在月经中期也有上升，提示 hCG 可由垂体分泌，因此临床分析应考虑垂体分泌 hCG 的因素。

正常妊娠的受精卵着床时，即排卵后的第 6 日受精卵滋养层形成时开始产生 hCG，约 1 日后能测到外周血 hCG，以后每 1.7 ~ 2 日上升 1 倍，在排卵 14 日约达 100U/L，妊娠 8 ~ 10 周达峰值（50 000 ~ 100 000U/L），以后迅速下降，在妊娠中晚期，hCG 仅为高峰时的 10%。由于 hCG-α 链与 LH-α 链有相同结构，为避免与 LH 发生交叉反应，有时也测定特异的 β-hCG 浓度。

（二）正常值

见表 37-8。

表 37-8　不同时期血清 hCG 浓度（U/L）

期别	范围	期别	范围
非妊娠妇女	<3.1	妊娠 40 日	>2000
妊娠 7 ~ 10 日	>5.0	滋养细胞疾病	>100 000
妊娠 30 日	>100		

（三）临床应用

1. 诊断宫内妊娠　血 hCG 定量免疫测定 <3.1U/L 时为妊娠阴性，血浓度 >25U/L 为妊娠阳性。可用于早早孕诊断，迅速、简便、廉价。目前运用广泛地早早孕诊断试纸方便、快捷。具体操作步骤：留被检妇女尿（晨尿最佳），将带有试剂的早早孕诊断试纸条标有 MAX 的一端插入尿液中，尿的液面不得越过 MAX 线。1 ~ 5 分钟即可观察结果，10 分钟后结果无效。结果判断：仅在白色显示区上端呈现一条红色为阴性；在白色显示区上下呈现两条红色线为阳性，提示妊娠。

2. 辅助诊断异位妊娠（ectopic gestation）　血尿 hCG 维持在低水平，间隔 3 日测定无成倍对数上升，应怀疑异位妊娠。

3. 妊娠滋养细胞疾病（gestational trophoblastic disease）的诊断和监测

（1）葡萄胎（hydatidiform mole）　血 hCG 浓度经常 >100kU/L，且子宫 ≥孕 12 周大小，hCG 维持高水平不降或持续上升，提示葡萄胎。

（2）妊娠滋养细胞肿瘤（gestational trophoblastic tumor）　葡萄胎清宫后 hCG 应大幅度下降，若 hCG 下降缓慢或下降后又上升；或足月产、流产或异位妊娠后 4 周以上，hCG 仍持续高水平或一度下降后又上升，在排除妊娠残留后，可诊断妊娠滋养细胞肿瘤。hCG 下降也与妊娠滋养细胞肿瘤治疗有效性一致，因此在化疗过程中，应每周检测 hCG 一次，连续 3 次阴性，为停止化疗的标准。

4. 性早熟（pubertas praecox）和肿瘤　最常见的是下丘脑或松果体胚细胞的绒毛膜瘤或肝胚细胞瘤以及卵巢无性细胞瘤、未成熟畸胎瘤分泌的 hCG 导致的性早熟，血清甲胎蛋白升高是肝胚细胞瘤的标志。分泌 hCG 的肿瘤尚见于肠癌、肝癌、肺癌、卵巢腺癌、胰腺癌、胃癌，在成年女性引起月经紊乱；因此成年女性突然发生月经紊乱伴 hCG 升高时，应考虑到上述肿瘤的异位分泌。

5. 胎盘胎膜残留　流产、引产、顺产后如果有胎盘胎膜残留，除了使用药物促进宫缩协助排出组织之外，还可以超声检查残留情况，必要时行清宫术。某些胎盘胎膜粘连严重者，可能导致宫腔机化粘连，不能清除干净，就需要定期随访血 hCG 定量直至正常，必要时超声指引下宫腔镜下清宫术；尤其是剖宫产术中发现胎盘粘连或胎盘植入不能术中一次性清除干净者，就需要术后进一步药物杀滋养细胞治疗，保守治疗过程中如果发生出血，可能需要行超声指引下清宫术或宫腔镜下电切术或开腹切除子宫或血管栓塞术止血，也需要定期随访血 hCG 定量直至正常。

八、人胎盘生乳素测定

（一）来源及生理变化

人胎盘生乳素（human placental lactogen，hPL）是单链多肽激素，由胎盘合体滋养细胞产生、贮存及释放。HPL 主要生理作用是促进胎儿生长发育及母体乳腺腺泡发育等。hPL 与人生长激素（growth hormone，GRH）有共同的抗原决定簇，呈部分交叉免疫反应，与 PRL 无交叉反应。hPL 自妊娠 5 周时即能从孕妇血中测出。随妊娠进展，hPL 水平逐渐升高，于妊娠 39~40 周时达高峰，维持至分娩，分娩后迅速下降，7 小时内检测不出。

（二）正常值

见表 37-9。

表 37-9　不同时期血 hPL 正常范围（mg/L）

时期	正常范围	时期	正常范围
非孕期	<0.5	妊娠 30 周	2.8~5.8
妊娠 22 周	1.0~3.8	妊娠 40 周	4.8~12.0

（三）临床应用

1. 检测胎盘功能　妊娠晚期连续动态监测 hPL 可以监测胎盘功能。于妊娠 35 周后多次测定血清 hPL 值均 <4mg/L 或突然下降 50% 以上，提示胎盘功能减退。

2. 糖尿病合并妊娠　hPL 水平与胎盘大小成正比，如糖尿病合并妊娠时胎盘较大，hPL 值可能偏高。但临床应用时还应配合其他监测指标综合分析，以提高判断的准确性。

九、口服葡萄糖耐量试验（OGTT）－胰岛素释放试验

（一）原理

无外来因素干扰又空腹状态时的胰岛素（insulin）分泌称为基础分泌；各种因素刺激诱发的胰岛素分泌称为刺激后分泌。葡萄糖是最强的胰岛素分泌刺激物。在 OGTT 同时测定血浆胰岛素，能了解胰岛 β 细胞功能及有无胰岛素抵抗。

（二）方法

禁食 8~12 小时，清晨空腹取静脉血检测空腹血糖及胰岛素，于口服 75g 葡萄糖后 30 分钟、60 分钟、120 分钟、180 分钟分别取静脉血，测定血糖及胰岛素水平。

（三）检测结果及分析

1. 结果　见表 37-10。

表 37-10　OGTT－胰岛素释放试验结果正常范围

75g 口服葡萄糖耐量试验（OGTT）	血糖水平（mmol/L）	胰岛素释放试验（口服 75g 葡萄糖）	胰岛素水平（mU/L）
空腹	<5.1	空腹	4.2~16.2
1 小时	<10.0	1 小时	41.8~109.8
2 小时	<8.5	2 小时	26.2~89.0
		3 小时	5.2~43.0

2. 结果分析

（1）正常反应　正常人基础血浆胰岛素为 5~20mU/L。口服葡萄糖 30~60 分钟上升至峰值（可为基础值的 5~10 倍，多数为 50~100mU/L），然后逐渐下降，3 小时后胰岛素降至基础水平。

（2）**胰岛素分泌不足**　空腹胰岛素及口服葡萄糖后胰岛素分泌绝对不足，提示胰岛 β 细胞功能衰竭或遭到严重破坏。

（3）**胰岛素抵抗**　空腹血糖及胰岛素高于正常值，口服葡萄糖后血糖及胰岛素分泌明显高于正常值，提示胰岛素抵抗。

（4）**胰岛素分泌延迟**　空腹胰岛素水平正常或高于正常，口服葡萄糖后呈迟缓反应，胰岛素分泌高峰延迟，是 2 型糖尿病的特征之一。

（四）临床意义

1. 胰岛素释放试验结合病史及临床特点有助于糖尿病的诊断分型。胰岛素分泌不足提示胰岛功能严重受损，可能为 1 型糖尿病；胰岛素分泌高峰延迟为 2 型糖尿病的特点。

2. 协助诊断多囊卵巢综合征、子宫内膜癌、肥胖症等。

第八节　输卵管通畅检查术

输卵管通畅检查的主要目的是检查输卵管是否通畅，了解宫腔和输卵管的形态及输卵管的阻塞部位。常用方法有输卵管通液术、子宫输卵管造影术。输卵管通气术因有发生气栓的潜在危险，准确率仅为 45% ~ 50%，临床上已逐渐被其他方法所取代。今年随着内镜的临床应用，已普遍采用腹腔镜直视下输卵管通液检查、宫腔镜下经输卵管口插管通液检查和腹腔镜联合检查等方法。

一、输卵管通液术

输卵管通液术（hydrotubation）是检查输卵管是否通畅的一种方法，且具有一定的治疗功效。检查者通过导管向宫腔内注入液体，根据注液阻力大小、有无回流及注入液体量和患者感觉等判断输卵管是否通畅。由于操作简便，无需特殊设备，广泛应用于临床。

（一）适应证

不孕症，男方精液正常，疑有输卵管阻塞者；检验和评价输卵管绝育术、输卵管再通术或输卵管成形术的效果；对输卵管黏膜轻度粘连有疏通作用。

（二）禁忌证

1. 内外生殖器急性炎症或慢性炎症急性或亚急性发作；月经期或有不规则阴道流血；可疑妊娠；严重的全身性疾病，如心、肺功能异常等，不能耐受手术；体温高于 37℃。

（三）术前准备

月经净后 3 ~ 7 日，术前 3 日禁性生活；白带化验；术前半小时肌内注射阿托品 0.5mg 解痉；患者排空膀胱。

（四）方法

1. 常用器械　阴道窥阴器、宫颈钳、无齿卵圆钳、一次性宫颈导管、Y 形管、压力表、注射器等。

2. 常用液体　生理盐水 50ml、地塞米松 5mg、透明质酸酶 1500U、注射用水 20ml，可加用 0.5% 的利多卡因 2ml、阿托品 0.5mg，以减少输卵管痉挛；避免使用冰冷液体注入，以免输卵管痉挛。既往溶液中多有加入抗生素针剂，近年来医院感染管理学已经禁止抗生素直接用于接触或注入黏膜组织。

3. 操作步骤

（1）患者取膀胱截石位，外阴、阴道常规消毒后铺无菌巾，双合诊了解子宫位置及大小。

（2）放置阴道窥器充分暴露宫颈，再次消毒阴道穹隆及宫颈，以宫颈钳钳夹宫颈前唇。沿宫腔方向置入宫颈导管，并使其与宫颈外口紧密相贴。

（3）用Y形管将宫颈导管与压力表、注射器相连，压力表应高于Y形管水平，以免液体进入压力表。

（4）将注射器与宫颈导管相连，并使宫颈导管内充满生理盐水。排出空气后沿宫腔方向将其置入宫颈管内，缓慢推注液体，压力不超过160mmHg。观察推注时阻力大小、经宫颈注入的液体是否回流、患者下腹部是否疼痛等，必要时超声检查了解子宫直肠陷窝是否有液性暗区。

（5）术毕取出宫颈导管，再次消毒宫颈、阴道，取出阴道窥器。

（6）填写手术记录单。

（五）结果评定

1. 输卵管通畅 顺利推注20ml生理盐水无阻力，压力维持在60~80mmHg以下，或开始稍有阻力，随后阻力消失，无液体回流，患者也无不适感，提示输卵管通畅。

2. 输卵管阻塞 勉强注入5ml生理盐水即感有阻力，压力表见压力持续上升而无下降，患者感下腹胀痛，停止推注后液体又回流至注射器内，表明输卵管阻塞。

3. 输卵管通而不畅 注射液体有阻力，再经加压注入又能推进，说明有轻度粘连已被分离，患者感轻微腹痛。

（六）注意事项

1. 所用无菌生理盐水温度以接近体温为宜，以免液体过冷而致输卵管痉挛。

2. 注入液体时必须使关节导管紧贴宫颈外口，以防止液体外漏。

3. 术后2周禁盆浴及性生活，酌情给予抗生素预防感染。

二、子宫输卵管造影术

子宫输卵管造影（hysterosalpingography，HSG）是通过导管向宫腔及输卵管注入造影剂，行X线透视及摄片，根据造影剂在输卵管及盆腔内的显影情况，根据造影剂在输卵管及盆腔内的显影情况了解输卵管是否通畅、阻塞部位及宫腔形态。该检查损伤小，能对输卵管阻塞做出较正确诊断，准确率可达80%，且具有一定的治疗功效。

（一）适应证

1. 了解输卵管是否通畅及其形态、阻塞部位。

2. 了解宫腔形态，确定子宫畸形及类型，有无宫腔粘连、子宫黏膜下肌瘤、子宫内膜息肉。

3. 内生殖器结核非活动期。

4. 不明原因的习惯性流产，了解宫颈内口是否松弛，宫颈及子宫有无畸形。

（二）禁忌证

1. 内、外生殖器急性或亚急性炎症。

2. 严重的全身性疾病，不能耐受手术。

3. 妊娠期、月经期。

4. 产后、流产、刮宫术后6周内。

5. 碘过敏者。

（三）术前准备

1. 造影时间以月经干净3~7日为宜，术前3日禁性生活。

2. 做碘过敏试验，试验阴性者方可造影。

3. 术前半小时内肌内注射阿托品 0.5mg 解痉。

4. 术前排空膀胱，便秘者术前行清洁灌肠，以使子宫保持正常位置，避免出现外压假象。

（四）方法

1. 设备及器械 X 线放射诊断仪、子宫导管、阴道窥器、宫颈钳、妇科钳、20ml 注射器等。

2. 造影剂 目前国内外均使用碘造影剂，分油溶性与水溶性两种。油剂（40% 碘化油）密度大，显影效果好，刺激小，过敏少，但检查时间长，吸收慢，易引起异物反应，形成肉芽肿或形成油栓；水剂（76% 泛影葡胺液）吸收快，检查时间短，但子宫输卵管边缘部分显影欠佳，细微病变不易观察，有的患者在注药时有刺激性疼痛。

3. 操作步骤

（1）患者取膀胱截石位，常规消毒外阴及阴道，铺无菌巾，双合诊检查子宫位置及大小。

（2）以阴道窥器扩张阴道，充分暴露宫颈，再次消毒阴道穹隆及宫颈，用宫颈钳钳夹宫颈前唇，探查宫腔。

（3）将造影剂充满宫颈导管，排出空气，沿宫腔方向将其置入宫颈管内，徐徐注入碘化油，在 X 线透视下观察碘化油流经输卵管及宫腔情况并摄片。24 小时后再摄盆腔平片，以观察腹腔内有无游离碘化油。若用泛影葡胺液造影，应在注射后立即摄片，10 ~ 20 分钟后第二次摄片，观察泛影葡胺液流入盆腔情况。

（4）注入造影剂后子宫角圆钝而输卵管不显影，则考虑输卵管痉挛，可保持原位，肌内注射阿托品 0.5mg，20 分钟后再透视、摄片；或停止操作，下次摄片前先使用解痉药物。

（五）结果评定

1. 正常子宫、输卵管 宫腔呈倒三角形，双侧输卵管显影形态柔软，24 小时后摄片盆腔内见散在造影剂。

2. 宫腔异常 患子宫内膜结核时子宫失去原有的倒三角形态，内膜呈锯齿状不平；患子宫黏膜下肌瘤时可见宫腔充盈缺损；子宫畸形时有相应显示。

3. 输卵管异常 输卵管结核显示输卵管形态不规则、僵直或呈串珠状，有时可见钙化点；输卵管积水见输卵管远端呈气囊状扩张；24 小时后盆腔 X 线摄片未见盆腔内散在造影剂，说明输卵管不通；输卵管发育异常，可见过长或过短的输卵管、异常扩张的输卵管、输卵管憩室等。

（六）注意事项

1. 碘化油充盈宫颈导管时必须排尽空气，以免空气进入宫腔造成充盈缺损，引起误诊。

2. 宫颈导管与宫颈外口必须紧贴，以防碘化油进入阴道内。

3. 宫颈导管不要插入太深，以免损伤子宫或引起子宫穿孔。

4. 注射碘化油时用力不可过大，推注不可过快，以防损伤输卵管。

5. 透视下发现造影剂进入异常通道，同时患者出现咳嗽，应警惕发生油栓，立即停止操作，取头低脚高位，严密观察。

6. 造影后 2 周禁盆浴及性生活，可酌情给予抗生素预防感染。

7. 有时因输卵管痉挛造成输卵管不通的假象，必要时重复进行。

三、妇科内镜输卵管通畅检查

近年随着妇科内镜的大量采用，为输卵管通畅检查提供了新方法，包括腹腔镜直视下输卵管通液检查、宫腔镜下经输卵管插管通液检查和腹腔镜联合检查等方法，其中腹腔镜直视下输卵管通液检查准确率达 90% ~ 95%。内镜手术对器械要求较高，且腹腔镜仍是创伤性手术，故并不推荐作为常规检查方法。通常仅在对不孕、不育患者行内镜检查时例行输卵管通液（加用亚甲蓝染液）检查。

第九节 常用穿刺检查

腹腔穿刺检查和羊膜腔穿刺检查是妇产科常用的穿刺检查技术。腹腔穿刺检查可经腹壁穿刺和经阴道后穹隆穿刺两种途径完成。羊膜腔穿刺检查通常采用经腹壁入羊膜腔途径。

一、腹腔穿刺检查

（一）经腹壁腹腔穿刺术

妇科病变主要位于盆腔及下腹部，可通过经腹壁腹腔穿刺术（abdominal paracentesis）抽出腹腔液体或组织，达到诊断的目的，兼有治疗作用。抽出的液体应观察其颜色、浓度及黏稠度，并根据病史决定送检项目，包括常规化验检查、细胞学检查、细菌培养、药敏试验等，以明确盆、腹腔积液性质或查找肿瘤细胞。细针穿刺活检用于盆腔及下腹部肿块的组织学确诊，在超声引导下进行。

1. 适应证 用于协助诊断腹腔积液的性质，确定靠近腹壁的盆腔或下腹部肿块性质；穿刺放出部分腹腔积液，可降低腹压、减轻腹胀、暂时缓解呼吸困难等症状，使腹壁松软易于作腹部及盆腔检查；腹腔穿刺可同时注入化学药物行腹腔化疗；腹腔穿刺注入二氧化碳气体，作气腹 X 线造影，盆腔器官可清晰显影。

2. 禁忌证 疑有腹腔内严重粘连，特别是晚期卵巢癌广泛盆、腹腔转移致肠梗阻者；疑有巨大卵巢囊肿者；大量腹腔积液伴有严重电解质紊乱者禁止大量放腹腔积液；精神异常或不配合者；中、晚期妊娠；弥漫性血管性凝血。

3. 方法

（1）经腹 B 型超声引导下穿刺，常先充盈膀胱，确定肿块部位，然后排空膀胱，再进行穿刺。经阴道 B 超引导下穿刺，则在术前需要排空膀胱。

（2）腹腔积液量较多及囊内穿刺时，患者取头高仰卧位；液量较少取半卧位或侧斜卧位。

（3）穿刺点一般选择在脐与左髂前上棘连线中外 1/3 交界处，囊内穿刺点宜在囊性感明显部位。

（4）常规消毒穿刺区皮肤，铺无菌孔巾，注意无菌操作。

（5）穿刺一般无需麻醉，少数患者可以 0.5% 利多卡因行局部麻醉。

（6）7 号穿刺针从选定点垂直刺入腹腔，穿透腹膜时针头阻力消失，助手用消毒止血钳协助固定针头；术者拔去针芯，见有液体流出，用注射器抽出适量液体送检。腹腔积液细胞学检验约需 100 ~ 200ml。

（7）细针穿刺活检常用特制的 16 号长穿刺针，在超声引导下避开血供丰富处穿入肿块组织，抽取少量组织，送病理检查。

（8）操作结束，拔出穿刺针。局部再次消毒，覆盖无菌纱布，固定。若针眼有腹腔积液溢出应给与稍加压迫。

4. 穿刺液性质和结果判断

（1）血液 ①新鲜血液：放置后迅速凝固，为刺伤血管，应改变穿刺针方向，或重新穿刺。②陈旧性暗红色血液：放置 10 分钟以上不凝固表明有腹腔内出血。多见于异位妊娠、卵巢黄体破裂或其他脏器破裂如脾破裂。③小血块或不凝固陈旧性血液：多见于陈旧性宫外孕。④巧克力色黏稠液体：镜下见不成形碎片，多为卵巢子宫内膜异位囊肿破裂。

（2）脓液　呈黄色、黄绿色、淡巧克力色，质稀薄或浓稠，有臭味，提示盆腔或腹腔内有化脓性病变或脓肿破裂。脓液应进行细胞学涂片、细菌培养、药物敏感试验。必要时行切开引流术。

（3）炎性渗出物　呈粉红色、淡黄色浑浊液体，提示盆腔及腹腔内有炎症。应行细胞学涂片、细菌培养、药物敏感试验。

（4）腹腔积液　有血性、浆液性、黏液性等。应送常规化验，包括比重、总细胞数、红细胞数、白细胞数、蛋白定量、浆膜黏蛋白试验（Rivalta test）及细胞学检查。必要时检查抗酸杆菌、结合杆菌培养及动物接种。肉眼血性腹腔积液，多疑为恶性肿瘤，应行脱落细胞学检查。

5. 注意事项

（1）术前注意患者生命体征，测量腹围，检查腹部体征。

（2）严格无菌操作，以免腹腔感染。

（3）控制针头进入深度，以免刺伤血管及肠管。

（4）大量放液时，针头必须固定好，以免针头移动损伤肠管；放液速度不宜过快，每小时放液量不应超过1000ml，一次放液量不应超过4000ml，并严密观察患者血压、脉搏、呼吸等生命体征，随时控制放液量及放液速度；若出现休克征象，应立即停止放腹腔积液；放液过程中需腹带束腹，并逐渐缩紧腹带，以防腹压骤降，内脏血管扩张而引起休克。

（5）向腹腔注入药物应慎重，很多药物不宜腹腔内注入；当行腹腔化疗时，应注意过敏反应等毒副反应。

（6）术后卧床休息8～12小时，必要时给予抗生素预防感染。

（二）经阴道后穹隆穿刺术

直肠子宫陷凹是腹腔最低部位，腹腔内的积血、积液、积脓易积存于该处。阴道后穹隆顶端与直肠子宫陷凹贴接，选择经阴道后穹隆穿刺术（culdocentesis）进行抽出物的肉眼观察、化验、病理检查，是妇产科临床常用的辅助诊断方法。

1. 适应证　有腹腔内出血，如有宫外孕、卵巢黄体破裂等；盆腔内有积液、积脓，穿刺抽液检查了解积液性质；盆腔脓肿穿刺引流及局部注射药物；盆腔肿块位于直肠子宫陷凹内，经后穹隆穿刺直接抽吸肿块内容物做涂片或细胞学检查以协助诊断；若怀疑恶性肿瘤需明确诊断时，可行细针穿刺活检，送组织学检查；B型超声引导下经阴道后穹隆穿刺取卵，用于各种助孕技术。

2. 禁忌证　盆腔严重粘连；疑有肠管与子宫后壁粘连，穿刺易损伤肠管或子宫；异位妊娠准备非手术治疗时应避免穿刺，以免引起感染和破裂出血。

3. 方法　患者排空膀胱后取膀胱截石位，外阴阴道常规消毒，铺巾。阴道检测了解子宫、附件情况，注意阴道后穹隆是否膨隆。阴道窥器充分暴露宫颈及阴道后穹隆并消毒。宫颈钳钳夹宫颈后唇，向前提拉，充分暴露阴道后穹隆，再次消毒。用腰椎穿刺针或号长针头接5～10ml注射器，于后穹隆中央或稍偏病侧（最膨隆处），即阴道后壁与宫颈后唇交界处稍下方平行宫颈管快速进针刺入2～3ml，当针穿过阴道壁有落空感后开始抽吸，若无液体抽出，边抽吸边缓慢退针，必要时适当改变方向。见注射器内有液体抽出时，停止退针，继续抽吸至满足化验检查需要止。行细针穿刺活检采用特制的穿刺针，方法相同。穿刺检查完毕针头拔出后，穿刺点如有活动性出血，可用棉球压迫片刻。血止后取出阴道窥器。所抽取的液体如果为血液，应该静置5分钟观察是否凝固，如果为不凝血认为是腹腔有内出血；如果凝固需要排除穿刺液为血管内的血液可能，需要重新穿刺或采取其他辅助检查（如血红蛋白、超声）进一步辅助诊疗。如果抽取的液体为脓液，需要送检进行细菌培养和药物敏感试验；也可以进一步抽取脓液，以利于炎症的好转。

4. 穿刺液性质和结果判断 基本同经腹壁腹腔穿刺术。

5. 注意事项 穿刺点在阴道后穹隆中点，进针方向应与宫颈管平行，深入至直肠子宫陷凹，不可过分向前或向后，以免针头刺入宫体或进入直肠；穿刺深度要适当，一般 2~3cm，过深可刺入盆腔器官或穿入血管。若积液量较少时，过深的针头可超过液平面，抽不出液体而延误诊断；抽吸物若为血液，应放置 5 分钟，若凝固则为血管内血液；若滴在纱布上出现红晕，为血管内血液。放置 6 分钟后仍不凝固，可判定为腹腔内出血；有条件或病情允许时，先行 B 型超声检查，协助诊断直肠子宫陷凹有无液体及液体量；阴道后穹隆穿刺未抽出血液，不能完全除外宫外孕和腹腔内出血，内出血量少、血肿位置高或与周围组织粘连，均可造成假阴性；抽出的液体应根据初步诊断，分别进行涂片、常规检查、药敏试验、细胞学检查等，抽取的组织送组织学检查。

二、经腹壁羊膜腔穿刺术

经腹壁羊膜腔穿刺术（amniocentesis）是在妊娠中晚期时用穿刺针经腹壁、子宫壁进入羊膜腔抽取羊水供临床分析诊断，或注入药物或生理盐水用于治疗的一种方法。

（一）适应证

1. 治疗 胎儿异常或死胎需做羊膜腔内注药（依沙丫啶等）引产终止妊娠；胎儿未成熟，但必须在短时间内终止妊娠，需行羊膜腔内注入地塞米松 10mg 以促进胎儿肺成熟；胎儿无畸形而羊水过多，需放出适量羊水以改善症状及延长孕期，提高胎儿存活率；胎儿无畸形而羊水过少，可间断向羊膜腔内注入适量 0.9% 氯化钠注射液，以预防胎盘和脐带受压，减少胎儿肺发育不良或胎儿窘迫；胎儿生长受限者，可向羊膜腔内注入氨基酸等促进胎儿发育；母儿血型不合需给胎儿输血。

2. 产前诊断 羊水细胞染色体核型分析、基因及基因产物检测：对经产前筛查怀疑有异常胎儿的高危孕妇进行羊膜穿刺抽取羊水细胞，通过检测以明确胎儿性别、确诊胎儿染色体病及遗传病等。

（二）禁忌证

1. 用于羊膜腔内注射药物引产时 心、肝、肺、肾疾病在活动期或功能严重异常；各种疾病的急性阶段；急性生殖道炎症；术前 24 小时内两次体温在 37.5℃ 以上不能除外感染。

2. 用于产前诊断时 孕妇先兆流产；术前 24 小时内两次体温在 37.5℃ 以上；患者心理负担严重。

（三）术前准备

1. 孕周选择 胎儿异常引产者，宜在妊娠 16~26 周之内；产前诊断者，宜在妊娠 16~22 周，此时子宫轮廓清楚，羊水量相对较多，易于抽取，不易伤及胎儿，且羊水细胞易存活，培养成功率高。

2. 穿刺部位定位 手法定位：助手固定子宫，于宫底下 2~3 横指中线或两侧选择囊性感明显部位作为穿刺点；B 型超声定位：穿刺前可先行胎盘及羊水暗区定位标记后操作，穿刺时尽量避开胎盘，在羊水量相对较多的暗区进行；也可在 B 型超声引导下直接穿刺。

3. 中期妊娠引产术前准备 测血压、脉搏、体温，进行全身及妇科检查，注意有无盆腔肿瘤、子宫畸形及宫颈发育情况；测血、尿常规，出凝血时间，血小板计数和肝功能；腹部备皮。

（四）方法

孕妇排尿后屈仰卧位，腹部皮肤常规消毒，铺无菌孔巾。在选择好的穿刺点用 0.5% 利多卡因行局部浸润麻醉。用 22 号或 20 号腰穿针垂直刺入腹壁，穿刺阻力第一次消失表示进入腹腔。继续进针又有阻力表示进入宫壁，阻力再次消失表示已达羊膜腔。拔出针芯即有羊水溢出。抽取所需羊水量或直接注药。将针芯插入穿刺针内，迅速拔针，敷以无菌干纱布加压 5 分钟后胶布固定（图 37 – 11）。

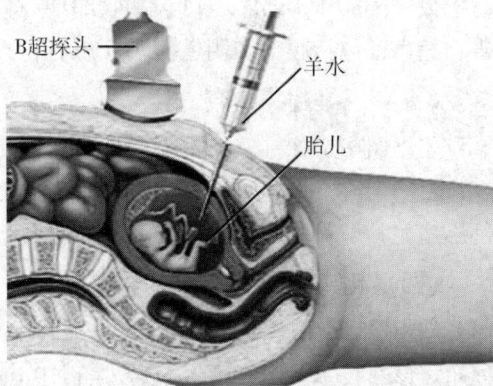

图 37 – 11　超声指引下经腹壁羊膜腔穿刺术抽取羊水

（五）注意事项

严格无菌操作防感染；穿刺针应细长；进针不可过深过猛，尽可能一次成功，避免多次操作，最多不得超过两次；穿刺前应查明胎盘位置，勿伤及胎盘；经胎盘穿刺者，羊水可能经穿刺孔进入母体血循环而发生羊水栓塞，后果严重；穿刺与拔针前后应注意孕妇有无呼吸困难等异常；抽不出羊水常因针被羊水中的有形物质阻塞，用有针芯的穿刺针可避免，有时穿刺方向、深度稍加调整即可抽出羊水；抽出血液，出血可来自腹壁、子宫壁、胎盘或刺伤胎儿血管，应立即拔出穿刺针并压迫穿刺点，加压包扎；若胎心无异常改变，一周后再行穿刺；医护人员应严密观察受术者穿刺后有无副作用。

第十节　影像检查

影像检查包括超声、X 线、计算机体层成像（CT）、磁共振成像（MRI）、正电子发射体层显像（PET）等，因其对人体损伤小、诊断准确而广泛应用于妇产科领域。

一、超声检查

（一）B 型超声检查

B 型超声检查是应用二维超声诊断仪，在荧屏上以强弱不等的光点、光团、光带或光环，显示探头所在部位脏器或病灶的断面形态及其与周围器官的关系，并可作实时动态观察和照相。检查途径有经腹和经阴道两种。

1. 经腹壁超声检查　选用弧形探头和线阵探头，常用频率为 3.5MHz。检查前适度充盈膀胱，形成良好的"透声窗"，便于观察盆腔内脏器和病变。探测时患者取仰卧位，暴露下腹部，检查区皮肤涂耦合剂。检查者手持探头，以均匀适度压力滑行探测观察。根据需要作纵断、横断或斜断等多断层面扫描。

2. 经阴道超声检查　选用高频探头（5 ~ 7.5MHz），可获得高分辨率图像。检查前探头需常规消毒，套上一次性使用的橡胶套（常用避孕套），套内外涂耦合剂。检查前患者排空膀胱，取膀胱截石位，将探头轻柔的放入患者阴道内，旋转探头，调整角度以获得满意切面。经阴道超声检查分辨率高，尤其适合肥胖患者或盆腔深部器官的观察。但对超出盆腔肿物，无法获得完整图像。无性生活者不宜选用。

（二）彩色多普勒超声检查

彩色多普勒超声检查一般指用相关技术获得的血流多普勒信号经在色编码后实时地叠加在二维图像上，形成彩色多普勒超声血流图像。因此，彩色多普勒超声既具有二维超声的结构图像，又同时提供了血流动力学信息。现今的彩色多普勒频谱多普勒功能，提供用于评估血流状态的参数，其中在妇产科领域常用的 3 个参数为阻力参数（resistance index，RI）、搏动指数（pulsation index，PI）和收缩期/舒张期（systolic phase/diastolic phase，S/D）。彩色多普勒超声也包括腹部和阴道探头。患者检查前的准备、体位及办法与 B 型超声检查相同。

（三）三维超声检查

三维超声影像（3 - dimension ultrasound imaging，3 - DUI）是将二维超声及彩色多普勒超声采集的二维图像通过计算机软件重建，形成立体的三维图像。三维图像自在胎儿畸形和妇科疾病尤其妇科肿瘤的诊断方面具有独特优势。

（四）超声造影

超声造影（ultrasonic contrast）是利用造影剂增强"后散射"回声，提高图像分辨力的一种超声诊断技术。微气泡（直径小于 10μm）对一定频率的声波产生数倍于发射频率的回波（谐波），人体组织无此特性。将含有惰性气体或空气的微气泡造影剂注入血管内，通过血液循环到达靶器官或靶组织，或注入空腔器官腔内，使微泡造影剂对谐波背向散射强度远高于人体组织，形成超声造影剂灌注部位与周围组织声阻抗差，有效地增强实质性器官或空腔器官的超声影像和血流多普勒信号，提高图像的对比分辨率。

（五）超声检查在产科领域中的应用

1. B 型超声检查　通过 B 型超声监测胎儿发育是否正常，有无胎儿畸形，可测定胎盘位置和胎盘成熟度以及羊水量等。

（1）早期妊娠　停经 35 日时，宫腔内见到圆形或椭圆形妊娠囊，图像见圆形光环，中间为羊水呈无回声区；妊娠 6 周时，可见到胚芽和原始心管搏动；妊娠 8 周初具人形，可测量头臀长度（CRL）。妊娠 12 周前，测量 CRL 能较准确地估计孕周，即孕周 = CRL + 6.5，误差在 4 日内。停经 9 ~ 14 周超声检查可以排除严重的胎儿畸形，如无脑儿。超声测量胎儿颈项透明层（NT）、鼻骨长度等，可作为孕早期染色体疾病筛查的指标。

（2）中晚期妊娠

1）胎儿主要的生长径线测量　表示胎儿生长发育的径线有双顶径（biparietal diameter，BPD）、胸径（thoracic diameter，TD）、腹径（abdominal diameter，AD）和股骨长度（femur length，FL）等。其中 BPD 表示胎儿总体发育情况（BPD≥8.5 提示胎儿成熟），FL 表示胎儿长骨发育情况，AD 表示胎儿软组织的发育。但是，由于胎儿的头颈、胸腔和腹腔的形状不是标准的圆形，BPD、TD 和 AD 可分别由头围（head circumference，HC）、胸围（thoracic circumference，TC）和腹围（abdominal circumference，AC）取代。

2）估计胎儿体重　胎儿体重是判断胎儿成熟度的一项重要指标。超声估测胎儿体重的方法有多种，如胎儿 AC 预测法以及 BPD 与 AC 联合预测法以及 FL 与 AC 联合预测法。超声仪器多带有根据多参数（AC、BPD、FL）推算胎儿体重的公式，输入相关参数可直接获得胎儿体重。

3）胎盘定位和胎盘成熟度检查　妊娠 12 周后胎盘显示为轮廓清晰的半月形弥漫光点区，轮廓清楚，通常位于子宫前壁、后壁和侧壁。胎盘位置判定对临床有指导意义，如行羊膜穿刺术时可避免损伤胎盘及脐带，协助判断前置胎盘和胎盘早剥等。随孕周增长，胎盘逐渐发育成熟。根据胎盘的绒毛板、胎盘实质和胎盘基底层 3 部分结构变化，将胎盘成熟度分级：0 级为未成熟，多见于中孕期；Ⅰ级为开始趋向成熟，多见于 29 ~ 36 周；Ⅱ级为成熟期，多见于妊娠 36 周以后；Ⅲ级为胎盘已成熟并趋向老化，多见于妊娠 38 周以后。目前国内常用的胎盘钙化分度是：Ⅰ度：胎盘切面见强光点；Ⅱ度：胎盘切面见强光带；Ⅲ度：胎盘切面见强光圈（或光环）。

4）探测羊水量　羊水呈无回声暗区、清亮。妊娠晚期，羊水中有胎脂，表现为稀疏点状回声漂浮。最大羊水暗区垂直深度（AFV）≥8cm 时为羊水过多，AFV≤2cm 为羊水过少。

以脐水平线为标志将子宫分为四个象限，测量各象限最大羊水池的最大垂直径线，四者之和为羊水指数（AFI）。若用 AFI 法，AFI≥25cm 诊断为羊水过多，AFI≤5cm 诊断为羊水过少。

（3）异常妊娠

1）诊断葡萄胎　典型的完全性葡萄胎影像特点是：①子宫大于相应孕周；②宫腔内无胎儿及其附属物；③宫腔内充满弥漫分布的蜂窝状大小不等的无回声区，其间可见边缘不整、境界不清的无回声区，或合并宫腔内出血图像；④当伴有卵巢黄素囊肿时，可在子宫一侧或两侧探到大小不等的单房或多房的无回声区。

2）鉴别胎儿是否存活　胚胎停止发育，则妊娠囊变形、缩小，胚芽枯萎，胎心搏动消失。胎死宫内声像图表现为胎体枯萎，胎儿轮廓不清，颅骨重叠，无胎心及胎动，脊柱变形，肋骨排列紊乱，胎儿颅内、腹内结构不清，羊水暗区减少等。

3）判断异位妊娠　宫腔内无妊娠囊，附件区探及边界不十分清楚、形状不规则包块。若在包块内探及圆形妊娠囊，其内有胚芽或原始心管搏动，则能在流产或破裂前确诊。若已流产或破裂时，直肠子宫陷凹或腹腔内有液性暗区。

4）判断前置胎盘　胎盘组织部分或全部覆盖宫颈内口。

5）判断胎盘早剥　胎盘与子宫肌壁间出现形状不规则的强回声或无回声区。

6）探测多胎妊娠　妊娠早期见两个或多个妊娠囊或胚芽；中晚期妊娠两个或多个抬头光环，两条或多条脊柱像或心脏搏动像。

（4）胎儿畸形

1）脑积水（hydrocephalus）　脑积水为胎儿头部畸形。典型表现为：胎儿双顶径和头围明显大于孕周，头体比例失调，头围大于腹围；侧脑室与颅中线的距离大于颅骨与颅中线距离的 1/2；颅中线偏移，颅内大部分为液性暗区。

2）无脑儿（anencephalus）　在胎儿颈部上方探不到胎头光环；抬头轮廓可呈半月形弧形光带；眼眶部位可探及软组织回声，似青蛙眼；常伴羊水过多或脊柱裂。

3）脊柱裂（rachischisis）　超声扫查脊柱裂时，应注意脊柱的连续性与生理弯曲。开放性脊柱裂可见两排串珠状回声，但不对成；或一排不整齐或串珠状回声，形状不规则、不清晰或中断，纵切时，脊柱部位呈不规则"八"字形，横切呈"V"字形。

4）多囊肾（polycystic kidney）　多为双侧，肾体积明显增大，外形不规则呈多囊状，肾实质内见多个大小不等的蜂窝状无回声区，常看不清正常结构，可合并羊水过少，膀胱不显示。

2. 彩色多普勒超声检查　应用彩色多普勒超声进行母胎血流监护，可获取母体和胎儿血管，如孕妇双侧子宫动脉（R－L AU）、胎儿脐动脉（UA）、脐静脉（UV）、静脉导管（DV）、大脑中动脉（MCA）和脑大静脉等的血流超声参数。并依据母胎多血流动力学参数（PI）和血流波形改变进行脐动脉血流分级（BFC）、子宫动脉评分（UAS）和胎盘评分（PLS），对胎盘功能进行综合评价，判断胎儿宫内慢性缺氧状态，发现胎儿循环衰竭征象。

（1）母体血流　子宫动脉血流是评价子宫胎盘血循环的一项良好指标，RI、PI 和 S/D 均随孕周增加而减低并具有明显相关性，阻力升高预示子宫－胎盘血流灌注不足，血流波形在舒张期初出现切迹与子痫前期有关。此外还可测定卵巢和子宫胎盘床血流。

（2）胎儿血流　对胎儿的脐动脉（UA）、脐静脉（UV）、静脉导管（DV）、大脑中动脉（MCA）、脑大静脉、主动脉及肾动脉进行检测。特别是脐带血流变化的测定是母胎血流检测的常规内容。正常妊娠期间，脐动脉血流 RI、PI 和 S/D 与妊娠胎儿密切相关。脐动脉血流阻力升高与胎儿窘迫、胎儿生长受限、子痫前期等有关。若舒张末期脐动脉血流消失进而出现反流，提示胎儿处于濒危状态。

（3）胎儿心脏　可以从胚胎时期原始心管一直检测到分娩前胎儿心脏和大血管的解剖结构及活动状态。通常在妊娠 20～24 周进行超声心动图检查。主要针对有心脏病家族史、心脏畸形胎儿生育史、环境化学物接触史、胎儿心率异常或常规超声检查怀疑胎儿心脏畸形的高危孕妇。

3. 三维超声扫描技术　能准确显示物体的表面结构和精确测量不规则物体的体积，在观察胎儿外形和脏器结构方面较有优势，有助于提高胎儿体表及内脏畸形诊断的准确性。三维超声透明成像模式可以用于观察胎儿唇裂、腭裂、脑畸形、耳朵和颅骨畸形及心脏畸形。

4. 产科超声检查在产前诊断中的分级及时机选择　产科超声检查分四级：①一般产科超声检查（Ⅰ级）：主要目的是观察胎儿生长发育，测量胎儿大小，不检查胎儿畸形；②常规产科超声检查（Ⅱ级）：在Ⅰ级产科超声检查范围的基础上，筛查六大类致死性胎儿畸形，包括无脑畸形、严重脑膜膨出、严重开放性脊柱裂、腹壁缺损内脏外翻、致死性短肢畸形、单腔心；③系统胎儿超声检查（Ⅲ级）：建议所有孕妇在妊娠 18～24 周时对胎儿各器官进行一次系统胎儿超声检查，包括颅脑、唇、鼻、眼、心脏、肝、胃、肾、膀胱、肠、腹壁、脊柱和四肢；④胎儿特定部位会诊超声检查（Ⅳ级）：对可以胎儿特定部位异常，进行专家会诊超声检查，包括胎儿超声心动图检查，NT 超声检查，胎儿唇、鼻、眼、耳、四肢的针对性超声检查。

以筛查胎儿结构异常为主要目的的产科超声检查时机是：①妊娠 11～14 周进行 NT 超声检查，并结合孕妇年龄和实验室检查，评估胎儿染色体异常的风险；②妊娠 18～24 周进行Ⅱ级产科超声检查和Ⅲ级产科超声检查；③妊娠 30～34 周的产科超声检查主要针对胎儿主要解剖结构进行生长对比观察，胎儿附属物的动态观察（如胎盘、脐带、羊水等）及筛查晚发畸形（肢体短缩、脑积水等）。

（六）超声检查在妇科领域的应用

1. B 型超声检查

（1）子宫肌瘤　声像图为子宫体积增大，形态不规则，肌瘤可显示低回声、等回声或中强回声。B 型超声可对肌瘤进行较准确定位，准确区分肌壁间肌瘤、黏膜下肌瘤及浆膜下肌瘤。

（2）子宫腺肌病和腺肌瘤　子宫腺肌病的声像特点是子宫均匀性增大，子宫断面回声不均；子宫腺肌瘤时子宫呈不均匀增大，其内散在小蜂窝状无回声区。

（3）盆腔炎性疾病　盆腔炎性包块与周围组织粘连，境界不清；积液或积脓时为无回声或回声不均。

（4）盆腔子宫内膜异位症　与周围组织较少粘连的异位症囊性肿块，边界清晰；而与周围粘连的囊性肿块，边界不清。囊肿大小不等，多为中等大小，内可见颗粒状细小回声或因血块机化呈较密集粗光点影像。

（5）卵巢肿瘤　良性肿瘤声像图为卵巢增大，内为单房或多房的液性无回声区，常无乳头，边缘清楚。恶性肿瘤为肿瘤边缘不整齐、欠清楚，囊壁上有乳头，内部回声强弱不均或无回声区中有不规则强回声团，常累及双侧卵巢并伴腹腔积液。

（6）卵泡发育检测　通常自月经周期第 10 日开始检测卵泡大小，正常卵泡每日增长1.6mm，排卵前卵泡约达 20mm。

（7）宫内节育器探测　扫查子宫体能准确显示宫内节育器形状和在宫腔内位置。可诊断节育器位置下移、嵌顿、穿孔和子宫外游走。嵌顿的节育器可在超声引导下取出。

（8）介入超声的应用　阴道超声引导下对成熟卵泡进行采卵；对盆腔肿块进行穿刺，确定肿块性质，并可注入药物进行治疗。介入超声还可用于减胎术。

2. 彩色多普勒超声检查　能判断盆、腹腔肿瘤的血流动力学及分布，有助于鉴别诊断。

3. 三维超声扫描技术　可较清晰地显示组织或病变的立体结构，呈现二维超声难以达到的立体逼真图像，有助于诊断盆腔脏器疾病，特别是良、恶性肿瘤的诊断和鉴别诊断。

（七）超声造影在妇产科疾病诊断中的应用

1. 卵巢的良、恶性肿瘤 通过造影形态学和造影前后多普勒信号强度比较和时间－强度曲线分析鉴别卵巢肿瘤的良恶性。恶性肿瘤周围不仅血流信号丰富且自肿瘤外伸入肿物，向中心走行，造影剂作用持续时间延长和曲线下面积增高。

2. 异位妊娠 输卵管妊娠时超声造影可以鉴别积血块和绒毛组织。

3. 子宫肿瘤的诊断

（1）子宫肌瘤与腺肌瘤鉴别 在造影剂的灌注方式和时间－强度曲线上子宫肌瘤为周边网状型增强模式，显示为包膜环状增强，达峰后与周边组织有较明显的边界；腺肌瘤为同步型增强和缓慢向心型，显示为内部短线状增强，达峰时与周围肌层分界不清，无包膜感。

（2）子宫黏膜下肌瘤 较大肌瘤造影剂呈周边较强、中心稀疏的环状充盈，信号分布不均匀；较小肌瘤呈整体充盈或周边充盈，峰值信号强于子宫肌层，且分布均匀。廓清均从中央向周边进行。

（3）子宫内膜癌 造影剂首先在病灶滋养血管充盈，继之全病灶与肌层快速充盈。癌灶处弓形血管和放射血管增多、变粗，血管密集、紊乱。深肌层受累时，弓形血管完整性受损或消失。

4. 胎盘病变 ①胎盘早剥：显示为剥离部位胎盘无造影剂关注，与有血供的未剥离区有清晰的界限。②胎盘梗死：梗死部位造影剂灌注缺失，与非梗死小叶间分布。③胎盘植入：造影可显示植入或残留胎盘的形态及植入的部位以及与子宫浆膜层的关系。

5. 宫腔超声造影 通过向宫腔内注入对比剂（生理盐水或过氧化氢）将宫腔扩张，超声下可清晰观察到子宫内膜息肉、黏膜下肌瘤、子宫内膜癌和子宫畸形等病变以及观察输卵管腔是否通畅，该方法目前比较少用。

二、X 线检查

X 线检查借助造影剂可了解子宫腔和输卵管腔内形态，是诊断先天性子宫畸形和输卵管通畅程度常用的检查方法。X 线胸片是诊断妇科恶性肿瘤肺转移的重要手段。

（一）诊断先天性子宫畸形

1. 单角子宫造影（single angle imaging of uterus） 仅见一个子宫角和一条输卵管，子宫和附件均偏于盆腔一侧。

2. 双子宫造影（double uterine angiography） 可见两个子宫腔，每个子宫有一个子宫角与同侧一条输卵管相通。临床上可见单阴道、双宫颈；也有双阴道、双宫颈阴道完全纵隔。

3. 双角子宫造影（double angle of uterine angiography） 单宫颈和单阴道、两个宫腔。

4. 鞍状子宫造影（saddle uterine angiography） 可见子宫底如马鞍状凹陷。

5. 中隔子宫造影（septal uterine angiography） 可分为完全中隔子宫和不全中隔子宫。子宫造影见宫腔形态呈两个梭形单角子宫的为完全性中隔子宫；不全子宫中隔可见宫底有个宫腔，宫腔中下段大部分被分隔成分叉状两部分。

（二）X 线胸片

X 线胸部摄片主要用于妇科恶性肿瘤（malignant tumor）肺部转移（pulmonary metastasis）的诊断，尤其是应用于诊断妊娠滋养细胞肿瘤（pregnancy sertoli cell tumor）发生肺部癌转移的首选方法。妊娠滋养细胞肿瘤发生肺转移癌灶的 X 线征象多种多样，有的肺纹理增粗，有的串珠样、粟粒样和片状阴影，片状阴影可继续发展融合成结节状或棉球状阴影，最终可融合成团块状，边缘大部分模糊或毛玻璃样；可同时伴有单侧或双侧气胸、胸腔积液。晚期癌症可见团块阴影。

三、计算机体层扫描检查（CT）

计算机体层扫描（computerized tomography，CT）的基本原理是根据 X 线对人体不同密度组织的穿透能力不同，产生所接受的信号也有差异，再由计算机对数字信息进行处理，显示出图像。CT 的特点是分辨力高，能显示肿瘤的结构特点、周围侵犯及远处转移情况。CT 可用于各种妇科肿瘤治疗方案的制定、判断预后、疗效观察及术后复发的诊断。研究表明：CT 诊断卵巢肿瘤的准确性 79.1% ~ 83%，敏感性 73.9%，特异性 81.8%，但对卵巢肿瘤定位诊断特异性不如 MRI 优势。

四、磁共振成像检查（MRI）

磁共振成像（magnetic resonance imaging，MRI）是利用人体组织中氢原子核（质子 proton）在磁场中受到射频脉冲（Rf pulse）的激发而发生磁共振现象，产生磁共振信号，经过电子计算机的处理，重建出人体某一层面图像的成像技术。MRI 检查无放射性损伤，无骨性伪影，对软组织分辨力高，尤其适合盆腔病灶定位及病灶相邻结构关系的确定。磁共振成像能清晰地显示肿瘤信号于正常组织的差异，故能准确判断肿瘤大小、性质及浸润和转移情况。目前 MRI 不仅被广泛应用于妇科肿瘤的诊断和手术前的评估；也在产科领域得到应用，如胎盘、脐带和羊水 MRI 成像，可发现脐带绕颈（umbilical cord around the neck）、单脐动脉（single umbilical artery）、双脐动脉（double umbilical artery）、脐带长度异常（abnormal umbilical cord length）、脐动脉纤细（umbilical artery under the slender）、胎盘囊肿（placenta cyst）、绒毛膜下出血（chorion bleeding）、宫腔内粘连（intrauterine adhesions）、前置胎盘（placenta previa）、胎盘植入（placenta increta）、羊水过多（hydramnios）、羊水过少（oligohydramnios）等产科病变。但是胎儿 MRI 在临床上仍有一定的漏诊率，主要发生在先天性心脏畸形、尿道下裂、肛门闭锁、胆囊缺如、鼻骨短、手指数量异常和眼距异常等方面。值得一提的是：MRI 的热效应有潜在危险，孕早期禁止 MRI 检查；孕中、晚期，起码孕周大于 18 周，MRI 检查也仅用于依靠超声无法确诊的疑难杂症，也不作为常规或唯一采用的手段。

五、正电子发射体层显像（PET）

正电子发射体层显像（positron emission tomography，PET）是一种通过示踪（trace）原理，显示体内脏器或病变组织生化和代谢信息的影像技术，为功能成像。目前 PET 最常用的示踪剂（tracer）为 ^{18}F 标记的脱氧 – 葡萄糖（^{18}F – FDG），其在细胞内的浓聚程度（Strong degree of clustering）与细胞内糖代谢（sugar metabolism）水平高低呈正相关。由于恶性肿瘤细胞内糖酵解（glycolysis）代谢率明显高于正常组织和良性肿瘤细胞。PET 可用于妇科恶性肿瘤的诊断、鉴别诊断、预后评价及复发诊断等。PET 可发现小于 10mm 的肿瘤实体瘤，诊断各种实体瘤的准确率高达 90% 以上，高于传统的结构成像技术。PET 假阳性主要见于子宫内膜异位症、盆腔急性炎症以及生育期妇女卵巢功能紊乱。PET – CT 是将 PET 与 CT 两种不同成像原理的扫描设备同机组合。利用同一扫描床对病变同时进行 PET 和 CT 扫描图像采集，用同一个图像处理工作站对 PET 图像和 CT 图像进行融合。融合后的图像既显示病灶的精细解剖结构，又显示病灶的病理生理变化，明显提高诊断的准确性，弥补了 PET 不能良好显示解剖结构的缺陷，从而实现功能与结构成像的有机融合。

本章小结

本章主要介绍了产前筛查和产前诊断常用的检查方法、羊水检查、生殖道脱落细胞学检查、宫颈脱落细胞 HPV DNA 检测、妇科肿瘤标志物检查、女性生殖器官活组织检查、女性内分泌激素测定、输卵管通畅检查、常用穿刺检查及影像检查等内容。

思考题

1. 产前检查中的羊水穿刺适应证是什么？
2. 宫颈防癌筛查取材的主要注意事项是什么？
3. 妇产科临床最常用的卵巢肿瘤标志物化验检查有哪些？
4. 简单说明超声检查、X 线检查、CT、MRI、PET – CT 的利弊？

（陈　捷　陈丽玉）

第三十八章　妇产科内镜

妇科内镜（gynecological endoscope）在临床的应用是妇科手术的一场革命。内镜（endoscopy）是用冷光源探视镜头经人体自然腔道或人造孔道探视人体管、腔或器官内部的窥视系统。有诊断内镜（diagnostic endoscopy），对病变进行治疗则为手术内镜（operative endoscopy）。可应用内镜对肠管、气管的管腔，胸腔、腹腔、盆腔内组织、器官进行检查和手术。妇产科内镜有胎儿镜（fetoscope）、阴道镜（colposcope）、宫腔镜（hysteroscope）、腹腔镜（laparoscope）和输卵管镜（falloposcope）等。目前除了胎儿镜未普及之外，其他妇产科内窥镜在国内外均已普遍开展。

第一节　胎儿镜检查

胎儿镜（fetoscopy）检查是用直径 0.5 ~ 2mm 光纤内镜，从孕妇腹壁穿刺套管针，经子宫壁穿入羊膜腔，观察胎儿外形、采集脐血或对胎儿进行宫内手术治疗的有创检查。

一、适应证

1. 可疑胎儿外观畸形　观察胎儿有无外观畸形，如唇腭裂、多指（趾）、并指（趾）、脊柱裂、脑脊膜膨出、腹裂、内脏外翻、外生殖器畸形如尿道下裂等。

2. 抽取留取脐血　对胎儿有无地中海贫血、镰状细胞贫血、遗传性免疫缺陷、酶缺陷和血友病等遗传性疾病有诊断价值，也可鉴别胎儿血型（Rh 及 ABO）。

3. 胎儿表皮组织活检　如胎儿表皮活检可诊断大疱病、鱼鳞病等遗传性皮肤病。

二、禁忌证

1. 严重妊高征、妊娠合并血小板减少、凝血功能异常疾病等容易出血者。
2. 先兆流产或早产者。
3. 宫内感染不能除外者。
4. 合并严重内、外科疾病者。

三、胎儿镜检查时间

妊娠 15 ~ 17 周，羊水量较多，胎儿也较小，便于观察胎儿外形。妊娠 18 ~ 22 周，羊水也增多，脐带较粗，可行脐血取样及胎儿宫内手术。妊娠 22 周后，羊水透明度较差，对观察胎儿图像有影响。

四、操作步骤

1. 术前常规备皮，排空大小便，孕妇取平卧位，常规消毒铺巾；术前 10 分钟肌内注射镇静剂如哌替啶 50mg。

2. 在超声指引下选择穿刺点，穿刺套管注意避开胎盘附着区，面对胎儿腹侧，且靠近脐带，严格无菌操作。行利多卡因局部浸润麻醉满意后后，皮肤切开 2～5mm 直达皮下。

3. 助手固定子宫，用套管针经腹壁切口与子宫表面垂直刺入羊膜腔，穿过腹壁及子宫壁时有二次落空感。进入羊膜腔后抽出针芯，有羊水涌出，pH 试纸变色确认后，抽取羊水，换上胎儿镜。

4. 接通冷光源并在 B 超引导下观察胎儿外形，包括四肢、躯干、外生殖器、面部等。

5. 见到脐带时插入取样针留取脐带血，亦可在胎盘表面较大血管处穿刺留取脐带血。

6. 拔出胎儿镜，放入活检钳，B 超引导下进行胎儿组织活检。

7. 同时拔除胎儿镜和套管，腹壁穿刺处用无菌纱布压迫止血 3～5 分钟并包扎覆盖敷料。再次 B 超观察穿刺点有无活动性出血，观察胎心率、胎儿活动是否正常；并观察孕妇的血压、心率、有无子宫收缩、有无羊水渗漏等至少 3～5 小时。

五、注意事项

1. B 超检查胎儿大小、胎位，确定胎盘和胎儿位置，避开胎盘和胎儿。

2. 孕妇排空大小便，腹部备皮、消毒、严格无菌操作。

3. 术前 10 分钟给镇静药，避免孕妇紧张和减少胎动。

4. 操作应轻柔、仔细。避免因胎儿镜检查诱发羊膜腔感染、出血、胎盘及胎儿损伤、流产及胎死宫内等并发症。操作前应与患者及家属充分沟通，理解手术风险及可能出现的并发症。签署胎儿镜手术知情同意书，检查时要求孕妇积极配合医生操作。

六、胎儿镜手术的临床价值

应用胎儿镜进行胎儿宫内手术目前主要应用于选择性减胎、双胎输血综合征、激光破坏吻合支血管、经脐静脉对严重溶血性贫血胎儿行宫内输血。胎儿镜手术的临床价值如下。

1. 宫内诊断（intrauterine diagnosis） 通过直接观察诊断胎儿先天性畸形，例如唇裂、腭裂、多指畸形、肢指畸形综合征、骨软骨发育不良、开放性神经管畸形、内脏外翻、脐部膨出、腹壁缺损及内脏翻出、联体双胎、多肢体、大面积血管瘤、外生殖器畸形等。

2. 宫内取材活检（intrauterine based on biopsy） 胎儿皮肤组织活检，可以诊断严重的遗传学皮肤疾病如大疱性皮肤松解症、鱼鳞样红皮病、斑片状鳞癣等；胎儿肝脏组织活检可以诊断胎儿肝脏疾病或与胎儿肝酶代谢有关的疾病；胎儿肌肉组织活检，可以诊断胎儿假性肥大性肌营养不良症、进行性脊椎肌萎缩等。

3. 留取脐血（umbilical cord blood）或胎儿血管的血液 可诊断地中海贫血（mediterranean anemia）、镰刀型贫血等血红蛋白疾病（sickle hemoglobin diseases such as anemia）、血友病（hemophilia）、慢性肉芽肿（chronic granulomatous）、半乳糖血症（galactosemia）、黏多糖累积症（glycosaminoglycan accumulation）、母儿 ABO 或 RH 血型不合（incompatible of ABO or RH blood type between mother and son）、遗传性免疫缺陷病（inherited immunodeficiency disease）、胎儿宫内病毒感染（fetal intrauterine infection）等。

4. 胎儿宫内治疗（fetal treatment） 虽然胎儿宫内治疗有一定风险，但应用胎儿镜可以行宫内输血治疗严重溶血性疾病；可以通过胎儿心脏穿刺、空气栓塞法处死畸形儿或减胎，处死双胎输血综合征者之一；对胎儿脑积水者、泌尿系梗阻者放置引流管，可以降低颅内压、减轻对肾脏的压迫，减轻组织萎缩。

5. 基因精准治疗（gene accurate treatment） 在胎儿的免疫系统尚未完全建立的胚胎早期，应用胎儿镜输送基因或细胞进入胎儿体内进行基因精准治疗。该技术高难，价格昂贵。

第二节 阴道镜检查

阴道镜（colposcopy）检查是将充分暴露的阴道和宫颈表面光学放大 10～40 倍，直接观察这些部位的血管形态和上皮结构，以发现与癌变有关的异型上皮、异型血管，对可疑部位行定位活检，提高疾病确诊率。但是，阴道镜观察不到宫颈管，对位于宫颈管内的鳞柱移行带的观察受到限制，需要行宫颈管搔刮术病理检查协助诊断。阴道镜分为光学阴道镜（optical colposcope）和电子阴道镜（electronic colposcope），两者均可与电子计算机和监视系统连接、安装设计成可以动态观察、摄像或拍照、选择和保存图像、记录或打印、查询资料一体化的高科技工作台。妇产科临床应用阴道镜可以进行女性防癌筛查、外阴阴道宫颈病变的早期诊断。

一、适应证

1. 液基薄层细胞学检查（TCT）提示 LSIL、HSIL、ASCUS 伴高危型 HPV DNA 阳性者。

2. HPV – DNA 检测 16 或 18 高危型阳性者。

3. 宫颈锥切术前确定切除病变范围。

4. 妇科检查怀疑宫颈病变者。

5. 可疑外阴、阴道上皮内瘤样病变；阴道腺病、阴道恶性肿瘤。

6. 宫颈、阴道及外阴病变治疗后复查和评估。

7. 子宫切除术后阴道顶端息肉的诊疗。

8. 反复发作的外阴阴道炎。

9. 性交出血者。

10. 外阴皮肤色素改变者。

11. 取材不满意或化验检查不满意者的会诊或确诊。

二、禁忌证

1. 外生殖器有急性、亚急性感染者。

2. 外生殖器有破口或挫伤者。

3. 生殖道活动出血期间。

4. 近 3 天有阴道受侵入者，如性交、妇科检查、阴道冲洗上药以及宫颈刷片或刮片或诊刮术等。

5. 月经期间。

6. 妊娠期阴道镜检查需慎重，应征求孕妇和家属同意签字，告知风险并权衡利弊后才进行阴道镜检查。

三、阴道镜的临床应用价值

1. 阴道镜在妇产科临床对于宫颈、阴道和外阴病变的早期诊断，追踪随访治疗效果，进一步研究肿瘤的病因、发病机制和发生发展的病理过程等均有临床价值。

2. 阴道镜无法观察宫颈管，但是通过宫颈管搔刮术和病理检查，可提高宫颈癌前病变和早期浸润癌的诊断准确率达 92%，便于癌症早期治疗，提高患者的存活率，改善患者的预后。

3. 电子阴道镜在妇产科临床上不仅可以消融或切除赘生物，还可鉴别一些良性病变，以避免不必要的活检，如炎症、息肉、孕妇子宫颈肥大增生、假性湿疣等。

四、注意事项

1. 阴道镜检查前 3 天内要停止阴道冲洗及上药，禁止性生活，亦不能行妇科检查或宫颈、宫腔取材检查。

2. 向医生提供宫颈细胞学涂片或 TCT、HPV 以及白带常规的检查结果。

3. 阴道镜检查一般在月经干净 3 ~ 10 天内进行。对怀疑宫颈癌或癌前病变者无时间限制。宫颈管内有病变者，最好接近排卵期检查，以提高阳性检出率。接受阴道镜检查的患者无须禁食、灌肠、剃毛，可在门诊内窥镜室预约检查。

4. 阴道内留置止血纱布的患者，如果有阴道出血立即急诊；阴道内留置的纱布应于 24 小时之内如数取出。

五、检查方法

1. 患者排空膀胱后，取膀胱截石位，窥阴器暴露宫颈阴道，用无菌棉球擦净分泌物，如果有各种禁忌证存在，可以向患者说明后暂缓阴道镜检查。

2. 移动阴道镜物镜距阴道口 10cm（镜头距宫颈 15 ~ 20cm）处，对准宫颈或病变部位，打开光源，调整阴道镜物镜焦距使物像清晰。依次观察宫颈外形、颜色、血管及有无白斑，特别注意不要遗漏阴道穹隆的观察，如果暴露宫颈困难，可以协助扩张器。

3. 醋酸白试验是用 3% 醋酸棉球浸湿宫颈表面，数秒后使宫颈柱状上皮肿胀、发白，呈葡萄状改变，鳞 – 柱状上皮交界处更清楚。上皮内癌时，细胞含蛋白质较多，涂醋酸后蛋白质凝固，上皮变白。

4. 必要时用绿色滤光镜片并放大 20 倍观察，可使血管图像更清晰；进行更精确的血管检查可加用红色滤光镜片。

5. 碘试验是用复方碘溶液棉球浸湿宫颈，富含碘原的成熟鳞状上皮细胞被碘染成棕褐色，称为碘试验阳性；柱状上皮、未成熟化生上皮、角化上皮及不典型增生上皮不含碘原，涂碘后均不着色，称为碘试验阴性。观察不着色区域的分布，在异常图像部位或可疑病变部位取多点活检送病理检查。

六、阴道镜检查结果的判断与分析

1. 正常宫颈上皮与血管

（1）正常鳞状上皮　光滑呈粉红色。醋酸白试验上皮不变色，碘试验阳性。

（2）正常柱状上皮　原始鳞 – 柱状上皮位于宫颈管外口（柱状上皮外移），镜下呈微小乳头状，醋酸白试验后呈葡萄状，涂碘不着色。

（3）正常转化区　为原始鳞 – 柱状交接部和生理鳞 – 柱状交接部之间的化生区。阴道镜下见毛细血管丰富，形态规则，呈树枝状；由化生上皮环绕柱状上皮形成葡萄状小岛；在化生上皮区内可见针眼状的凹陷为腺体开口，或被化生上皮遮盖的潴留囊肿（宫颈腺囊肿）。醋酸白试验后化生上皮与圈内的柱状上皮界限明显。涂碘后，碘着色深浅不一。病理学检查为鳞状上皮化生。

（4）正常血管　为均匀分布的小微血管点。

2. 异常宫颈上皮与血管

（1）白色上皮　醋酸白试验后上皮呈局灶性白色，边界清楚，无血管。病理学检查可能为化生上皮或上皮内瘤变。

（2）白斑　又称单纯性白斑、真性白斑、角化病。涂醋酸前肉眼或镜下即可见到表面粗糙、稍隆起的白色斑块，表面无血管。病理学检查为角化亢进或角化不全，有时为人乳头瘤病毒感染。在白斑深层或周围可能有恶性病变，应常规取活组织检查。

（3）点状血管　是血管异常增生的早期变化，表现为醋酸白背景下有极细的红色小点（点状毛细血管）。

（4）镶嵌　又称白斑镶嵌。不规则的血管将醋白上皮分割成边界清楚、形态不规则的小块状，犹如红色细线镶嵌的花纹。若表面呈不规则突出，将血管推向四周，提示细胞增生过速，应注意癌变。病理学检查常为上皮内瘤变 $CIN_1/CIN_2/CIN_3$。

（5）异型血管　血管口径、大小、形态、分支、走向及排列极不规则，可呈螺旋形、逗点形、发夹形、别针形、不规则梯形、树叶形、线球形、草莓形等改变。病理学检查可以为 CIN1/CIN2，有的甚至 CIN3。

3. 早期宫颈浸润癌

（1）醋酸白试验显示上皮增厚，表面结构水肿或模糊不清，呈云雾、脑回、猪油状，表面高低不平。

（2）局部血管异常增生，管腔扩大，失去正常血管分支状，互相距离变宽，走向紊乱，形态不规则，可呈蝌蚪形、棍棒形、发夹形、别针形、草莓形、螺旋形或线球形等改变。

（3）醋酸白试验显示表面呈毛玻璃样水肿或不新鲜组织，常合并有异型上皮。

（4）碘试验阴性或浅着色。

（5）阴道宫颈分泌物有特殊的恶臭、黄色、或血性、量多。

（6）宫颈活检取材发现组织质脆、不新鲜、容易出血。

第三节　宫腔镜检查与治疗

宫腔镜（hysteroscopy）是微创妇科诊疗技术之一，我国"宫腔镜之母"夏恩兰教授率先从国外引进、创新、开展、普及该技术，经过难以想象的艰苦历程，为中国女性的健康事业做出了不可磨灭的贡献。宫腔镜主要用于子宫腔内检查和治疗，宫腔镜手术工作台由宫腔镜（包括检查镜或电切镜）、操作器械、能源系统、光源系统、灌流系统和成像系统等组成，可以行动态观察、检查和手术、摄影或拍照、选图保存记录、打印报告、资料查询等。宫腔镜利用镜体的前部进入宫腔，应用膨宫介质扩张宫颈，通过插入宫腔的光导玻璃纤维窥镜直视观察宫颈管、宫颈内口、宫内膜及输卵管开口的生理与病理变化，以便针对病变组织直观准确取材并送病理检查。对所观察的病变部位具有放大效应，尤其是配合超声、腹腔镜可以圆满完成宫腔、盆腔、腹腔疾病，如妇科不明原因的出血性疾病、宫内占位病变或异物、子宫畸形、宫颈管、不孕症、输卵管开口处病变等的检查。

一、宫腔镜检查适应证

1. 不明原因的异常子宫腔出血（AUB）。

2. 可疑宫腔粘连（intrauterine adhesions）及畸形（deformity）。

3. 超声检查可疑宫腔回声及占位病变。

4. 可疑宫内节育器（intrauterine device）异位。

5. 非男方因素、非女方排卵因素的不孕症（infertility）。

6. 子宫输卵管碘油造影（hysterosalpingography，HSG）提示生殖器异常。

7. 复发性流产（recurrent abortion）、稽留流产（missed abortion）、不全流产（incomplete abortion）、胚物残留（embryo residues）。

8. 蒂部较深的宫颈息肉（cervical polyp pedicle）、黏膜下肌瘤（submucosal fibroids）、宫腔异物（intrauterine foreign body）。

9. 可疑子宫疤痕憩室（suspected uterine scar diverticulum）。

二、宫腔镜手术治疗适应证

1. 子宫内膜息肉。

2. 子宫黏膜下肌瘤及部分突向宫腔的肌壁间肌瘤。

3. 宫腔粘连分离或活检。

4. 子宫内膜切除。

5. 子宫纵隔切除。

6. 宫腔内异物取出，如宫内节育器嵌顿、宫颈扩张物遗留宫腔及胚胎残留物等。

7. 宫腔镜下输卵管插管通液、注药、粘堵及绝育术。

8. 配合 B 型超声和腹腔镜可以进行宫腔、盆腔、腹腔病变的手术或监控。

三、禁忌证

1. 活动性子宫出血（因为出血影响术野清晰度，但是对于子宫瘢痕妊娠处电凝止血可以考虑）

2. 急性或亚急性生殖道感染者。

3. 近 3 个月内有子宫穿孔或子宫切开手术者。

4. 确诊妊娠。

5. 宫颈、宫腔恶性肿瘤（膨宫液的流动会诱发肿瘤细胞播散和种植，坏死组织容易导致脏器损伤和穿孔、出血）。

6. 生殖道结核，未经适当抗结核治疗者。

7. 宫腔过度狭小或宫颈过窄者，容易诱发穿孔损伤。

8. 严重心、肺、肝肾疾患，代谢性酸中毒难以耐受手术者。

9. 术前测体温高于 37.5℃者，不能排除感染暂缓检查或手术。

四、宫腔镜手术的注意事项

1. 宫腔镜最佳手术时间是在月经干净后 3～7 天内。

2. 月经后或术前 3 天禁止性交，术后 1 个月禁止性交或盆浴。

3. 术前检查　传染病检查（乙肝表面抗原、HIV、HCV、RPR）、肝功、肾功、电解质、凝血四项、血尿常规、白带常规、胸片、心电图、宫颈防癌筛查。

4. 术前可适当憋尿，便于术中 B 超监护，酌情留置导尿管。

5. 选择全身麻醉者需要术前禁食和禁饮 6～8 小时。

6. 接受宫腔镜电切的患者术前需去除随身佩戴的所有金属或导电的器物，实施宫腔镜电切的手术者需注意避免使用酒精消毒、并注意防器械漏水、漏电；有金属宫内节育器，需先取出 IUD，再行宫腔镜电切手术，避免点击贯穿伤。

7. 术后注意预防感染。

8. 术前向患者和家属交代手术麻醉可能的风险、并发症，签署手术麻醉知情告知书。

9. 术中严格无菌操作、注意膨宫液体的气体排空、严密监控患者生命征，术中发现异常立即停止手术并对症处理或紧急抢救。

10. 术中术后均注意液体输入控制、输液晶体和胶体以及监测电解质，防治低钠血症或脑水肿。

五、术前准备及麻醉

月经干净后 3 ~ 7 天之内的子宫内膜处于增生期早期，较薄且不易脱落出血，黏液少，宫腔病变显示较清晰；仔细询问病史，进行全身检查、妇科检查、宫颈脱落细胞学及阴道分泌物检查；全身麻醉的患者术前禁食麻醉 6 ~ 8 小时；宫腔镜检查无需麻醉或可行宫颈局部麻醉；宫腔镜电切手术多采用硬膜腔外麻醉或全身静脉麻醉，术前应告知利弊和风险，征求患者知情同意。

六、操作步骤

1. 受术者取膀胱截石位，消毒外阴、阴道、铺无菌巾单，阴道窥器暴露宫颈，再次消毒阴道、宫颈，宫颈钳夹持宫颈，探针了解宫腔深度和方向，扩张宫颈至大于镜体外鞘直径半号。接通液体膨宫泵系统，调整压力为最低有效膨宫压力，排空灌流管内气体后，调整液体流量进行膨宫，宫腔镜直视下按其宫颈管解剖特点边观察边插入宫腔，冲洗宫腔内血液至视野清晰。

2. 观察宫腔，先观察宫底、宫腔前后壁、输卵管开口，在宫腔镜退出过程中观察宫颈内口和宫颈管。

3. 宫腔内操作，如节育环嵌顿、子宫内膜息肉、内膜活检等可以立即行电切除。需时间较长、较复杂的宫腔镜手术不宜在局麻下进行，要根据宫腔内病变择期在手术室全麻或硬膜外麻醉下再行电切除术。

七、膨宫液的选择

使用单极电切或电凝时，膨宫液体必须选用非导电的 5% 葡萄糖液，双极电切或电凝则选用 0.9% 生理盐水，后者可减少过量低渗液体灌注导致的过度水化综合征，对合并糖尿病的患者可选用 5% 甘露醇膨宫。

八、并发症

脏器损伤如宫颈裂伤、子宫穿孔、泌尿系及肠管损伤；体液超负荷和电解质紊乱的心脑综合征（cardio – cerebral syndrome）；术后宫腔粘连；子宫内膜去除 – 输卵管绝育术后综合征（endometrial removal – tubal sterilization postoperative syndrome）；静脉空气栓塞、猝死；电意外损伤、麻醉意外；其他如出血、感染、子宫坏死、宫腔积血、腹痛、医源性子宫肌腺症、治疗失败或病变复发、一过性失明、神经损伤等。

第四节　腹腔镜检查与治疗

腹腔镜（laparoscopy）手术是在密闭的盆、腹腔内进行检查或治疗的内镜微创技术。将接有冷光源照明的腹腔镜经腹壁套管插入腹腔，与摄像系统连接，监视屏幕上显示盆、腹腔内脏器和病变部位。通过视屏检查诊断疾病的称为诊断腹腔镜（diagnostic laparoscopy）；在体外操作进入盆、腹腔的手术器械，直视屏幕对病变进行手术治疗的称为手术腹腔镜（operative laparoscopy）。目前，大部分妇科手术可以在腹腔镜下完成。

一、腹腔镜的发展史

1901 年，俄罗斯彼得堡的妇科医师 Ott 在腹前壁作一小切口，插入窥阴器到腹腔内，用头镜将光线反射进入腹腔，对腹腔进行检查，并称这种检查为腹腔镜检查。此后发明了膀胱镜、套管、二氧化碳制造气腹；后来又发明了双套管穿刺针技术。至 1972 年美国妇科腹腔镜医师协会完成了近 50 万例的腹腔检查术。1986 年 Cuschieri 开始作腹腔镜胆囊切除术的动物实验，于 1989 年 2 月应用于人体临床。在人身上首次用腹腔镜作胆囊切除获得成功的是法国外科医师 Philipe Mouret，1987 年他在用腹腔镜治疗妇科疾病的同时给同一个患者做了病变胆囊切除手术获得成功，但未报告。1988 年 5 月，巴黎的 Dubois 在开展猪的腹腔镜胆囊切除手术实验基础上将该技术应用于临床，其结果在法国首先发表，并在 1989 年 4 月美国消化内镜医师协会的年会上放映了手术录像，一举轰动了世界，使腹腔镜胆囊切除术从动物实验、临床研究阶段进行到临床实施阶段。1991 年 2 月，荀祖武率先完成中国首例腹腔镜胆囊切除术，这也是中国首例腹腔镜外科手术。目前，中国已开展 40 多类腹腔镜外科手术。

二、腹腔镜手术的适应证

1. 简单腹腔镜检查 子宫内膜异位症（腹腔镜是诊疗的金标准）；明确腹盆腔肿块性质；确定不明原因急、慢性腹痛和盆腔痛的原因；导致不孕的盆腔疾病；计划生育并发症的诊疗，如异位的宫内节育器、子宫穿孔、胚物残留穿孔的定位等；子宫畸形的宫腔镜腹腔镜超声联合检查。

2. 复杂腹腔镜手术 需要经腹手术的各种妇科良性疾病手术；早期子宫内膜癌分期手术和早期子宫颈癌根治术；中晚期子宫颈癌化放疗前后腹膜淋巴结取样；计划生育并发症的诊疗，如异位的宫内节育器、子宫穿孔、胚物残留穿孔的定位、输卵管绝育等；应用宫腔镜、腹腔镜、超声联合手术矫正子宫畸形；宫颈机能不全的矫正；某些病变器官切除。

三、禁忌证

1. 绝对禁忌证 严重心肺肝肾功能不全；凝血功能障碍；绞窄性肠梗阻；大的腹壁疝或膈疝；腹腔内广泛粘连；弥漫性腹膜炎；腹腔内大量出血。

2. 相对禁忌证 盆腔肿块过大，包括上界超过脐水平；妊娠 >16 周；晚期卵巢癌。

四、术前准备

1. 详细采集病史 准确掌握诊断或手术腹腔镜的指征。

2. 术前检查 同一般妇科腹部手术。肠道、阴道准备：同妇科腹部手术。

3. 腹部皮肤准备 腹部备皮、洗浴，特别注意脐孔的清洁。

4. 体位 无论平卧位、膀胱截石位，在手术时需头低臀高并倾斜 15°～25°，使肠管滑向上腹部，以暴露盆腔手术野。

五、麻醉选择

1. 简单腹腔镜检查 可选用局麻或硬膜外麻醉。

2. 复杂腹腔镜手术 选用全身麻醉。

六、操作步骤

腹腔镜手术操作之前寄语：在操作腹腔镜之前，应该对有一定开腹手术经验的医师进行技能培训。腹腔镜手术医师需要了解腹腔镜手术发展史；也需要了解腹腔镜手术与传统开腹的区别：如视觉的差异、动作不协调、缺乏手感和直视识别感、腹腔镜器械的特殊性；需要正确树立微创理念，有较强的术前、术中、术后的沟通能力以及术中应急处理能力，决断术中改开腹的正确恰当时机，台下熟悉腹腔镜各种操作能源，掌握完整配备腹腔镜开台手术器械，熟悉腹腔镜器械的术后清洗、去污、消毒、保养、保管；学会填写和签署以及记录腹腔镜手术术前知情同意书、手术记录、术后医嘱、术后护理和医疗的注意事项和处理内容。腹腔镜手术医师必须具备以下操作技术方可进行腹腔镜手术，如用腹腔镜跟踪、暴露手术野；掌握腹腔镜下解剖；掌握腹腔镜下组织分离、切开、止血技巧；掌握腹腔镜下套圈结扎；掌握腔内或腔外打结及腔内缝合技巧；掌握各种电能源手术器械的使用方法；掌握取物袋取出组织物的技巧。

1. 常规消毒 腹部及外阴、阴道，放置导尿管和举宫器（有性生活史者才能放置举宫器）。

2. 人工气腹（artificial pneumoperitoneum，APP） 患者先取平卧位，根据套管针外鞘直径切开脐孔下缘皮肤 $10 \sim 12mm$，用布巾钳提起腹壁，与腹部皮肤呈90°沿切口穿刺气腹针进入腹腔，连接自动 CO_2 气腹机，以 $1 \sim 2L/min$ 流速进行 CO_2 充气，当充气 1L 后，调整患者体位至头低臀高位（倾斜度 $15° \sim 25°$），继续充气，使腹腔内压力达 $12 \sim 15mmHg$（最近部分手术医师也采取无气腹的腹壁悬吊腹腔镜手术）。

3. 放置腹腔镜 用布巾钳提起腹壁，与腹部皮肤呈90°穿刺套管针，当套管针从切口穿过腹壁筋膜层时有突破感，使套管针转为45°，穿过腹膜层进入腹腔，去除套管针针芯，使腹腔镜自套管针鞘进入腹腔，连接好 CO_2 气腹机，打开冷光源，显露盆腔视野。

4. 腹腔镜探查 按顺序常规检查盆腔、腹腔个脏器，检查后根据术前提示盆腔、腹腔疾病做进一步检查。

5. 腹腔镜手术的腹部切口选择 在腹腔镜的监控下，根据不同的手术种类选择下腹不同部位的第二、三或第四穿刺点，分别穿刺套管针（trocar），放入必要的器械操作。穿刺时选择透亮区、注意避开下腹壁血管。

6. 手术操作原则 遵循微创手术的理念和原则，可按经腹手术的操作步骤进行镜下手术，避免微创变成巨创。

7. 手术结束 取出所有标本，交台下送病理检查；用生理盐水冲洗盆腔；检查无出血，无内脏损伤；停止充入 CO_2 气体，放尽腹腔内 CO_2 气体；取出腹腔镜及各穿刺点的套管针鞘；清点器械如数；缝合穿刺口。向值班人员交班，向家属交代病情，开术后医嘱。

七、并发症及预防处理措施

1. 出血性损伤

（1）腹膜后大血管损伤 妇科腹腔镜手术穿刺部位邻近后腹膜腹主动脉、下腔静脉和髂血管，损伤这些血管可危及患者生命，应避免此类并发症发生。一旦发生应立即开腹止血，修补血管。腹膜后大血管损伤可见于闭合式穿刺和腹主动脉旁淋巴结和（或）盆腔淋巴结切除手术过程中误伤，开放式或直视下穿刺、熟练的剖腹手术经验、娴熟的腹腔镜手术技巧和熟悉腹膜后血管解剖结构可使损伤几率减少。

（2）腹壁血管损伤 多发生于第2或第3穿刺部位，可在穿刺过程中使用腹腔镜透视法避开腹壁血管。若损伤，应及时发现并进行缝合或电凝止血。

（3）手术野出血 是手术性腹腔镜手术中最常见的并发症，特别是在子宫切除或重度子宫内膜异位症手术中容易发生。手术者应熟悉手术操作和解剖，熟练掌握各种腹腔镜手术的能源设备及器械的使用方法。

2. 脏器损伤 主要指与内生殖器官邻近脏器损伤，如膀胱、输尿管及肠管损伤，多因周围组织粘连导致解剖结构异常、电器械使用不当或手术操作不熟练等所致。若损伤应及时修补，以免发生并发症。如果术中发生泌尿系和肠管损伤，需要及时请相关科室术中会诊，及时协助处理，同时要善于在术中与患者家属沟通，交代病情；还要注意术后随访、观察、对症处理。促进愈合、尽早康复。切忌不要把微创手术变成巨创手术损伤。

3. 与气腹相关的并发症 腹腔镜气体冲入有两种方法：一个是经过细小的气腹针，另一种是直接从套管冲入。两者都要求操作仔细，操作规范，避免损伤，尽量避免皮下气肿。与气腹相关的并发症包括皮下气肿、气胸和气体栓塞等。皮下气肿是由于腹膜外充气或套管针切口太大或套管针多次进出腹壁使气体进入皮下所致。避免上述因素可减少皮下气肿的发生。如手术中发现胸壁上部及颈部皮下气肿，应立即停止手术。若术后患者出现上腹部不适及肩痛，是 CO_2 对膈肌刺激所致，术后数日内可自然消失。一旦发生气体栓塞有生命危险，但是少见。

4. 其他并发症 腹腔镜手术中电凝、切割等能量器械引起的相应并发症如神经损伤、血管损伤、组织损伤，特别是卵巢和输尿管电热伤等；腹腔镜切口疝，大于 10mm 直径的穿刺孔，筋膜层未缝合，容易诱发切口疝；各种感染，如皮肤软组织创面、盆底组织创面、子宫缝合创口、卵巢缝合创口等感染、血肿、愈合不良；术中因为各种原因紧急中途改开腹手术。

第五节 妇产科内窥镜手术的护理

妇科内窥镜微创手术与传统的非微创开腹手术有所区别，护理也有所不同。针对各种内窥镜的手术方式不同，其护理要点各异。

一、妇产科内窥镜手术的术前护理

1. 心理疏导 护士术者耐心解释内窥镜的手术情况，消除患者的术前紧张和不安心理。

2. 一般术前准备情况 完善各项术前检查，加强营养，饮食指导。

3. 皮肤准备 备皮（上界至剑突下，下界至大腿上 1/3，包括外阴部、两侧腋中线之间，腹腔镜手术的患者特别注意脐部的清洁）、淋浴等。

4. 消化道准备 术前一天半流质饮食，术前禁食、禁饮 6~8 小时，必要时清洁灌肠；但是异位妊娠、卵巢肿瘤蒂扭转、肠梗阻等急腹症，禁止灌肠。

5. 阴道准备 行全子宫切除者，可用 1% 的碘伏溶液棉球擦洗阴道。

6. 膀胱准备 术前留置导尿，如果是简单的内窥镜检查只需术前排空膀胱。

7. 其他准备 术前一日遵医嘱做药物过敏试验，抽血、配血。手术前晚给予服镇静剂，术前 1 小时肌注基础麻醉药，取下假牙，首饰，特别是需要取下所有金属饰品或衣物上的金属制品，以免发生电意外损伤，并准备带好病历、术前用药等必需品带至手术室。

8. 患者家属陪伴 术前、术中、术后均需要签署委托书的家属陪伴。

二、妇产科内窥镜手术后护理

手术患者最好集中于氧气、输液架、吸痰器备齐的术后观察病房，便于加强观察和护理以及应急处理；全麻患者清醒前应有专人护理；去枕平卧，头偏向一侧；硬膜外阻滞麻醉和腰椎麻醉患者术后应去枕平卧 6 小时，以免发生头痛；术后需要交班了解手术情况和处理，15~30 分钟测血压一次，每 4 小时测 T、P、R 一次，直到正常；注意观察伤口有无渗血、面色、皮肤是否苍白、有无内出血等异常情况，如果头痛应即请麻醉科会诊；术后次日可取半卧位，鼓励患者早日离床活动、早日康复；一般腹部大手术当天禁食，术后 1~2 天进流食，以后逐日改为半流质和普食，阴道手术后 6 小时进流质，术后 1 天可进半流质，必要时应由静脉补液、纠正电解质紊乱，严格掌握输血指征，合理饮食，加强营养；腹腔镜手术微创，一般无需止痛药品，部分患者可根据医嘱给予镇静剂或镇痛剂；一般手术后 48 小时可自行排气，如腹部排气，可予肛门排气；必要时给予穴位足三里针灸或注射新斯的明，并注意有否电解质紊乱给予对症处理；术后留置导尿管同开腹手术，如全子宫切除和阴道前后壁修补术留置 5 天，广泛性全子宫切除和盆腔淋巴清除术留置 14 天。

本章小结

本章主要介绍了胎儿镜检查、阴道镜检查、宫腔镜检查及腹腔镜检查的适应证、禁忌证、操作方法、注意事项及临床意义等内容。

思考题

1. 腹腔镜的适应证是什么？
2. 举例说明腹腔镜手术可以诊疗哪些腹腔疾病？

（陈　捷　陈丽玉）

参考文献

［1］ 曹泽毅. 中华妇产科学. 北京：人民卫生出版社，2005.

［2］ 华克勤，丰有吉. 实用妇产科学. 3 版. 北京：人民卫生出版社，2013.

［3］ 张涤生. 整复外科学. 上海：上海科学技术出版社，2002.

［4］ 朱兰，郎景和. 女性盆底学. 北京：人民卫生出版社，2008.

［5］ 谢幸，苟文丽. 妇产科学. 8 版. 北京：人民卫生出版社，2013.

［6］ 顾美皎，戴钟英，魏丽惠. 临床妇产科学. 2 版. 北京：人民卫生出版社，2011.

［7］ 宋鸿钊，杨秀玉，向阳. 滋养细胞肿瘤的诊断与治疗. 北京：人民卫生出版社，2004.

［8］ 连利娟. 林巧稚妇科肿瘤学. 4 版. 北京：人民卫生出版社，2006.

［9］ 丰有吉、沈铿. 妇产科学. 2 版. 北京：人民卫生出版社，2010.

［10］ 夏恩兰. 妇科内镜学. 北京：人民卫生出版社，2004.

［11］ Petros，P. 女性骨盆底：基于整体理论的功能、功能障碍及治疗. 罗来敏，译. 上海：上海交通大学出版社，2007.